쉽게 배우는 2nd Edition

인체해부학

HUMAN ANATOMY

쉽게 배우는 **인체해부학** 2판

HUMAN ANATOMY 2nd

2019년 1월 20일 1판 1쇄 발행
2022년 1월 28일 2판 1쇄 발행
2023년 2월 20일 2판 2쇄 발행
2023년 7월 24일 2판 3쇄 발행
2024년 12월 30일 2판 4쇄 발행

지은이 | 한종만 외
펴낸이 | 김진환
펴낸곳 | 학지사메디컬 HAKJISA MEDICAL
04031 서울특별시 마포구 양화로 15길 20 마인드월드빌딩
대표전화_ 02-330-5188 팩스_ 02-326-0338
등 록 | 2010년 2월 8일 제313-2010-36호
메 일 | hakjisamd@hakjisamd.co.kr
홈페이지 | http://www.hakjisamd.co.kr

ISBN 978-89-6069-973-1 93510

가 격 | 47,000원

쉽게 배우는

2nd Edition

인체해부학

한종만 외 공저

HUMAN ANATOMY

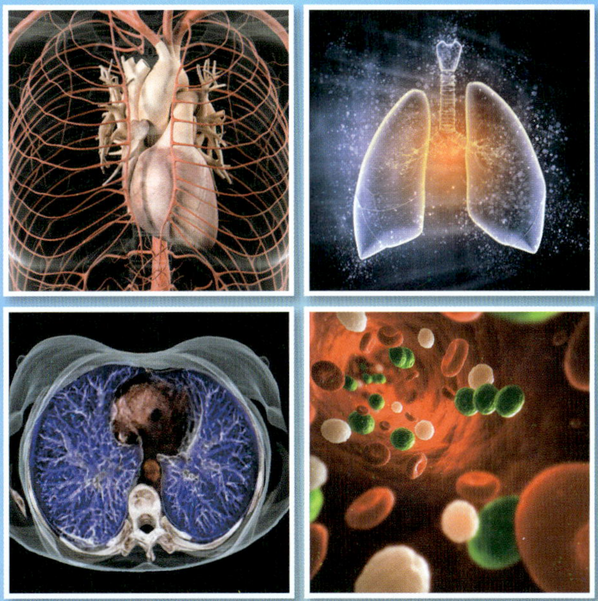

학지사메디컬
HAKJISA MEDICAL

저자 소개

대표저자

한종만 대구보건대학교

편집위원

구현모	경성대학교
김경태	제주한라대학교
김금숙	혜전대학교
김영화	경일대학교
김은숙	서경대학교
김현애	포항대학교
김희탁	포항대학교
박재효	대구한의대학교
서유성	대구한의대학교
신형수	경운대학교
양경한	대전과학기술대학교
이남기	광주여자대학교
이명희	위덕대학교
이민경	레봄병원
이주상	한림성심대학교
이효정	한국교통대학교
임종민	한신대학교
전경희	전남과학대학교
정 훈	전북대학교
최유림	대구과학대학교
허 명	광주대학교
황병준	가톨릭상지대학교

집필진

곽병준	호산대학교
구현모	경성대학교
김경태	제주한라대학교
김경훈	대전보건대학교
김금숙	혜전대학교
김대진	경복대학교
김성호	신구대학교
김수일	선린대학교
김영화	경일대학교
김은숙	서경대학교
김정희	안동과학대학교
김현애	포항대학교
김희탁	포항대학교
류성호	안산대학교
류전남	여주대학교
박용덕	유원대학교
박창식	호원대학교
배주한	구미대학교
서유성	대구한의대학교
신형수	경운대학교
양경한	대전과학기술대학교
양대중	세한대학교
이나윤	경북전문대학교
이남기	광주여자대학교
이대희	유원대학교
이명희	위덕대학교
이민경	레봄병원
이종경	강릉영동대학교
이주상	한림성심대학교
이태식	동의과학대학교
이행기	수성대학교
이효정	한국교통대학교
임종민	한신대학교
장권욱	대구보건대학교
전경희	전남과학대학교
정다은	김해대학교
정태은	대구보건대학교
정한신	군장대학교
정 훈	전북대학교
최유림	대구과학대학교
허 명	광주대학교
황병준	가톨릭상지대학교

저자 서문

해부학을 처음 접하는 의학계열 학생들이나 일반인들의 생각은 외울 것이 너무 많고, 영어 단어와는 다른 의학용어들이 가득하여 자칫 처음부터 해부학을 어렵고 복잡한 학문으로 단정 지어 흥미를 잃어버릴 수도 있다. 맞다! 해부학은 이러한 학문임에도 불구하고 등한 시 못하는 것은 의학의 기초 중에 기초이기 때문이다. 어쩌면 평생을 두고 책을 다시 뒤져보고 암기하고 이해하는 학문일지 모른다.

해부학에 쓰이는 의학용어는 최근 들어 많은 변화와 혼란을 가져와 집필을 하는데 있어 기준이 필요하다고 판단되어 최근 대한의사협회 의학용어위원회에서 편찬된 의학용어사전 6판을 참고하여 의학용어의 혼돈을 최소화하면서 학습할 수 있게 하였다.

많은 해부학 저서들 중에서 '쉽게 배우는 인체해부학 2판(수정판)'의 특징은 다음과 같다.

1. 기존의 책들과 달리 학습목표를 본문 안으로 끌어들여 하나의 학습목표를 문제해결식으로 끊어서 서술하되(One page - One point method) 한 개의 장(chapter)에서 학습목표끼리의 스토리가 이어져 전체 흐름이 깨지지 않게 서술하였다.
2. 본문과 일치하는 그림이나 사진을 해당 페이지에서 바로 확인하여 매칭할 수 있게 하였다.
3. 본문 내용과 일치하는 질환은 '관련 질환'으로 바로 확인할 수 있게 하여 이론을 질환으로 연관시킬 수 있도록 하였다.
4. 본문에서 다루지 못한 내용은 '더 알아보기'를 통해 조금 더 심도 있게 다루어 난이도를 조절하였다.
5. 관련 장의 '핵심정리 및 문제'를 삽입하여 장의 내용을 정리하도록 하였다.
6. 용어의 정의가 되지 않아 어려움을 겪는 경우가 많아 '주요 용어 설명'으로 바로 확인할 수 있게 배치하였다.

이 책의 특징에서 알 수 있듯이 '쉽게 배우는 인체해부학 2판(수정판)'을 집필하는 데에는 수많은 시간과 노력이 결부되었다. 학생들의 입장에서 쉽게 접근할 수 있도록 최선의 노력을 다하였지만 아직도 부족한 점이 많다고 생각된다. 앞으로 교수님들과 학생들의 고견을 들어 더 좋은 책을 만들기 위해 노력할 것이다.

끝으로 이 책이 출판되기까지 함께 집필하고, 교정해주신 많은 교수님들과 편집 관계자 및 학지사메디컬 김진환 사장님께도 저자들을 대표하여 감사의 말씀을 올린다.

2023년 1월 새해의 희망을 품고

저자 대표 **한종만**

차례

CHAPTER 05 신경계통

NERVOUS SYSTEM

CHAPTER 06 감각계통

SENSORY SYSTEM

CHAPTER 07 심장 · 순환계통

CARDIOCIRCULATION SYSTEM

CHAPTER 08 호흡계통

RESPIRATORY SYSTEM

차례

서론

INTRODUCTION

CHAPTER 1

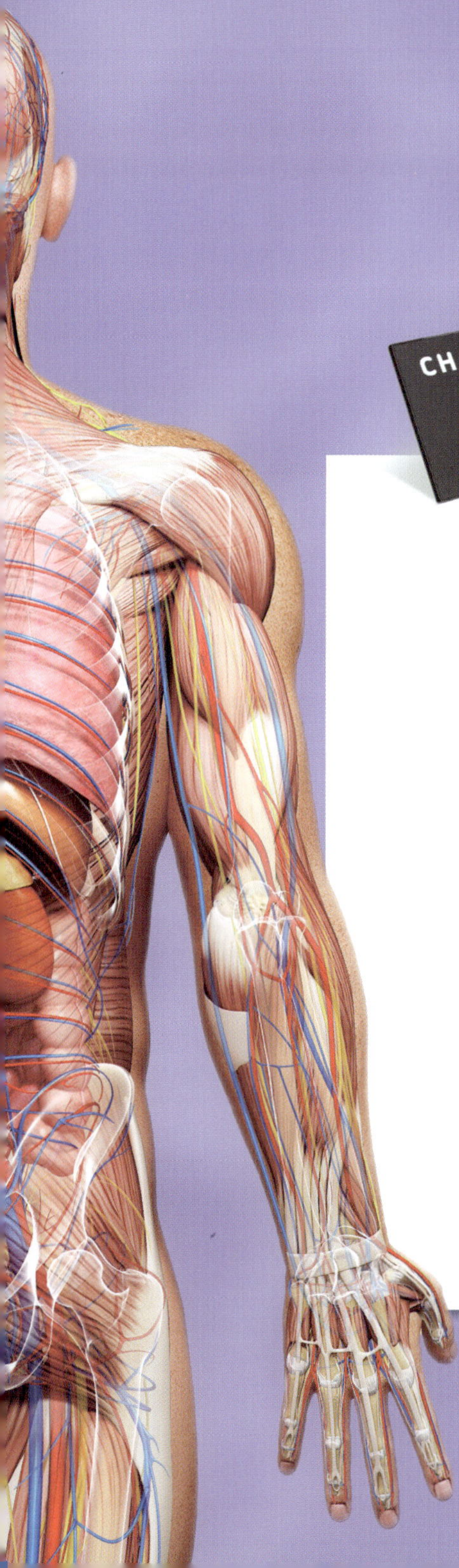

1.1 해부학의 개관

학습목표 해부학의 개념과 역사를 알 수 있다.

해부학의 개념과 역사

해부학의 개념 Concept of anatomy

인체해부학(human anatomy)은 인체를 구성하는 각 부위의 기관이나 조직의 위치, 구조, 형태 그리고 그들 상호간의 위치 등을 알아보기 위하여 자르고(cutting), 분해(decomposition)하여 몸 전체의 구성과 각 부분들의 관련성을 연구하는 학문으로 형태학(morphology)이라고도 한다. **해부학의 어원**은 'cutting up'의 의미로, '부분적이라는 의미(ana)'와 '절단하다라는 의미(tome)'가 합쳐져 'Anatome'이라는 그리스어에서 유래되었다.

해부학의 역사 History of anatomy

고대 Ancient 이집트에서 미라를 만드는 과정 중 내부 장기를 끄집어내는 과정에서 해부학적 지식이 필요했던 것에서 출발했을 수 있다. 의학의 아버지로 불리는 **히포크라테스**(Hippocrates, B.C. 460?~377?)가 해부학이라는 용어를 처음으로 사용하였으나, 플라톤의 제자이며 알렉산더 대왕의 스승으로 알려져 있는 그리스 철학자 **아리스토텔레스**(Aristoteles, B.C. 384~322)가 세계 최초로 동물을 해부하여 해부학과 생물학 연구의 기초를 세웠다. 아리스토텔레스가 영혼이 떠난 육체를 껍질 정도로 보았기 때문에 이후 헤로필루스(Herophilos, B.C. 335~280)와 에라시스트라투스(Erasistratus, B.C. 304~250)는 시신을 해부의 대상으로 삼을 수 있었다.

중세 Middle ages 해부학의 암흑기라 할 수 있다. 기독교의 교리가 죽은 몸이 부활한다고 믿었기 때문에 시신에 칼을 대어 훼손하는 것은 상상 밖의 일이었다.

근대 Modern times **몬디노**(Mondino de Luzzi, 1270~1326)는 인체를 직접 해부하고 연구한 결과를 정리하여 1316년 최초의 해부학지침서인 『Anathomia mundini(몬디노 해부학)』을 펴냈다(그림 1.1). 1543년, 베살리우스는 자신의 연구를 『De humani corporisfabrica(인체의 구조에 관하여)』라는 책으로 출판하여 근대해부학의 아버지라 불리게 되었다. 이후 말피기(Malpighi, 1628~1694)는 현미경해부학의 창시자라 불리게 되었고, 파두아의 해부학 교수 모르가그니(Giovanni Battista Morgagni, 1682~1771)는 『Desedibus et causismorborum per anatomenindagatis(해부학으로 풀어 본 질병의 위치와 원인)』를 발표하여 오늘날 병리학의 아버지로 추앙받았으며, 이후 해부학은 급속히 발전하게 되었다.

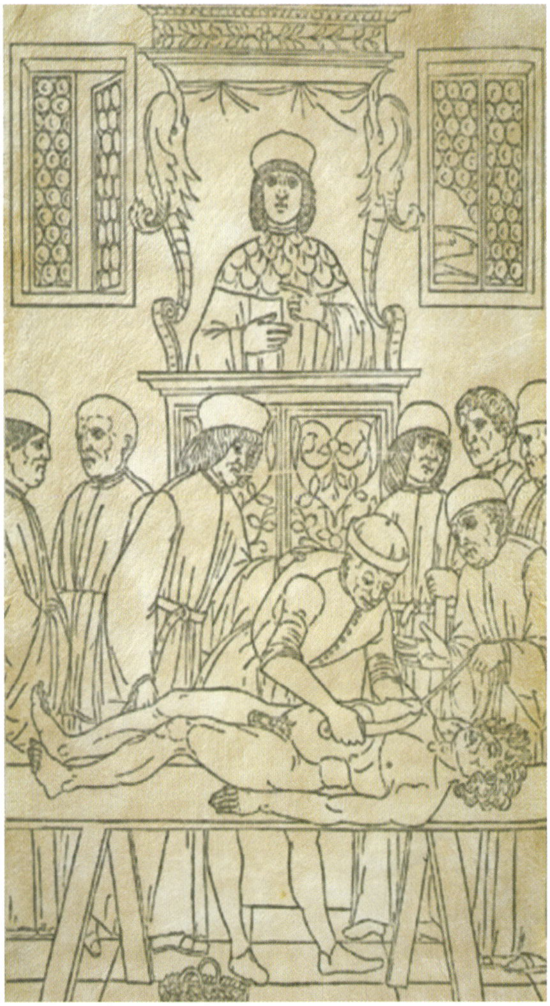

그림 1.1
1522년경, 몬디노가 강의하고 조수가 해부를 하는 장면을 그린 것이다. 학생들은 해부학에 참가할 수 없었다.
출처: 케탐(Johannes de Katham)의 『Fasciculus Medicinae(의학 소책자)』.

1.1 해부학의 개관

학습목표 해부학의 분야를 알 수 있다.

해부학의 세부 분야 Field of anatomy

해부학은 다양하게 세분화된 체계를 가지고 있는 과학적인 분야이다. 목적에 따라 계통해부학, 병리해부학, 법의해부학으로 나뉘며, 적용되는 대상의 시기, 크기, 방법 등에 따라 맨눈해부학, 현미경해부학, 발생해부학으로 나눈다(그림 1.2).

맨눈해부학 Gross anatomy

맨눈으로 관찰하는 해부학의 분야로 계통해부학, 국소해부학, 임상해부학(clinical anatomy) 등이 있다. 맨눈해부학(육안해부학)에서 다루는 대상의 크기 범위는 m~cm 단위이다.

계통해부학 Systemic anatomy 인체 내에서 비슷한 종류의 기능을 수행하는 기관들의 모임인 기관계를 기능상 분류하는 것으로 골학, 관절학, 심장학, 피부학 같은 방식으로 표현한 것이다.

국소해부학 Regional anatomy 사람 몸의 형태와 구조를 부위별로 연구하는 학문으로 혈관, 신경, 근육 등을 함께 다룬다.

현미경해부학 Microscopic anatomy

미세해부학(microanatomy) 또는 조직학(histology)이라고도 하며, 매우 작아서 현미경으로만 볼 수 있는 mm~nm 크기의 대상을 다룬다. 세포와 세포구성물, 조직 및 장기(위, 담낭 등)의 현미경적 구조를 연구하는 학문이다.

발생해부학 Developmental anatomy

완전한 개체가 형성되는 과정 중의 대상을 연구하는 해부학 분야로 태생학(embryology)을 기본으로 한다.

이 밖에도 **임상해부학**(clinical anatomy)은 계통해부학에 국소해부학의 임상적인 관점과 판단을 더욱 보강한 것이다. **신경해부학**(neuroanatomy)은 생명체의 화학적 자극과 물리적 자극에 반응하며 이러한 감각, 운동, 분비기능을 하는 세포무리인 신경계통의 구조와 기능을 연구하는 학문이다. 근래에는 해부학의 지식을 특수 목적에 이용하기 위해 체계화시킨 **응용해부학**(applied anatomy)이 널리 이용되고 있다. 응용해부학의 범주에는 병리해부학(pathological anatomy), 법의해부학(forensic anatomy), 방사선해부학(radiological anatomy) 등이 있다.

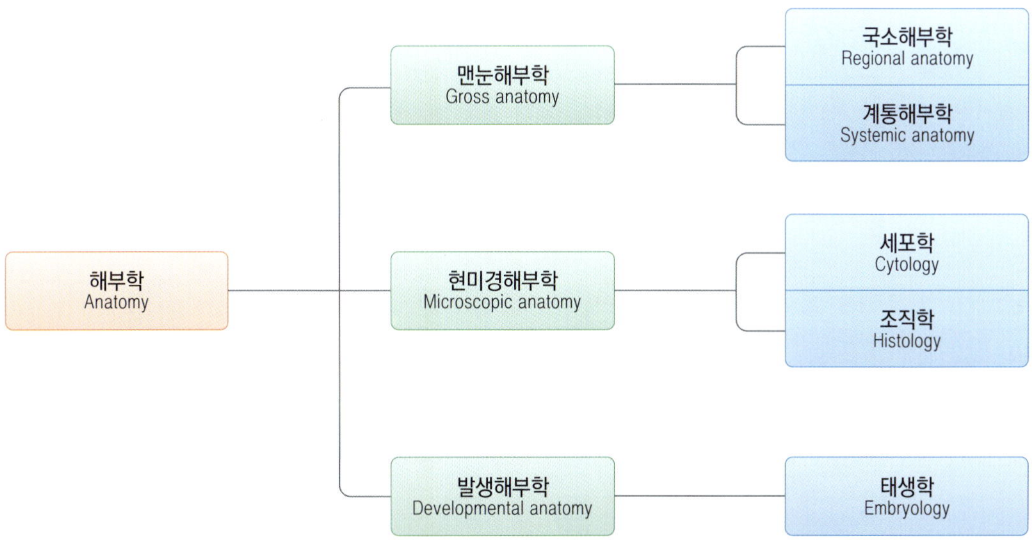

그림 1.2 해부학의 분야

1.2 인체의 구성

학습목표 인체의 구성에 대해 알 수 있다.

인체의 구성 Composition of the human body

몸의 구조적 · 기능적 최소 단위는 **세포**(cell)이며 세포 다음 단계는 조직으로, 기본단위인 세포가 모여 근육과 같은 조직을 형성하게 된다. 이러한 조직이 모여서 위나 장과 같은 **기관**(organ)을 형성하며, 서로 관련된 기관이 모여 소화계통(digestive system)과 같은 **기관계통**(organic system)을 형성한다. 사람의 몸은 여러 단계의 복잡한 구조로 이루어져 있는데, 원자(atom) → 분자(molecule) → 세포(cell) → 조직(tissue) → 기관(organ) → 계통(system) → 유기체(organism)로 구분되며, 각 구조는 아주 작은 단위의 구조들이 모여서 큰 구조 즉, 사람이라는 유기체가 된다(그림 1.3).

원자와 분자 Atom & molecule 물질을 이루는 기본 입자인 원자와 원자의 결합체인 분자를 이룬다.

세포 Cell 모든 생명체의 기본단위로, 생명체는 수많은 세포로 구성되어 있다. 세포는 기능에 따라 다양한 크기와 형태를 가지고 있다.

조직 Tissue 특정기능을 수행하는 비슷한 세포들이 모여 있는 집합체이다. 세포분화과정을 통해 특징적인 구조적 모양과 제한된 종류의 기능을 수행하도록 발전된다. 인체는 단지 200여 가지의 세포 유형만이 존재한다. 이 세포의 유형들은 비교적 제한된 수의 기능을 수행하는 특수화된 세포와 세포생산물을 생산하기 위해 결합하여 조직을 형성한다. 인체는 상피조직(epithelial tissue), 결합조직(connective tissue), 신경조직(nervous tissue), 근육조직(muscular tissue)으로 되어 있고, 이를 우리 몸을 이루는 **4대 기본조직**이라고 한다.

기관 Organ 특정한 인체 기능을 수행하는 둘 또는 그 이상의 조직으로 이루어져 있다. 기관(장기)은 두 가지 이상의 조직이 서로 합쳐진 것으로 특별한 기능을 수행한다. 간, 신장, 폐와 같이 속이 조직으로 차 있는 **실질기관**(parenchymatous organ)과 속이 비어 있는 **속빈기관**(hollow organ)으로 구분된다.

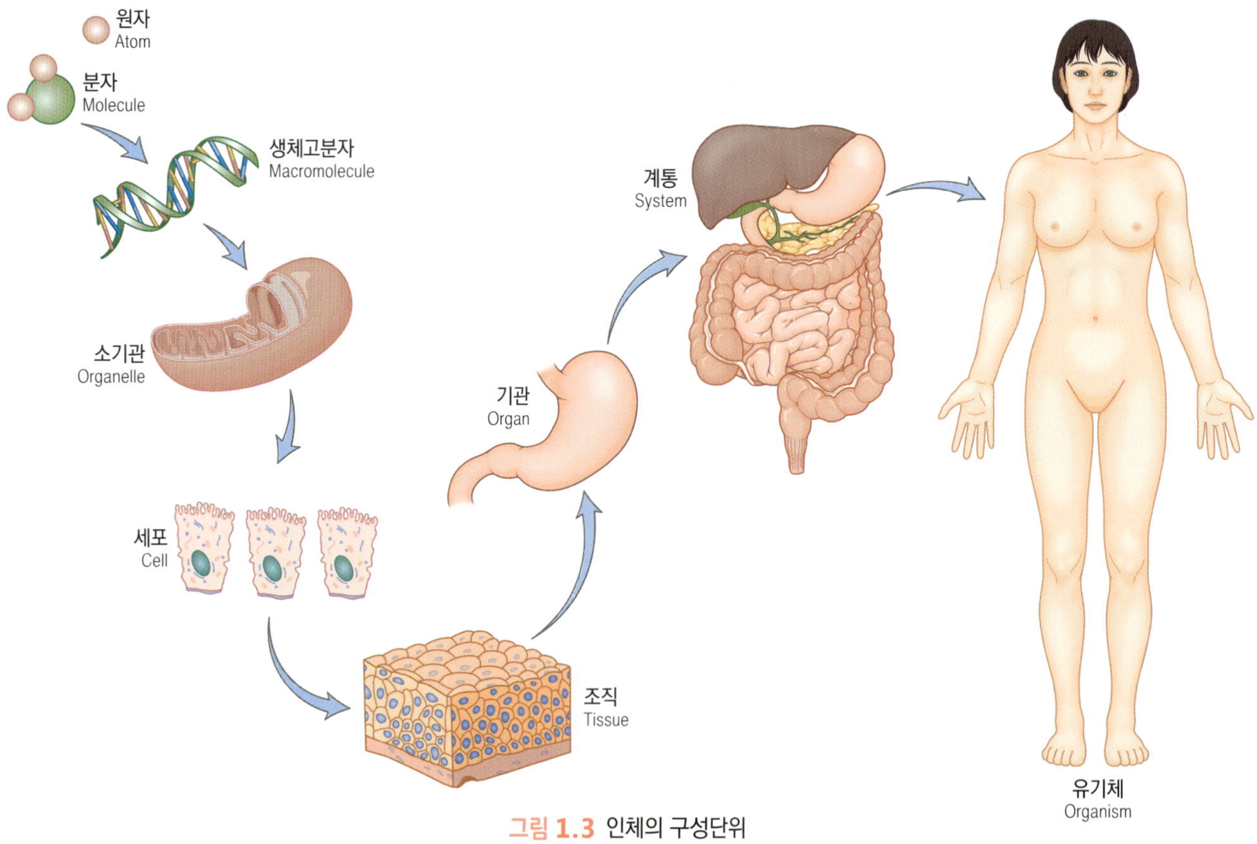

그림 1.3 인체의 구성단위

1.2 인체의 구성

학습목표 계통에 대해 알 수 있다.

계통 System

복잡한 인체 내부의 같은 기능을 수행하기 위한 여러 기관들의 집단으로 생물체가 살아가는데 중요한 기능을 수행하는 기능적 단위로 12계통으로 나뉜다.

순환계통 Circulatory system 심혈관계통과 림프계통으로 구성되며, 혈액과 체액을 운반한다. 심장(heart), 혈관(blood vessel), 혈액(blood), 림프(lymph), 림프관(lymphatic vessel), 림프절(lymph node), 비장(지라, spleen), 가슴샘(흉선, thymus), 편도(tonsil) 등으로 구성된다.

소화계통 Digestive system 음식물을 소화하고 흡수하는 기능이 있으며, 입(mouth), 인두(pharynx), 식도(esophagus), 위(stomach), 창자(intestine), 간(liver), 췌장(이자, pancreas), 담낭(쓸개, gallbladder) 등을 포함한다.

호흡계통 Respiratory system 혈액에 산소를 공급하고 이산화탄소를 배출하는 기능이 있으며, 코(nose), 인두(pharynx), 후두(larynx), 기관(trachea), 기관지(bronchus), 폐(허파, lung) 등으로 구성된다.

내분비계통 Endocrine system 자체도관 없이 혈관을 타고 유기물인 호르몬을 운반하여 표적세포(target cell)에 작용한다. 뇌하수체(hypophysis), 솔방울샘(송과체, pineal gland), 갑상샘(thyroid), 부갑상샘(parathyroid), 부신(adrenal gland), 췌장, 난소(ovary), 고환(testis) 등으로 구성된다. 췌장은 소화계통인 동시에 내분비계통의 장기이다.

피부계통 Integumentary system 외피로서 몸을 보호하고 감각을 받아들이는 감각기관으로 피부와 부속기인 털(hair), 손 · 발톱(nail), 땀샘(한선, sweat gland) 및 피부밑조직(hypodermis)으로 구성된다.

뼈대계통 Skeletal system 몸의 기본적인 형태를 만들고 지지와 운동에 관여하고, 장기 등을 보호하는 기능을 하는 뼈(bone), 연골(cartilage), 관절(joint)로 구성된다.

관절계통 Articular system 두 개 이상의 뼈를 연결하여 운동이 일어나는 부위로, 관절과 관련된 부속물인 인대(ligament), 힘줄(건, tendon), 윤활주머니(윤활낭, synovial bursa) 등으로 구성된다.

근육계통 Muscular system 뼈대근육(골격근, skeletal muscle), 심장근육(심근, cardiac muscle), 내장과 혈관 등의 민무늬근육(평활근, smooth muscle) 등으로 구성된다. 자세를 유지하고 체온을 조절하며, 수축과 이완에 의해 움직임을 가능하게 한다.

신경계통 Nervous system 감각과 운동을 전달하여 각 기관의 기능을 통제하고 조절하는 중추적 역할을 하는 말초신경계통(peripheral nervous system, PNS)과 뇌(brain)와 척수(spinal cord)로 구성된 중추신경계통(central nervous system, CNS)으로 나눈다.

감각계통 Sensory system 각종 감각을 감수하는 기관으로 피부(skin), 눈(eye), 코(nose), 혀(tongue) 등으로 구성된다.

비뇨계통 Urinary system 혈액을 여과하여 소변을 만드는 기관으로 신장(콩팥, kidney), 요관(ureter), 방광(bladder), 요도(urethra)로 구성된다.

생식계통 Reproductive system 정자와 난자의 생산과 배출에 관여하여 수정란을 생산하고 잉태 및 성장에 관여한다. 여성의 난소(ovary), 자궁(uterus), 질(vagina) 등과 남성의 고환(testis), 부고환(epididymis), 정관(ductus deferens), 정낭(seminal vesicle), 전립샘(prostate), 음경(penis) 등으로 구성된다.

1.3 해부학의 기본 개념

학습목표 해부학적 자세와 단면 및 해부학적 용어에 대해 알 수 있다.

해부학적 자세 Anatomical position

해부학의 표현에 대한 기준이 되는 자세를 **해부학적자세**라고 한다. 인체의 모든 뼈들이 뒤틀리거나 꼬이지 않는 정렬된 자세이며, 해부학적 자세 중 선 자세(standing position)의 기준은 얼굴과 시선이 정면을 향한 채 두 발은 앞 · 뒤로 일직선이 되게 모으고, 팔은 몸의 옆선을 따라 자연스럽게 내리고, 손바닥이 앞으로 향한 자세이다. 이 자세에서 얼굴을 위로 하고 누우면 바로 누운 자세(앙와위, supine position), 얼굴을 아래로 하고 누우면 엎드린 자세(복와위, prone position), 옆으로 누우면 옆누운자세(측와위, lateral decubitus position)가 된다.

인체의 단면 Section of the human body

몸의 영역과 구조를 구분하는 **면**(plane)은 인체 내부 구조를 이해하고, 표현할 수 있는 지표가 된다. 선 자세에서 여러 방향의 단면을 상상해 볼 수 있다. 몸을 비롯한 장기의 단면은 시상면과 정중시상면, 이마면 또는 관상면, 가로단면 또는 수평면이 있다(그림 1.4).

시상면 Sagittal plane 몸이나 기관의 앞 · 뒤를 지나며, 수직으로 절단하여 왼쪽 · 오른쪽으로 나누는 면이다. 많은 시상면 중에 몸의 정중앙을 지나는 것을 **정중면**(median plane)이라고 한다. 정중면에 의해 몸을 왼 · 오른쪽 대칭적으로 나눌 수 있다.

이마면 Frontal plane **또는 관상면** Coronal plane 시상면과 직각이 되는 면으로 몸이나 기관을 앞 · 뒤 방향으로 나누는 면이다. 시상면과 이마면은 장기의 세로면을 따라 자르므로 **세로단면**(종단면, longitudinal section)이 된다.

가로면 Transverse plane **또는 수평면** Horizontal plane 지표면과 평행한 면으로 몸이나 장기를 위 · 아래로 나누는 면이다. 몸 속 장기의 내부를 관찰하기 위해 절단하는데, 가로면은 세로축에 직각으로 자르는 단면으로 **가로단면**(횡단면, transverse section or cross section)이 된다.

경사면 빗면, Oblique plane 세로축에서 약간 벗어나 비스듬한 가로선을 그어 나눈 면이다.

해부학적 용어 Anatomical term

몸의 위치와 방향에 대한 용어 Term of position and direction

앞 · 뒤 Anterior · Posterior 몸을 앞으로 향하고 있는 자세에서 배나 가슴이 있는 몸의 앞부분을 앞면 또는 **배쪽면**(복측면, ventral surface)이라고 한다. 등과 엉덩이가 있는 몸의 뒷부분을 뒷면 또는 **등쪽면**(배측면, dorsal surface)이라 한다(그림 1.5).

위 · 아래 Superior · Inferior 선 자세에서 머리와 가까운 쪽을 위쪽, 먼쪽을 아래쪽이라 한다.

몸쪽 · 먼쪽 Proximal · Distal 몸통에 가까이 위치한다는 의미로 몸쪽(근위)이라 하고, 몸통에서 멀리 떨어져 위치한다는 의미는 먼쪽(원위)이라 한다.

안쪽 · 가쪽 Medial · Lateral 정중면에 가까운 쪽을 안쪽(내측)이라 하고, 정중면에서 멀어지는 쪽을 가쪽(외측)이라 한다.

얕은 · 깊은 Superficial · Profundus 피부의 표면에 가까운 곳을 얕은(표재부), 피부표면에서 몸속 구조로 깊어질수록 깊은(심부)이라고 한다. 예를 들면, 피부의 표피는 진피와 피부밑지방층보다 얕은 곳에 위치한다.

벽 · 내장쪽 Parietal · Visceral 몸 공간을 둘러싼 벽에 가까운 쪽을 벽쪽, 내장에 가까운 쪽을 내장쪽이라 한다.

1.3 해부학의 기본 개념

학습목표 해부학적 자세와 단면 및 해부학적 용어에 대해 알 수 있다.

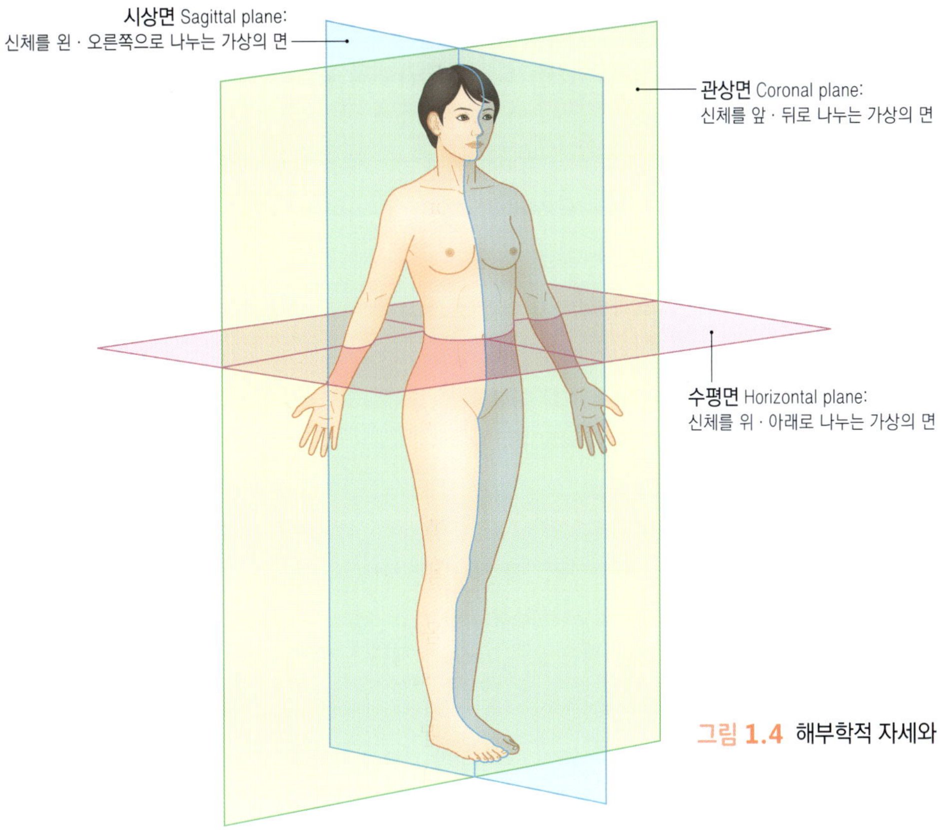

그림 1.4 해부학적 자세와 면

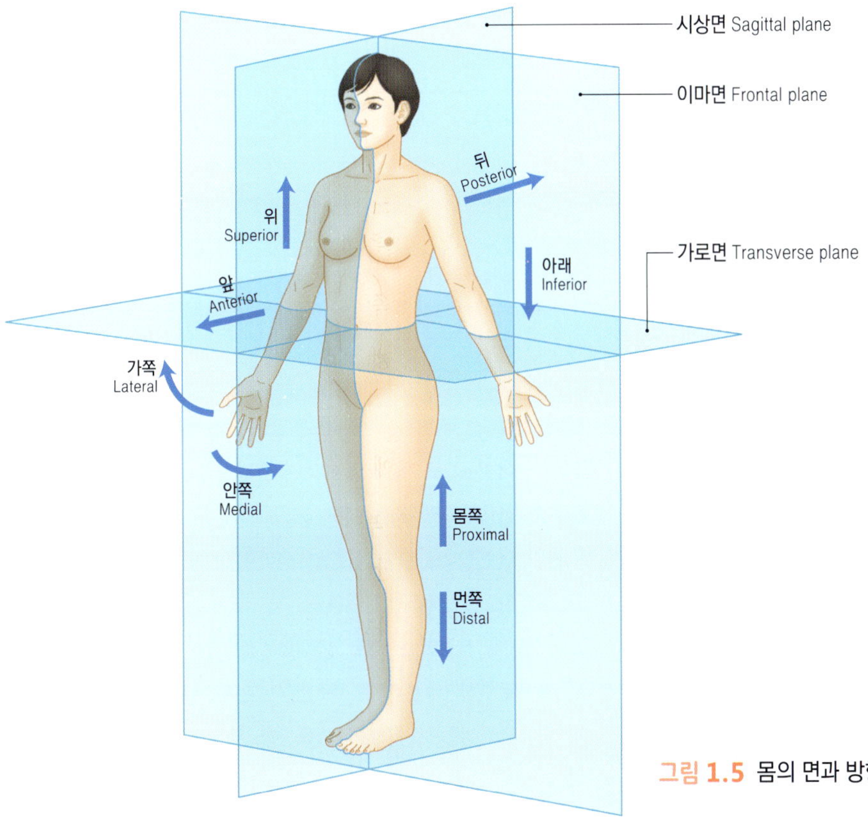

그림 1.5 몸의 면과 방향

1.4 해부학적 용어

학습목표 돌출부와 함몰부 용어에 대해 알 수 있다.

돌출부 용어 Term of projection: 힘줄, 인대, 근육 등이 붙기 위함

- **가시(spine)** 가시처럼 나온 날카로운 돌기이다.
- **돌기(process)** 큰 구조에서 튀어나온 덩어리이다.
- **유두(papillary)** 젖꼭지 모양의 돌기이며, mammary는 젖꼭지에 관한 젖꼭지와 유사한 뜻이며, mastoid는 젖꼭지 모양이라는 의미이다.
- **융기(eminence)** 약간 둥그스름하게 돌출된 부분이다.
- **관절융기(condyle)** 관절면을 가진 뼈끝의 뭉툭한 부분이다.
- **결절(tubercle)** 작고 둥근 모양의 혹처럼 부풀어 오른 융기이다.
- **능선(crest)** 나지막하고 길게 두드러진 부분이다.
- **거친면(조면, tuberosity)** 표면이 거친 부분으로 융기, 결절로도 쓰인다.

함몰부 용어 Term of depression: 혈관, 신경, 구조물 등이 통과하거나 놓이기 위함

- **파임(절흔, notch)** 칼로 깎아 놓은 듯 파인 부분이다.
- **고랑(구, groove)** 좁고 긴 도랑이다.
- **오목(와, fossa)** 오목하게 들어간 부분이며, fovea는 작은 오목, facet는 평면에 가까운 오목이라는 의미이다.
- **자국(impression)** 손가락으로 누른 듯한 오목한 부분이다.
- **틈새(열, fissure)** 갈라진 틈 사이이다.
- **구멍(공, foramen)** 면에 뚫린 구멍이며, pore는 피부의 땀구멍 같은 구멍으로 어떤 종류의 개구부에 사용되는 용어이다.
- **관(canal)** 비교적 좁은 관 모양의 통로이다.
- **길(도, meatus)** 굵은 관으로 신체 내의 개구나 통로에 사용되는 용어이다.
- **굴(동, sinus)** 기관 속의 굴속 같은 빈 공간이다.
- **안(강, cavity)** 몸이나 특정 부분의 넓은 공간, 공동이다.
- **내강(속공간, lumen)** 관형구조의 내부 공간이다.
- **세포(벌집, cellula)** 벌집 모양의 작은 방들이 모여 있는 공간이다.

더 알아보기

움직임에 대한 용어 Term of movement

굽힘(굴곡, flexion)	관절을 형성하는 두 분절 사이의 각도를 감소시키는 운동
폄(신전, extension)	굽힘의 반대 운동으로 관절을 형성하는 두 분절 사이의 각도를 증가시키는 운동
모음(내전, adduction)	몸의 중심선으로 가까워지는 운동
벌림(외전, abduction)	모음의 반대 운동으로 몸의 중심선으로 멀어지는 운동
돌림(회전, rotation)	중심축 주위를 도는 뼈의 회전 운동
휘돌림(회선, circumduction)	굽힘, 모음, 폄, 벌림이 순서대로 일어나면서 움직이는 끝부분이 원을 그리는 운동
엎침과 뒤침(회내와 회외, pronation & supination)	손등을 위로 향하거나 손바닥을 위로 향하는 손에서 일어나는 회전운동의 한 형태
안쪽들림과 가쪽들림(내번과 외번, inversion & eversion)	발바닥이 안쪽 방향으로 향하거나 가쪽 방향으로 향하는 발에서 일어나는 운동

1.5 인체의 구분

학습목표 인체를 구분할 수 있다.

인체의 부위별 구분 Categorized by part of the human body

사람의 겉모양을 나누면 머리(두부, head), 얼굴(face), 목(경부, neck), 몸통(체간, trunk), 팔 · 다리(사지, limb)로 나눌 수 있다.

머리와 얼굴의 구분 Division of head and face

머리는 머리덮개 아래쪽에 위치하는 뼈에 따라, 얼굴은 **코뿌리점**(nasion) – **눈썹**(eyebrow) – **외이도**(external auditory canal)를 연결하는 가상선에 의해 머리와 구분된다. 머리의 앞쪽 부위를 이마부위(전두부, frontal region), 위쪽 부위를 마루부위(두정부, parietal region), 뒤쪽 부위를 뒤통수부위(후두부, occipital region), 옆면 부위를 관자부위(측두부, temporal region)라 한다. 머리와 몸통을 나누는 것은 **목**(neck)이며, 목 뒤쪽을 **목덜미**(nucha)라고 한다. 목과 몸통을 나누는 것은 **빗장뼈**(쇄골, clavicle)이다.

몸통의 구분 Division of trunk

몸통은 가슴(흉부, thorax), 배(복부, abdomen), 골반(pelvis)으로 나뉘며, 가슴과 배는 **가로막**(횡격막, diaphragm)에 의해 나뉜다. 가슴은 **복장뼈**(흉골, sternum)에 의해 왼 · 오른쪽으로 나뉘고, 배는 **배꼽**을 중심으로 한 임상적 구분(4구역)과 해부학적 구분(9구역)으로 나뉜다. 몸통과 다리를 나누는 것은 **고샅인대**(inguinal ligament)이다.

팔 · 다리의 구분 Division of limbs

팔(upper limb)은 팔이음뼈(어깨이음구조, shoulder girdle), 위팔(상완, arm), 아래팔(전완, forearm), 손목(carpus/wrist), 손(수부, hand)으로 구분된다. 손에서 바닥쪽을 손바닥(palm), 등쪽을 손등(dorsum manus)이라 한다. 다리(lower limb)는 다리이음뼈(골반이음구조, pelvic girdle), 넓적다리(대퇴, thigh), 무릎(knee/genu), 종아리(하퇴, leg), 발목(ankle/tarsus), 발(foot)로 나뉜다.

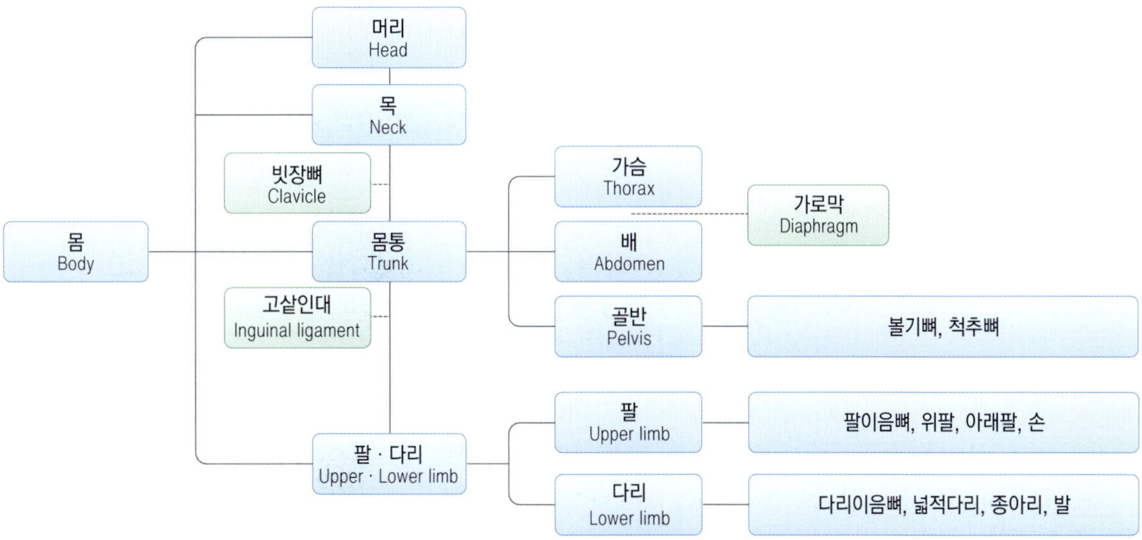

그림 1.6 인체의 구분

1.5 인체의 구분

학습목표 인체를 구분할 수 있다.

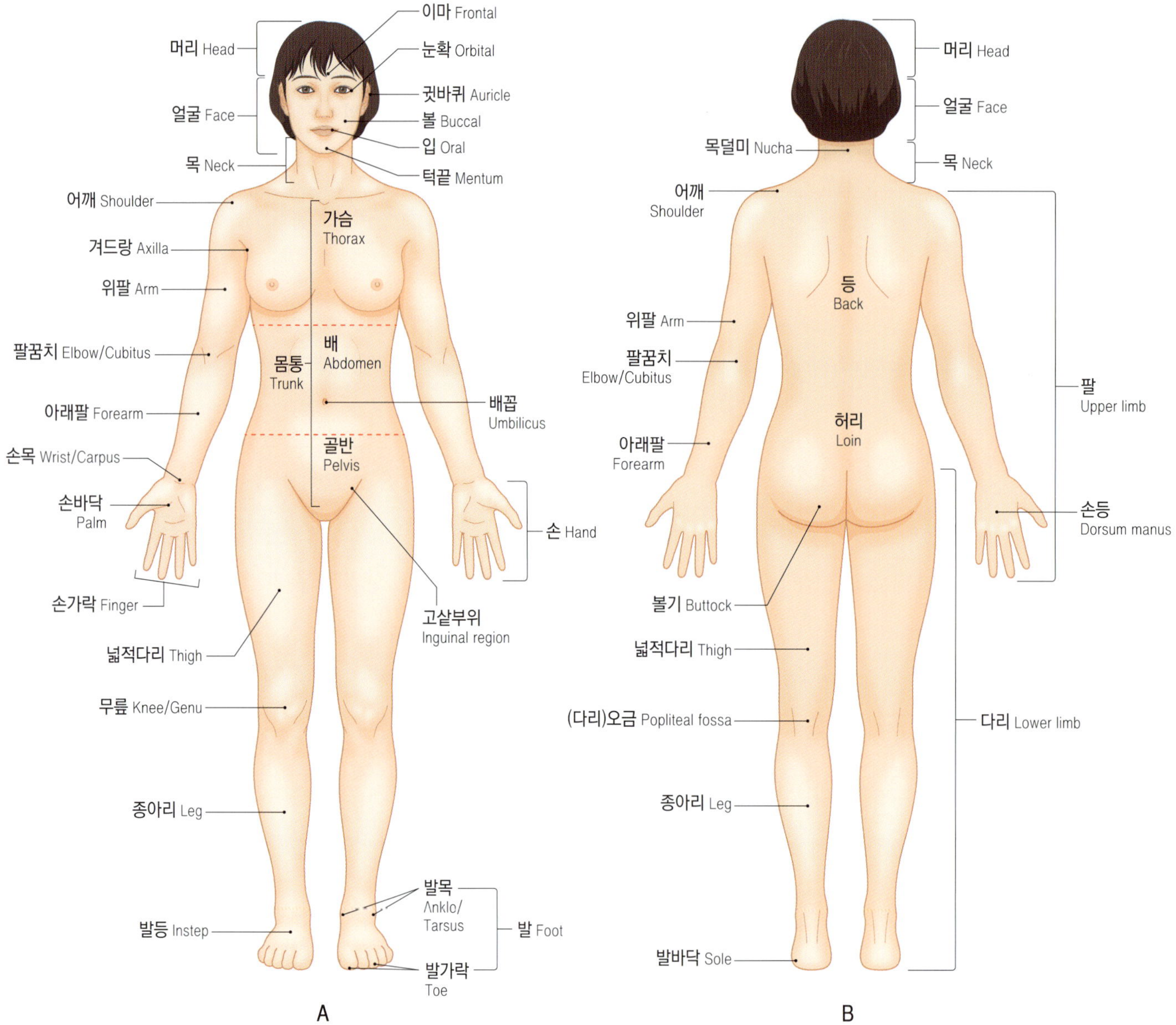

그림 1.7 인체의 구분. A: 앞면, B: 뒷면

1.5 인체의 구분

학습목표 머리와 얼굴부위를 구분할 수 있다.

머리와 얼굴의 구분 Division of head and face

머리(head)는 표면상 눈썹 위 덮개부위를 말한다. 즉 코뿌리점－눈썹－바깥귓구멍을 연결하는 가상선의 위쪽을 머리(head)라 하고, 아래부위를 얼굴(face)이라 한다.

머리부위 Region of head

머리부위를 덮은 뼈에 따라 이마부위(전두부, frontal region), 마루부위(두정부, parietal region), 관자부위(측두부, temporal region), 뒤통수부위(후두부, occipital region)로 나눈다.

얼굴부위 Region of face

눈확부위(안와부, orbital region), 코부위(비부, nasal region), 광대부위(zygomatic region), 귓바퀴부위(이개부, auricular region), 볼부위(협부, buccal region), 입부위(구부, oral region), 턱끝부위(mental region) 등으로 나눈다.

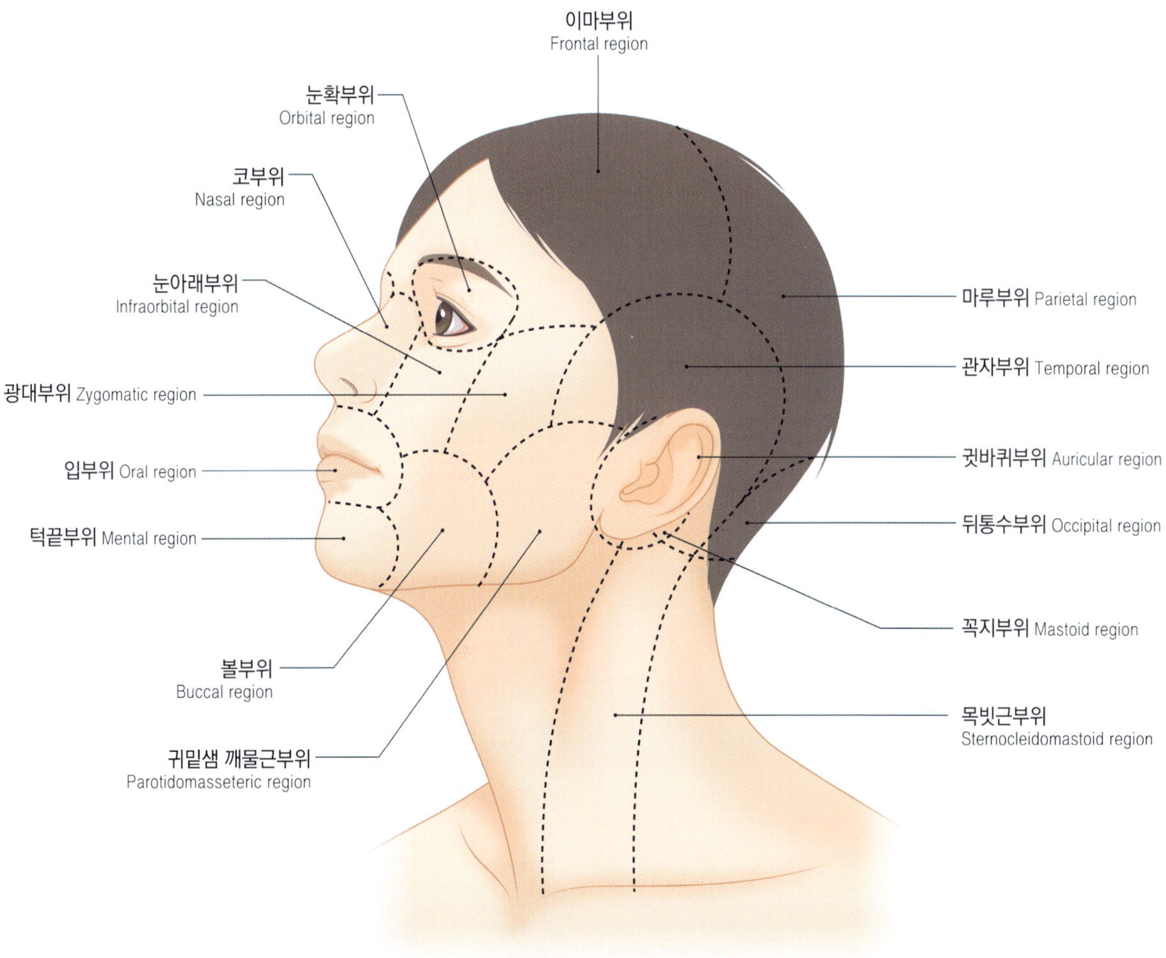

그림 1.8 머리와 얼굴부위

1.5 인체의 구분

학습목표 목과 가슴부위를 구분할 수 있다.

목의 구분 Division of neck

목부위(경부, cervical region)는 머리와 몸통을 잇고, 아래부위의 빗장뼈(쇄골, clavicle)를 경계로 몸통과 구분된다. 목을 자체적으로 구분하면 앞, 가쪽, 뒤목 부위로 구분할 수 있다(그림 1.9).

앞목부위 Anterior cervical region **정중시상면–턱끝선–목빗근**을 경계로 한 앞쪽부위이다. 턱밑삼각(submandibular triangle), 턱끝밑삼각(submental triangle), 근육삼각(muscular triangle), 목동맥삼각(경동맥삼각, carotid triangle) 등 4개의 삼각과 목뿔뼈부위(설골부, hyoid region), 후두부위(laryngeal region), 갑상샘부위(thyroid region)로 구분할 수 있다.

가쪽목부위 Lateral cervical region **목빗근** 주위의 가쪽부위이다.

뒤목부위 Posterior cervical region **목빗근–등세모근–빗장뼈**를 경계로 한 뒤쪽부위이다. 뒤통수삼각(후두삼각, occipital triangle), 빗장위삼각(쇄골위삼각, supraclavicular triangle), 빗장위오목(쇄골위와, supraclavicular fossa) 등이 있다.

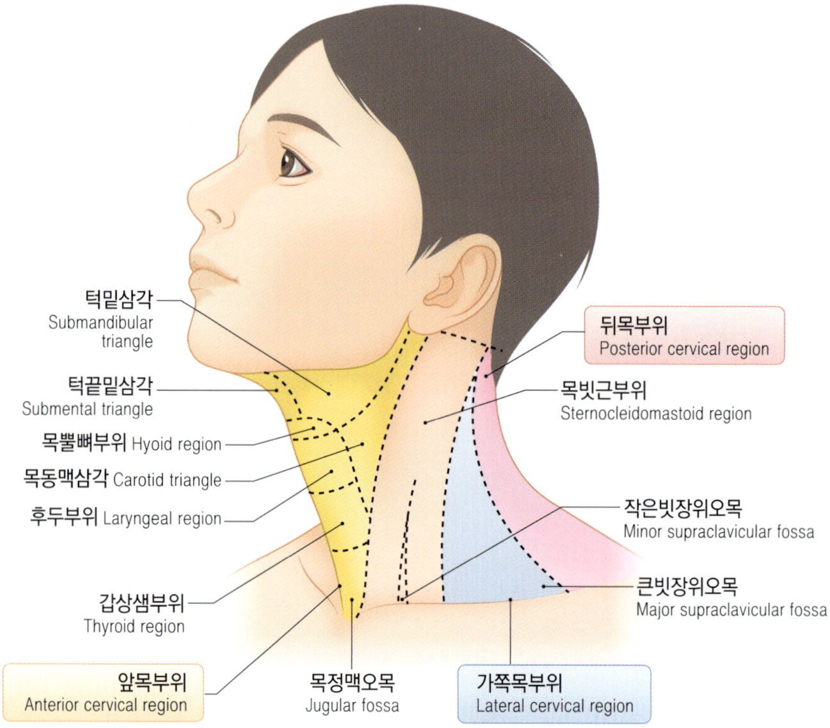

그림 1.9 목부위

가슴부위의 구분 Division of thorax

가슴부위(흉부, thoracic region)는 위쪽으로 빗장뼈와 아래쪽으로 갈비뼈가 휘어진 갈비활(늑골궁, costal arch)부분이며, 복장뼈(흉골, sternum)에 의해 왼쪽과 오른쪽으로 구분된다. 또한 겨드랑부위와 갈비밑부위가 있다.(그림 1.10).

빗장부위 Clavicular region 빗장뼈가 있는 부위이다.

복장부위 Sternal region 가슴의 중앙부로 복장뼈가 있는 부위이다.

겨드랑부위 Axillary region 어깨 아래쪽에 팔로 이어지는 부위로 깊숙이 들어간 부위이다.

젖부위 Mammary region 유방이 있는 부위이다.

가쪽가슴근육부위 Lateral pectoral region 겨드랑부위의 아래쪽 유방의 가쪽부위이다.

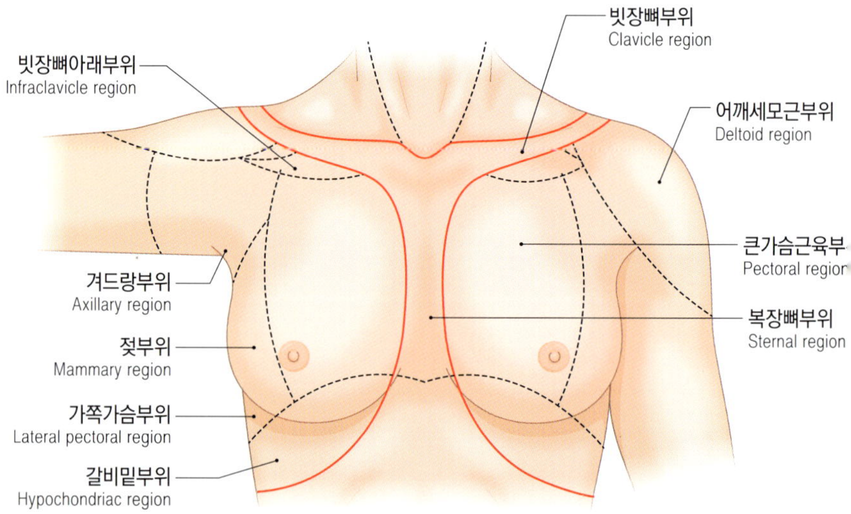

그림 1.10 가슴부위

1.5 인체의 구분

학습목표 배부위를 구분할 수 있다.

배의 구분 Division of abdomen

배부의 9구역 배부위(복부, abdominal region)는 배 속의 장기들의 위치를 파악하기 위해 해부학적으로 2개의 가로선과 2개의 세로선에 의해 9개 구역으로 나누어 구분한다.

- **갈비밑부위(늑골하부, hypochondriac region)** 명치부 양쪽 옆에 있는 부위로 갈비뼈 아랫부분인 갈비활(늑골궁, costal arch)을 포함한다.
- **명치부위(epigastric region)** 복장뼈의 칼돌기(검상돌기, xiphoid process)와 갈비활이 시작되는 부위를 포함한다.
- **옆구리부위(lateral region)** 배꼽부위 양쪽 옆에 있는 부위이다.
- **배꼽부위(제부, umbilical region)** 9개 구역의 중앙으로 배꼽이 있는 부위이다.
- **고샅부위(inguinal region)** 두덩부위(치골부위, pubic region) 양쪽 부위이다.
- **두덩부위(치골부, pubic region)** 배꼽 아래에서 두덩결합(치골결합, pubic symphysis)까지의 부위이다.

배부의 4구역 배부 통증을 쉽게 파악하기 위해 임상에서는 해부학적 4개 분획을 흔히 사용한다. 배꼽을 중심으로 수직선과 수평선을 그어 생기는 4개 구역이다.

- **오른쪽위구역(right upper quadrant)** 오른쪽 위쪽의 1/4 분획으로 간의 오른엽, 담낭, 췌장(이자, pancreas)의 일부, 소장, 대장의 결장(잘록창자, colon) 일부가 포함된다.
- **왼쪽위구역(left upper quadrant)** 왼쪽 위쪽의 1/4 분획으로 간의 왼엽, 위, 비장(지라, spleen), 췌장의 일부, 소장과 결장 일부가 포함된다.
- **오른쪽아래구역(right lower quadrant)** 오른쪽 아래쪽의 1/4 분획으로 소장, 대장의 일부, 오른쪽 난소와 자궁관(uterine tube), 충수(막창자꼬리, vermiform appendix), 오른쪽 요관(ureter)이 위치한다.
- **왼쪽아래구역(left lower quadrant)** 왼쪽 아래쪽의 1/4 분획으로 소장과 결장의 일부, 왼쪽 난소, 자궁관, 요관이 위치한다.

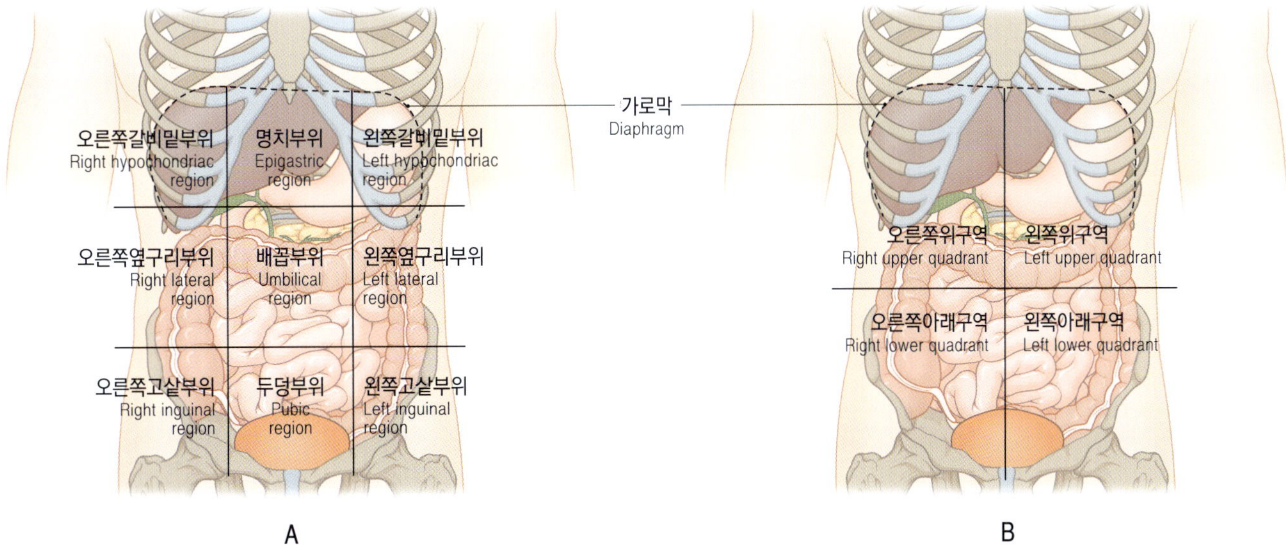

그림 1.11 배부위. A: 해부학적 구분, B: 임상적 구분

1.5 인체의 구분

학습목표 등과 회음부위를 구분할 수 있다.

등의 구분 Division of back

등부위(back region)는 척추뼈가 있는 척추부위를 기준으로 양쪽으로 나뉜다. 어깨뼈부위와 어깨세모근이 있는 어깨부위(shoulder region)와 어깨뼈아래부위로 나누고, 그 아래쪽의 허리뼈가 있는 허리부위, 엉치뼈가 있는 엉치부위로 나뉜다(그림 1.12).

척추부위 Vertebral region 척추뼈가 일렬로 놓인 기둥인 척주를 중심으로 뒤목부위에서 엉치부위까지를 말한다.

어깨뼈부위(견갑부) Scapular region 어깨뼈가 위치하는 부위를 말한다.

어깨뼈아래부위(견갑하부) Infrascapular region 어깨뼈아래부위로 허리부위의 위쪽을 말한다.

허리부위(요부) Lumbar region 통증 시 허리를 손으로 짚는 부위로 옆구리를 포함한 엉덩뼈능선(장골능, iliac crest)까지의 부위를 말한다.

엉치부위(천골부위) Sacral region 엉치뼈가 있는 부위를 말한다.

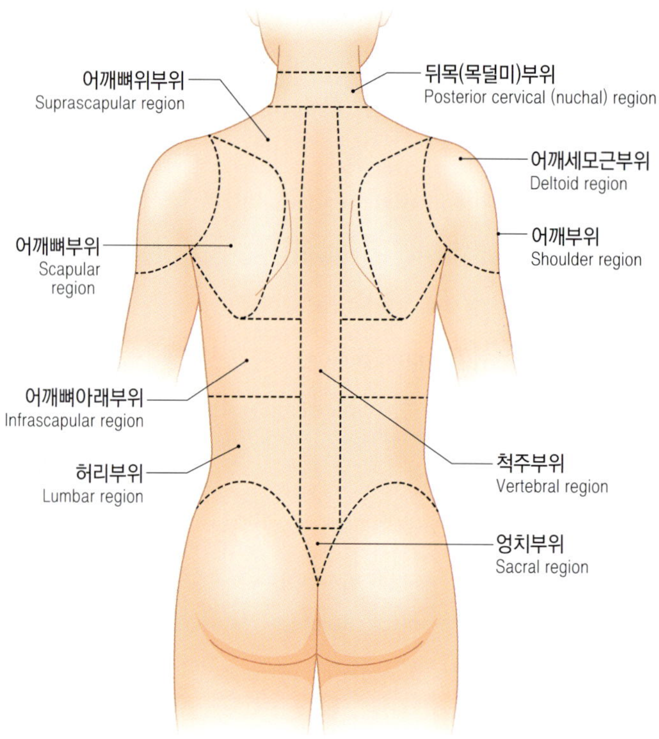

그림 1.12 등부위

회음의 구분 Division of perineum

회음(샅, perineum)은 바깥음부와 항문 사이를 말한다. 양쪽의 궁둥뼈결절(좌골결절, ischial tuberosity)을 잇는 가상선을 중심으로 앞쪽의 비뇨생식부위와 뒤쪽의 항문부위로 나눈다(그림 1.13).

비뇨생식부위 Urogenital region 생식기가 있는 부위로 남성은 음낭과 음경이 있고, 여성은 질과 요도가 있는 회음의 앞부위이다.

항문부위 Anal region 항문이 있는 부위로 회음의 뒷부위이다.

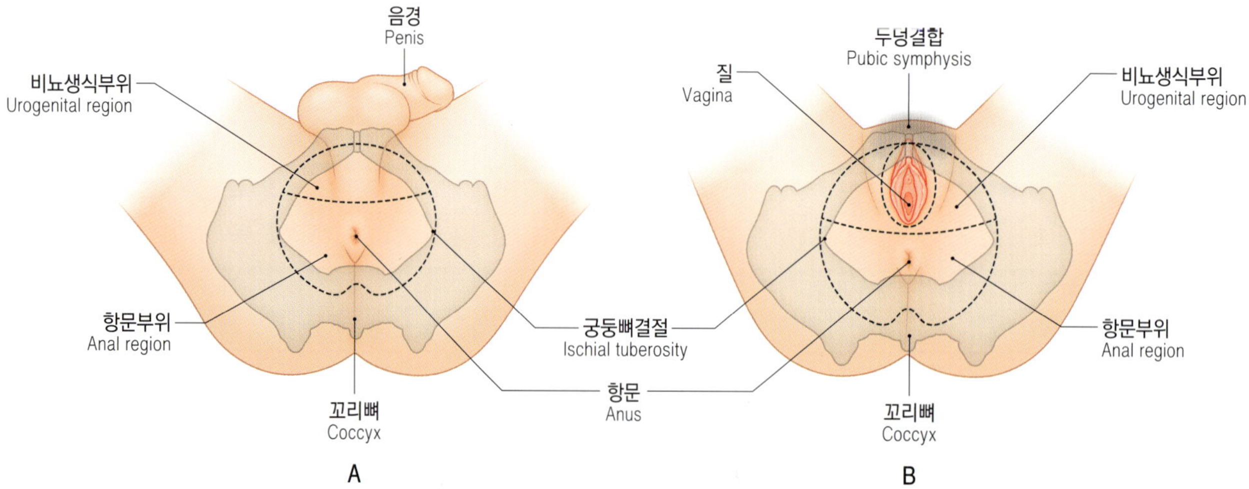

그림 1.13 회음(샅). A: 남성, B: 여성

1.5 인체의 구분

학습목표 팔부위를 구분할 수 있다.

팔의 구분 Division of upper limb

팔(상지, upper limb)은 몸통과 위팔을 이어주는 **팔이음뼈**(어깨이음구조, shoulder girdle)인 앞쪽의 빗장뼈(쇄골, clavicle) 및 등쪽의 어깨뼈(견갑골, scapula)와 자유팔뼈(free bone of upper limb)로 이루어진 부위이다.

자유팔뼈로 이루어진 부위는 팔꿈치(팔굽, elbow)를 기준으로 위쪽은 위팔부위, 아래쪽은 아래팔부위로 나눈다. 손(hand)은 손목(carpal)을 포함하여 바닥쪽의 손바닥(palm)과 등쪽의 손등(dorsum manus)으로 나누고, 손가락(finger)은 엄지(thumb), 집게(index), 가운데(middle), 반지(ring), 새끼(little)손가락으로 나눌 수 있다.

팔이음부위 Shoulder girdle region 몸통과 위팔을 잇는 부위로 빗장뼈(clavicle)와 어깨뼈(scapula)가 있다.

위팔부위(상완부) Arm region 팔이음부위와 팔꿈치부위 사이로, 위팔뼈가 위치하는 부위이다.

팔꿈치부위(팔굽부) Elbow region 팔꿈치관절(주관절, elbow joint)이 위치하는 부위로 오목하게 들어간 팔(꿈치)오금(주관절와, cubital fossa)을 형성한다.

아래팔부위(전완부) Forearm region 팔꿈치부위와 손목부위 사이로, 노뼈(radius)와 자뼈(ulna)가 위치하는 부위이다.

손목부위(수근부) Carpal region 손목관절(wrist joint)이 위치하는 부위이다.

손 부위(수부) Hand region 손등과 손바닥, 손가락부위로 나눈다.

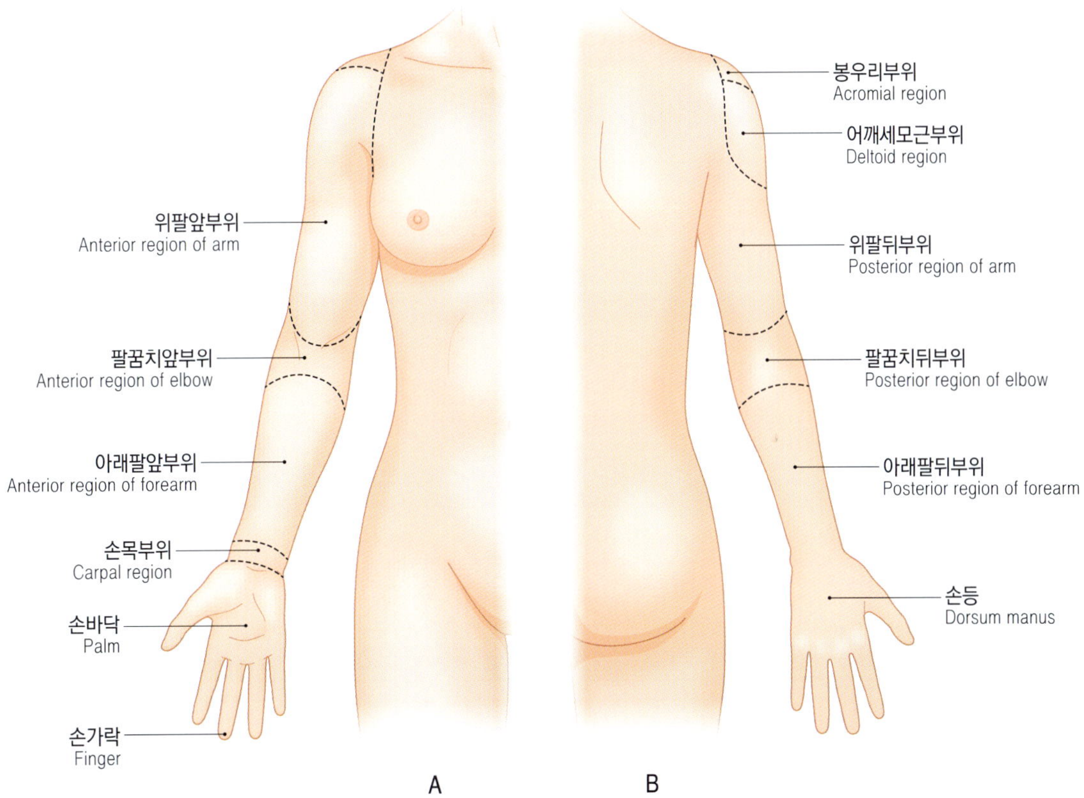

그림 1.14 팔의 구분. A: 앞면, B: 뒷면

1.5 인체의 구분

학습목표 다리부위를 구분할 수 있다.

다리의 구분 Division of lower limb

다리(하지, lower limb)는 몸통과 넓적다리를 이어주는 **다리이음뼈**(골반이음구조, pelvic girdle)인 볼기뼈(hip bone)와 자유다리뼈(free bone of lower limb)로 이루어진 부위이다.

자유다리뼈로 이루어진 부위는 무릎(knee)을 기준으로 위쪽은 넓적다리부위, 아래쪽은 종아리부위로 나뉜다. 무릎의 뒤쪽은 움푹 패여 있는 곳을 (다리)오금(슬와, popliteal fossa)이라 한다.

발(foot)은 발목(ankle)을 포함하여 등쪽의 발등(족배, instep)과 바닥쪽의 발바닥(족저, sole)으로 나눈다. 발가락(toe)은 엄지(great toe)와 둘째~다섯째 발가락(second~little toe)으로 구분한다.

다리이음부위(골반이음부) Pelvic girdle region 몸통과 넓적다리를 잇는 부위로 볼기뼈가 있다.

볼기부위(둔부) Buttock region 엉덩부위로 볼기근이 있다.

넓적다리부위(대퇴부) Thigh region 볼기부위와 무릎부위 사이로, 넙다리뼈가 위치하는 부위이다.

무릎부위(슬부) Knee region 앞쪽의 무릎뼈와 뒤쪽의 (다리)오금이 차지하는 부위로 무릎관절(슬관절, knee joint)이 있다.

종아리부위(하퇴부) Leg region 무릎부위와 발목부위 사이로, 정강뼈와 종아리뼈가 위치하는 부위이다.

발목부위(족근부) Tarsal region 발목관절이 위치하는 부위이다.

발 부위(족부) Foot region 발등과 발바닥, 발가락으로 나눈다.

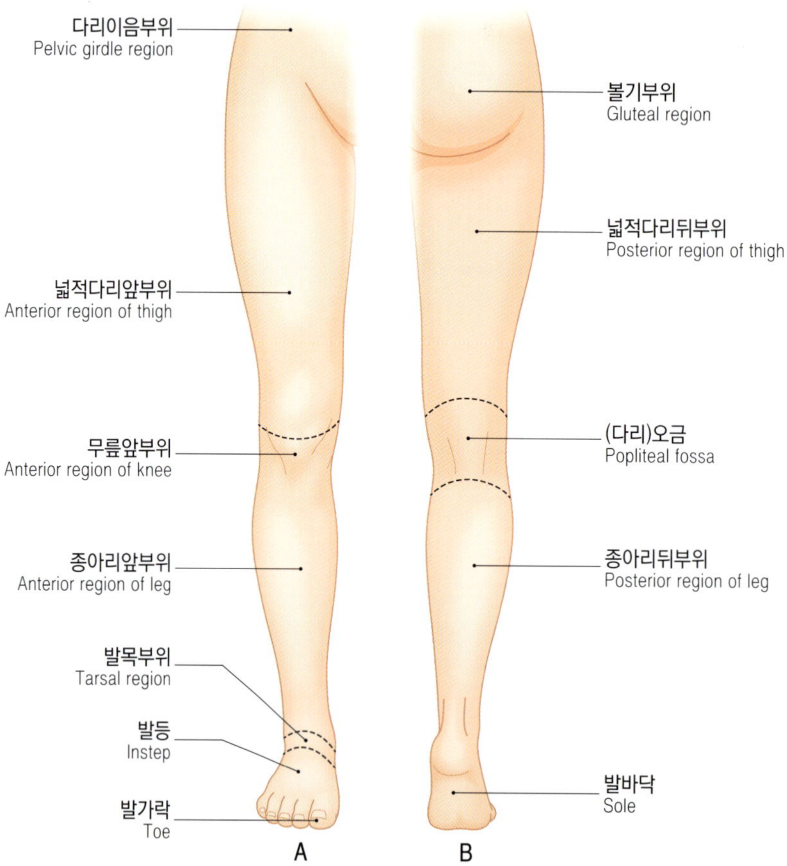

그림 1.15 다리의 구분. A: 앞면, B: 뒷면

1.5 인체의 구분

학습목표 체강을 구분할 수 있다.

체강의 구분 Division of body cavity

체강(body cavity)은 신체에 존재하는 빈 공간으로 내부 장기를 보호하기 위하여 크게 배쪽체강과 등쪽체강으로 나뉘며, 각 체강에는 관련 장기가 들어있다(표 1.1).

배쪽체강(복측체강) Ventral body cavity 가로막(횡격막, diaphragm)을 기준으로 위쪽의 빈 공간인 가슴안과 아래쪽의 배안, 골반의 장기를 보호하는 골반안으로 나눌 수 있다.

가슴안(흉강) Thoracic cavity 가슴막에 의해 싸여있는 **가슴막안**(흉막강, pleural cavity)과 심장막(심낭, pericardium)에 의해 싸여있는 **심장막안**(심낭, pericardial cavity)으로 나뉜다. **세로칸**(종격, mediastinum)은 양쪽 가슴안 사이에 있는 공간으로 앞쪽으로는 복장뼈, 뒤쪽으로는 등뼈, 위쪽으로는 인두, 아래쪽은 가로막이 구분 짓는 공간으로 복장뼈각을 중심으로 위세로칸과 아래세로칸으로 나뉘며 심장, 대동맥, 기관, 식도, 가슴샘 등 폐와 가슴막을 제외한 장기들이 존재한다.

배안(복강) Abdominal cavity 소화기관 및 간, 신장 등의 내장기를 수용한다.

골반안(골반강) Pelvic cavity 비뇨생식기와 관련된 장기를 수용한다.

등쪽체강(배측체강) Dorsal body cavity 뇌를 보호하기 위한 **머리뼈안**(두개강, cranial cavity)과 척수(spinal cord)를 보호하기 위한 **척주안**(척추강, vertebral cavity)이 있어 중추신경계를 수용한다.

표 1.1 체강과 관련기관

명칭			관련기관	장막
배쪽체강	가슴안	가슴막안	폐	가슴막
		심장막안	심장	심장막
	배안		소화기관, 비장, 신장	복막
	골반안		방광, 자궁, 직장, 전립샘 등	복막
등쪽체강	머리뼈안		뇌	뇌막
	척주안		척수	척수막

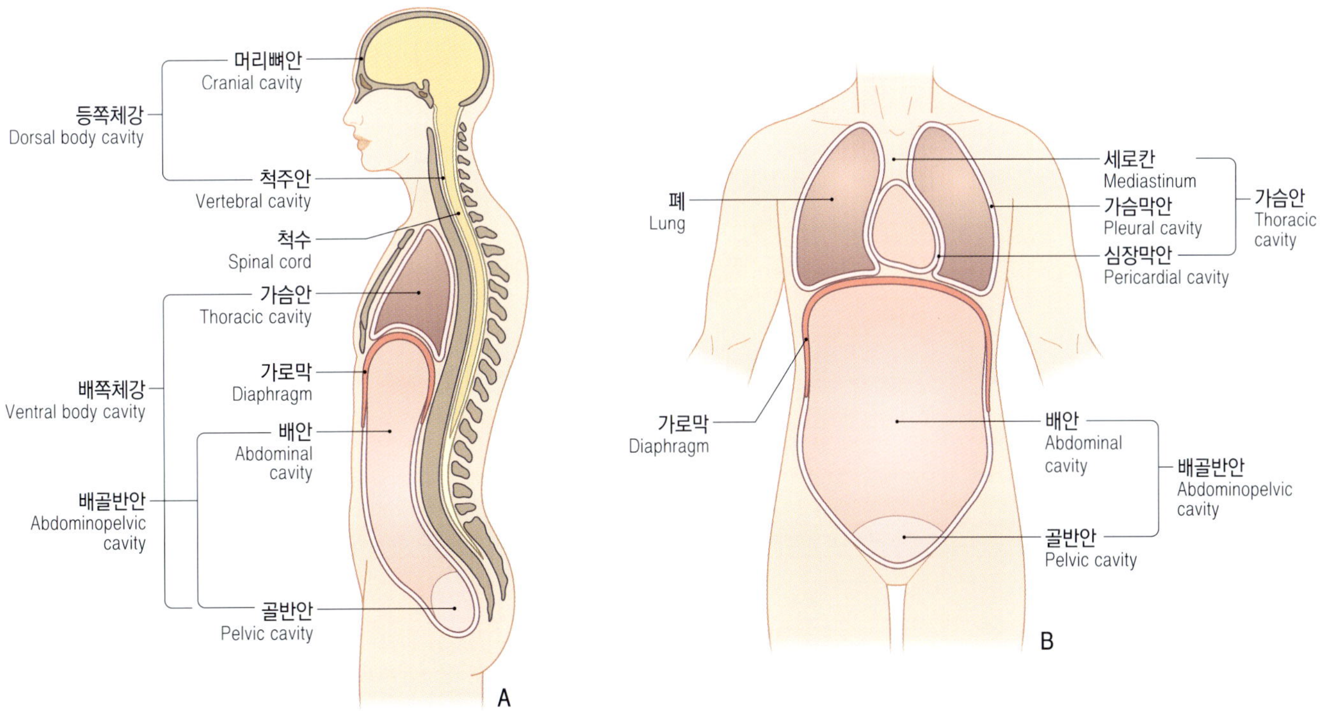

그림 1.16 체강의 구분. A: 시상면, B: 관상면

1.6 인체의 발생과 성장

학습목표 인체의 발생과 성장에 대해 알 수 있다.

인체 발생과 성장 Development and growth of the human body

사람은 무생물과는 다른 복잡한 생명현상을 유지하기 위하여 성장과 생식활동을 한다. 이러한 성장과 생식활동은 고등동물의 종족보존을 위한 본능적인 활동이다.

인체는 정자와 난자가 만나 **수정**(fertilization)이 이루어지는 순간부터 출생에 이르기까지 어머니의 자궁에서 보내는 280일은 인간의 생애 중 가장 빠른 성장과 발달이 이루어진다. 수많은 정자가 여성의 질에 사정된 후, 일반적인 경우 단 1개만 난자의 표면을 뚫고 들어가 수정이 이루어진 후 태내에서 성장한다. 이때의 수정에 의해서 생물학적 유전정보가 전승되면서 세포생명활동을 시작한다.

생체는 생명현상을 유지하기 위하여 유전정보의 발현에 의한 효소 등 여러 가지 기능에 따른 단백질의 합성이 필요하다. 태내 수정란은 세포분열을 통해 생체성장이 이루어지는데, 이러한 시기는 매우 중요한 시기라고 할 수 있다.

유전정보는 DNA 염기서열에 의해 결정된 유전정보가 세포 신호에 의해 발현되어 RNA에 **전사**(translation)되고, 다시 단백질에 변환 · 적용되어 특이한 기능을 갖는 또 다른 단백질이 생성된다. 이러한 내용의 세포분열은 세포분열 주기를 이루면서 세포합성과 다수 복제시스템에 의해 2중 나선 DNA가 나누어져 세포복제가 재 개시된다. 이러한 세포분열과정이 반복적으로 거듭되면서 태내 수정란 즉 세포단위에서 조직, 장기, 계통의 고차원으로 조직화된 성장이 이루어진다.

태아의 발달단계 Stage of fetal development

발아기, 배아기, 태아기의 세 발달단계로 나누어진다. **발아기**(bud stage)는 태내발달의 제1단계인 수정에서부터 약 2주간의 기간으로 수정란이 자궁에 완전히 착상하여 모체와 의존관계를 확립하는 시기이다. **배아기**(embryonic stage)는 수정 후 약 2~8주 사이에 해당되는 시기로서, 이 기간 동안에 중요한 신체기관과 신경계가 형성된다. **태아기**(prenatal period)는 임신 8주 후부터 출산(38~40주)까지의 시기이다.

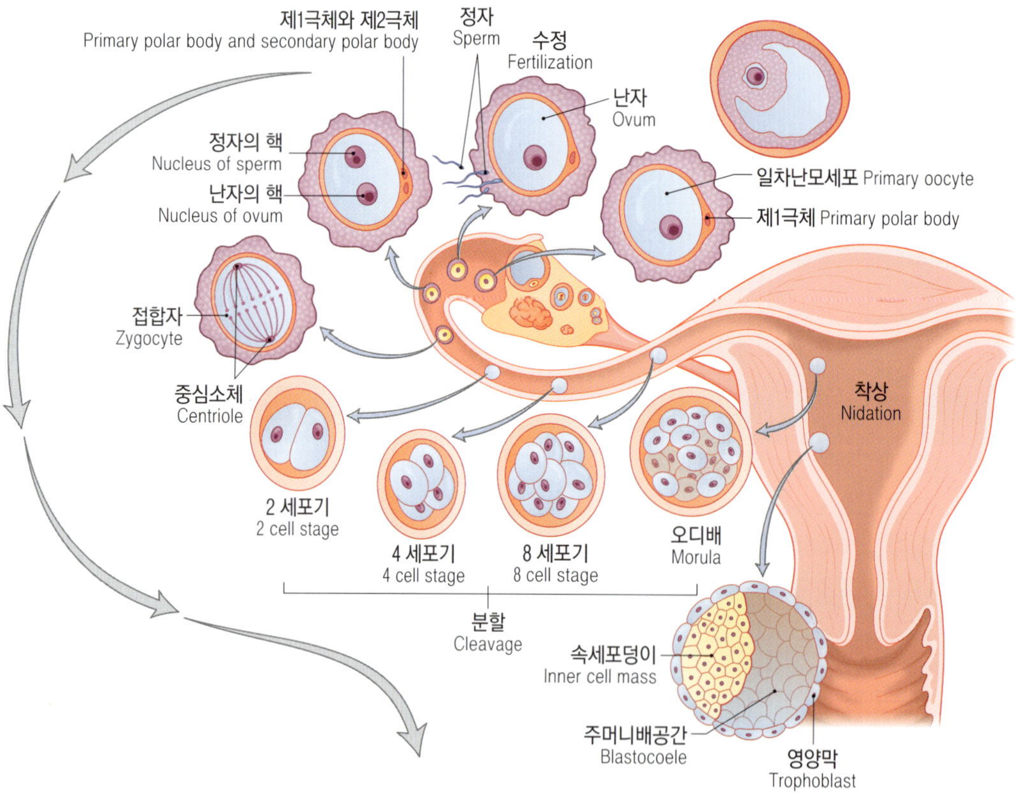

그림 1.17 수정과 착상

1.6 인체의 발생과 성장

학습목표 수정과 분할에 대해 알 수 있다.

수정 Fertilization

정자세포가 난모세포의 세포질을 관통하면서 **수정**이 시작된다. 23개의 염색체를 지닌 난세포는 정자로부터 23개의 염색체와 결합하여 **접합자**(zygocyte)를 형성하면서 수정란이 된다. 정자 중에는 23개의 염색체 중 하나가 Y염색체와 X염색체를 가질 수도 있는데 이 중 Y염색체를 가진 정자와 수정되면 아들이 되고, X염색체를 가진 정자와 수정되면 딸을 가지게 된다. 이 22쌍의 보통염색체와 1쌍의 성염색체는 수많은 유전자 정보들이 들어있어 부모의 특성이 태아에게 전달된다. 자궁관 바깥쪽 1/3 부분인 **자궁관팽대부**(ampullary region)는 정자와 난모세포가 만나서 융합하는 곳이다(그림 1.18).

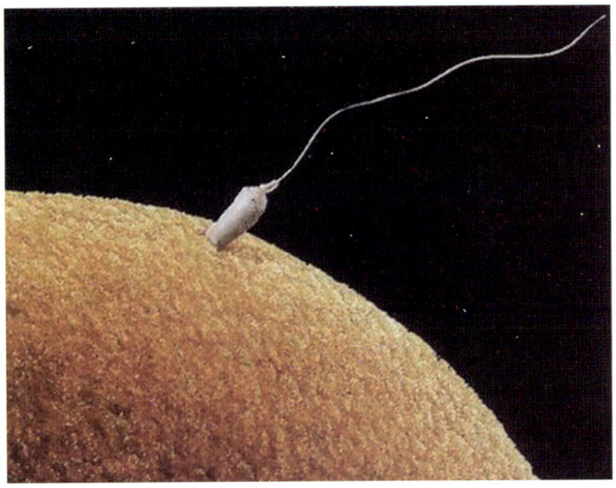

그림 1.18 수정

분할 Cleavage

수정란이 된 접합자는 수정란의 이분분열이라고 하는 분할세포로 분열하면서 자궁관을 따라 자궁으로 이동하게 된다. **분할**은 접합자 내부에서 아주 작은 세포덩어리인 분할세포(blastomere)로 형성되기 때문에 크기는 증가하지 않고, DNA합성과 함께 16~50세포체로 분할되면서 약 7~10일 내 자궁에 도달한다. 접합자는 계속 분열하여 오디 모양의 **오디배**(morula)가 된다. 오디배는 보통 수정 후 3일이 되는 시기의 16세포기 분할부터이며, 투명층(투명대, zona pellucida)에 둘러싸여 있다. 분열을 계속하게 되면 주머니배공간(포배강, blastocoele)이 형성된다. 거의 성숙해 분할배가 58개가 된 오디배의 **속세포덩이**(inner cell mass) 주변에 공간이 형성되고 액체로 가득 차게 되는 **주머니배**(blastocyst)로 성숙한다. 주머니배의 바깥층벽인 영양막(trophoblast)과 내강에는 배아모체(embryoblast)를 형성하게 된다. 영양막은 배아에 영양을 공급하고 있다가 **태반**(placenta)이 되고, 속세포덩이는 **배아**(embryo)가 된다.

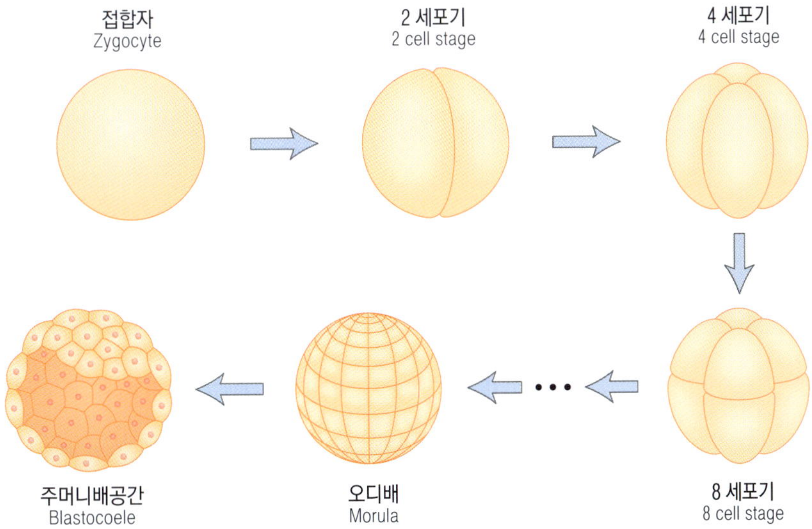

그림 1.19 분할

1.6 인체의 발생과 성장

학습목표 착상에 대해 알 수 있다.

착상 Nidation

성숙한 접합자가 자궁에 도달할 무렵인 7일째에 접합자를 보호하고 있던 외벽의 투명층이 사라지면서 영양막층이 나타난다. 영양막층에서 단백분해효소(proteolytic enzyme)와 세포분해효소(cytolytic enzyme)를 분비하여 모세혈관 벽을 침투한 후 모체혈관과 융합하여 작은 함몰부위를 형성하여 수정 후, 7일이 될 즈음 **자궁바닥 뒤벽**에 착상을 시작하여 완전히 자궁내막에 매몰되어 착상이 끝나는 데까지 약 7일이 더 걸린다. 충분히 성숙한 접합자는 자궁벽 표피층의 바탕질 혈관층을 뚫고 들어가 공간을 만들어 자궁에 잘 심어지도록 한다. 착상자궁에 침투되면 영양막을 덮는 손가락 모양의 융모 돌기를 가진 **융모막융모**(chorionic villi)가 자궁내막의 원시태반으로 시작되어 점차 발달하면서 모체와 태아를 연결한다. 이렇게 융모막융모가 자궁내막으로 파고들어 자리를 만들고, 그 안에 접합자가 자리를 잡으면 이것을 **착상**(nidation)이라고 한다. 이때 융모돌기가 자궁내막에 파고들면서 착상출혈(implantation bleeding)이 일어난다. 융모막융모는 사람융모생식샘자극호르몬(human chorionic gonadotropin, HCG)을 생산하여 **황체**(corpus luteum)를 유지시키며, 황체는 임신유지에 필요한 프로제스테론(progestrone)과 에스트로젠(estrogen)을 계속 분비하게 하여 배란과 월경이 일어나는 것을 막고, 착상에 적합한 환경을 만드는 역할을 한다.

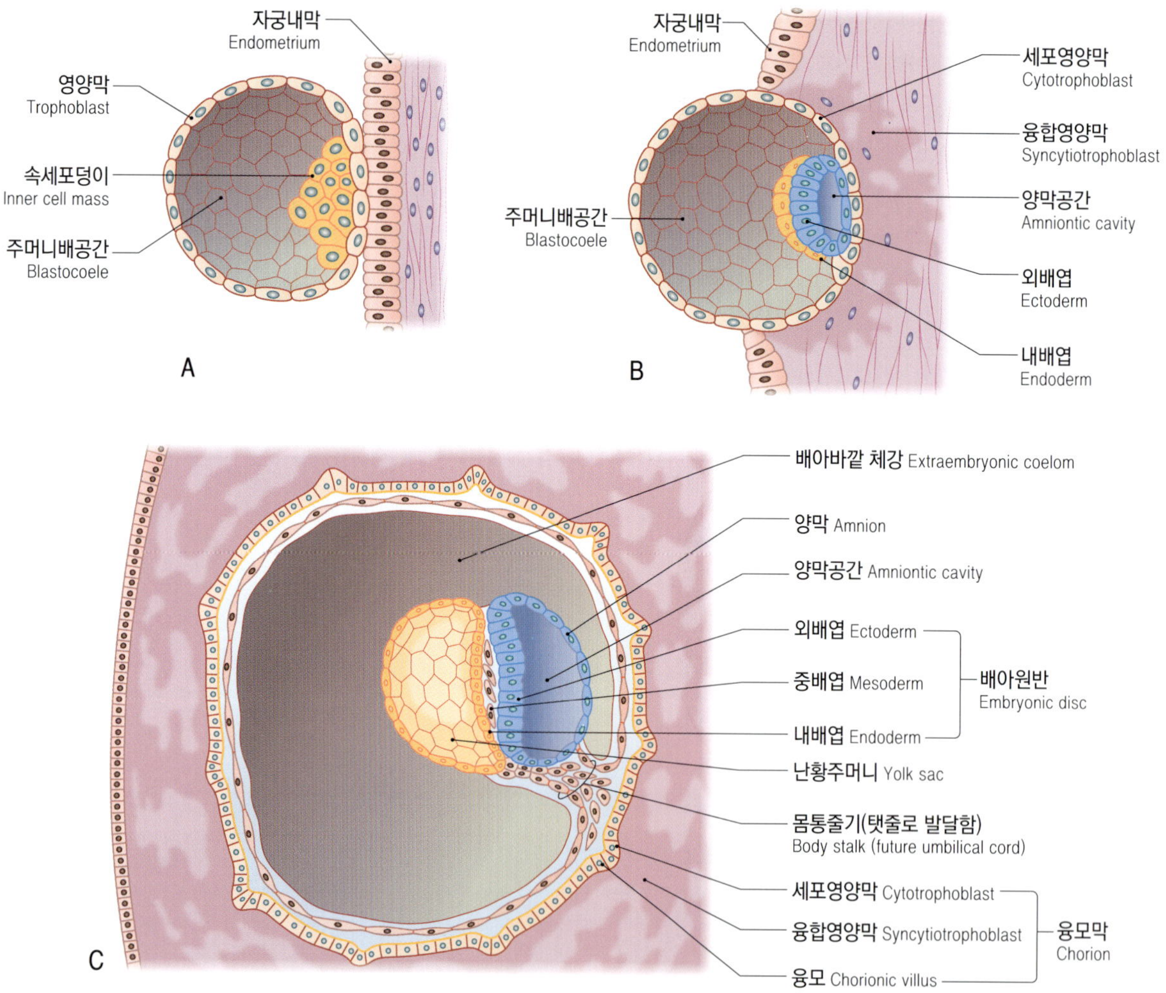

그림 1.20 착상과 배아원반. A: 수정 후 6일, B: 수정 후 7일, C: 수정 후 14일

1.6 인체의 발생과 성장

학습목표 배아기와 배아에 대해 알 수 있다.

배아기 Embryonic period

배아(수정) 후 3주 초~8주까지의 기간으로 다음 월경주기의 시작 시기와 일치하며 이 시기에 임신반응검사(pregnancy test for hCG)에 양성반응을 나타낸다. 배아가 자궁내막에 침식되어 착상한 직후에 융모막과 양막이 형성되어 배아를 둘러싸게 된다. 배아는 외배엽, 중배엽, 내배엽의 세 겹의 층으로 다시 분화된다.

외배엽 Ectoderm 신체의 표면적 부분인 표피, 손·발톱, 머리카락, 치아 등과 신경계, 감각계로 발달하며, 초기에는 신경계가 매우 빠르게 진행되는데, 외배엽은 신경관으로 되었다가 이후에 척수로 발달한다.

중배엽 Mesoderm 진피, 근육, 뼈대, 순환계, 배설기관으로 발달하고 특수결합조직인 혈액, 림프, 뼈, 연골 등으로 발달한다. 중배엽은 발생 3주째 발달하여 3층의 배아원반(embryonic disc)이 완성된다.

내배엽 Endoderm 소화샘상피, 췌장, 폐, 갑상샘 등 소화와 호흡세포로 분화한다. 처음에 거의 직경 1cm 정도의 융모막주머니(chorionic sac)가 되며, 배란 후 4주 말이 되면 융모막주머니의 직경이 2~3cm, 배아의 길이는 4~5mm 정도가 된다. 이 시기 태내 환경의 영향에 민감한 시기로 여성은 임신을 자각하기 시작하고 두통, 구토, 피로감 등의 증상을 겪으며 태아의 존재에 대해 적응해 가는 시기이다. **융모막**(chorion)은 영양막으로부터 발달하며 융모돌기가 있고 태반의 태아면을 덮게 된다. 내부 세포로부터 발달하는 **양막**(amnion)은 태아의 집이 되는데 나중에 양수로 가득찬다. 배아가 성장함에 따라 양막은 태아와 양수에 비례해서 커지고, 결국 태아를 싸고 있는 융모막과 접촉하게 된다. 양막과 영양막층이 융모막 사이에 발생하는 속공간이 양막공간(양막강, amniotic cavity)이다. 양막의 안쪽에 양수가 있으며, 양수 주머니인 **태아주머니**(임신낭, gestational sac)가 되어 배아를 양수 속에 떠있도록 하여 배아를 보호한다.

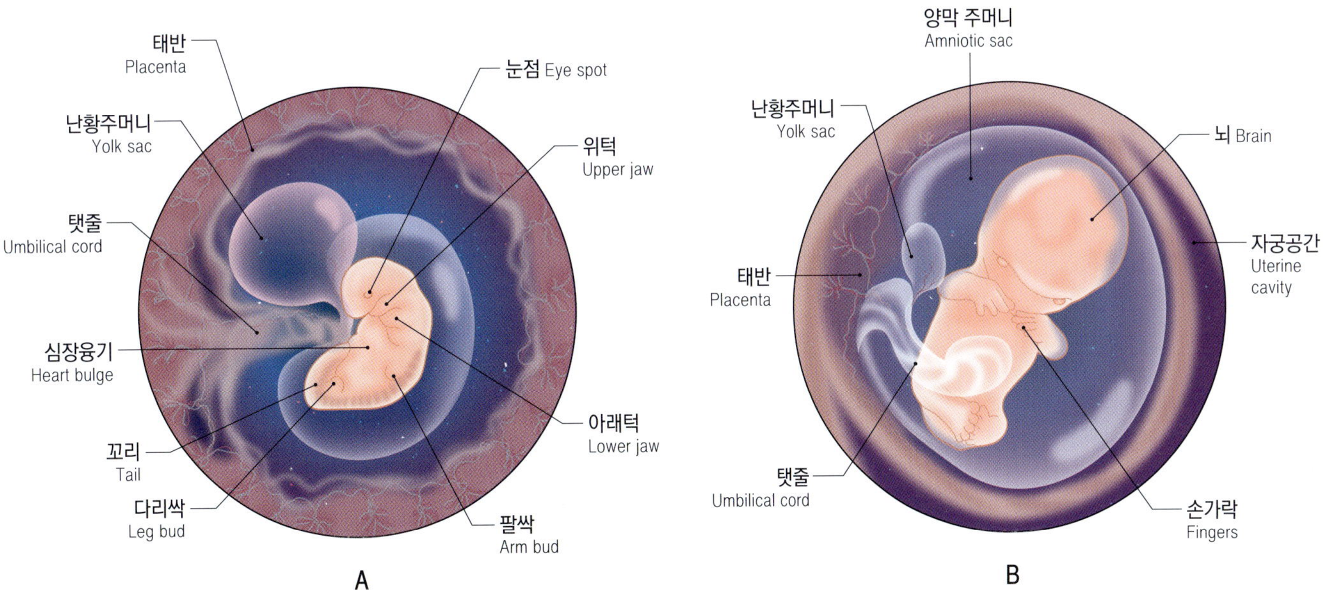

그림 1.21 배아. A: 6주경 배아, B: 10주경 배아

1.6 인체의 발생과 성장

학습목표 태아기에 대해 알 수 있다.

태아기 Fetal period

임신 9주 초기부터 출산 전까지로 태내기 중 가장 긴 기간이다. 평균 임신기간은 마지막 월경 시작 첫날을 기준으로 하여 280일 정도이다.

9~12주의 태아 외부생식기와 비뇨생식기관이 형성된다. 뇌세포 대부분이 완성되며 키는 약 4~6cm, 몸무게는 약 10~20g 정도로 자란다. 20개의 젖니(유치, milk tooth)가 자리를 잡고 소화기관의 기능을 시작한다. 머리가 거의 태아의 절반 정도를 차지하는데, 얼굴과 목이 형성되어 얼굴 윤곽이 확실해진다. 적혈구가 간에서 생성되며, 소변이 생성되어 배설된다. 12주부터 임신을 확실하게 알게 되는 시기로 태아의 성별을 알 수 있다. 또한 팔다리가 길고 가늘어지면서 손·발가락이 생긴다.

13~16주의 태아 온몸에 가느다란 솜털이 자라나기 시작하며 피부는 투명해지고 뼈는 단단해진다. 이 시기에는 활발한 움직임이 있으며 감정의 변화(기분이 좋고 나쁘며, 불안과 노여움 등)가 생기는 시기이다. 손톱과 발톱이 형성된다. 손에 지문이 생기고 손가락을 쪽쪽 빠는 빨기반사(sucking reflex)를 시작하며 몸무게가 4배로 증가한다. 모체가 아기의 첫 태동을 느끼는 시기이다.

17~20주의 태아 심음을 청진기로 들을 수 있으며, 신장이 발달하여 소변을 양수 속으로 배출한다. 태아의 키는 약 15~20cm, 몸무게는 약 300g이 된다. 머리가 몸 전체의 1/3이 된다. 사이뇌가 발달하며, 모체의 감정을 동일하게 느끼게 된다. 망막이 발달해 빛의 자극에도 반응한다.

21~24주의 태아 눈썹과 속눈썹이 생긴다. 쥐기반사 및 놀람반사를 한다. 뼈대가 갖추어져 X선으로 태아의 뼈 성장을 확인할 수 있다. 양수를 마시기도 하고 뱉어내기 시작한다. 폐에서 폐포낭(꽈리주머니, alveolar sac)가 형성되고 표면활성물질(surfactant)을 생산하기 시작한다.

25~28주의 태아 키는 30cm 정도로 눈꺼풀을 움직여 눈을 깜빡인다. 신경계의 기능이 좀 더 발달하며 비장에서 하던 조혈기능을 골수에서 한다. 태아는 엎드린 자세를 취한다.

29~32주의 태아 체지방의 양이 증가, 중추신경계통의 기능이 발달한다. 가로막으로 호흡연습을 하며 규칙적인 호흡을 한다. 태아는 철과 칼슘, 인을 저장한다.

33~38주의 태아 키는 약 45~48cm가 되고, 몸무게는 약 2.3~2.6kg이 된다. 피부밑지방이 늘어나면서 몸 전체가 통통해지고 감각체계가 완성된다. 태아의 고환은 음낭 안에 있다.

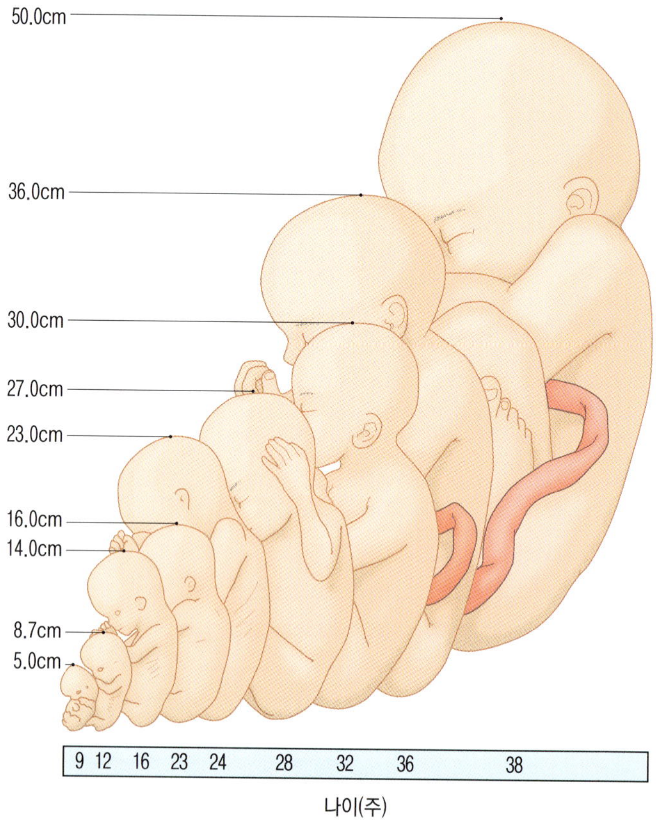

그림 1.22 태아기 변화(임신 9주~출생)

1.6 인체의 발생과 성장

학습목표 태아의 호흡과 순환에 대해 알 수 있다.

태아의 호흡과 순환 Respiration and circulation of fetal

배꼽정맥을 제외한 태아의 모든 혈액은 **혼합혈액**(mixed blood)이다. 출생 전에 **동맥관**(ductus arteriosus)은 혈액을 폐동맥에서 대동맥으로 보내 혈액이 태아의 폐를 우회하게 한다. 태어나자마자 이 동맥은 바로 닫혀 혈액은 폐를 거치게 된다. 태아는 배꼽동맥(umbilical artery)을 통해 영양과 산소공급을 하는 태반(placenta)으로 혈액을 보내고, 태반에서 산소와 영양이 풍부한 **배꼽정맥**(umbilical vein)을 통해 태아에게 영양과 산소공급을 한다. 배꼽정맥은 간을 지날 때 **정맥관**(ductus venosus)을 통해 아래대정맥(하대정맥, inferior vena cava)으로 간다. 배꼽정맥은 퇴화되어 **원인대**(round ligament of liver)가 된다.

폐의 초기 팽창은 순환계통에서 중요한 변화를 일으킨다. 폐의 팽창은 폐로 들어오는 혈액에 대한 저항을 줄여주어 폐동맥을 통한 우심실로부터 오는 혈액의 흐름이 증가된다. 결과적으로 우심방에서 우심실을 지나 폐동맥으로 가는 혈액량이 증가하고 우심방에서 타원구멍을 통해 좌심방으로 가는 혈액량이 줄어든다. 폐를 지나는 혈액에 대한 저항이 줄어들고 폐정맥을 통해 폐로부터 좌심방으로 돌아가는 혈액량이 증가하여 좌심방의 압력이 우심방보다 커지게 된다. 이러한 압력 차이는 심방 사이막 쪽으로 혈액을 밀고, 타원구멍으로 조직판이 생기게 되어 이 구멍이 닫히게 된다. 이러한 과정으로 심장을 왼쪽과 오른쪽의 펌프 두 개로 완전히 분리시킨다.

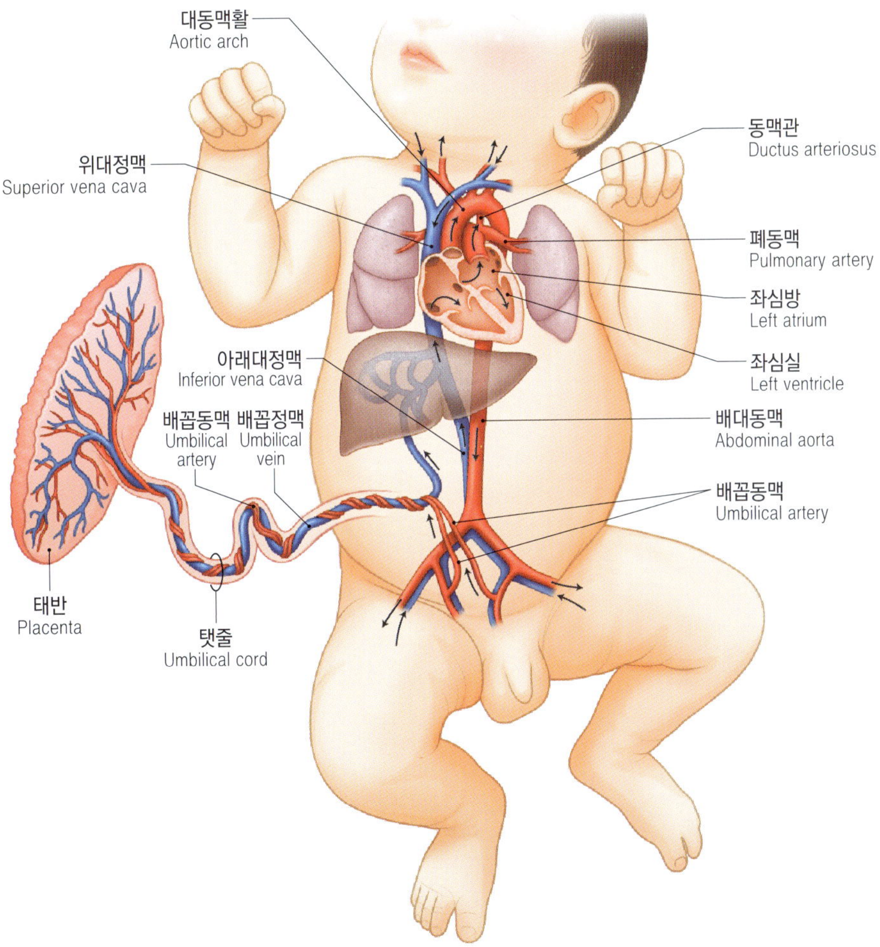

그림 1.23 태아순환

관련 질환

배아기 및 태아기에 나타나는 주요 질환 Major diseases in embryos and fetuses

상염색체 열성 유전질환 Autosome a recessive genetic disorder

상염색체 우성 유전질환은 질환자의 부모는 결함유전자를 가지고 있는 이종접합 보인자(heterozygous carrier, 유전질환의 증상은 없으나 결함유전자를 가지고 있음)이며, 자손의 25%에서 결함유전자 동형접합자가 나타난다. 증상이 나타나지 않는 아이일 경우 50%에서 보인자라고 추정한다. 상염색체 열성유전을 하는 질환은 낭성섬유증(cystic fibrosis, 외분비샘의 기능 장애에 의한 유전질환), 페닐케톤뇨증(phenylketonuria, 페닐알라닌 아미노산을 다른 아미노산으로 바꿔주는 간의 효소결핍에 의한 질환), 낫적혈구 빈혈(sickle-cell anemia, 정상 헤모글로빈이 아닌 부적합한 헤모글로빈을 가진 적혈구의 유전질환)이 있다.

X염색체 질환 X chromosomal disease

X염색체상의 유전자 이상과 연관되어 있다. 남성의 경우 한 개의 X염색체를 가지고 있으므로 X염색체상의 모든 유전자가 발현된다. Y염색체에는 X염색체 이상을 보완할 유전자가 존재하지 않는다. 여성에게는 X염색체가 두 개이므로 어떤 대립유전자에 대해서도 동형접합자와 이형접합자가 존재하므로 상염색체 유전질환과 동일한 양상으로 나타나게 되고 X염색체 모두 결함이 있는 경우에만 X염색체 이상 유전질환으로 나타나게 된다. 그러나 남성은 한 개의 X염색체만 이상이 있더라도 두 개의 X염색체 이상인 여성의 경우와 비슷하게 유전질환이 나타나게 된다. 알려진 질환으로는 X염색체 우성 유전질환에는 저인산혈증성(비타민 D 내성) 구루병(rickets)으로 뼈의 연화와 약화가 있는 질환이 있다. X염색체열성 유전 양상을 보이는 질환으로는 혈우병(hemophilia)으로 혈액응고요소의 결함이 있는 유전질환, 색맹(color blindness), 뒤시엔느 근위축증(Duchenne muscular dystrophy)으로 근육약화와 소모가 있는 진행성 질환 등이 있다.

염색체 이상 Chromosomal abnormalities

임신의 시작 이전 과정인 세포분열 과정 또는 정자와 난자가 수정이 이루어질 때, 46개의 염색체를 구성하게 되는데, 이때 너무 많거나 혹은 적은 염색체가 이탈함으로써 초래된다. 염색체의 이상은 작은 조각의 결실, 중복, 전좌, 역위 또는 염색체가 다른 염색체와 일부 바뀌면서 발생한다.

다운증후군 Down syndrome 21번 염색체 3개를 가지는 질환으로 특징은 작고 아래쪽에 위치하는 귀, 과유연성, 근력저하, 손바닥의 깊은 가로주름, 편평한 얼굴윤곽, 홍채에 희고 초승달 모양의 작은 흰점, 벌어진 입과 돌출된 혀, 넓적하고 짧은 손가락 등의 특징을 보인다.

고양이울음증후군 Cri Du Chat syndrome 염색체 5번의 결손에 의해 발생한다. 후두의 결함에 의해 고양이의 울음소리와 같은 높은 음의 울음소리를 낸다. 그 외에 소두증, 정신지체, 저체중, 느린 성장, 근력저하, 성장실패, 좁은 턱, 처진 눈, 아래쪽에 위치하는 귀 등의 신체특징을 보인다. 후두의 결함으로 인해 흡인성 폐렴, 선천성 심장결손, 호흡곤란 등의 증상으로 출생 후 1년 이내에 90% 이상이 사망한다고 한다.

터너증후군 Turner syndrome X염색체가 1개 혹은 2개 모두 없는 것으로 대표적인 성염색체 이상 질환이다. 낮은 뒷머리선, 목주름, 단신, 뼈대이상, 유두 사이가 먼 가슴, 부은 발, 이차성징의 미발달, 불임 등이 임상적 증상으로 나타난다.

클라인펠터증후군 Klinefelter syndrome 남성에게만 나타나는 성염색체 이상 증후군이다. 클라인펠터증후군은 1개의 X염색체를 더 가지고 있으며(XXY), 이 하나의 X염색체가 고환의 비정상적인 발달을 일으켜 정자생성 및 남성호르몬의 생성을 감소시킨다. 이 증후군은 가벼운 정신지체, 작은 고환, 불임, 긴팔과 다리, 여성형 가슴, 얼굴과 몸의 털 부족, 성욕 없음 등의 임상적 증상이 나타난다.

1.7 성장과 발달

학습목표 성장과 발달에 대해 알 수 있다.

성장과 발달 Growth and development

성장(growth)이란 형태의 양적인 변화를 말한다. 즉 세포수와 크기가 증가하는 것이며, **발달**(development)은 형태의 질적인 변화를 말한다. 성장과 발달의 과정은 출생 전 **배아기**(embryonic period, 임신 2개월까지)와 **태아기**(fetal period, 임신 3개월~출생 전)로 나누며, 출생 후 **신생아기**(neonatal period, 생후 4주까지), **영아기**(infancy, ~2세), 유아기(kindergartener, ~6세), **아동기**(childhood, ~12, 13세), 청소년기(adolescence, 9~24세 이하), **성인기**(adulthood, 18~60세), **노년기**(senility, 60세 이후)로 나눌 수 있다. 이런 변화의 시기를 거치면서 기억의 용량, 사고력의 구조화 과정 및 분화(differentiation)와 통합(integration)의 과정을 통해 적응성(adaptability)을 높인다.

성장 양상과 성장속도 Growth patterns and speed

일반적으로 출생 전에 급격히 증가한 성장속도는 출생 후 신생아 때 몸무게 3.3kg, 50cm 키가 4~5세 때까지는 성장속도가 감속하고, 13~15세의 청소년기 급성장 시기에는 급격한 증가를 보이고 일정한 성장속도를 청소년기에 유지하다가 20세 전 후로 정점을 이룬 뒤 성장의 질과 양적인 면에서 퇴화가 일어난다(그림 1.24).

이런 성장 양상은 남·여 간의 차이가 있다. 11세 이후에는 여아의 키가 약간 더 크다가 여아의 급성장기가 끝나고 14세가 되면 남아에게 급성장이 시작되어 남아가 더 크게 된다. 몸무게의 변화는 출생 시에는 여아의 몸무게가 적다가 9~10세부터 조금씩 더 무거워지기 시작하여 14.5세까지 지속된다. 이후 남아의 몸무게는 여아와 큰 차이를 보이며, 뼈대와 근육, 및 내부기관들도 키의 성장속도와 비슷한 성장곡선을 보인다. 생식기는 사춘기 이전에는 완만한 성장을 하다가 사춘기에 이르러 급성장을 한다. 뇌의 발달은 출생 시 성인 뇌 무게의 25% 정도이며, 5세 때 90%가 된다.

신경세포는 출생 시 연접(synapse)의 증식이 일어나 6세 때 연접 과다가 일어나고, 이후 연접의 조정이 일어난다.

일반형 General type 출생 후 2세, 사춘기에 성장하며, 근육, 뼈대, 내장기관이 속한다.

신경형 Nervous type 영유아기 때 급성장하며, 6세에 성인의 90%, 12~14세에 멈추며 뇌, 척수, 감각기관이 속한다.

생식형 Genital type 사춘기 이후 급속한 성장을 보이며, 자궁을 제외한 모든 생식기관이 속한다.

림프형 Lymphoid type 출생 후 급성장하여 11~12세에 정점에 이르다가 사춘기 이후에 위축되거나 퇴화되는 유형으로 편도, 가슴샘이 속한다.

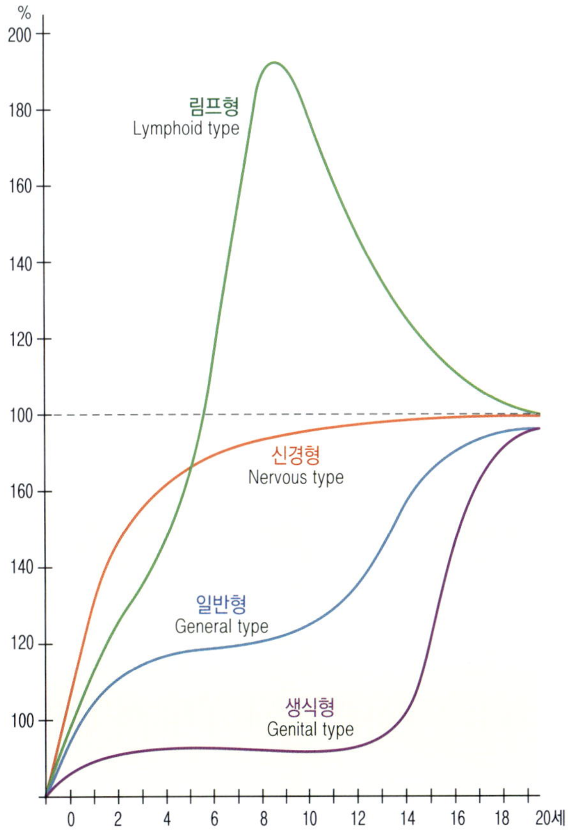

그림 1.24 성장양상

핵심정리 및 문제 CORE ORGANIZATION & PROBLEM

1. 근대 해부학의 아버지는 벨기에의 해부학자인 안드레아스 베살리우스(Andreas Vesalius)이다.

2. 해부학은 맨눈해부학인 국소해부학과 계통해부학, 현미경해부학인 세포학과 조직학, 발생해부학인 태생학으로 나뉜다.

3. 유기체를 이루는 인체의 구성단위는 원자로부터 분자 → 세포 → 조직 → 기관 → 계통이다.

4. 기관(organ)은 간, 신장, 폐와 같이 속이 조직으로 차 있는 실질기관(parenchymatous organ)과 속이 빈 속빈기관(hollow organ)으로 구분된다.

5. ___________는 인체의 모든 뼈들이 뒤틀리거나 꼬이지 않는 정렬된 자세이다.

6. 해부학적 자세에서 인체의 절단면을 나누며, 절단면은 시상면, 이마면, 수평면, 경사면 등이 있다.

7. 인체는 부위별로 머리(head), 얼굴(face), 목(neck), 팔부위(upper limb), 다리부위(lower limb), 몸통(trunk)으로 나눌 수 있으며, 머리는 뇌머리(cranial)와 얼굴(face), 팔부위는 어깨(shoulder), 위팔(arm), 아래팔(forearm), 손(hand), 다리부위는 넓적다리(thigh), 종아리(leg), 발(foot)로 나누며, 몸통은 가슴(thorax), 배(abdomen), 골반(pelvis)으로 나뉜다.

8. 체강(body cavity)은 몸속의 빈 공간으로 머리뼈안과 척주안의 등쪽체강(dorsal body cavity)과 가슴안, 배안, 골반안의 __________으로 나뉜다.

9. 등쪽체강에는 ___________와 ___________가 들어 있다.

10. 태아의 발달단계는 배아전기, 배아기, 태아기로 나눈다. 태아기는 수정 후 10~14일, 배아기는 수정 후 3주 초~8주, 태아기는 임신 9주 초~출산 전까지이다.

11. 배란된 난자와 정자가 자궁관팽대에서 수정(fertilization)된 후 분할(2세포기 → 4세포기 → 8세포기 → 오디배)이 이루어진 다음, ___________ 상태로 착상(nidation)이 자궁바닥 뒤벽에서 이루어지고, 태아의 영양막은 태반을 형성하고 속세포덩이(inner cell mass)는 배아가 된다.

12. 배아원반(embryonic disc)을 이루어 태아를 형성하고 외배엽(ectoderm), 중배엽(mesoderm), 내배엽(endoderm)으로 분화되어 각각의 조직과 기관을 형성한다.

13. 외배엽에서는 ___________와 감각계가 형성되고, 중배엽에서는 결합조직과 미세(아)교세포를 형성한다.

14. 태아의 혈액은 혼합혈(mixed blood)이며, 순수 동맥혈은 ___________이다.

15. 성장양상과 성장속도에서 일반형(general type), 신경형(nervous type), 생식형(genital type) 림프형(lymphoid type)이 있다.

해답

5. 해부학적 자세 8. 배쪽체강 9. 뇌, 척수 11. 주머니배 13. 신경계 14. 배꼽정맥(umbilical vein)

주요 용어 설명 MAJOR TERM EXPLANATION

가로면(횡단면, transverse plane) 또는 **수평면**(horizontal plane) 지표면과 평행한 면으로 몸이나 장기를 위 · 아래로 나누는 면

계통해부학(systemic anatomy) 인체 내에서 비슷한 종류의 기능을 수행하는 기관들의 모임인 기관계를 기능상 분류하는 것

계통(system) 복잡한 인체 내부기능을 수행하기 위한 여러 기관들의 집단으로 생물체가 살아가는데 중요한 기능을 수행하는 기능적 단위

기관(organ) 특정한 인체 기능을 수행하는 둘 또는 그 이상의 조직으로 이루어짐

머리(head) 표면상 눈썹 위 덮개부위

발달(development) 형태의 질적인 변화

배아기(embryonic stage) 수정 후 3주 초~8주까지의 기간으로 다음 월경주기의 시작 시기와 일치함

성장(growth) 형태의 양적인 변화, 즉 세포수와 크기가 증가하는 것

세포(cell) 모든 생명체의 기본단위로, 생명체는 수많은 세포로 구성됨

속세포덩이(inner cell mass) 미분화 배아의 포배강 내에 형성되는 동물극(animal pole)세포 군집으로 태아의 몸을 구성함

시상면(sagittal plane) 몸이나 기관의 앞 · 뒤를 지나며 수직으로 절단하여 왼쪽 · 오른쪽으로 나누는 면

이마면(frontal plane) 또는 **관상면**(coronal plane) 시상면과 직각이 되는 면으로 몸이나 기관을 앞 · 뒤 방향으로 나누는 면

조직(tissue) 특정 기능을 수행하는 비슷한 세포들이 모여 있는 집합체

착상(nidation) 임신 초기에 배아가 자궁의 외벽에 부착하는 과정

체강(body cavity) 인체에 존재하는 몸속의 빈 공간

태아기(fetal period) 임신 9주 초기부터 출산 전까지로 태내기 중 가장 긴 기간

해부학적 자세(anatomical position) 인체의 모든 뼈들이 뒤틀리거나 꼬이지 않는 정렬된 자세

회음(샅, perineum) 좁은 의미의 샅부위로 바깥음부와 항문 사이

세포와 조직

CELL & TISSUE

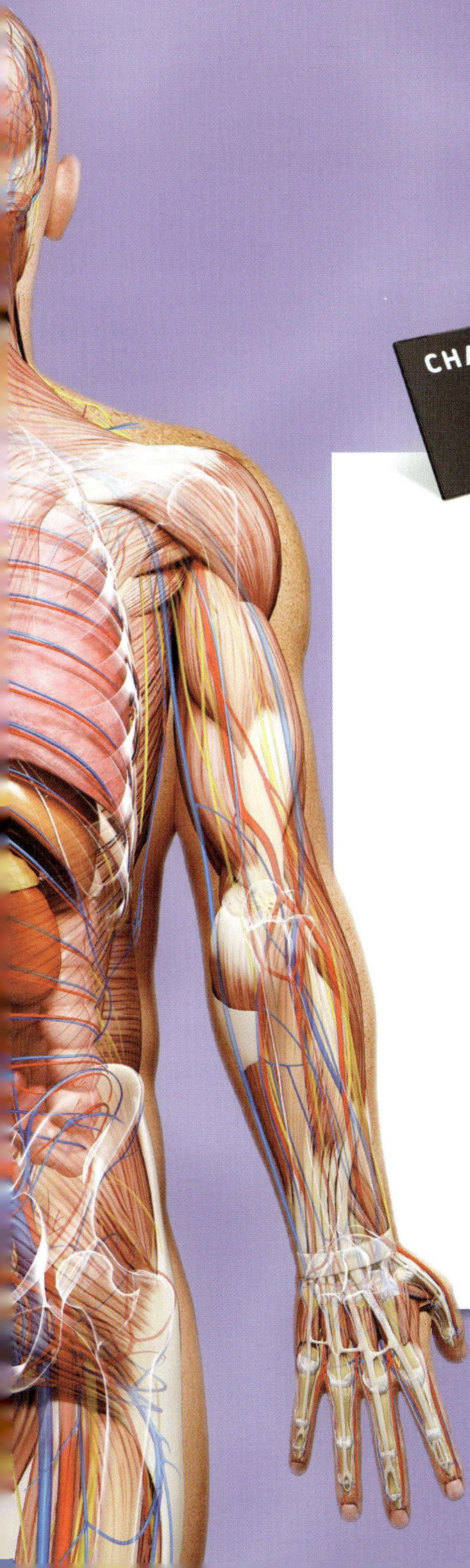

CHAPTER 2

2.1 세포의 개관

학습목표 세포의 구성요소를 알 수 있다.

세포와 조직의 역사 History of cell and tissue

1665년, 영국의 로버트 후크(Robert Hooke, 1635~1703)는 렌즈가 한 개인 현미경(microscope)으로 코르크(cork)를 관찰하여 코르크가 벌집(honeycomb)과 같은 구조로 구성되어 있다는 사실을 알게 되었는데, 이것이 마치 수도승의 작은방(cell)의 모양과 유사하여, 이를 본떠서 **세포**(cell)라는 말을 처음으로 사용하였다.

세포 Cell

크기와 모양 사람의 세포 크기는 종류에 따라서 방추형, 입방형, 불규칙형 등 매우 다양하다. 적혈구(erythrocyte)의 직경은 약 7.5μm이지만, 난자(ovum)의 직경은 약 150μm나 된다.

세포의 구성요소 세포는 얇은 막인 **세포막**(cell membrane)으로 둘러싸여 있고, 그 안에는 둥근 모양의 **핵**(nucleus)과 고유한 내용물인 **세포질**(cytoplasm)이 있다. 세포막은 세포질과 세포 사이의 공간을 채우는 **사이질액**(interstitial fluid)과의 경계를 이룬다. 사이질액은 조직액(tissue fluid)이라고도 부르는데, 생리식염수(physiological saline)와 유사한 성분이다. 핵은 유전부호(genetic code)를 담고 있으며, 핵막(nuclear membrane)으로 둘러싸여 있다. 세포질에는 여러 종류의 세포 내 원형질이 분화하여 만들어진 일정한 구조와 기능을 가진 부분이 들어있는데 이것을 **세포소기관**(cell organelle)이라 한다(그림 2.1, 2.2).

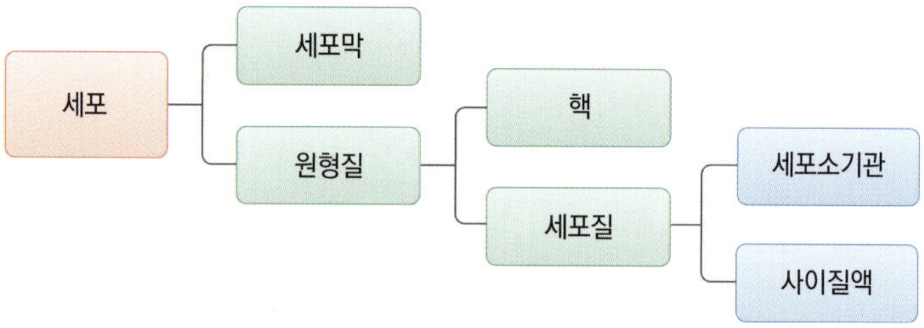

그림 2.1 세포의 구성

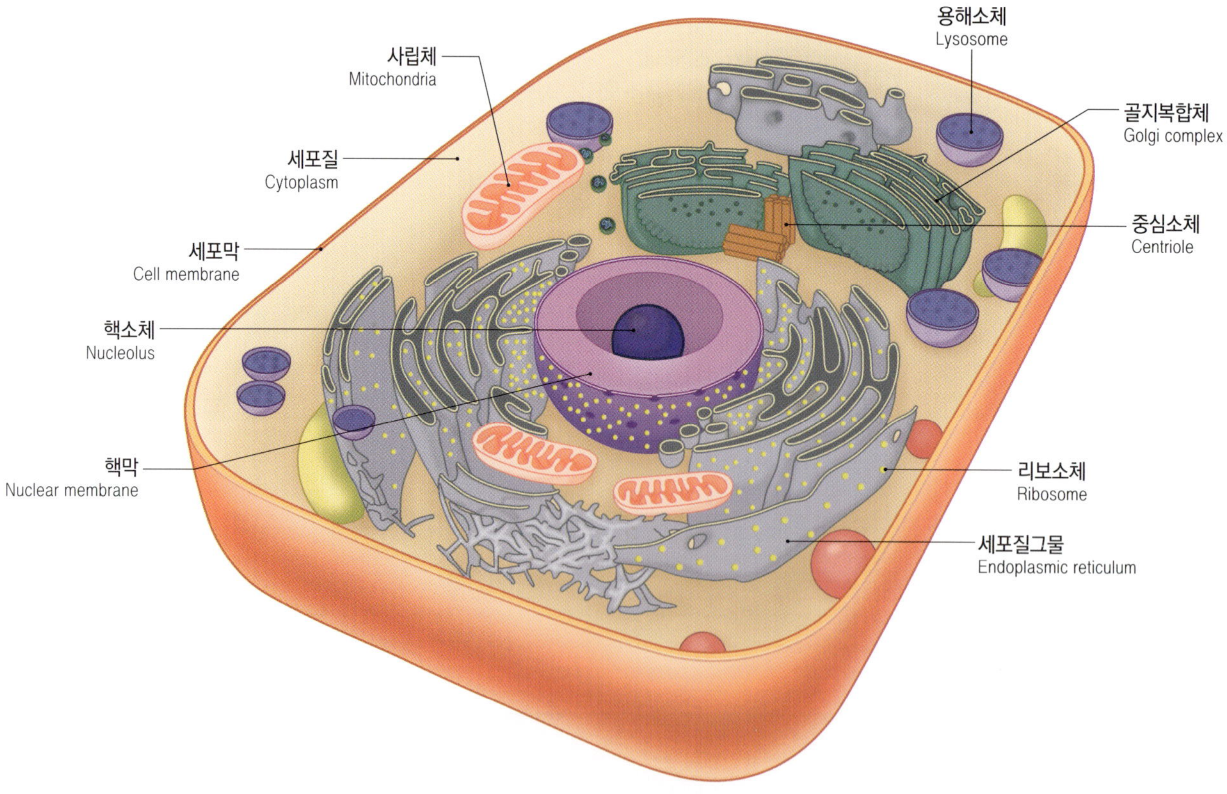

그림 2.2 세포

2.2 세포의 구조와 기능의 다양성

학습목표 세포 기능의 다양성을 이해한다.

세포의 구조와 기능의 다양성 Diversity of cell structure and function

우리 몸은 약 60조 개의 세포로 구성되어 있다. 세포의 크기나 모양 및 기능에 따라서 약 200가지 이상으로 나뉜다. 모든 세포는 특정한 기능을 수행하는데 어떤 세포는 개체의 생존에 직접 관여하고, 어떤 세포는 개체가 생존할 수 있도록 돕는데, 원반 모양의 적혈구세포(red blood cell), 타원형 또는 원형의 지방세포, 방추형의 섬유세포(fibrocyte), 입방형의 정세관(seminiferous tubule)세포, 돌기(process)를 가진 신경세포(neuron) 등이 있다. 세포의 크기는 매우 다양하여, 작은 세포의 크기는 1~2μm 정도 되지만 1m 이상 되는 신경세포도 있다. 세포의 크기, 모양 및 소기관의 발달정도는 세포의 기능과 밀접한 관계가 있다. 심장근육세포(cardiac muscle cell)는 사립체가 발달되어 있어 심장근육이 지속적이고 규칙적으로 운동하도록 에너지를 제공한다. 피부를 덮는 각질중층편평상피(keratinized stratified squamous epithelium)는 외부 물질의 침입으로부터 피부를 보호하며, 신경세포는 전기신호를 전달하는 기능을 한다.

구조를 연결하는 세포 섬유모세포(fibroblast)는 결합조직의 하나로 가늘고 긴 방추 모양의 세포로 무과립세포질그물(agranular ER)과 골지복합체가 발달되어 있어서 섬유를 형성하는 단백질을 합성하거나 분비한다. 적혈구는 양면이 오목한 원반(concave disc) 모양으로 표면적을 넓혀서 산소를 많이 가지게 하고 유선형이 되어 혈류를 자유롭게 흐르게 하여 혈액에 있는 산소를 원활하게 수송한다.

뼈와 장기의 운동을 담당하는 세포 뼈대근육(골격근, skeletal muscle)과 민무늬근육(평활근, smooth muscle)을 구성하는 세포는 길쭉하며(elongated) 신축성이 있는 잔섬유(미세섬유, filaments)로 채워져 있기 때문에 수축과 이완이 자유로워서 뼈와 내부 장기의 운동을 담당한다.

영양분을 저장하는 세포 지방세포(adipose cell)는 지방조직을 구성하는 주요 세포이며, 타원형으로서 세포질은 지방방울(lipid droplet)로 채워져 있고, 핵은 한 쪽으로 치우쳐져 있다. 지방세포는 백색과 갈색으로 구분된다. 백색지방세포(white fat cell)는 온몸에 골고루 분포하고, 갈색지방세포(brown fat cell)는 어깨뼈 사이, 목 부위, 가슴안과 배안의 큰 혈관 주위에 분포한다. 배안의 지방은 피부밑지방(피하지방, subcutaneous fat)에 비해 쉽게 분해된다.

면역을 담당하는 세포 큰포식세포(대식세포, macrophage)가 거짓발(위족, pseudopodia)을 이용하여 염증 부위까지 이동하여 감염성 미생물을 포식한다. 세포질에 풍부한 용해소체(lysosome)는 포식된 미생물을 소화한다.

전기적인 신호를 전달하고 저장하는 세포 신경세포(nerve cell)는 신경계를 구성하는 주된 세포로 많은 돌기들을 가지고 있는데 다수의 짧은 돌기인 가지돌기(수상돌기, dendrite)를 통하여 인접한 신경세포로부터 정보를 받고 한 개의 긴 돌기인 축삭(axon)을 통하여 다른 신경세포로 전달한다. 이러한 돌기는 세포막의 확장된 부분으로 싸여 있으며, 과립세포질그물(granular ER)이 풍부하다. 사람의 대뇌겉질에는 약 1,000억 개의 신경세포가 있다.

생식을 담당하는 세포 여성의 난자(oocyte)는 가장 큰 세포로서 정자와 수정되어 새로운 개체로 발생한다. 수정란이 배아(embryo)가 되기 위해 분열할 때 딸세포(daughter cell)가 생긴다. 난자가 배란된 지 24시간 안에 수정되지 않으면 퇴화하고, 수정되면 세포분열이 일어난다. 남성의 정자(sperm in male)는 머리, 몸통 및 꼬리(편모)를 가지며, 난자와 수정하기 위하여 편모(flagellum)를 사용하여 난자를 향해서 이동한다.

2.3 세포막과 세포질

학습목표 세포막과 세포질에 대해 알 수 있다.

세포막 Cell membrane

일명 단위막(unit membrane)이라고도 하는 **유동모자이크모형**(fluid mosaic model)을 이루며 두께는 약 7.5~10nm이다.

세포막의 구성 **단백질**(protein)이 약 60%이며, 그 외에 **지질**(lipid)과 **콜레스테롤**(cholesterol)로 되어 있다. 지질 중 60~70%를 차지하는 인지질(phospholipid)은 머리와 꼬리로 이루어져 있으며, 머리쪽인 친수단(hydrophilic end, 극성)은 세포막의 안쪽면과 바깥면에 접하고 있고, 꼬리쪽인 소수단(hydrophobic end, 비극성)은 가운데 쪽으로 배치되어 있다. 단백질은 막을 관통하는 막관통단백질(내재단백질, integral protein)과 막 표면에 붙어 있는 막표면단백질(외재단백질, peripheral protein)이 있다.

세포막의 기능 인지질(phospholipid)은 물과 이온에 대해서는 장벽(barrier) 역할을 하지만, 주로 기체(O_2, CO_2)와 같은 작은 분자들이 쉽게 통과한다. 대부분은 막단백질에 의해 기능이 수행되는데 막관통단백질은 세포의 안과 밖을 걸쳐 있어 운반체(carrier)나 통로(channel)를 형성하여 막을 통한 물질 수송 이외에 고정(anchor), 식별(identifier), 효소(enzyme), 수용체(receptor) 등의 역할을 한다. 콜레스테롤은 인지질 분자를 안정시켜 세포막이 손상되는 것을 방지한다(그림 2.3).

세포질 Cytoplasm

세포질은 세포막에 의해 둘러싸여 있는 세포 성분으로, 원형질에서 핵을 제외한 나머지 **세포소기관**(cell organelle)과 **사이질액**(cytosol)이다. 세포질은 약 산성(pH 6.8)이며 생리식염수(염화나트륨 0.9%)와 거의 같은 삼투압을 유지한다. 광학현미경(light microscope)으로는 세포소기관을 관찰하기가 어려웠으나, 전자현미경(electron microscope)이 발달하면서 세포소기관의 구조가 밝혀지게 되었다. 세포소기관은 사립체(mitochondria), 세포질그물(endoplasmic reticulum), 골지복합체(Golgi complex), 리보소체(ribosome), 중심소체(centriole), 용해소체(lysosome), 섬모(cilia), 편모(flagellum) 등이 있다.

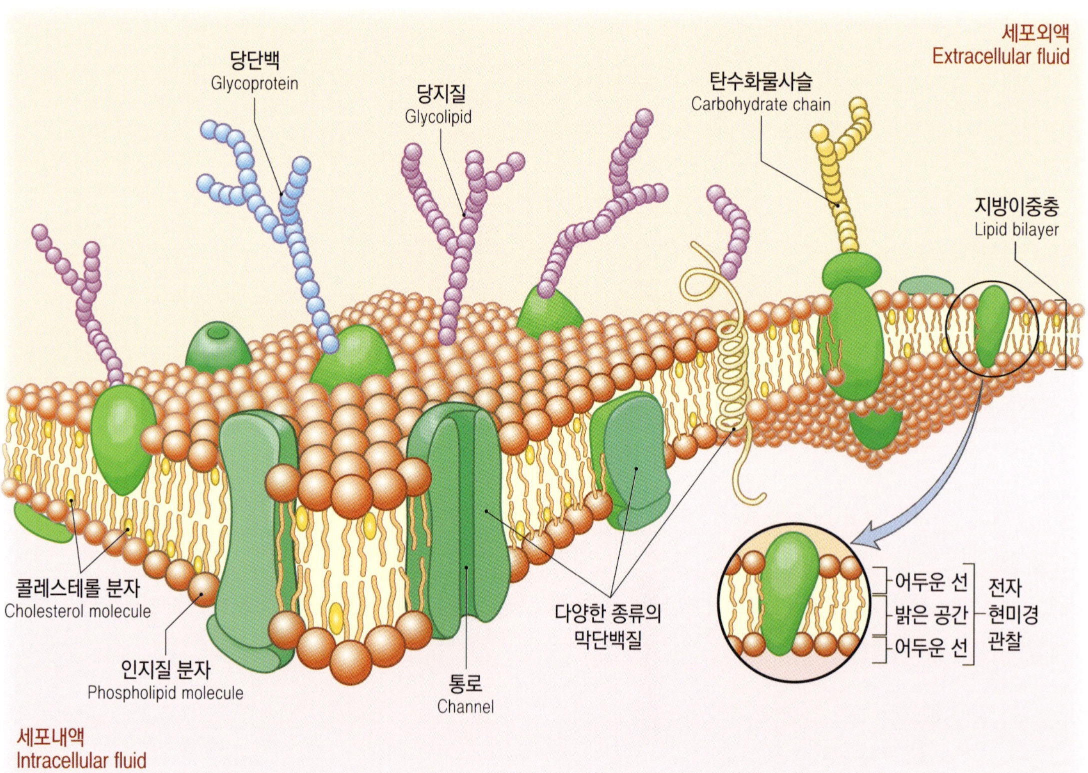

그림 2.3 세포막의 유동모자이크모델

2.4 핵과 핵산

학습목표 핵의 구성에 대해 알 수 있다.

핵 Nucleus

광학현미경으로 보면 핵은 세포 중앙에서 단순한 작은 구형이나 타원형 구조로 보이지만, 세포에 있어서는 통제와 유전 기능으로 세포의 생명활동을 조절하고, 세포소기관과의 협동작용에 의해 단백질을 생산한다. 핵은 핵막(nuclear membrane), 핵소체(인, nucleolus), 염색질(chromatin)이라는 세 가지 중요한 영역으로 구분된다(그림 2.4).

핵막 Nuclear membrane 핵막은 이중막으로 둘러싸여 있으며, 이중막 사이의 공간은 '해자(moat)'처럼 액체로 채워져 있거나 비어 있다. 핵막의 **핵구멍**(핵공, nuclear pore)을 통해 몇 가지 물질만 선택적으로 통과할 수 있다. 핵막은 젤리와 같은 액체인 **핵질**(nucleoplasm, karyoplasm)을 둘러싸고 있고, 핵소체와 염색질은 핵질에 떠 있다.

핵소체 Nucleolus 보통 핵의 중앙부위에 있는 한 개 또는 그 이상의 핵소체(인)는 핵질의 밀도가 높은 부분을 가리킨다. 핵소체는 세포가 리보소체를 형성하기 위해 필요한 리보소체의 단위(ribosomal unit)를 합성하기 때문에 단백질합성에 있어 매우 중요하다.

염색질과 염색체 Chromatin & chromatosome 염색질은 염색체를 구성하는 **DNA**와 **단백질**로 구성된 복합체로 세포가 분열하지 않을 때 유전물질이 단백질과 결합하여 이루어진 실 모양의 느슨한 구조물이다. 염색체는 핵이 2개의 딸세포(daughter cell)를 만들 때 DNA 분자가 단단히 꼬여 짧은 막대 모양으로 나타나는 것을 말한다.

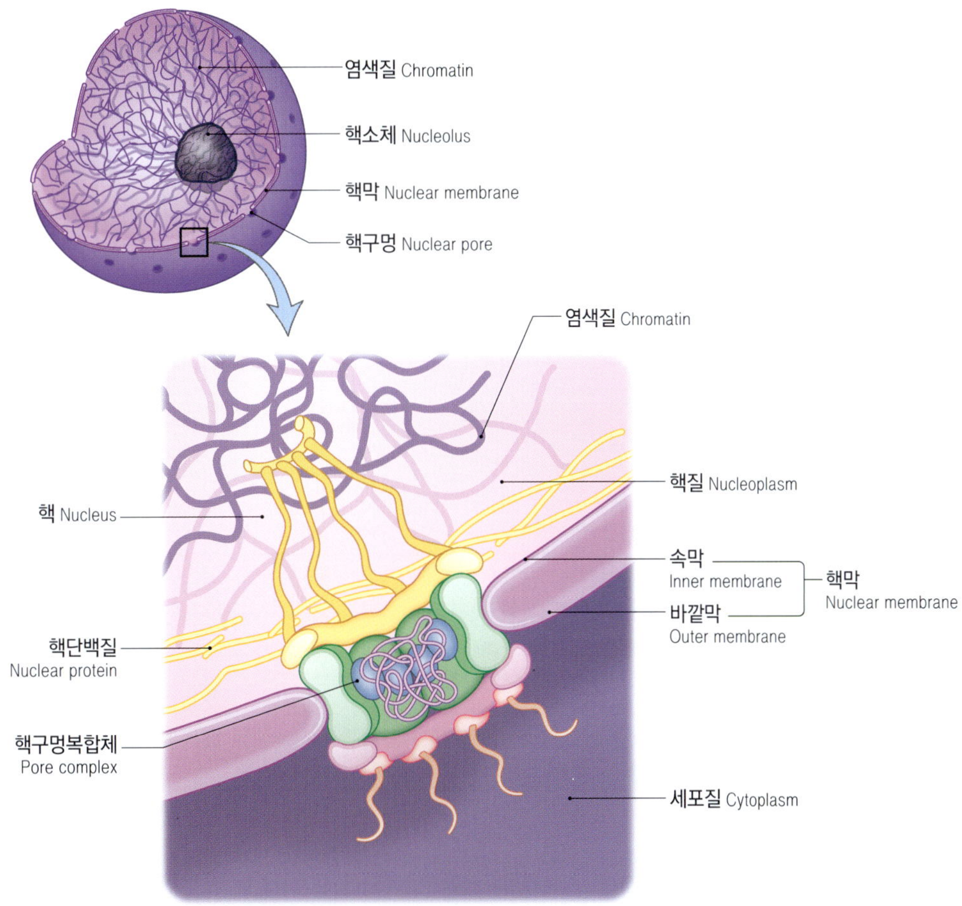

그림 2.4 핵과 핵막

2.4 핵과 핵산

학습목표 핵산에 대해 알 수 있다.

핵산 Nucleic acid 핵산은 핵에 다량으로 존재하는 산성 물질이란 뜻으로 퓨린 염기(purine base) 및 피리미딘 염기(pyrimidine base), 당(sugar), 인산(phosphate)으로 이루어진 고분자물질이다. 핵산의 역할은 유전정보를 보관하고 어떤 단백질을 만들 것인가를 결정한다. 핵산의 종류는 **DNA** (deoxyribonucleic acid)와 **RNA** (ribonucleic acid)가 있다.

DNA와 유전정보 DNA는 몸을 구성하는 단백질(구조단백질, structural protein)과 몸의 기능에 관여하는 단백질(기능단백질, functional protein)을 합성할 수 있는 암호를 가지고 있어 신체의 모든 특징을 결정한다. DNA의 긴 사슬형태의 중합체를 이루어 핵산을 형성하는 **뉴클레오타이드**(nucleotide)는 아데닌, 구아닌, 시토신, 티민이며 DNA는 단백질들과 결합하여 염색질을 만들고 염색질은 염색체를 만든다.

RNA와 단백질 합성 DNA 속의 유전부호가 단백질합성을 지시하면 세포질에 있는 리보소체와 세포질그물에서 단백질이 합성된다. 이때 리보핵산(ribonucleic acid, RNA)이 핵으로부터 세포질로 유전정보를 전달한다. 핵 안에 있는 유전정보를 세포질로 전달하려면 **전사**(transcription)와 유전부호의 **번역**(translation) 과정이 선행되어야 한다. DNA와 마찬가지의 핵산의 일종이지만, 단일가닥으로 염기서열이 다르며 세 종류로 구분된다. DNA와 RNA는 각각 당, 염기, 인산염으로 구성되지만, RNA는 이중나선 구조가 아닌 단일가닥이며, 당과 염기성분이 DNA와 다른데 염기성분의 하나인 티민(thymine) 대신에 우라실(uracil)이 있다.

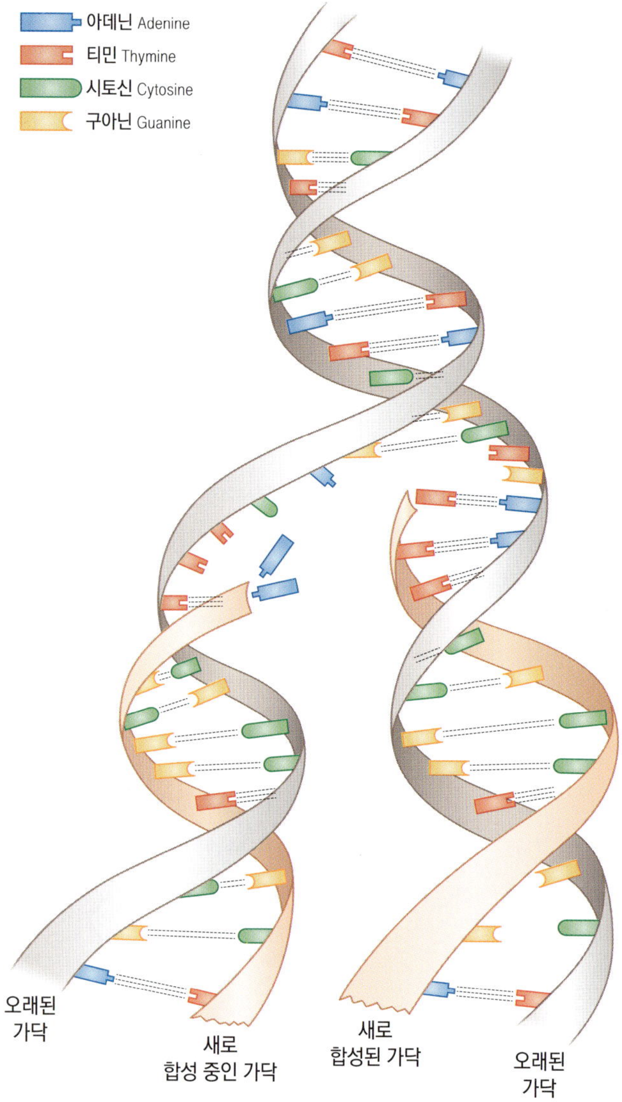

그림 2.5 DNA의 모식도

표 2.1 DNA와 RNA

구성		DNA	RNA
인산		H_3PO_4	H_3PO_4
5탄당		디옥시리보스(deoxyribose)	리보스(ribose)
염기	퓨린기(purine)	아데닌(adenine)	아데닌(adenine)
		구아닌(guanine)	구아닌(guanine)
	피리미딘기(pyrimidine)	시토신(cytosine)	시토신(cytosine)
		티민(thymine)	우라실(uracil)
형태		이중 나선	단일 가닥

2.4 핵과 핵산

학습목표 핵산의 기능에 대해 알 수 있다.

DNA의 유전정보가 단백질을 만드는 과정 Process by which genetic information in DNA makes proteins

기관을 구성하는 단백질은 20가지의 아미노산(amino acid)의 다양한 구조적 결합으로 이루어진다. 핵 속에 있는 DNA의 유전정보는 어떻게 단백질을 만들어 내는가? 세포의 핵 속에 RNA가 DNA로부터 유전자 암호를 받아 들여 리보소체와 결합하게 된다. 이때 암호를 복제하여 나온 RNA를 **전령RNA**(messenger RNA, mRNA)라고 하며, DNA 원형으로부터 mRNA를 만드는 과정을 **전사**(transcription)라고 한다. 다시 말해 전사는 RNA의 **중합효소**(polymerase)가 DNA의 가닥을 풀어서 단일나선을 만든 다음 RNA 합성을 시작한다. 합성된 RNA는 가공을 거쳐 mRNA를 형성하고, 세포질로 이동하여 리보소체와 세포질그물에서 단백질을 합성하기 위한 **번역**(translation) 과정에서 사용된다. **전달RNA**(transfer RNA, tRNA)는 mRNA의 암호에 맞는 아미노산을 찾아 리보소체에서 3개의 염기가 한 조에 대응하는 한 개의 아미노산을 펩타이드결합으로 연결시켜주는 역할을 한다. mRNA가 리보소체에 이동되고 아미노산이 연결되어 단백질 사슬이 만들어진다.

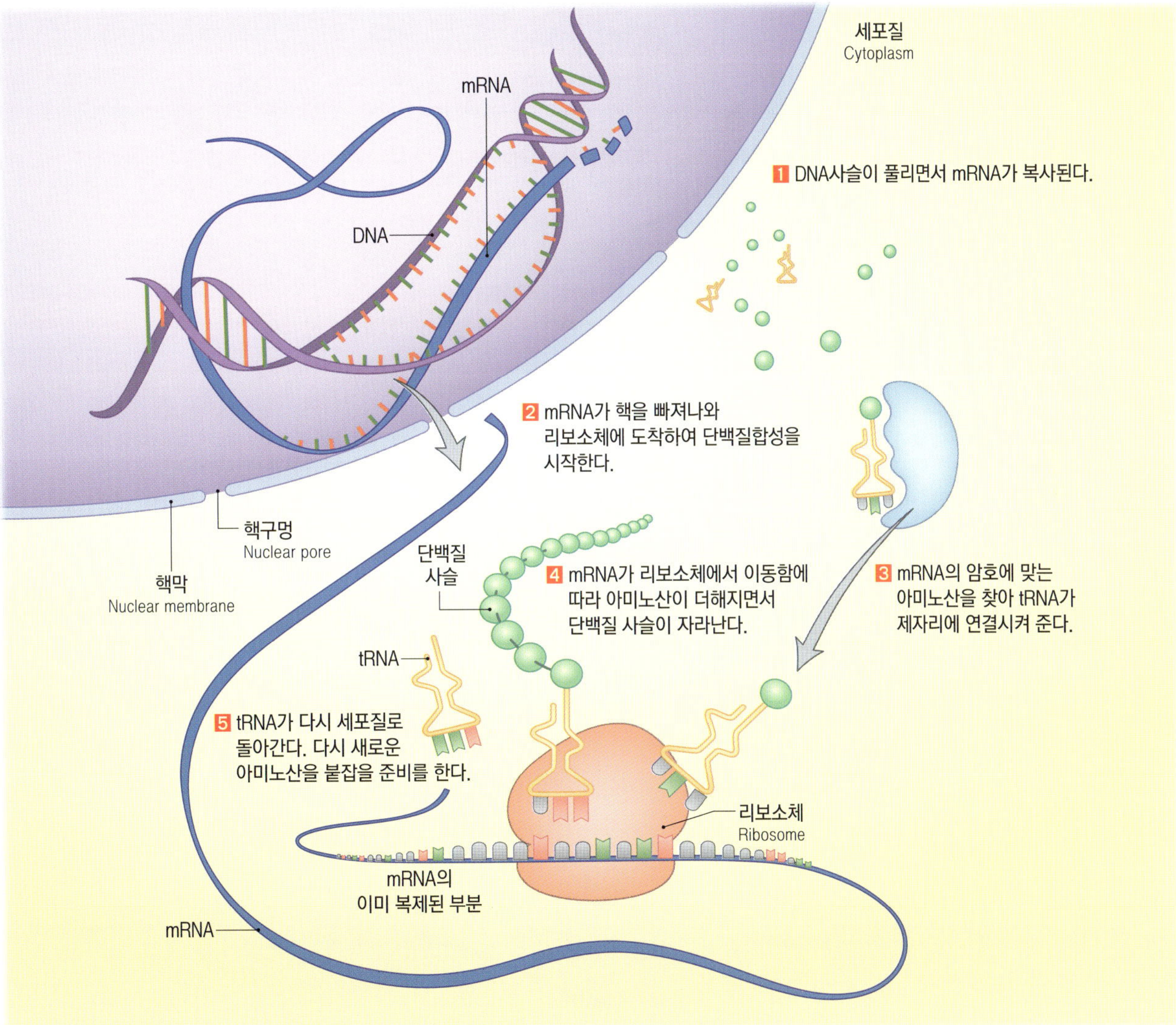

그림 2.6 단백질합성 과정

2.5 세포소기관

학습목표 세포질그물과 리보소체에 대해 알 수 있다.

단백질합성과 포장, 농축, 수송에 관여하는 세포소기관
Cellular small organs involved in protein synthesis, packaging, enrichment and transportation

세포질그물Endoplasmic reticulumer (ER) 세포질그물은 단일막으로 이루어진 주머니 모양의 구조물이 앞 · 뒤 방향으로 서로 구불구불하게 연결된 세포소기관으로 핵의 바깥막이 연장되어 세포질 전체에 넓게 그물처럼 퍼져있어 세포 내부 전체 부피의 15%를 차지한다. 리보소체의 유 · 무에 따라 납작한 주머니 모양으로 바깥면에 리보소체가 많이 부착되어 있는 과립세포질그물(granular ER)과 연결된 관 모양으로 리보소체가 없는 무과립세포질그물(agranular ER)로 나뉜다. **과립세포질그물**은 단백질 구조화에 관여하고, 분비기능이 활발한 췌장세포 등에 많다. **무과립세포질그물**은 구조화된 단백질의 포장과 배출에 관여하고 소장의 상피세포 등에 많다(그림 2.7).

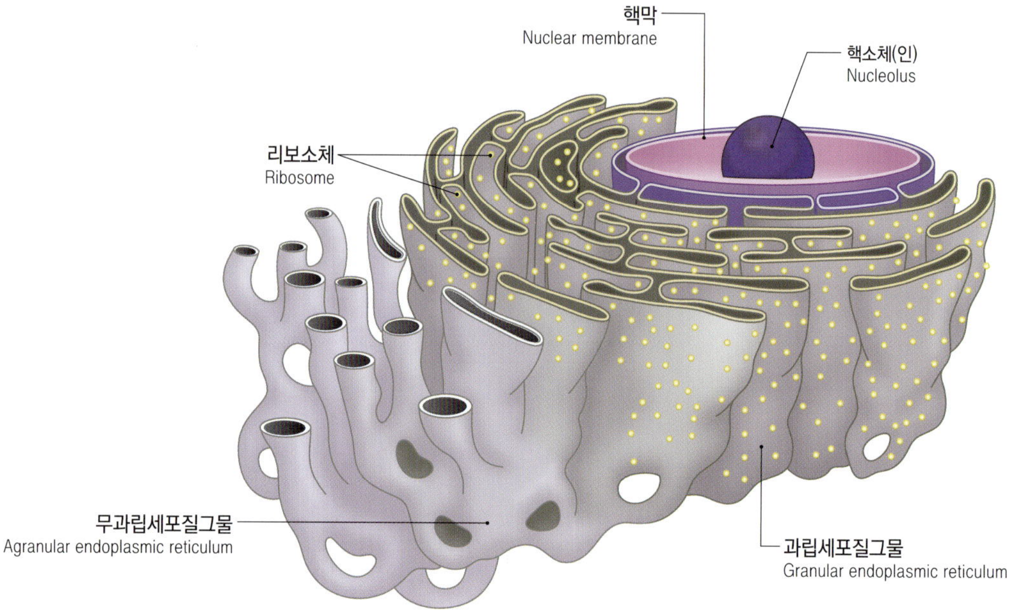

그림 2.7 세포질그물

리보소체Ribosome 리보소체는 핵소체에서 만들어지며 막이 없다. 직경은 약 20nm로 가장 작은 세포소기관이다. 세포질 전체에 퍼져 있거나 세포질그물에 부착되어 있다. 소단위체 리보소체(small ribosomal subunit)와 대단위체 리보소체(large ribosomal subunit)로 구성되어 mRNA가 핵 구멍을 통해 세포질로 나오면 소단위체 리보소체에 붙고, 대단위체가 소단위체와 결합하여 완전한 리보소체를 형성하여 단백질합성에 관여한다. 리보소체는 '**단백질 공장**(protein factory)'이라는 별명을 가지고 있다(그림 2.8).

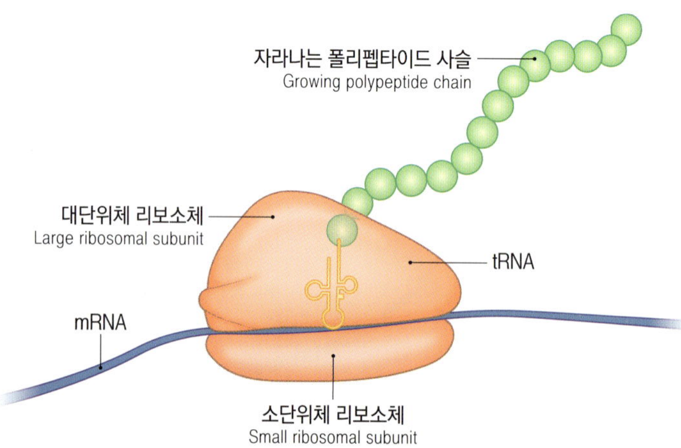

그림 2.8 리보소체

2.5 세포소기관

학습목표 골지복합체와 소포에 대해 알 수 있다.

골지복합체 Golgi complex 납작한 수조(cisterna)가 여러 층으로 쌓인 구조로 핵주위에 많이 분포한다. 무과립세포질그물에서 떨어져 나온 소포가 골지복합체로 이동하여 새로 합성된 단백질과 화합물을 운반한다. 소포가 골지복합체와 합쳐지면, 소포의 내용물이 골지복합체의 내용물과 섞이게 되고, 골지복합체는 소포의 내용물을 화학적으로 처리한다. 처리된 물질의 소포의 형태로 골지복합체에서 떨어져 나와 세포막 쪽으로 이동한다. 소포는 세포막과 결합하여 내용물을 세포 밖으로 배출한다. 골지복합체로 운반된 가공물들을 최종산물로 변형시키는 **정제공장**과 같은 역할을 하며, 변형이 완료된 단백질들은 분류, 포장하여 세포내의 목적지로 이동시키거나 분비소낭의 형태로 나와 세포막과 융합하여 집단수송 방법인 세포외유출에 의해 분비한다. 이러한 작용 때문에 골지복합체를 세포의 **화학처리센터**(chemical processing center)와 **포장센터**(packaging center)로 불리기도 한다(그림 2.9).

소포 Vesicle 소포는 적어도 한 겹의 지방이중층으로 싸여서 세포질과 구분되어 있는 상대적으로 작으며, 독립된 영역을 지닌 세포소기관으로 물질대사, 운송, 저장, 화학반응 장소 등을 위한 세포의 기본 도구로 사용된다(그림 2.10).

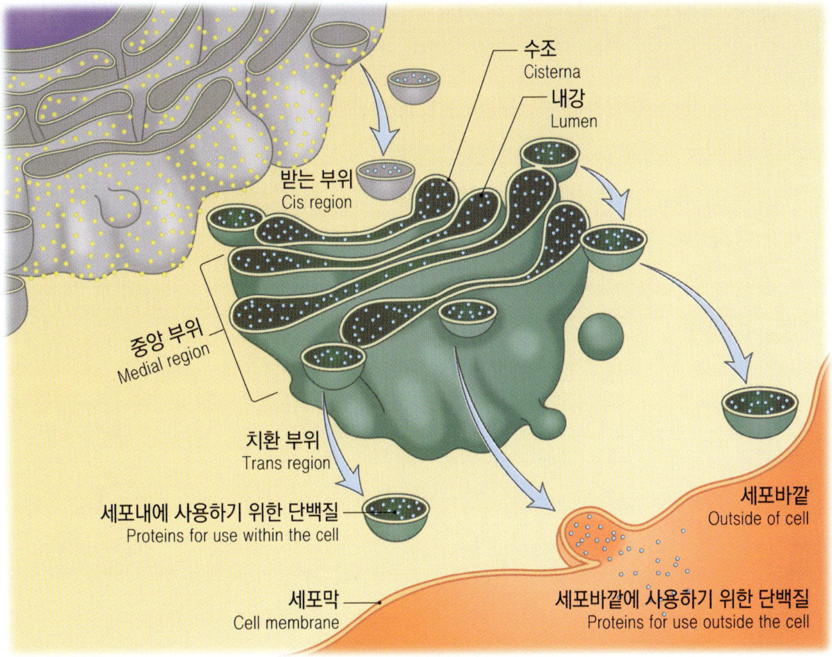

그림 2.9 골지복합체

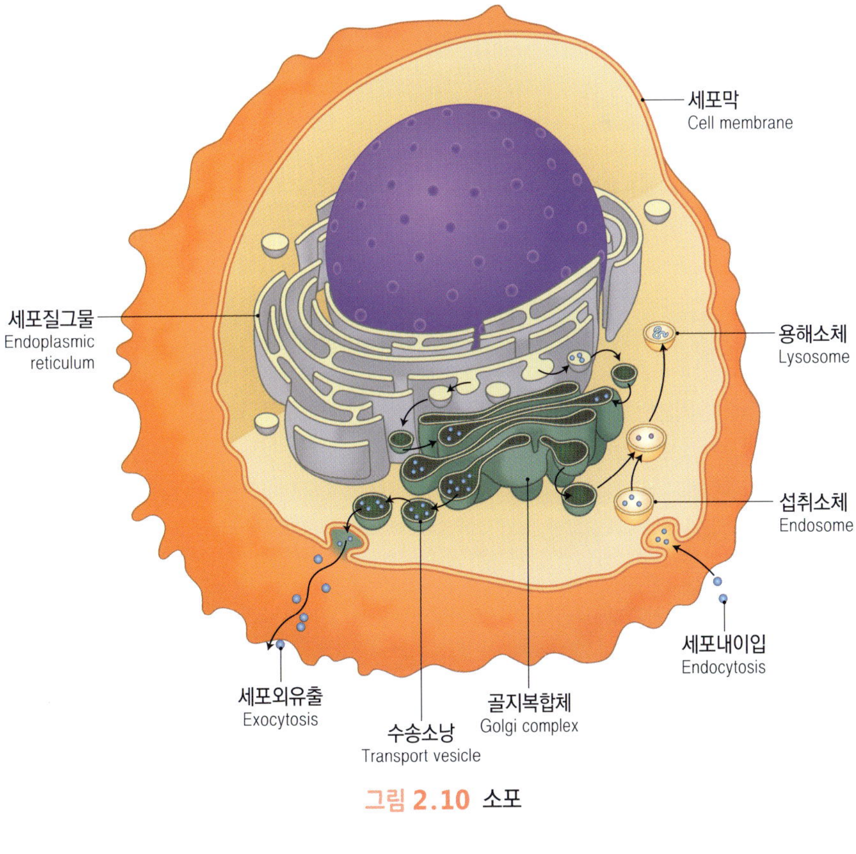

그림 2.10 소포

2.5 세포소기관

학습목표 용해소체와 과산화소체에 대해 알 수 있다.

분해에 관여하는 세포소기관 Cellular small organs involved in decomposition

용해소체 Lysosome

lysosome은 'lys=분해하다', 'some=조직체'라는 **분해하는 조직체**의 의미를 가진다. 직경은 0.05~0.5μm 정도로 세포 당 300여 개를 가지고 있다. 용해소체는 효소를 가진 막에 싸인 주머니로 음식물을 소화하기 위한 가수분해(hydrolysis) 효소 등 40여 종의 효소를 가진다. 기능을 다한 세포로 유입된 외부물질을 소화하여 파괴하기 때문에 세포의 **소화주머니**(digestive bags)라고 불린다. 용해소체의 효소는 리보소체에서 생성되고, 골지복합체에 의해 수송된다(그림 2.11).

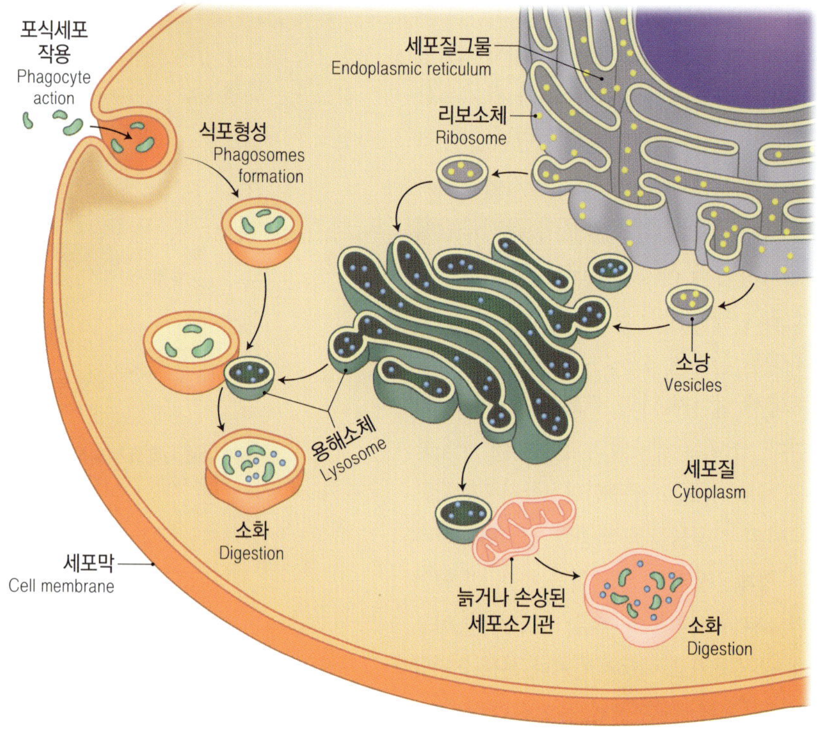

그림 2.11 용해소체

과산화소체 Peroxisome

과산화소체 또는 미세소체(microbody)는 막으로 된 주머니로 직경은 0.4~1.3μm로 리소좀보다 약간 크며 강력한 **산화효소**(oxidase)를 포함한다. 산화효소는 산소분자를 사용하여 독성이 있거나 유해한 물질을 해독하며, 세포에 손상을 입힐 수 있는 자유라디칼(free radicals)을 제거한다. 과산화소체는 세포질그물에서 생성되며 독소를 제거하는 기능을 가진 간과 신장에 주로 존재한다(그림 2.12).

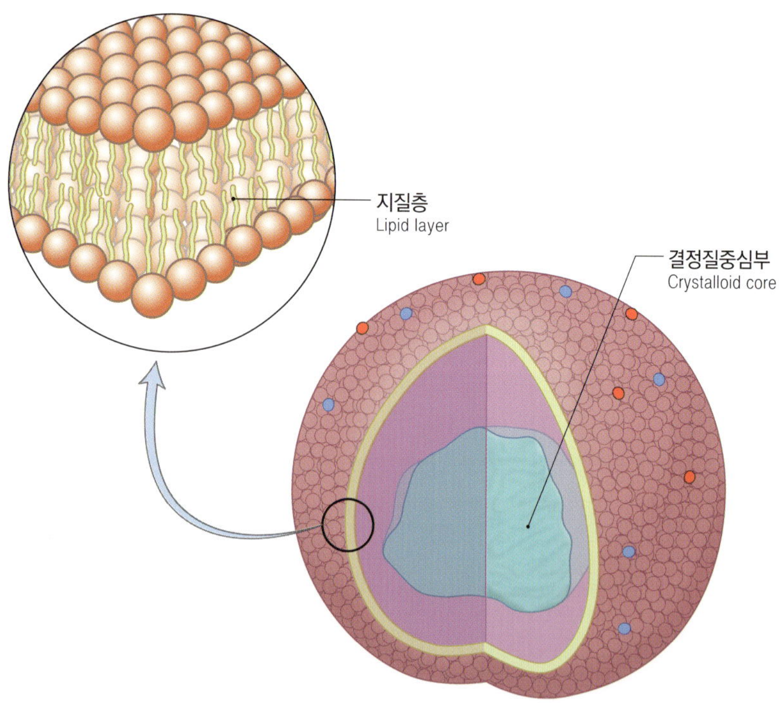

그림 2.12 과산화소체

2.5 세포소기관

학습목표 사립체에 대해 알 수 있다.

에너지 생산에 관여하는 세포소기관 Cellular organ involved in energy production

사립체 Mitochondria 사립체는 세포의 종류에 따라서 모양과 크기가 다양하지만 0.2~3.0μm 정도이며, 대사가 활발한 세포일수록 많다. 주머니 모양의 구조로 속막(내막, inner membrane)과 바깥막(외막, outer membrane)으로 싸여 있다(그림 2.13). 속막은 안쪽으로 주름져서 **능선**(crista)을 형성하고, 그 안쪽(속막과 수액)은 **바탕질**(matrix)로 채워져 있다. 바탕질에는 tRNA, DNA, 게놈(genome)의 복사본과 수 백 가지의 효소(enzyme)가 있다. 효소는 특정한 화학반응을 촉진하는 물질로서 지방산과 파이브루산염(pyruvate)의 산화와 TCA회로에 관여한다. 바탕질의 **TCA회로**(구연산회로, 크렙스회로)와 능선의 **전자전달계**의 연쇄반응으로 인한 산화인산화(oxidative phosphorylation)에 의해 36ATP가 생성된다. 전자전달계와 화학적 삼투를 통해 ATP(아데노신삼인산)가 생성되는 과정은 산화환원반응에 의해 이루어지기 때문에 산화환원반응(oxidoreduction reaction)이라 한다.

사립체의 기본적인 기능은 유기물질을 세포가 사용하는 에너지 형태인 **삼인산아데노신**(adenosine triphosphate, ATP)으로 전환하는 것이다. 이 과정은 **산소호흡**(aerobic respiration) 또는 **세포호흡**(cellular respiration)을 통해 이루어진다. 사립체의 어떤 기능은 특정 세포에서만 수행된다. 예를 들면, 간세포(hepatocyte)에서는 단백질 대사의 부산물인 암모니아를 해독하는 효소를 가지고 있다. 이러한 효소를 조절하는 유전자가 변이되면 다양한 사립체 질병을 일으킬 수 있다.

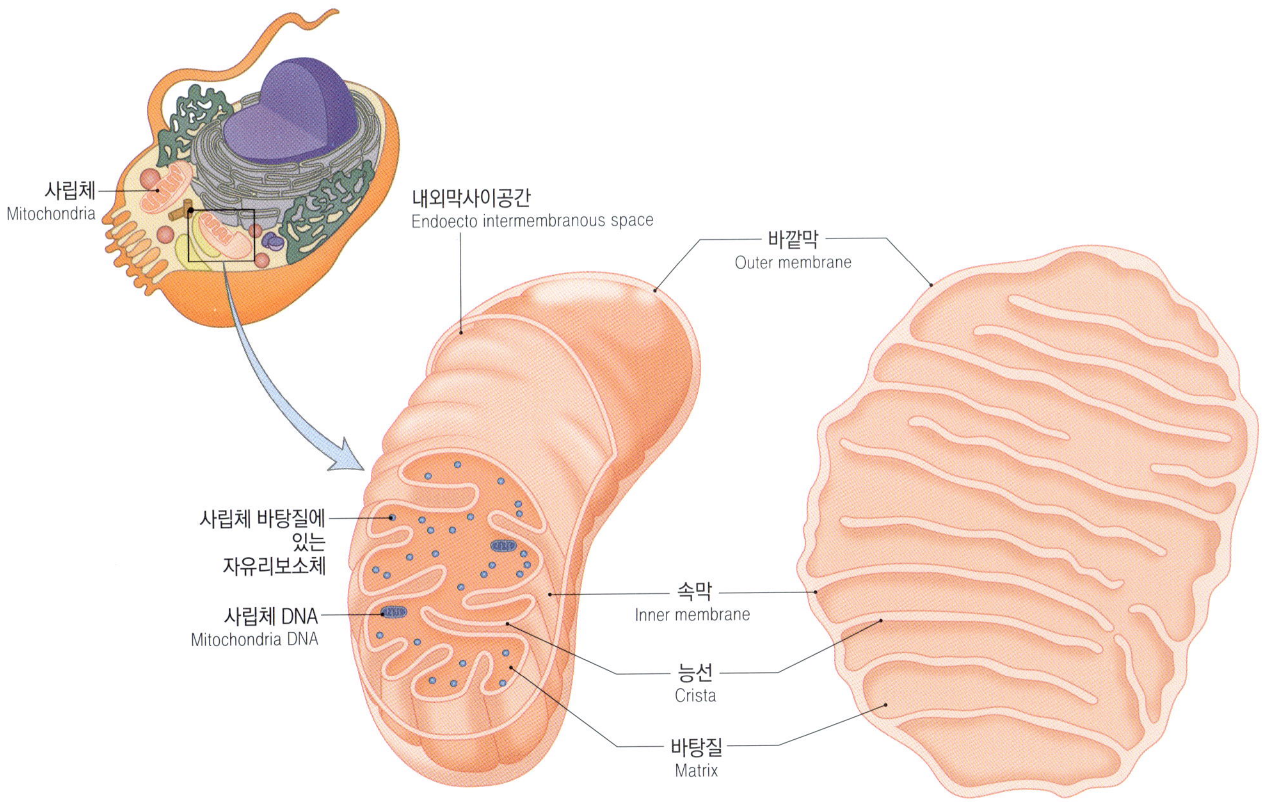

그림 2.13 사립체

2.5 세포소기관

학습목표 세포뼈대 형성과 이동에 관여하는 것에 대해 알 수 있다.

세포뼈대 형성에 관여하는 세포소기관 Cellular small organ involved in cytoskeleton formation

세포뼈대(cytoskeleton)는 세포의 모양을 유지하고 다른 세포소기관을 지지할 뿐 아니라, 세포 내의 물질 전달과 다양한 종류의 세포운동을 돕는 구조이다. 세포뼈대는 미세관(microtubule), 중간잔섬유(intermediate filament) 및 미세잔섬유(microfilament)로 구성되며, 미세관이 가장 크고 미세잔섬유가 가장 작다.

미세관 Microtubule 직경 23nm의 속빈기관 모양으로 **튜불린**(tubulin) 단백질로 구성되며, 튜불린 분자를 추가하거나 제거하여 세포의 모양과 세포소기관의 분포를 결정한다. 세포 내 물질이동은 미세관을 따라 이동하는데, 특수화된 운동단백질은 미세관을 따라 걷듯이 운반된다.

중간잔섬유 Intermediate filament 중간잔섬유의 직경은 미세관과 미세잔섬유의 중간 정도(10nm)라고 해서 붙여진 이름이다. 로프 모양을 하고 있으며, 세포 바탕질 내의 뼈대를 형성하고 기계적 압력에 대해 세포 모양을 유지시키는 역할을 한다.

미세잔섬유 Microfilament 직경이 가장 작은 7nm로 **액틴**(actin) 단백질로 구성된 긴 막대기 모양으로 세포운동과 세포모양 변화에 관여하며, 세포를 고정시키는 역할을 한다.

이동과 운동에 관여하는 세포소기관

중심소체 Centriole 중심소체와 이를 둘러싸고 있는 주위물질을 합하여 **중심체**(centrosome)라하고 핵 가까이에 쌍으로 위치한다. 중심체에는 2개의 삼관체가 있으며 막대기 모양으로 서로 직각으로 배열하는데, 속은 핀 기어 모양이다. 미세관을 조립하는데 **미세관** 3개가 세짝(triplet)을 형성하고, 9개의 삼관체가 서로 직각으로 배열하여 원통을 형성한다(그림 2.14). 이러한 원통형의 단위 2개가 서로 직각을 이루고 있는 구조를 **중심소체**(centriole)라고 한다. 중심소체는 세포분열(cell division) 기간 동안에 유사분열방추(mitotic spindle)를 형성하여 염색체를 양극으로 이동시켜 분극을 조절한다.

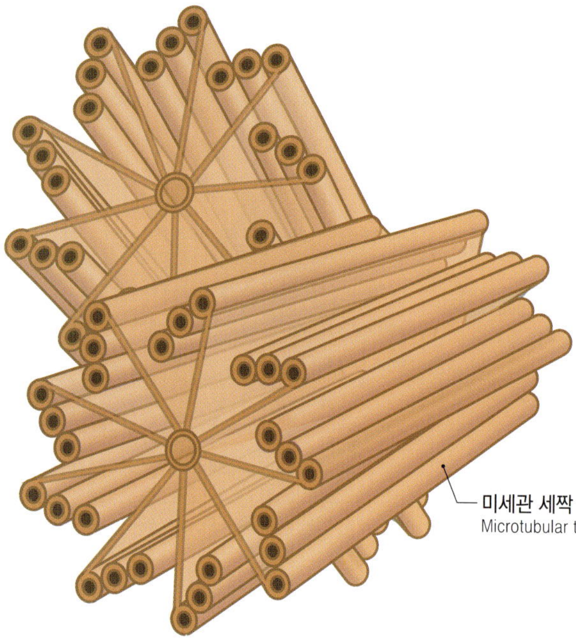

그림 2.14 중심소체

표 2.2 세포뼈대

구분	미세관	중간잔섬유	미세잔섬유
구성	튜불린 분자로 구성된 속이 빈 관	케이블처럼 꼬인 단백질	액틴분자의 나선사슬
예	신경의 축삭섬유	피부의 케라틴 섬유	근육의 액틴섬유
크기	22nm	8~12nm	7nm
기능	세포형태 유지, 분비소낭 이동, 섬모와 편모 구성, 유사분열 시 방추사 형성	기계적 압박에 대한 세포 모양 유지, 핵막 층 형성	근육수축 등 세포의 모양 변화와 세포질 유동

2.6 세포의 표면을 확장하는 구조

학습목표 섬모, 미세융모, 편모에 대해 알 수 있다.

세포의 표면을 확장하는 구조 Structure that extends the surface of a cell

어떤 세포는 세포의 표면적을 확장(cell extensions)하기 위한 구조를 가진다.

섬모 Cilia 섬모는 자유면(free surface)이나 노출면(exposed surface)에 털처럼 뻗어 나온 아주 섬세한 구조인 섬모(cilia)를 가진다. 한 개의 세포는 수백 개의 섬모를 가지며, 무리지어 한 방향으로 움직이면서 마치 파도가 치는 것과 같은 운동이 일어난다. 이러한 운동에 의해 기도(숨길, respiratory tract)를 덮는 세포 표면의 점액(mucus)을 바깥쪽으로 밀어냄으로써 이물질을 배출한다. 운동성이 없는 섬모는 감각기능(sensory function)을 가지며 코, 눈 및 귀의 감각세포에 분포한다.

미세융모 Microvilli 미세융모는 세포의 자유 표면의 세포막이 손가락 모양으로 돌출된 구조로서 세포의 표면적을 증가시켜 흡수력을 증가시킨다. 소장(small intestine)의 안쪽과 정세관(seminiferous tubule)을 덮는 상피세포의 미세융모는 영양소나 전해질의 흡수력이 뛰어나다. 미세융모의 중심(core)은 액틴잔섬유(가는근육잔섬유, actin filament)로 이루어지며, 액틴잔섬유는 세포뼈대로 연속된다.

편모 Flagellum 편모는 세포 표면에서 돌출된 구조이다. 각 세포에 한 개씩만 있으며, 섬모보다 훨씬 더 크다. 사람에서는 정자(sperm)의 '꼬리(tail)'가 편모이며 정자가 여성의 생식기관으로 들어가면 편모의 추진운동에 의해 난자(ovum)를 향해 이동한다. 섬모는 세포 표면을 따라서 다른 물질을 이동시키는 반면, 편모는 세포 자신이 이동한다.

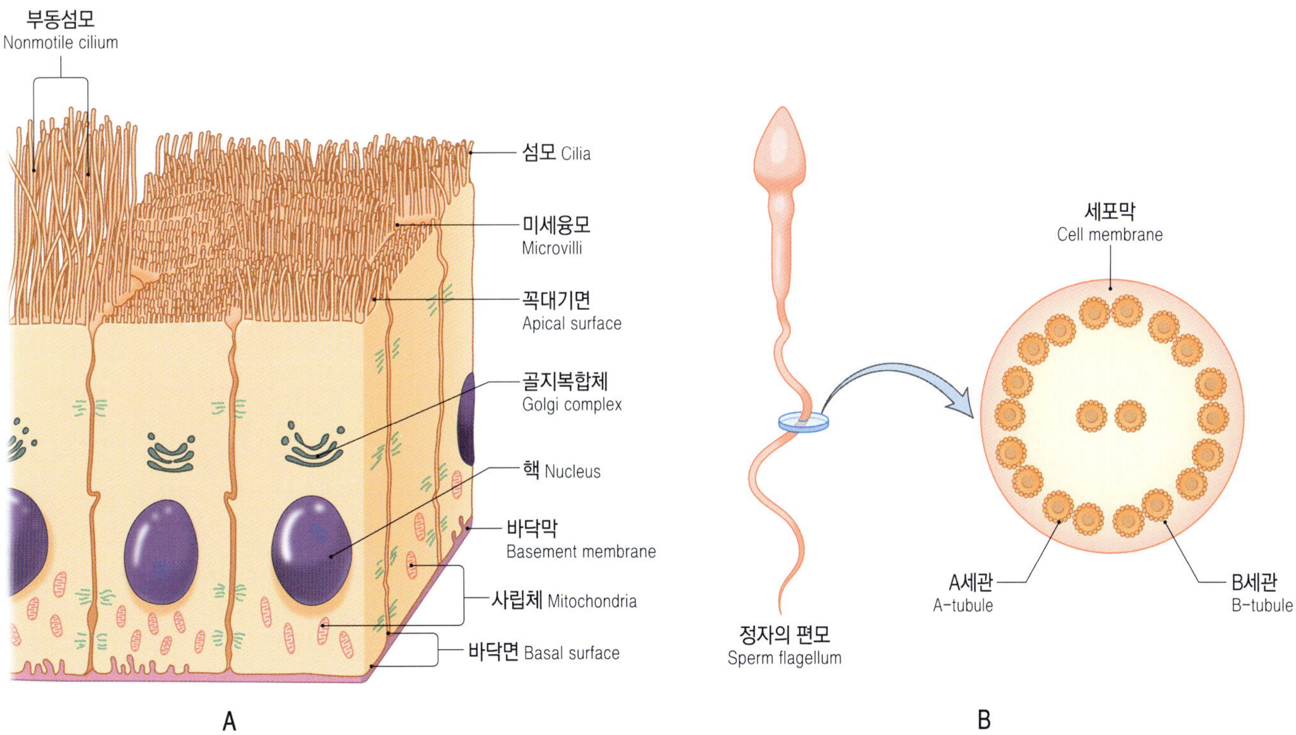

그림 2.15 세포 표면 확장구조. A: 섬모와 미세융모, B: 편모

2.7 세포의 결합

학습목표 세포결합에 대해 알 수 있다.

세포의 결합 Cell combine

적혈구, 림프구, 정자와 같은 세포는 자유롭게 이동할 수 있으나, 대부분의 상피세포는 서로가 단단하게 결합하여 치밀한 복합체를 형성하고 있어서 이동할 수 없다. 일반적으로 상피세포는 다음과 같은 방법으로 결합한다. 당질층(glycocalyx)은 상피세포의 표면을 덮는 당단백질(glycoprotein)로 인접한 다른 세포와의 사이에서 접착제(adhesive, cellular glue)로 작용한다. 상피세포의 막은 인접한 세포의 막과 서로 깍지 끼듯이 결합한다. 상피세포의 막은 특수한 구조인 접합(junction)을 가지며, 세포의 접합 구조에 따라서 그 기능이 다르다.

세포의 접합 Cellular junction

세포의 접합은 인접한 세포사이에 있는 구조로 세포사이의 틈으로 물질(분자)이 새는 것을 막거나 강한 기계적 결합을 형성하거나 화학적 교통통로로서 기능한다. 세포접합에는 치밀이음, 틈새이음, 부착이음 등이 있으며, 이들은 서로 다른 기능을 수행한다(그림 2.16). 참고로, 식물세포에서는 이러한 접합이 없는 대신에 플라스모데스마타(plasmodesmata)라 불리는 미세한 틈새이음(gap junction)이 있다. 세포사이 접합은 다음과 같이 몇 가지로 구분하여 학습한다.

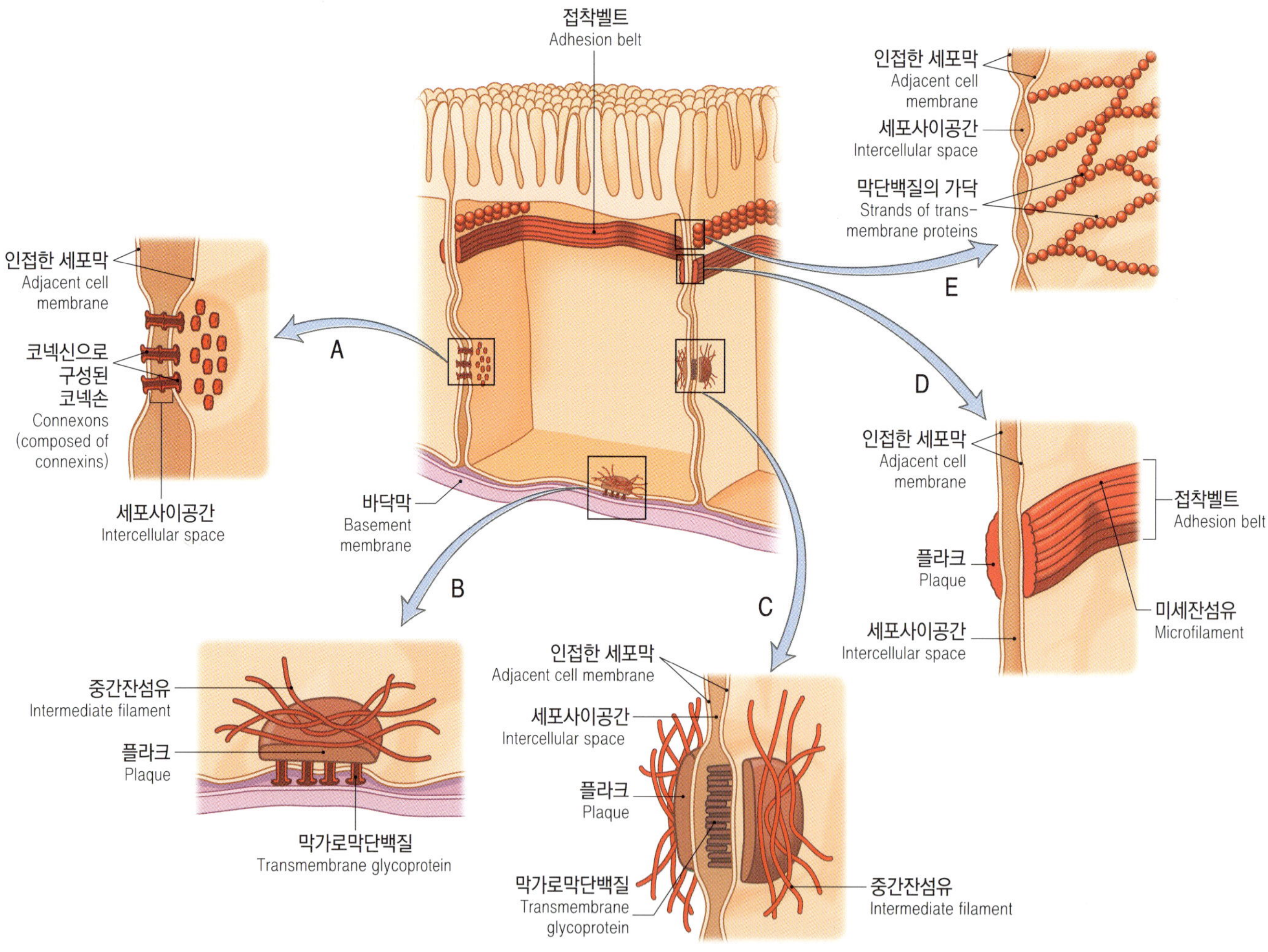

그림 2.16 세포의 접합. A: 틈새이음, B: 반부착반점, C: 부착반점, D: 부착이음, E: 치밀이음

2.7 세포의 결합

학습목표 세포결합에 대해 알 수 있다.

치밀이음 Tight junction 세포막에 존재하여 인접한 상피세포끼리 단단하게 결합시키는 특수한 구조이다. 막단백질(membrane protein)의 일종인 오클루딘(occludine)과 클라우딘(claudin)에 의해 지퍼(zipper)처럼 서로 단단하게 결합하기 때문에 물질이 세포바깥공간으로 새지 않는다. 예를 들면, 소화관 상피세포의 경우에는 안쪽면과 바닥면이 완전하게 분리되어 소화효소가 혈류로 새지 않도록 막는다.

틈새이음 Gap junction 심장의 배아세포(embryonic cell) 사이에서 주로 관찰되며, 교통(communication)에 관여한다. 틈새이음에서 이웃한 세포는 단백질로 구성된 비어 있는 관[커넥손(connexons)]에 의해 연결된다. **커넥손**은 육량체(hexamer)로 구성되어 있으며, 이웃한 세포막과 접촉하는 면의 전체에 걸쳐서 분포한다. 영양분이나 이온과 같은 화학분자는 물로 채워진 코넥손을 직접 통과할 수 있다.

부착이음 Adhering junction 부착반점 및 반부착반점과 함께 물리적인 부착을 통하여 세포조직을 결합한다. 부착이음은 한 세포의 세포막의 카드헤린(cadherin) 분자와 인접한 카드헤린 분자가 직접 결합하여 형성되고, 결합된 카드헤린 분자에 세포질의 액틴잔섬유(actin filament)가 연결되어 인접하는 상피세포들의 치밀이음의 바로 아래에 **접착벨트**(adhesion belt)를 형성한다.

부착반점(결합소체) Desmosome 인접한 상피세포가 접촉한 면을 **리벳**(rivet)처럼 강하게 연결시키는 접착연접이다. 부착반점은 구조적으로는 단추 모양으로 인접한 세포막이 두꺼워진 것인데 미세한 단백질잔섬유(protein filament)에 의해서 연결된다. 단백질잔섬유는 세포의 안쪽 면에 있는 플라크(판, plaque)로부터 세포의 반대쪽 면에 있는 플라크까지 연속되어 강력한 **가이와이어**(받침줄, guy wires)의 내부구조를 형성한다. 부착반점은 세포사이 접촉면을 완전히 막지 않으므로 세포사이물질이 이동할 수 있으며, 심장근육세포와 피부세포에 발달되어 기계적 자극에 견디도록 한다.

반부착반점(반부착소체) Hemidesmosome 상피조직(세포)을 바로 아래의 바닥층 조직에 부착시키는 연접이다. 반부착반점은 **인테그린**(integrin) 단백질에 의해 매개된다. 인테그린 단백질은 안쪽의 케라틴잔섬유(keratin filament)에 결합하면서 세포 바깥 바닥층의 라미닌(laminin)과 동시에 결합함으로써 세포를 바닥층과 부착시킨다.

표 2.3 세포접합의 종류와 기능

접합의 종류	기능
치밀이음	이웃하는 세포를 단단하게 결합시켜서 세포사이로 물질(분자)이 통과하는 것을 방지함
틈새이음	이온과 같은 작은 수용성 분자가 세포사이로 통과하도록 통로를 형성함
부착이음	한 세포의 미세다발과 이웃한 세포의 유사다발을 연결함
부착반점	한 세포의 중간잔섬유와 이웃 세포의 중간잔섬유를 연결함
반부착반점	세포의 중간잔섬유를 바닥층에 연결함

2.8 세포분열

학습목표 세포분열과 유사분열에 대해 알 수 있다.

세포분열 Cell division

한 개의 세포가 두 개의 세포로 갈라져 세포의 개수가 늘어나는 생명현상으로 무사분열(amitosis)과 유사분열(mitosis)이 있다. **무사분열**은 직접분열이라고도 하며, 하등동물에서 관찰된다. **유사분열**은 체세포가 분열되는 방식으로 분열 과정 중 섬유성 구조물이 나타나 간접분열이라고도 한다. 또한, 유사분열의 특수한 형태인 감수분열(reduction division)이 있다. 먼저 유사분열 또는 핵의 분열이 일어나고 분열이 거의 끝나갈 때 **세포질분열**(cytokinesis)이 일어난다.

유사분열 Mitosis 세포주기(cell cycle)는 모세포로부터 분열된 순간부터 체세포 분열을 통하여 생성된 딸세포(daughter cell)에 유전물질을 물려줄 때까지의 세포의 일생을 말한다. 세포주기는 사이기(간기, interphase)와 분열기(mitotic period)가 있다. 사이기는 세포가 성장하고 대사 작용을 수행하며, 세포분열을 준비하는 시기이다. 분열기는 세포의 핵과 세포질 등이 둘로 나뉘어 자신을 재생산(DNA 복제)하는 시기이다.

전기 Prophase 전기는 유사분열의 첫 단계로 핵 속의 염색질(chromatin)이 꼬여 짧아지면서 막대 모양의 구조가 되는데 이것을 **염색체**(chromosome)라 한다. 염색체는 두 가닥의 염색분체(chromatid)를 형성하고, 구슬 모양의 구조인 중심절(매듭, centromere)에 의해서 서로 붙어 있다. 세포질에서는 중심소체(centriole) 사이에 **방추섬유**(spindle fiber)의 그물이 형성되면서 두 중심소체가 서로 멀어진다. 유사분열의 후반부에는 양쪽 극의 중심소체에서 나온 각각의 방추섬유는 분리된 염색분체를 자신이 속해 있는 중심체의 방향으로 끌고 간다.

중기 Metaphase 중기가 시작될 때는 핵막과 핵소체는 이미 소실되어 있고, 매우 짧은 기간이다. 염색체가 중심소체 사이에 있는 방추의 중간지점에 일렬로 나열되고 적도면을 따라 배열되어 중기판(metaphase plate)인 **단성**(monaster)을 형성한다. 중심소체는 이미 세포의 반대쪽 끝으로 이동되었고, 각 염색분체에는 방추섬유가 부착되어 있다.

후기 Anaphase 이른 후기에는 중심절이 갈라지면서 염색체는 염색분체로 분리된다. 방추섬유를 따라 중심소체 쪽으로 끌려가면서 세포의 반대 극을 향해 이동하여 세포중심에서 멀어져 **양성**(diaster)을 형성한다. 늦은 후기에는 **분할고랑**(cleavage sulcus)이 나타나 세포를 두 개의 딸세포로 나누기 시작한다.

말기 Telophase 두 개의 핵이 만들어지고, 염색체는 흩어져서 모양이 불분명해지며, 염색질 주위에 핵막이 형성되고 분할고랑은 세포를 두 개의 세포(딸세포)로 나뉜다.

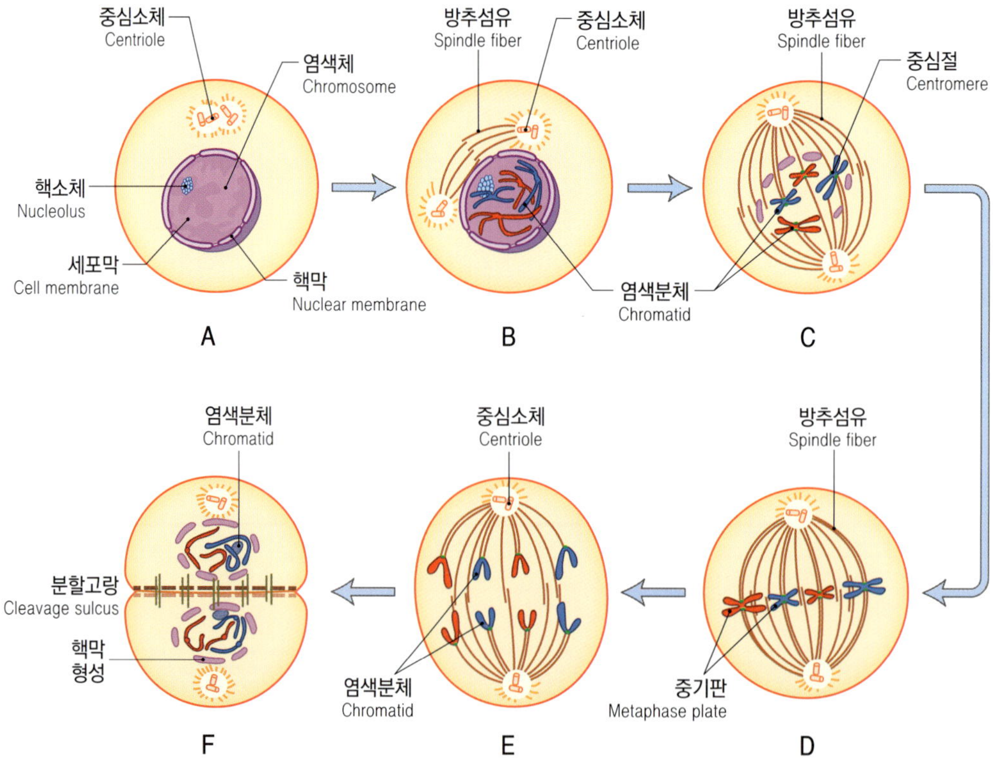

그림 2.17 세포분열. A: 사이기, B: 이른 전기, C: 늦은 전기, D: 중기, E: 후기, F: 후기와 세포질분열

2.8 세포분열

학습목표 감수분열에 대해 알 수 있다.

감수분열 Meiosis 유사분열의 특수한 형태인 감수분열은 생식세포를 형성할 때 일어나는 세포분열로 정자와 난자의 성숙과정에서 관찰된다. 세포분열로 한 번의 DNA 복제 후, 연속 2회의 분열을 통해 염색체수가 2배체(2n)에서 반수체(n)로 반감된 4개의 딸세포가 생성된다. 감수분열은 제1감수분열과 제2감수분열로 나눌 수 있다. **제1감수분열**은 상동염색체가 분열하여 염색체수가 2배체(2n)상태에서 반수체(n) 상태로 줄어들어(2n → n) **이형분열**(heterotypical division)이라고 한다. **제2감수분열**은 염색분체가 분리되므로 염색체 수에는 변화가 없어(n → n) **동형분열**(homotypical division)이라고 한다.

정자와 난자의 형성 과정에서 일어나는 감수분열은 그림 2.18에 나타내었다. 모든 동물세포는 유사분열을 통해 자신과 동일한 세포를 생산한다. 유사분열에 필요한 시간은 세포의 종류에 따라서 다르지만, 대략적으로 약 2시간 정도 걸린다. 성장기에는 유사한 세포로 구성된 세포덩어리가 유사분열을 통하여 특정조직으로 **분화**(differentiation)한다. 성인기에는 기능이 떨어지거나, 손상된 세포가 유사분열을 통하여 새로운 세포로 대체된다.

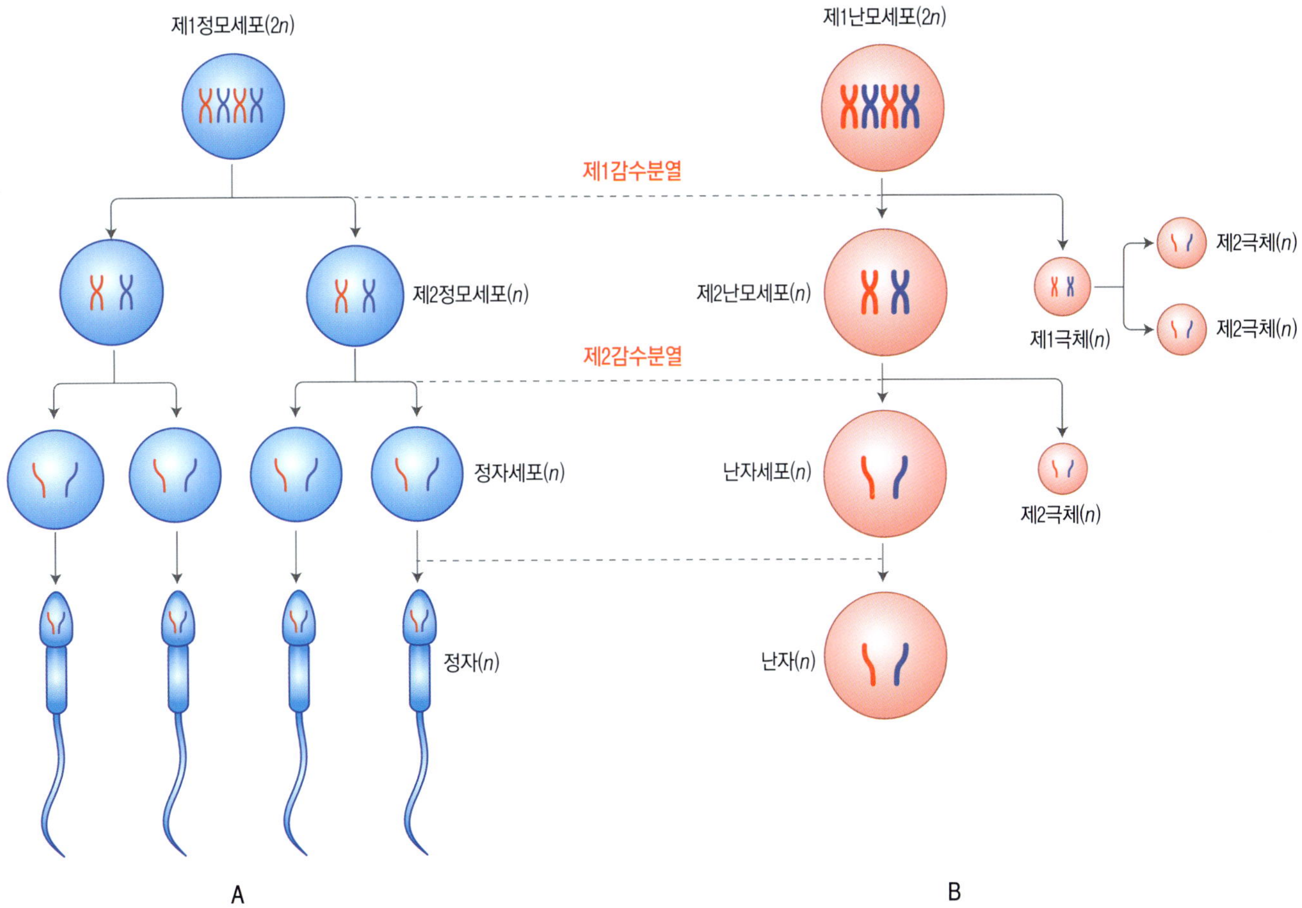

그림 2.18 감수분열. A: 정자의 형성과정, B: 난자의 형성과정

더 알아보기

세포막을 통한 물질이동 Material transfer through cell membrane

세포막은 반투과성이고, 선택적인 투과성을 가지므로 특정물질(물, 영양분, 가스, 노폐물 등)이 세포막을 통해 양방향으로 끊임없이 이동한다. 물질이동은 수동운반과정과 능동운반과정(active transport process)에 의하여 일어난다. **수동운반과정**은 물질이 높은 농도에서 낮은 농도로 이동하는 데는 세포의 에너지가 필요하지 않으나, **능동운반과정**은 물질이동이 낮은 농도에서 높은 농도로 일어나기 위해서는 세포의 에너지가 필요하다. 능동운반과정에서 세포는 ATP(아데노신삼인산, adenosine triphosphate)로부터 에너지를 얻는다. ATP는 영양물질에서 나오는 에너지를 사용하여 사립체에서 생성된다.

수동운반과정 Passive transport process 세포막을 통한 물질의 수동운반과정은 확산(diffusion)과 여과(filtration)로 나뉜다. 수동운반과정은 물질의 농도경사(concentration gradient)와 압력(pressure)에 따라 일어난다. 농도경사는 막을 사이에 두고 양쪽에 있는 물질의 농도가 서로 같아질 때까지 농도가 높은 쪽에서 낮은 쪽으로 물질이 이동한다.

확산 Diffusion 어떤 물질(입자)이 공간 전체에 균일하게 퍼지는 과정으로 특별한 에너지를 필요로 하지 않는다. 예를 들어, 물이 든 컵의 바닥에 각설탕 하나를 놓고 몇 분 후에 컵의 윗부분의 물에서 단맛을 느낄 수가 있다. 그 이유는 각설탕 주위에서 높은 농도의 설탕분자가 컵의 윗부분의 물, 즉 설탕분자의 농도가 낮은 곳으로 확산되었기 때문이다. 확산의 특수한 예로는 **삼투**(osmosis)와 **투석**(dialysis)이 있다(그림 2.19A). 삼투와 투석은 세포막을 사이에 두고 일어난다. 세포막은 영양물질과 같은 특정한 물질은 통과시키고, 다른 물질은 통과시키지 않으므로 선택적 투과막(selective permeable membrane)이라고 한다. 삼투는 일부 용질(solute, 물에 녹아있는 물질)이 막을 통과하지 못할 때, 선택적 투과막을 통해 물이 확산되는 현상이다. 물은 보통 용매(solvent, 어떤 물질을 녹이는 물질)로 사용되므로 삼투는 농도가 낮은 곳에서 높은 곳으로의 용매의 이동을 말한다. 그러나 투석은 선택적 투과막을 통해 용질이 확산된다(그림 2.19B).

여과 Filtration 어떤 막에 가해지는 **정수압**(hydrostatic pressure)의 경사(차이)에 의하여 물과 용질이 이동하는 현상이다. 정수압은 액체가 어떤 표면에 대하여 작용하는 힘이나 무게를 의미한다. 어떤 막을 사이에 둔 두 액체의 정수압이 서로 다를 때 높은 정수압을 지닌 용액이 낮은 정수압을 지닌 용액으로 이동한다. 신장(kidney)에서 오줌(urine)을 형성하는 기전은 여과의 좋은 예이다.

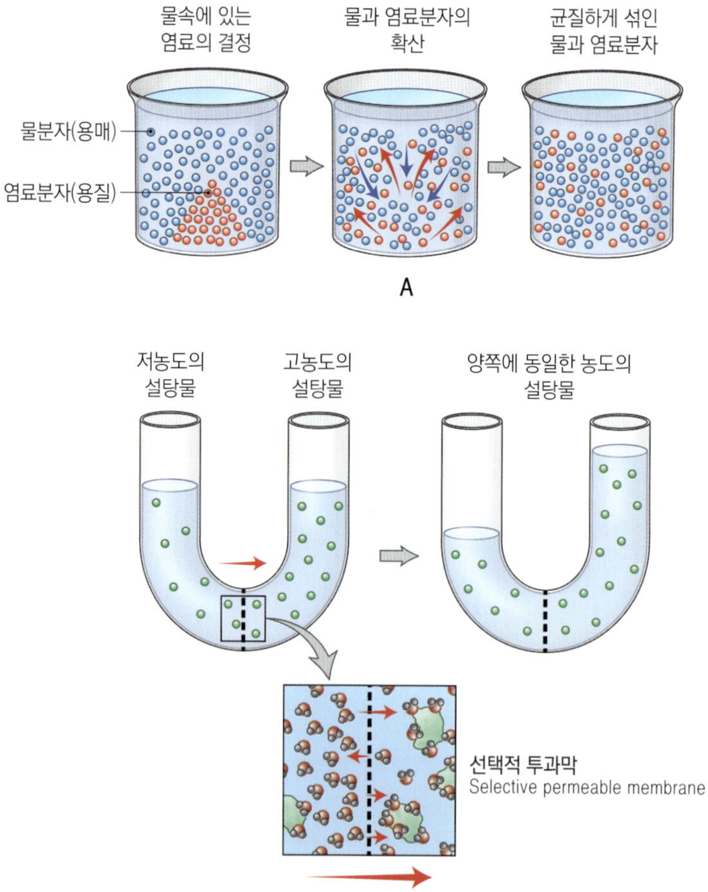

그림 2.19 물질 이동. A: 확산, B: 삼투

더 알아보기

능동운반과정 Active transport process

세포막을 통한 물질의 능동운반과정은 세포막을 통해 농도경사의 역방향으로(uphill) 일어나는 물질이동이다. 여기서 역방향이란 낮은 농도에서 높은 농도 쪽으로 물질이 이동한다는 의미이다. 능동운반과정은 에너지(ATP)를 직접적으로 필요로 하는 **일차능동운반**과 포도당의 세포 내 이동과 같이 간접적인 ATP를 사용하는 **이차능동운반**이 있다.

이온펌프 Ion pump 이온펌프에 의한 능동운반은 운반체(carrier)라 불리는 막단백질(membrane protein)을 통해서 일어난다. 이온펌프는 ATP에서 얻은 에너지를 이용하여 세포막을 사이에 두고 농도경사를 거슬러 이온을 운반한다. 이러한 과정은 마치 펌프가 지하수를 지상으로 끌어올리는 것과 유사하여 '펌프(pump)'라고 불린다. 이온펌프는 각각의 이온에 선택적이다. 예를 들면, 나트륨펌프(sodium pump), 칼슘펌프(calcium pump) 및 칼륨펌프(potassium pump)는 각각 나트륨이온, 칼슘이온 및 칼륨이온만 이동시킨다. 어떤 형태의 이온펌프는 다른 형태의 이온펌프와 복합체를 이루어 2가지 이상의 이온을 각각의 방향으로 이동시키기도 한다. 예를 들면, **나트륨-칼륨펌프**(sodium-potassium pump)는 나트륨이온과 칼륨이온의 농도경사를 거슬러 나트륨이온을 세포 밖으로 이동시키는 동시에 칼륨이온을 세포 안으로 이동시킨다. 그 결과, 세포 밖에는 나트륨농도가 높아지고, 세포 안에는 칼륨농도가 높아진다. 신경자극(nerve impulse)이 전도되는 동안에 나트륨은 세포 안으로 빠르게 유입되는데 이때, 나트륨-칼륨펌프가 나트륨을 제거한다. 어떤 이온펌프는 아미노산(amino acid)과 포도당(glucose)과 같은 비이온성 물질(non-ionic materials)을 운반하는 운반체와 복합체를 형성하기도 한다(그림 2.20).

세포탐식작용(포식작용) Phagocytosis '먹다(eating by cells)'라는 의미의 그리스어(phagein)에서 유래하였다. 세포막은 병원체 주위에 주머니를 형성하고 ATP에서 얻은 에너지를 사용하여 병원체를 세포 안으로 끌어 들인다. 일단 병원체가 세포질 안으로 들어오면, 병원체는 용해소체와 융합하여 용해된다(그림 2.21).

세포흡수작용(포음작용) Pinocytosis 액체방울이 세포막에 붙거나 흡착된 뒤 세포막이 세포질 안으로 함입되어 주머니를 만든다. 소포는 세포 안에서 세포질과 섞여서 소화되거나, 세포질과 섞이지 않고 함입된 쪽의 반대쪽으로 이동하여 음세포작용의 역작용으로 배출되기도 한다. 'pino-'란 '마시다(cell drinking)'라는 의미의 그리스어이다.

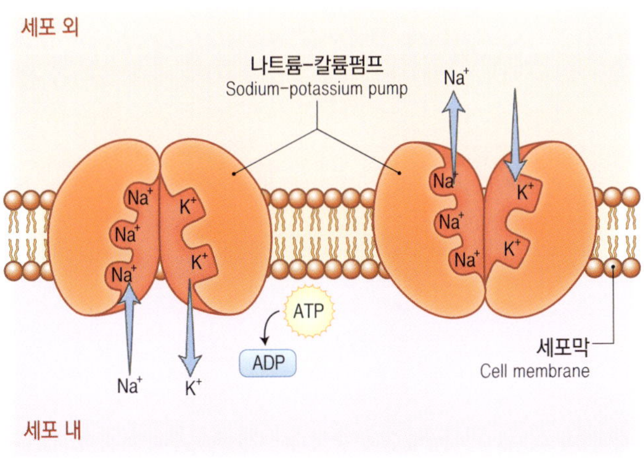

그림 2.20 이온펌프

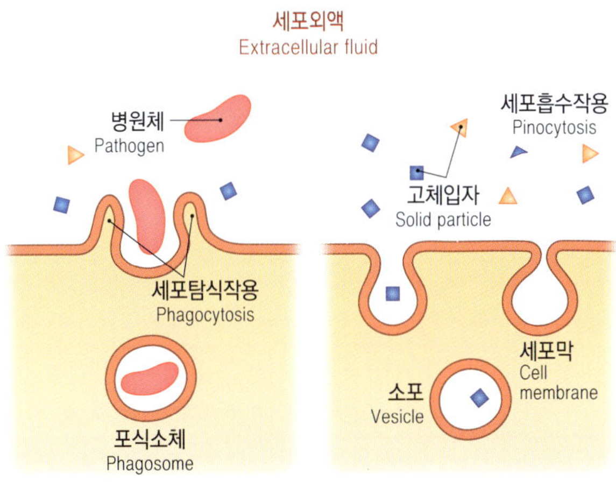

그림 2.21 포식작용과 포음작용

관련 질환과 중재

비정상적인 세포의 성장 Abnormal cell growth

대부분의 세포는 세포 내외의 환경이 변하면 세포의 특성(세포의 크기, 생식주기 등)이 변하여 환경에 순응(적응, adaptation)함으로써 효율적으로 기능을 한다. 세포는 조절신호, 영양과 대사물질의 양, 기능 등의 변화에 의하여 크기가 변할 수 있다. 세포의 크기가 증가하는 것을 **비대**(비후, hypertrophy)라고 하고, 감소하는 것을 **위축**(atrophy)이라고 한다. 보디빌더(bodybuilder)가 강한 근육운동을 반복하면 근육세포의 크기가 증가하여 근육의 양이 증가하는데, 이것은 비대의 좋은 예이다. 다리뼈가 골절(fracture)되어 몇 개월 동안 석고붕대로 고정하고 다리를 사용하지 않으면 근육세포의 크기가 감소하여 근육의 양이 감소하는데, 이것은 위축의 좋은 예이다. 근육조직에 공급되는 산소나 영양물질의 양이 감소하여도 근육위축이 일어날 수 있다. 세포는 내부 환경 변화에 의하여 생식 속도가 빨라져서 세포의 수가 증가하기도 한다. 세포의 크기가 아니라 세포의 수가 증가하여 조직이나 기관의 크기를 증가하는 현상을 **과다형성**(증식, hyperplasia)이라고 한다. 좋은 예로 임신부의 젖샘(유선, mammary gland)이다. 젖샘세포는 젖분비호르몬(프로락틴, prolactin)에 반응하여 빠르게 증식한다. 그러나 유사분열을 조절하는 능력에 문제가 생기면, 과다형성이 지속적으로 일어나서 종양(tumor)을 형성할 수 있다. 종양을 신생물(neoplasm)이라고도 한다. **화생**(metaplasia)은 정상적인 조직이 이상적인 원인으로 인해 전혀 다른 형태와 기능을 가진 조직으로 비가역적으로 전환되는 현상이다.

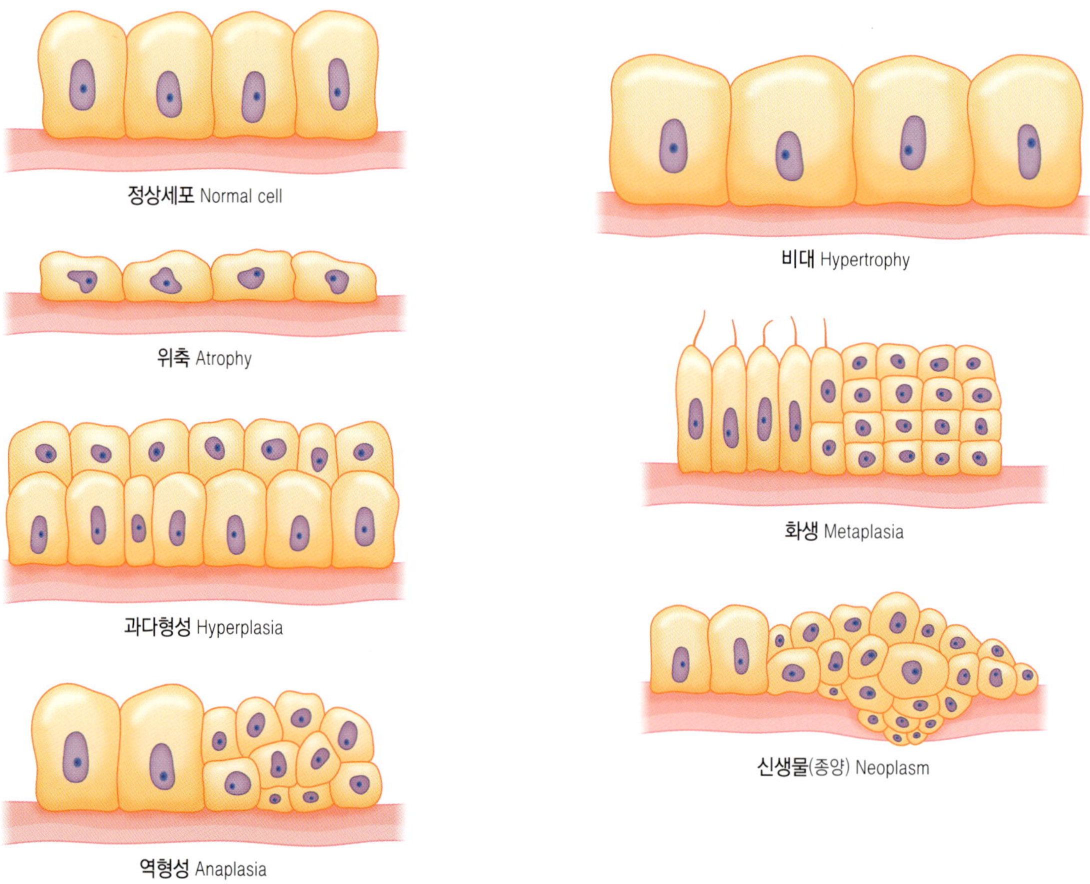

그림 2.22 비정상적인 세포의 성장

핵심정리 및 문제 CORE ORGANIZATION & PROBLEM

1. 세포는 세포막, 원형질 및 핵으로 구성된다.
2. 세포막은 유동모자이크모형(fluid mosaic model)을 이루고, 인지질, 콜레스테롤 및 단백질로 구성된다. 인지질은 인산기를 가진 친수단과 지방산으로 된 소수단의 지방 이중층 구조이다.
3. 세포질은 세포막에 의해 둘러싸여 있는 성분으로 원형질(protoplasm)에서 핵을 제외한 나머지 부분으로 수용성물질과 세포소기관이 있다.
4. 세포소기관에는 사립체, 세포질그물, 골지복합체, 리보소체, 중심소체, 용해소체, 섬모, 편모 등이 있다.
5. ___________는 유기물을 ATP로 전환하는 세포호흡에 관여한다. 속막은 능선(cristae)을 형성하고, 바탕질(matrix)로 채워져 있다.
6. ___________은 단백질을 합성하므로 단백질 공장, 골지복합체는 소포의 내용물을 화학적으로 처리하여 포장센터라고 불린다.
7. 용해소체는 소화효소를 가지고 세포로 유입된 외부물질을 소화하여 파괴하기 때문에 세포의 소화주머니라고 불린다.
8. 세포질그물은 리보소체의 유무에 따라 과립세포질그물과 무과립세포질그물로 나뉘며, 과립세포질그물은 분비기능이 활발한 췌장세포 등에 많고, 무과립세포질그물은 소장의 상피세포 등에 많다.
9. 핵은 핵막, 핵소체 및 염색질로 구성되며, 핵막은 핵구멍을 통하여 선택적인 투과성을 가진다.
10. ___________은 핵에 다량으로 존재하는 산성물질이란 뜻으로 퓨린 염기(purine base) 및 피리미딘 염기(pyrimidine base), 당(sugar), 인산(phosphate)으로 이루어진 고분자물질이다.
11. DNA는 이중나선 모양으로 당, 염기 및 인산염으로 구성되며, 염기에는 아데닌, 시토신, 구아닌 및 티민이 있다.
12. RNA는 단일나선 구조로 염기는 DNA의 티민 대신에 우라실이 있다.
13. 핵이 2개의 딸세포를 만들 때, DNA 분자가 꼬여 짧은 막대 모양의 구조가 되는 것을 염색체라고 한다.
14. 세포뼈대는 미세관, 중간잔섬유 및 미세잔섬유로 구성되어 있다.
15. 운동성이 있는 섬모(clia)는 기도를 덮는 상피세포 표면의 점액을 바깥쪽으로 밀어냄으로써 이물질을 배출한다.
16. 부착이음은 부착반점과 반부착반점과 함께 물리적인 부착을 통하여 세포조직을 결합한다.
17. 유사분열(mitosis)은 체세포가 분열되는 방식으로 분열과정 중 섬유성 구조물이 나타나 간접분열이라고도 한다. 세포주기는 크게 사이기와 분열기로 나뉘며, 분열기는 전기, 중기, 후기 및 말기의 과정을 거친다.
18. 중기(metaphase)가 시작될 때는 핵막과 핵소체는 이미 소실되어 있고 매우 짧은 기간이다. 염색체가 중심소체 사이에 있는 방추의 중간지점에 일렬로 나열되고, 적도면을 따라 배열되어 중기판(metaphase plate)인 ___________을 형성하므로 현미경 관찰이 쉽다.
19. 후기(anaphase) 이른 후기에는 중심절이 쪼개지면서 염색체는 염색분체로 분리된다. 방추섬유를 따라 중심소체 쪽으로 끌려가면서 세포의 반대 극을 향해 이동하여 세포중심에서 멀어져 양성(diaster)을 형성한다.
20. ___________은 정자와 난자의 형성과정에서 관찰된다.

해답

5. 사립체 6. 리보소체(ribosome) 10. 핵산(nucleic acid) 18. 단성(monaster) 20. 감수분열(meiosis)

2.9 조직의 개관

학습목표 조직의 개관에 대해 알 수 있다.

조직의 개관 Overview of tissue

프랑스의 비샤(Marie-François-Xavier Bichat, 1771~1802)는 1801년에 동물체가 21종의 다른 단위를 바탕으로 구성되어 있음을 발견하고 이 단위를 **조직**(tissue)이라고 하였다. 조직은 그리스어 어근인 histo는 '조직' 또는 '그물'로 번역된다. 대부분의 조직은 세포 유무에 관계없이 세사(filament)와 섬유(fibrous)로 짜여 진 그물로 형성되어 있고, 막(membrane)은 그물구조를 덮고 있다. 조직이란 같은 형태의 세포들이 공동의 기능을 수행하기 위해 특수화된 세포들이 모인 집단을 말한다.

동물조직은 배아 발생 과정에서 3가지 기본 배엽(외배엽, 내배엽, 중배엽)에서 4가지 기본조직인 **상피조직**(epithelial tissue), **결합조직**(connective tissue), **근육조직**(muscular tissue), **신경조직**(nervous tissue)으로 분화된다. 이런 조직들은 세포의 기본적인 특성으로부터 기원하므로 조직은 세포의 기본적인 특성의 연장이라고 할 수 있다.

조직은 **세포**와 세포외기질(extracellular matrix)의 두 상호 작용하는 구조로 되어 있다. **세포외기질**의 대부분은 아교질원섬유(collagen fibril)나 바닥막(basement membrane)과 같은 조직화된 복잡한 구조를 형성하며 세포의 지지작용, 영양물질의 수송, 노폐물 운반, 분비, 대사 등의 기능을 한다.

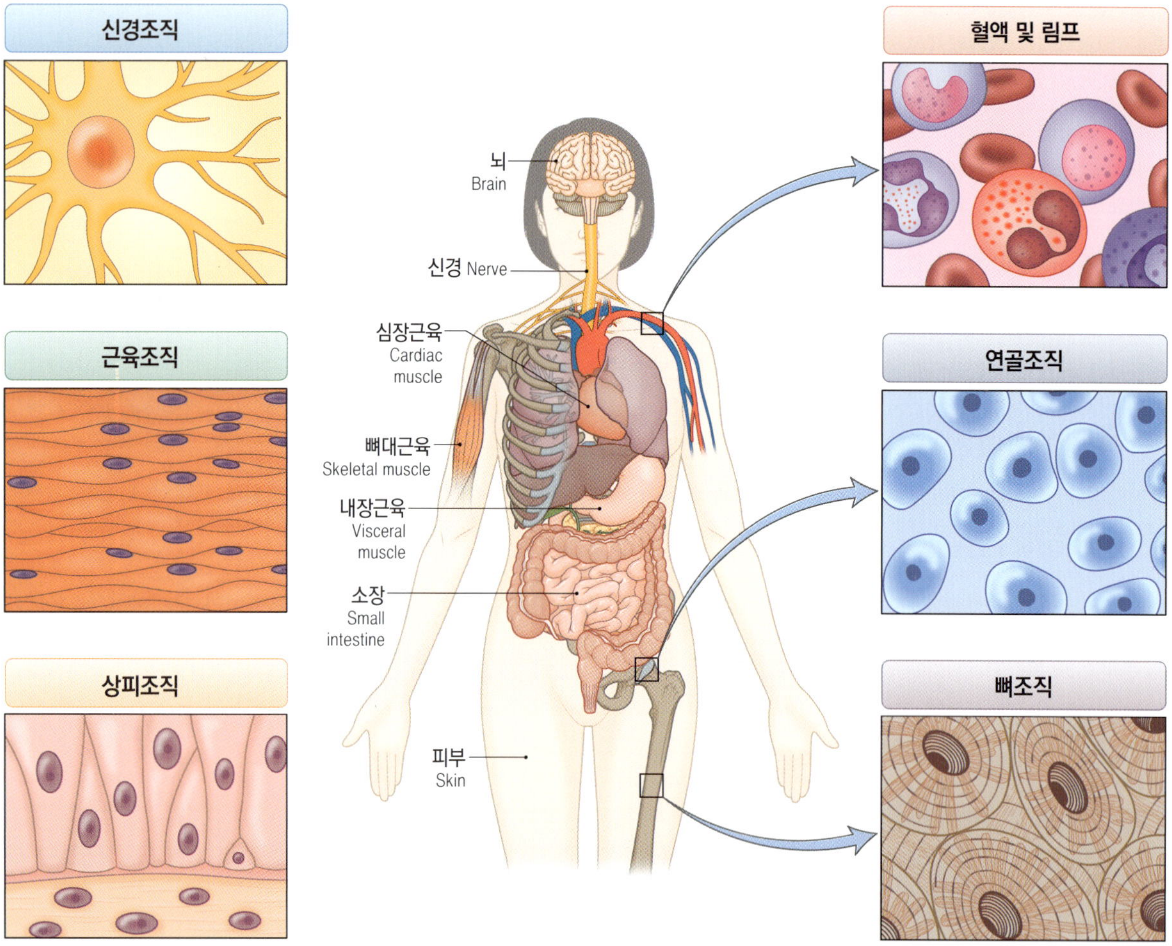

그림 2.23 조직의 분포

2.10 상피조직

학습목표 상피조직의 분류와 샘상피에 대해 알 수 있다.

상피조직 Epithelial tissue 상피조직은 몸의 바깥면(outer surface)과 속구조의 안쪽면(inner surface)을 덮는다. 세포사이물질(intercellular materials)이 거의 없으므로 표면에서 보면 모자이크와 같은 판 모양으로 관찰되며, 혈관도 거의 발달되어 있지 않다. 상피조직은 기능에 따라 샘상피와 덮개상피(피복상피, covering epithelium)로 구분할 수 있다.

샘상피 Glandular epithelium 자체도관을 가지고 있는 **외분비샘**(exocrine gland)과 발생과정 중에 분비관이 소실되어 분비부만 있는 **내분비샘**(endocrine gland)으로 나눌 수 있다. 내분비샘은 자체 분비관 없이 호르몬이 혈관을 타고 혈류를 따라 표적세포(target cell)로 이동한다.

샘상피 중 외분비샘을 분류하면 다음과 같다.

- **세포수에 따라** 한 개의 세포로 이루어진 **홑세포샘**(단세포샘, unicellular gland)과 여러 개의 세포로 이루어진 **다세포샘**(여러세포샘, multicellular gland)이 있다.
- **분비양상에 따라** 세포손상이 없이 분비되는 눈물샘(lacrimal gland), 침샘(타액샘, salivary gland), 췌장 꽈리세포와 같은 **샘분비형**(merocrine type), 젖샘(mammary gland), 큰땀샘(large sudoriferous gland)과 같이 세포질 일부가 떨어져 나가면서 분비되는 **부분분비형**(apocrine type), 기름샘(피지샘, sebaceous gland)과 같이 세포질 전체가 떨어져 나가면서 분비되는 **완전분비형**(holocrine type)이 있다(그림 2.24).
- **분비성질에 따라** 귀밑샘(이하샘, parotid gland), 눈물샘과 같은 **장액샘**(serous gland), 술잔세포(goblet cell)와 같이 점액질이 풍부한 **점액샘**(mucous gland), 혀밑샘(설하샘, sublingual gland), 턱밑샘(악하샘, submandibular gland)과 같이 장액과 점액이 혼합된 **혼합샘**(mixed gland)이 있다.

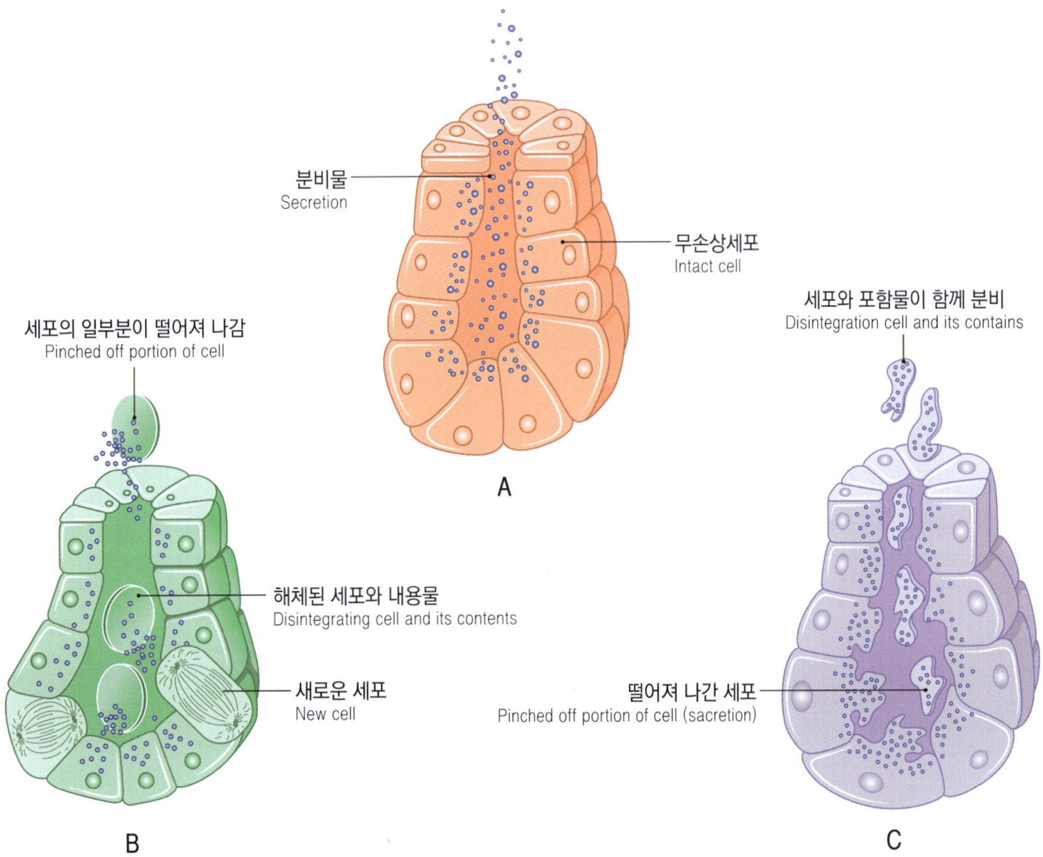

그림 2.24 분비양상에 따른 샘조직의 분류. A: 샘분비형, B: 부분분비형, C: 완전분비형

2.10 상피조직

학습목표 덮개상피에 대해 알 수 있다.

덮개상피 Covering epithelium 세포가 모여 자유면(free surface)을 덮는 조직을 덮개상피(피복상피, covering epithelium)라고 한다. 덮개상피는 바깥층 세포의 모양에 따라서 4가지, 즉 편평세포(squamous cell, 비늘 모양의 납작한 세포), 입방세포(cuboidal cell, 높이와 폭이 비슷한 정육면체 모양의 세포), 원주세포(columnar cell, 높이가 폭보다 큰 원주 모양의 세포) 및 이행세포(transitional cell, 세포가 수축 · 이완하는 특징을 가진 세포)로 구분된다. 또한 상피세포는 세포의 층의 수에 따라서 단층상피(simple epithelium, 동일한 세포가 한 층으로 배열)와 중층상피(stratified epithelium, 동일하거나 다른 세포가 여러 층으로 배열)로 구분된다. 결과적으로 바깥층 세포의 **모양과 세포의 층의 수**에 따라서 구분할 수 있다.

- **단층편평상피(simple squamous epithelium)** 얇고 불규칙한 한 층의 세포로 구성되며, 세포사이로 물질이동이 쉽다. 가슴막(흉막, pleura), 복막(peritoneum), 심장막(심낭, pericardium), 신장의 사구체주머니(토리주머니, glomerular capsule), 폐포(허파꽈리, alveolar) 등에서 볼 수 있다.

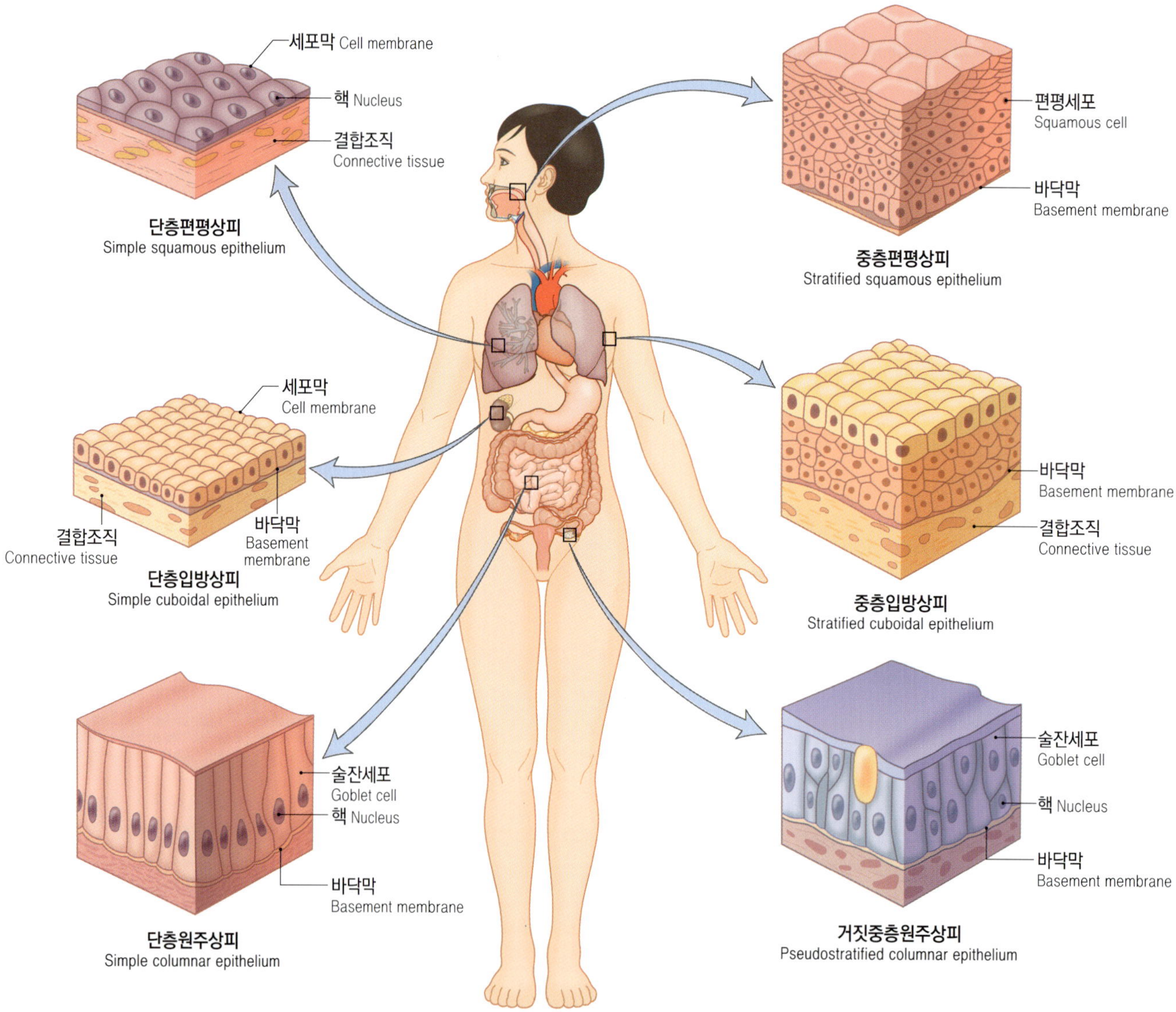

그림 2.25 상피조직의 종류와 분포

2.10 상피조직

학습목표 상피조직의 분류에 대해 알 수 있다.

- **단층입방상피(simple cuboidal epithelium)** 입방형의 한 층의 세포로 구성되며, 분비(secretion)기능을 가진다. 단층입방상피는 각종 분비샘(glands)이나 분비관(secretory duct)에서 관찰되며, 신장에서 오줌을 생성하는 세관(tubule)을 구성한다. 샘은 분비관을 통해 분비물을 배출하는 외분비샘(exocrine gland)과 혈액으로 직접 분비물을 배출하는 내분비샘(endocrine gland)으로 구분된다.
- **단층원주상피(simple columnar epithelium)** 원주형(높이가 넓이보다 큰)의 한 층의 세포로 구성되며, 핵이 세포의 바닥쪽으로 치우쳐 있다. 단층원주상피는 위장관(gastrointestinal tract)의 점막에 분포하며 흡수(absorption)에 관여한다.
- **거짓중층상피(pseudostratified epithelium)** 두 층처럼 보이지만, 실제로는 한 층이기 때문에 '거짓(pseudo)중층'이라고 불린다. 상피세포에서 돌출된 섬모(cilia)는 같은 방향으로 물결치듯이 움직이기 때문에 상피의 안쪽에 있는 점액이 밖으로 운반되어 폐속으로 먼지와 같은 이물질이 들어오는 것을 방지한다. 거짓중층상피는 기관(trachea)과 같은 호흡관의 안쪽면을 덮는다.
- **이행상피(transitional epithelium)** 중층이행상피(stratified transitional epithelium)라고도 하며, 상태에 따라 세포 모양이 변하는 상피로 신축성이 있고 압력에 잘 버틸 수 있는 장기에 분포한다. 방광(bladder)의 벽이 좋은 예로 방광이 비어 있을 때 방광상피의 층수는 감소하고 세포의 모양은 납작한 모양으로 변한다.
- **중층입방상피(stratified cuboidal epithelium)** 여러 층의 상피로 구성되어 있으며, 표면의 세포가 입방세포인 상피로서 일부 외분비샘의 분비관 특히, 땀샘(sweat gland)의 분비관, 난소(ovary)의 난포상피(follicular epithelium), 고환(testis)의 정세관상피(seminiferous epithelium)에서 관찰된다.
- **중층원주상피(stratified columnar epithelium)** 표층의 세포가 원주세포인 상피로서 일부 외분비샘의 분비관과 요도(urethra)에서 관찰된다.
- **중층편평상피(stratified squamous epithelium)** 표면은 편평상피이고 여러 층으로 구성되어 보호기능(protection)을 수행한다. 대부분의 세균(bacteria)이나 바이러스(virus)는 피부와 점막(mucous membrane) 표면을 덮고 있는 중층편평상피를 통과할 수 없다. 입안, 피부, 식도, 성대, 후두, 질 등에서 관찰된다.

표 2.4 상피조직의 분류

세포의 층수	세포모양(표면층)	분포	종류
단층	편평상피	가슴막, 복막, 심장막, 폐포, 관절주머니 등	단층편평상피
	입방상피	외분비샘과 내분비샘의 일부	단층입방상피
	원주상피	위장관점막 등	단층원주상피
중층	편평상피	입안, 피부, 식도, 후두, 성대, 질 등	중층편평상피
	입방상피	땀샘, 난포상피, 정세관상피 등	중층입방상피
	원주상피	남성요도의 해면체, 항문점막 등	중층원주상피
	이행상피	신우, 방광, 요관, 요도 등	중층이행상피
거짓중층	원주상피	귀관, 기도점막	거짓중층원주상피

2.11 결합조직

학습목표 결합조직의 구성에 대해 알 수 있다.

결합조직의 구성 Component of connective tissue

결합조직(connective tissue)은 4대 조직 중 가장 풍부한 조직으로 결합조직 **세포**(cell)와 세포사이물질인 겔 형태의 **바탕질**(matrix), **섬유**(fiber)로 구성된다.

세포 Cell 중간엽(mesenchyme)에서 유래된 것으로 고정세포(fixed cell)와 자유세포(free cell)로 구분할 수 있다.

섬유모세포 Fibroblast 결합조직을 이루는 가장 기본적인 세포로 성긴결합조직에 가장 많이 분포한다. 무정형물질(amorphous substance)을 분비하고, 섬유물질을 생산하여 흉터(scar)를 형성한다.

비만세포 Mast cell 세포질에 분비과립으로 가득 차 있는 타원형에 가까운 세포이다. 혈관 투과성을 증가시키는 히스타민(histamine), 항응고 기능을 지닌 헤파린(heparin), 혈관수축 및 신경전달물질인 세로토닌(serotonin) 등을 분비한다.

형질세포 Plasma cell 체액성면역과 관련한 B림프구(B lymphocyte)에서 유래한 것으로 항체(antibody)를 생산한다.

큰포식세포 Macrophage 단핵구에서 유래한 것으로 조직구(histiocyte)라고도 하며, 포식작용에 의한 신체방어체계의 역할을 한다.

지방세포 Adipose cell 세포질에 지방방울을 함유하며, 체온유지와 에너지저장에 관여한다.

바탕질 Matrix 결합조직세포와 섬유 사이의 겔 형태의 물질로 조직액과 무형질, 섬유성물질 등으로 구성되어 있다. 조직액은 세포외액 성분 중 15%를 차지하며, 투과성 장애로 인해 부종(edema)이 일어난다. 무형질은 점성이 높아 미생물의 침입을 막고, 충격흡수에도 관여한다.

섬유 fiber

아교질섬유(collagenous fiber)는 가장 많은 결합조직섬유로 매우 질긴 백색섬유이다. 뼈, 힘줄, 인대 등에 많다.
탄력섬유(elastic fiber)는 탄력소(elastin)라는 탄력성이 높은 단백질의 황색섬유이다. 동맥, 탄력연골, 탄력인대 등에 많다.
그물섬유(reticular fiber)는 섬유의 굵기가 매우 가는 그물구조를 형성한다. 골수, 비장, 림프조직 등에 많다.

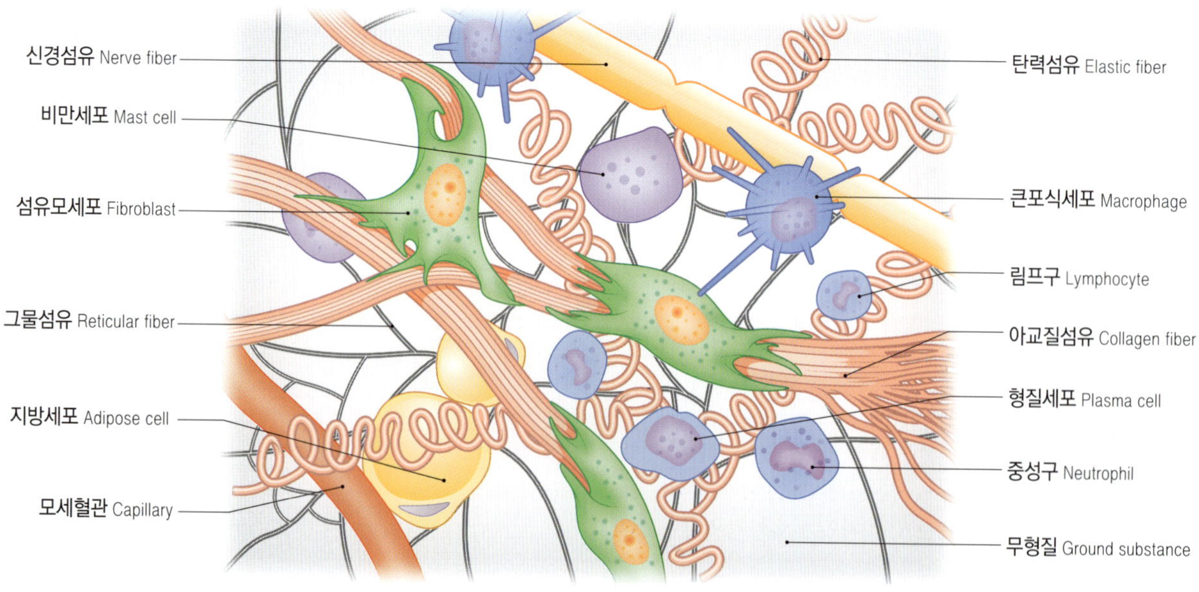

그림 2.26 결합조직

2.11 결합조직

학습목표 결합조직 섬유와 고유결합조직에 대해 알 수 있다.

결합조직의 분류 Classification of connective tissue fiber

결합조직은 몸에서 가장 풍부한 조직으로 다양한 형태를 가지며, 온몸에 걸쳐서 넓게 분포한다. 상피조직과 비교하였을 때, 결합조직은 세포의 종류, 분포 및 세포사이물질인 바탕질의 양과 종류가 다르다. 바탕질에는 세포의 수가 적고 섬유(fiber)가 풍부하며, 바탕질과 섬유의 종류와 특징에 따라 여러 종류의 결합조직으로 나뉜다. 예를 들면, 뼈의 바탕질은 단단하나 연골의 바탕질은 상대적으로 무르고, 힘줄과 인대는 질기고 유연하고 혈액의 바탕질은 액체이다. 몸을 구성하는 결합조직은 고유결합조직(proper connective tissue)과 특수결합조직(special connective tissue)으로 나뉜다. **고유결합조직**은 다시 성긴결합조직(loose connective tissue), 치밀결합조직(dense connective tissue), 섬유결합조직(fibrous connective tissue), 그물조직(reticular tissue), 탄력조직(elastic tissue), 지방조직(adipose tissue)으로 나뉘고, **특수결합조직**은 림프(lymph), 뼈(bone), 연골(cartilage), 혈관(blood vessel)으로 나뉜다.

고유결합조직 Proper connective tissue

성긴결합조직 Loose connective tissue 가장 넓게 분포하는 결합조직으로, 여러 기관의 틈을 채우고 서로 연결하여 내부 장기를 보호한다. 겔(gel) 형태의 바탕질 속에 여러 종류의 세포와 가는섬유로 된 그물로 구성된다(그림 2.27A).

치밀결합조직 Dense connective tissue 섬유결합조직(fibrous connective tissue)이라고도 하는데, 주로 한 방향으로 평행하게 달리는 흰색의 질긴 아교질섬유(collagen fiber)로 구성되어 질기고 유연성은 뛰어나지만, 신축성은 부족하다. 대표적인 예는 막, 힘줄, 인대, 진피, 뼈 등이 있다(그림 2.27B).

그물조직 Reticular tissue 미세한 그물로 구성된 별 모양의 세포로 지라, 가슴샘, 림프절, 골수 등에서 관찰된다.

탄력조직 Elastic tissue 탄력섬유로 주로 구성되며, 동맥벽과 척추의 황(색)인대(ligamentum flavum) 등에서 관찰된다.

지방조직 Adipose tissue 대부분이 지방세포로 이루어진 느슨한 결합조직으로 지방세포 뿐 아니라, 섬유모세포(fibroblast), 혈관 내피세포(endothelial cell) 및 다양한 면역세포를 포함한 바탕질의 세포를 포함한다(그림 2.27C). 지방조직은 충격흡수, 에너지 저장, 체온유지 역할을 한다.

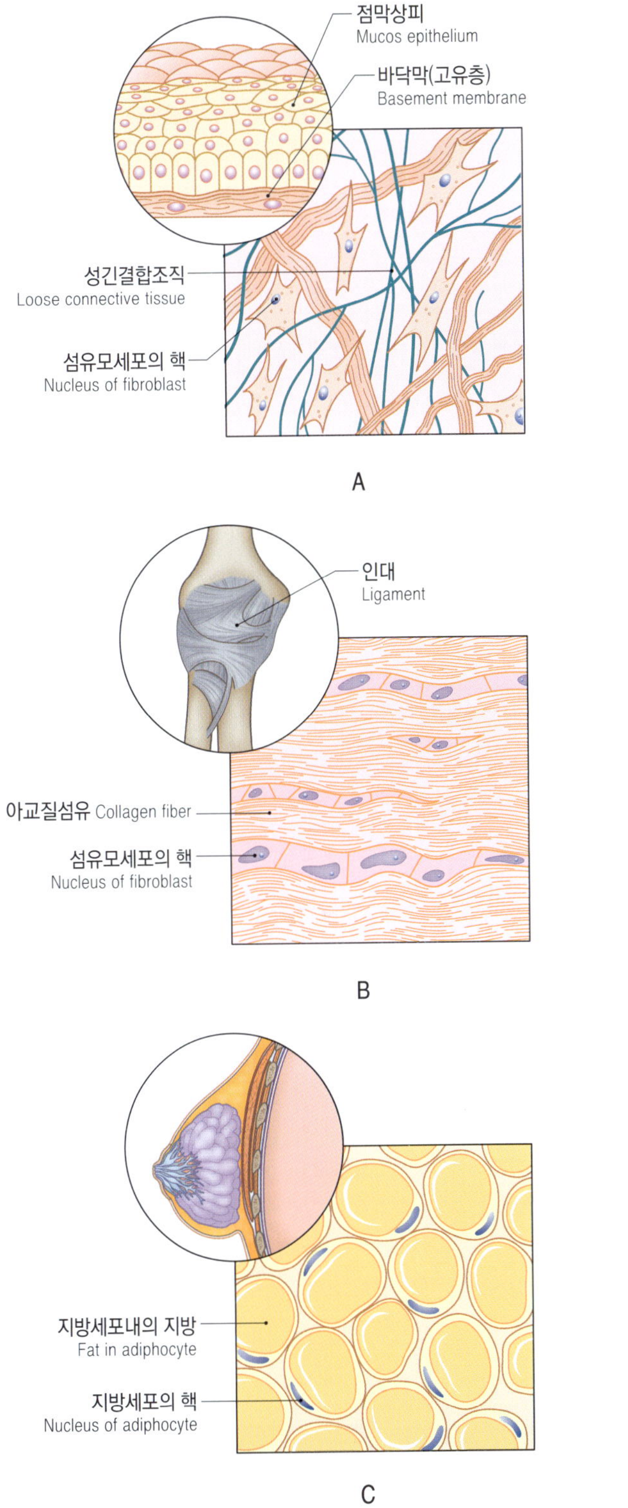

그림 2.27 고유결합조직. A: 성긴결합조직, B: 치밀결합조직, C: 지방조직

2.11 결합조직

학습목표 특수결합조직에 대해 알 수 있다.

특수결합조직 Special connective tissue

뼈 Bone 가장 특수화된 결합조직으로 치밀뼈(compact bone)와 해면뼈(spongy bone)로 나누고, 바탕질은 석회화(calcification)되어 있어서 매우 단단하다(그림 2.28A).

연골 Cartilage 뼈보다 무른 구조로 겔이나 플라스틱 정도의 경도를 가진다. 현미경으로 보면, 바탕질 내에 분포하는 작고 수많은 연골세포방(cartilage lacuna) 속에 세포성분인 연골세포(chondrocyte)가 있다(그림 2.28B, C). 뼈와 다르게 연골은 혈관, 림프 및 신경의 분포가 없어 연골막으로부터 확산된 영양분을 이용한다. 연골은 유리연골, 섬유연골, 탄력연골로 나뉜다.

- **유리연골(hyaline cartilage)** 가장 많이 분포된 연골로 코중격(nasal septum), 후두(larynx) 및 기관연골(tracheal cartilage), 관절연골(articular cartilage), 갈비연골(늑연골, costal cartilage) 등에서 관찰된다.
- **섬유연골(fibrous cartilage)** 바탕질에 많은 아교질섬유가 포함되어 매우 질긴 연골이며, 척추(사이)원반(추간판, intervertebral disc), 두덩결합(pubic symphysis), 관절원반(articular disc) 등에서 관찰된다.
- **탄력연골(elastic cartilage)** 탄력성이 뛰어나며 귓바퀴(이개, auricle), 귀관(이관, auditory tube), 후두(덮)개(epiglottis) 등에서 관찰된다.

혈액 Blood 혈구세포와 세포 조각(고형성분) 및 액체 바탕질로 구성된 가장 특이한 결합조직이다. 바탕질은 혈장(plasma)으로 고형성분은 적혈구(red blood cell), 백혈구(white blood cell) 및 혈소판(thrombocyte)으로 구성된다.

림프 Lymph 혈액과 마찬가지로 혈구와 림프구 사이에 혈장과 림프구(lymphocyte)가 다량 존재하며 중간엽 조직에서 형성된다.

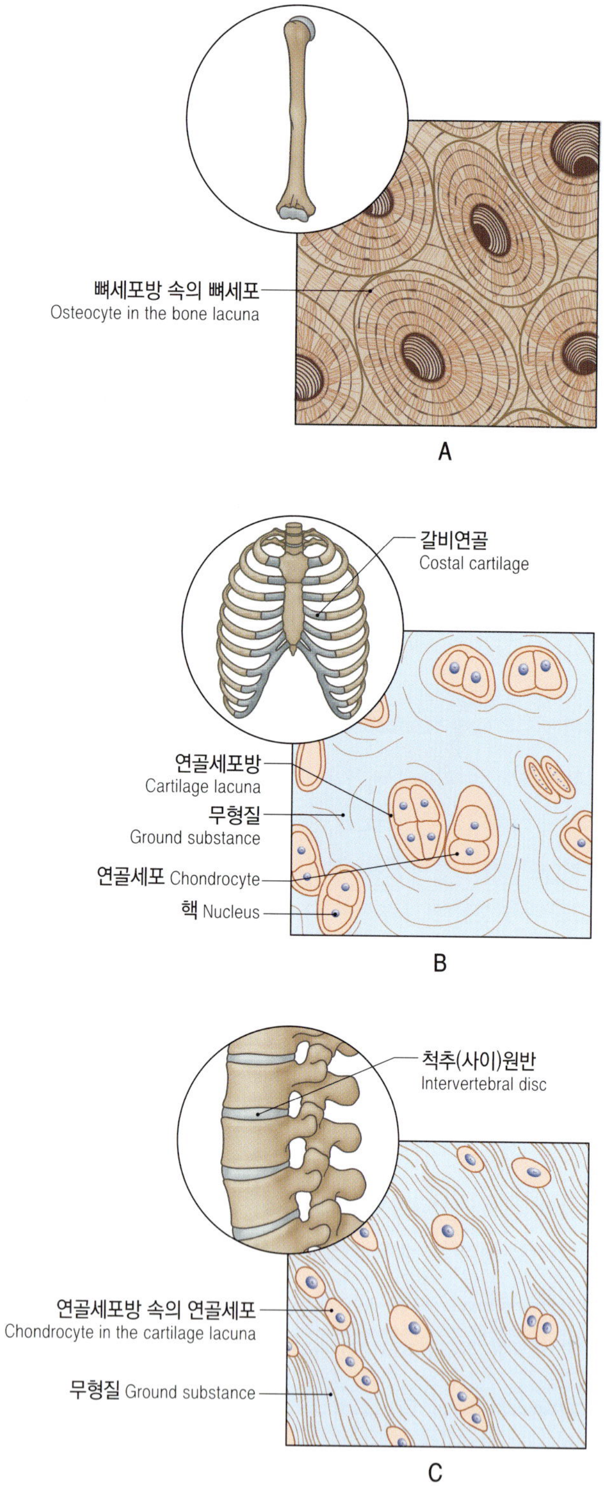

그림 2.28 특수결합조직. A: 뼈, B: 유리연골, C: 섬유연골

2.11 결합조직

학습목표 막에 대해 알 수 있다.

막의 개념과 종류 Concepts and type of membrane

막(membrane)은 몸안의 공간을 싸고 있는 상피조직과 이를 지지하는 결합조직을 합친 것이다. 결합조직은 외배엽 아래의 섬세한 막 또는 복잡한 피부밑 섬유층으로 존재한다. 이 섬유들은 신축성은 없으나 배열 상태로 인해 근육을 단단히 지지하거나 몸의 형태를 변화시키는 역할을 한다. **결합조직의 막**에는 장막, 점막, 섬유막, (윤)활막이 있다.

장막 Serous membrane 몸안의 내면을 덮고 있는 두 겹의 막으로 장기 자체를 싸고 있는 내장층(visceral lamina)과 바깥의 벽층(parietal lamina)으로 이루어져 있다. 두 겹의 막 사이에는 액체로 채워져 있어 마찰과 충격을 흡수하여 줄여주는 역할을 한다. 심장막(심낭, pericardium), 가슴막(흉막, pleura), 복막(peritoneum)이 속한다.

점막 Mucous membrane 점액을 분비하는 막으로 속빈기관의 속면을 이루어 분비, 흡수, 보호 등의 기능을 한다.

섬유막 Fibrous membrane 결합조직 섬유로 이루어지는 막으로 장기 표면을 덮어 보호하는 역할을 한다. 뇌와 척수를 덮는 수막(meninges)이 여기에 속한다.

(윤)활막 Synovial membrane (윤)활액(synovial fluid)을 분비하는 막으로 마찰을 감소시키는 역할을 한다.

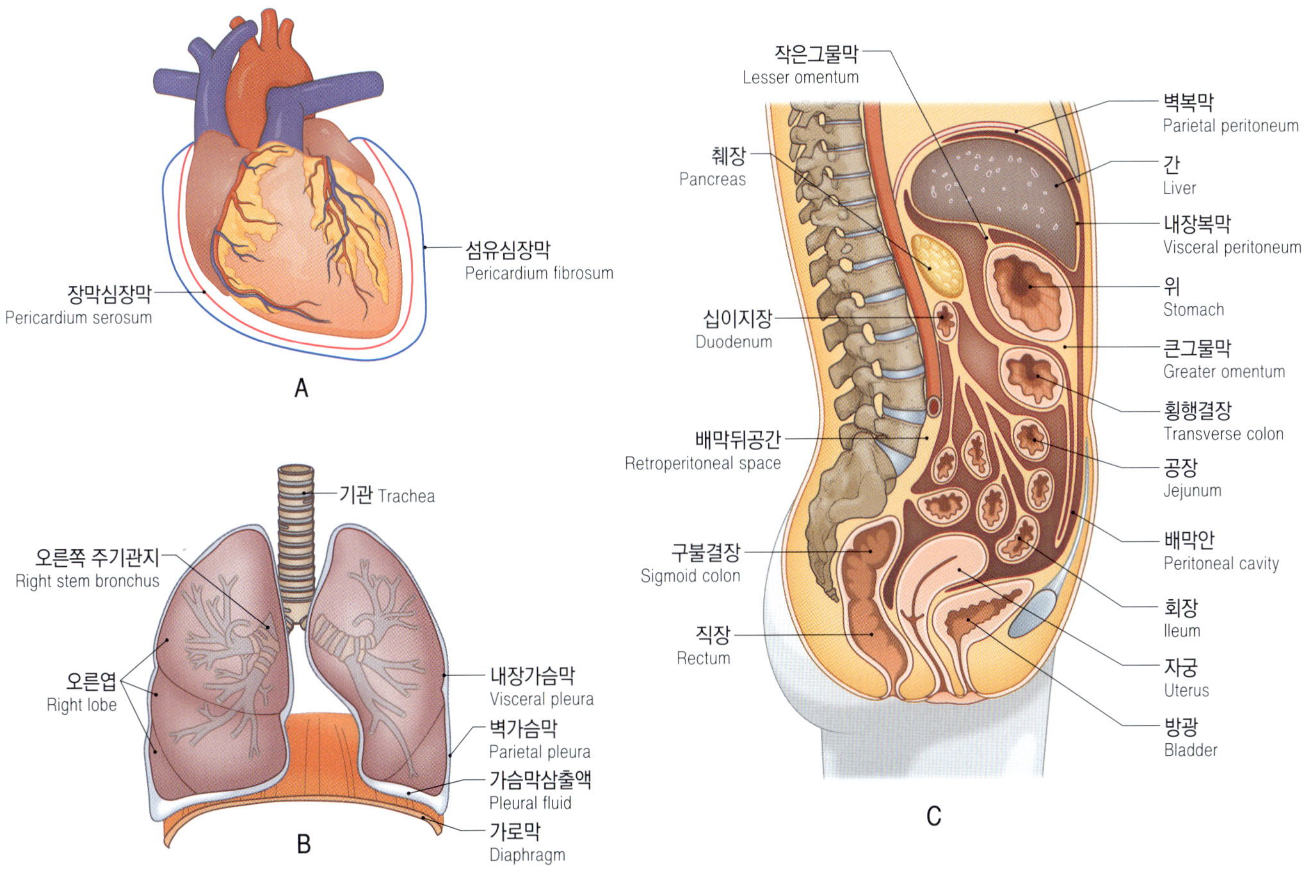

그림 2.29 장막. A: 심장막, B: 가슴막, C: 복막

2.12 근육 및 신경조직

학습목표 근육과 신경조직에 대해 알 수 있다.

근육조직 Muscular tissue

몸의 운동(movement)을 담당하며 다른 조직보다 강한 수축력(contractility)을 가진다. 근육조직에는 뼈대근육(골격근, skeletal muscle), 심장근육(심근, cardiac muscle) 및 민무늬근육(평활근, smooth muscle)이 있다.

뼈대근육조직 Skeletal muscle tissue 뼈에 붙어 있는 근육으로 마음대로 조절할 수 있으므로 **수의근**(맘대로근육, voluntary muscle)이다. 현미경으로 관찰하면, 근육섬유에 밝고 어두운 가로무늬가 많이 있으므로 **가로무늬근육**(횡문근, striated muscle)이라고도 한다. 근육세포는 실처럼 긴 모양이므로 흔히 근육섬유(muscle fiber)라고 하고, 하나의 근육섬유에 많은 핵이 있다(그림 2.30A).

심장근육조직 Cardiac muscle tissue 심장근육은 심장의 벽을 형성하는 근육으로 뼈대근육처럼 가로무늬근육이며, 자율신경계통의 조절에 의하여 의지와 무관하게 수축이 일어나므로 **불수의근육**(제대로근육, involuntary muscle)이다. 광학현미경으로 관찰하면, 심장근육세포(섬유)는 가지를 내어 서로 맞물려서 연결되는데 연결 부위에는 가로무늬보다 진하고 두꺼운 구조인 사이원반(개재원반, intercalated disc)이 있다. 사이원반은 심장근육세포(cardiac muscle cell) 사이의 경계가 된다(그림 2.30B).

민무늬근육조직 Smooth muscle tissue 주로 혈관의 중간막(tunica media), 소화기관 벽의 근육층 및 관 모양의 속빈기관(hollow organ)의 벽을 형성하므로 **내장근육**(visceral muscle)이라고도 하며, 심장근육처럼 자율신경계통의 지배를 받아 오랜 시간 동안 부분적인 수축을 할 수 있는 **불수의근**이다. 현미경으로 관찰하면, 섬유가 길고 좁은 방추 모양으로 관찰되나, 뼈대근육섬유나 심장근육섬유보다는 짧다. 각 섬유에는 한 개의 핵이 있고 가로무늬는 없다(그림 2.30C).

신경조직 Nervous tissue

체내 · 외의 각종 변화를 중추에 전달하고 중추로부터의 자극을 몸의 각 부분으로 전달하는 계통으로 이것을 구성하는 조직이 신경조직이다. 신경조직은 신경세포(nerve cell)와 신경(아)교세포(neuroglia cell)로 구성된다.

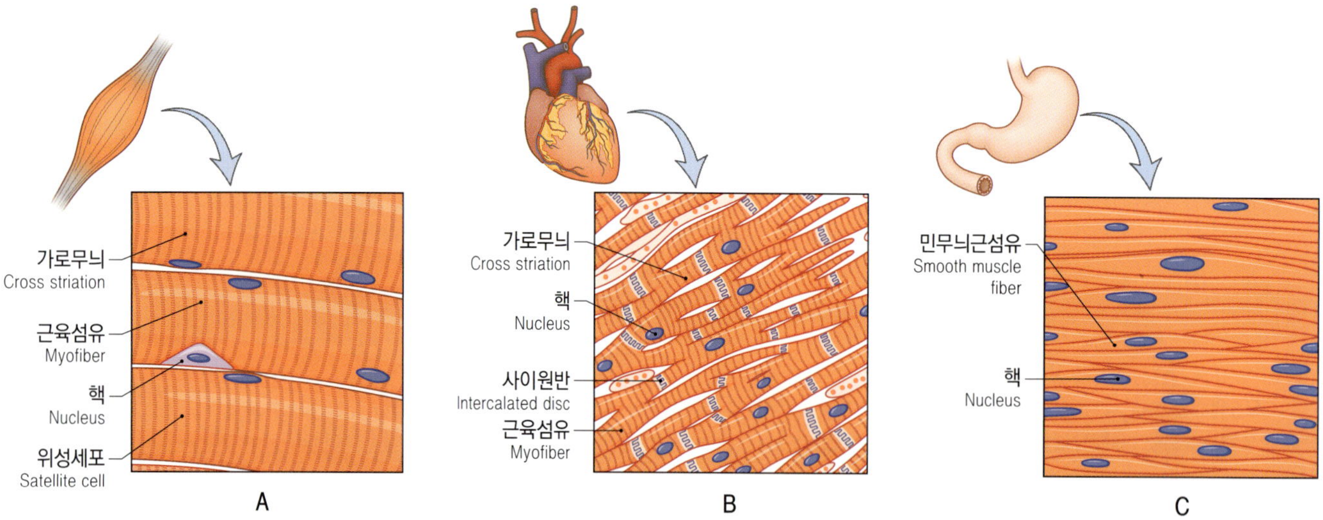

그림 2.30 근육조직. A: 뼈대근육, B: 심장근육, C: 민무늬근육

2.13 기관

학습목표 기관에 대해 알 수 있다.

기관의 개념과 종류 Concepts and types of organ

기관(organ)이란 여러 개의 조직에서 비롯된 특정한 기능을 수행하기 위해 모인 집단을 말한다. 조직의 개수에 따라 심장과 같이 하나의 조직으로 된 기관이 있는 반면, 신장이나 폐와 같이 쌍으로 된 기관이 있다. 또한 혈액을 펌프질하여 온몸으로 보내는 심장과 가스교환(gas exchange)을 통해 조직에 산소공급을 하고, 이산화탄소를 배출하는 폐와 같이 생존에 필수불가결한 기관이 있는 반면, 담낭이나 비장과 같이 기관이 없어도 생존할 수 있는 일반기관도 있다. 또한 속이 조직으로 차 있는 **실질기관**과 속이 비어 내용물을 수용하는 **속빈기관**으로 나눌 수 있다.

실질기관 Parenchymatous organ 폐(폐포), 간(간소엽), 신장(네프론), 췌장(꽈리세포와 랑게르한스섬) 등과 같은 속이 조직으로 차 있는 장기이다.

속빈기관 Hallow organ 내강(lumen)이라는 속 공간에 물질을 수용할 수 있는 공간이 있는 구조로 위, 창자, 방광, 자궁 등이 있다. 기관의 벽은 바깥에서 안쪽으로 장막(serous membrane), 근육층(muscular layer), 점막밑층(submucosa), 점막(mucosa)의 4개의 층으로 구성되어 있다(그림 2.31).

표 2.5 속빈기관의 층

구분			특징
바깥 ↓ 안쪽	장막		표면을 싸고 있는 층으로 성긴결합조직으로 구성됨
	근육층	세로근육	민무늬 내장근을 움직이는 역할을 함
		돌림근육	
	점막밑층		영양공급과 움직임에 필요한 자율신경과 혈관을 유도함
	점막		점액으로 덮여 있으며, 표면적을 넓혀주고 보호하는 역할을 함

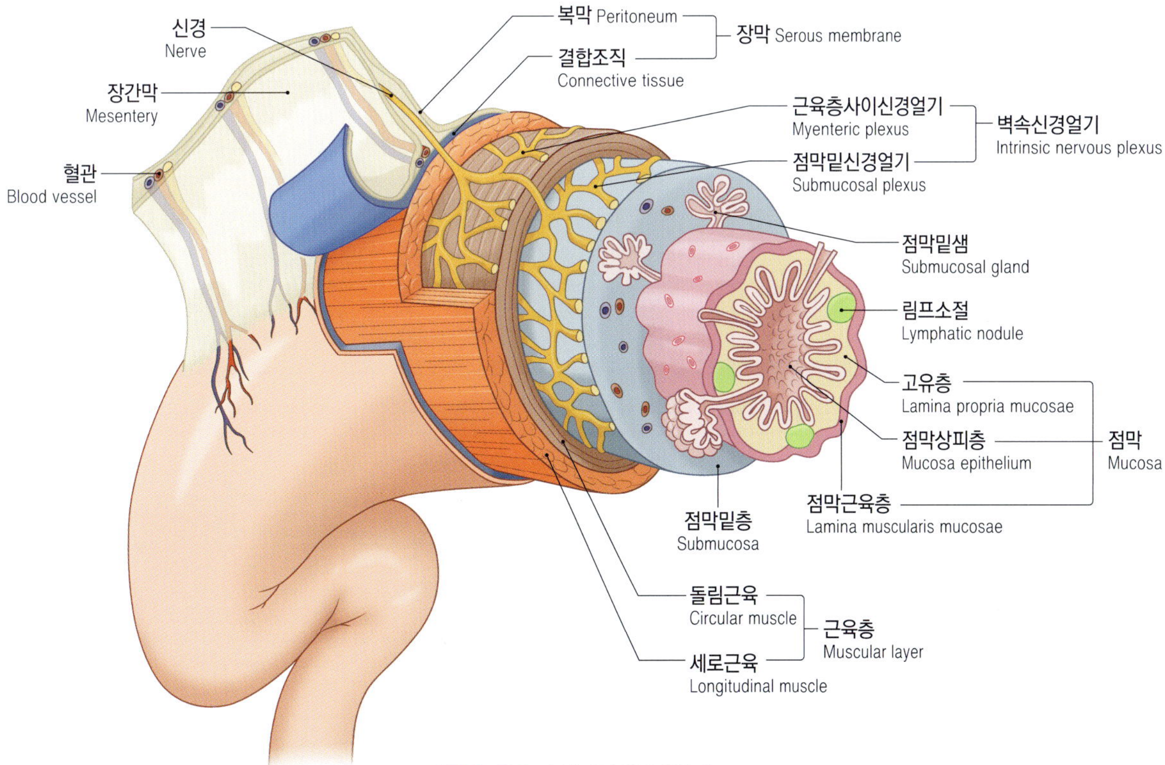

그림 2.31 속빈기관의 4개의 층

관련 질환과 중재

조직의 손상과 회복 Tissue damage and recovery

조직이 물리적 · 화학적인 손상을 입게 되면, 손상된 조직은 자가 치유 능력에 의하여 회복되지만, 해당 조직의 특성에 따라서 회복 속도는 매우 다양하다. 손상된 조직이 회복되는 과정은 **재생**(regeneration)과 **흉터형성**(반흔화, cicatrization)으로 잘 알려져 있다. 재생은 손상되거나 죽은 세포가 큰포식세포(macrophage)에 의하여 포식(phagocytosis)되고 그 세포의 공간과 기능을 새로 생성된 세포가 대체하는 과정을 말한다.

상피조직과 결합조직은 재생능력이 뛰어나다. 예를 들면, 날카로운 것에 의하여 피부를 덮고 있는 상피(epithelium)가 손상되면 손상부위의 상피세포는 빠르게 분열하여 손상부위를 메운다. 결합조직이 손상되면 손상부위의 섬유모세포(fibroblast)가 활성화되고 활성화된 섬유모세포는 아교질섬유(collagen fiber)를 생성하여 손상된 부위에 치밀섬유결합조직(dense fibrous connective tissue)을 형성한다. 치밀섬유결합조직의 손상부위의 크기가 작은 경우 일정한 시간이 지난 후에 치밀섬유결합조직은 정상조직으로 대체된다. 그러나 치밀섬유결합조직의 손상부위의 크기가 큰 경우에는 치밀섬유결합조직이 정상조직으로 대체되지 않고 흉터로 남는다. 특히, 원인은 아직 확실히 알려지지 않았지만 손상부위(진피)의 섬유모세포에서 필요 이상의 아교질섬유가 분비되어 비정상적으로 두꺼운 흉터가 형성된 것을 흉터종(켈로이드, keloid)이라고 한다.

신경조직의 재생 능력은 매우 제한적이다. 말초신경의 재생은 부분적으로 이루어지지만, 속도는 매우 느리다. 그러나 중추신경계(뇌와 척수)의 재생은 거의 되지 않아서 한번 손상되면 영구적인 손상을 초래할 수 있다. 최근 연구에 의하면 중추신경계에서 재생이 일어나지 않는 이유가 신경(아)교세포에 의한 신경(아)교증(gliosis)이라는 것이 규명되었고, 신경성장인자(nerve growth factor)가 발견되어서 미래에는 중추신경계의 손상을 치유할 수 있는 가능성이 제시되고 있다.

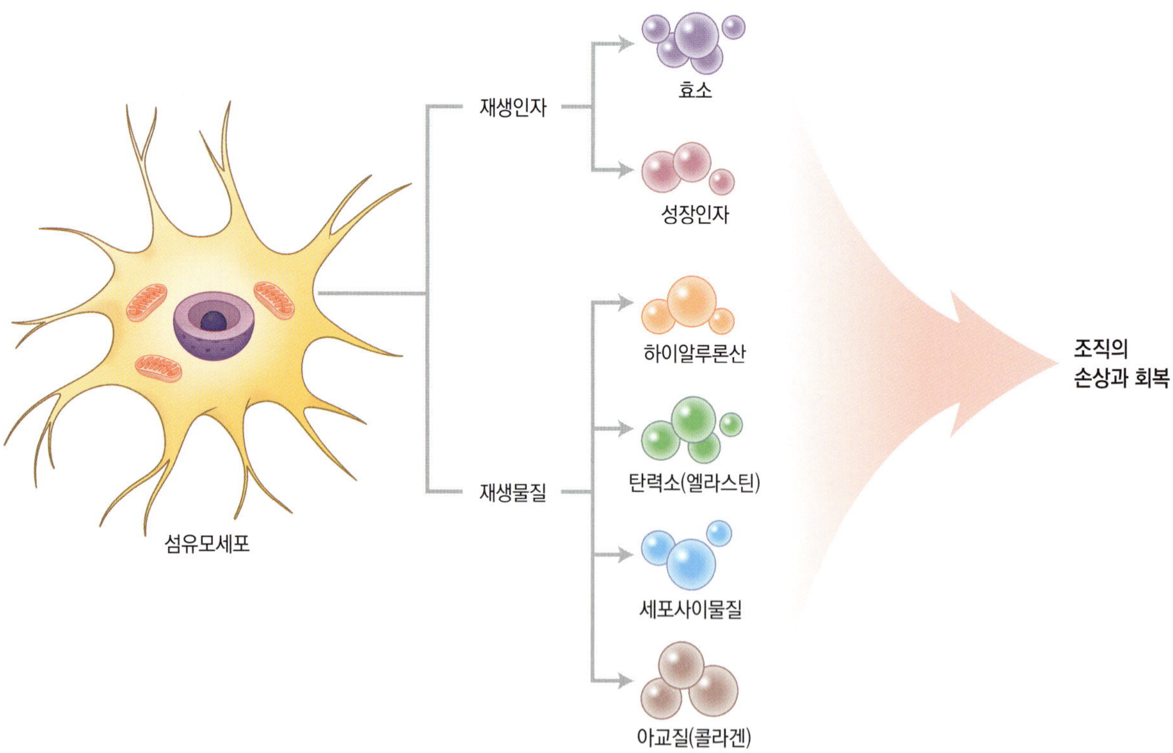

그림 2.32 조직 재생

핵심정리 및 문제 CORE ORGANIZATION & PROBLEM

1. 조직(tissue)이란 같은 형태의 세포들이 특수한 목적으로 모인 집단이다. 4대 조직은 상피, 결합, 근육, 신경조직이다.
2. 샘상피(glandular epithelium)는 자체도관을 가지고 있는 외분비샘(exocrine gland)과 발생과정 중 분비관이 소실되어 분비부만 있는 내분비샘(endocrine gland)으로 나뉜다.
3. 샘상피 중 외분비샘을 분류하면 분비양상에 따라 세포손상이 없이 분비되는 눈물샘, 침샘, 이자샘, 땀샘과 같은 샘분비형(merocrine type), 젖샘, 큰땀샘과 같이 세포질 일부가 떨어져 나가면서 분비되는 ____________, 기름샘과 같이 세포질 전체가 떨어져 나가면서 분비되는 완전분비형(holocrine type)이 있다.
4. 외분비샘의 분비성질에 따라 귀밑샘, 눈물샘과 같은 장액샘(serous gland), 술잔세포와 같이 점액질이 풍부한 점액샘(mucous gland), 혀밑샘, 턱밑샘과 같이 장액과 점액이 혼합된 혼합샘(mixed gland)이 있다.
5. 상피세포(epithelial cell)의 종류는 바깥층 세포의 모양에 따라 편평상피, 입방상피, 원주상피, 이행상피로 나뉘며, 세포의 층에 따라 단층과 중층상피로 나뉜다.
6. 단층편평상피는 한 층의 납작한 세포로 구성되며, 세포사이로 물질이동이 용이하다.
7. 단층입방상피는 한 층의 입방형 세포로 구성되며, 분비기능을 가진다.
8. 단층원주상피는 한 층의 원주형 세포로 구성되며, 흡수기능을 가진다.
9. 중층편평상피의 표면은 편평상피이고, 여러 층으로 구성되며, 보호기능을 수행한다.
10. ____________는 중층편평상피 중 하나로 신축기능에 대응해서 상피형태가 바뀌는 상피이다. 신우(콩팥깔때기), 요관, 방광 등의 상피가 속한다.
11. 결합조직(connective tissue)은 고유결합조직과 특수결합조직으로 나뉘며, 고유결합조직은 성긴결합조직, 치밀결합조직, 섬유결합조직, 그물조직, 탄력조직, 지방조직, 림프, 뼈, 연골로 나뉜다.
12. ____________은 그물 모양의 세포이며, 비장, 가슴샘, 림프절, 골수 등에서 관찰된다.
13. 탄력조직(elastic tissue)은 탄력섬유로 구성되며, 동맥벽과 황(색)인대 등에서 관찰된다.
14. 지방조직(adipose tissue)은 지방세포, 섬유모세포, 혈관내피세포 및 다양한 면역세포를 포함한 바탕질세포를 포함한다.
15. 뼈(bone)는 치밀뼈와 해면뼈로 나뉘고, 뼈바탕질은 석회화되어 있어서 매우 단단하다.
16. 연골(cartilage)은 유리연골, 섬유연골, 탄력연골 등으로 나뉘며, 혈관과 림프 및 신경의 분포가 없어 연골막으로부터 확산되어 영양분을 이용한다.
17. ____________은 몸안의 공간을 싸고 있는 상피조직과 이를 지지하는 결합조직을 합친 것이다.
18. 근육조직(muscular tissue)에는 뼈대근육, 심장근육 및 민무늬근육이 있다.
19. 뼈대근육(skeletal muscle)은 수의근육과 가로무늬근육, 심장근육은 불수의근육과 가로무늬근육, 내장근육은 불수의근육과 민무늬근육이다.
20. 신경조직(nervous tissue)은 신경세포와 신경(아)교세포로 구성된다.
21. 기관(organ)은 여러 개의 조직에서 비롯된 특정한 기능을 수행하기 위해 모인 집단으로 속이 조직으로 차 있는 실질기관과 속이 비어 내용물을 수용하는 속빈기관으로 나눌 수 있다.
22. 실질기관(parenchymatous organ)은 폐(폐포), 간(간소엽), 신장(네프론), 췌장(꽈리세포와 랑게르한스섬) 등이다.

해답

3. 부분분비형(apocrine type) 10. 이행상피 12. 그물조직(reticular tissue) 17. 막(membrane)

주요 용어 설명 MAJOR TERM EXPLANATION

뉴클레오타이드(nucleotide) DNA 및 RNA를 구성하는 기본단위이며, 물질대사 과정 중 에너지 전달에도 관여하며, 염기 하나와 오탄당 하나, 한 개 이상의 인산으로 구성됨

동형분열(homotypical division) 감수분열을 구성하는 2개의 분열 중 염색체의 반수화를 동반하지 않는 균등한 분열

번역(translation) mRNA에 암호화되어 있는 유전 정보를 이용해 단백질을 합성하는 과정

산화인산화(oxidative phosphorylation) 전자전달계의 산화환원반응으로부터 유래된 에너지를 이용하여 ATP를 생성하는 것

산화환원반응(oxidoreduction reaction) 한 물질에서 다른 물질로 산소 원자, 수소 원자 또는 전자가 이동하는 반응

삼투(osmosis) 반투과성 막을 경계로 농도가 다른 두 용액이 있을 때 농도가 낮은 쪽에서 높은 쪽으로 용매가 이동하는 현상

염색질(chromatin) 염색체를 구성하는 DNA와 단백질, RNA로 구성된 복합체로 세포가 분열하지 않을 때 유전물질이 단백질과 결합하여 이루어진 실 모양의 느슨한 구조물

염색체(chromatosome) 핵이 2개의 딸세포(daughter cell)를 만들 때 DNA 분자가 단단히 꼬여 짧은 막대 모양으로 나타나는 것

유동모자이크모형(fluid mosaic model) 인지질의 이중막 위에 유동성 있는 단백질 분자가 분포해 있다고 하는 이론

이형분열(heterotypical division) 제1감수분열은 상동염색체가 분열하여 염색체수가 2배체(2n) 상태에서 반수체(n) 상태로 줄어드는 것(2n → n)

자유라디칼(free radicals) 쌍을 이루지 않은 원자가 전자의 원자나 원자군. 이온을 이루지 않은 결합이 깨졌을 때 형성되며, 쌍을 이루지 않은 전자들 때문에 대부분 극단적으로 반발하는 특성을 지님

재생(regeneration) 생물체가 절단된 신체의 일부분을 대체 혹은 회복시키는 과정

전사(transcription) DNA 원형으로부터 mRNA를 만드는 과정

커넥손(connexon) 틈새이음에서 이웃한 세포는 단백질로 구성된 비어 있는 관

핵산(nucleic acid) 핵에 다량으로 존재하는 산성 물질

뼈대와 관절계통

SKELETAL & ARTICULATION SYSTEM

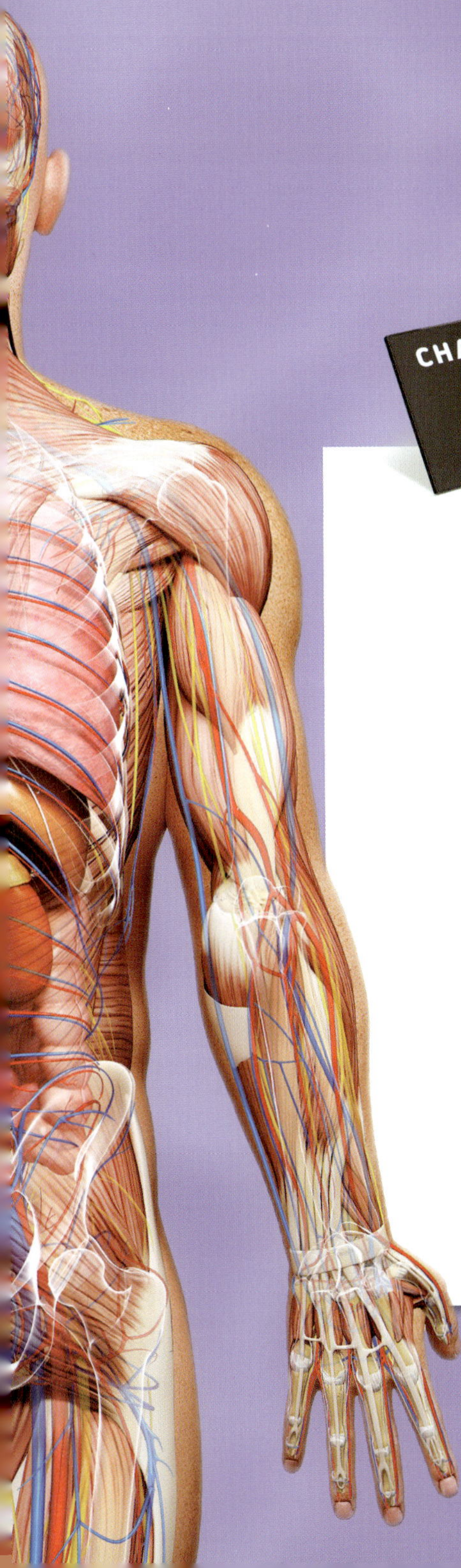

CHAPTER 3

3.1 뼈대계통의 개관

학습목표 뼈대계통 개관과 뼈의 성장에 대해 알 수 있다.

뼈대계통의 개관 Overview of skeletal system

뼈대계통(skeletal system)은 지지조직인 **뼈**(bone), 뼈와 뼈를 잇는 **인대**(ligaments), 뼈와 근육을 잇는 **힘줄**(tendon), 뼈 사이에서 완충작용을 하는 **연골**(cartilage), 뼈를 지지하기 위한 **결합조직**이 있다. 뼈대계통의 기능은 신체를 **지지**(support)하고, 지방과 칼슘, 인산염 등의 무기질을 **저장**(storage of minerals)하며, 뼈의 가장 안쪽 빈 공간의 적색골수에서는 혈액세포를 **생산**(hematopoiesis)하고 움직임을 위한 **지렛대**(lever) 역할을 한다. 뼈는 유아기 때 뼈되기가 진행되면서 300여 개로 늘어났다가 계속적으로 유합되면서 성인이 되면 206개의 뼈가 된다.

뼈 형성 및 조혈인자 중 비타민 A, C, D와 성장호르몬(growth hormone), 타이록신(thyroxine), 안드로겐(androgen)은 성장을 촉진하고, 뼈끝판(골단, epiphyseal plate)을 폐쇄하는 에스트로겐(estrogen)은 성장을 억제하는 것으로 알려져 있다.

뼈의 성장 Growth of bone

골화(뼈형성, ossification)는 석회가 가라앉아서 뼈조직이 만들어지는 과정이다. 뼈형성의 두 가지 방식은 사이층 조직이 직접 뼈로 바뀌는 방식으로 머리뼈(두개골, skull) 일부 및 빗장뼈(쇄골, clavicle)에서 일어나는 **막내골화**(막속뼈형성, intramembranous ossification)와 사이층 조직 세포가 연골로 분화한 후 뼈로 바뀌는 방식으로 대부분 뼈의 발생 과정인 **연골내골화**(연골속뼈형성, endochondral ossification)가 있다(그림 3.1).

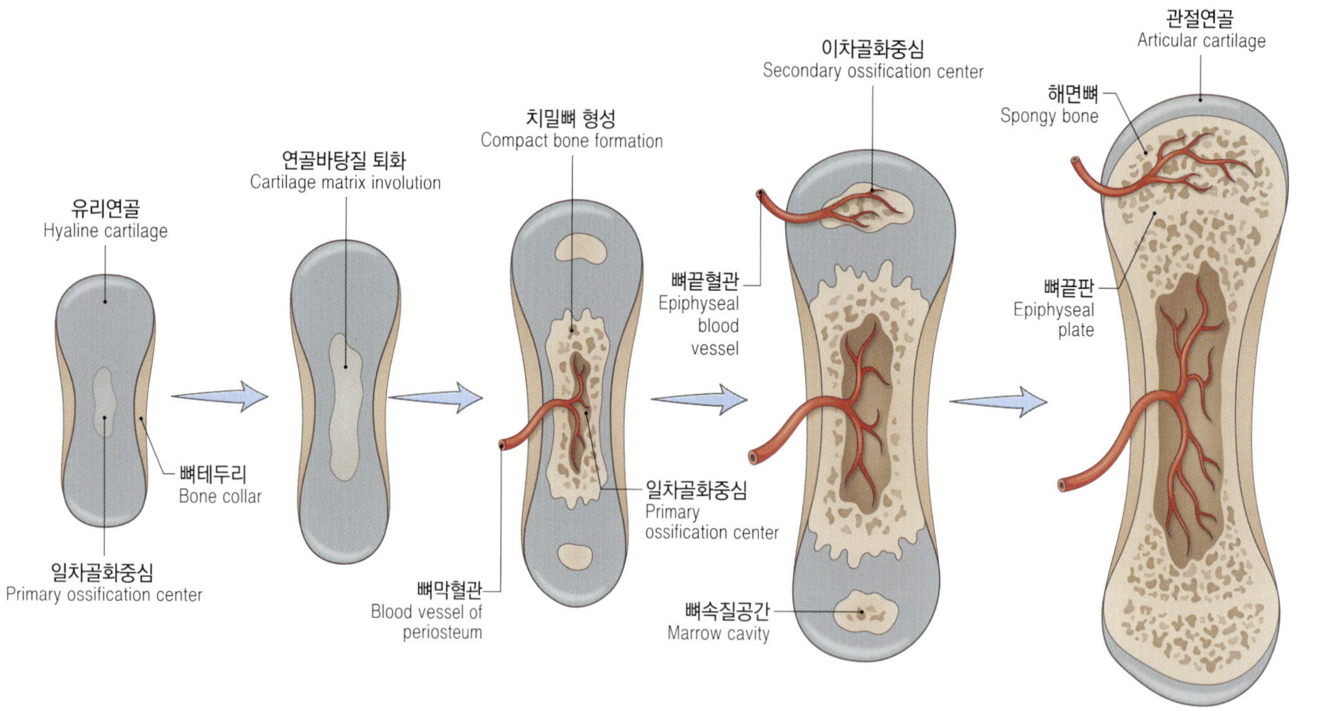

그림 3.1 연골내골화 방식

유리연골이 마련된 후 연골바탕질이 퇴화되고 뼈테두리가 생기면서 여기에 혈관이 침투하여 뼈몸통 부위에 일차골화중심이 나타난다. 이후, 뼈의 양쪽 끝에 이차골화중심이 나타나 골화가 완성된다.

3.1 뼈대계통의 개관

학습목표 뼈의 성분에 대해 알 수 있다.

뼈의 성분 Component of bone

뼈의 성분은 뼈세포가 되는 뼈모세포와 뼈를 구성하는 뼈세포, 뼈를 리모델링(remodelling)하는 뼈파괴세포와 바탕질로 구성된다.

뼈모세포(골모세포) Osteoblast 결합조직의 중간엽세포에서 유래하여 뼈바탕질(bone matrix)을 만드는 입방형세포로 뼈 발생의 중심적인 역할을 담당한다.

뼈세포(골세포) Osteocyte 뼈 속에 흩어져 있는 작은 구멍인 뼈세포방의 뼈를 이루는 세포로 이웃한 뼈세포와 연결되며, 최종적으로 분화된 성숙뼈의 세포이다. 뼈바탕질의 유기질과 무기질 성분의 유지와 조절에 관여한다.

뼈파괴세포(파골세포) Osteoclast 뼈를 흡수하고 파괴하는 기능이 있는 세포로 뼈를 리모델링하여 성장과 재생에 중요한 역할을 한다.

뼈바탕질 Bone matrix 세포내 물질 또는 구조물을 발생시키는 뼈바탕질은 무기질과 유기질의 복합체로 이루어진다. 무기질인 인산칼슘염(calcium phosphate)은 물리적인 힘에 저항할 수 있는 강도를 제공하는 수산화인회석결정(hydroxyapatite crystal)을 형성한다. 유기질인 아교질섬유(collagen fiber)는 뼈 무게의 1/3을 차지하며, 뼈에 장력(tension)을 제공한다.

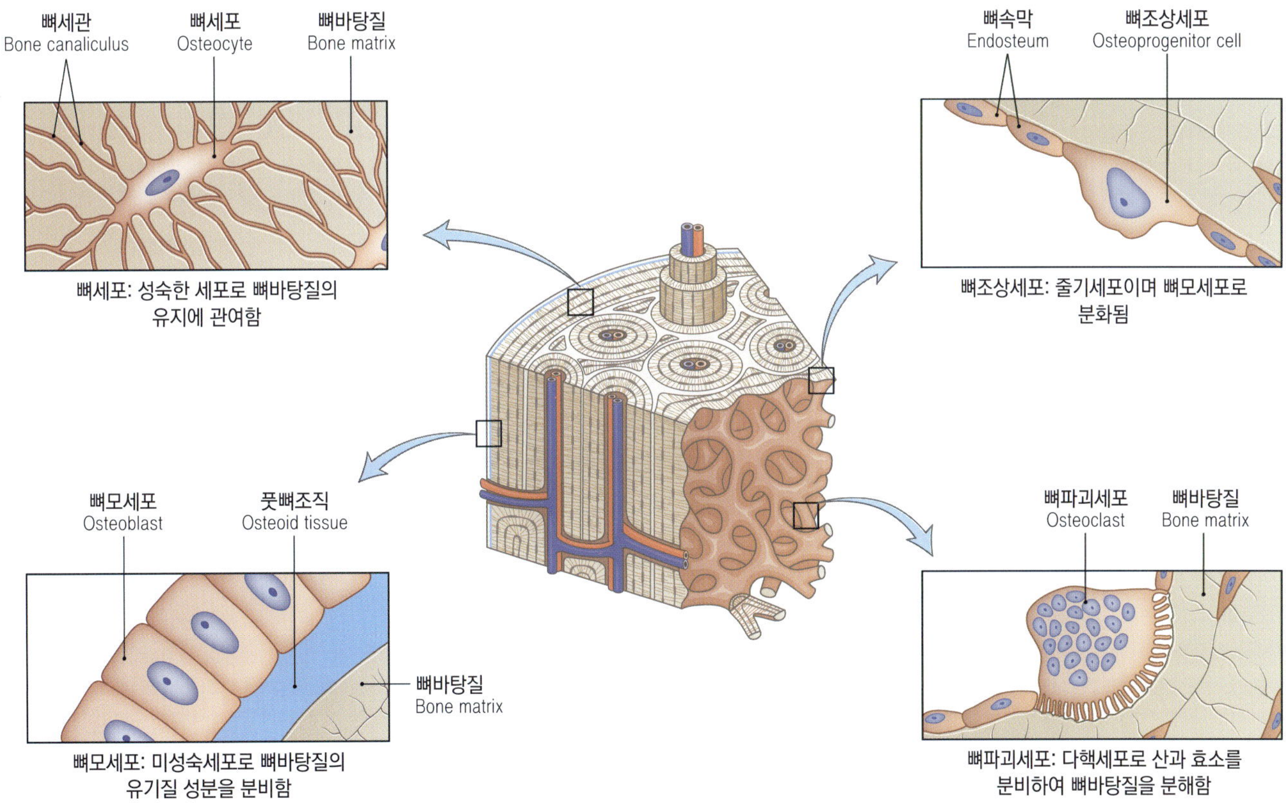

그림 3.2 뼈의 성분

3.2 뼈대계통의 분류

학습목표 뼈대계통의 모양에 따른 분류를 할 수 있다.

뼈대계통의 모양에 따른 분류 Skeletal system categorized by shape

표 3.1 뼈대계통의 모양에 따른 분류

종류	의미	인체의 위치
긴뼈(long bone)	긴 모양의 뼈	위팔뼈, 노뼈, 자뼈, 넙다리뼈, 정강뼈, 종아리뼈 등
짧은뼈(short bone)	짧은 모양의 뼈	손목뼈, 발목뼈 등
납작뼈(flat bone)	납작한 모양의 뼈	머리뼈, 어깨뼈, 갈비뼈 등
불규칙뼈(irregular bone)	불규칙한 모양의 뼈	척추뼈, 볼기뼈 등
공기뼈(air bone)	뼈속 빈 공간에 공기를 채우고 있는 뼈	이마뼈, 나비뼈, 벌집뼈, 관자뼈, 위턱뼈 등
봉합뼈(sutural bone)	꿰맨 형태의 흔적이 있는 뼈	머리뼈 일부
종자뼈(sesamoid bone)	참깨 씨앗 모양의 뼈	무릎뼈 등

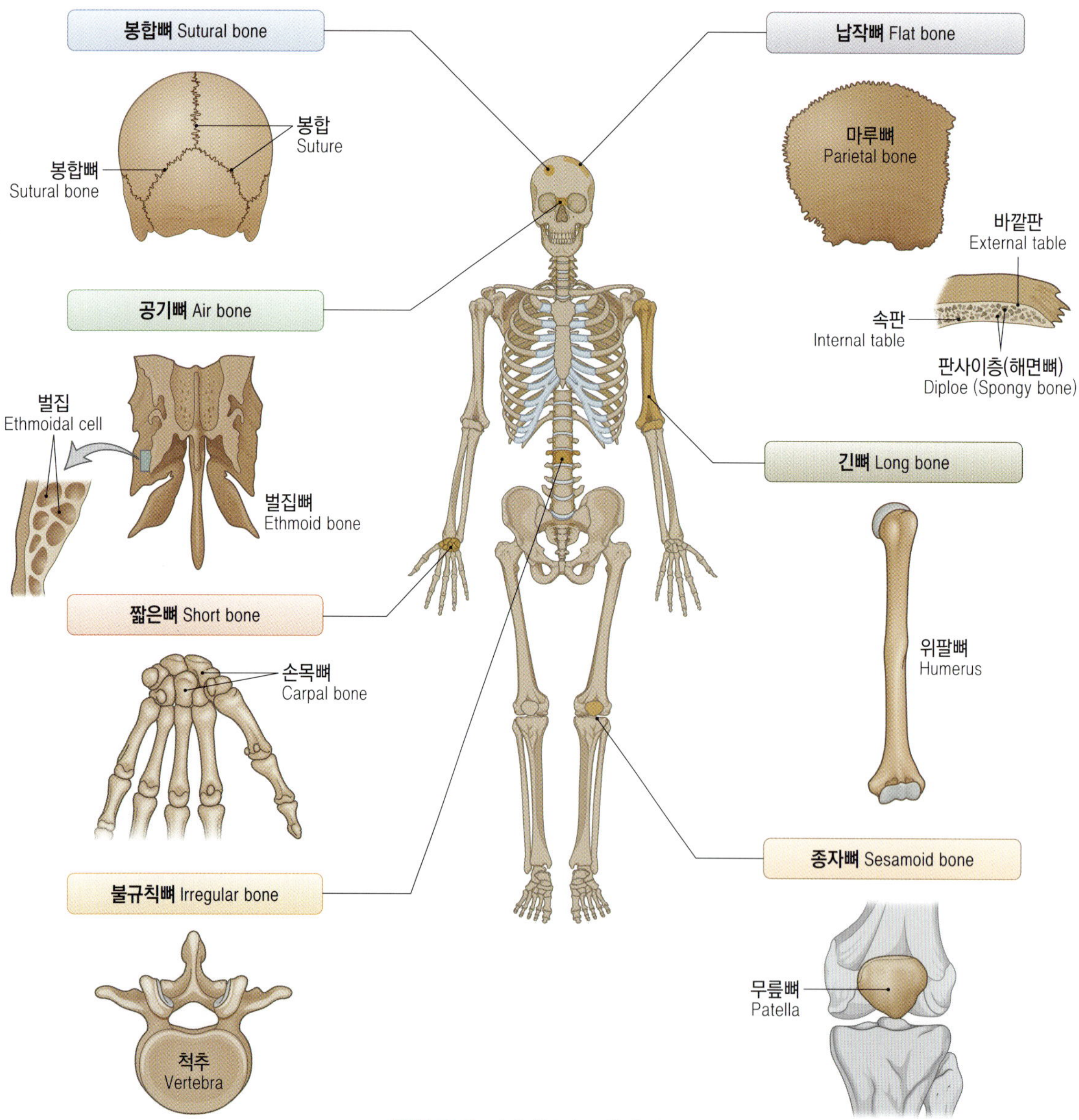

그림 3.3 뼈대계통의 모양에 따른 분류

3.2 뼈대계통의 분류

학습목표 긴뼈에 대해 알 수 있다.

긴뼈의 구조와 종류 Structure & species of long bone

긴뼈의 종류 긴뼈(long bone)는 인체의 팔 · 다리에 분포하는 뼈로 팔에는 위팔뼈(상완골, humerus), 노뼈(요골, radius), 자뼈(척골, ulna), 다리에는 가장 긴 넙다리뼈(대퇴골, femur)와 정강뼈(경골, tibia), 종아리뼈(비골, fibula)가 있다.

긴뼈의 구조 긴뼈의 단면 구조로 위팔뼈를 예를 들면, 뼈의 길이성장에 관여하는 **뼈끝판**(골단판, epiphyseal plate)을 기준으로 뼈의 양쪽 끝인 뼈끝(골단, epiphysis)과 가운데 부분인 뼈몸통(골간, diaphysis)으로 구분할 수 있다(그림 3.4). **뼈끝**은 끝부분이 관절연골(articular cartilage)로 덮여있으며, 체중부하를 견디기 위해 해면뼈(spongy bone) 성분이 많다. 반면 **뼈몸통**은 장력(tension)을 견디기 위해 해면뼈 성분보다 치밀뼈(compact bone) 성분이 더 많다. 뼈의 바깥층(external layer)에서부터 속층(internal layer)까지의 단면 구조를 살펴보면, 바깥층에서 보호 및 부피성장에 관여하는 2겹의 **뼈막**(periosteum)은 관절연골로 덮여있는 관절면을 제외하고 가장 바깥면을 둘러싸고 있는 질긴 섬유이다. 뼈막의 바깥막인 섬유층(fibrous layer)은 혈관과 신경이 풍부하며, 속막인 뼈발생층(osteogenic layer)은 아교질섬유(collagen fiber)에 의해 뼈에 단단히 부착되어 있다. 뼈막 안쪽의 치밀뼈의 기본구조인 **하버스계**(Haversian system)는 수많은 **뼈단위**(골원, osteon) 구조로 되어 있다. 뼈단위의 세로관을 **하버스관**(Haversian canal)이라 하고, 하버스관을 가로로 서로 이어주는 가로관을 **폴크만관**(Volkmann canal)이라고 한다. 치밀뼈 안의 해면뼈의 기본구조는 **뼈잔기둥**(골소주, bony trabecula)이며, 안쪽으로 **뼈속막**(골내막, endosteum)이 있고, 가장 안쪽의 **뼈속질공간**(골수강, marrow cavity)은 **적색골수**(red bone marrow)가 차 있어 혈액 생산에 관여한다.

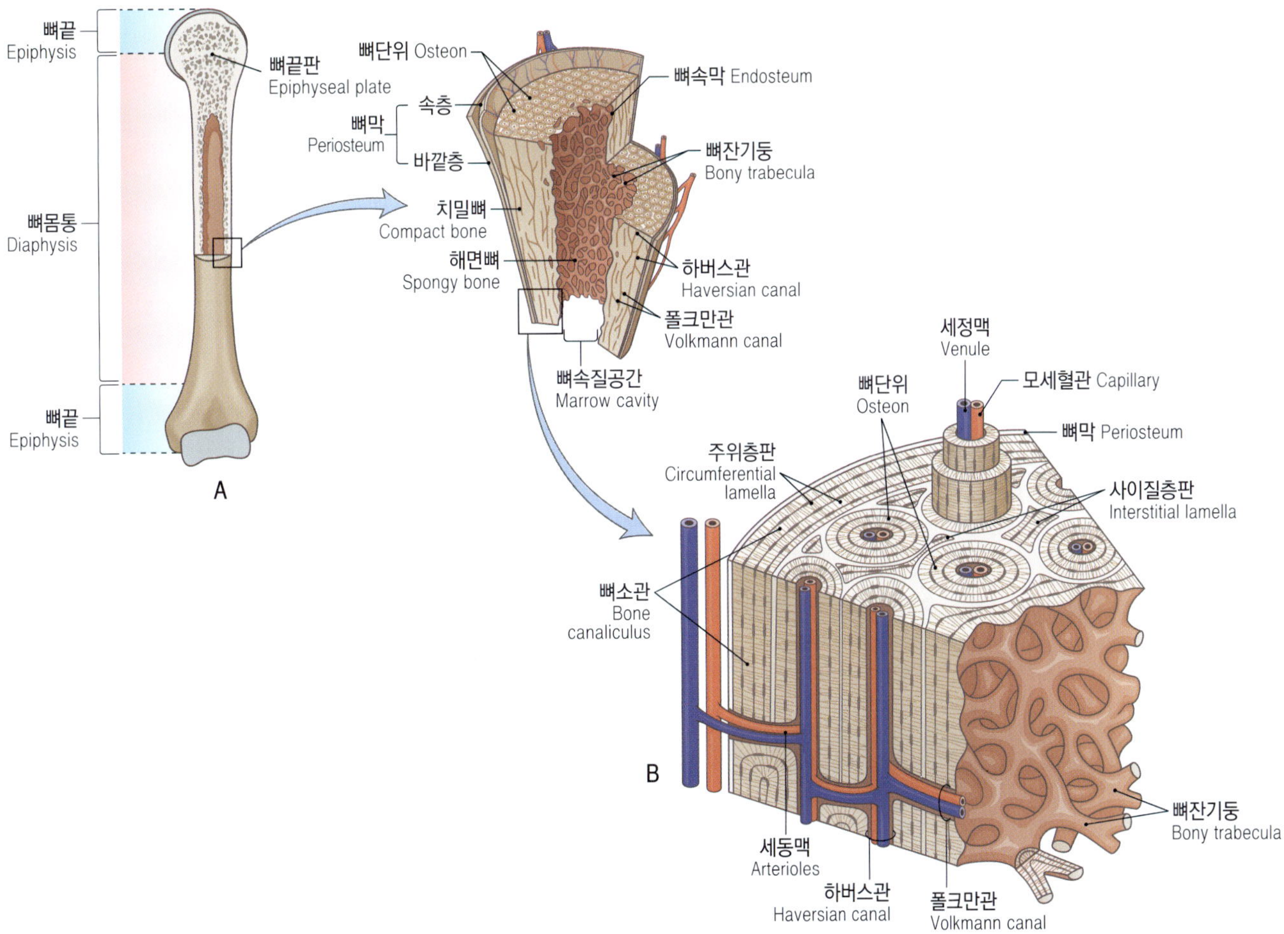

그림 3.4 긴뼈의 구조. A: 위팔뼈 단면, B: 치밀뼈와 해면뼈의 구성

3.2 뼈대계통의 분류

학습목표 납작뼈, 봉합뼈, 불규칙뼈, 공기뼈, 종자뼈에 대해 알 수 있다.

표 3.2 납작뼈, 봉합뼈, 불규칙뼈, 공기뼈, 종자뼈

구분	그림	구조	종류
납작뼈 (flat bone)	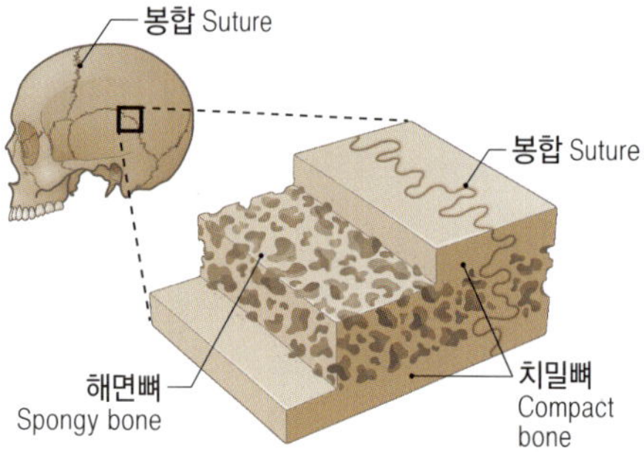	납작뼈의 단면 구조는 3층판 구조로 되어 있음. 가장 바깥판은 **치밀뼈**(compact bone)로 구성되어 있고, **판사이층**(diploe)은 적색골수가 들어있는 **해면뼈**(spongy bone)이며, 속판은 치밀뼈로 되어 있음. 해면뼈는 치밀뼈 사이에 있는 가운데 판	이마뼈 마루뼈 관자뼈 어깨뼈 갈비뼈 등
봉합뼈 (sutural bone)	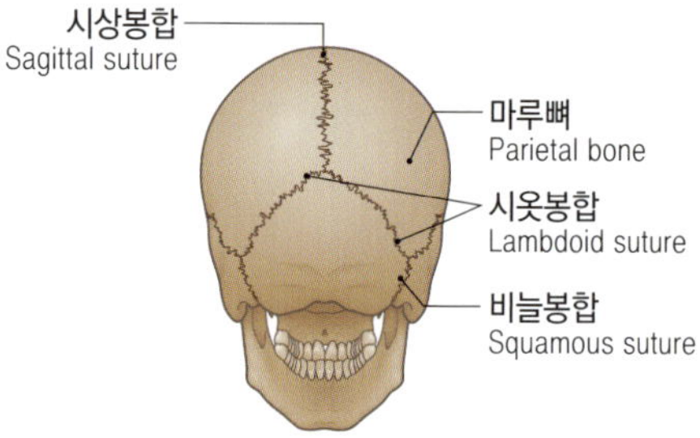	봉합뼈는 뼈 사이에 연골막으로 덮여있다가 성장하면서 서로 합쳐져 꿰맨 형태로 흔적이 남아있는 뼈	머리뼈 일부
불규칙뼈 (irregular bone)	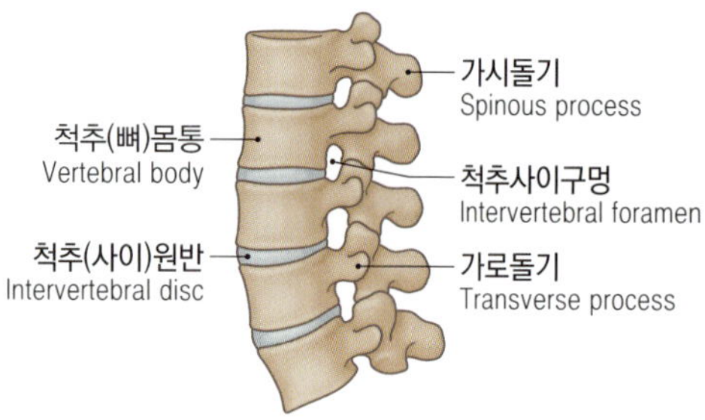	작고 편평하거나 파이거나 돌출된 불규칙한 복잡한 모양의 뼈	척추뼈 볼기뼈 등
공기뼈 (air bone)	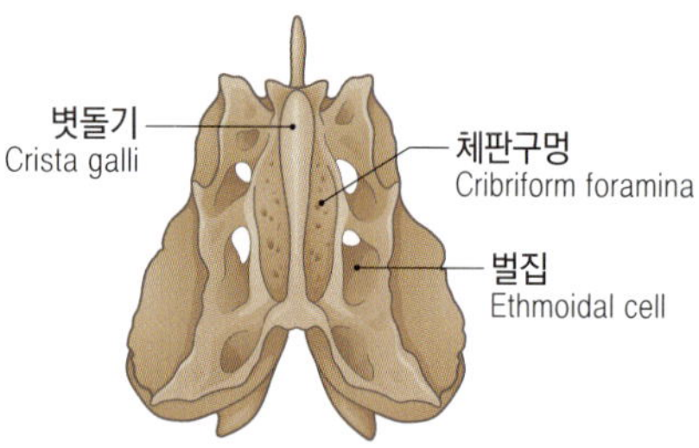	뼈 속의 빈 공간이 있으며, 공기를 지니고 있는 뼈	이마뼈 나비뼈 벌집뼈 위턱뼈
종자뼈 (sesamoid bone)	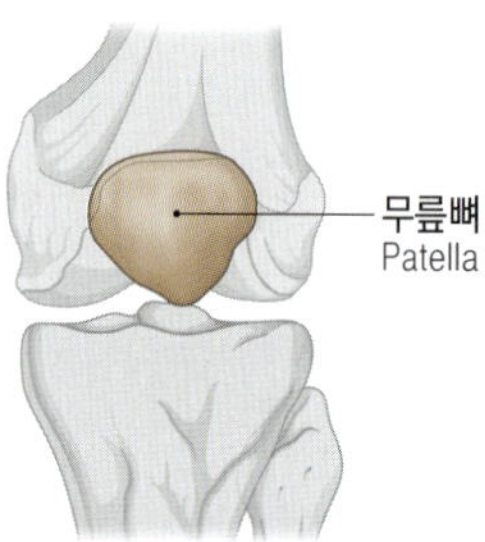	힘줄과 관절주머니(articular capsule) 속에 묻혀 있는 참깨 씨앗 모양의 작은 뼈로 근육의 움직임에 지레 역할을 함	무릎뼈 손, 발의 관절주위

3.2 뼈대계통의 분류

학습목표 뼈대계통을 위치에 따라 분류할 수 있다.

뼈대계통의 위치에 따른 분류 Skeletal system categorized by location

성인의 뼈대계통은 모두 206개로 축 골격(axial skeleton)인 **몸통뼈대**(axial skeleton) 80개와 **팔다리뼈대**(사지골격, appendicular skeleton)인 126개의 팔(upper limb)과 다리(lower limb)뼈대로 나눌 수 있다.

머리뼈(skull)는 총 22개의 뼈로 뇌머리뼈(뇌두개골, cranial bone)와 얼굴뼈(안면골, facial bone)로 나누지만, 귓속뼈(이소골, auricular ossicle)와 목뿔뼈(hyoid bone)를 머리뼈에 넣어 29개로 취급하는 경우도 있다.

가슴우리(thoracic cage)는 가슴안의 장기를 보호하기 위한 뼈들로 구성되어 있으며 1개의 복장뼈(흉골, sternum), 12쌍의 갈비뼈(ribs) 그리고 척추뼈인 12개의 등뼈(흉추, thoracic vertebra)를 포함하여 총 37개이다.

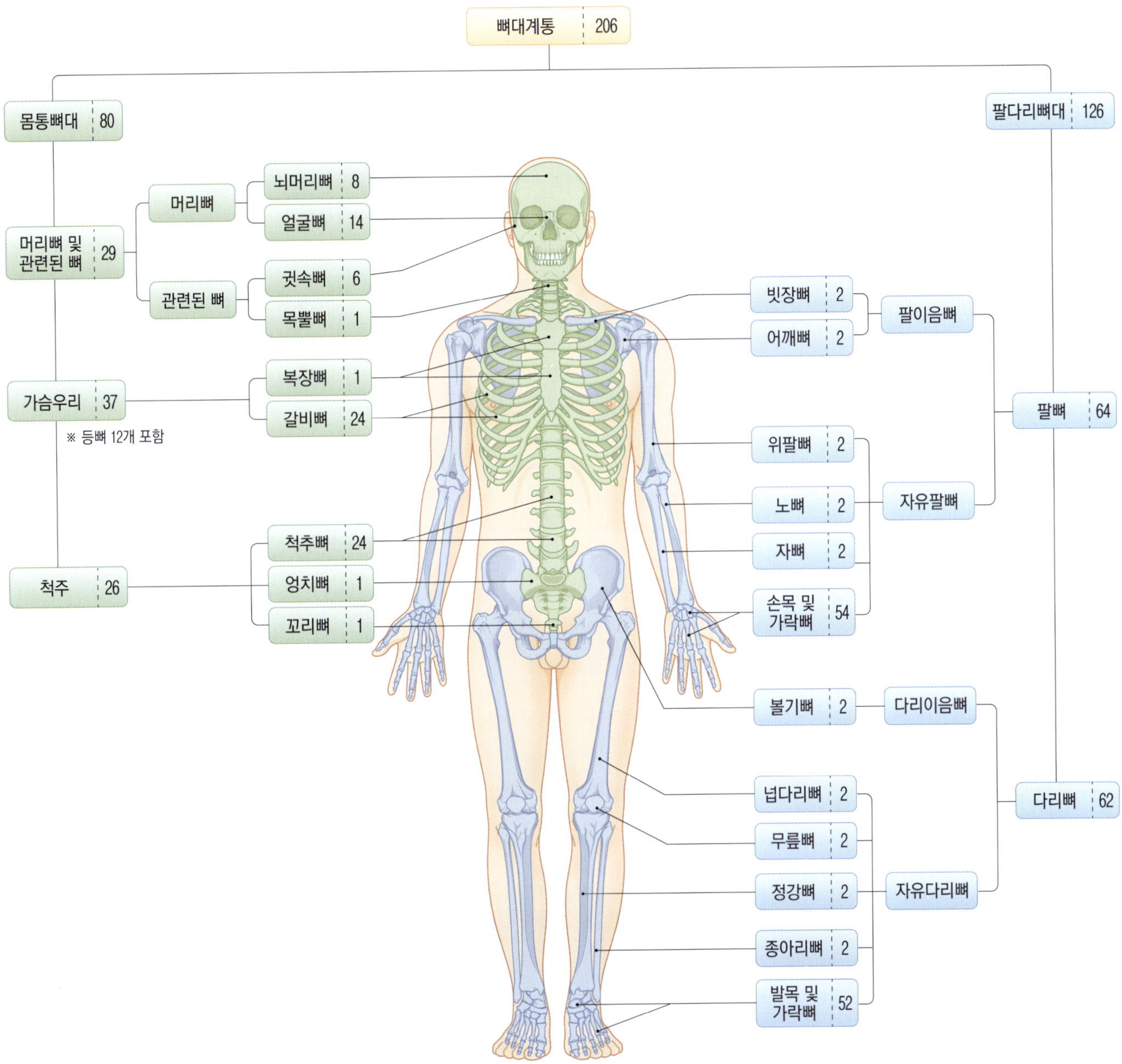

그림 3.5 뼈대계통의 위치에 따른 분류

3.2 뼈대계통의 분류

학습목표 뼈대계통을 위치에 따라 분류할 수 있다.

표 3.3 성인 뼈대의 종류

몸통뼈대	갯수
a. **머리뼈**(두개골, skull)	29
뇌머리뼈(뇌두개골, cranial bone)	8
이마뼈(전두골, frontal bone)	1
마루뼈(두정골, parietal bone)	2
뒤통수뼈(후두골, occipital bone)	1
관자뼈(측두골, temporal bone)	2
나비뼈(접형골, sphenoid bone)	1
벌집뼈(사골, ethmoid bone)	1
얼굴뼈(안면골, facial bone)	14
위턱뼈(상악골, maxilla)	2
입천장뼈(구개골, palatine bone)	2
광대뼈(zygomatic bone)	2
눈물뼈(누골, lacrimal bone)	2
코뼈(nasal bone)	2
보습뼈(서골, vomer)	1
아래코선반(하비갑개, inferior nasal concha)	2
아래턱뼈(하악골, mandible)	1
목뿔뼈(설골, hyoid bone)	1
귓속뼈(이소골, auditory ossicle)	6
망치뼈(추골, malleus)	2
모루뼈(침골, incus)	2
등자뼈(등골, stapes)	2
b. **척주**(vertebral column)	26
목뼈(경추, cervical vertebra)	7
등뼈(흉추, thoracic vertebra)	12
허리뼈(요추, lumbar vertebra)	5
엉치뼈(천골, sacrum, 5개의 뼈가 융합됨)	1
꼬리뼈(미추, coccyx, 3~5개의 뼈가 융합됨)	1
c. **가슴우리**(thoracic cage)	37
갈비뼈(늑골, rib)	24
복장뼈(흉골, sternum)	1
등뼈(흉추, thoracic vertebra)	12

팔다리뼈대	갯수
a. **팔이음뼈**(어깨이음구조, shoulder girdle)	4
어깨뼈(견갑골, scapula)	2
빗장뼈(쇄골, clavicle)	2
b. **자유팔뼈**(bones of free upper limb)	60
위팔뼈(상완골, humerus)	2
노뼈(요골, radius)	2
자뼈(척골, ulna)	2
손목뼈(수근골, carpal bone)	16
손허리뼈(중수골, metacarpal bone)	10
가락뼈(마디뼈, phalanx)	28
c. **다리이음뼈**(골반이음구조, pelvic girdle)	2
볼기뼈(hip bone) [엉덩뼈(장골, ilium)+두덩뼈(치골, pubis)+궁둥뼈(좌골, ischium)]	
d. **자유다리뼈**(bones of free lower limb)	60
넙다리뼈(대퇴골, femur)	2
정강뼈(경골, tibia)	2
종아리뼈(비골, fibula)	2
무릎뼈(슬개골, patella)	2
발목뼈(족근골, tarsal bone)	14
발허리뼈(중족골, metatarsal bone)	10
가락뼈(마디뼈, phalanx)	28

합계: 206개

3.2 뼈대계통의 분류

학습목표 뼈대계통을 위치와 모양에 따라 분류할 수 있다.

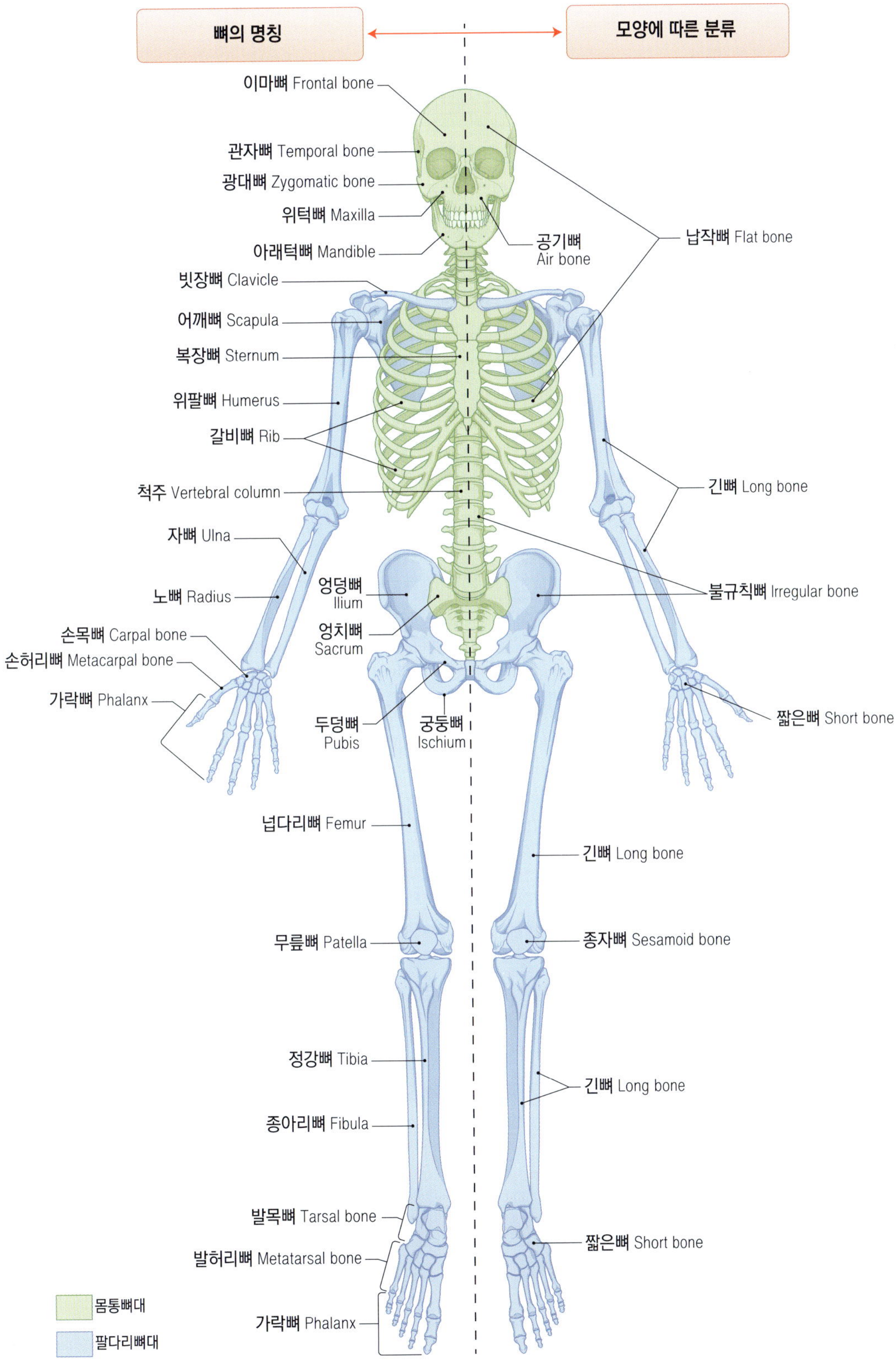

그림 3.6 온몸의 뼈대(앞면)

3.2 뼈대계통의 분류

학습목표 뼈대계통을 위치와 모양에 따라 분류할 수 있다.

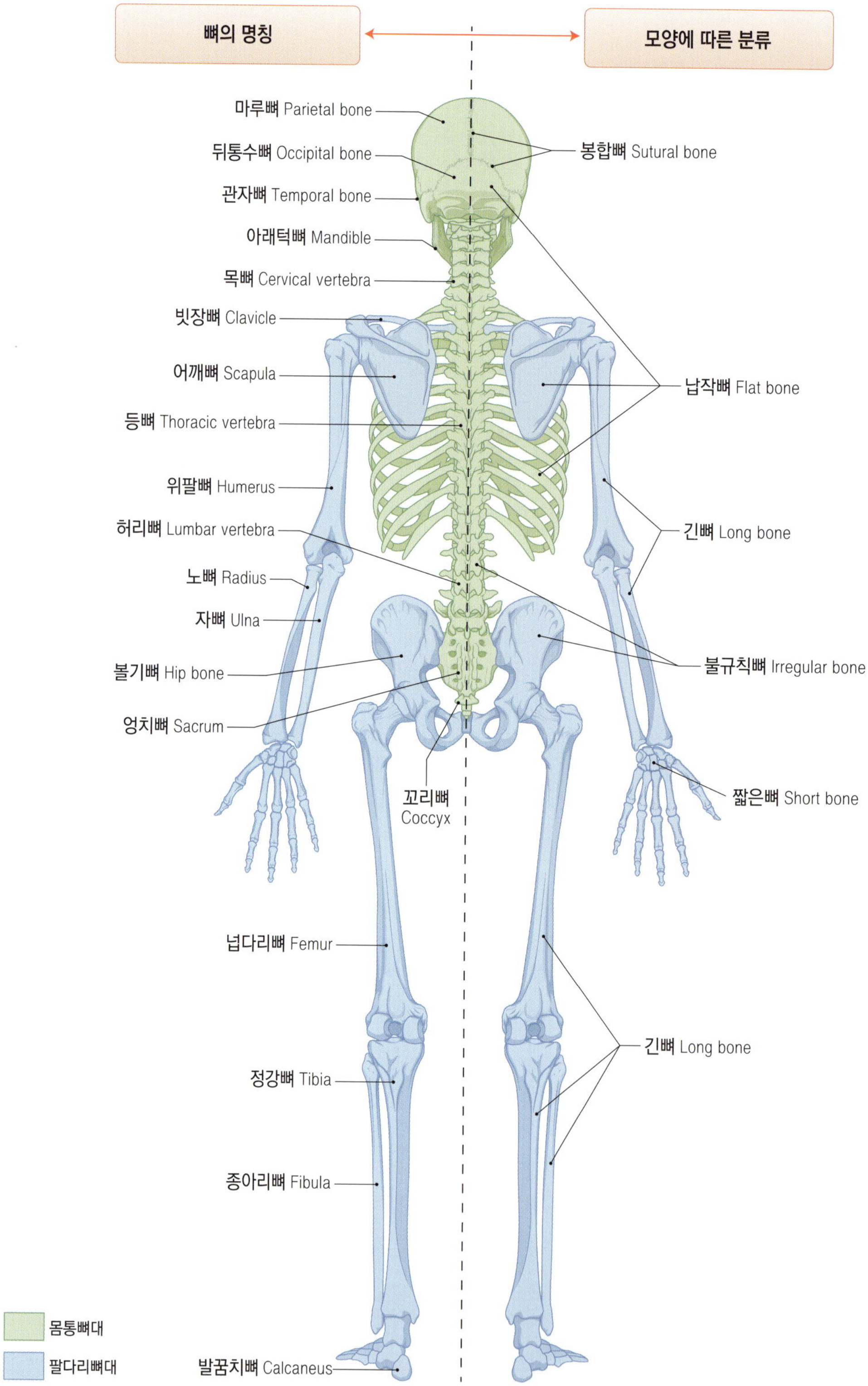

그림 3.7 온몸의 뼈대(뒷면)

3.3 관절계통의 분류

학습목표 관절계통의 개관과 분류에 대해 알 수 있다.

관절의 개관과 분류 Overview and classification of joints

관절(joint or articulation)이란 두 개 이상의 뼈가 기능적으로 만나는 해부학적 구조를 말한다. **뼈의 개수에 따라** 서로 다른 두 개의 뼈가 만나는 단순관절(simple joint)과 세 개 이상의 뼈가 만나는 복합관절(compound joint)로 나뉜다. 또한 **운동성에 따라** 어떤 관절은 움직임이 있는 가동관절(움직관절, diarthrosis), 움직임이 어느 정도 허용되는 반관절(amphiarthrosis), 움직임이 거의 일어나지 않는 부동관절(못움직관절, synarthrosis)로 나뉜다. 또한 **조직의 종류에 따라** 섬유성결합조직으로 단단히 연결된 섬유관절(fibrous joint), 뼈 사이가 연골조직에 의해 연결된 연골관절(cartilaginous articulation)인 유리연골결합(synchondrosis)과 섬유연골결합(symphysis)이 있다. 윤활관절(synovial joint)은 움직임의 축에 따라 무축성, 일축성, 이축성, 다축성으로 나뉜다.

표 3.4 관절의 분류

<table>
<tr><th>구분</th><th>그림</th><th>운동성</th><th>종류-인체의 예</th></tr>
<tr><td rowspan="2">섬유관절
(fibrous joint)</td><td rowspan="2">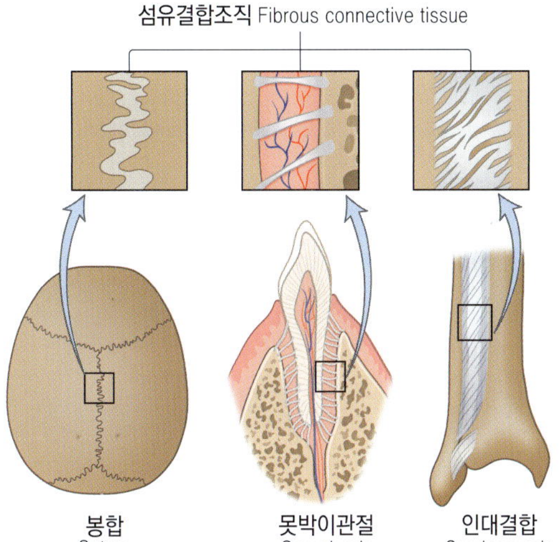
</td><td>부동관절
(synarthrosis)</td><td>■ 봉합
• 머리뼈의 일부
■ 못박이관절
• 이틀돌기와 치아결합</td></tr>
<tr><td>반관절
(amphiarthrosis)</td><td>■ 인대결합
• 정강종아리관절
• 중간노자관절</td></tr>
<tr><td rowspan="2">연골관절
(cartilaginous articulation)</td><td rowspan="2">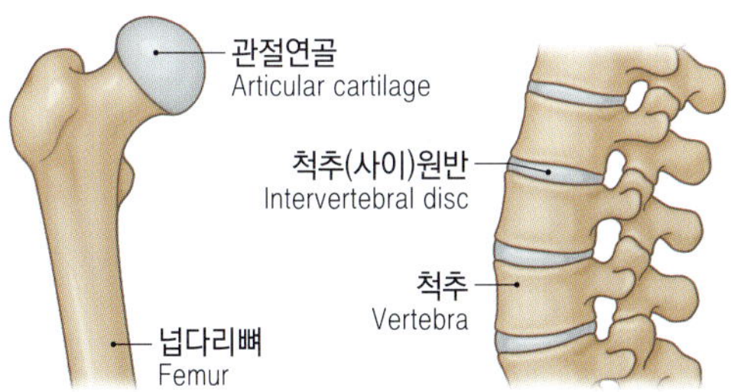
</td><td>부동관절
(synarthrosis)</td><td>■ 섬유연골결합
• 두덩사이원반
• 척추(사이)원반</td></tr>
<tr><td>반관절
(amphiarthrosis)</td><td>■ 유리연골결합
• 뼈끝판
• 관절연골
• 갈비연골결합</td></tr>
<tr><td>윤활관절
(synovial joint)</td><td>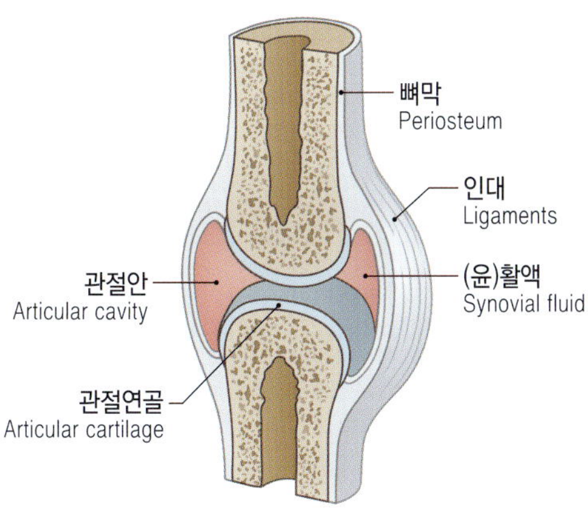
</td><td>가동관절
(diarthrosis)</td><td>■ 평면관절(무축성)
• 손목손허리관절
■ 경첩관절(일축성)
• 팔꿈치관절, 발목관절
■ 중쇠관절(일축성)
• 노자관절
■ 융기관절(이축성)
• 손목관절, 고리뒤통수관절
■ 안장관절(이축성)
• 복장빗장관절
• 엄지 손목손허리관절
■ 절구관절(다축성)
• 어깨관절, 엉덩관절</td></tr>
</table>

3.3 관절계통의 분류

학습목표 관절면의 형태에 대해 알 수 있다.

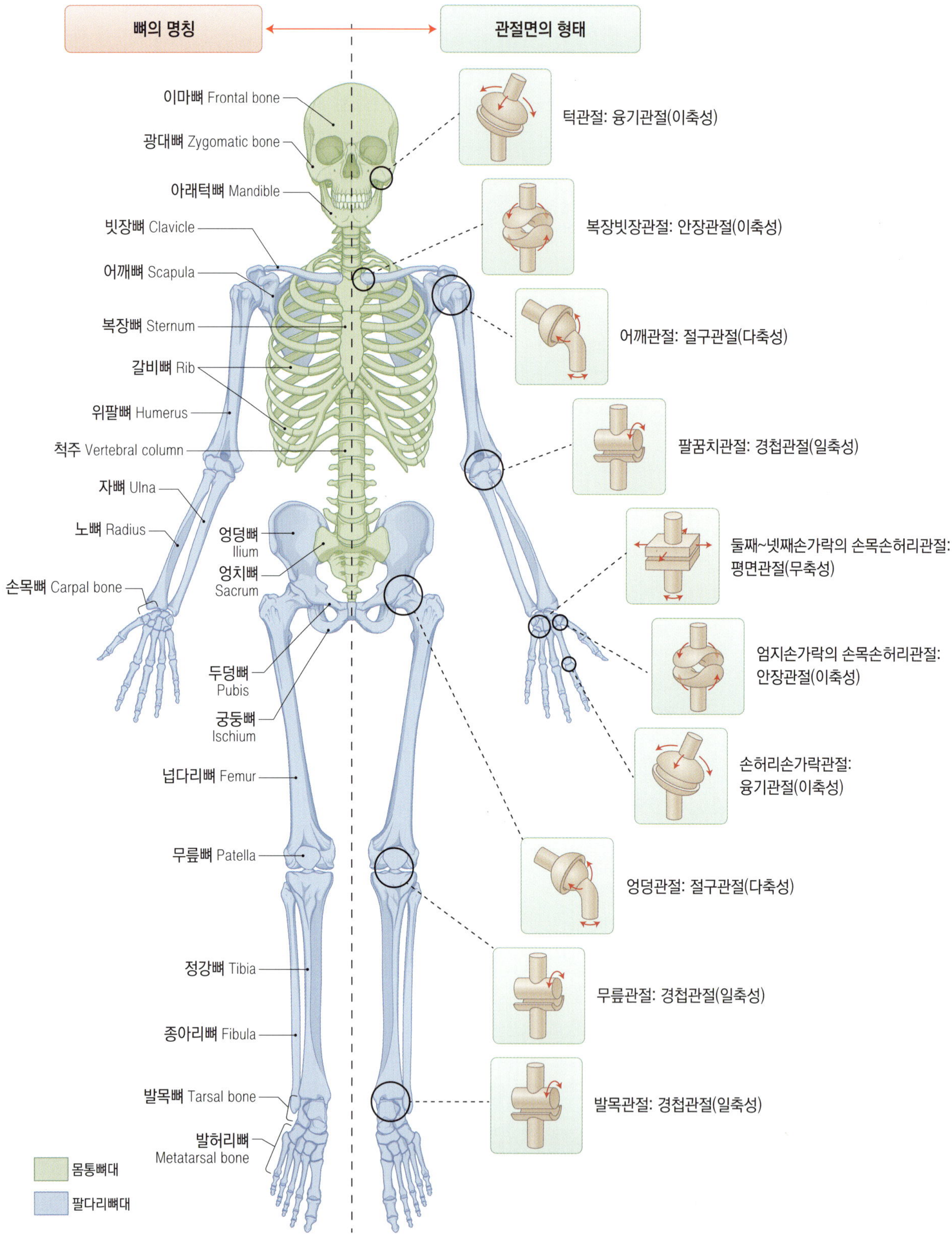

그림 3.8 온몸의 뼈와 관절면의 형태(앞면)

3.3 관절계통의 분류

학습목표 관절면의 형태에 대해 알 수 있다.

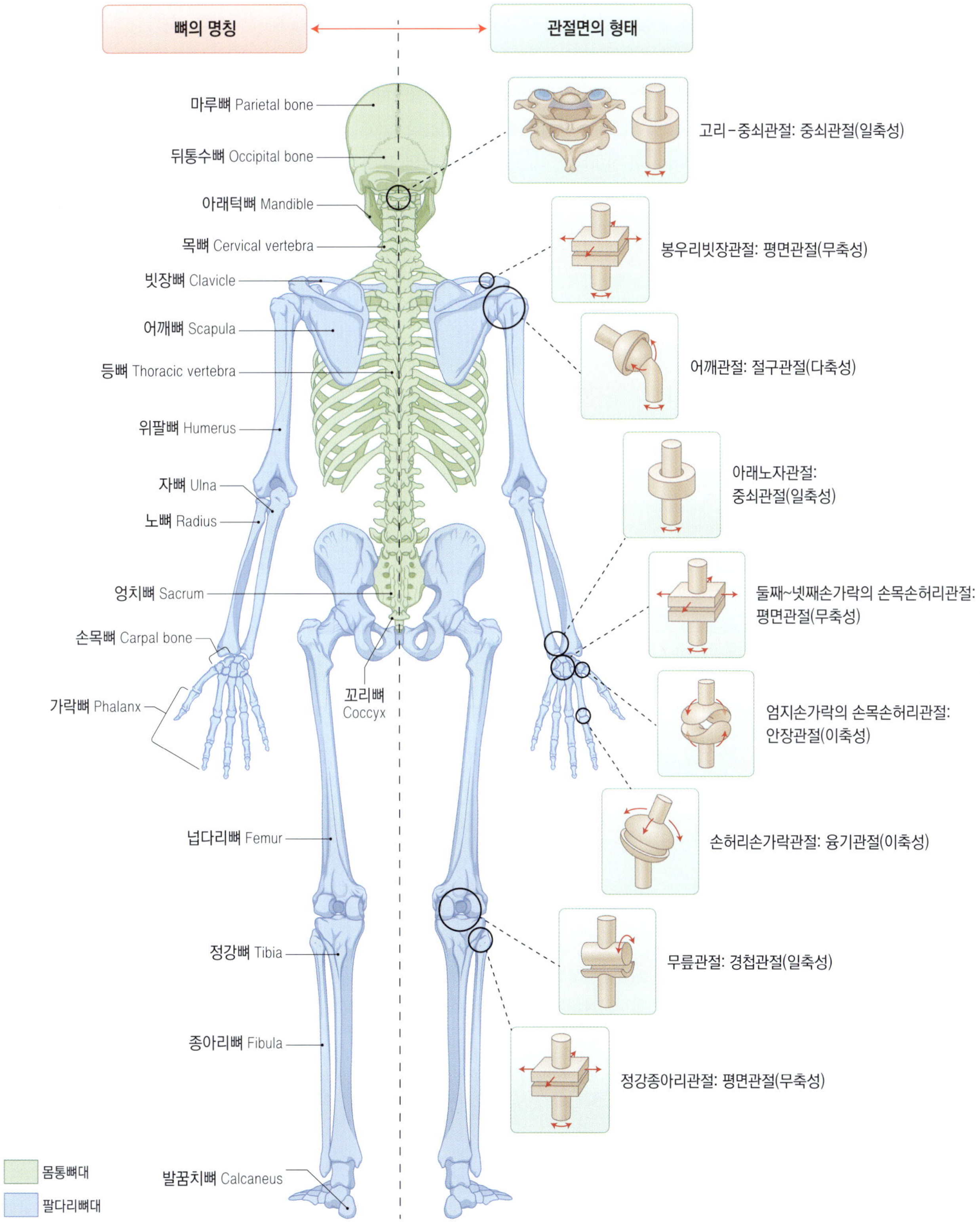

그림 3.9 온몸의 뼈와 관절면의 형태(뒷면)

3.3 관절계통의 분류

학습목표 윤활관절의 기본구조에 대해 알 수 있다.

윤활관절의 기본구조 Basic structure of synovial joint

우리 몸의 기관을 보호하는 관절 이외에 운동이 일어나는 관절 대부분이 **윤활관절**(synovial joint)이다. 윤활관절은 가동관절로서 볼록면(convex)의 뼈와 오목면(concave)의 뼈가 만난다.

관절의 **기본구조**는 관절을 이루는 뼈의 한쪽면이 볼록한(convex) 관절머리(관절두, articular head)와 또 다른면은 오목한(concave) 관절오목(관절와, articular fovea)이 있으며, 관절주머니(관절낭, articular capsule), 관절연골(articular cartilage), 관절안(관절강, articular cavity), (윤)활액(synovial fluid), 인대 등이다. 관절의 볼록면과 오목면이 잘 맞지 않기 때문에 이를 보정하기 위한 관절테두리, 관절원반, 관절반달연골 등의 **보조장치**들도 포함되어 있다(그림 3.10).

관절의 기본구조 중 2겹의 막으로 되어 있는 관절주머니는 관절안을 둘러싸고 있어 뼈가 서로 쉽게 움직일 수 있도록 관절 내 압력을 낮춰주는 역할을 한다. **관절주머니**의 바깥막인 섬유막(fibrous membrane)은 뼈막과 인접해 있으며, 안쪽막인 (윤)활막(synovial membrane)은 관절안으로 (윤)활액을 분비하여 관절의 움직임에 따른 마찰을 줄여준다. **관절연골**은 약 2~3mm의 유리연골 층으로 관절을 구성하는 뼈의 관절면을 덮고 있으며, 뼈막이나 연골막이 없고 주위 혈관의 확산에 의해 영양공급을 받는다.

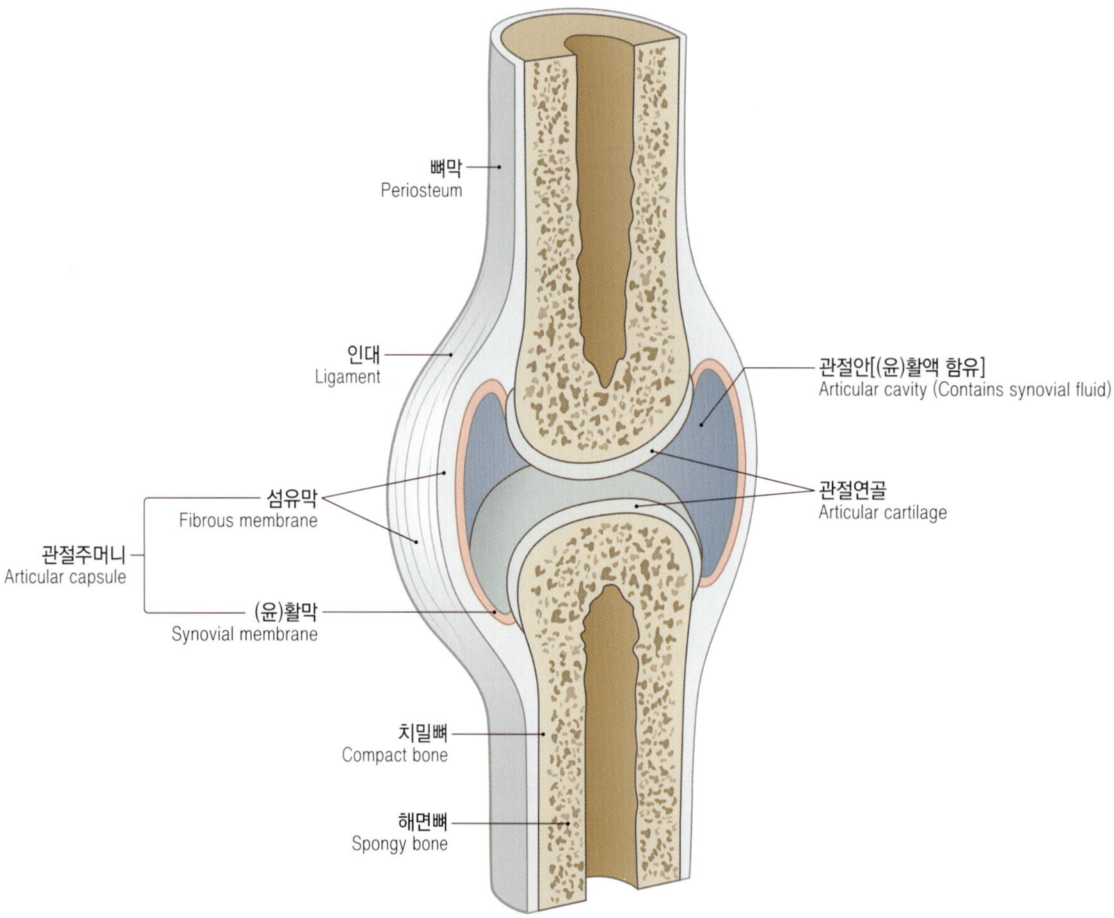

그림 3.10 윤활관절의 구조

3.3 관절계통의 분류

학습목표 관절의 보조장치에 대해 알 수 있다.

관절의 보조장치 Auxiliaries in the joint

관절의 부속물인 보조장치는 뼈의 볼록면(convex)과 오목면(concave)이 서로 잘 맞지 않아 이를 보정하기 위한 부속물로 접시테두리(관절순, glenoid labrum), 관절원반(articular disc), 관절반달연골(articular meniscus)이 있다(그림 3.11). **접시테두리**는 섬유성연골결합으로 어깨관절(견관절, shoulder joint)과 엉덩관절(고관절, hip joint)과 같은 운동범위가 넓은 관절에 있다. **관절원반**은 턱관절(측두하악관절, temporomandibular joint), 복장빗장관절(흉쇄관절, sternoclavicular joint), 척추(사이)원반(intervertebral disc), 자뼈와 손목뼈 사이의 삼각섬유연골복합체(triangular fibrous cartilage complex, TFCC), 두덩결합(치골결합, pubic symphysis) 등에 있고, **관절반달연골**은 무릎관절 사이에 존재한다.

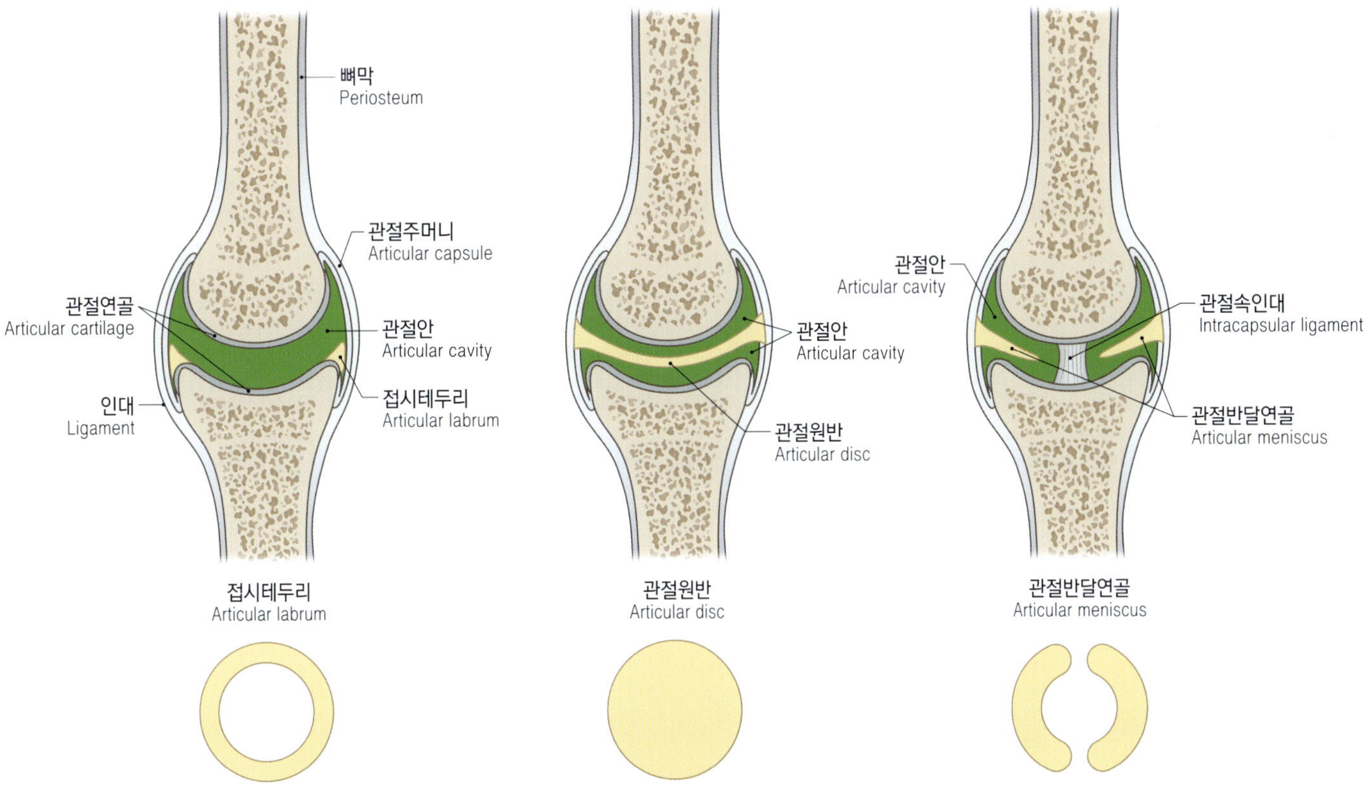

그림 3.11 관절의 보조장치

더 알아보기

인체의 보조장치(부속기관) Auxiliary equipment of the human body

- 관절의 보조장치: 접시테두리, 관절원반, 관절반달연골
- 근육의 부속기관: 힘줄, 힘줄집, 근막, 윤활주머니, 종자뼈, 도르래
- 소화기의 부속기관: 침샘, 간, 췌장, 담낭
- 피부의 부속기관: 피부샘, 털, 손톱, 발톱
- 안구의 부속기관: 안구근육, 눈꺼풀, 결막, 눈물기관
- 남성생식기의 부속기관: 정낭, 전립샘, 망울요도샘

3.3 관절계통의 분류

학습목표 윤활관절의 여섯 가지 유형에 대해 알 수 있다.

표 3.5 윤활관절의 유형과 특징

관절유형	그림	축	운동성	운동형태	인체의 예
평면관절 (plane joint)	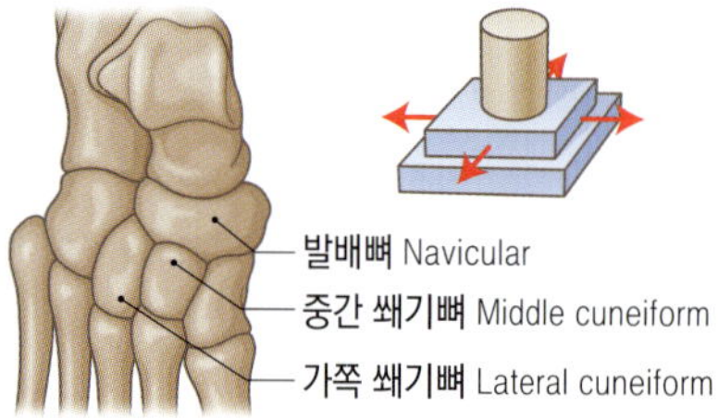	무축	관절면이 편평함 움직임의 제한	약간의 미끄러짐	손목사이관절 발목사이관절 봉우리빗장관절
경첩관절 (hinge joint)	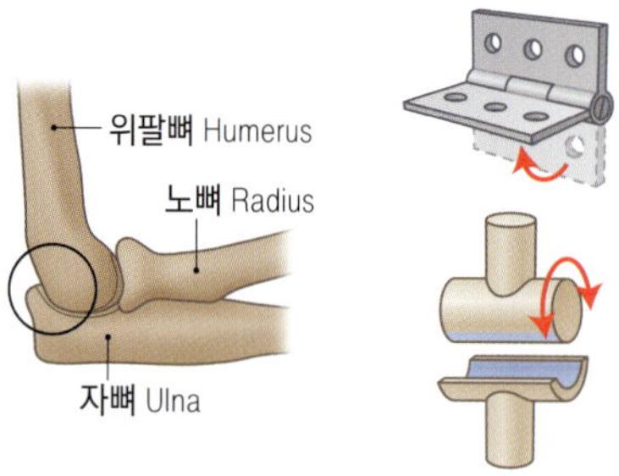	일축	뼈의 장축과 직각을 이루는 오직 한 방향으로만 운동	굽힘, 폄	팔꿈치관절 무릎관절
중쇠관절 =차축관절 (pivot joint)	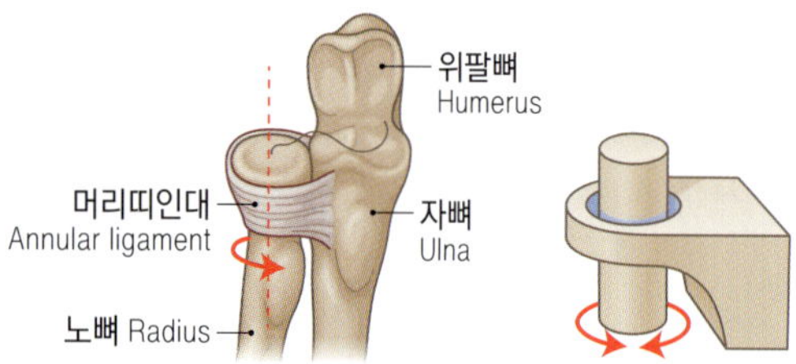	일축	자동차 바퀴같이 중심축 주위를 도는 운동	돌림	고리중쇠관절 위노자관절 아래노자관절
융기관절 (condyloid joint)	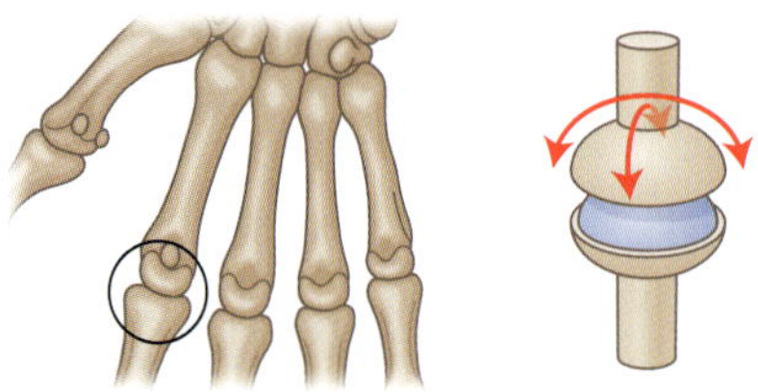	이축	관절면이 타원 모양, 일축성보다 더 많은 운동	굽힘, 폄 모음, 벌림	고리뒤통수관절 턱관절 손목관절
안장관절 (saddle joint)	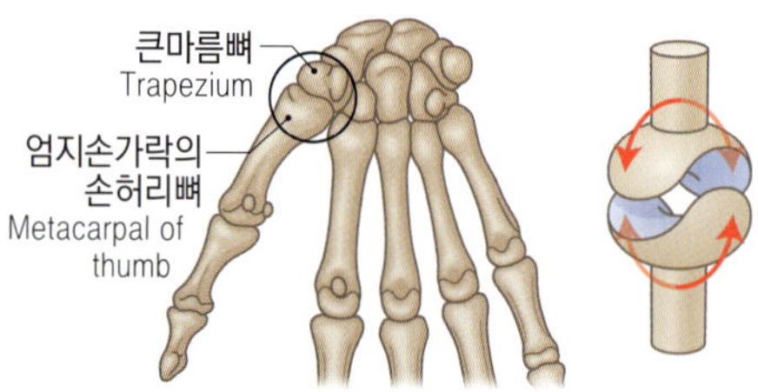	이축	관절면이 말안장 모양, 축 주위를 도는 운동	굽힘, 폄 모음, 벌림 약간의 휘돌림	엄지손목손허리관절 복장빗장관절
절구관절 (cotyloid joint)	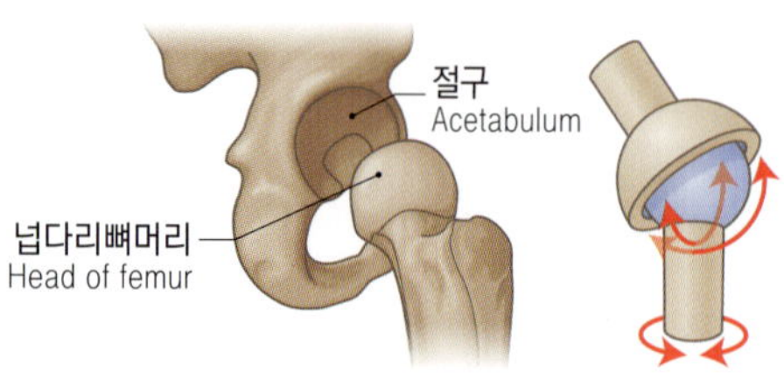	다축	관절면이 절구 모양, 볼록면이 오목면에 완전히 수용되어 여러 방향으로 자유로운 운동	굽힘, 폄 모음, 벌림 돌림 휘돌림	어깨관절 엉덩관절

3.3 관절계통의 분류

학습목표 윤활관절의 운동에 대해 알 수 있다.

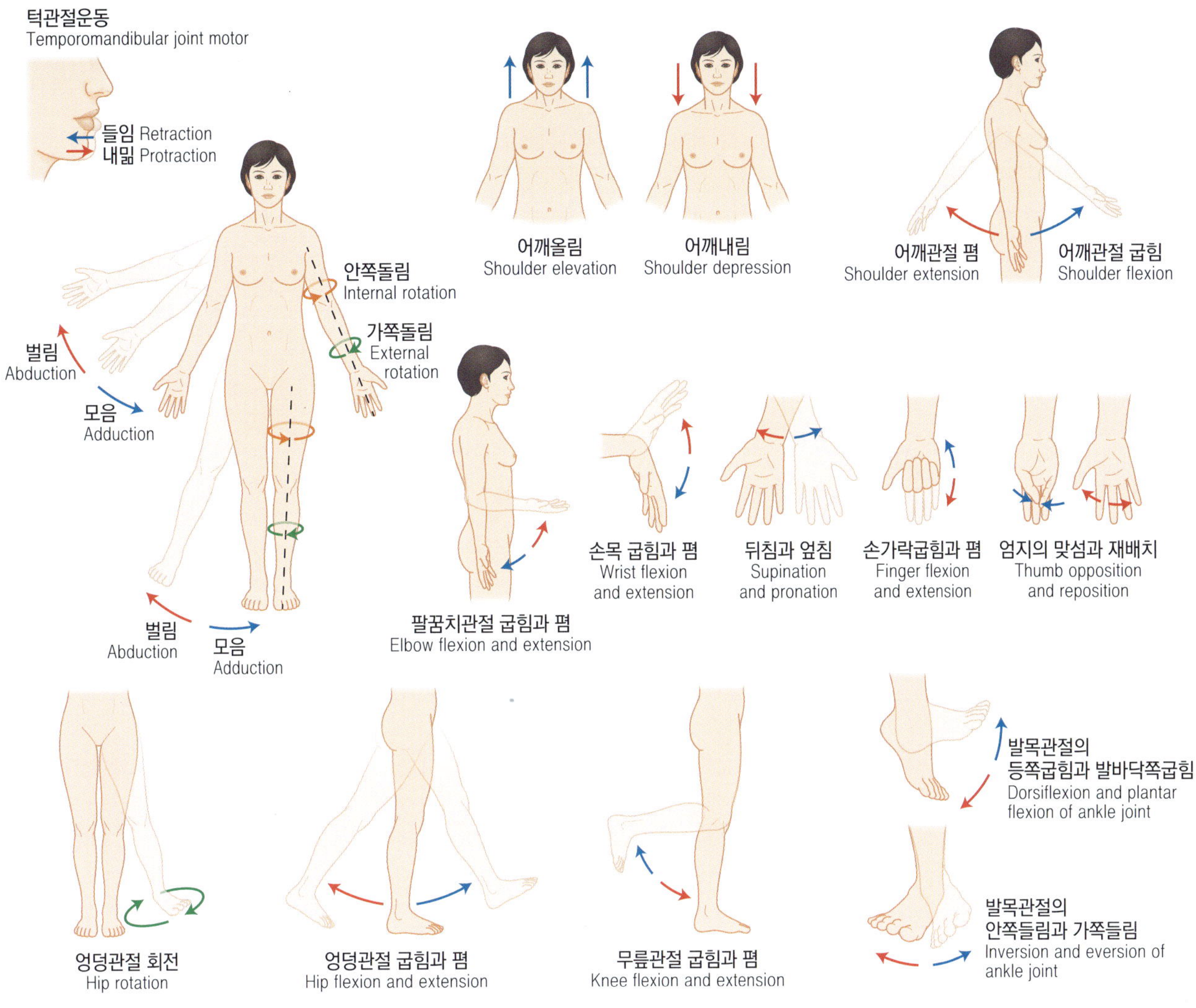

그림 3.12 윤활관절의 여러 가지 운동

표 3.6 윤활관절의 운동형태

형태		정의	인체의 예
일반적인 운동형태	미끄러짐(sliding)	접촉된 두 면 사이의 미끄러지는 마찰운동 형태	손목손허리관절
	굽힘(flexion)	시상면에서 일어나는 인접한 두 뼈 사이의 각도를 감소시키는 운동	무릎관절 굽힘
	폄(extension)	시상면에서 일어나는 인접한 두 뼈 사이의 각도를 증가시키는 운동	팔꿈치관절 폄
	모음(adduction)	몸의 중앙 축을 향해 가까워지는 운동	어깨관절 모음
	벌림(abduction)	몸의 중앙 축에서 멀어지는 운동	엉덩관절 벌림
	돌림(rotation)	중심축 주위를 도는 뼈의 회전운동	손목관절 돌림
	휘돌림(circumduction)	굽힘, 벌림, 폄, 모음이 조합된 운동	어깨관절 휘돌림
특수한 운동형태	뒤침과 엎침(supination & pronation)	손바닥을 위로 향하거나(뒤침), 손등이 위로 향하게 하는(엎침) 회전운동 중 한 형태	
	안쪽들림과 가쪽들림(inversion & eversion)	발의 안쪽(발바닥)이 안쪽 방향으로 향하거나(안쪽들림), 가쪽 방향으로 향하는 운동(가쪽들림)	
	위쪽돌림과 아래쪽돌림 (upward & downward rotation)	중심축을 중심으로 해부학적 부분이 위쪽 방향 또는 아래쪽 방향으로 도는 뼈의 회전운동: 어깨뼈 등에서 일어남	
	내밂과 들임(protraction & retraction)	해부학적 부분의 앞쪽 또는 뒤쪽 이동을 위한 운동: 턱관절과 어깨관절 등에서 일어남	

관련 질환과 중재

골다공증 Osteoporosis

세계보건기구는 젊은 성인들의 평균치의 표준편차 2.5 이하의 뼈밀도, 즉 3% 이하인 경우를 골다공증으로 정의하고 있다. 특히 여성의 경우, **골밀도**는 30세 전후에 최고로 도달한 뒤 폐경 이후에는 3배 정도 빠른 속도로 감소한다. 뼈의 소실은 뼈 흡수에 관여하는 뼈파괴세포와 뼈 생산에 관여하는 뼈모세포 간의 불균형에 의해 감소하며, 또한 뼈의 칼슘을 혈액으로 침착시키고 뼈파괴세포 생산을 담당하는 부갑상샘호르몬(PTH)의 영향과 뼈파괴세포를 억제하는 에스트로젠의 감소로 인해 나이가 들면 더욱더 뼈밀도가 감소할 수밖에 없다. 음주, 위절제술, 운동부족, 스테로이드제제의 장기복용 역시 골밀도를 감소시키는 요인이 되고 있다. **골밀도의 측정**은 척추와 넙다리뼈의 이중에너지 방사선흡수법(dual energy X선 absorptiometry, DXA)이 가장 널리 쓰이며, T-score는 대상자의 성별, 나이별 평균치와 비교한 Z-score를 젊은 정상인의 최대 골밀도와 비교한 것이다. T-score −1 이상이면 정상, −1에서 −2.5 이내면 골감소증, −2.5 이하이면 골다공증으로 진단한다(그림 3.13).

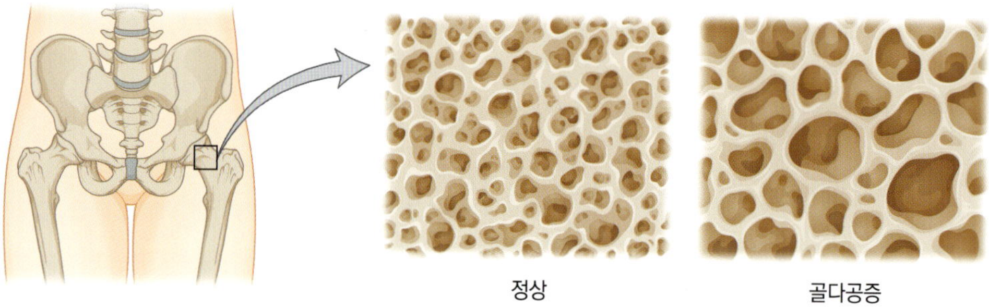

그림 3.13 골다공증

퇴행성관절염 Degenerative arthritis

퇴행성관절염은 관절의 과다사용으로 인해 연골이 닳아 관절이 퇴행하는 질환이다. 초기에는 인대의 이완과 힘줄의 **퇴행성 변화**로 인해 관절의 불안정성이 초래되고, 연골의 불완전탈구와 변성이 시작되며, 불안정성 때문에 관절면의 불규칙성과 **뼈가시**(골극, bony spur)가 형성된다(그림 3.14). 퇴행성관절염의 증상은 관절이 뻣뻣하고, 체중부하 시 통증과 함께 움직일 때 **염발음**이 들리며, 염증 증상인 **부종**(edema)과 **열감**이 있고, 관절변형인 경우 주로 다리의 **'O'자형 변형**이 되기도 한다. 주로 초기 치료로 인대와 힘줄의 변성과 이완, 연골의 파괴로 인해 오는 통증을 완화하고 관절주변의 인대와 힘줄을 재생하기 위해 약물치료, 프롤로치료, DNA주사치료, 신경치료 등과 관련 근육을 강화시키기 위한 운동치료 및 일상생활에서 개인 활동에 대한 치료적 중재가 필요하다. 관절염으로 인해 더 이상 관절로써의 기능을 하지 못할 경우, 무릎의 경우에는 **전체무릎관절치환**(total knee replacement, TKR) 등의 인공관절을 삽입하는 경우도 많다.

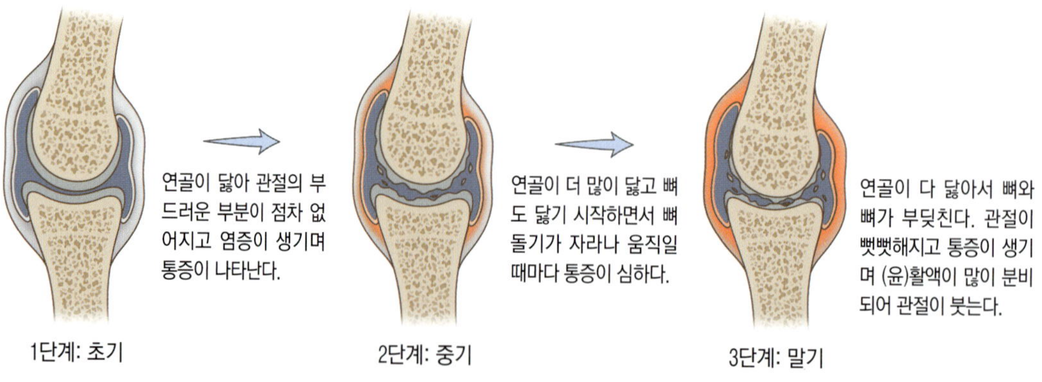

그림 3.14 퇴행성관절염의 진행과정

핵심정리 및 문제 CORE ORGANIZATION & PROBLEM

1. 성인의 뼈대는 __________개이며 신체를 지지하고, 보호하며 무기질의 저장과 혈액을 생산한다.
2. 뼈 형성 및 조혈인자 중 비타민 A, C, D와 성장호르몬, 타이록신, 안드로젠 등은 뼈 성장을 촉진한다.
3. 뼈의 대부분의 성장방식은 연골내골화 방식이며, 빗장뼈와 머리뼈 일부는 막내골화 방식에 의해 성장한다.
4. 뼈의 성분 중 __________는 최종적으로 분화된 성숙뼈의 세포이다.
5. 위팔뼈, 넙다리뼈와 같은 긴뼈의 뼈끝은 충격을 완충하기 위해 해면뼈 성분이 많고, 뼈몸통은 치밀뼈 성분이 많다.
6. 긴뼈의 겉 구조에서 속 구조는 뼈막(2겹)–치밀뼈–해면뼈–뼈속막–뼈속질공간 순서이다.
7. __________은 뼈의 부피성장에 관여한다.
8. 뼈끝판(성장판)은 뼈의 길이성장에 관여하며, 성장이 끝나면 뼈끝선으로 대치된다.
9. 치밀뼈의 기본구조는 하버스계이며, 뼈단위의 세로관을 하버스관, 가로관을 폴크만관이라 하고, 신경과 혈관이 유도된다.
10. 해면뼈의 기본구조는 뼈잔기둥(골소주, bony trabecula)이다.
11. 신장호르몬이 적색골수를 자극하여 적혈구가 생산되고, 골수생산이 끝나면 지방으로 대치되어 황색골수가 된다.
12. 공기뼈는 뼈 속에 공기를 가진 뼈로 코 주위의 뼈들(이마뼈, 나비뼈, 벌집뼈, 위턱뼈)과 관자뼈로 구성된다.
13. 종자뼈는 참깨 씨앗 모양의 힘줄 밑에 있는 뼈로 가장 큰 종자뼈는 __________이다.
14. 관절은 두 개 이상의 뼈가 기능적으로 만나 형성되고, 세 개 이상의 뼈가 만나면 복합관절이라고 한다.
15. 관절은 운동형태에 따라 섬유관절(부동관절), 연골관절(반관절), 윤활관절(가동관절)로 나눈다.
16. 연골관절은 유리연골결합과 섬유연골관절로 나누고, 섬유연골결합은 두덩사이원반과 척추(사이)원반 등이 있다.
17. 윤활관절은 기본적으로 볼록면과 오목면의 뼈가 만나며, 관절을 싸고 있는 관절주머니와 관절안과 관절연골로 구성된다. 관절주머니는 두 겹의 막으로 바깥의 섬유막과 안쪽의 (윤)활액을 분비하는 (윤)활막으로 되어 있어 관절 내의 압력을 낮추고 잘 미끄러져 움직일 수 있게 한다.
18. 윤활관절은 모양과 운동 형태에 따라 평면, 경첩, 중쇠, 융기, 안장, 절구관절로 분류할 수 있다.
19. 안장관절은 말안장 모양의 관절이며, 엄지의 손목손허리관절이 대표적이다.
20. __________은 절구 모양으로 깊이 파인 관절로 어깨관절과 엉덩관절이 속하며 운동범위가 가장 넓다.
21. 윤활관절의 보조장치는 접시테두리, 관절원반, 관절반달연골이다.
22. 관절반달연골은 __________에서 관찰된다.
23. 윤활관절의 운동형태는 굽힘, 폄, 모음, 벌림, 돌림, 휘돌림이 있으며, 특수운동형태는 손목에서 뒤침, 엎침, 엄지손가락의 맞섬 등이 있고, 발목에서는 안쪽들림과 가쪽들림이 있다.

해답

1. 206 4. 뼈세포(osteocyte) 7. 뼈막 13. 무릎뼈 20. 절구관절 22. 무릎관절

3.4 머리뼈의 분류

학습목표 머리뼈를 구분할 수 있다.

성인의 머리뼈 구분 Skull division of adult

신생아의 머리뼈(skull)는 유리연골결합으로 된 숫구멍(천문, fontanelle)이 점차 폐쇄되어 생후 2년 후에는 아래턱뼈를 제외하고 모두 봉합되어 부동관절이 된다.

성인의 머리뼈는 6종 8개의 **뇌머리뼈**(뇌두개골, cranial bone)와 8종 14개의 **얼굴뼈**(안면골, facial bone)를 합쳐 총 22개의 뼈로 구성되지만, 관련된 뼈인 목뿔뼈(설골, hyoid bone) 1개와 중이(가운데귀, middle ear)에 있는 귓속뼈(이소골, auricular ossicle–망치뼈, 모루뼈, 등자뼈) 6개를 합쳐 모두 29개로 취급하기도 한다. 머리뼈에서 움직일 수 있는 관절은 턱관절(측두하악관절, temporomendible joint) 뿐이며, 나머지는 섬유성관절결합으로 고정되어 있다. 머리뼈는 얼굴을 구성하고 외부의 충격으로부터 뇌를 보호하며 각종 혈관과 신경의 통로가 된다.

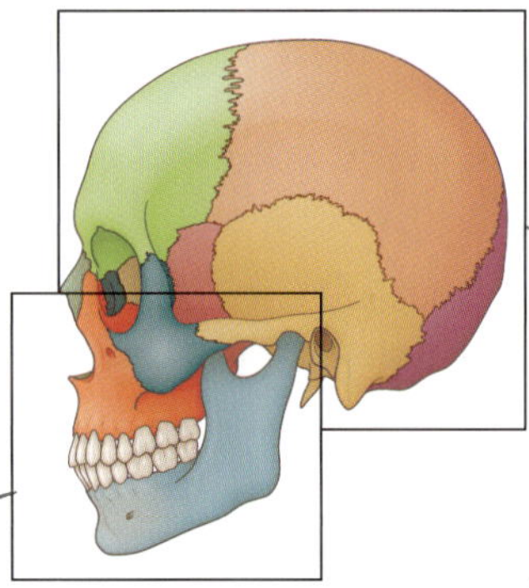

머리뼈 Skull	22~29

얼굴뼈 Facial bone	14
코뼈 Nasal bone	2
입천장뼈 Palatine bone	2
위턱뼈 Maxilla	2
아래코선반 Inferior nasal concha	2
광대뼈 Zygomatic bone	2
눈물뼈 Lacrimal bone	2
보습뼈 Vomer	1
아래턱뼈 Mandible	1

뇌머리뼈 Cranial bone	8
이마뼈 Frontal bone	1
마루뼈 Parietal bone	2
관자뼈 Temporal bone	2
나비뼈 Sphenoid bone	1
벌집뼈 Ethmoid bone	1
뒤통수뼈 Occipital bone	1

관련된 뼈 Associated bones	7
목뿔뼈 Hyoid bone	1
귓속뼈 Auricular ossicle	6

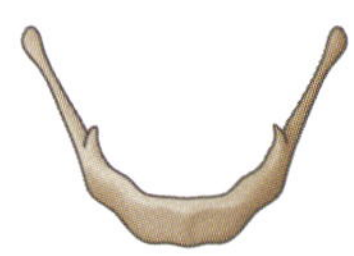

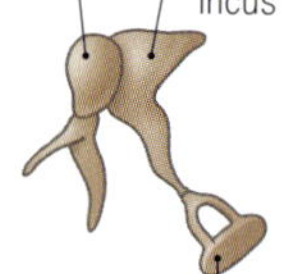

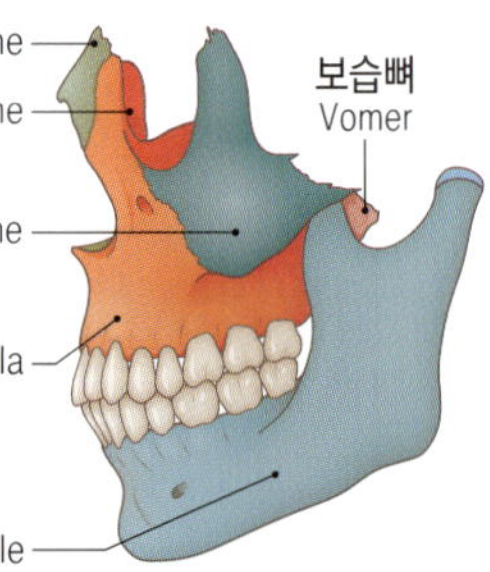

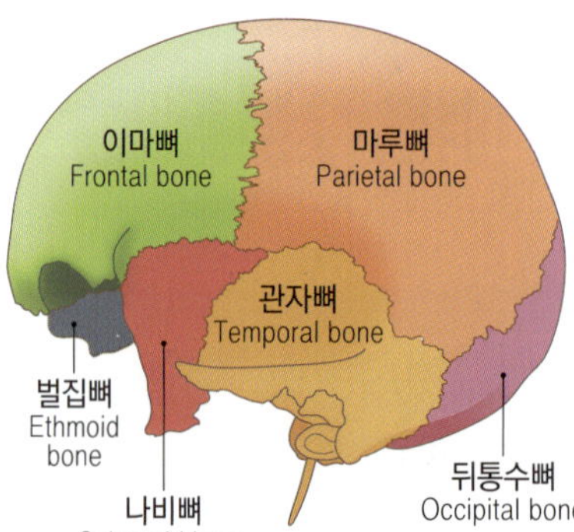

그림 3.15 머리뼈의 분류

3.4 머리뼈의 분류

학습목표 머리뼈를 분류할 수 있다.

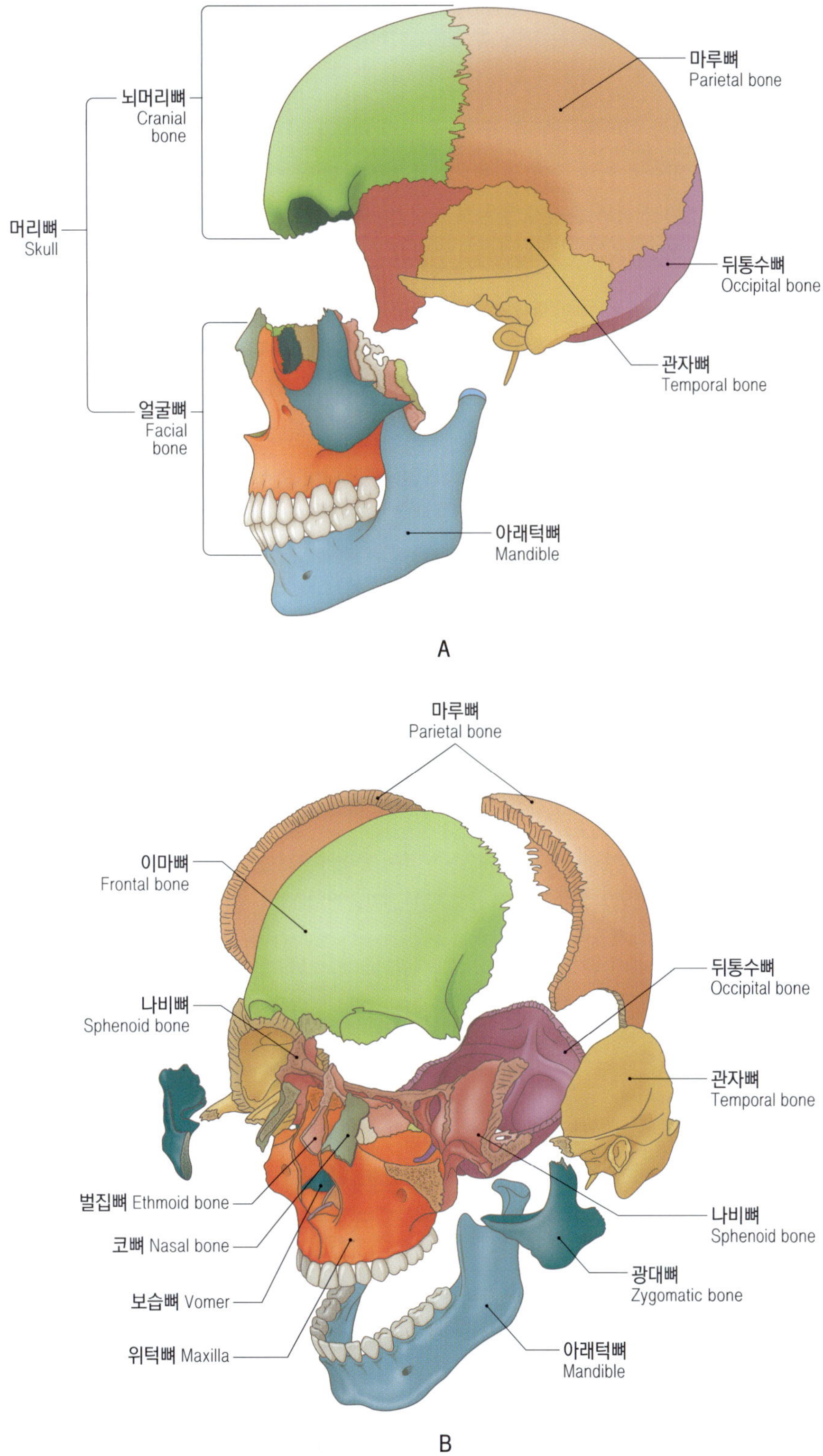

그림 3.16 머리뼈의 구분. A: 뇌머리뼈와 얼굴뼈, B: 머리뼈(낱개)

3.4 머리뼈의 분류

학습목표 머리뼈의 앞 겉면과 관상단면 구조에 대해 알 수 있다.

머리뼈의 앞 겉면 구조

머리뼈의 앞 겉면 구조를 위쪽에서부터 아래쪽으로 이마뼈, 눈확의 구성뼈, 코안의 뼈, 위턱뼈, 광대뼈, 아래턱뼈 순서로 관찰하기로 한다.

위부위 머리뼈 중 가장 위쪽에 있는 편평한 **이마뼈**(전두골, frontal bone)가 관찰된다. 이마뼈는 눈확 위쪽면을 구성하며, 눈썹이 위치하는 곳을 **눈썹활**(superciliary arch)이라고 한다. 눈썹활 위모서리 1/3 지점에는 **눈확위구멍**(안와위공, supraorbital foramen)이 있어 눈확아래구멍, 턱끝구멍과 함께 삼차신경의 분지가 얼굴로 나오는 통로가 된다. 위가쪽으로 마루뼈 일부가 시상봉합으로 이마뼈와 접해있으며, 나비뼈 일부가 관찰된다.

중간부위 눈썹활 아래쪽에 양쪽 눈 부위에 움푹 파인 **눈확**(안와, orbital fossa)은 7개의 뼈로 이루어져 있고, 틈새(fissure)와 구멍(foramen)이 있어 각종 신경과 혈관의 통로가 된다. 눈확 중간에 2개의 코뼈와 코안(비강, nasal cavity)이 관찰된다.

코안 입구인 조롱박구멍(뼈콧구멍, piriform aperture) 속에 형성된 코중격(코사이벽, nasal septum)은 **벌집뼈**(사골, ethmoid bone)의 수직판과 **보습뼈**(서골, vomer)의 앞면을 이룬다.

코뼈와 코안 양쪽으로 2개의 **위턱뼈**(상악골, maxilla)는 4개의 모서리로 되어 있어 코안의 입구를 둘러싸고 눈확 아래 안쪽 경계를 이루며, 광대뼈와 접해있다. 얼굴의 중앙부 양쪽의 위턱뼈에는 삼차신경 분지가 얼굴로 나오는 **눈확아래구멍**(안와아래공, infra-orbital fossa)이 관찰된다. 위턱뼈는 윗니를 수용한다. 뺨에서 앞가쪽으로 튀어나온 **광대뼈**(zygomatic bone)는 눈확의 가쪽면을 구성한다.

아래부위 말발굽 모양의 아래턱뼈(하악골, mandible)는 아랫니를 수용한다. **아래턱뼈**는 머리뼈 중 유일한 윤활관절을 형성하여 씹기와 말하기 등과 관련 있으며, 삼차신경 분지가 얼굴로 나오는 **턱끝구멍**(mental foramen)이 있다. 아래턱뼈는 위턱뼈와는 관절하지 않고 관자뼈와 관절한다.

머리뼈의 관상단면 구조

관상단면 구조에서 가장 눈에 띄는 것은 머리뼈 속의 빈 공간인 굴(동, sinus)이다. 이마뼈의 **이마굴**(전두동, frontal sinus), 벌집뼈의 **벌집굴**(사골동, ethmoid sinus), 위턱뼈의 **위턱굴**(상악동, maxillary sinus)이 있다. 이밖에 나비뼈의 **나비굴**(접형동, sphenoidal sinus)은 그림 3.18의 정중시상단면에서 관찰할 수 있다. 코안(nasal cavity)의 코선반은 뇌머리뼈인 벌집뼈의 **위 · 중간코선반**(상 · 중비갑개, sup · middle nasal concha)와 얼굴뼈인 **아래코선반**(하비갑개, inferior nasal concha)이 있다. 벌집뼈의 체판(cribriform plate) 위의 돌기인 **볏돌기**(계관, crista galli)에는 대뇌를 반으로 나누는 대뇌세로틈새의 경막(dura mater)인 **대뇌낫**(대뇌겸, cerebral falx)이 부착된다.

관련 질환

굴염과 축농 Sinusitis & empyema

코 주위의 머리뼈의 일부가 공기로 채워진 빈 공간을 **부비동**(코곁굴, paranasal sinus)이라 한다. 부비동은 조그만 통로를 통해 코안과 교통하고 있으며, 공기의 가습, 공명, 압력조절 및 머리뼈의 무게를 줄이는 역할을 한다. **굴염**(부비동염, sinusitis)은 부비동의 점막에 염증이 생겨 콧물이 배출되지 못하는 상태로 위턱굴에 가장 잘 발생된다. 증상은 코막힘, 두통, 권태감, 후각감퇴, 집중력 저하 등이 있다.

3.4 머리뼈의 분류

학습목표 머리뼈의 앞 겉면과 관상단면 구조에 대해 알 수 있다.

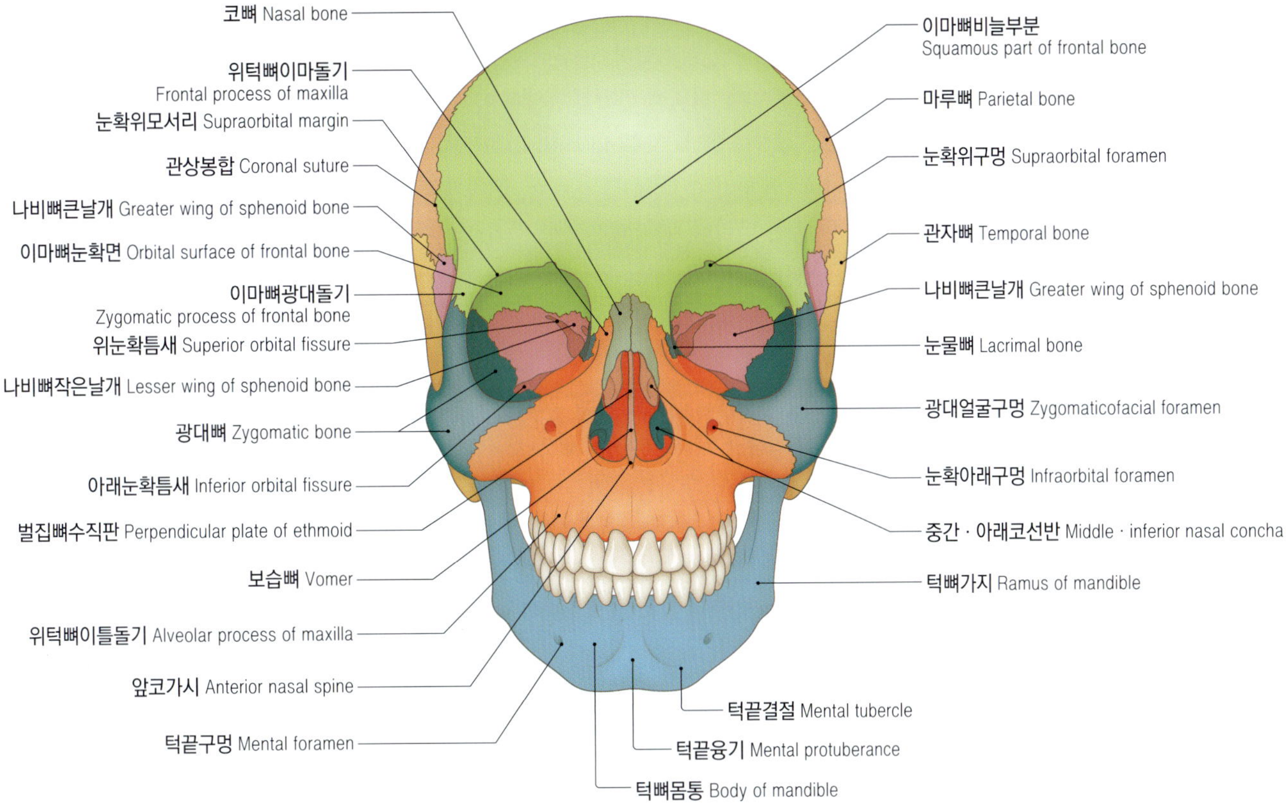

그림 3.17 머리뼈 앞 겉면

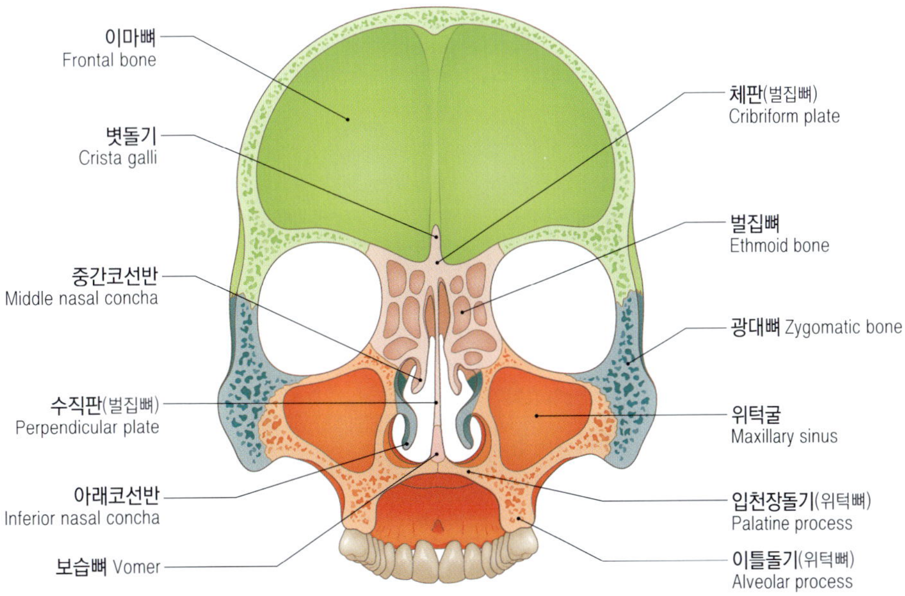

그림 3.18 머리뼈 관상단면

3.4 머리뼈의 분류

학습목표 머리뼈의 옆 겉면과 광대활을 제거한 속면에 대해 알 수 있다.

머리뼈의 옆 겉면 구조

머리뼈 옆면에서 가장 쉽게 관찰되는 뼈는 관자뼈, 광대뼈, 아래턱뼈, 마루뼈이다.

관자뼈(측두골, temporal bone)는 마루뼈, 뒤통수뼈, 나비뼈(큰날개), 광대뼈, 아래턱뼈와 접해있다. 마루뼈와 비늘봉합(인상봉합, squamous suture), 뒤통수뼈와는 시옷봉합(삼각봉합, lambdoid suture)을 이루며 광대뼈와 광대활(zygomatic arch)을 이루고, 아래턱뼈와 턱관절(측두하악관절, temporomandibular joint)을 이룬다. 관자뼈와 이마뼈 사이에 나비뼈(큰날개)가 있어 이들 두 개의 뼈는 서로 접하지는 않는다. 이마뼈, 마루뼈, 나비뼈, 관자뼈가 만난 자리로 점이 아닌 선으로 나타나는 **관자놀이점**(pterion)이 있다. 관자놀이점은 머리뼈의 계측점으로 이용된다.

광대뼈(zygomatic bone)는 3개의 돌기를 통해 이마뼈, 위턱뼈, 관자뼈와 관절을 이루고 있는 뺨 부위에서 앞쪽과 옆쪽으로 튀어나온 뼈이다.

아래턱뼈(하악골, mandible)는 말발굽 모양으로 위쪽의 두 개의 돌기 중 하나는 관자뼈와 관절한다.

마루뼈(두정골, parietal bone)는 2개의 뼈로 정중앙에 시상봉합으로 봉합되어 있으며, 머리뼈의 봉합들은 마루뼈와 연관되어 있다.

머리뼈의 광대활을 제거한 속면 구조

광대활(zygomatic arch)을 제거한 뒤 관자아래오목(측두하와, infratemporal fossa)으로부터 안쪽으로 들어간 좁은 틈새로 머리뼈 가쪽면에서 위턱뼈, 입천장뼈, 나비뼈 사이에 있는 오목한 공간인 **날개입천장오목**(익구개와, pterygopalatine fossa)을 관찰 할 수 있다.

날개입천장오목은 위턱신경이 지나고 위턱동맥(maxillary artery) 가지인 중수막동맥(middle meningeal artery)이 이마가지와 마루가지로 갈라지는 곳이다. 많은 구멍들을 통해 머리뼈의 여러 부위와 연결되며 코안, 입천장, 윗니에 분포하는 신경과 혈관들이 있다. 또한 자율신경절인 **날개입천장신경절**(익구개신경절, pterygopalatine ganglion)이 위치하는 곳이므로 임상적으로 매우 중요한 지점이다.

더 알아보기

머리의 계측점 Measurement points on the head

머리뼈는 앞쪽에서부터 이마뼈, 마루뼈, 뒤통수뼈 순서로 이어져 있으며 각 뼈가 만나는 지점은 계측점으로 이용된다.

이마뼈와 양쪽 마루뼈가 만나는 지점은 **정수리점**(bregma), 양쪽 마루뼈와 뒤통수뼈가 만나는 지점은 **시옷점**(lambda)이다.

시옷봉합, 뒤통수꼭지봉합, 마루꼭지봉합이 만나는 지점은 **별점**(asterion), 뒤통수에서 가장 튀어나온 점은 **뒤통수점**(inion)이다. 위에서 서술한 **관자놀이점**(pterion)은 점이 아닌 선으로, 이들과 함께 머리뼈의 계측지점으로 활용된다.

코뿌리점(nasion)에서 정수리점과 정수리점에서 시옷점의 비율은 1 : 1.618이다.

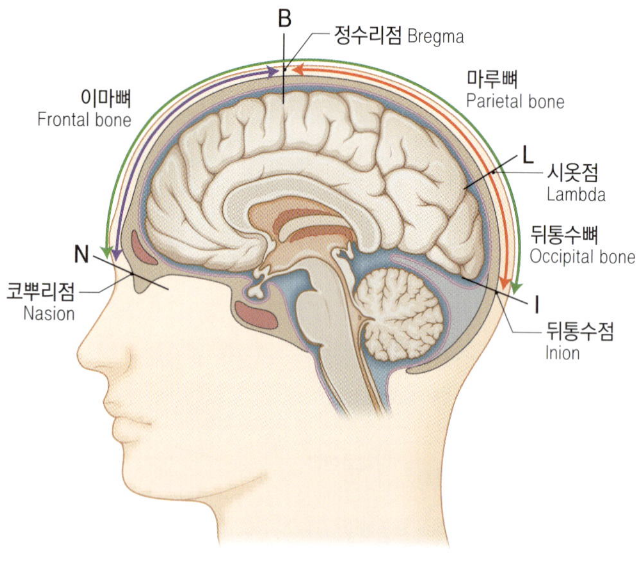

그림 3.19 머리뼈의 계측점

3.4 머리뼈의 분류

학습목표 머리뼈의 옆 겉면과 광대활을 제거한 속면에 대해 알 수 있다.

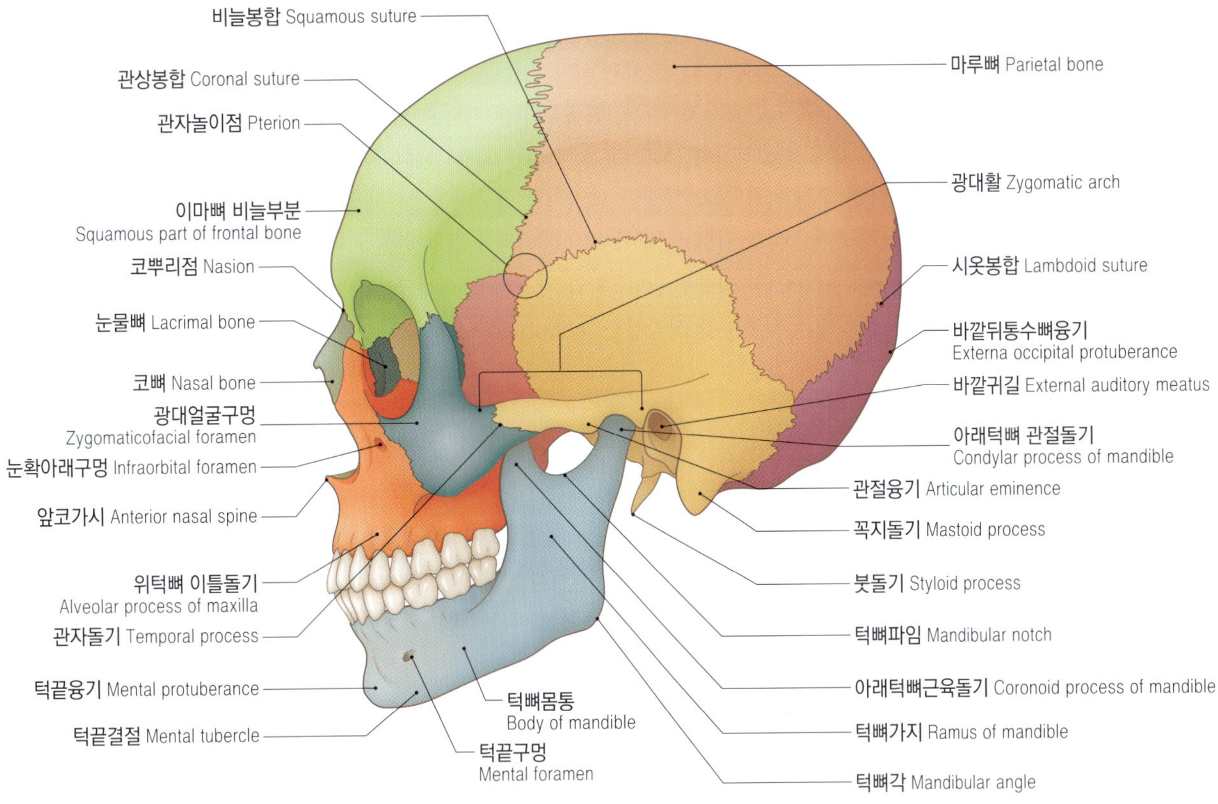

그림 3.20 머리뼈의 옆 겉면

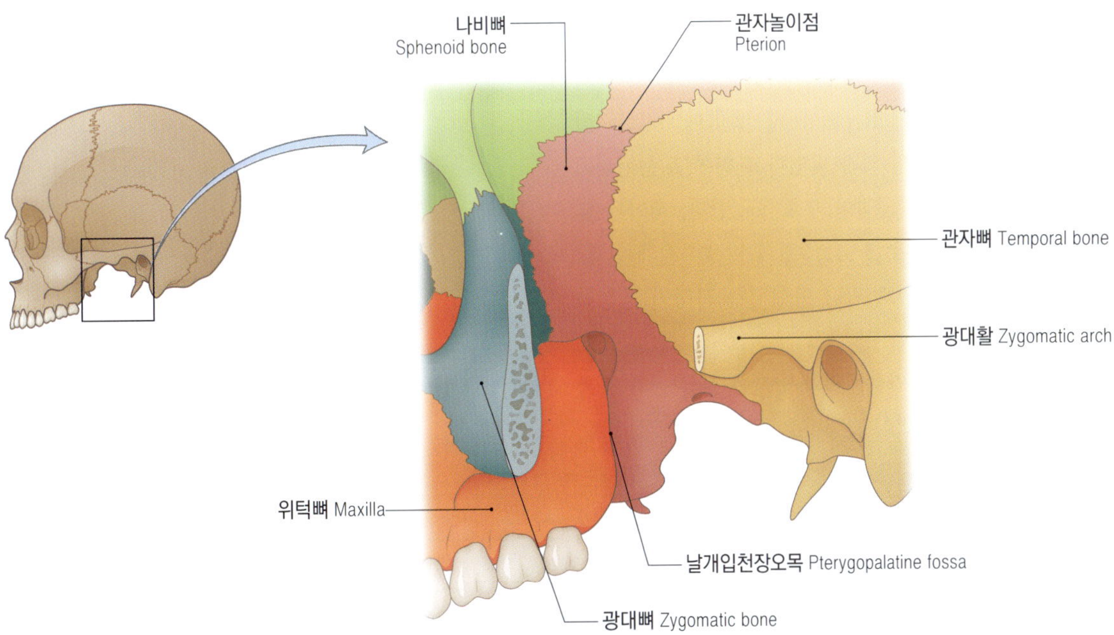

그림 3.21 광대활을 제거한 속면

3.4 머리뼈의 분류

학습목표 머리뼈의 정중시상단면과 코안의 가쪽벽에 대해 알 수 있다.

머리뼈의 정중시상단면(안쪽벽) 구조

정중시상단면의 안쪽벽에 오목한 이마뼈와 **이마굴**(전두동, frontal sinus)이 있고, 관상단면에서 관찰할 수 없었던 **나비굴**(접형동, sphenoid sinus)과 나비의 다리에 해당하고 씹기근육이 부착하는 **날개돌기**(pterygoid process)가 있다. 이마뼈와 관자뼈 사이에 있는 나비뼈는 머리뼈의 아랫면과 속면에서 관찰이 용이하다. **코중격**(코사이벽, nasal septum)을 이루는 벌집뼈의 수직판과 보습뼈(서골, vomer)는 앞 겉면에서는 코뼈로 인해 잘 보이지 않고 앞면만 보였지만 정중시상단면에서는 안쪽으로 길게 뻗은 뼈를 온전히 볼 수 있다. 조금 아래쪽으로 **단단입천장**(경구개, hard palate)을 이루는 위턱뼈와 입천장뼈(구개골, palatine)의 관절이 있다. 마루뼈와 이마뼈를 경계 짓는 관상봉합(coronal suture)의 안쪽면, 마루뼈와 관자뼈를 경계 짓는 비늘봉합(인상봉합, squamous suture) 안쪽면, 마루뼈와 관자뼈, 뒤통수뼈를 경계 짓는 시옷봉합(삼각봉합, lambdoid suture)의 안쪽면이 있다. 관자뼈와 뒤통수뼈 사이의 **목정맥구멍**(jugular foramen)으로 혀인두신경, 미주신경, 더부신경이 통과한다. 관자뼈의 바위부위에는 혈관과 신경이 통과하는 많은 구멍들이 집중적으로 분포한다(그림 3.23).

코안의 가쪽벽 구조

코안의 가쪽벽에서 가장 뚜렷하게 볼 수 있는 뼈는 뇌머리뼈인 **벌집뼈**와 얼굴뼈인 **아래코선반**(하비갑개, inferior nasal concha)이다. 벌집뼈의 체판(cribriform plate)은 후각신경이 통과하며, 위코선반(상비갑개, superir nasal concha)과 중간코선반(중비갑개, middle nasal concha)은 코안의 가쪽벽을 이루는 한 쌍의 선반 모양의 뼈인 코선반과 함께 호흡기의 통로인 **콧길**(비도, nasal meatus)을 형성한다(그림 3.24).

관련 질환

입술입천장갈림증 Cleft lip and palate

입천장은 **물렁입천장**(연구개, soft palate)과 위턱뼈와 입천장뼈가 관절하여 생긴 **단단입천장**(경구개, hard palate)으로 구분된다. 입술과 입천장이상인 입술입천장갈림증(cleft lip and palate)은 입술갈림증(구순열, cleft lip)과 입천장갈림증(구개열, cleft palate)을 통틀어 이르는 말로, 입술갈림증은 토끼의 입과 닮았다고 하여 **토순**이라고도 하며, 흔히 언청이로 낮잡아 부르기도 한다. 태아의 얼굴형성 부전에 의해 주로 5~12주경에 발생하게 되는데, 위턱뼈와 입천장뼈가 서로 만나 융합되는 과정이 원활하지 못해 틈이 생겨 발생한다.

증상은 수유장애 및 가운데귀와 입안 통로의 공기 흐름이 원활하지 못해 중이염이 발생하고 청각장애, 발성장애, 성장장애까지 동반되는 경우도 있다. 수술치료방법에는 입천장성형술, **폰 랑거벡**(Von Langenbeck) 등의 방법이 있으며, 이는 생후 6~12개월 사이에 시행한다.

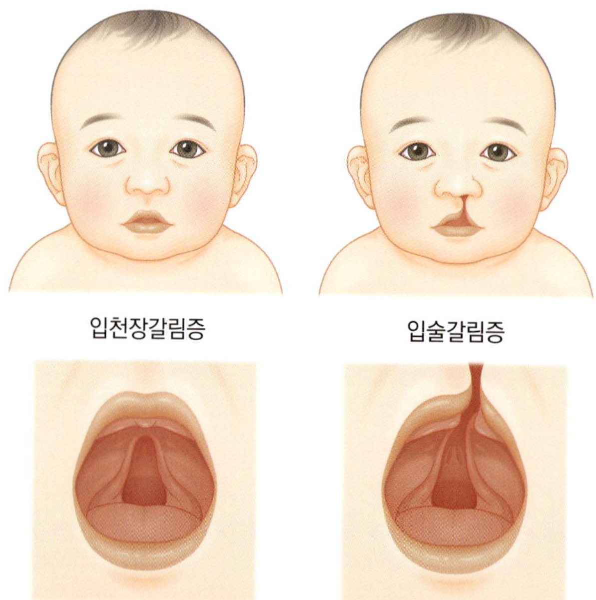

그림 3.22 입술입천장갈림증

3.4 머리뼈의 분류

학습목표 머리뼈의 정중시상단면에 대해 알 수 있다.

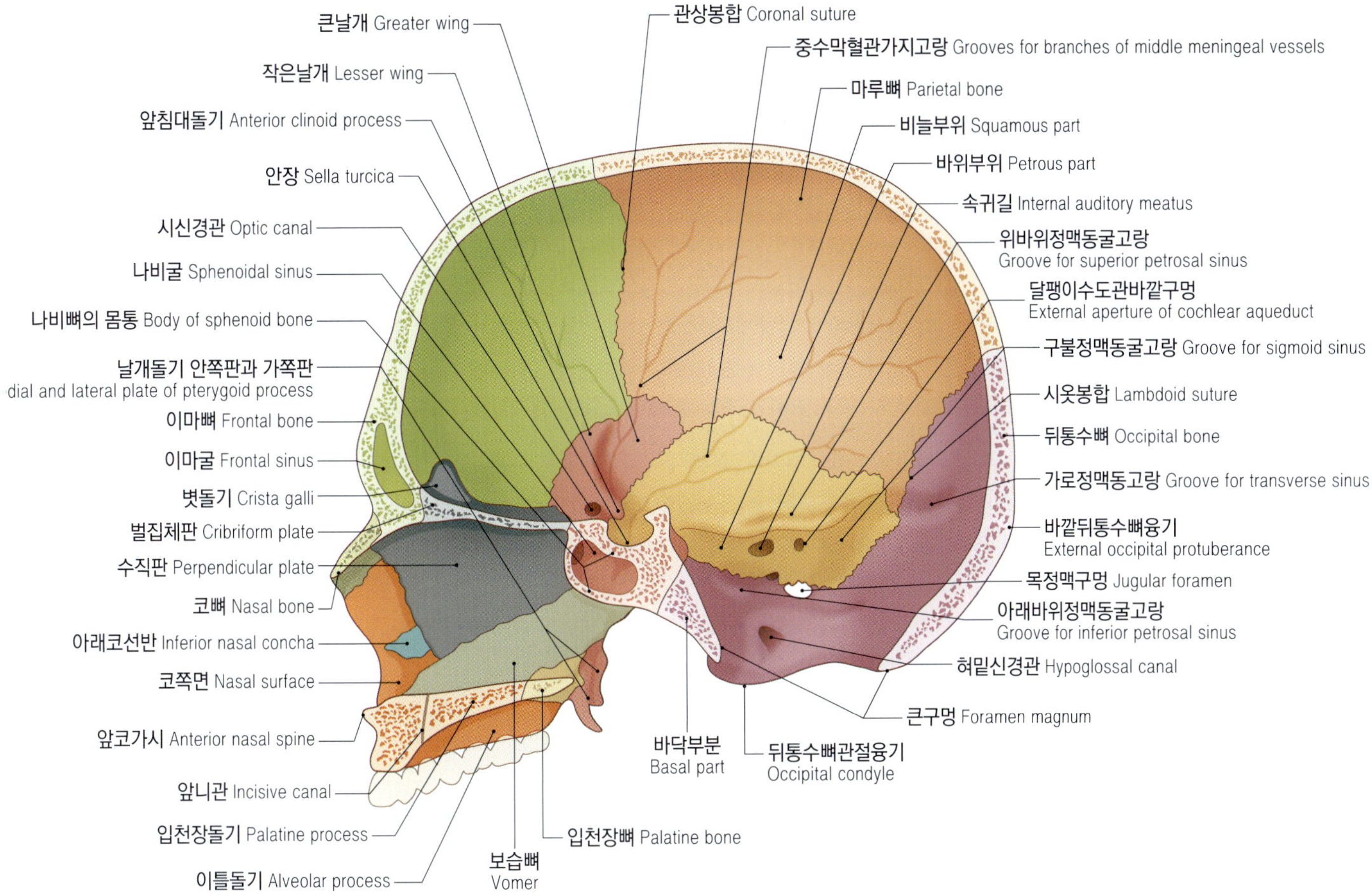

그림 3.23 머리뼈의 정중 시상단면(안쪽벽)

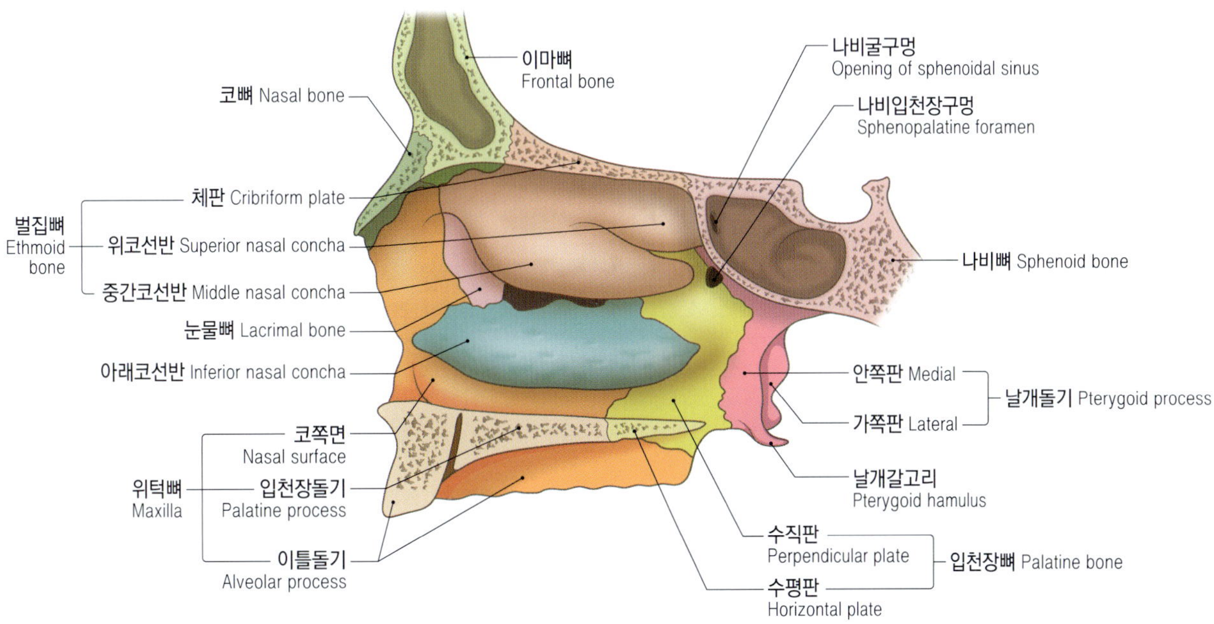

그림 3.24 코안의 가쪽벽

3.4 머리뼈의 분류

학습목표 머리뼈의 아랫면에 대해 알 수 있다.

머리뼈의 아랫면 구조

아랫면 구조는 아래턱뼈를 제거한 뒤 앞쪽에서부터 뒤쪽으로 배열된 위턱뼈, 입천장뼈, 보습뼈, 나비뼈, 관자뼈, 뒤통수뼈 순서로 관찰하기로 한다.

앞부위 가장 앞쪽의 **위턱뼈**는 정중입천장 봉합에 의해 양쪽으로 나뉘고, **입천장뼈**의 수평판과 관절하여 단단입천장(경구개, hard palate)을 형성한다.

중간부위 단단입천장 뒤에 1쌍의 뒤콧구멍(후비공, choana)이 열리고, 뒤쪽에 **보습뼈**가 있으며 이것의 양쪽으로 불규칙한 나비뼈 날개돌기의 안쪽판과 가쪽판이 돌출되어 있다. **나비뼈**의 큰날개(greater wing)에는 삼차신경의 통로인 원형구멍과 타원구멍이 있다. 나비뼈 뒤가쪽으로 불규칙한 **관자뼈**에는 속목동맥의 통로인 목동맥관(경동맥관, carotid canal)과 이 뒤쪽으로 속목정맥의 통로인 목정맥구멍(jugular foramen)이 있으며, 가쪽으로 붓 모양의 근육과 인대가 부착하는 붓돌기(경상돌기, styloid process)가 있다. 붓돌기 가쪽에 바깥귀길(외이도, external auditory meatus)이 있고, 가장 가쪽에서 앞쪽으로 관자뼈와 광대뼈의 돌기들이 광대활(zygomatic arch)을 이룬다. 아랫면의 중앙부위의 **뒤통수뼈**에는 큰구멍(대공, foramen magnum)이 있어 척수(spinal cord)가 내려가고 가쪽으로 뒤통수뼈관절융기(후두과, occipital condyle)가 있어 목뼈의 고리뼈와 관절한다. 나비뼈, 관자뼈, 뒤통수뼈가 만나 생긴 파열구멍(파열공, foramen lacerum)은 생체에서는 연골막으로 막혀있다.

뒤부위 뒤통수뼈의 아래목덜미선(inferior nuchal line)과 위목덜미선(superior nuchal line)이 있어 근육이 부착된다. 시옷봉합에 의해 뒤통수뼈, 관자뼈, 마루뼈가 분리되어 있다.

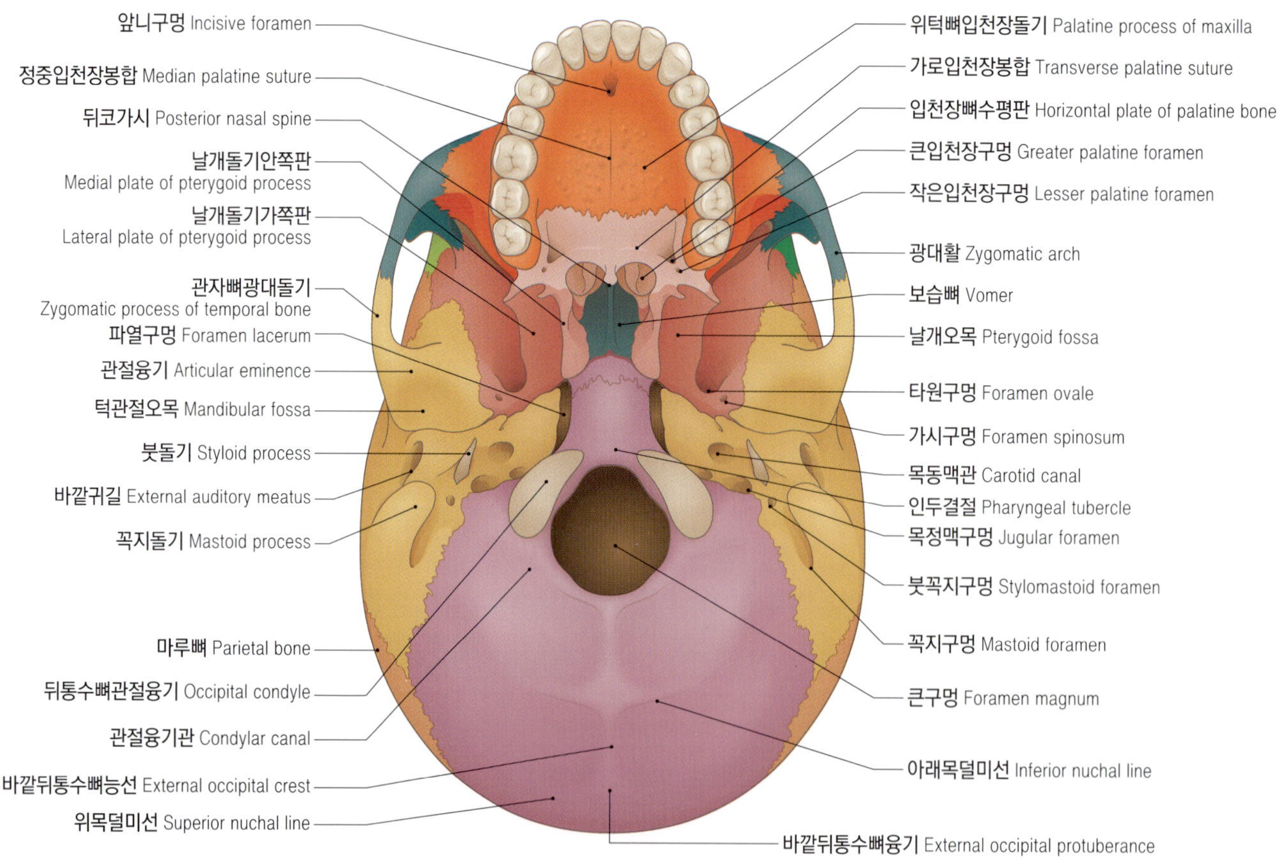

그림 3.25 머리뼈의 아랫면

3.4 머리뼈의 분류

학습목표 머리뼈의 속면에 대해 알 수 있다.

머리뼈의 속 바닥 구조

머리뼈의 속 바닥은 머리안의 뇌를 떠받치고 있는 부분으로 뇌의 형태에 따라 앞에서 뒤쪽으로 갈수록 오목한 바닥을 이루고 있다. 이를 **머리뼈오목**(두개와, cranial fossa)이라 하고, 앞머리뼈오목, 중간머리뼈오목, 뒤머리뼈오목으로 나뉜다.

앞머리뼈오목(전두개와) Anterior cranial fossa 대부분을 차지하는 이마뼈와 중앙의 벌집뼈, 뒤쪽의 나비뼈의 작은날개(lesser wing)로 이루어져 있으며 대뇌의 이마엽(전두엽, frontal lobe)이 위치한다. 앞머리뼈오목과 중간머리뼈오목은 위눈확틈새(상안와열, superior orbital fissure)에 의해 구분된다.

중간머리뼈오목(중두개와) Middle cranial fossa 나비뼈(큰날개, greater wing)와 관자뼈로 이루어져 있으며 대뇌의 관자엽(측두엽, temporal lobe)이 위치한다. 중간머리뼈오목과 뒤머리뼈오목 사이에 목정맥구멍이 있다.

뒤머리뼈오목(후두개와) Posterior cranial fossa 가장 크고 깊은 오목으로 거의 대부분 뒤통수뼈가 차지하고 있으며, 대뇌의 뒤통수엽(후두엽, occipital lobe)과 소뇌(cerebellum)가 위치한다. 오목 중앙의 큰구멍으로 척수가 내려가고, 큰구멍 앞쪽의 비스듬틀(경사대, clivus)에는 뇌줄기(뇌간, brainstem) 중에 다리뇌(교뇌, pons)와 숨뇌(연수, medulla oblongata)가 놓인다.

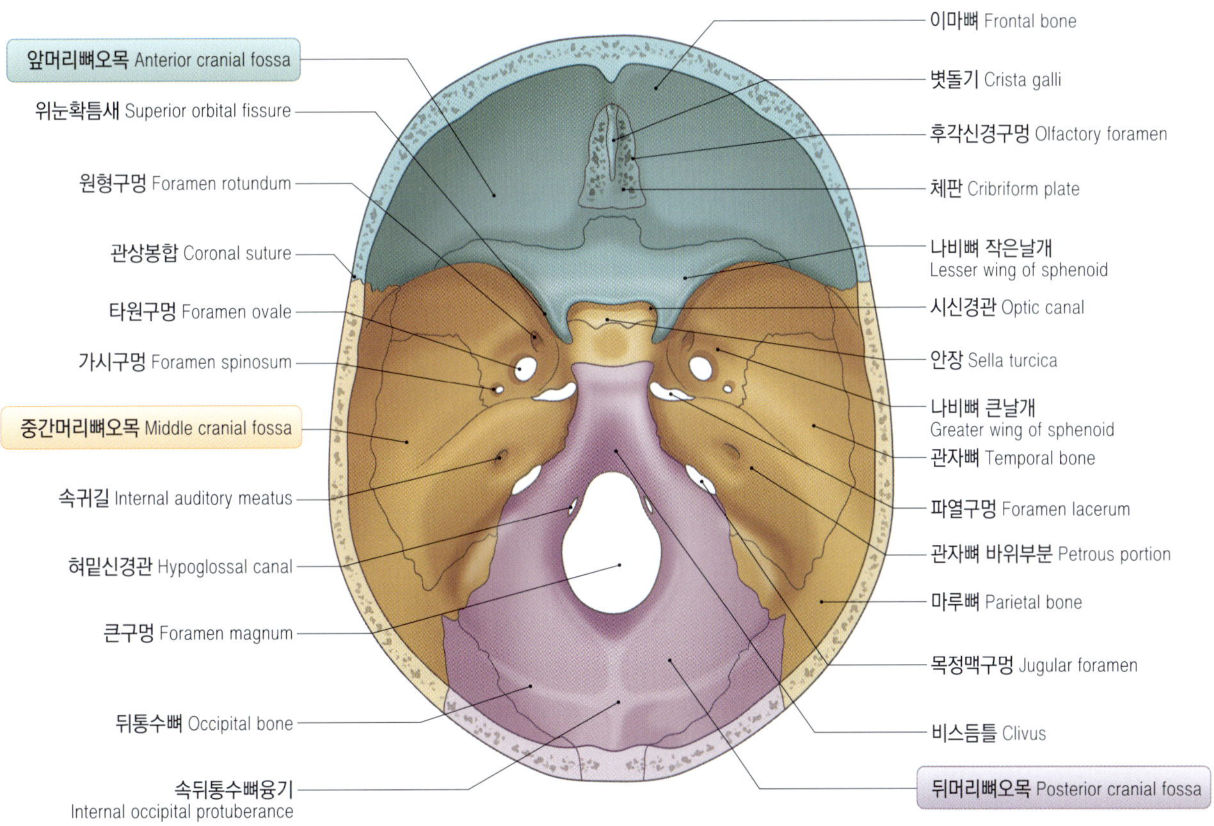

그림 3.26 머리뼈의 속면(머리뼈오목)

3.4 머리뼈의 분류

학습목표 머리뼈의 속면에 대해 알 수 있다.

표 3.7 머리뼈 속면 바닥부의 구분과 주요 통과물

구분	관련 뼈	구조물	통과하는 구조물	수용된 뇌
앞머리뼈오목	이마뼈	–	없음	이마엽
	벌집뼈	체판	후각신경	
	나비뼈(작은날개)	시신경구멍	시신경	
앞 · 중간머리뼈오목과의 경계	나비뼈 작은날개와 큰날개	위눈확틈새	눈돌림신경, 도르래신경, 갓돌림신경, 삼차신경의 일차가지(눈신경), 얼굴정맥	–
중간머리뼈오목	나비뼈(큰날개)	원형구멍	삼차신경의 둘째가지(위턱신경)	관자엽
		타원구멍	삼차신경의 셋째가지(아래턱신경)	
		가시구멍	중수막동맥	
	관자뼈(바위부위)	속귀길	얼굴신경, 속귀신경, 속귀동맥	
중간 · 뒤머리뼈오목과의 경계	관자뼈와 뒤통수뼈	목정맥구멍	미주신경, 혀인두신경, 더부신경	–
뒤머리뼈오목	뒤통수뼈	혀밑신경관	혀밑신경	뒤통수엽, 소뇌

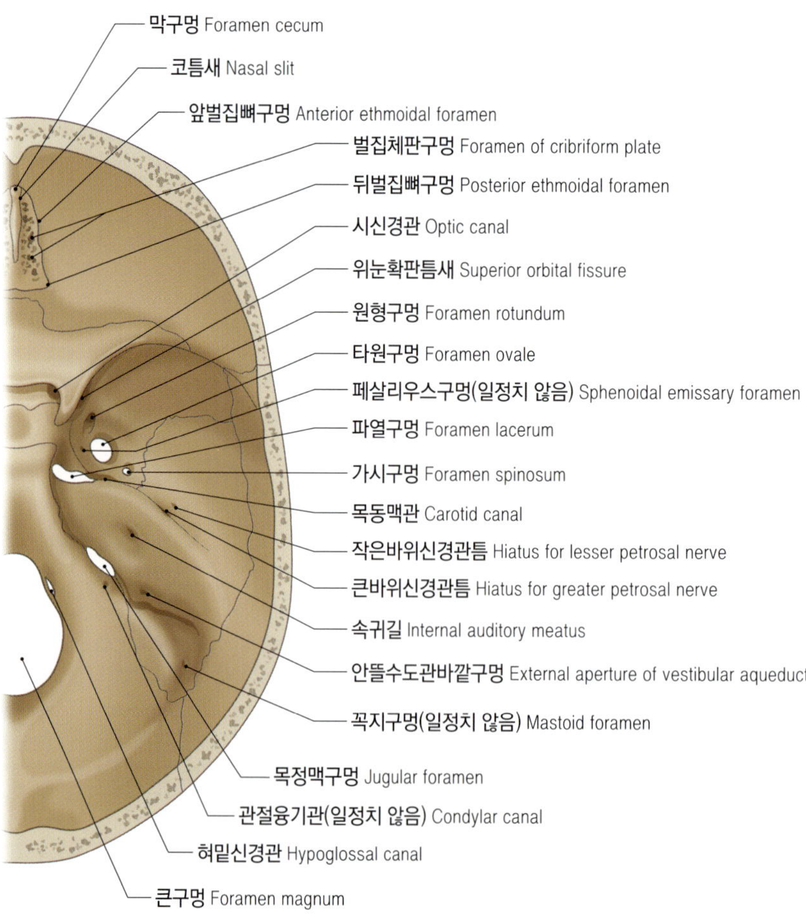

그림 3.27 머리뼈 속면의 통과물

3.4 머리뼈의 분류

학습목표 머리뼈의 뒤 겉면과 뒤 속면에 대해 알 수 있다.

머리뼈의 뒷면 및 내부구조

양쪽 마루뼈 사이의 봉합인 시상봉합과 마루뼈와 뒤통수뼈의 시옷봉합과 만나는 점인 **시옷점**(lambda)이 있고, 뒤통수뼈와 관자뼈의 비늘봉합과 만나는 점인 **별점**(asterion)을 관찰할 수 있다(그림 3.28). 뒤통수뼈 비늘부위를 제거하면(그림 3.29) 속면에 다리뇌와 숨뇌가 놓이는 뒤통수뼈의 **비스듬틀**(경사대, clivus)이 나비뼈의 안장(sella turcica)과 관절하는 것을 볼 수 있다. 양 옆으로 펼쳐진 나비뼈날개(sphenoid wing)와 머리뼈 양쪽 옆면과 바닥부를 이루고 있는 관자오목(temporal fossa), 관자뼈와 뒤통수뼈 사이에 뚫린 **목정맥구멍**(jugular foramen)을 볼 수 있다.

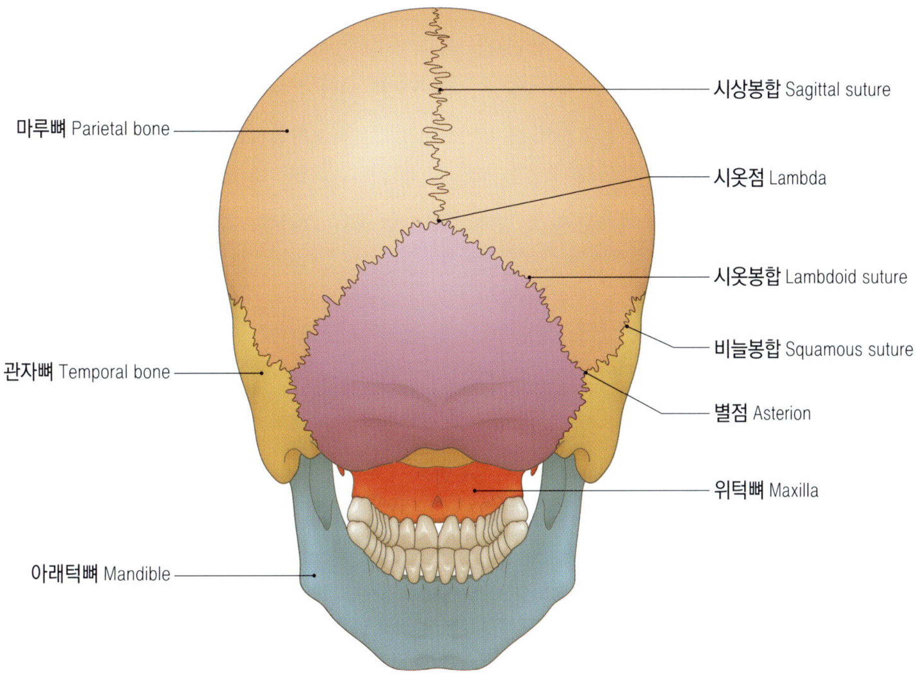

그림 3.28 머리뼈의 뒤 겉면

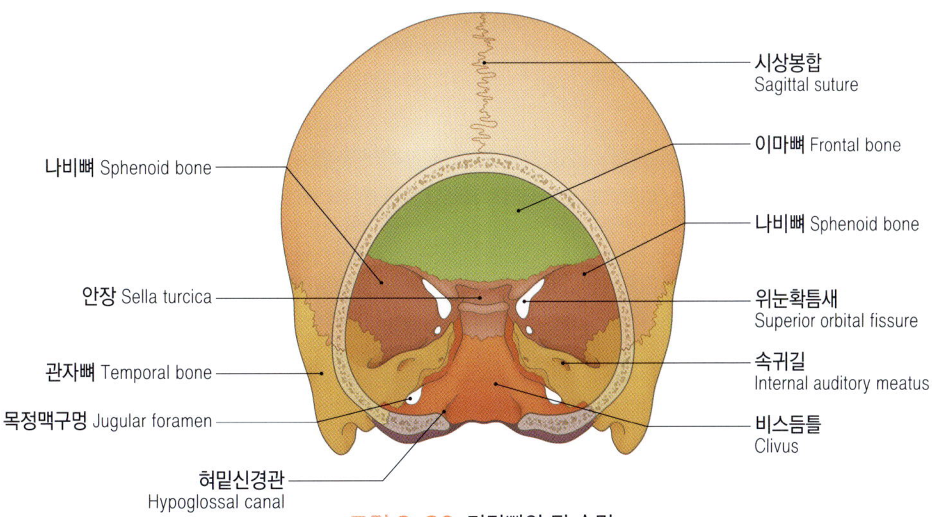

그림 3.29 머리뼈의 뒤 속면

3.4 머리뼈의 분류

학습목표 눈확에 대해 알 수 있다.

눈확(안와) Orbit

안구를 수용하는 피라미드를 거꾸로 한 모양의 깊게 패인 부분으로 7개의 뼈로 구성되며, 안구의 구조와 기능에 관련된 근육과 신경, 혈관 등이 연결되어 있다.

눈확의 구성 뼈 뇌머리뼈와 얼굴뼈로 구성된 7개의 뼈로 이마뼈, 나비뼈, 벌집뼈, 눈물뼈, 광대뼈, 위턱뼈, 입천장뼈이다. 눈확의 위벽은 이마뼈 눈부위, 나비뼈 작은날개(lesser wing), 안쪽벽은 눈물뼈와 벌집뼈, 위턱뼈 이마돌기, 가쪽벽은 광대뼈 눈확면, 나비뼈 큰날개(greater wing), 아래벽은 위턱뼈의 눈부위와 입천장뼈로 구성된다(그림 3.30).

눈확의 구조와 신경 혈관 눈확을 구성하는 여러 뼈들로 인해 생긴 찢어진 틈새(fissure)와 구멍들을 통해 신경과 혈관이 통과한다. 나비뼈의 작은날개의 **시신경구멍**(시신경공, optic foramen)을 통해 시신경(optic nerve)이 통과하고, 나비뼈의 큰날개의 **원형구멍**(원형공, foramen rotundum)과 **타원구멍**(타원공, foramen ovale)으로 각각 삼차신경(trigeminal nerve) 가지인 위턱신경과 아래턱신경이 통과한다. 나비뼈의 작은날개와 큰날개와 사이의 찢어진 틈새인 **위눈확틈새**(상안와열, superior orbital fissure)로 눈돌림신경, 도르래신경, 삼차신경 가지인 눈신경, 갓돌림신경 및 얼굴정맥이 통과한다. 나비뼈와 위턱뼈 사이의 **아래눈확틈새**(하안와열, inferior orbital fissure)로 눈확아래신경 · 동맥 · 정맥 및 광대신경(zygomatic nerve)이 통과한다.

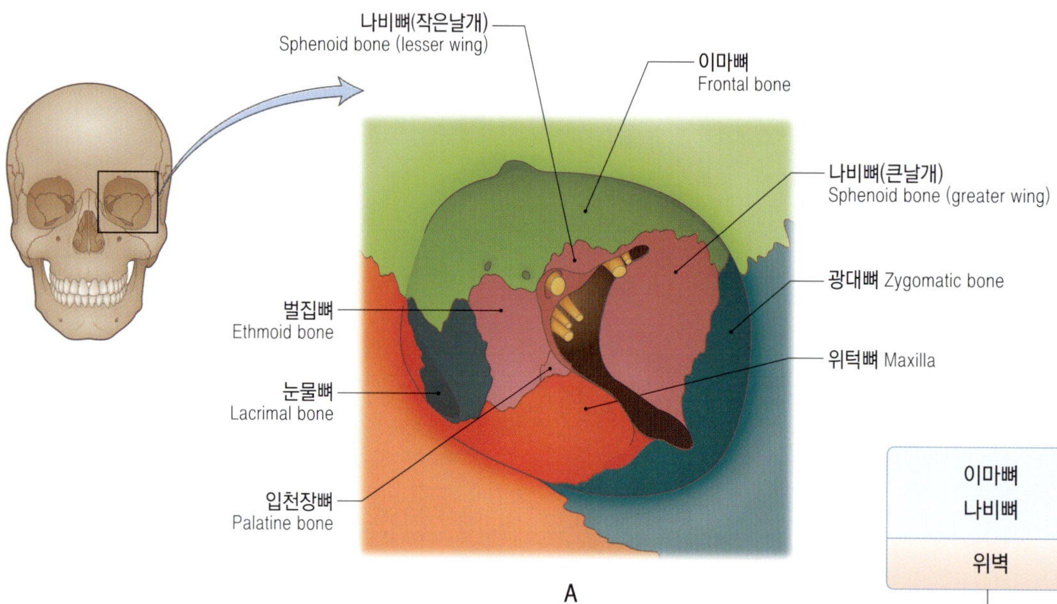

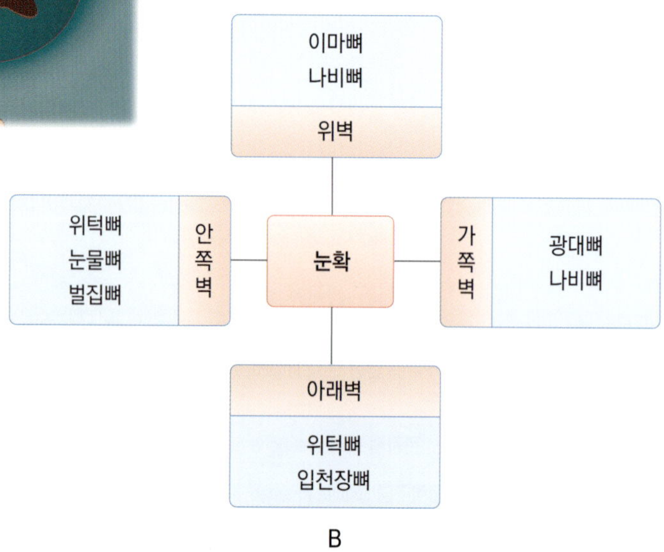

그림 3.30 눈확과 통과구조물. A: 눈확, B: 눈확의 구성뼈

3.4 머리뼈의 분류

학습목표 코안과 부비동에 대해 알 수 있다.

코안(비강) Nasal cavity

코안은 얼굴 중앙에 위치하며 호흡기가 시작되는 첫 관문으로 **코중격**(코사이벽, nasal septum)에 의해 왼쪽과 오른쪽으로 나뉜다. 앞쪽은 얼굴로 연결되는 조롱박구멍(뼈콧구멍, piriform aperture)이 있고, 뒤쪽은 뒤콧구멍(후비공, choana)이 후두와 연결되어 있다.

코안의 구성 뼈 뇌머리뼈와 얼굴뼈로 구성된 4개의 뼈로 벌집뼈, 위턱뼈, 입천장뼈, 코선반뼈이다. 코안의 **위쪽벽**은 벌집뼈의 체판, **가쪽벽**은 벌집뼈의 가쪽덩이와 입천장뼈의 수직판 및 아래코선반(inferior nasal concha), **아래벽**은 위턱뼈의 입천장돌기와 입천장뼈의 수직판으로 구성된다. 코안의 가쪽벽에는 조개껍질 모양인 3쌍의 벌집뼈의 위 · 중간코선반 및 얼굴뼈의 아래코선반이 이루는 위 · 중간 · 아래콧길(상 · 중 · 하비도, superior · inferior nasal meatus)이 있다(그림 3.31).

부비동(코곁굴) Paranasal sinus

코안을 둘러싸고 콧구멍과 연결된 주위의 얼굴뼈 속의 공기로 채워진 빈 공간이다.

부비동을 형성하는 뼈 이마뼈의 이마굴(전두동, frontal sinus), 가장 뒤쪽 나비뼈 몸통 부분의 나비굴(접형동, sphenoidal sinus), 벌집뼈의 벌집굴(사골동, ethmoidal sinus), 부비동 중 가장 큰 위턱굴(상악동, maxillary sinus) 등이 있다.

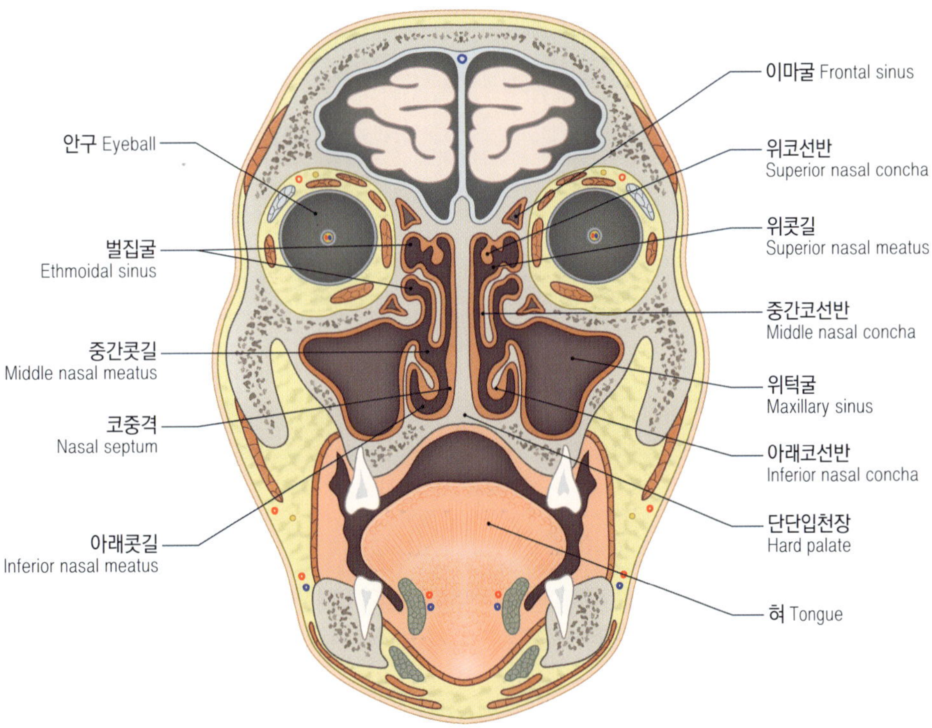

그림 3.31 코안과 부비동(관상단면)

3.4 머리뼈의 분류

학습목표 신생아의 머리뼈와 봉합에 대해 알 수 있다.

신생아의 머리뼈

발생 중인 머리뼈는 여러 뼈되기중심을 가진다. 뇌의 성장속도를 머리뼈의 성장속도가 따라가지 못해 각 머리뼈는 섬유막으로 연결된다. 이 섬유막이 넓은 막 형태로 여러 군데 분포하게 되는데, 이를 **숫구멍**(천문, fontanelle)이라고 한다. 숫구멍은 출산 시 태아의 머리가 산도를 빠져 나올 때 원활하게 나올 수 있도록 부채가 접히듯이 머리를 성형(molding)하여 골반축(pelvic axis)을 쉽게 빠져 나오도록 한다. 숫구멍은 유리연골결합으로 되어 있으며 각각 한 곳의 앞숫구멍과 뒤숫구멍, 각각 두 곳의 앞가쪽숫구멍, 뒤가쪽숫구멍 등 총 여섯 곳의 숫구멍이 있다.

여섯 곳의 숫구멍과 봉합

뒤숫구멍(소천문, posterior fontanelle)은 시상봉합과 시옷봉합 사이에 있으며 생후 3개월경에 폐쇄되어 봉합되고, **앞가쪽숫구멍**(anterolateral fontanelle)은 관상봉합과 비늘봉합 사이에 있으며 생후 6개월경에, **뒤가쪽숫구멍**(posterolateral fontanelle)은 시옷봉합과 비늘봉합 사이에 있으며 생후 12개월경에 폐쇄되어 봉합된다. **앞숫구멍**(대천문, anterior fontanelle)은 시상봉합과 관상봉합 사이에 있으며 생후 24개월경에 폐쇄되어 숫구멍 중 가장 늦게 폐쇄된다. 숫구멍의 폐쇄 시기가 오른쪽과 왼쪽이 서로 다를 경우 심각한 머리와 얼굴의 비대칭이 발생하고 뇌의 발달이 지연된다. 신생아의 척수(spinal cord)는 척추의 길이만큼 뻗어있어 성인과 같이 허리뼈에서 뇌척수액(CSF) 천자를 시행할 수 없으므로 앞숫구멍을 통해 뇌척수액을 뽑아 머리뼈안의 내용물을 검사한다.

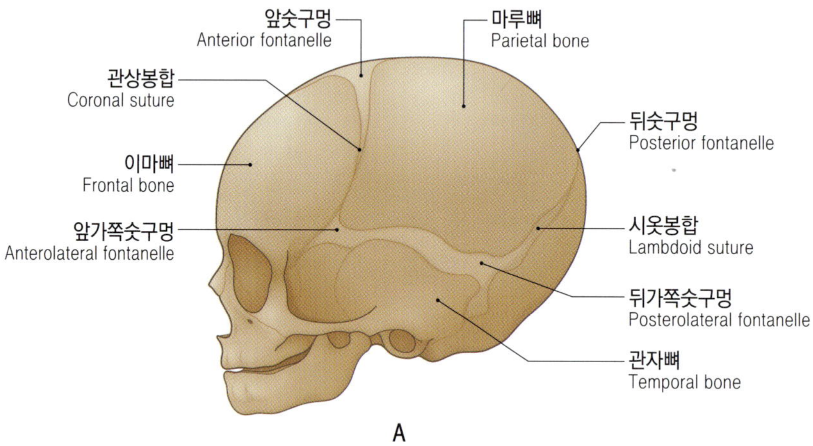

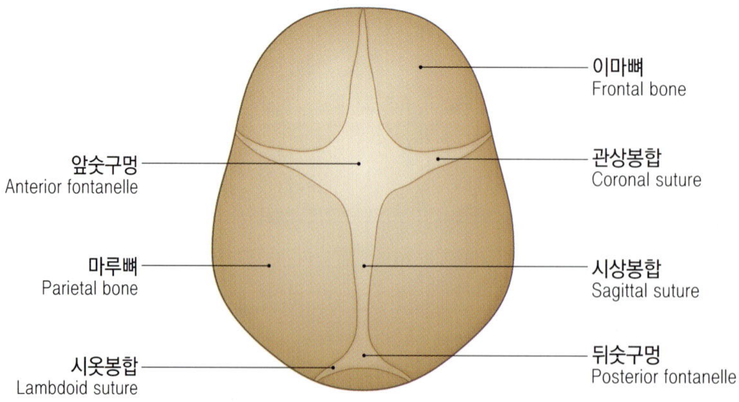

그림 3.32 신생아의 머리뼈. A: 옆면, B: 윗면

3.4 머리뼈의 분류

학습목표 머리뼈의 봉합에 대해 알 수 있다.

표 3.8 머리뼈의 봉합

<table>
<tr><th>종류</th><th>의미</th><th colspan="2">표식점</th></tr>
<tr><td>관상봉합(coronal suture)</td><td>이마뼈와 마루뼈를 잇는 봉합</td><td rowspan="2">정수리점(bregma)</td><td>–</td></tr>
<tr><td>시상봉합(sagittal suture)</td><td>양쪽 마루뼈를 잇는 봉합</td><td rowspan="2">시옷점(lambda)</td></tr>
<tr><td>시옷봉합(lambdoid suture)</td><td>마루뼈와 뒤통수뼈를 잇는 봉합, 삼각봉합이라고도 함</td><td rowspan="2">별점(asterion)</td></tr>
<tr><td>비늘봉합(squamous suture)</td><td>마루뼈와 관자뼈를 잇는 봉합, 인상봉합이라고도 함</td><td>–</td></tr>
</table>

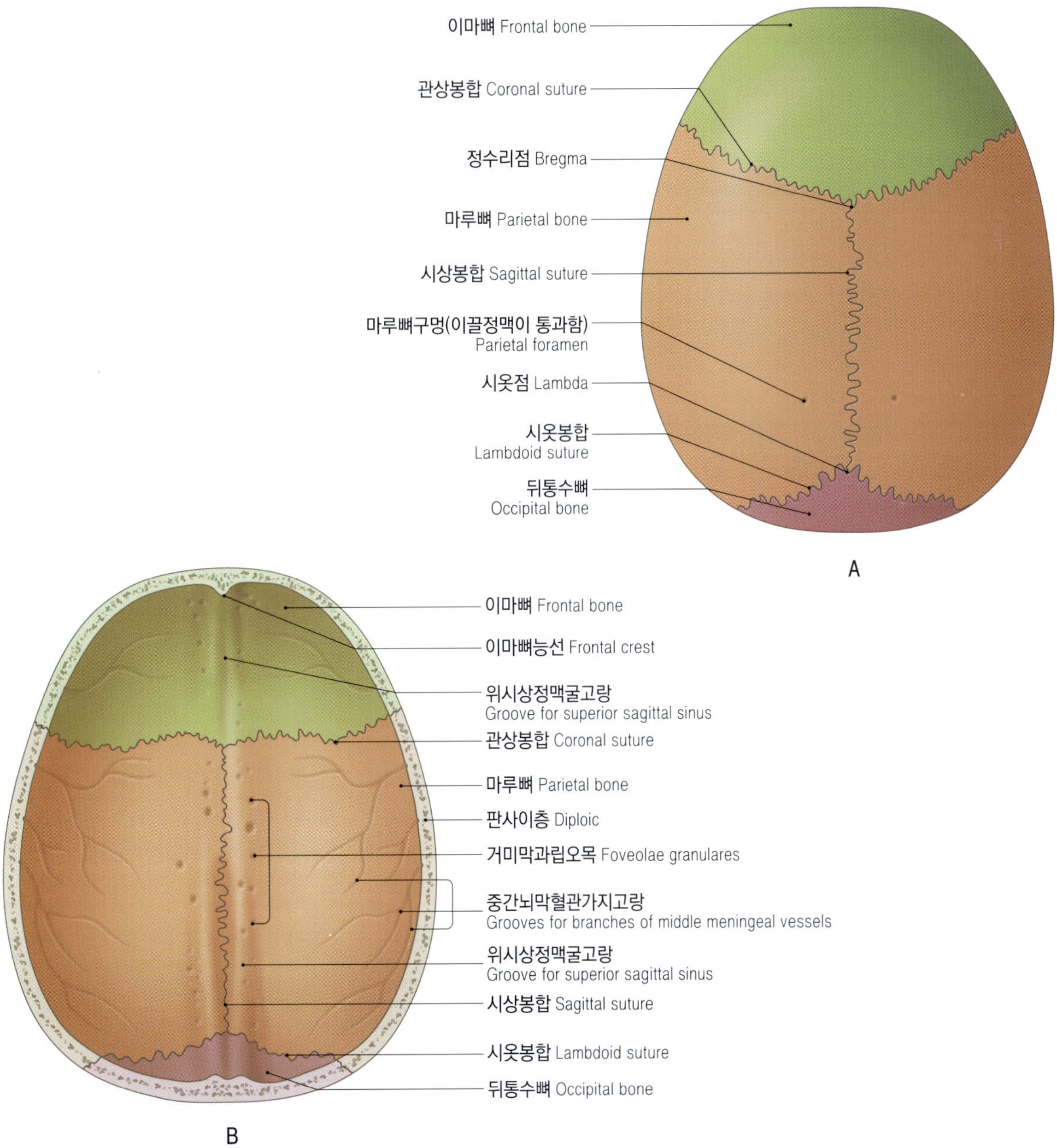

그림 3.33 머리뼈의 봉합. A: 겉면, B: 속면

3.5 뇌머리뼈의 낱개 구조

학습목표 이마뼈, 마루뼈에 대해 알 수 있다.

이마뼈(전두골)Frontal bone

이마의 대부분을 차지하며, 두 개의 뼈가 하나로 융합된 뼈이다. 앞쪽 정중앙부위로 코뼈, 위턱뼈와 접하고 중앙부위는 눈확(안와, orbit)을 형성하여 나비뼈와 접한다. 위가쪽으로는 관자놀이점(pterion)을 형성하며, 뒤쪽으로는 마루뼈와 관상봉합을 이룬다. 이마뼈는 비늘부위, 눈확부위, 코부위 등 세 부분으로 나뉜다(그림 3.34).

비늘부위Squamous part "고기비늘처럼 편평하다"고 해서 붙여진 명칭으로 눈확위모서리가 두꺼워져 생긴 **눈썹활**(superciliary arch)이 있고, 눈썹활 사이를 **미간**(glabella)이라 하며, 미간 안쪽에는 **이마굴**(frontal sinus)이 있다. 눈썹활 위모서리 1/3 지점에 **눈확위구멍**(안와위공, supraorbital foramen)이 있어 삼차신경가지와 혈관이 통과한다. 비늘면의 속면에 **위시상정맥굴고랑**(상시상정맥동구, groove for superior sagittal sinus)은 뇌척수액을 흡수하는 위시상정맥굴의 고랑이다.

눈확부위Orbital part 눈확의 위벽을 형성하는 부위이다.

코부위Nasal part 미간 아래쪽에 있는 코뼈와 관절하는 양쪽 눈확부위의 중앙 부위로 코뼈와 관절한다.

마루뼈(두정골)Parietal bone

머리의 맨 위쪽 덮개를 형성하는 한 쌍의 마루뼈는 **4각 4모서리**로 되어 있다. 각종 봉합들을 형성한다. 4개의 모서리(border)는 이마뼈와 관상봉합으로 접하는 부위의 **이마모서리**(frontal border), 마루뼈 양쪽이 만나는 봉합은 시상봉합으로 **시상모서리**(sagittal border)를 형성하고 뒤통수뼈와 시옷봉합으로 **뒤통수모서리**(occipital border)를 이루며 관자뼈와 비늘봉합으로 **비늘모서리**(squamous border)를 형성한다(그림 3.35).

바깥면 대체로 편평하고 매끈한 바깥면은 시상봉합 뒤쪽에 머리뼈의 구멍들과 관을 통해 머리 안팎의 뇌경막과 정맥들을 연결하는 **이끌정맥**(도출정맥, emissary vein)이 있으며, 머리뼈 판사이층의 **판사이정맥**(브레세트정맥, Breschet vein)은 이끌정맥을 경유하여 대뇌의 정맥굴과 연결된다.

안쪽면 이마뼈에서 관찰되었던 위시상정맥굴고랑과 주변에 불규칙하게 거미막과립의 흔적인 **거미막과립오목**(granular foveola)이 있다.

관련 질환

머리뼈 골절Skull fracture

머리뼈 골절(skull fracture)은 골절부위에 따라 머리뼈관 골절(skull valt fracture)과 머리뼈바닥 골절로 나뉘며, 골절의 모양에 따라 선골절, 분리골절, 함몰골절로 나뉜다. **머리뼈바닥 골절**(basal skull fracture)은 주로 앞머리뼈오목의 눈확면과 관자뼈의 바위부위, 뒤통수뼈의 바닥부위에 발생하며, 눈 주위에 너구리의 눈처럼 반점출혈이 발생하여 너구리 눈 증후군이라고도 한다. **선골절**(linear fracture)은 머리뼈에 금이 간 골절로 머리뼈 골절의 약 80%를 차지한다. 분리골절(diastatic fracture)은 봉합선이 분리된 골절로 만 3세 이하의 소아에서 잘 발생한다. **함몰골절**(depressed fracture)은 머리뼈가 함몰된 경우로 분쇄골절을 동반하는 경우가 많아 골수염이나 수막염을 일으킬 위험성이 높다.

3.5 뇌머리뼈의 낱개 구조

학습목표 이마뼈, 마루뼈에 대해 알 수 있다.

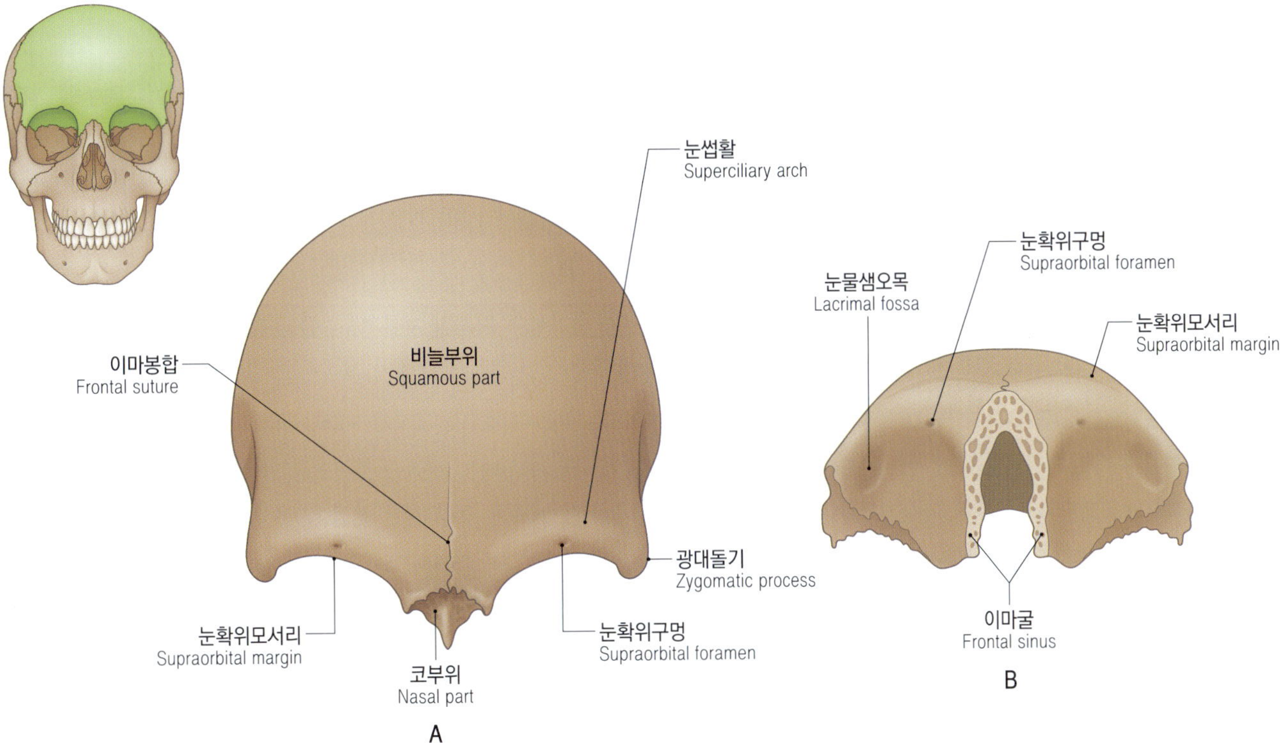

그림 3.34 이마뼈. A: 바깥면, B: 아랫면

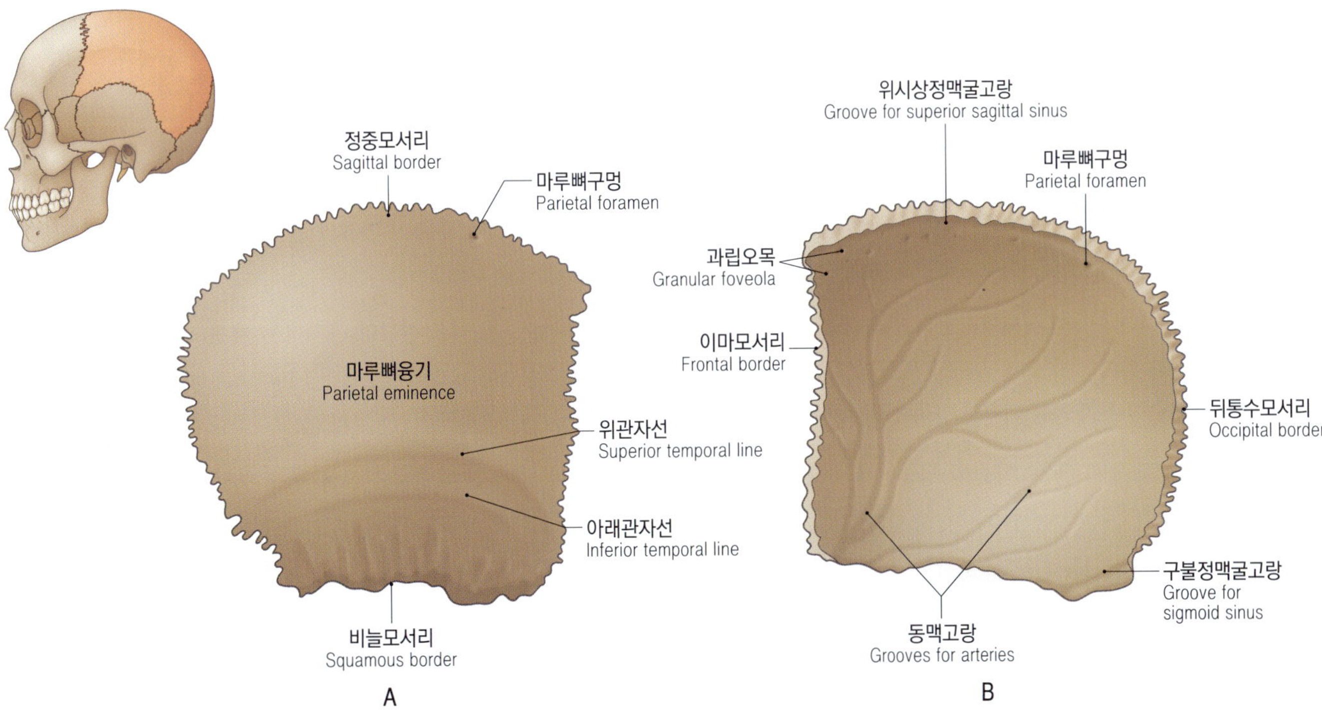

그림 3.35 마루뼈. A: 바깥면, B: 속면

3.5 뇌머리뼈의 낱개 구조

학습목표 관자뼈, 벌집뼈에 대해 알 수 있다.

관자뼈(측두골) Temporal bone

머리뼈의 가쪽부분 양쪽 옆면과 바닥부위를 형성한다. 위쪽으로는 마루뼈와 관절하여 비늘봉합(squamous suture)을 이루며, 앞쪽으로는 나비뼈의 큰날개와 접하여 'H'자 모양의 **관자놀이점**을 형성한다. 관자뼈의 **광대돌기**(zygomatic process)와 광대뼈의 **관자돌기**(temporal process)가 관절하여 **광대활**(zygomatic arch)을 이룬다. 관자뼈의 **턱관절오목**(mandible fossa)과 아래턱뼈의 **관절돌기**(condyloid process)와 관절하여 **턱관절**(측두하악관절, temporomandiblar joint)을 이룬다. 관자뼈는 비늘부위, 고막틀부위, 꼭지부위, 안쪽면의 바위부위 등 네 부분으로 나뉜다(그림 3.36).

비늘부위 Squamous part 광대활의 위 뒤쪽 편평한 부위로 비늘봉합을 형성하여 위쪽의 마루뼈, 앞쪽의 나비뼈와 관절한다. 외이도에서 비늘부위 앞쪽으로 길게 뻗은 광대돌기는 광대뼈와 관절하여 **광대활**을 이룬다. 광대돌기 시작부위 밑쪽에 **턱관절오목**(하악와, mandibular fossa)은 아래턱뼈의 관절돌기와 관절하여 턱관절을 이룬다.

고실부위 Tympanic part 외이도를 둘러싼 골판지를 말아놓은 모양의 부위로 귓속뼈를 제외한 중이의 공간인 **고실**(tympanum)을 형성하여 귀관과 교통한다. 고실부위 아래쪽으로 비스듬하게 붓을 물에 적셔 뾰족한 모양 같은 **붓돌기**(경상돌기, styloid process)가 있다. 붓돌기는 노뼈(radius)와 자뼈(ulna)에서도 관찰된다.

꼭지부위 Mastoid part 바깥귓구멍 아래 뒤쪽으로 **꼭지돌기**(유양돌기, mastoid process)가 있는 부위로 뒤통수뼈와 관절하고, 꼭지돌기는 목을 가로지르는 목빗근(sternocleidomastoid muscle)이 닿는 부위이다. 속면은 벌집 모양의 **꼭지벌집**(유돌벌집, mastoid air cell)을 형성하여 공기를 함유한다. 붓돌기와 꼭지돌기 사이의 **붓꼭지구멍**(경유돌공, stylomastoid foramen)으로 얼굴신경이 통과한다.

바위부위(추체부) Petrous part 내이를 수용하는 바위부위는 융기된 산맥과 같은 피라미드 구조로 나비뼈 몸통에서 양가쪽으로 비스듬히 뻗어 중간머리뼈오목과 뒤머리뼈오목을 나누는 경계가 된다. 바위부위가 시작되는 부위에 있는 **파열구멍**(foramen lacerum)은 나비뼈, 관자뼈, 뒤통수뼈가 만나 생기는 구멍으로 생체에서는 연골막으로 덮여있어 혈관과 신경이 통과하지 않는다. 바위부위와 뒤통수뼈 사이의 **목정맥구멍**(jugular foramen)에는 혀인두신경, 미주신경, 더부신경, 뒤뇌막동맥 등이 통과하고 **목동맥관**은 얼굴신경이 통과한다.

벌집뼈(사골) Ethmoid bone

눈확의 안쪽 중앙부위에 위치한다. 코안과 코중격을 형성하고 이마뼈, 나비뼈 작은날개와 함께 앞머리뼈오목을 형성한다. 벌집뼈는 수평판, 수직판, 가쪽덩이 등 세 부분으로 나뉜다(그림 3.37).

수평판 Horizontal plate 앞머리뼈오목의 바닥과 코안의 덮개를 형성하는 부분으로 후각신경이 통과하는 **체판**(cribriform plate)과 체판의 정중선 위쪽의 닭 벼슬 모양의 **볏돌기**(계관, crista galli)는 뇌막의 가장 두꺼운 바깥막인 경막(dura mater)인 **대뇌낫**(대뇌겸, cerebral falx)이 부착되어 대뇌를 양쪽 반구로 나눈다.

수직판 Perpendicular plate 체판의 정중면선 아래쪽으로 수직으로 돌출되어 뻗어 있는 얇은 판으로 보습뼈(서골, vomer)와 관절하여 **코중격**(코사이벽, nasal septum)을 이룬다.

가쪽덩이(외측괴) Lateral mass 벌집뼈의 대부분을 차지하는 부분으로 구조상 매우 복잡한 구조이기 때문에 미로(labyrinth)처럼 형성된 **벌집뼈미로**(사골미로, ethmoidal labyrinth)들이 **벌집굴**(사골동, ethmoidal sinus)을 형성한다. 눈확의 안쪽벽을 형성하는 눈확판(orbital plate)이 있고 조개껍질 모양의 **위코선반**(상비갑개, superior nasal choncha)과 **중간코선반**(중비갑개, middle nasal choncha)이 휘어져 있어 외부 공기가 코안으로 들어갈 때 가온 · 가습효과를 나타낸다.

3.5 뇌머리뼈의 낱개 구조

학습목표 관자뼈, 벌집뼈에 대해 알 수 있다.

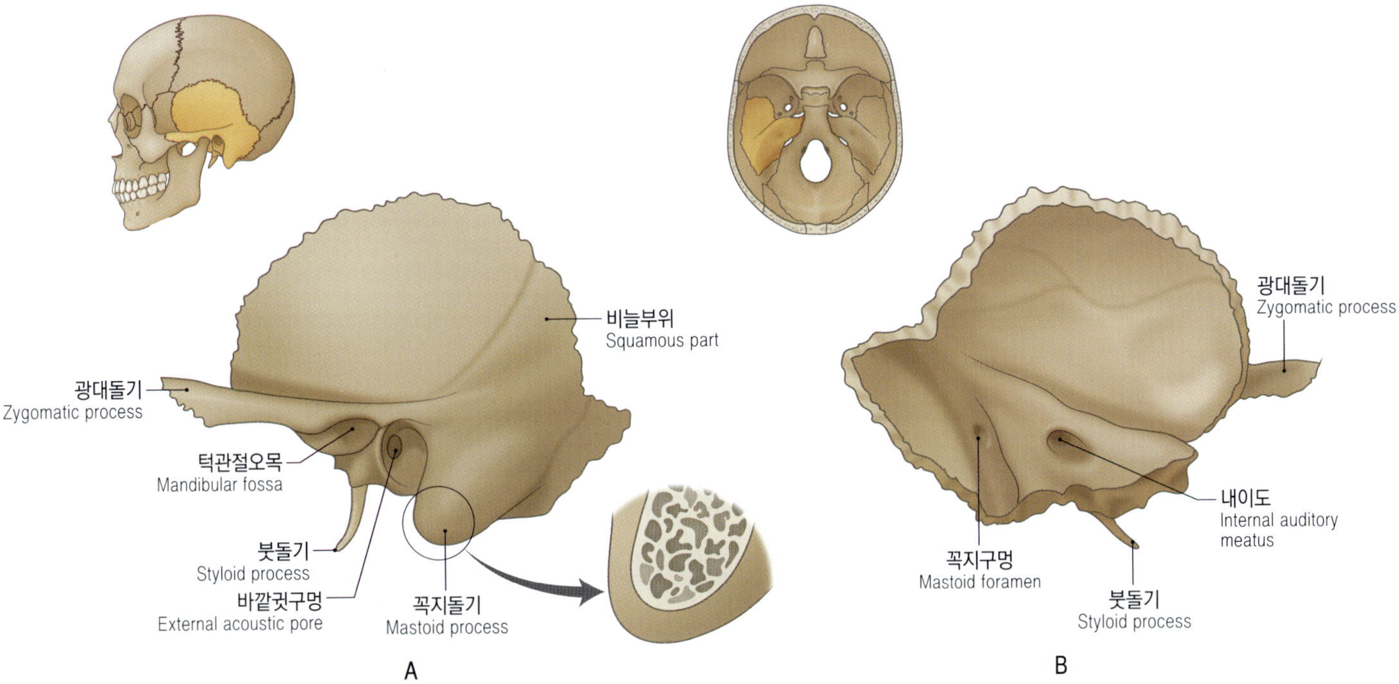

그림 3.36 관자뼈. A: 가쪽면, B: 안쪽면(바위부위)

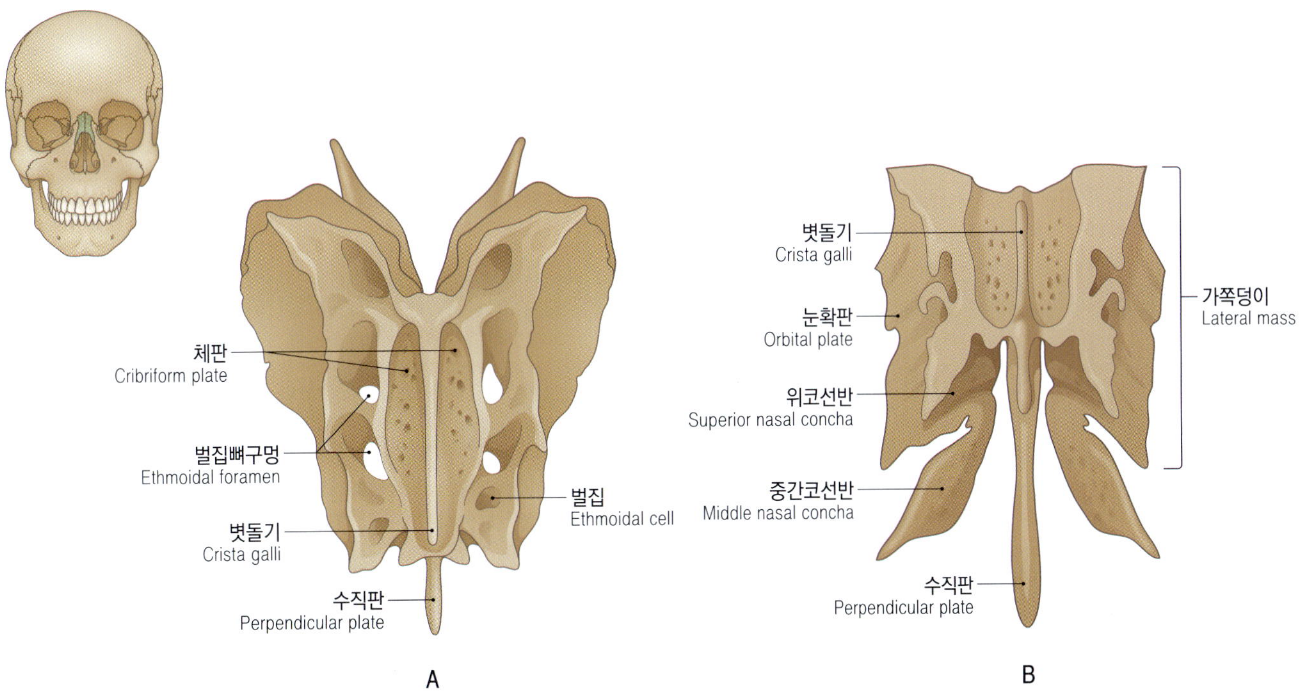

그림 3.37 벌집뼈. A: 윗면, B: 앞면

3.5 뇌머리뼈의 날개 구조

학습목표 뒤통수뼈, 나비뼈에 대해 알 수 있다.

뒤통수뼈(후두골) Occipital bone

머리뼈 뒤쪽의 바닥과 뒷벽을 형성하는 뼈이다. 시옷봉합(삼각봉합, lambdoid suture)에 의해 위쪽으로 마루뼈, 가쪽의 관자뼈, 앞쪽으로 나비뼈와 관절한다. 뒤통수뼈는 **큰구멍**(대공, foramen magnum)을 중심으로 비늘부위, 가쪽부위, 바닥부위로 나뉜다(그림 3.38).

비늘부위 Squamous part 큰구멍 뒤쪽의 편평한 부위에 해당한다. 바깥면은 **바깥뒤통수뼈융기**(외후두융기, externa occipital protuberance)가 세로로 뻗어 능선을 이루고, 가로로 **위목덜미선**(superior nuchal line)과 **아래목덜미선**(inferior nuchal line)이 뻗어 있다. 안쪽면에는 위시상정맥굴고랑(groove for superior sagittal sinus)과 가로정맥굴고랑(groove for transverse sinus)이 이루는 **십자융기**(cruciform eminence)가 있다.

가쪽부위 Lateral part 큰구멍 양쪽 부위에 해당한다. **뒤통수뼈관절융기**(후두과, occipital condyle)가 돌출되어 있어 첫 번째 목뼈인 고리뼈와 관절하여 머리뼈와 척추뼈를 연결한다. 뒤통수뼈관절융기 뒤쪽의 **관절융기오목**(condyloid fossa) 바닥의 관절융기관(condylar canal)으로 머리뼈의 안쪽과 가쪽을 연결하는 **이끌정맥**이 통과한다.

바닥부위 Basal part 큰구멍 앞쪽 부위에 해당한다. 미끄럼틀 모양의 **비스듬틀**(경사대, clivus)에는 다리뇌와 숨뇌가 놓인다.

나비뼈(접형골) Sphenoid bone

머리뼈 안쪽 중앙부에서 날개를 펼치고 있는 나비 모양의 뼈로 머리뼈의 속바닥과 양쪽 옆면 및 눈확의 바닥부위를 형성한다. 나비뼈가 차지하는 중간머리뼈오목은 대뇌의 관자엽을 수용한다. 나비뼈는 몸통, 작은날개, 큰날개, 날개돌기의 네 부분으로 나뉜다(그림 3.39).

나비뼈몸통(접형골체) Body of sphenoid 나비뼈의 중앙에 말안장 모양의 깊은 홈을 **안장**(터키안장, sella turcica)이라 하고, 안장의 바닥부위는 오목한 **뇌하수체오목**(뇌하수체와, hypophyseal fossa)으로 호르몬의 분비기관인 뇌하수체를 수용한다. 안장의 뒤벽인 **안장등**(dorsum sella)은 다리뇌와 숨뇌가 놓여있는 뒤통수뼈의 비스듬틀과 관절한다. 안장 아래쪽에 나비뼈의 빈공간인 **나비굴**(접형골동, sphenoid sinus)이 있어 코안과 교통한다.

작은날개 Lesser wing 나비뼈몸통에서 위가쪽으로 속 날개처럼 펼쳐진 부분으로 앞머리뼈오목의 뒷부분을 이룬다. 작은날개의 뒤쪽의 얕은 홈인 **시신경교차고랑**(chiasmatic sulcus)으로 시신경관을 통과한 시신경(optic nerve)이 교차한다. 작은날개와 큰날개 사이에는 **위눈확틈새**(상안와열, superior orbital fissure)로 눈돌림신경, 삼차신경의 분지인 눈신경, 도르래신경, 갓돌림신경 등이 통과한다.

큰날개 Greater wing 나비뼈몸통에서 양옆으로 펼쳐진 부분으로 중간머리뼈오목의 바닥을 형성하며, 큰날개의 일부는 이마뼈와 관자뼈 사이에서 머리뼈의 가쪽벽을 형성한다. 큰날개에는 대칭적으로 위에서 아래쪽 순서대로 있다. **원형구멍**(원형공, foramen rotundum)은 삼차신경 가지인 위턱신경이 통과하고, **타원구멍**(타원공, foramen ovale)으로 삼차신경 가지인 아래턱신경이 통과하여 씹기근육을 지배한다. **가시구멍**(foramen spinosum)으로 중(간)수막동맥이 통과한다.

날개돌기 Pterygoid process 나비의 날개에 해당하는 날개돌기는 나비뼈몸통에서 아래로 뻗은 한 쌍의 돌기로 안쪽판과 가쪽판으로 나뉜다. **안쪽판**은 뒷콧구멍 가쪽벽을 형성하고, **가쪽판**은 씹기근육인 날개근(pterygoid muscle)의 시작부이다. 이곳에 뚫린 **날개관**(익돌관, pterygoid canal)은 혈관과 신경의 통로가 된다.

3.5 뇌머리뼈의 낱개 구조

학습목표 뒤통수뼈, 나비뼈에 대해 알 수 있다.

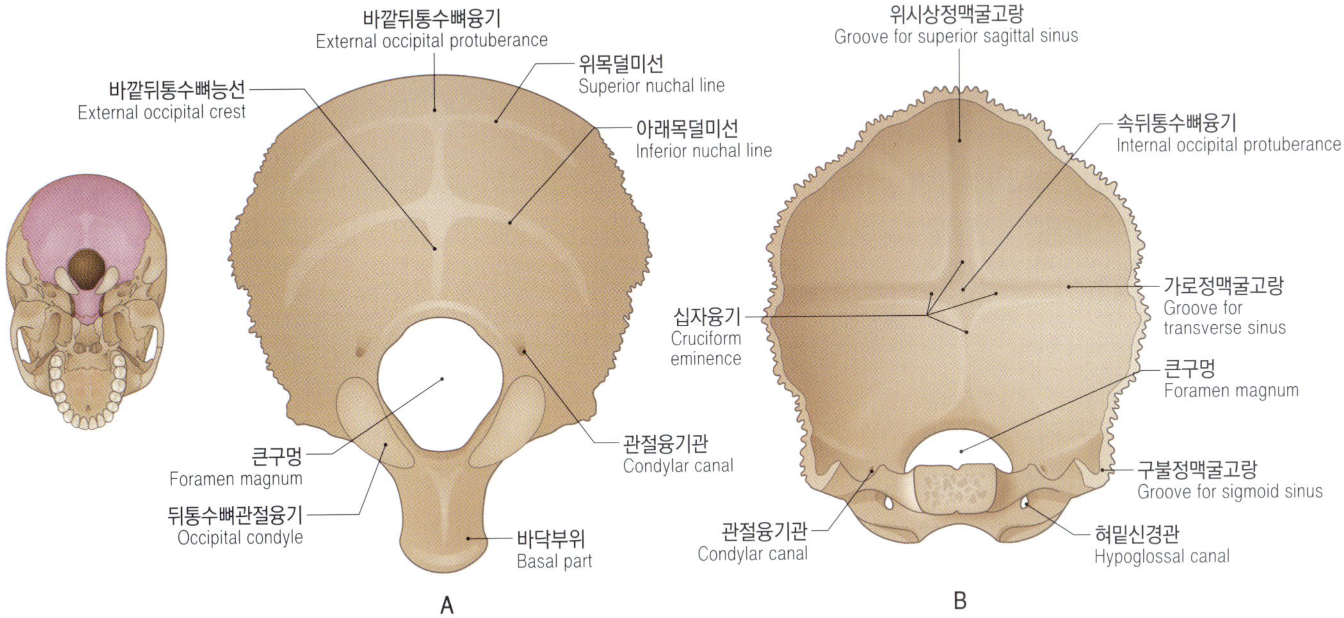

그림 3.38 뒤통수뼈. A: 바깥면, B: 속면

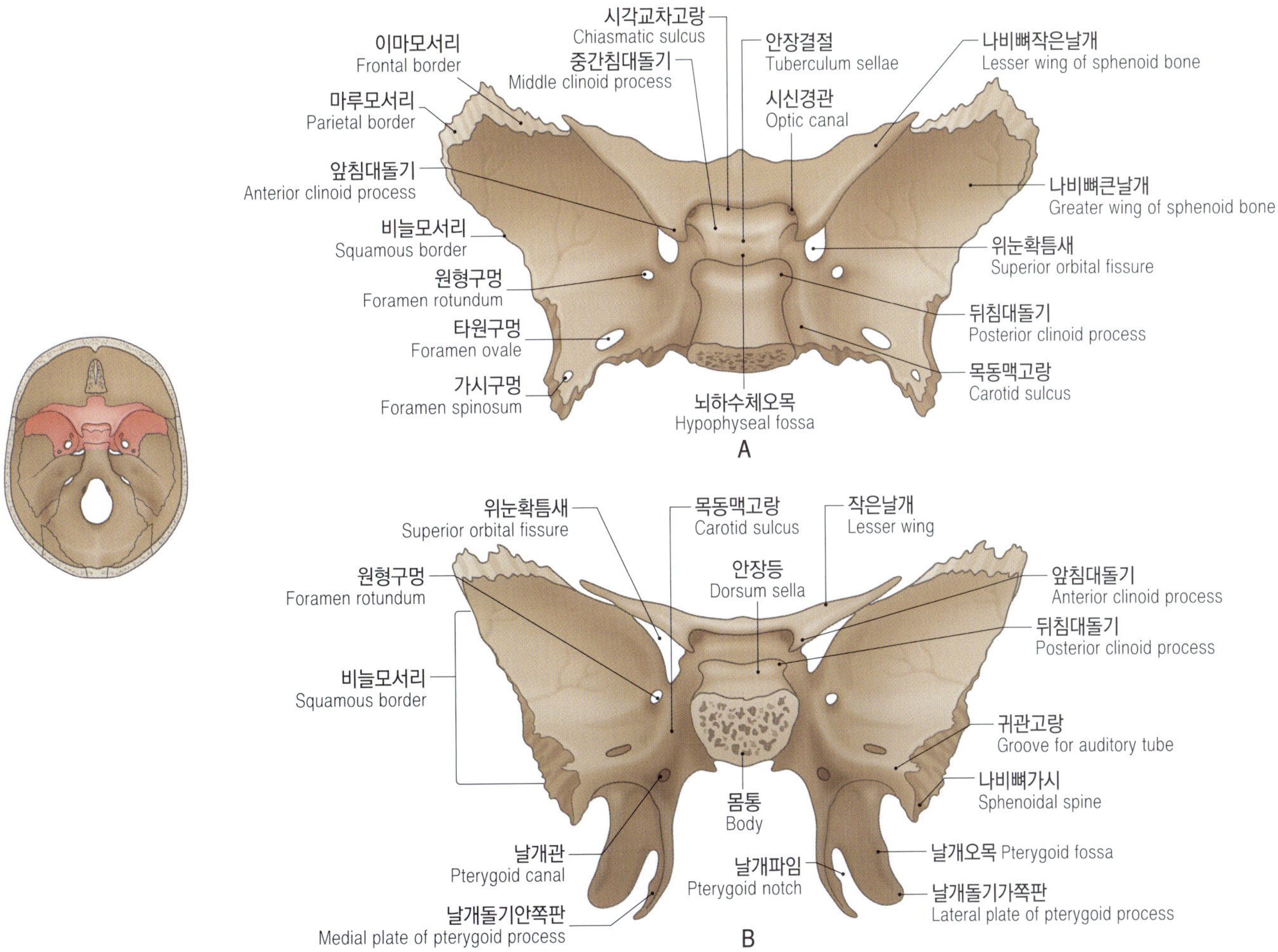

그림 3.39 나비뼈. A: 윗면, B: 뒷면

3.5 뇌머리뼈의 낱개 구조

학습목표 코뼈, 눈물뼈, 코선반, 보습뼈에 대해 알 수 있다.

코뼈(비골) Nasal bone

코안의 앞쪽벽을 형성하는 직사각형 모양의 정중선에 의해 융합된 1쌍의 얼굴뼈이다. **위모서리**는 이마뼈의 코부분과 관절하고 **앞면**은 위턱뼈의 이마돌기와 관절하며, **뒷면**은 벌집뼈의 체판과 관절한다. 아랫면은 생체에서는 코연골이 부착한다.

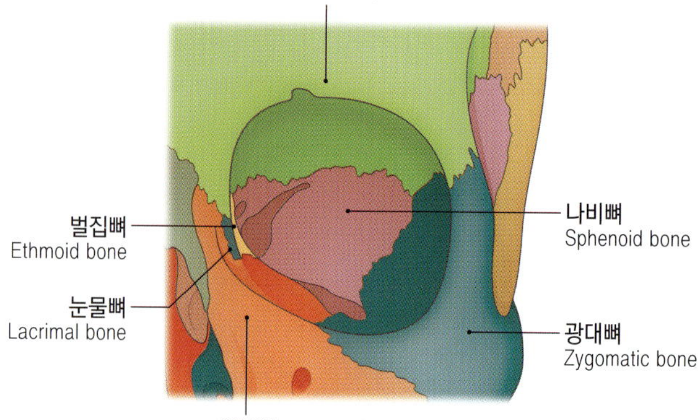

그림 3.40 눈물뼈(왼쪽 눈확)

눈물뼈(누골) Lacrimal bone

눈확의 안쪽벽을 형성하는 1쌍의 손톱 모양의 얼굴뼈이다. 눈물뼈는 눈물이 눈물샘에서 눈으로 흐르는 길인 눈물관(누관, lacrimal duct)에서 코안의 아래콧길로 흘러가는 통로인 **코눈물관**(비루관, nasolacrimal duct)으로 들어가는 입구가 된다(그림 3.40).

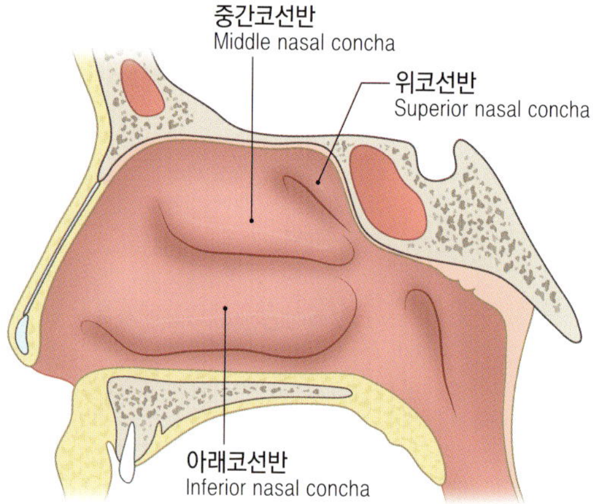

그림 3.41 아래코선반(시상단면)

아래코선반(하비갑개) Inferior nasal concha

코안의 가쪽벽을 형성하는 중간콧길과 아래콧길의 경계가 되는 조개껍질 모양의 1쌍의 얼굴뼈이다. 벌집뼈의 위코선반, 중간코선반과 달리 독립된 얼굴뼈에 속하며, **하비갑개**라고도 한다. 코선반 중에 가장 크며, 아래코선반이 만성적으로 커져 있는 상태를 **비후비염**(hypertrophic rihinitis)이라 하고, 코막힘의 원인이 된다(그림 3.41).

보습뼈(서골) Vomer

콧마루를 이루는 뼈로 벌집뼈의 수직판과 코중격의 뒤아래부위를 형성하는 쟁기 모양의 1개의 얼굴뼈이다. 보습뼈의 4개의 모서리는 각각 나비뼈, 위턱뼈, 입천장뼈, 벌집뼈와 관절한다. **위모서리**는 비스듬한 고랑처럼 길게 뻗어 위쪽 절반은 보습뼈, 아래쪽은 코중격연골과 만난다. **아래모서리**는 단단입천장의 능선을 형성한다(그림 3.42).

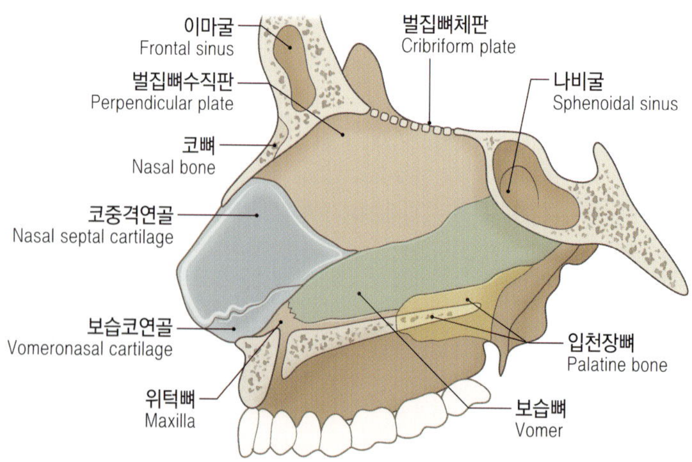

그림 3.42 보습뼈(시상단면)

3.6 얼굴뼈의 낱개 구조

학습목표 광대뼈, 입천장뼈에 대해 알 수 있다.

광대뼈 Zygomatic bone

양쪽 뺨의 튀어나온 부위를 형성하는 1쌍의 불규칙한 4각형 모양의 얼굴뼈로 3개의 면과 3개의 돌기로 구성되어 있다.

3개의 면 **가쪽면**(lateral surface)은 눈확의 얼굴부분을 형성하고, **눈확면**(orbital surface)은 광대뼈의 위안쪽 부분으로 눈확의 가쪽벽을 구성한다. **관자면**(temporal surface)은 뒤쪽의 관자뼈와 마주보고 있다.

3개의 돌기 **관자돌기**(측두돌기, temporal process)는 뒤쪽으로 약간 휘어져서 나가 관자뼈의 광대돌기(zygomatic process)와 관절하여 광대활(zygomatic arch)을 형성하며, **이마돌기**는 위쪽의 이마뼈의 광대돌기와 관절한다. **위턱돌기**(상악돌기, maxillary process)는 앞쪽의 위턱뼈의 광대돌기와 관절한다(그림 3.43).

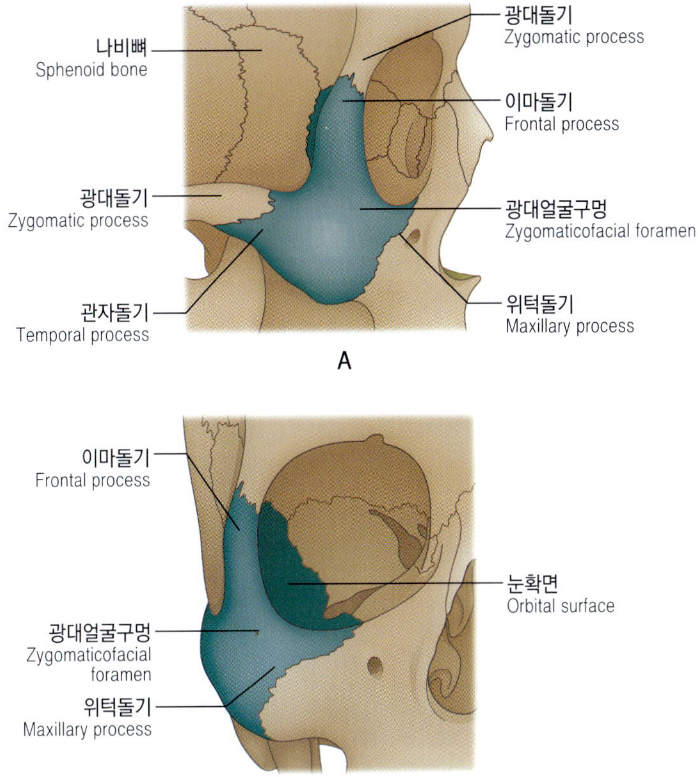

그림 3.43 광대뼈. A: 옆면, B: 앞면

입천장뼈(구개골) Palatine bone

'L'자 모양으로 1쌍의 얼굴뼈이다. 위턱뼈와 나비뼈 사이에 있고 위턱뼈와 함께 눈확의 아래벽과 코안을 이루며 **단단입천장**을 이룬다. 입천장뼈는 수평판과 수직판으로 나뉜다.

수평판 Horizontal plate 왼쪽과 오른쪽이 만나 생기는 면으로 위턱뼈의 입천장돌기와 가로입천장봉합(transverse palatine suture)을 이루며 단단입천장의 뒷부분을 형성한다.

수직판 Perpendicular plate 코안의 가쪽벽의 뒷부분과 눈확의 일부를 만들고 가쪽모서리는 위턱뼈의 몸통과 관절한다. 위쪽모서리의 나비입천장파임은 나비뼈와 관절한다. 눈확돌기(orbital process), 나비돌기(sphenoid process), 날개파임돌기(pyramidal process)가 있다(그림 3.44).

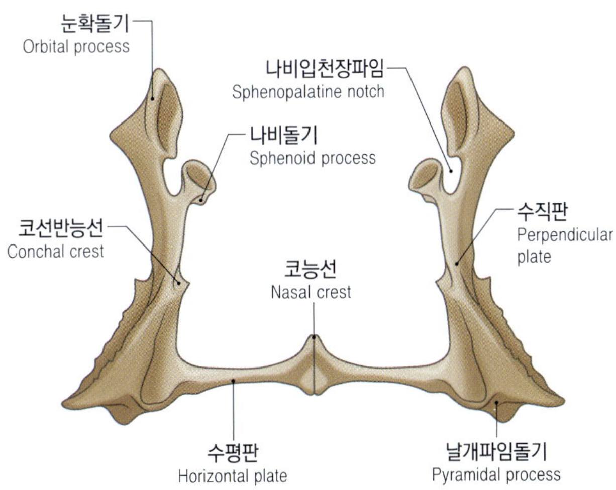

그림 3.44 입천장뼈(뒷면)

3.6 얼굴뼈의 낱개 구조

학습목표 위턱뼈와 목뿔뼈에 대해 알 수 있다.

위턱뼈(상악골) Maxilla

코안 가쪽, 눈확바닥의 일부와 얼굴 중앙 부위에 위치하는 1쌍의 얼굴뼈이다. 위턱뼈는 몸통과 4개의 돌기로 나뉜다.

위턱뼈 몸통(상악골체) Body of maxilla 위턱뼈 대부분을 차지하는 눈확의 아래벽과 코안의 가쪽벽을 이루는 피라미드 모양으로 안쪽에는 부비동 중 가장 큰 **위턱굴**(상악동, maxillary sinus)에 중간콧길이 열려있다. 앞면에는 **눈확아래구멍**(안와아래공, infraorbital foramen)이 있고, 윗면은 눈확의 아래벽을 형성하는 **눈확면**(안와면, orbital surface)이 있으며, 눈확면 뒤가쪽으로 나비뼈의 큰날개와 **아래눈확틈새**(하안와열, inferior orbital fissure)를 이룬다.

4개의 돌기 **이마돌기**(전두돌기, frontal process)는 위쪽으로 돌출되어 이마뼈의 코부위와 관절하고, **광대돌기**(zygomatic process)는 가쪽으로 돌출되어 광대뼈의 위턱돌기와 관절한다. **이틀돌기**(alveolar process)는 밑으로 돌출되어 이틀활(치조궁, alveolar arch)을 형성하여 윗니를 수용한다.

입천장돌기(palatine process)는 왼·오른쪽 입천장돌기가 정중앙에서 만나 정중입천장봉합(median palatine suture)을 이루어 단단입천장(경구개, hard palate)의 앞쪽을 형성한다.

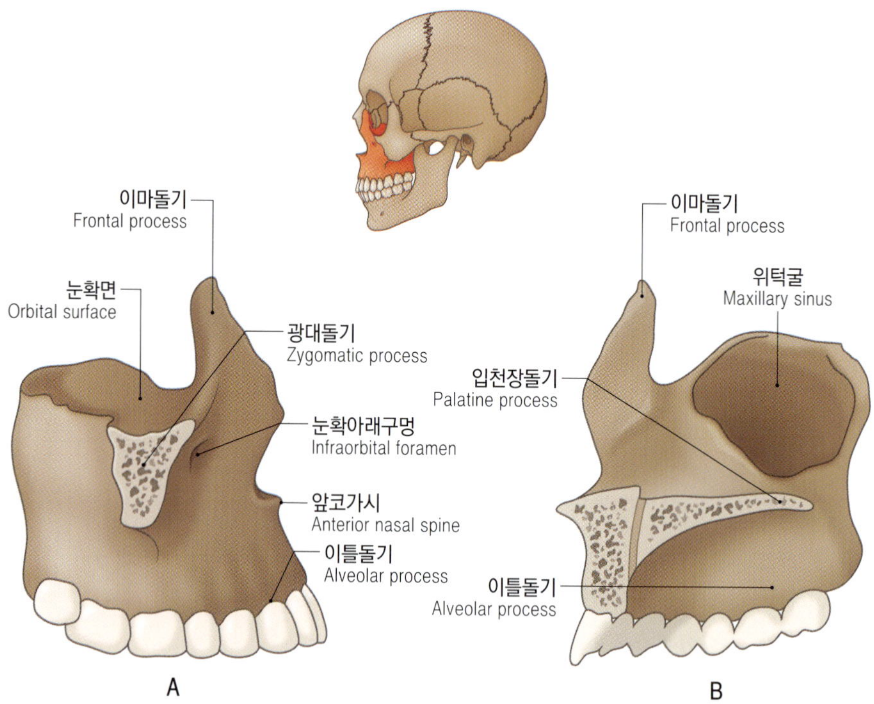

그림 3.45 위턱뼈. A: 가쪽면, B: 안쪽면

목뿔뼈(설골) Hyoid bone

혀와 후두융기(Adam's apple) 사이의 목뼈 3번 높이에 위치하는 **'U'자 모양**의 뼈이다. 귓속뼈와 함께 머리뼈와 관련된 뼈이다. 관절하지 않고 인대에 의해 매달려 있으며, 목뿔근육들이 닿는다. 몸통과 몸통 끝에서 위로 작게 뻗은 **작은뿔**(lesser horn)과 옆으로 약간 길게 뻗은 **큰뿔**(greater horn)이 있다.

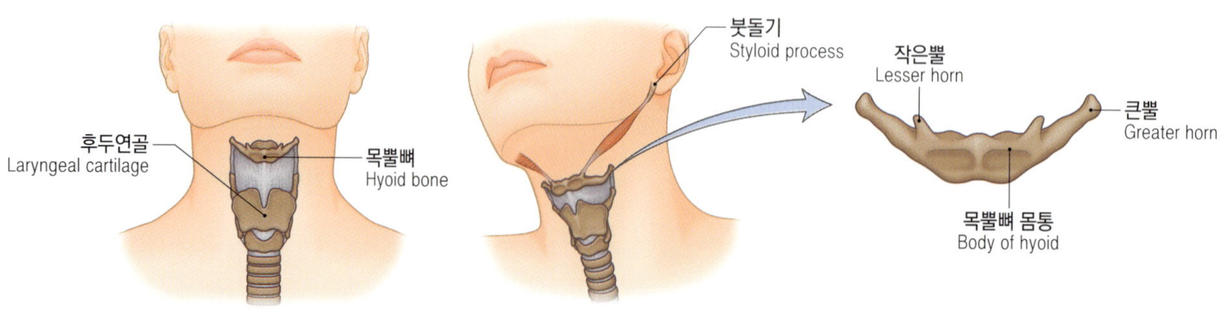

그림 3.46 목뿔뼈

3.6 얼굴뼈의 낱개 구조

학습목표 아래턱뼈에 대해 알 수 있다.

아래턱뼈(하악골) Mandible

머리뼈 중 유일한 윤활관절로 말굽 모양이며, 턱뼈몸통과 턱뼈가지로 나눌 수 있다.

턱뼈가지 Ramus of mandible 턱뼈각에서 거의 직각으로 솟은부위로 턱뼈가지 끝쪽에 근육돌기(coronoid process)와 **관절돌기**(condylar process)가 있으며 양쪽 돌기 사이에는 턱뼈파임(하악파임, mandible notch)이 있다. **근육돌기**는 관절하지 않고, 씹기근육 중 관자근(측두근, temporal muscle)이 닿는다. 관절돌기는 관자뼈의 턱관절오목(하악와, mandibular fossa)과 관절하여 **턱관절**(측두하악관절, temporomandibular joint)을 이루어 씹기에 관여한다. 턱뼈구멍(하악공, mandibular foramen)은 턱뼈가지 속면 중앙에 있으며, 아래이틀신경(inferior alveolar nerve)과 혈관의 통로가 된다.

턱뼈몸통 Body of mandible 턱뼈각으로부터 앞쪽으로 뻗은 수평부위를 말하며, 이틀활(치조궁, alveolar arch)을 이루어 아랫니를 수용한다. **턱끝구멍**(mental foramen)은 이마뼈의 눈확위구멍, 위턱뼈의 눈확아래구멍과 함께 삼차신경의 얼굴부위 통로가 된다.

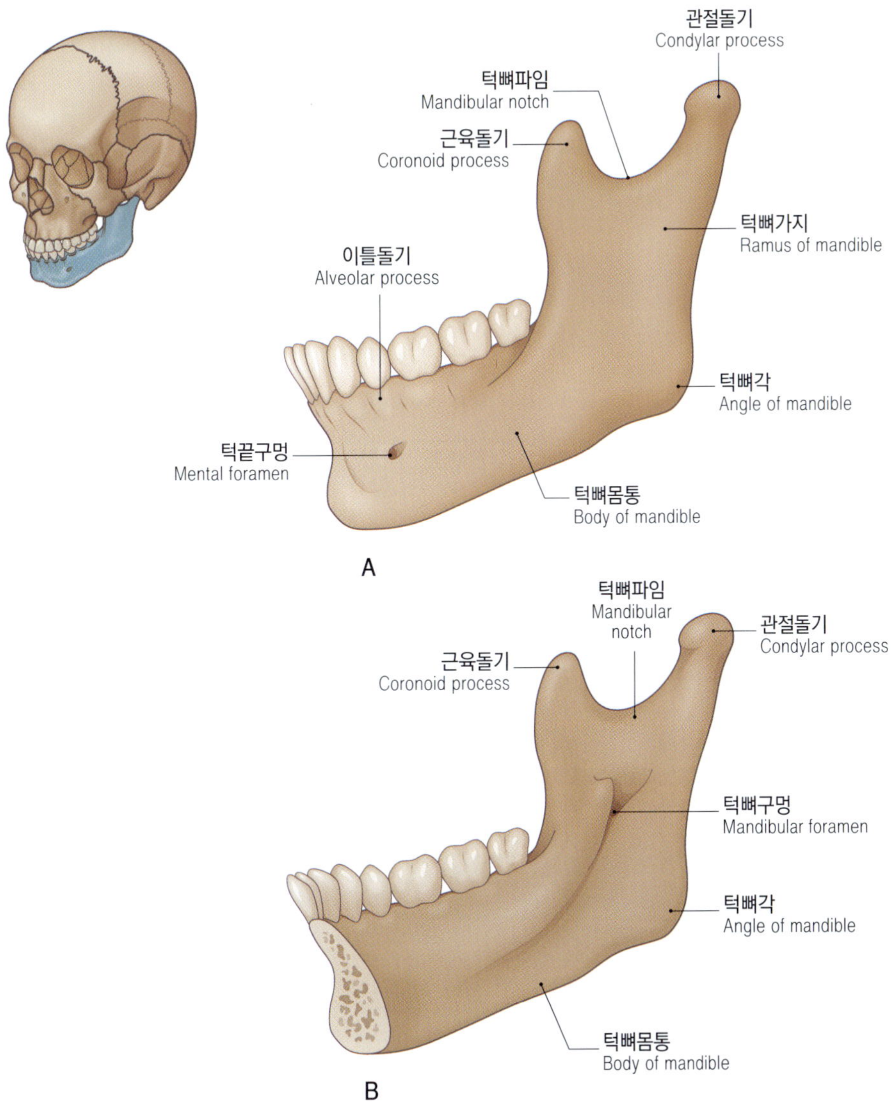

그림 3.47 아래턱뼈. A: 가쪽면, B: 안쪽면

3.6 얼굴뼈의 낱개 구조

학습목표 아래턱뼈의 관절에 대해 알 수 있다.

턱관절(측두하악관절) Temporomandibular joint

관자뼈의 **턱관절오목**(mandible fossa)과 아래턱뼈의 **관절돌기**(condylar process)가 이루는 머리뼈 중에 유일한 **윤활관절**(synovial joint)로 올림(elevation), 내림(depression), 내밂(protraction), 들임(retraction), 약간의 돌림(rotation) 등의 움직임이 있다. 관절은 평면관절과 경첩관절이 합쳐져 **융기관절**(condyloid joint)을 이루고, 관절보조장치로 **관절원반**(articular disc)이 있다. 움직임을 제한하고 아래턱뼈를 매다는 인대는 붓아래턱인대(stylomandibular ligament), 가쪽인대(lateral ligament), 날개아래턱인대(sphenomandibular ligament) 등이 있다. 관절질환으로 퇴행성변화와 탈구가 발생하기도 한다.

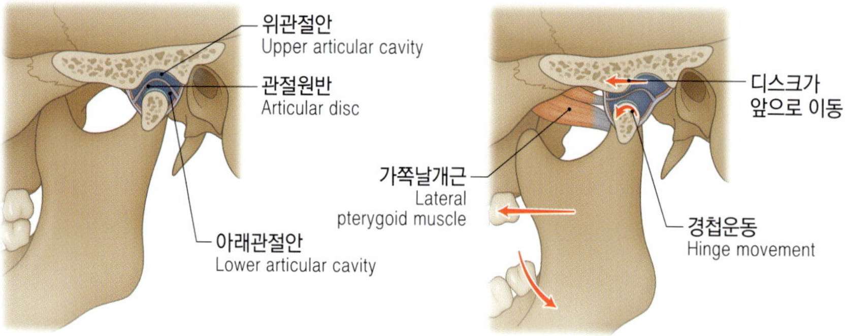

그림 3.48 턱관절의 형태

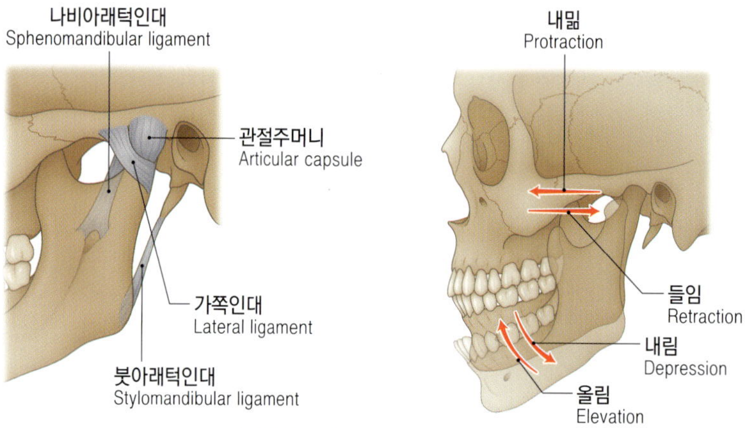

그림 3.49 턱관절의 인대와 운동

관련 질환

턱관절 질환 TM joint disease

턱관절 및 근육에 문제가 생기는 것을 말한다. 턱관절이 이환되었을 때 복합적인 연결고리를 가지고 발생하는 경우가 많은데 염증장애, 디스크장애, 탈구, 관절염, 유착, 강직 등으로 인해 턱과 귀부위의 통증, 얼굴 및 두통을 호소하고 입을 벌리거나 씹기가 힘들어진다. 이로 인해 움직일 때마다 턱관절의 마찰음 또는 관절잡음이 생기고 얼굴비대칭이 나타날 수도 있다. 턱관절 탈구는 아래턱뼈의 관절돌기가 관절융기 앞쪽에 위치하여 폐구위치로 돌아올 수 없는 경우를 말하고 주로 앞쪽 탈구가 흔하다.

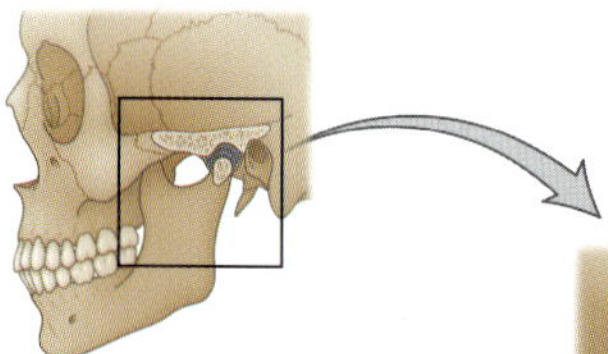

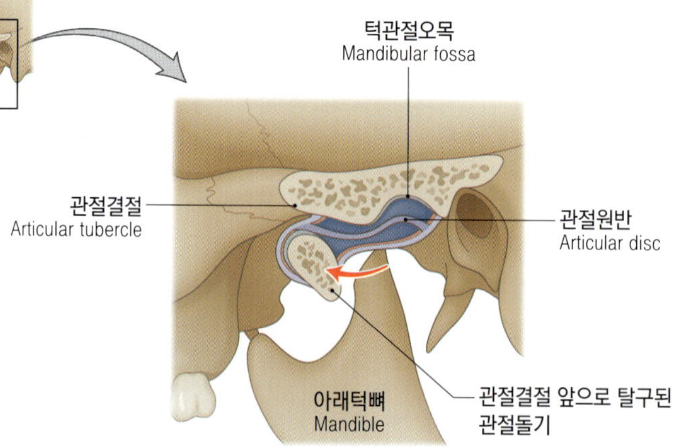

그림 3.50 턱관절 탈구

더 알아보기

머리부위의 피부에서 뇌실질까지의 층 구조

머리부위의 가장 바깥은 4층 구조의 표피와 2층 구조의 진피 및 피부밑조직으로 된 피부 층이 있으며, 피부 층 밑으로 결합조직이 위치하고 있다. 결합조직과 단단히 붙어있는 3층 구조의 납작뼈(flat bone)가 머리뼈를 보호하고 있다. 그 밑으로 뇌를 싸고 있는 3겹의 뇌막(meninges)이 있고 뇌막 안에 뇌실질이 있다(그림 3.51). 머리뼈에 있는 특수한 형태의 정맥은 머리내압조절 및 감염과 연관이 있다. 머리뼈에 있는 구멍과 관(cannel)을 통해 머리의 안팎에 있는 경막(dura mater)과 정맥들을 연결하는 짧은 정맥인 이끌정맥(도출정맥, emissary vein)과 길버트 브레세트(Gilbert Breschet, 1784~1845년)에 의해 발견되어 브레세트정맥이라고도 불리는 해면뼈에 있는 판사이정맥(판간정맥, diploic vein)이 있다(그림 3.52). 뇌실질을 보호하고 머리안의 압력과 내용물을 조절하는 뇌막과 가장 바깥 2겹의 두꺼운 경막 사이에 있는 경막정맥굴은 뇌척수액(cerebrospinal fluid, CSF)을 흡수하고, 거미막(arachnoid membrane) 밑의 거미막밑공간(subarachnoid space)은 뇌척수액이 순환되는 곳이다. 머리뼈 바깥에서 안쪽까지의 구조는 그림 3.53에 간략히 나타내었다.

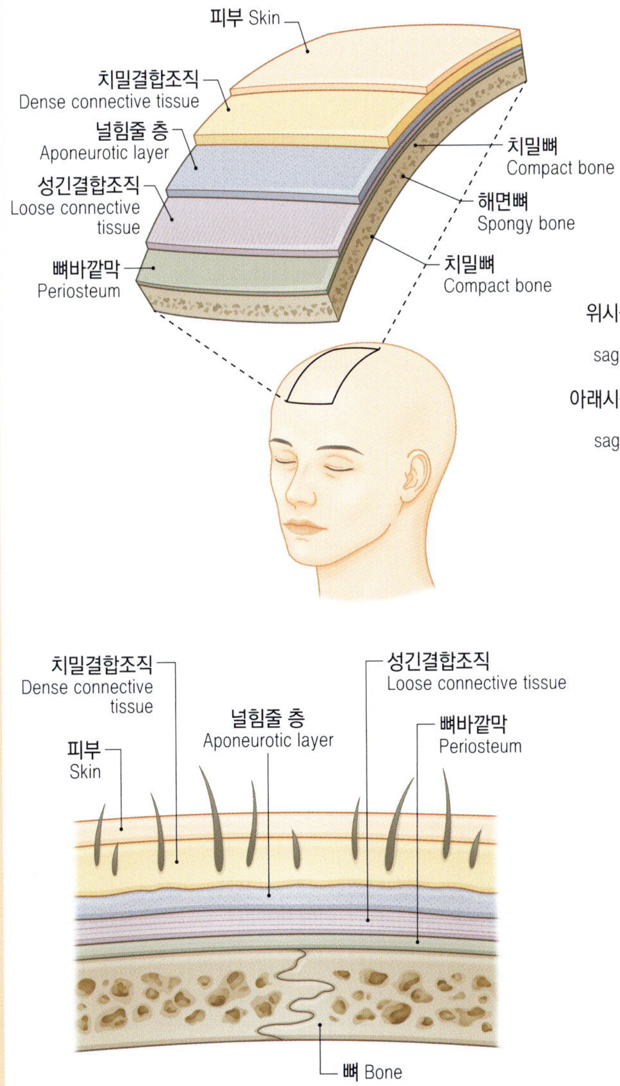

그림 3.51 피부에서 머리뼈까지의 층(SCALP)

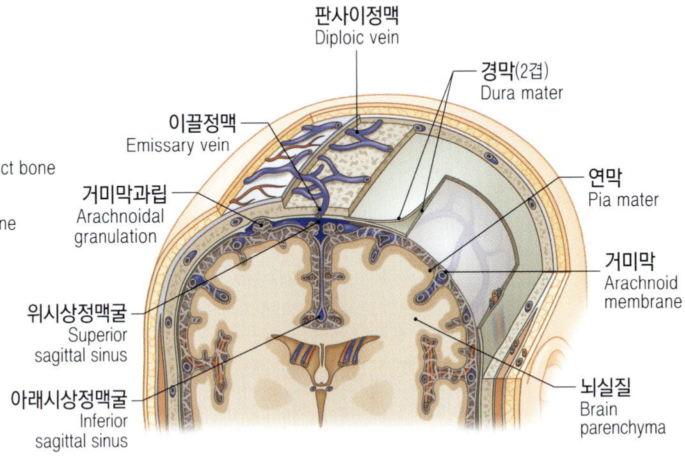

그림 3.52 머리뼈 바깥에서 안쪽까지의 층

표피층: 각질층 → 투명층 → 과립층 → 종자층

↓

진피층: 유두층 → 그물층

↓

피부밑조직

↓

치밀결합조직

↓

널힘줄층

↓

납작뼈(치밀뼈 → 해면뼈 → 치밀뼈)

↓

뇌막[경막(2층) → 경막밑공간 → 거미막 → 거미막밑공간 → 연막]

↓

뇌실질(회색질 → 백질)

그림 3.53 머리뼈 바깥에서 안쪽의 구조

핵심정리 및 문제 CORE ORGANIZATION & PROBLEM

1. 머리뼈는 22개의 뼈로, 뇌머리뼈와 얼굴뼈로 구성된다.
2. 뇌머리뼈는 이마뼈, 마루뼈, 벌집뼈, 나비뼈, 관자뼈, ____________이다.
3. 얼굴뼈는 위턱뼈, 입천장뼈, 보습뼈, 광대뼈, 눈물뼈, 코뼈, 아래코선반, 아래턱뼈이다.
4. 이마뼈는 비늘부위 + 눈확부위 + 코부위로 구성되고, 대뇌의 이마엽을 수용한다. 눈확의 위벽을 형성하고, 위턱굴은 이마뼈의 빈 공간으로 부비동을 형성한다. 눈확위구멍은 눈확위신경과 동 · 정맥이 통과한다.
5. ____________는 4개의 모서리(border)로 이마, 정중, 비늘, 뒤통수모서리를 형성하는 한 쌍의 뼈이며, ____________를 중심으로 이마뼈와 관상봉합, 양쪽 마루뼈를 이은 시상봉합, 뒤통수뼈와 시옷봉합, 관자뼈와 비늘봉합을 이룬다.
6. 벌집뼈는 체판 + 수직판 + 벌집미로로 구성되고, 눈확의 안쪽벽을 형성하며, 부비동을 형성한다. 체판으로 I번 뇌신경이 통과하고, 보습뼈와 만나 코중격을 형성한다.
7. ____________는 몸통 + 작은날개 + 큰날개 + 날개돌기로 구성된다. 눈확의 바닥을 형성하며, 부비동을 형성한다. 나비뼈몸통은 뇌하수체를 수용하고, 시신경구멍으로 II번 뇌신경이, 위눈확틈새로 III, IV, V(첫째가지), VI번 뇌신경이 통과한다. 큰날개에 뚫린 원형구멍으로 V번(둘째가지), 타원구멍으로 V번뇌신경(셋째가지)이 통과하고 가시구멍으로 뇌막동맥이 통과한다. 나비뼈 날개돌기인 안쪽 · 가쪽판에는 씹기근육의 일부가 시작된다.
8. 관자뼈는 비늘부위 + 고실부위 + 꼭지부위 + 바위부위로 구성되고 중간머리뼈오목에 속하며, 대뇌의 관자엽을 수용한다. 'H'자 모양의 ____________은 4개의 뼈가 만나는 지점이다. 속귀길로 VII, VIII번 뇌신경이, 목정맥구멍으로 IX, X, XI번 뇌신경이 통과한다.
9. 뒤통수뼈는 비늘부위 + 가쪽부위 + 바닥부위로 구성되며, 뒤머리뼈오목에 속하며 소뇌를 수용한다. 비늘부위는 위 · 아래 목덜미선이 있고, 가쪽부위는 뒤통수뼈융기가 있어 척추의 고리뼈(atlas)와 관절한다. 바닥부위의 ____________은 다리뇌와 숨뇌가 놓여있고, 나비뼈몸통과 관절한다.
10. 위턱뼈는 눈확의 아래벽을 형성하고, 가장 큰 부비동을 형성하며, 축농과 가장 밀접한 관련이 있다. 눈확아래구멍은 눈확아래신경과 동맥, 위턱신경이 통과한다.
11. ____________는 'L'자 모양으로 위턱뼈와 관절하여 단단입천장을 이루고, 눈확돌기는 위턱뼈와 함께 눈확의 아래벽과 코안 아래면을 형성한다. 날개입천장오목을 형성하여 날개입천장신경절을 수용한다.
12. 아래턱뼈는 말굽 모양으로 관자뼈와 관절하며 머리뼈 중 유일한 윤활관절이다.
13. 턱관절은 아래턱뼈의 관절돌기가 이루는 윤활관절로 올림, 내림, 내밂, 들임, 약간의 돌림 등의 움직임이 있다. 관절은 평면관절과 경첩관절이 합쳐져 융기관절을 이루고, 관절보조장치로 관절원반이 있다. 움직임을 제한하고 아래턱뼈를 매다는 인대는 붓아래턱인대, 가쪽인대, 날개아래턱인대 등이 있다.
14. 목뿔뼈는 'U'자 모양으로 다른 뼈와 관절하지 않고 인대에 의해 매달려있으며, 근육의 부착부위이다.
15. 눈확은 이마뼈, 벌집뼈, 나비뼈, 위턱뼈, 입천장뼈, 광대뼈, 눈물뼈가 형성한다.
16. 머리뼈오목은 앞 · 중간 · 뒤머리뼈오목이 있다. 앞머리뼈오목은 이마뼈와 나비뼈 작은날개가 형성하고 대뇌의 이마엽을 수용한다. 중간머리뼈오목은 관자뼈와 나비뼈 큰날개가 형성하고 관자엽을 수용한다. 뒤머리뼈오목은 뒤통수뼈가 형성하고 소뇌를 수용한다.

해답

2. 뒤통수뼈 5. 마루뼈 7. 나비뼈 8. 관자놀이점(pterion) 9. 비스듬틀(경사대, clivus) 11. 입천장뼈

주요 용어 설명 MAJOR TERM EXPLANATION

경막(dura mater) 뇌와 척수를 둘러싸고 있는 3겹의 뇌막 중 가장 바깥에서 둘러싸는 막

골밀도(bone mineral density, BMD) 일정량의 뼈에 들어있는 무기질의 양을 측정한 값. 골다공증의 진단, 골절 위험도 예측, 골다공증 치료에 이용됨

관자놀이점(pterion) 머리뼈의 옆면 앞쪽에 있는 머리뼈의 계측점 가운데 하나. 실제로는 점이 아닌 선으로 나타나는데, 나비뼈, 관자뼈, 이마뼈, 마루뼈가 만난 자리이며, 이 선들의 앞쪽 끝을 계측점으로 이용됨

날개입천장오목(익구개와, pterygopalatine fossa) 머리뼈의 가쪽 면에서, 위턱뼈, 입천장뼈, 나비뼈 사이에 있는 오목한 작은 공간으로 코안 · 입천장 · 윗니에 분포하는 신경과 혈관, 날개입천장신경절, 위턱동맥의 가지가 있음

눈확(안와, orbital fossa) 안구, 눈물샘의 부속기 등을 수용하는 머리뼈의 움푹 들어간 부위

단단입천장(경구개, hard palate) 입천장에서 비교적으로 단단한 부분으로 앞 2/3는 위턱뼈, 뒤 1/3은 입천장뼈로 이루어짐

막내골화(막속뼈형성, intramembranous ossification) 장차 뼈가 될 모양으로 중간엽이 모여 형성된 모형으로부터 직접 뼈가 형성되는 형태

목정맥구멍(jugular foramen) 관자뼈 바위부위와 뒤통수뼈 사이에 있는 구멍. 앞부분으로 혀인두신경 · 미주신경 · 더부신경이 지나가고, 뒷부분으로 속목정맥이 지나감

비스듬틀(경사대, clivus) 머리뼈 속면의 바닥의 안장등에서 큰구멍까지 비스듬하게 기운 면. 나비뼈와 뒤통수뼈의 부분으로 이루어짐

부비동(코곁굴, paranasal sinus) 코안을 둘러싸고 콧구멍과 연결된 주위의 얼굴뼈 속의 공기로 채워진 빈 공간

숫구멍(천문, fontanelle) 신생아의 왼 · 오른쪽의 마루뼈와 뒤통수뼈의 뒷부위 사이에 생긴 삼각형의 유리연골

아교질섬유(collagenous fiber) 결합조직의 세포사이물질에 존재하는 아교질로 이루어진 단백질로 된 섬유

연골내골화(연골속뼈형성, endochondral ossification) 유리연골조직이 형성되고, 그것이 다시 뼈조직으로 치환하는 것으로 대부분 뼈의 뼈되기 초기에서 보이는 형태

위눈확틈새(상안와열, superior orbital fissure) 나비뼈의 큰날개와 작은날개 사이의 틈새. 눈구멍과 중간머리뼈오목 사이의 통로, 눈돌림신경, 도르래신경, 삼차신경의 눈신경, 갓돌림신경, 위눈구멍정맥이 여기를 지나감

이끌정맥(도출정맥, emissary vein) 머리뼈에 있는 구멍과 관을 통하여 머리의 안팎에 있는 뇌경막과 정맥들을 연결하는 짧은 정맥

코안(비강, nasal cavity) 코중격에 의해 왼 · 오른쪽으로 분리되는 코 속의 공간

파열구멍(파열공, foramen lacerum) 생물체에서 연골로 채워진 불규칙한 구멍. 관자뼈의 바위부위 끝, 나비뼈의 몸통 및 뒤통수뼈의 바닥부위 사이에 위치함

3.7 척주의 개관

학습목표 척주에 대해 알 수 있다.

척주의 개관 Overview of vertebral column

척주(vertebral column)는 충격을 흡수하기 위해 앞, 뒤로 휘어져 있고, 앞쪽은 매끈하고, 뒤쪽은 울퉁불퉁한 불규칙한 구조이다. 각 척추(vertebra) 사이에 23개의 **척추(사이)원반**(추간판, intervertebral disc)이 있다. 척주의 중앙은 **척추(뼈)구멍**(척추공, vertebral foramen)이 이어진 척주관(vertebral canal)을 이루어 중추신경계인 척수(spinal cord)를 수용하고, 각 척추들의 관절로 생긴 29쌍의 **척추사이구멍**(추간공, intervertebral foramen) 사이로 말초신경인 척수신경(spinal nerve)이 통과한다. 성인의 척추는 총 26개로 **목뼈**(경추, cervical vertebra−7개), **등뼈**(흉추, thoracic vertebra−12개), **허리뼈**(요추, lumbar vertebra−5개), **엉치뼈**(천골, sacrum−1개), **꼬리뼈**(미추, coccyx−1개)로 구성되어 있다.

가동성이 없는 등뼈와 엉치뼈는 **일차굽이**(primary curvature)인 뒤굽이(후굴, retroflexion)인데 비해, 가동성이 큰 목뼈와 허리뼈는 **이차굽이**(secondary curvature)인 앞굽이(전굴, anteflexion)이다. 일차굽이를 **생리학적 굽이**(physiological curvature)라고도 한다. 목뼈 앞굽이의 정점은 전형적인 모양을 가진 목뼈 4번(C4)에 해당하고, 등뼈 뒤굽이의 정점은 전형적인 모양을 가진 등뼈 6번(T6)에 해당한다. 또한 허리뼈 앞굽이의 정점은 전형적인 모양을 가진 허리뼈 3번(L3)에 해당한다.

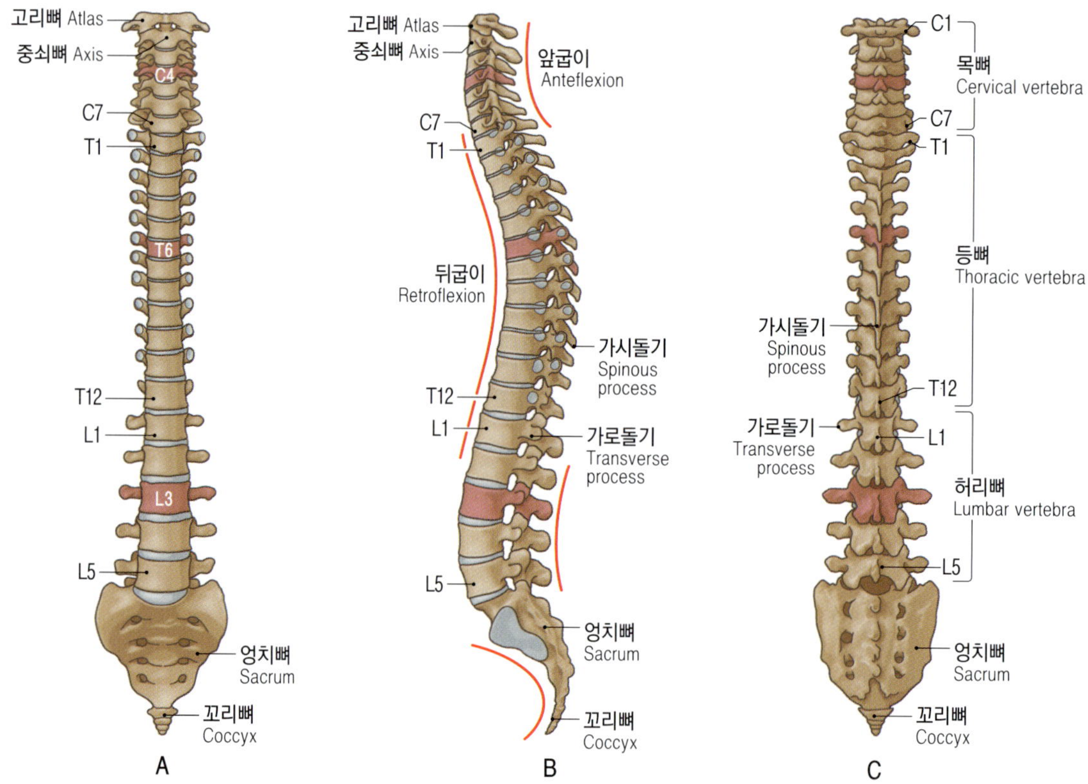

그림 3.54 척주. A: 앞면, B: 옆면(왼쪽), C: 뒷면

표 3.9 각 척추의 수, 굽이, 가동성

구분	태아(개)	성인(개)	굽이	정점	가동성
목뼈(cervical vertebra)	7	7	이차	C4	있음(가장 큼)
등뼈(thoracic vertebra)	12	12	일차	T6	없음
허리뼈(lumbar vertebra)	5	5	이차	L3	있음
엉치뼈(sacrum)	5	1	일차	−	없음
꼬리뼈(coccyx)	3~5	1	일차	−	없음

3.7 척주의 개관

학습목표 척추뼈의 일반적 구조에 대해 알 수 있다.

척추뼈의 일반적 구조 General structure of vertebra

척추뼈 중에 첫째 목뼈, 둘째 목뼈, 엉치뼈, 꼬리뼈를 제외한 나머지 척추뼈는 척추(뼈)몸통, 몸통 뒤쪽의 활 모양으로 에워싸는 척추(뼈)고리, 척추(뼈)몸통 뒤쪽에 뚫려 있는 척추(뼈)구멍으로 나뉜다.

척추(뼈)몸통(척추체) Vertebral body 첫째 목뼈를 제외한 나머지 척추에서 관찰된다. 체중을 지지하기 위해 아래쪽으로 갈수록 두꺼워지는 경향이 있다. 척추(뼈)몸통 사이에서 완충작용을 하는 **척추(사이)원반**(추간판, intervertebral disc)이 있다.

척추(뼈)고리(척추궁) Vertebral arch 척추(뼈)몸통과 고리판을 이어주는 **고리뿌리**(추궁근, pedicle)와 고리뿌리의 연장으로 3종 7개의 돌기가 붙은 척추(뼈)구멍을 에워싸는 **고리판**(추궁판, lamina)을 합쳐 **척추(뼈)고리**라고 한다. 척추(뼈)고리에 붙은 돌기는 뒤쪽으로 뻗은 **가시돌기**(극돌기, spinous process), 양쪽으로 뻗은 **가로돌기**(횡돌기, transverse process), 척추뼈를 뒤에서 이어주는 4개의 **위 · 아래관절돌기**(superior · inferior articular process)가 있다.

척추(뼈)구멍(척추공) Vertebral foramen 척추(뼈)몸통과 척추(뼈)고리 사이의 뚫린 구멍으로 위 · 아래 구멍이 연속되어 **척주관**(vertebral canal)을 이루고 척수(spinal cord)가 통과한다.

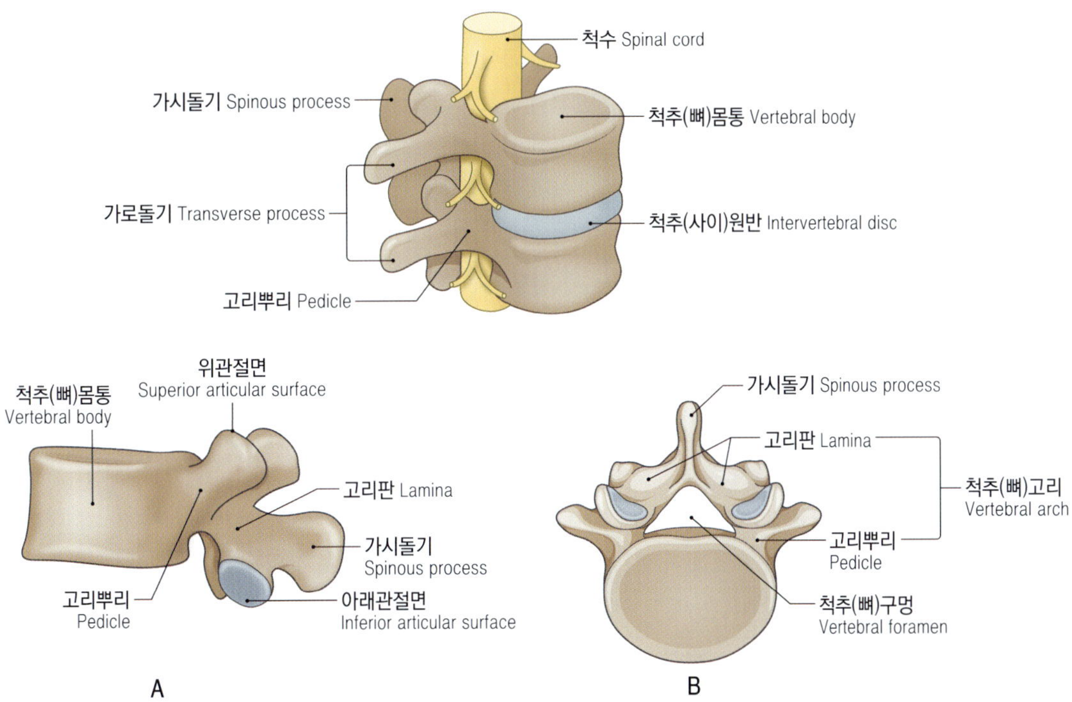

그림 3.55 척추뼈의 일반적인 구조. A: 옆면, B: 윗면

표 3.10 각 척추뼈의 특징

구분	목뼈	등뼈	허리뼈
전형적인 척추(정점)	C4	T6	L3
굽이	앞	뒤	앞
척추(뼈)몸통	타원형, 작음, 낮음(C_1은 없음)	심장형, 넓음, 갈비오목	신장형, 넓고 높음
척추(뼈)구멍	넓은 삼각형	좁은 원형	좁은 삼각형
가시돌기	짧고, 두갈래됨(C_1은 없음)	길고, 날카로움	수직으로 뻗음, 짧고 뭉툭함
가로돌기	앞 · 뒤결절로 나누고, 가로구멍이 있음	가로갈비오목이 있음	가늘고 길며 수평적임

3.8 각 척추의 구조와 관절

학습목표 목뼈에 대해 알 수 있다.

목뼈의 구조 Structure of cervical vertebra

목뼈(경추, cervical vertebra)는 총 7개로 된 뼈로 앞굽이를 형성한다. 3, 4, 5, 6번은 전형적인 목뼈(typical cervicle)의 특징을 가지고 있으며, 1, 2, 7번은 비전형적인(non-typical) 구조를 가진다.

비전형적인 구조의 1번 목뼈를 **고리뼈**(환추, atlas), 2번 목뼈를 **중쇠뼈**(축추, axis), 7번 목뼈를 **솟을뼈**(융추, prominens)라 한다.

전형적인 목뼈 Typical cervical vertebra 3, 4, 5, 6번 목뼈는 전형적인 구조를 가진 목뼈이다. 이들 목뼈의 척추(뼈)몸통은 작고 낮으며, 타원형이다. **척추(뼈)구멍**은 비교적 크고, 아래 목뼈로 갈수록 삼각형을 띤다. 뒤쪽으로 돌출된 **가시돌기**는 두 개로 갈라져(이분, bifid spinous) 인대와 근육의 부착부가 된다. 가로돌기는 앞 · 뒤 결절로 나누어져 있고, 앞결절과 뒤결절 사이에 고랑(groove)이 있어 척수신경(spinal nerve)이 통과한다. **가로돌기**에는 가로구멍(횡돌기공, transverse foramen)으로 척추동맥(vertebral artery)이 지나간다. 척추(뼈)몸통 가쪽에 특징적인 **갈고리돌기**(uncinate process)가 있다.

비전형적인 목뼈 Non-typical cervical vertebra 전형적인 목뼈 이외에 1, 2, 7번 목뼈는 일반적인 척추의 특징과는 별개로 각각의 독특한 구조를 가진 뼈이다.

고리뼈(환추) Atlas, C1 고리 모양의 뼈로 전형적인 척추뼈에 비해 목뼈 척(추)뼈몸통(body)과 가시돌기(spinous process) 및 척추(사이)원반(intervertebral disc)이 없다. 고리뼈는 크게 **앞고리**(anterior arch)와 **뒤고리**(posterior arch)로 나누며, 앞고리와 뒤고리 중앙에 각각 앞결절(anterior tubercle)과 뒤결절(posterior tubercle)이 있다. 고리뼈의 **위관절면**(superior articular surface)은 뒤통수뼈와 관절하여 머리의 굽힘과 폄 운동에 가장 많이 관여한다. 중쇠뼈의 위관절면과 관절하는 **아래관절면**(inferior surface)이 있고, 앞결절 중앙 뒤쪽에 오목한 **치돌기오목**(치돌기와, facet for dens)은 중쇠뼈의 치돌기와 관절한다.

중쇠뼈(축추) Axis, C2 "기계의 바퀴 따위의 한가운데에 있는 구멍에 박힌 긴 쇠"란 뜻을 가진 중쇠에 해당하는 **치돌기**(dens)는 첫째 목뼈의 척추(뼈)몸통 부분이 발생 도중 둘째 목뼈의 척추(뼈)몸통과 융합되어 형성된다. 치돌기 앞면과 뒤면에는 앞관절면(anterior articular facet)과 뒤관절면(posterior articular facet)이 있다. **앞관절면**은 고리뼈의 앞고리와 관절을 이루고, **뒤관절면**은 고리가로인대(환추횡인대, transverse ligament of atlas)와 관절하여 치돌기를 축으로 고리뼈를 회전시킬 수 있다. 고리뼈와 중쇠뼈는 두 곳에서 관절한다.

솟을뼈(융추) Prominence, C7 고개를 숙였을 때 앞굽이된 목뼈의 가시돌기가 뒤쪽으로 두드러지게 솟아 있기 때문에 붙여진 이름이다. 1번 등뼈 역시 머리를 숙였을 때 뒤쪽으로 솟아 있는데, 고개를 숙이고 두드러지게 솟은 뼈 중 맨 윗쪽 뼈를 촉지하고 목을 왼쪽과 오른쪽으로 돌려 약간의 움직임이 감지되는 뼈가 솟을뼈이며, 움직임이 없는 뼈는 1번 등뼈가 된다. 솟을뼈는 척추를 산정하는 **계산점**이 된다.

관련 질환

고리뼈골절과 중쇠뼈골절 Fracture of atlas and fracture of axis

고리뼈골절(fracture of atlas)은 전체 목뼈 골절의 10%를 차지한다. 심한 교통사고 시 과다폄(hyperextension)에 의해 발생하고 그 밖에 추락사고 및 다이빙 등에 의해 머리가 부딪혀 일어난다. 제퍼슨골절(Jefferson fx) 또는 방출형골절(burst fx)이라고도 하며 보통 중쇠뼈골절을 동반한다. **중쇠뼈골절**(fracture of axis)은 전체 목뼈 골절의 10~15%를 차지한다. 탈구가 동반된 중쇠뼈의 뒤쪽 부위의 골절로 3번 목뼈에 대해 중쇠뼈가 앞쪽으로 어긋날 수도 있다.

3.8 각 척추의 구조와 관절

학습목표 목뼈에 대해 알 수 있다.

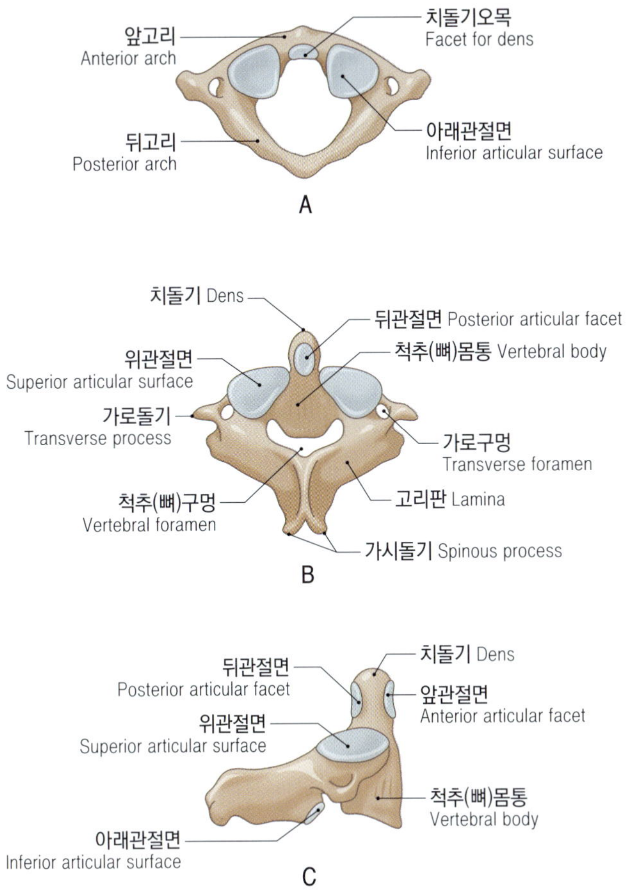

그림 3.56 고리뼈와 중쇠뼈
A: 고리뼈(아랫면), B: 중쇠뼈(뒤면), C: 중쇠뼈(옆면)

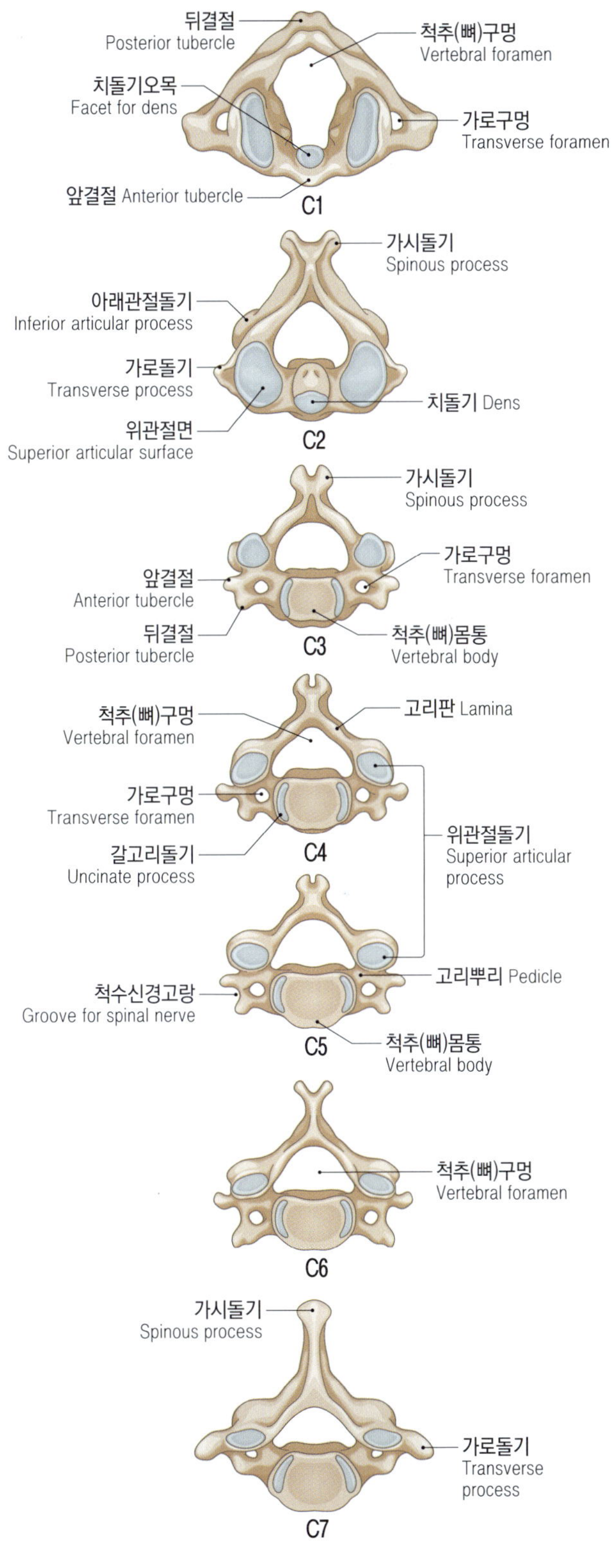

그림 3.57 각 목뼈(윗면)
C3~C6: 전형적인 목뼈

3.8 각 척추의 구조와 관절

학습목표 목뼈의 관절에 대해 알 수 있다.

목뼈의 관절Joint of cervical vertebra

전형적인 목뼈 관절Joint of a typical cervical vertebra 3, 4, 5, 6번 목뼈의 관절은 위 목뼈의 척추(뼈)몸통과 아래 목뼈의 갈고리돌기(uncinate process)와 관절하는 **갈고리돌기관절**(uncovertebral joint or Luschka joint)을 이룬다.

비전형적인 목뼈 관절Joint of non-typical cervical vertebra 1, 2, 7번 목뼈 중 1번 목뼈인 고리뼈는 뒤통수뼈와 한 곳에서 관절하고 중쇠뼈와 두 곳에서 관절한다. 고리뼈의 위관절면은 뒤통수뼈관절융기(후두과, occipital condyle)와 관절하여 **고리뒤통수관절**(atlanto-occipital joint)을 형성한다. 이 관절은 **융기관절**로 머리의 굽힘과 폄, 회전에 관여한다. 중쇠뼈와의 관절은 고리뼈 앞고리 중앙에 치돌기오목(fovea for dens)과 중쇠뼈의 치돌기(dens)가 관절하여 **정중고리중쇠관절**(median atlanto-axial joint)을 형성하고 가쪽으로 고리뼈의 아래관절면이 중쇠뼈의 위관절면과 **가쪽고리중쇠관절**(lateral atlanto-axial joint)을 형성한다. 이 관절은 **중쇠관절**(차축관절, pivot joint)로 머리회전에 관여한다.

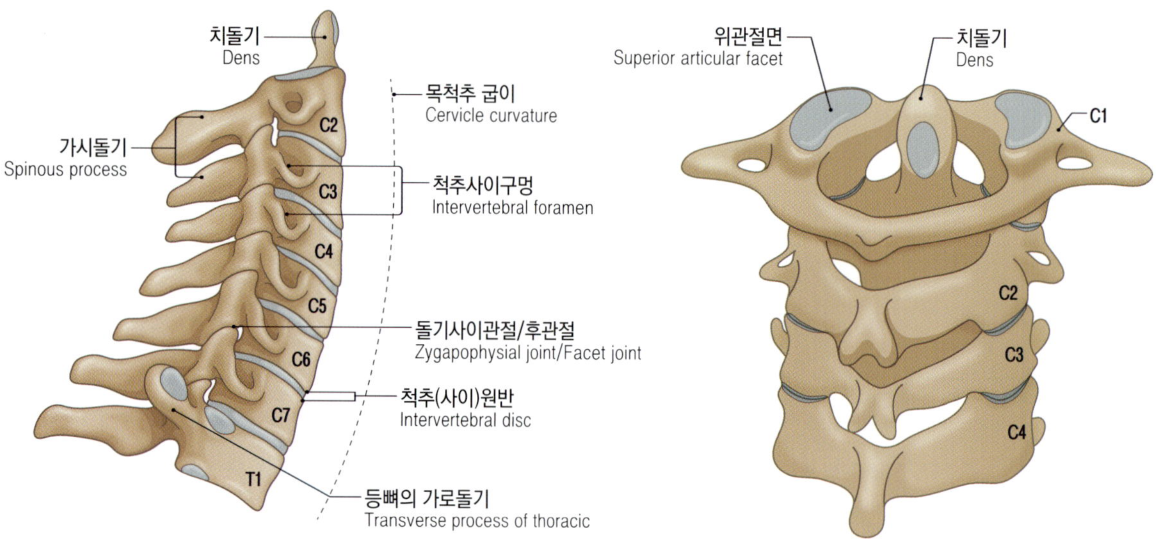

그림 3.58 목뼈의 관절. A: 가쪽면(오른쪽), B: 뒤 윗면

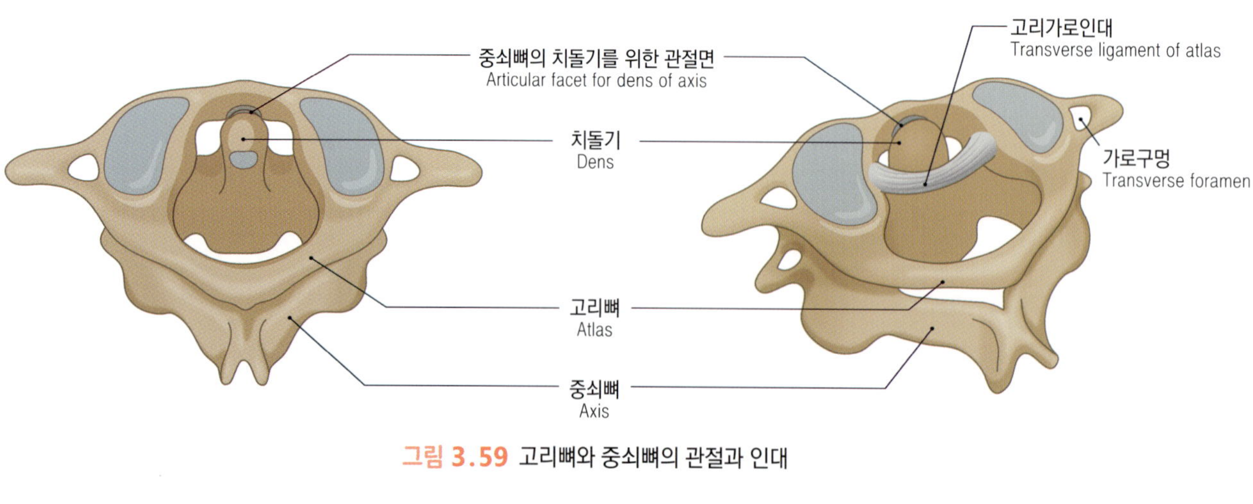

그림 3.59 고리뼈와 중쇠뼈의 관절과 인대

3.8 각 척추의 구조와 관절

학습목표 목뼈의 주요 인대에 대해 알 수 있다.

목뼈의 주요 인대 Major ligament of cervical vertebra

목뼈의 주요 인대는 척추 전체에서 관찰되는 공통적인 인대, 목뼈에서만 관찰되는 인대, 고리뼈와 중쇠뼈에서만 관찰 가능한 인대가 있다. 목뼈에서만 관찰되는 인대는 **목덜미인대**(항인대, nuchal ligament)로 뒤통수뼈에서 솟을뼈(C7)의 가시돌기 사이를 잇는 인대이며 탄력성이 강하고 목근육들을 왼 · 오른쪽으로 구분 짓는다. 교통사고 시 목의 과다폄과 과다굽힘에 의해 손상받기 쉬운 인대이며 등뼈에서부터 가시끝인대로 연장된다(그림 3.60). 고리뼈와 중쇠뼈에서만 관찰되는 인대는 가쪽덩이(lateral mass)를 사이를 잇는 **고리가로인대**(환추횡인대, transverse ligament of atlas)와 중쇠뼈 몸통에서 뒤통수뼈의 큰구멍을 잇는 **세로다발**(종속, longitudinal bands)을 합친 **고리십자인대**(환추십자인대, cruciate ligament of atlas)가 있다. 중쇠뼈의 치돌기에서 왼 · 오른쪽의 뒤통수뼈융기를 연결하는 **날개인대**(alar ligament)와 치돌기 끝에서 큰구멍을 잇는 **치아끝인대**(치첨인대, apical ligament of dens)가 있다.

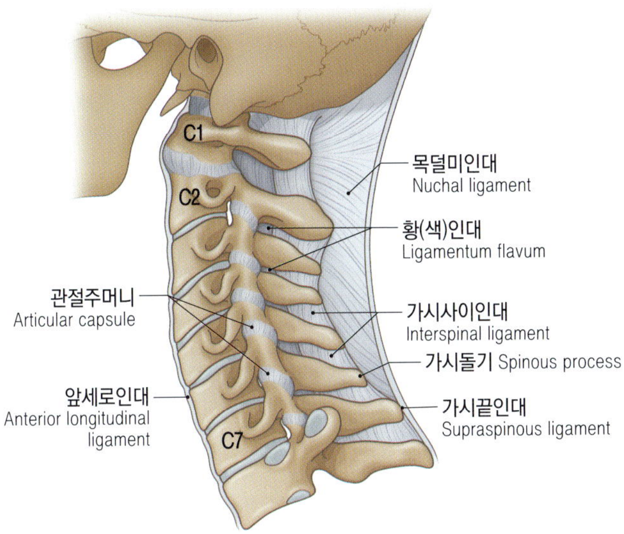

그림 3.60 목뼈의 주요 인대

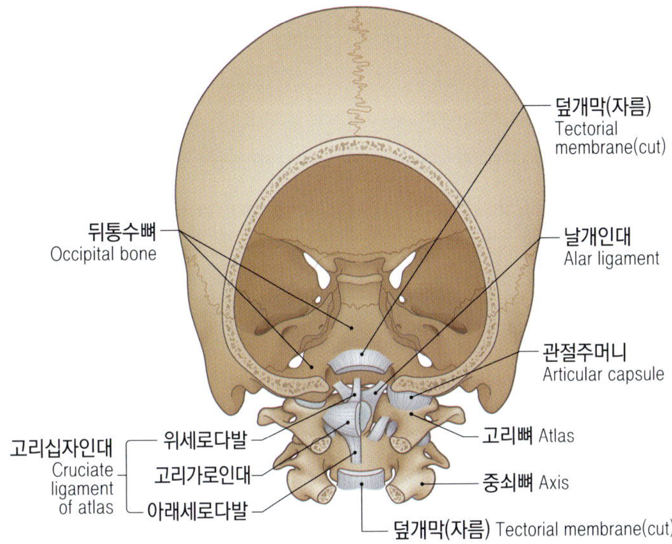

그림 3.61 고리뼈와 중쇠뼈의 관련 인대

관련 질환

채찍질손상 Whiplash injury

채찍질손상(편타손상, whiplash injury)은 주로 4번과 5번 목뼈에서 일어나며, 뉴턴(Isaac Newton)의 관성의 법칙에 따라 가속하던 자동차가 갑자기 멈출 때 뒤에서 오던 자동차가 앞 차와 충돌하면, 자동차에 타고 있던 사람의 목 부위가 심하게 앞뒤로 흔들려 과도한 굽힘과 폄이 여러 차례 반복될 경우에 잘 발생하게 된다. 이때 척추앞쪽인대와 뒤쪽인대의 손상이 있고 심하면 목뼈골절 및 탈구를 동반하게 된다.

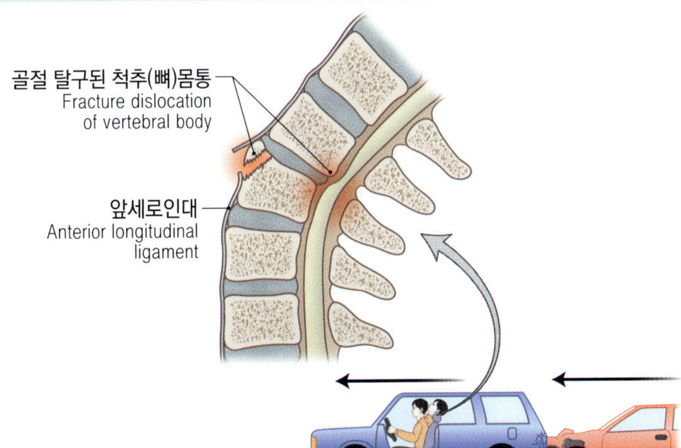

그림 3.62 채찍질손상

3.8 각 척추의 구조와 관절

학습목표 등뼈에 대해 알 수 있다.

등뼈의 구조 Structure of thoracic vertebra

등뼈(흉추, thoracic vertebra)는 총 12개의 뼈로 구성되며, 뒤굽이(후굴, retroflexion)를 형성한다. 2~10번 등뼈는 전형적인 구조이나 1, 11, 12번 등뼈는 비전형적인 구조를 가진다.

전형적인 등뼈 Typical thoracic vertebra 2~10번 등뼈는 전형적인 특징을 가지고 있다. 뒤굽이의 정점에 있는 6번 등뼈는 가장 전형적인 등뼈의 특징을 나타낸다. 등뼈의 **척추(뼈)몸통**(vertebral body)은 심장형이며, 척추(뼈)몸통 뒤가쪽에 모든 등뼈에 존재하며 갈비뼈의 머리와 관절하는 **갈비오목**(늑골와, costal fovea)이 있다. **가로돌기**(transverse process)에는 갈비뼈결절과 관절하는 **가로갈비오목**(횡돌늑골와, transverse costal facet)이 있다. 가로갈비오목은 11번과 12번 등뼈를 제외한 1~10번 등뼈에 있다. 2~8번 등뼈의 갈비오목은 위 · 아래갈비오목(superior · inferior costal fovea)이 있다. 9번 등뼈에는 위갈비오목만 있으며, 10번 등뼈에는 완전한 갈비오목만 있다. **척추(뼈)구멍**(vertebral foramen)은 자신의 가운데손가락보다 작은 원형이며, 6번 등뼈를 기준으로 위쪽과 아래쪽으로 갈수록 점점 삼각형 모양을 하게 된다. **가시돌기**(spinous process)의 돌출은 1번 등뼈에서 아래쪽 등뼈로 갈수록 각도가 감소한다.

비전형적인 등뼈 Non-typical thoracic vertebra 1, 11, 12번 등뼈는 비전형적인 구조를 가진다. 1번 등뼈는 목뼈와, 12번 등뼈는 허리뼈와 유사한 구조를 가지고 있으며, 11번과 12번 등뼈에는 가로갈비오목이 없다. 또한 **갈비오목**은 1번 등뼈는 완전한 갈비오목과 **반관절면**(demifacet)인 아래갈비오목(inferior costal fovea)이 있고, 11~12번 등뼈는 완전한 갈비오목이 있으나, 가로돌기에는 가로갈비오목(transverse costal facet)이 없어 갈비뼈는 등뼈몸통의 갈비오목과 한 곳에서만 관절한다.

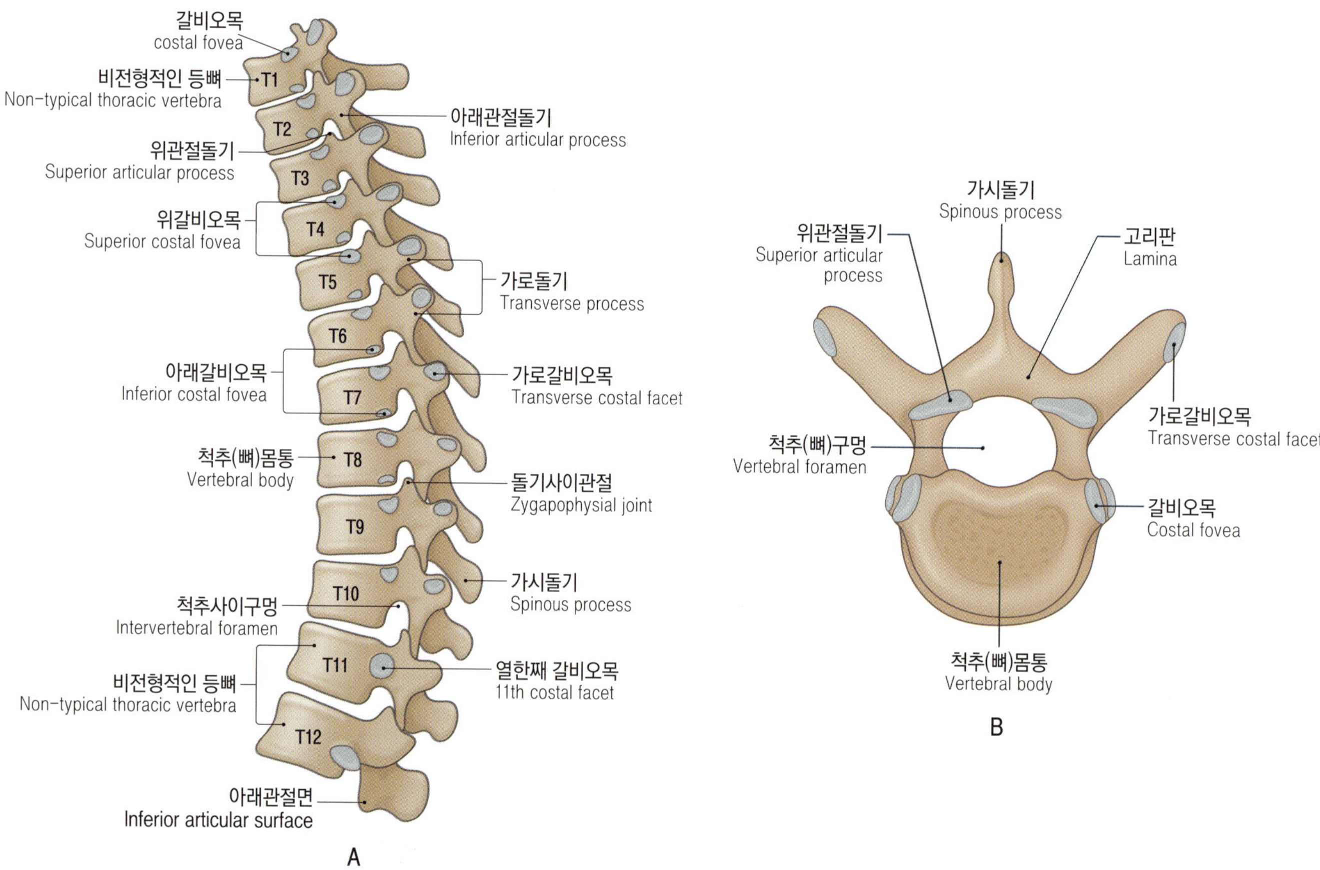

그림 3.63 등뼈. A: 옆면, B: 윗면

3.8 각 척추의 구조와 관절

학습목표 등뼈의 관절과 주요 인대에 대해 알 수 있다.

등뼈의 관절 Joint of thoracic vertebra

등뼈사이관절 Intervertebral thoracic joint 등뼈몸통은 척추(사이)원반을 사이에 두고 있으며, 전체 척추에 24쌍의 후관절(돌기사이관절, facet joint)이 있는 것과 같이 등뼈의 **후관절**은 각각의 뼈끝관절을 마주보고 있는 관절면 사이의 결합에 의해서 형성된다.

등뼈갈비관절 Thoracocostal joint 1~10번 등뼈 **가로돌기**에는 갈비뼈결절과 관절하는 **가로갈비오목**(횡돌늑골와, transverse costal facet)이 있으나, 11, 12번 가로돌기에는 없다. 위쪽 반관절면(demifacet)과 아래쪽 반관절면(demifacet)이 만나서 생긴 등뼈몸통 가쪽에 파인 **갈비오목**(늑골와, costal fovea)은 모든 등뼈에 존재한다.

가시돌기는 날카롭고 아래로 뻗어 있다. 갈비뼈는 뒤쪽으로 등뼈와 관절하고 앞쪽으로 대부분 복장뼈(흉골, sternum)와 관절하여 가슴우리(흉곽, thoracic cage)를 형성한다.

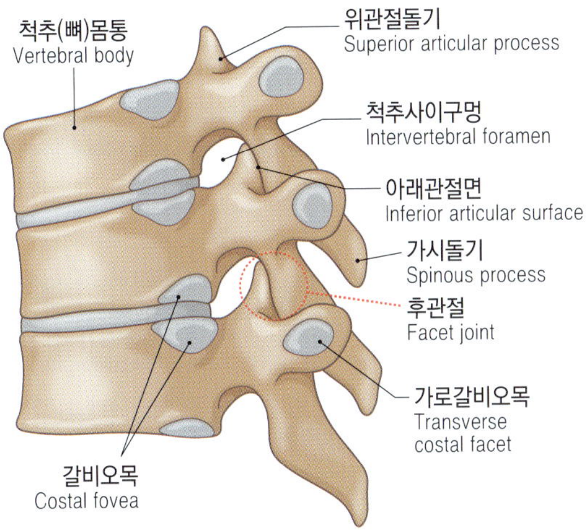

그림 3.64 등뼈의 관절

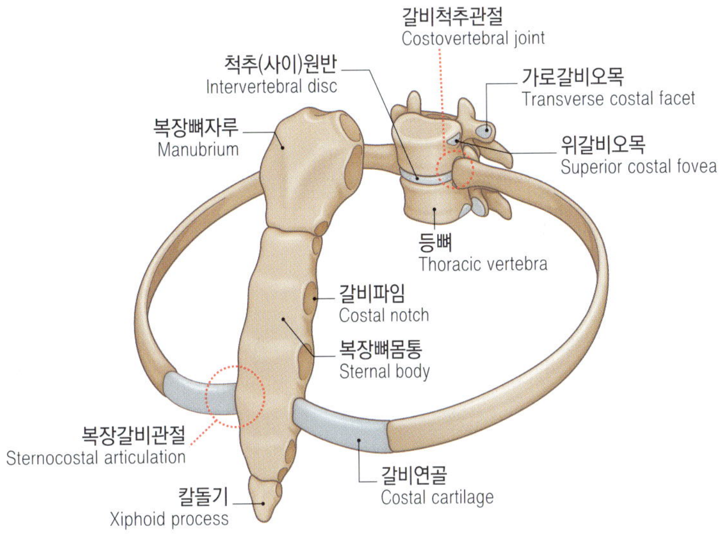

그림 3.65 등뼈와 갈비뼈의 관절

등뼈의 주요 인대 Major ligament of thoracic vertebra

등뼈의 인대는 전체 척추에서 관찰되는 공통적인 인대 외에 등뼈에서만 관찰되는 인대로 **부채꼴인대**(radiate ligament)와 **갈비가로인대**(늑골횡인대, costotransverse ligament) 등이 있다. **부채꼴갈비뼈머리인대**(방사늑골두인대, radiate ligament of head of rib)는 갈비뼈를 등뼈에 단단히 부착시키기 위해 방사 모양으로 펴져 있다.

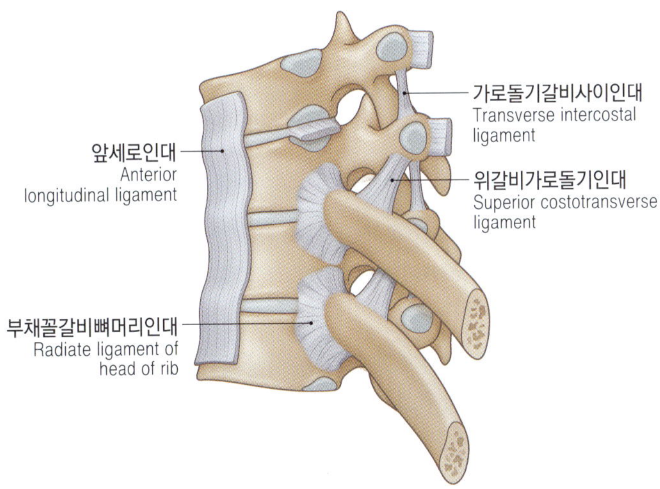

그림 3.66 등뼈의 인대

3.8 각 척추의 구조와 관절

학습목표 허리뼈에 대해 알 수 있다.

허리뼈의 구조 Structure of lumbar vertebra

허리뼈(요추, lumbar vertebra)는 총 5개의 뼈로 구성되며 앞굽이(전굴, anteflexion)를 형성한다. 앞굽이의 정점은 3번 허리뼈이다. **허리뼈의 척추(뼈)몸통**(vertebral body)은 신장형이며, 아래쪽으로 갈수록 넓어지고 두꺼워진다. 척추(뼈)구멍은 등뼈보다 크고 좁은 삼각형이며, **가로돌기**는 가늘고 길고, **가시돌기**는 짧고 수직으로 뻗어 있어 뇌척수액(cerebrospinal fluid, CSF) 천자 시 바늘이 척수막 안쪽까지 도달할 수 있게 된다. 허리뼈에는 **위관절돌기**(superior articular process)의 뒤가쪽으로 둥글게 돌출되어 있는 **꼭지돌기**(mamillary process)와 가로돌기의 바닥 뒷면에 **덧돌기**(accessory process)가 관찰되는데, 이 돌기들은 다른 척추에서 볼 수 없는 것으로 근육의 부착점이 된다.

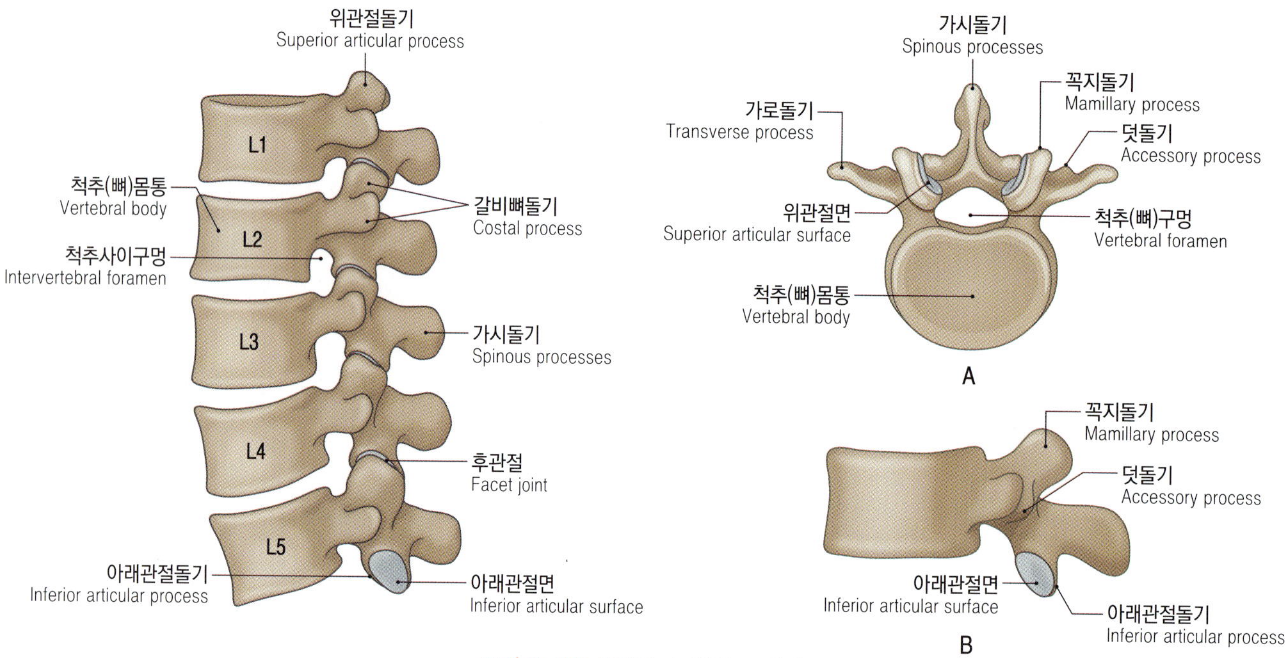

그림 3.67 허리뼈. A: 윗면, B: 옆면

더 알아보기

척추(사이)원반 추간판, Intervertebral disc

척추(사이)원반(추간판, intervertebral disc)은 척추(뼈)몸통 사이에 존재하여 충격을 흡수하고 척주의 안정성을 제공한다. **척삭**(notochord)이 퇴화된 **속질핵**(nucleus pulposus)과 속질핵을 겹겹이 싸고 있는 10~20개의 동심원 층으로 된 **섬유테**(섬유륜, annulus fibrosus)로 구성되어 있다. 척주 전반에 걸쳐 23개가 존재하나 뒤통수뼈, 고리뼈, 중쇠뼈 사이에는 없고, 엉치뼈에는 유합된 흔적인 가로선(transverse line)으로 남아있다. 척추(사이)원반은 척주 전체 길이의 1/4에 해당한다.

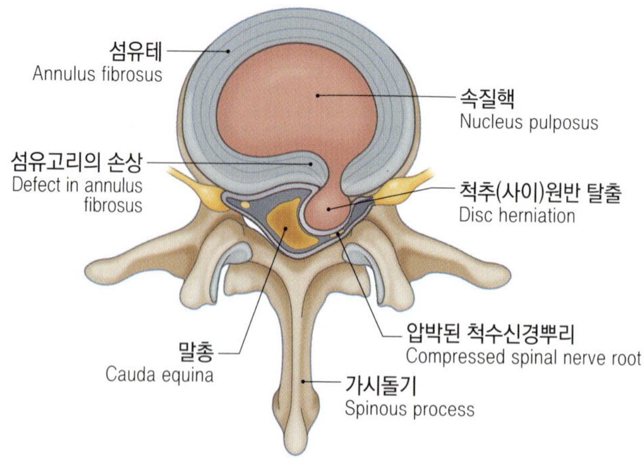

그림 3.68 척추(사이)원반

3.8 각 척추의 구조와 관절

학습목표 엉치뼈와 꼬리뼈에 대해 알 수 있다.

엉치뼈의 구조 Structure of sacrum

엉치뼈(천골, sacrum)는 출생 전 5개의 뼈가 출생 후에 1개로 유합된다. 뒤굽이(retroflexion)된 **역삼각형 모양**의 뼈로 볼기뼈(hip bone)와 함께 골반(pelvis) 뒤벽을 형성한다.

앞면 구조 5번 허리뼈와 관절을 이루는 부위의 **엉치뼈바닥**(base of sacrum)과 꼬리뼈와 관절을 이루는 **엉치뼈끝**(apex of sacrum)이 있고, 바닥부위에 골반계측의 중요한 지점으로 엉치뼈바닥에서 앞쪽으로 튀어나온 골반입구로 돌출된 **엉치뼈곶**(sacral promontory)이 있으며, 4개의 **가로선**(transverse line)은 척추(사이)원반의 퇴화된 흔적으로 남아 있다. 가로선 양쪽 끝에 4쌍의 **앞엉치뼈구멍**(전천골공, anterior sacral foramen)이 있어 신경과 혈관의 통로가 된다.

뒤면 구조 5번 허리뼈와 관절하는 위관절돌기가 관찰된다. 척추(뼈)구멍들이 융합된 **엉치뼈관**(천골관, sacral canal)이 있어 앞·뒤엉치뼈구멍과 연결되어 있다. 또한 가시돌기의 퇴화 흔적으로 **정중엉치뼈능선**이, 가로돌기의 퇴화 흔적으로 **가쪽엉치뼈능선**(lateral sacral crest)이 관찰된다. 정중엉치뼈능선과 가쪽엉치뼈능선 사이에는 4쌍의 **뒤엉치뼈구멍**(후천골공, posterior sacral foramen)이 있다. 가쪽으로는 볼기뼈와 관절하는 **귓바퀴면**(auricular surface)이 있다.

꼬리뼈의 구조 Structure of coccyx

꼬리뼈(미추, coccyx)는 역삼각형 구조로 3~5개의 뼈가 유합된 1개의 뼈이며, 유합된 흔적인 가로선을 볼 수 있다.

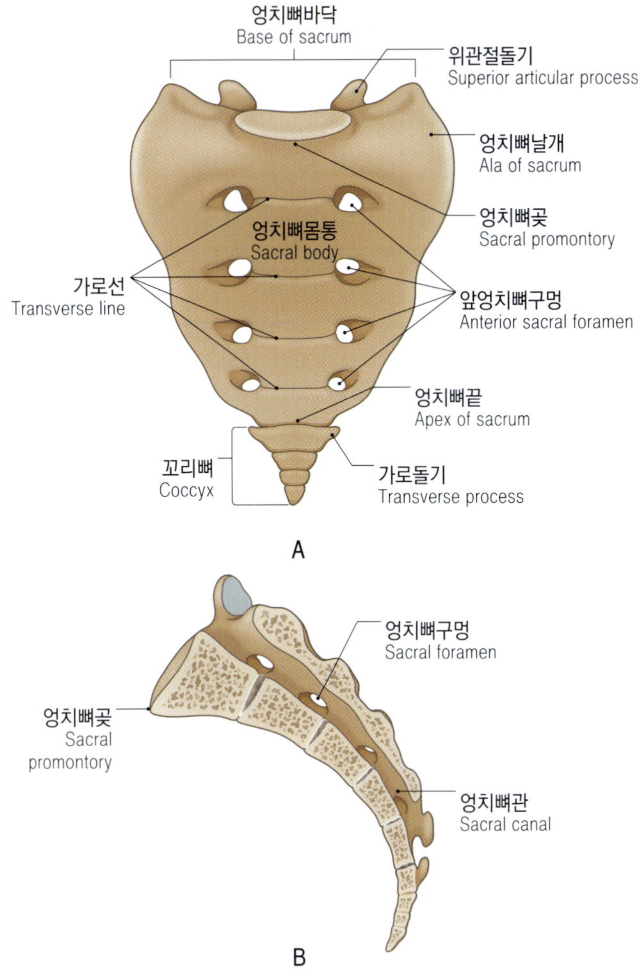

그림 3.70 엉치뼈와 꼬리뼈. A: 앞면, B: 가쪽면

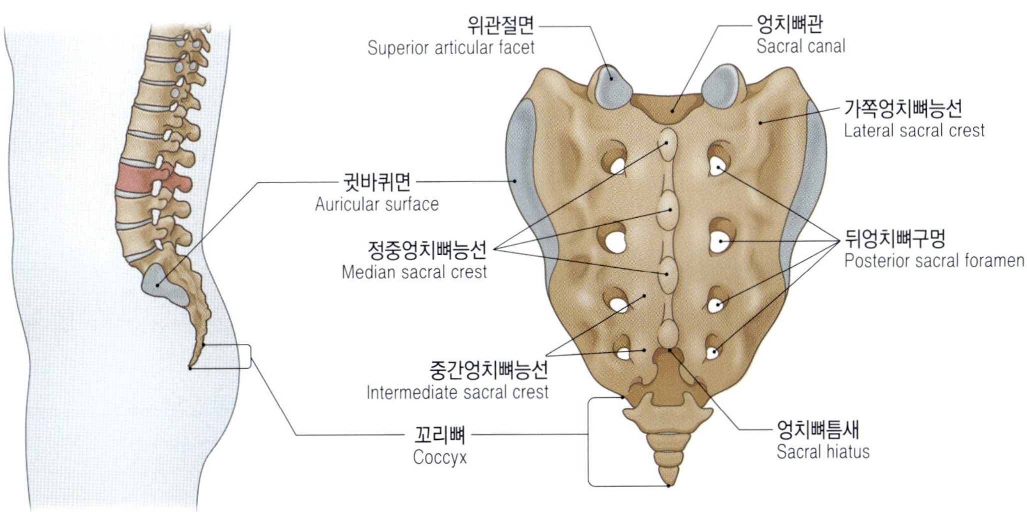

그림 3.69 엉치뼈와 꼬리뼈(뒷면)

3.8 각 척추의 구조와 관절

학습목표 엉치뼈의 관절과 주요 인대에 대해 알 수 있다.

엉치뼈의 관절과 주요 인대 Joint & major ligament of sacrum

엉치뼈(천골)sacrum의 관절 위·아래·가쪽관절 부위로 나눌 수 있다. 위부위 관절은 5번 허리뼈의 아래관절돌기와 엉치뼈의 위관절돌기가 만나 **후관절**(facet joint)/돌기사이관절(zygapophysial joint)을 이루고, 아랫부위 관절은 꼬리뼈 위쪽의 꼬리뼈각(coccygeal cornu)과 엉치뼈 끝이 만나 **엉치꼬리관절**(sacrococcygeal joint)을 이룬다. 가쪽부위 관절은 볼기뼈 중 엉덩뼈의 **귓바퀴면**(auricular surface)과 엉치뼈의 귓바퀴면이 만나 **엉치엉덩관절**(천장관절, sacroiliac joint)을 이룬다.

허리엉치관절(요천관절) lumbosacral joint 주위의 인대 앞면(그림 3.71A)에서 관찰하였을 때, 허리뼈(lumbar vertebra)몸통 앞을 세로로 이어 엉치뼈 앞면에 주행하는 **앞세로인대**(전종인대, anterior longitudinal ligament), 엉치뼈와 엉덩뼈의 움직임을 제한하는 **앞엉치엉덩인대**(전천장인대, anterior sacroiliac ligament), 엉덩뼈와 허리뼈를 잇는 **엉덩허리인대**(장요인대, iliolumbar ligament), 위앞엉덩뼈가시(anterior superior iliac spine)와 두덩결합(치골결합, pubic symphysis)을 잇는 **고샅인대**(inguinal ligament) 등이 있다. 뒷면(그림 3.71B)에서 관찰했을 때, **뒤엉치엉덩인대**(후천장인대, posterior sacroiliac ligaments), 큰궁둥구멍(대좌골공, greater sciatic foramen)과 작은궁둥구멍(소좌골공, lesser sciatic foramen)을 나누는 **엉치가시인대**(천극인대, sacrospinous ligament)가 있고, 엉치뼈와 궁둥뼈결절(좌골결절, ischial tuberosity)을 잇는 **엉치결절인대**(천결절인대, sacrotuberous ligament)가 있다.

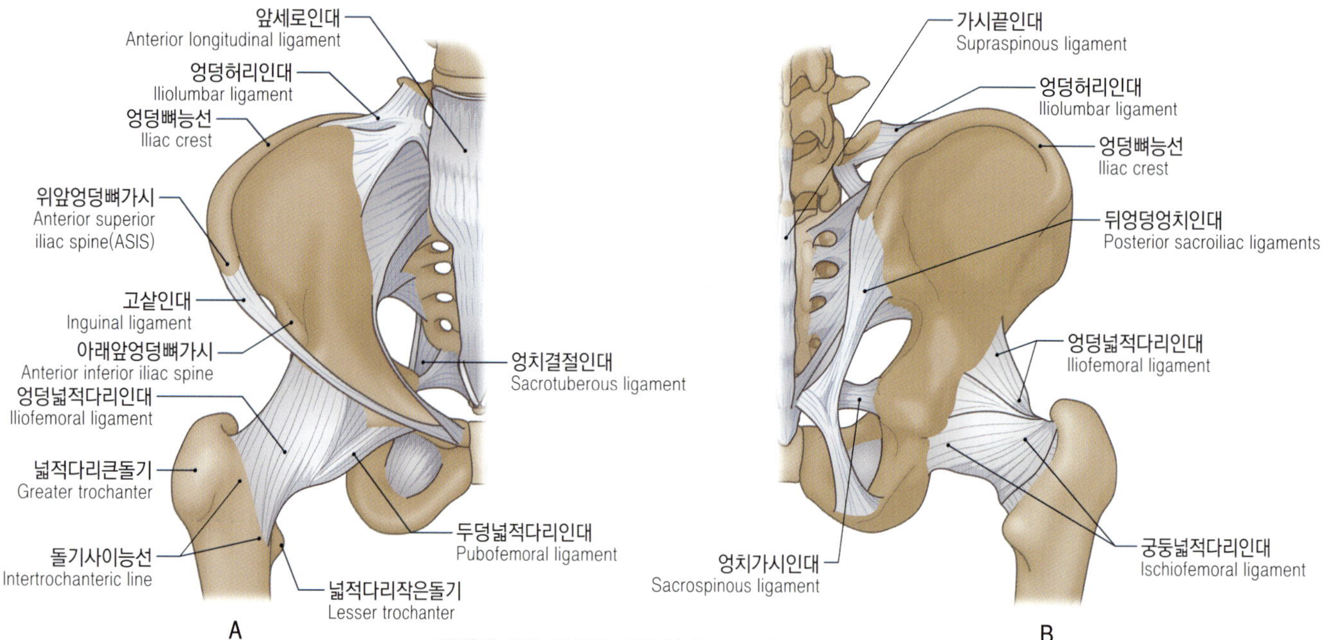

그림 3.71 엉치뼈 관련 인대. A: 앞면, B: 뒷면

더 알아보기

일반 척추와 엉치뼈의 구조적 차이

목뼈, 등뼈, 허리뼈	엉치뼈
척추(뼈)구멍	엉치뼈관
척추사이구멍	엉치뼈구멍
가시돌기	정중엉치뼈능선
가로돌기	가쪽엉치뼈능선
척추(사이)원반	가로선

3.9 척주의 보강인대

학습목표 척주의 보강인대에 대해 알 수 있다.

척주의 보강인대 Reinforcement ligament of vertebral column

척주의 보강인대는 척추(뼈)몸통과 척추(뼈)고리에서 돌출된 돌기에 있는 7종류의 인대가 있다.

앞세로인대(전종인대) Anterior longitudinal ligament 척추(뼈)몸통의 앞쪽에 척추 전체를 걸쳐 싸고 있는 인대이며, 척추(사이)원반이 앞쪽으로 돌출되는 것을 방지한다.

뒤세로인대(후종인대) Posterior longitudinal ligament 척추(뼈)몸통의 뒤쪽에 척추 전체를 걸쳐 싸고 있는 인대이다. 대개 척추(사이)원반이 뒤쪽으로 돌출되기 때문에 **탈출추간판**(herniated intervertebral disc, HIVD)과 가장 관련 깊은 인대이다.

황(색)인대 Ligamentum flavum 인접해 있는 척추뼈 사이의 **고리판**(lamina)을 잇는 인대로, 탄력섬유가 많고 황색을 띤다.

가시끝인대(극상인대) Supraspinous ligament 7번 목뼈의 가시돌기에서 끝나는 **목덜미인대**의 연장으로 가시돌기가 변형된 엉치뼈의 정중엉치뼈능선까지 뻗은 인대이다.

가시사이인대(극간인대) Interspinous ligament 인접한 가시돌기 사이를 잇는 인대이다.

가로돌기사이인대(횡돌간인대) Intertransverse ligament 인접한 가로돌기사이를 잇는 인대이다.

목덜미인대(항인대) Nuchal ligament 뒤통수뼈의 바깥뒤통수융기에서 일곱 번째 목뼈의 가시돌기 사이를 잇는 탄력성이 강한 인대로 목의 근육을 왼 · 오른쪽으로 구분 짓는다. 특히 교통사고 시 **채찍질손상**(편타손상, whiplash injury)과 관련 깊은 인대이다.

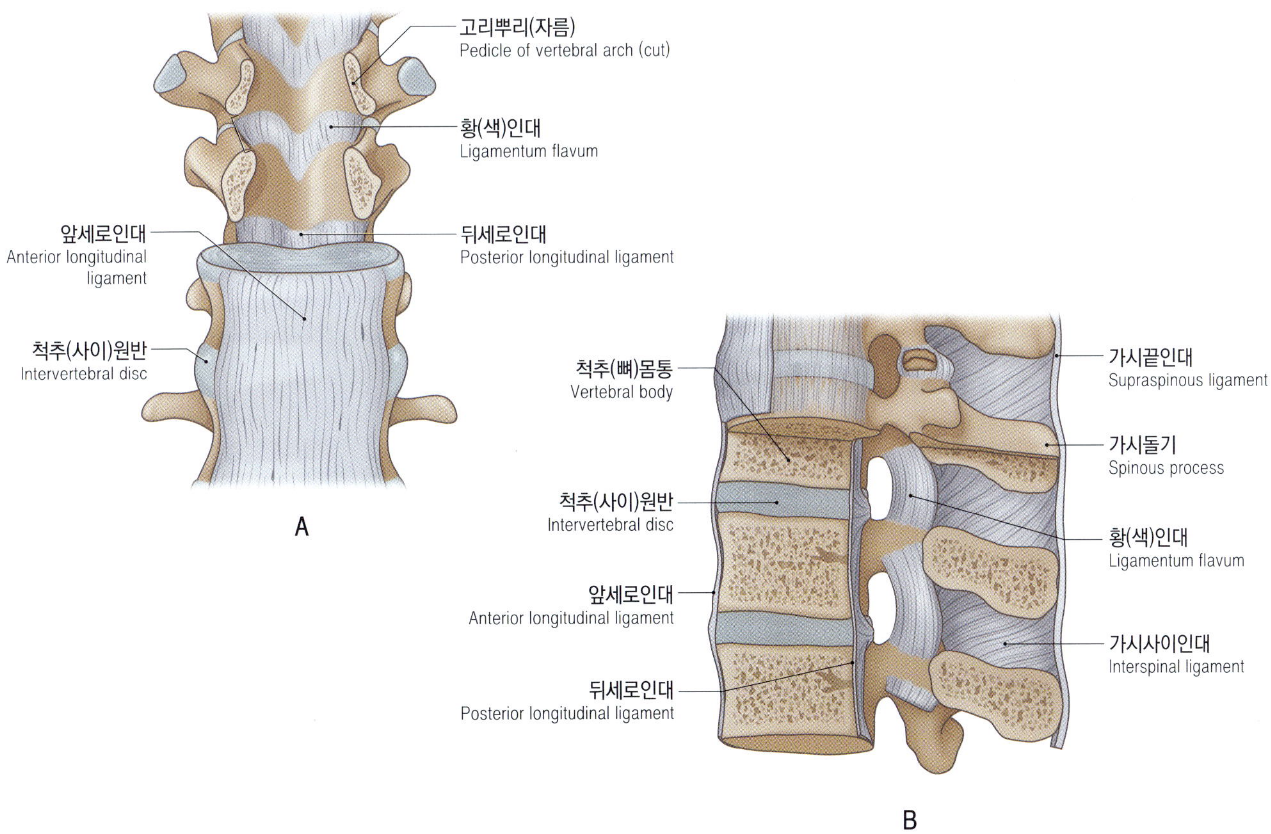

그림 3.72 척주의 인대. A: 앞면, B: 옆면

3.10 가슴우리와 관절

학습목표 가슴우리의 구조에 대해 알 수 있다

가슴우리의 구조 Structure of thoracic cage

원뿔 모양의 가슴우리(흉곽, thoracic cage)의 앞벽은 **복장뼈**(흉골, sternum), 가쪽벽은 12쌍의 **갈비뼈**(늑골, rib), 뒷벽은 12개의 **등뼈**로 총 37개의 뼈로 구성된다. 이 뼈들이 둘러싸고 있는 빈 공간인 가슴안(흉강, thoracic cavity)은 폐와 심장, 기관 및 식도 등의 장기를 보호한다.

가슴우리는 흉곽입구(위가슴문, thoracic inlet)와 흉곽출구(아래가슴문, thoracic outlet)로 나눌 수 있다. **흉곽입구**는 1번 등뼈와 첫째 갈비뼈, 복장뼈자루가 이루는 가슴안과 목, 팔 사이의 관문이다. **흉곽출구**는 12번 등뼈, 복장뼈의 칼돌기(검상돌기, xiphoid process), 열두째 갈비뼈 왼 · 오른쪽을 말하며, 흉곽출구가 흉곽입구보다 크다. 앞모서리에는 왼 · 오른쪽 일곱째~열째 갈비연골에 형성된 갈비활(늑골궁, costal arch)이 있다. 가슴우리는 가로막(횡격막, diaphragm)에 의해 가슴안과 배안(복강, abdominal cavity)으로 구분된다.

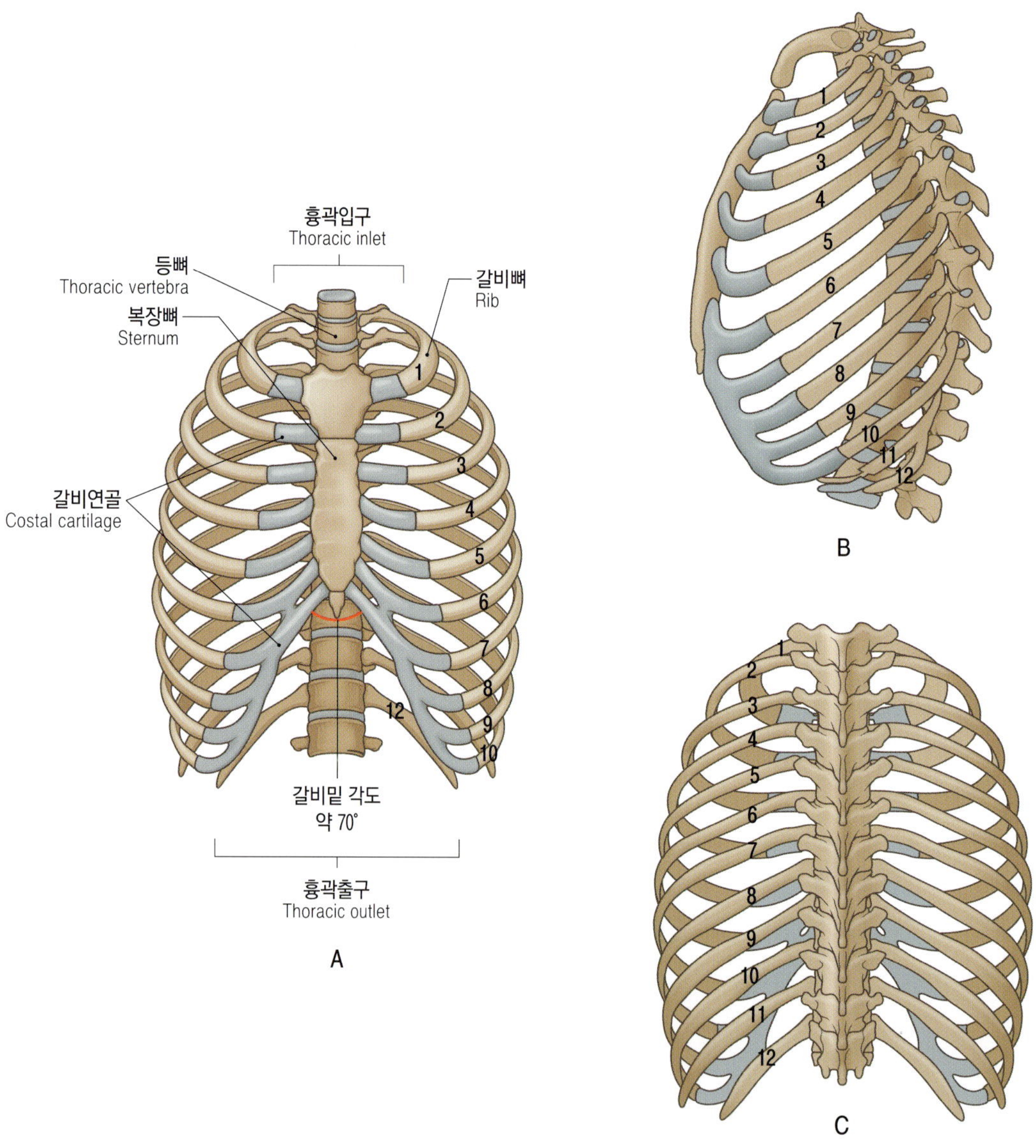

그림 3.73 가슴우리. A: 앞면, B: 옆면, C: 뒷면

3.10 가슴우리와 관절

학습목표 복장뼈에 대해 알 수 있다.

복장뼈의 구조 Structure of sternum

복장뼈(흉골, sternum)는 납작뼈이며, 평생 조혈뼈이며, 가슴우리의 앞쪽을 형성하는 1개의 뼈이다. 복장뼈자루, 복장뼈몸통, 칼돌기로 나뉜다.

복장뼈자루(흉골병) Manubrium **복장뼈각**(흉골각, sternal angle)을 기준으로 위쪽의 평편한 부분은 세 곳의 파임(notch)이 있다. 가장 위쪽 중앙부의 **복장뼈위파임**(흉골위파임, suprasternal notch)은 복장뼈자루와 목과 연결되는 부분을 말한다. 위쪽 옆쪽에 **빗장파임**(쇄골파임, clavicle notch)에 빗장뼈의 복장뼈끝과 관절한다. 자루 옆쪽의 **갈비파임**(늑골파임, costal notch)에는 첫째 갈비연골(늑연골, costal cartilage)이 관절한다. 둘째 갈비파임은 복장뼈각(sternal angle) 사이에 있다.

복장뼈몸통(흉골체) Sternal body 복장뼈각을 기준으로 아래쪽으로 길게 늘어진 부분이다. 몸통 옆쪽에 셋째~여섯째 갈비파임이, 복장뼈몸통과 칼돌기 사이에는 일곱째 갈비파임이 있다.

칼돌기(검상돌기) Xiphoid process 복장뼈몸통 아래쪽에 칼돌기는 명치부위에 해당하고 9번 등뼈와 거의 일치한다. 연골 상태로 있다가 청소년기에 이르러 뼈형성이 되며, 배를 양쪽으로 나누는 백(색)선(linea alba)과 배부 근육 및 가로막의 부착부위가 된다.

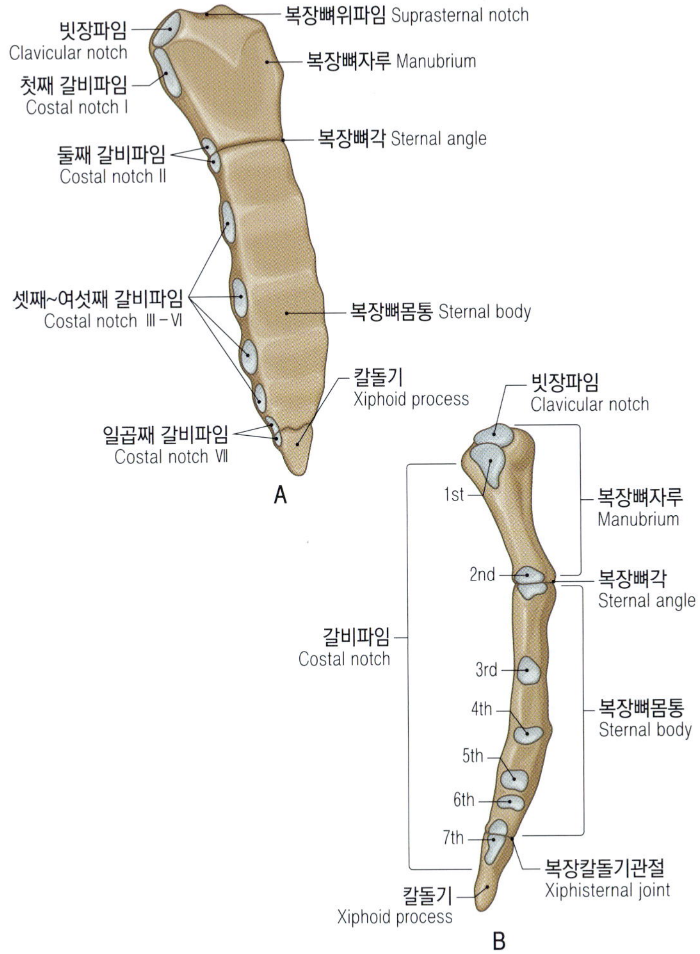

그림 3.74 복장뼈. A: 앞가쪽면, B: 옆면

더 알아보기

복장뼈각의 계측점 Measurement points of the sternal angle

복장뼈각은 4~5번 등뼈 사이에 위치하며, 기관의 위치를 파악할 수 있는 다음과 같은 계측점이 된다.

1. 기관에서 왼쪽과 오른쪽 기관지 갈림
2. 식도의 둘째 잘록부
3. 폐동맥줄기의 왼쪽과 오른쪽 분기부
4. 대동맥활이 뒤쪽으로 휘어지는 부위
5. 홀정맥(azygos vein)이 위대정맥으로 유입
6. 가슴샘이 위치
7. 세로칸의 윗부위
8. 둘째 갈비연골이 관절

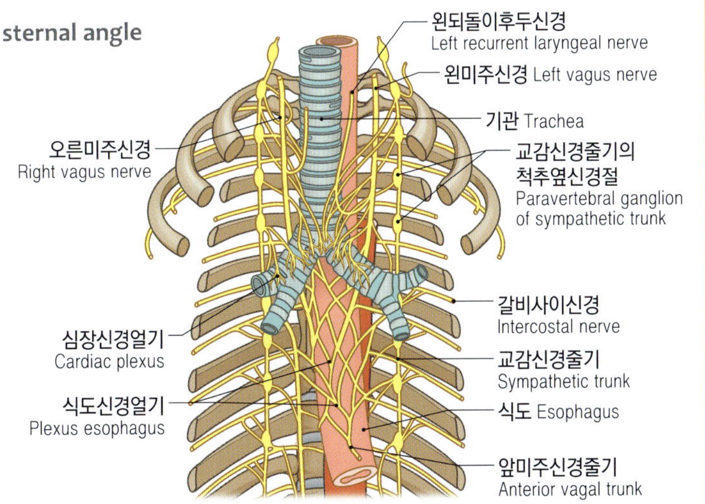

그림 3.75 복장뼈각의 계측점

3.10 가슴우리와 관절

학습목표 갈비뼈에 대해 알 수 있다.

갈비뼈의 구조 Structure of rib

갈비뼈(늑골, rib or costal)는 12쌍의 납작뼈로 가슴우리의 가쪽벽을 울타리처럼 둘러 있다.

셋째~열째 갈비뼈는 **전형적인 갈비 모양**을 하고 있으나 첫째, 둘째, 열한째, 열두째 갈비뼈는 **비전형적인 갈비뼈**이다. 첫째 갈비뼈는 가장 짧고, 가장 많이 휘어져 있으며, 둘째~일곱째 갈비뼈까지는 점차 길어지다가 여덟째~열두째로 갈수록 점점 짧아지는 양상을 띠며, 열한째와 열두째 갈비뼈에는 갈비뼈결절이 없다.

갈비뼈의 앞쪽은 갈비연골(늑연골, costal cartilage) 형태로 복장뼈와 관절하며, **갈비뼈의 뒤쪽**은 갈비뼈머리(늑골두, head of rib), 갈비뼈목(늑골경, neck of rib), 갈비뼈결절(늑골결절, costal tubercle), 갈비뼈각(늑골각, costal angle)으로 나뉜다. 갈비뼈몸통(늑골체, body of rib)은 가슴우리의 가쪽벽을 이루는 부위이다.

일곱째~여덟째 갈비사이공간(늑간강, intercostal space)이 가장 넓어 폐의 내용물을 알아보기 위해 **가슴막천자**(흉강천자, pleurocentesis) 부위로 이용된다.

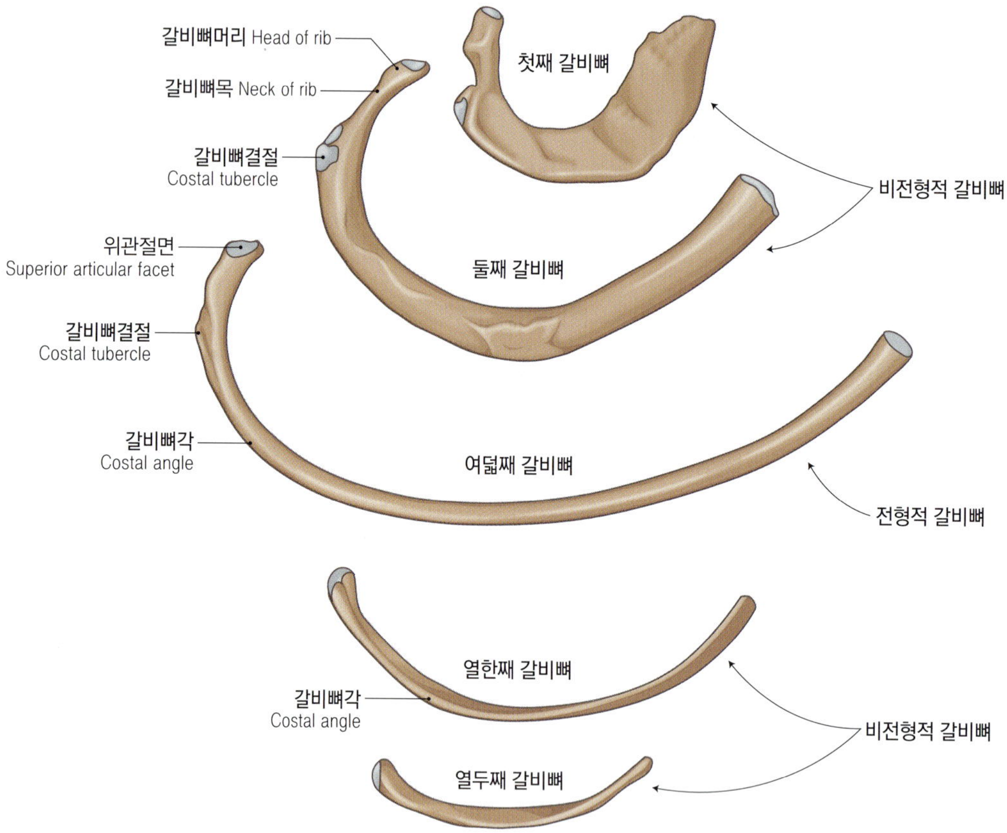

그림 3.76 갈비뼈

3.10 가슴우리와 관절

학습목표 갈비뼈의 관절에 대해 알 수 있다.

갈비뼈의 관절 Joint of rib

갈비뼈는 앞쪽에서는 복장뼈와 관절하고 뒤쪽에서는 등뼈와 관절한다.

복장뼈와의 관절 갈비연골과 복장파임(sternal notch)이 관절하는 **복장갈비관절**(흉늑관절, sternocostal articulation)이다. 복장뼈와 직접 관절을 이루는 첫째~일곱째 갈비뼈는 **참갈비뼈**(진늑골, true rib)라 하고, 여덟째~열두째 갈비뼈는 **거짓갈비뼈**(가성늑골, false rib)라고 한다. 여덟째~열째 갈비뼈는 일곱째 갈비연골과 관절하며, 열한째와 열두째 갈비뼈는 관절하지 않고 떠 있어 **뜬갈비뼈**(부유늑골, floating rib)라고 한다.

등뼈와의 관절 갈비뼈와 등뼈가 관절하는 **갈비척추관절**(늑골척추관절, costovertebral joint)로 열한째, 열두째 갈비뼈를 제외하고 첫째~열째 갈비뼈는 등뼈와 두 곳에서 관절한다. 한 곳은 갈비뼈머리(늑골두, head of rib)와 등뼈몸통의 갈비오목(늑골와, costal fovea)과 관절하는 **갈비뼈머리관절**(늑골두관절, articulation of head of ribs)이며, 다른 한 곳은 갈비뼈결절과 등뼈의 가로갈비오목(횡돌늑골와, transverse costal fovea)과 관절하는 **갈비가로돌기관절**(늑골횡돌기관절, costotransverse joint)이다. 갈비척추관절은 약간의 미끄러짐만 있는 **평면관절**이다.

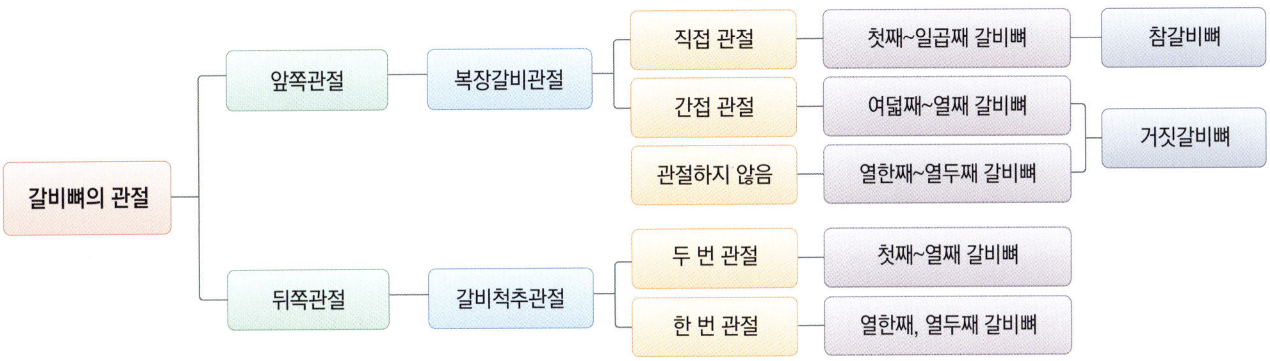

갈비뼈의 관절
앞쪽관절
복장갈비관절
직접 관절
첫째~일곱째 갈비뼈
참갈비뼈
간접 관절
여덟째~열째 갈비뼈
거짓갈비뼈
관절하지 않음
열한째~열두째 갈비뼈
뒤쪽관절
갈비척추관절
두 번 관절
첫째~열째 갈비뼈
한 번 관절
열한째, 열두째 갈비뼈

그림 3.77 갈비뼈의 관절 모식도

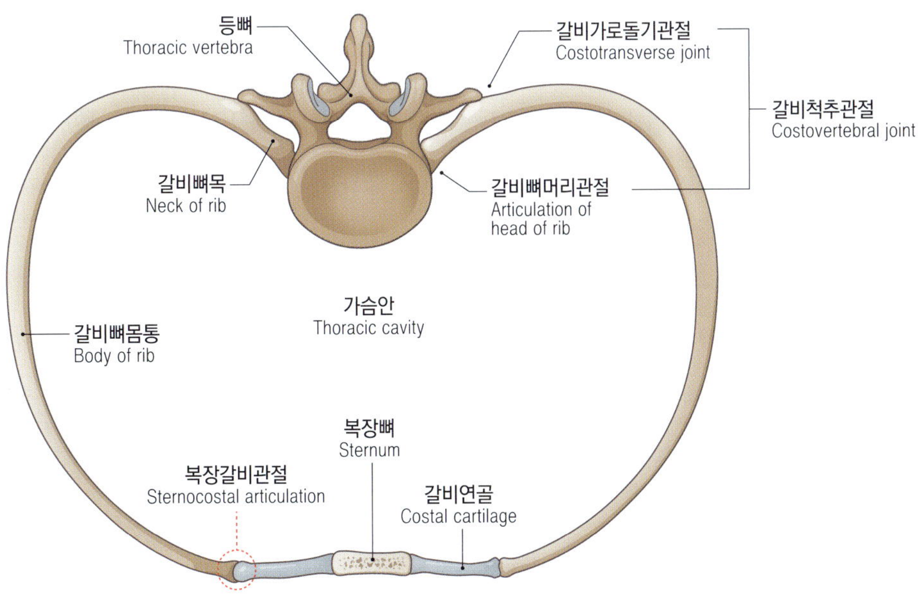

그림 3.78 갈비뼈의 앞 · 뒤관절

3.10 가슴우리와 관절

학습목표 갈비뼈의 주요 인대에 대해 알 수 있다.

갈비뼈의 주요 인대 Major ligament of rib

갈비뼈 앞쪽의 인대

복장갈비관절의 보강인대 갈비연골에서 복장뼈몸통을 잇는 **부채꼴복장갈비인대**(방사흉늑골인대, radiate sternocostal ligament), 갈비연골과 칼돌기를 잇는 **갈비칼돌기인대**(costoxiphoid ligament), **관절속복장갈비인대**(관절내흉늑골인대, intra-articular sternocostal ligament)가 있다.

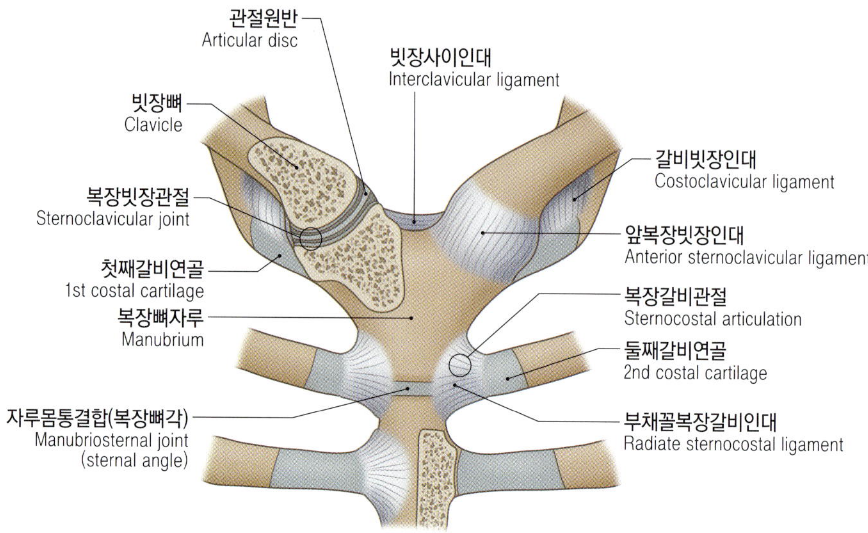

그림 3.79 복장갈비관절의 인대

갈비뼈의 뒤쪽 인대

갈비뼈머리관절의 보강인대 갈비뼈를 등뼈에 단단히 부착시키기 위한 **부채꼴갈비뼈머리인대**(방사늑골두인대, radiate ligament of head of rib), 관절안에서 갈비뼈머리와 척추(사이)원반을 연결하는 납작한 띠 모양의 **관절속갈비뼈머리인대**(관절내늑골두인대, intra-articular ligament of head of rib)가 있다.

갈비가로돌기관절의 보강인대 **갈비가로돌기인대**(늑골횡돌기인대, costotransverse ligament), **위갈비가로돌기인대** 및 **가쪽갈비가로돌기인대**(외측늑골횡돌기인대, lateral costotransverse ligament)가 있다.

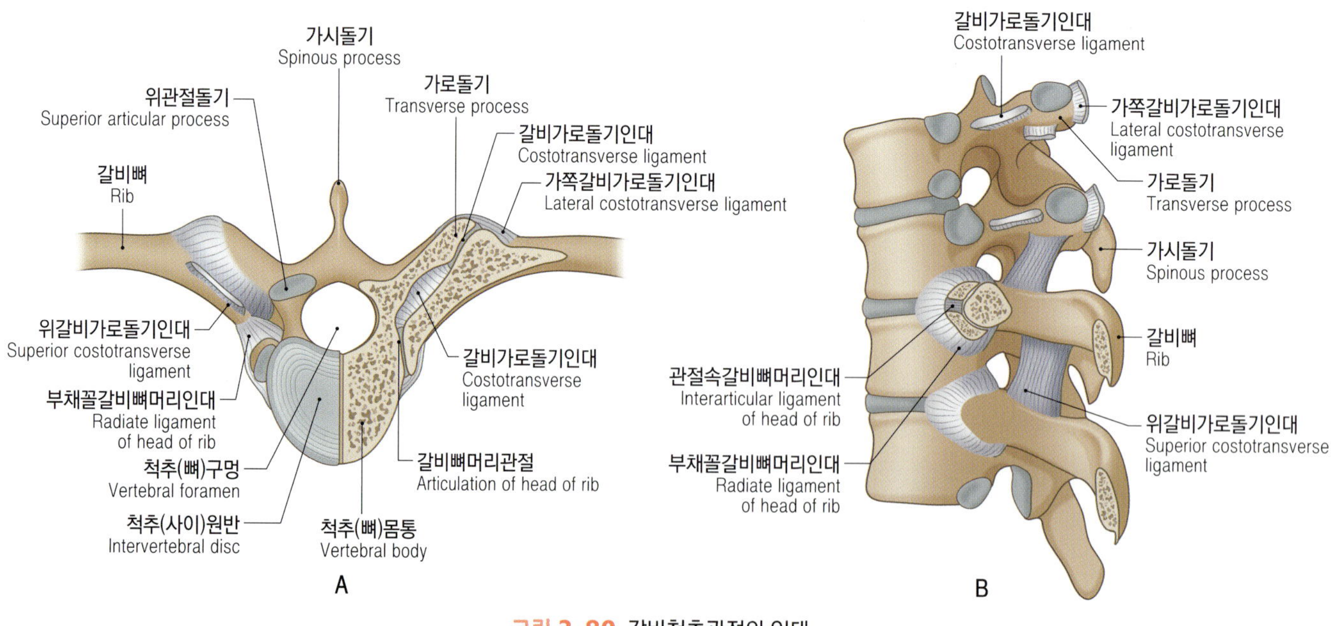

그림 3.80 갈비척추관절의 인대

더 알아보기

인체의 표식점 Mark point of human body

머리뼈와 척추뼈를 기준으로 뼈, 근육 및 혈관, 신경 등의 위치를 알 수 있는 계측점과 표적부위(target)는 다음과 같다.

- C3: 목뿔뼈, 턱끝
- C4~5: 갑상연골 위모서리, 속 · 바깥목동맥 분기부, 목뼈 앞굽이의 정점
- C6: 인두, 식도 첫째 잘록부, 반지연골
- C7: 솟을뼈-척추뼈의 계산점, 폐꼭대기
- T3: 어깨뼈가시 평면
- T4~5: 복장뼈각, 기관갈림, 식도의 둘째 잘록부, 폐동맥줄기의 분기부, 둘째 갈비관절, 대동맥활, 세로칸 위부위(기관, 식도, 대동맥, 가슴샘)의 기준선
- T6~7: 어깨뼈 아래각, 넓은등근 시작, 등뼈 뒤굽이 정점
- T8: 가로막의 대정맥구멍-아래대정맥 통과
- T9~10: 칼돌기
- T10: 가로막의 식도구멍-식도, 미주신경 통과, 식도 셋째 잘록부
- T11: 식도-위 들문 연결부위
- T12: 가로막의 대동맥구멍-대동맥, 교감신경줄기, 홀정맥 통과, 등세모근 이는점
- L2: 척수의 종말
- L3: 갈비밑 평면, 십이지장 수평부, 허리뼈 앞굽이 정점
- L3~4: 뇌척수액천자(Jacob's line)
- L4: 배꼽, 배대동맥의 분기부(왼 · 오른쪽 온엉덩동맥)
- L4~5: 엉덩뼈능선 위평면
- S2: 위뒤엉덩뼈가시(PSIS)

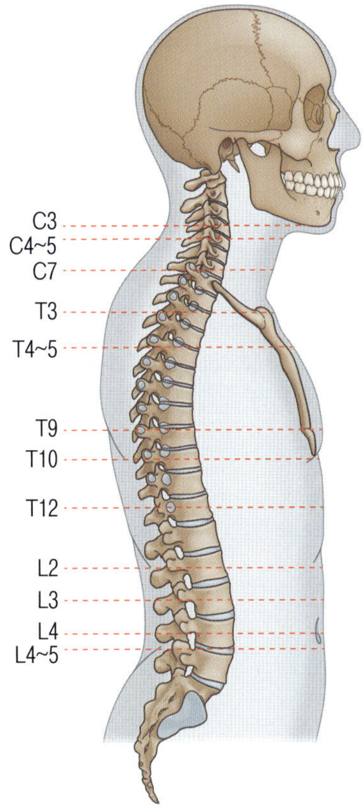

그림 3.81 인체의 표식점

허리천자 Lumbar puncture

허리천자는 머리뼈안과 척수안을 순환하는 뇌척수액(cerebrospinal fluid, CSF) 검사를 위해 허리뼈 3~4번 사이의 Jacob's line에서 천자를 실시한다.

허리뼈 3~4번 사이에서 실시하는 이유는 첫째, 성인의 중추신경계인 척수가 허리뼈 2번 높이에서 끝나므로 천자바늘이 척수의 상해를 피할 수 있다. 둘째, 엎드려 눕거나 웅크린 자세로 옆으로 누웠을 때 허리뼈의 가시돌기의 각도가 수직으로 되어 천자바늘이 피부를 뚫고 뇌척수액이 순환하는 거미막밑공간까지 삽입하기가 용이하기 때문이다.

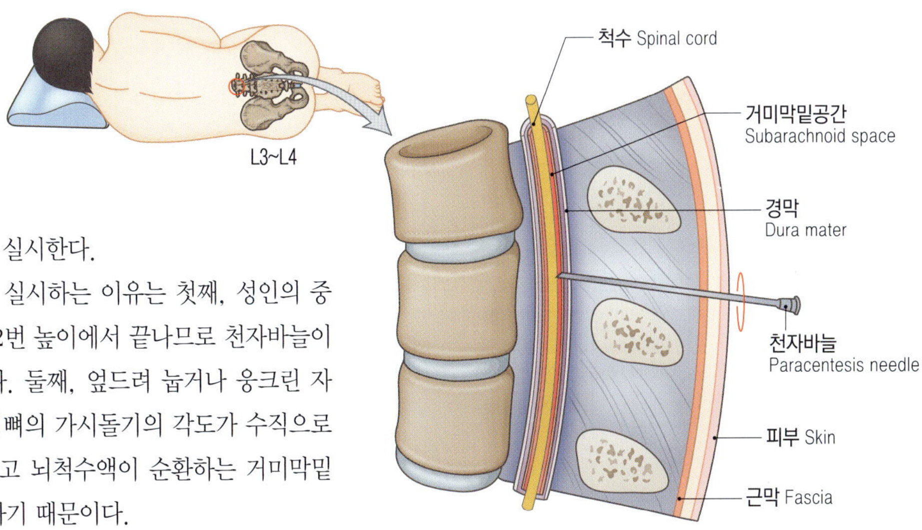

그림 3.82 허리천자

관련 질환과 중재

탈출추간판 Herniated intervertebral disc

척추(사이)원반(추간판, intervertebral disc) 즉, 디스크는 척추와 척추 사이에 끼여 충격을 흡수하고 척추뼈의 유연한 움직임이 일어나도록 하는 기능이 있다. 척추에 갑작스러운 외력이 가해지거나, 나이가 들면서 수분이 감소하고 탄력성이 상실되어 디스크가 딱딱해지거나 디스크의 구성 성분인 섬유테가 약해지면서 안에 있던 속질핵이 섬유테를 찢고 돌출되거나 밖으로 빠져나와 신경뿌리를 압박하여 생기는 증상을 **탈출추간판**(herniated intervertebral disc)이라고 한다.

인체에서 디스크 탈출이 흔한 곳은 허리와 목 부위이다. 특히 허리뼈 4~5번 사이의 디스크 탈출(뒷쪽 탈출의 경우)은 가장 큰 말초신경인 궁둥신경(좌골신경, sciatic nerve)을 압박하여 이로 인해 다리로 뻗치는 통증인 **방사통(증)**(radiating pain)을 일으키는데, 이것을 **궁둥신경통**(좌골신경, sciatic pain)이라고 한다. 심한 디스크 탈출증은 허리를 꼿꼿이 세울 수 없거나 걸음을 걷기가 힘들며, 감각이 마비되거나 배뇨 및 배변 장애가 나타나는 경우도 있다.

탈출추간판의 진단은 기계적 방법으로 단순방사선 촬영, 척수조영(myelography), 컴퓨터단층촬영(CT), 자기공명영상(MRI), 근전도검사(EMG), 도수근력검사, 편다리올림검사(straight leg raising test, SLR test) 등의 검사방법이 있다. **치료 방법**은 수술하기 전에 물리치료(온열, 전기치료, 견인치료, 운동요법), 약물치료 등의 보존적 요법을 시행하여도 효과가 없이 증상이 지속될 때 반드시 의사의 진단에 의해 수술치료를 고려해야 하며, 수술 후 반드시 재발방지와 근력회복을 위한 운동요법이 필요하다.

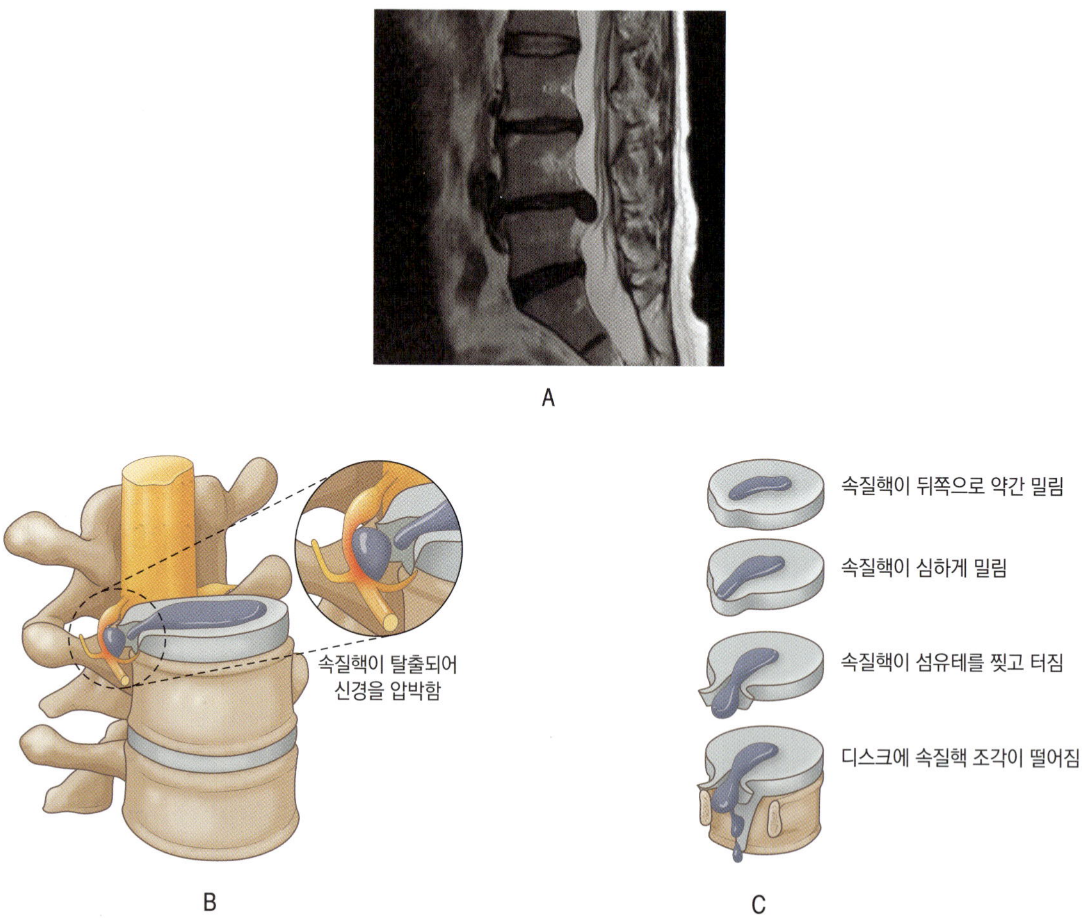

그림 3.83 탈출추간판. A: 탈출된 척추(사이)원반, B: 탈출추간판의 신경압박, C: 탈출추간판의 진행과정

관련 질환과 중재

척주굽이 이상 Abnormal vertebral curvature

척주뒤굽음증(척주후만증) Kyphosis

보통 굽은 등이라고 한다. 증상은 팔이음뼈와 머리가 앞으로 기울어지고 등 부위의 곡선이 심화되어 새우등처럼 등이 굽는다. 배는 앞으로 내밀며 골반은 앞경사, 엉덩관절은 굽힘된다(그림 3.84B). 원인은 척추(뼈)몸통의 형성부전, 선천성과 척추의 압박골절과 척추(사이)원반의 퇴행성변화 등 노인성으로 나타날 수 있다. 또한 외상성 및 척추뼈고리 절제술 후에도 나타날 수도 있다. 중재방법은 수술적인 방법 이외에 밀워키 보조기, 등-허리-엉치뼈 보조기를 착용하고 단축되거나 신장된 근육을 정상화하기 위해 근력강화 및 신장운동 등의 운동치료를 한다.

척주앞굽음증(척주전만증) Lordosis

허리뼈가 과도하게 앞굽이 되어 배부와 골반이 상당히 앞쪽으로 둥글게 아치 형태로 구부러지는 것을 말한다(그림 3.84C). 원인은 운동부족 및 비만, 잘못된 자세로 인한 허리근육의 비정상적 부하 등이 있다. 중재방법으로 너무 오래 앉아 있어 허리의 폄근과 엉덩관절 굽힘근의 경직을 피하고 허리 및 엉덩부위 근육강화가 필요하다. 심하면 spinova unload plus라는 척주앞굽음증을 교정하기 위한 보조기를 착용하기도 한다.

척주옆굽음증(척주측만증) Scoliosis

척추가 옆으로 과도하게 휘어져 척주정렬에 이상이 오는 질환을 말한다(그림 3.84E). 이는 잘못된 자세를 지속적으로 유지하는 학생과 젊은 직장인에게 흔히 나타나지만, 15세 정도의 청소년(특히 여성)에게서 특별한 원인 없이(특발성) 나타나는 경우도 있다. 증상은 골반 및 바로 선 자세에서 허리를 구부렸을 때 어깨 높이가 같지 않고 척주가 C자형이나 S자형으로 휘어지면 의심해 볼 수 있다. 중재방법으로 사춘기 이전에 빠르게 치료하는 것이 성장에 중요한 영향을 미친다. 극히 심한 경우를 제외하고 수술을 하지 않으며, 자세교정, 깔창치료, 운동치료 및 척추의 휜 각도가 20° 이상일 경우 밀워키 보조기(Milwaukee brace)를 착용하기도 한다.

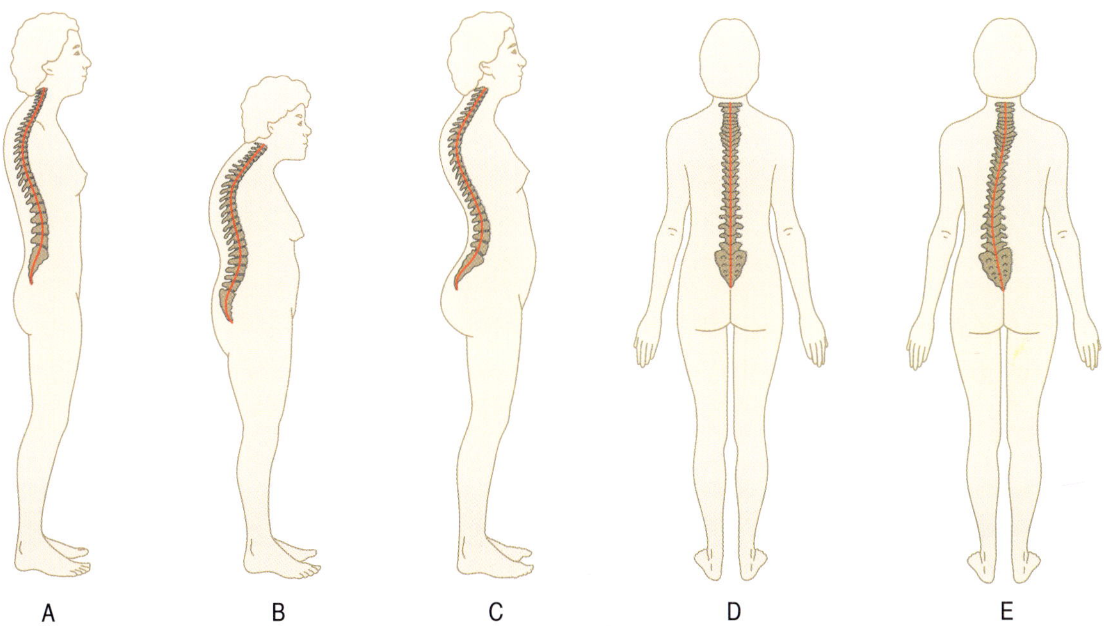

그림 3.84 척주의 굽이 이상. A: 정상, B: 척주뒤굽음증, C: 척주앞굽음증, D: 정상, E: 척주옆굽음증

핵심정리 및 문제 CORE ORGANIZATION & PROBLEM

1. 성인의 척추는 전체 26개의 뼈로 목뼈 7개, 등뼈 12개, 허리뼈 5개, 엉치뼈 1개, 꼬리뼈 1개로 구성된다.
2. 척주의 굽이는 일차굽이(생리학적 굽이)로 등뼈와 엉치뼈가 있고, 목뼈와 허리뼈는 앞굽이된 뼈로 이차굽이이다.
3. 척추의 일반적인 구조는 척추(뼈)몸통 + 척추뿌리 + 척추(뼈)고리이며, 척추(뼈)고리에는 3종(가로돌기, 가시돌기, 관절돌기) 7개의 돌기가 있다.
4. 전형적인 목뼈(3, 4, 5, 6번)의 특징은 척추(뼈)몸통은 타원형이며, 척추(뼈)구멍은 삼각형, 가로돌기에 구멍이 뚫려 있고, 가시돌기는 두 갈래로 갈라져 있다.
5. 비전형적 목뼈인 고리뼈, 중쇠뼈, 솟을뼈는 전형적인 목뼈에 비해 특이한 구조를 가지고 있다.
6. 전형적인 목뼈에 비해 고리뼈는 척추(뼈)몸통, 가시돌기, ___________이 없다.
7. 목뼈 3, 4, 5, 6번의 관절은 위 목뼈의 척추(뼈)몸통과 아래 목뼈의 갈고리돌기와 관절하는 갈고리돌기관절을 이룬다.
8. 중쇠뼈는 치돌기가 있고, 고리뼈와 두 곳에서 관절한다.
9. 전형적인 등뼈(5~9번)의 특징으로 척추(뼈)몸통은 ___________이며, 척추(뼈)구멍은 원형에 가깝고, 가로돌기에는 갈비뼈가 두 곳에서 관절하며 가시돌기는 아래로 갈수록 누워 있다.
10. 비전형적인 등뼈(11, 12번)는 가로갈비오목이 없어 갈비뼈의 머리와 등뼈의 가로갈비오목에서 한 번만 관절한다.
11. 허리뼈의 척추(뼈)몸통은 신장형, 척추(뼈)구멍은 삼각형, 가로돌기는 짧으며, 가시돌기는 짧고 수평으로 뻗어 있다.
12. 5개의 뼈가 융합된 ___________는 다른 척추뼈에 비해 퇴화된 흔적이 있는 특이한 구조를 가졌다.
13. 척추 전체를 보강하는 인대는 앞 · 뒤의 앞세로인대, 뒤세로인대와 황(색)인대, 가시사이인대가 있고 가시끝인대는 정중엉치뼈능선까지 뻗어 있다.
14. ___________는 가시끝인대로 연장되며, 탄력성이 크고 교통사고 시 채찍질손상에 의해 파열될 수도 있다.
15. 고리-중쇠관절에서는 고리십자인대가 관찰된다.
16. 섬유테와 속질핵으로 구성된 23개의 척추(사이)원반은 척삭이 퇴화되어 발생한다. 척주 길이의 1/4을 차지하며, 충격 흡수에 관여한다.
17. ___________는 총 37개의 뼈로 복장뼈(1개), 갈비뼈(12쌍), 등뼈(12개)로 구성되어 있고 폐와 심장, 기관 등을 보호한다.
18. 복장뼈는 평생 조혈뼈로 복장뼈각을 중심으로 복장뼈자루, 복장뼈몸통, 칼돌기로 나뉜다.
19. 전형적인 갈비뼈(셋째~열째)는 갈비뼈머리, 갈비뼈목, 갈비뼈결절, 갈비뼈몸통, 갈비연골의 구조를 가지며, 비전형적인 갈비뼈(첫째, 둘째, 열한째, 열두째)의 모양은 특이한 구조를 가졌다.
20. 복장뼈의 직 · 간접적 관절 여부에 의해 참갈비뼈(첫째~일곱째)와 거짓갈비뼈(여덟째~열두째)로 나뉜다. 특히 열한째, 열두째 갈비뼈는 등뼈와 한 곳에서만 관절하고, 갈비연골 없이 복장뼈와 관절하지 않고 떠 있어 뜬갈비뼈라고 한다.
21. ___________은 허리뼈가 과도하게 앞굽이되어 배부와 골반이 상당히 앞쪽으로 둥글게 아치형태로 구부러지는 것을 말한다.

해답

6. 척추(사이)원반 9. 심장형 12. 엉치뼈 14. 목덜미인대 17. 가슴우리 21. 척추앞굽음증(lordosis)

주요 용어 설명 MAJOR TERM EXPLANATION

가슴막천자(흉막천자, pleurocentesis) 가슴막을 뚫고 가슴막안에 괴어 있는 액체를 빼내는 일. 가슴막안의 액체를 검사하여 병의 원인을 찾거나, 액체를 없애 호흡곤란 따위의 증상을 치료하는 방법

고리뿌리(추궁근, pedicle) 척추(뼈)고리(vertebral arch)가 척추(뼈)몸통(vertebral body)에 부착되는 부위

고리판(추궁판, lamina) 척추뼈의 척추(뼈)고리(vertebral arch) 중앙에서 뒤로 뻗어 나와 척추(뼈)고리의 지붕을 형성하는 넓은 2개의 구조물

관성의 법칙(inertia) 뉴턴의 운동법칙 중 제 1법칙으로 외부에서 힘이 가해지지 않는 한 모든 물체는 자기의 상태를 그대로 유지하려고 하는 것. 즉, 정지한 물체는 영원히 정지한 채로 있으려고 하며 운동하던 물체는 등속 직선운동을 계속 하려고 함

반관절(amphiarthrosis) 움직이는 가동관절과 움직이지 않는 부동관절의 중간관절을 말함

방사통(증)(radiating pain) 질환이 발생한 부분에서 나타난 통증이 주변의 다른 부위로 퍼지거나 전달되는 것. 직접적 발생 부위와 통증이 느껴지는 부위가 같은 신경분절에 속해 통증이 전달되는 현상

생리학적 굽이(생리학적 만곡, physiological curvature) 태어나기 전 태아 때 자궁속에 웅크리고 있어 생기는 굽이

중쇠관절(차축관절, pivot joint) 정강뼈와 종아리뼈처럼 길이가 긴 쪽을 축으로 하여 회전할 수 있는 관절

채찍질손상(편타손상, whiplash injury) 주로 네 번째와 다섯 번째 목 척추에서 일어나는 척추 손상. 자동차가 가속하다가 갑작스럽게 멈추어서 머리가 불안정하게 앞뒤로 흔들릴 경우에 잘 발생함

척주관(vertebral canal) 척수(spinal cord)가 지나는 척추뼈 안의 공간으로, 인체의 여러 체강(cavity) 중 뒷쪽에 분포. 척추(뼈)구멍(vertebral foramen)이 에워싸고 있음

척추(사이)원반(추간판, intervertebral disc) 척주에서 척추뼈와 척추뼈 사이에 이어주는 연골 구조물

특발성(idopathic) 질병 중 원인이 아직도 밝혀지지 않아 불명한 것이 있는데, 특발성은 원인이 불명 또는 불명확하다는 뜻으로 본태성(essential)이라는 용어도 동의어로 사용함

후관절(facet joint) 돌기사이관절(zygapophysial joint), 면관절로 (윤)활막으로 덮여 있는 윤활관절(synovial joint)이며, 척추뼈의 뒤가쪽에 위치해 체중부하를 전달하는 데 중요한 역할을 함

3.11 팔뼈와 관절

학습목표 팔뼈를 구분할 수 있다.

팔뼈의 구분 Division of upper limb

팔뼈(upper limb bone)는 전체 64개의 뼈로 팔이음뼈(어깨이음구조, shoulder girdle)와 자유팔뼈(bones of free upper limb)로 구성된다. **팔이음뼈**는 빗장뼈(쇄골, clavicle)와 어깨뼈(견갑골, scapula) 총 4개로 되어 있고, **자유팔뼈**는 위팔뼈(상완골, humerus), 노뼈(요골, radius), 자뼈(척골, ulna), 손허리뼈(중수골, metacarpal bone), 가락뼈(마디뼈, phalanx) 등 총 60개로 구분된다(그림 3.85). **팔뼈의 관절**은 빗장뼈가 어깨뼈의 어깨뼈 봉우리와 관절을 이루는 봉우리빗장관절(견쇄관절, acromioclavicular joint)과 복장뼈와 관절을 이루는 복장빗장관절(흉쇄관절, sternoclavicular joint)이 있다. 위팔뼈과 노뼈, 자뼈가 이루는 팔꿈치관절(주관절, elbow joint), 노뼈와 자뼈가 이루는 몸쪽 · 먼쪽노자관절(proximal · distal radioulnar joint)이 있다. 노뼈와 손목뼈가 이루는 손목관절(요골수근관절, wrist joint/radiocarpal joint)과 손목뼈와 손허리뼈가 이루는 손목손허리관절(수근중수관절, carpometacarpal joint)이 있으며, 손허리뼈와 가락뼈 사이에는 손허리손가락관절(중수수지관절, metacarpophalangeal joint)을 이루며, 가락뼈는 가락뼈사이관절(interphalangeal joint)에 의해 연결된다.

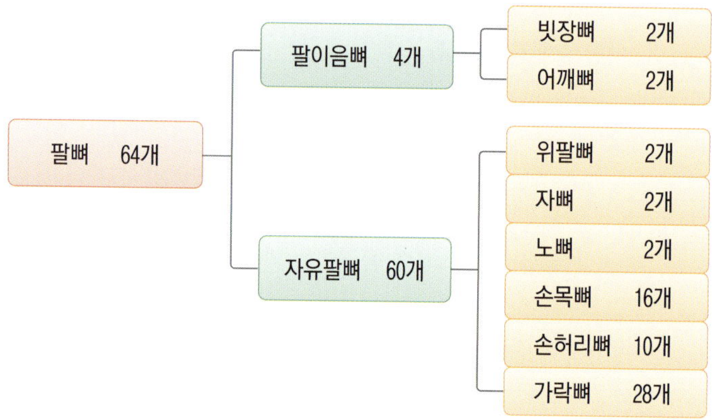

그림 3.85 팔뼈의 구분

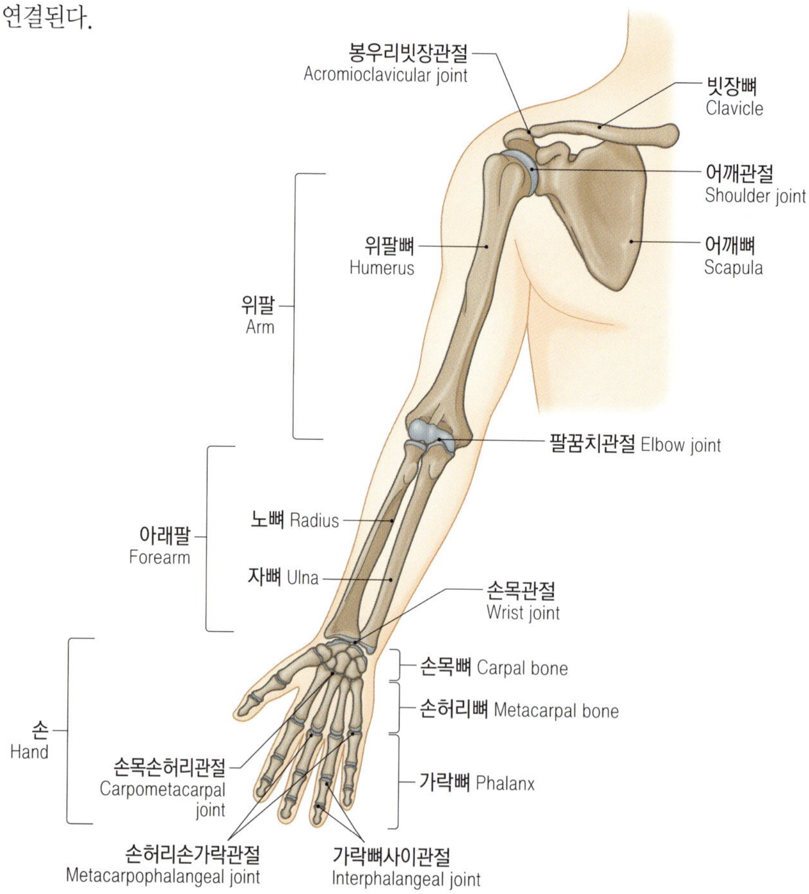

그림 3.86 팔뼈와 팔의 관절

3.11 팔뼈와 관절

학습목표 빗장뼈의 관절과 인대에 대해 알 수 있다.

빗장뼈의 구조 Structure of clavicle

머리뼈의 일부와 빗장뼈(쇄골, clavicle)는 **막내골화(막속뼈형성) 방식**에 의해 발생한다. 발생 5주경부터 인체의 뼈 중 가장 먼저 골화(ossification)가 진행되므로 분만골절이 일어나기 쉬운 뼈이다. 복장뼈와 어깨뼈 사이에 걸쳐 있어 목과 가슴을 나누는 기준이 되며, 팔신경얼기(상완신경총, brachial plexus), 빗장밑동맥(쇄골하동맥, subclavian artery)을 보호하고 양쪽 어깨관절의 정상적인 넓이를 유지시키고, 어깨관절의 안정성 및 운동의 지렛대 역할을 한다. 구조적으로 복장뼈의 빗장파임(쇄골파임, clavicular notch)이 맞닿은 안쪽부분을 **복장끝**(흉골단, sternal end)이라 하고, 어깨뼈봉우리(견봉, acromion)와 맞닿은 가쪽부분을 **봉우리끝**(acromial end)이라고 한다. 해부학적 자세에서 빗장뼈는 수평면과 약 20° 정도의 각을 이루고 있으며, 전체적으로 복장끝과 봉우리끝 사이가 앞, 뒤로 비틀려있다.

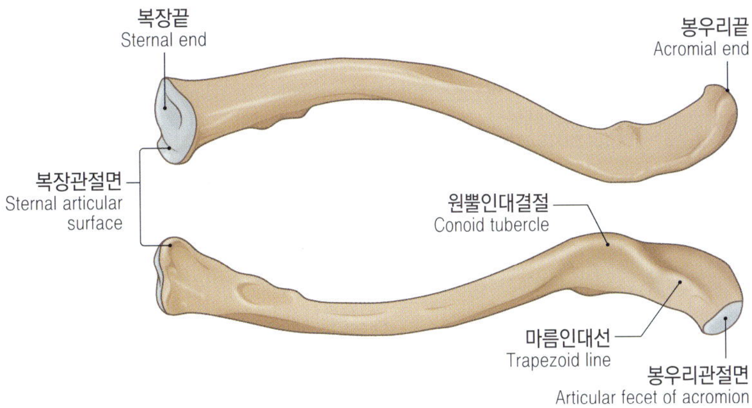

그림 3.87 빗장뼈(오른쪽)

빗장뼈의 관절과 인대 Joint and ligament of clavicle

빗장뼈는 앞쪽의 몸통뼈인 복장뼈 가쪽의 팔이음뼈인 어깨뼈와 두 곳에서 관절한다.

복장빗장관절(흉쇄관절) Sternoclavicular joint 복장뼈의 빗장파임과 빗장뼈의 복장끝이 이루는 **안장관절**(saddle joint)이며, 관절보조장치로 **관절원반**이 있다. **보강인대**는 앞 · 뒤복장빗장인대(전 · 후흉쇄인대, anterior · posterior sternoclavicular ligament)와 첫째 갈비뼈를 잇는 갈비빗장인대(늑쇄인대, costoclavicular ligament), 빗장사이인대(쇄골간인대, interclavicular ligament)가 있다. 복장빗장관절은 약간의 돌림과 미끄럼운동이 일어난다.

봉우리빗장관절(견봉쇄골관절) Acromioclavicular joint 어깨뼈(견갑골, scapula)의 어깨뼈봉우리(견봉, acromion)와 빗장뼈의 봉우리끝이 이루는 **평면관절**(plane joint)이다. **보강인대**는 어깨뼈봉우리와 빗장뼈를 잇는 봉우리빗장인대(견봉쇄골인대, acromioclavicular ligament)와 부리빗장인대(오훼쇄골인대, coracoclavicular ligament)가 있다. **부리빗장인대**는 **원뿔인대**(원추인대, conoid ligament)와 **마름인대**(능형인대, trapezoid ligament)를 합친 인대로, 원뿔인대는 부리돌기에서 빗장뼈의 원뿔인대결절을 잇는 안쪽인대이며, 마름인대는 부리돌기와 빗장뼈의 마름인대선을 잇는 바깥쪽인대이다. 봉우리빗장관절은 약간의 미끄러짐 운동만 일어나는 평면관절이다.

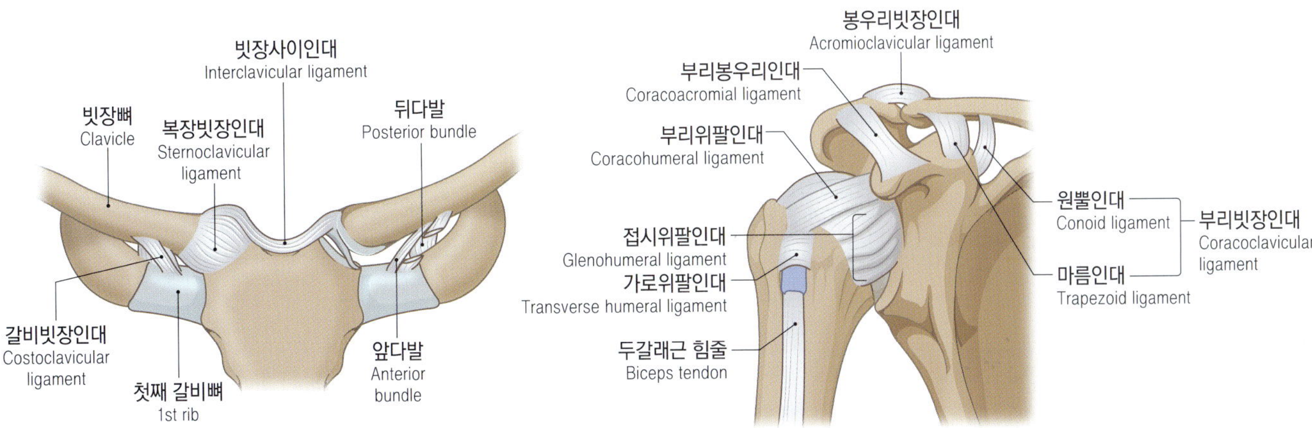

그림 3.88 빗장뼈의 관절과 인대

3.11 팔뼈와 관절

학습목표 어깨뼈에 대해 알 수 있다.

어깨뼈의 구조 Structure of scapula

어깨뼈(견갑골, scapula)는 가슴우리의 뒷면의 둘째~일곱째 갈비뼈 사이에 걸쳐 있는 삼각형 모양의 납작뼈로 2면(앞면, 뒷면), 3각(위, 아래, 가쪽), 3모서리(위, 안쪽, 가쪽)로 구성된다.

앞면 Anterior surface 갈비면(costal surface)이라고도 하며, 앞면은 전체적으로 매끈하고 약간 오목한 구조인 **어깨뼈밑오목**(견갑하와, subscapular fossa)이 있어 어깨밑근(견갑하근, subscapularis muscle)이 부착한다. 위쪽 가쪽으로 새의 부리처럼 생긴 **부리돌기**(coracoid process)는 접시오목의 안쪽 위쪽에 위치하는 뼈 돌기로 밑부분에서부터 거의 직각으로 굽어있고 앞쪽으로 튀어나와 촉지가 가능하다(그림 3.89A).

뒷면 Posterior surface 3번 등뼈 높이 안쪽에서 가쪽으로 비스듬하게 융기되어 뻗은 **어깨뼈가시**(견갑골극, scapular spine)의 끝은 넓고 편평한 돌기인 **어깨뼈봉우리**(견봉, acromion)이다. 어깨뼈가시를 중심으로 윗부분에 마치 조각칼로 깍은 듯이 깊고 좁게 파인 **가시위오목**(극상와, supraspinous fossa)이 있어 가시위근(극상근, supraspinatus muscle)이 부착되고, 아래부분은 넓고 오목한 **가시아래오목**(극하와, infraspinous fossa)에는 가시아래근(극하근, infraspinatus muscle)이 부착한다(그림 3.89B).

가쪽면 Lateral surface 전체적으로 역삼각형 구조이며, 얕은 접시 모양의 **접시오목**(관절와, glenoid cavity)이 있다. 어깨뼈의 관절오목에 위팔뼈머리가 완전히 수용되지 못한 상태에서 어깨관절(shoulder joint)을 이룬다. 접시오목의 모서리는 관절보조장치인 **접시테두리**(관절순, glenoid labrum)가 있다. 아래각은 7번 등뼈 높이에 해당한다(그림 3.89C).

어깨뼈의 각 Angle of scapula 위모서리(superior border)와 안쪽모서리(medial border)가 만나 **위각**(superior angle)을 이루고, 안쪽모서리와 가쪽모서리(lateral border)가 만나 **아래각**(inferior angle)을 이루며, 가쪽모서리와 위모서리가 만나 **가쪽각**(lateral angle)을 이룬다. 위각의 안쪽 1/3 지점에는 혈관과 신경의 통로인 어깨뼈파임(견갑골파임, scapular notch)이 있다.

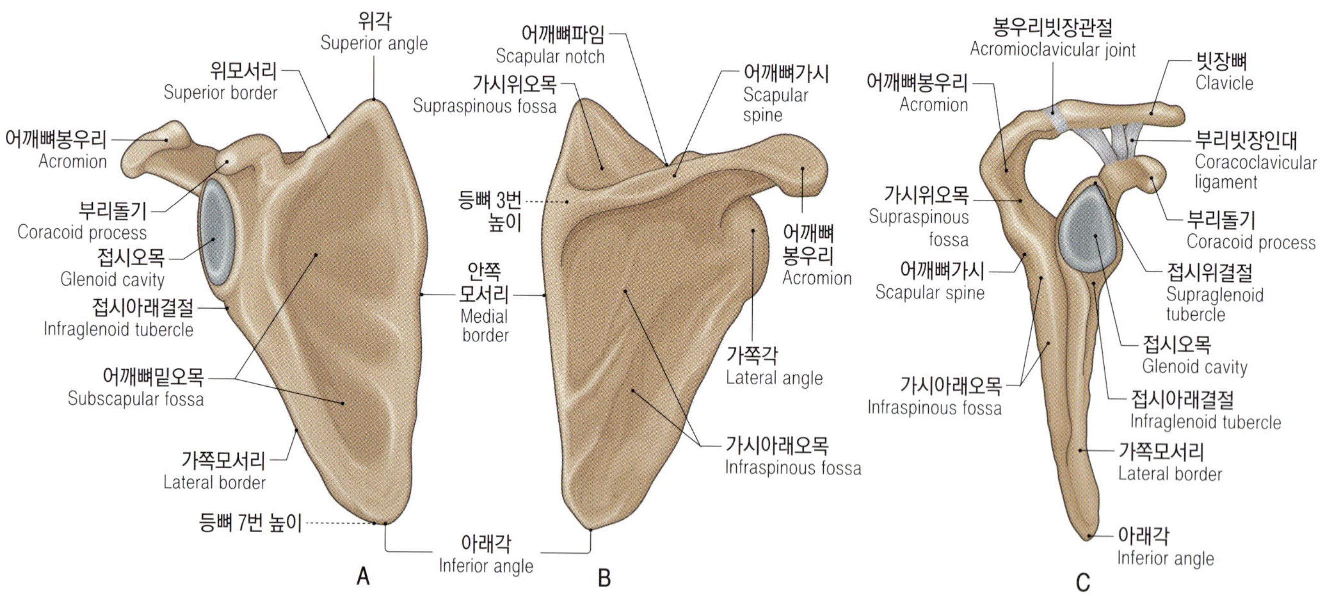

그림 3.89 어깨뼈. A: 앞면, B: 뒷면, C: 가쪽면

3.11 팔뼈와 관절

학습목표 어깨관절과 인대에 대해 알 수 있다.

어깨의 관절 Joint of shoulder

어깨의 관절은 실제로 관절을 이루는 2개의 관절로 어깨관절(견관절, shoulder joint or glenohumeral joint)과 봉우리빗장관절이 있다. 반면에 실제로 관절은 하지 않지만, 기능적으로 움직임이 일어나는 2개의 기능적 관절(functional articulation)인 봉우리밑공간과 어깨가슴관절이 있다.

봉우리빗장관절(견봉쇄골관절) Acromioclavicular joint 어깨뼈봉우리와 빗장뼈가 이루는 관절로 앞에서 설명이 되었다.

봉우리밑공간(견봉밑공간) Subacromial space 기능적인 관절로 어깨뼈봉우리 부분 아래에 가시위근(supraspinatus muscle)이 지나갈 수 있는 터널 같은 공간이다.

어깨가슴관절(견흉관절) Scapulothoracic articulation 어깨뼈가 갈비뼈에 얹혀 있는 실제로 관절하지 않는 생리학적관절(physiological articulation)로 어깨뼈의 앞면과 가슴우리의 뒤가쪽 벽 사이의 접촉부위를 말한다. 갈비뼈와 어깨뼈 사이에 기능적 관절을 이루며, 이는 **어깨관절 운동학**(scapulohumeral rhythm)에서 중요하다.

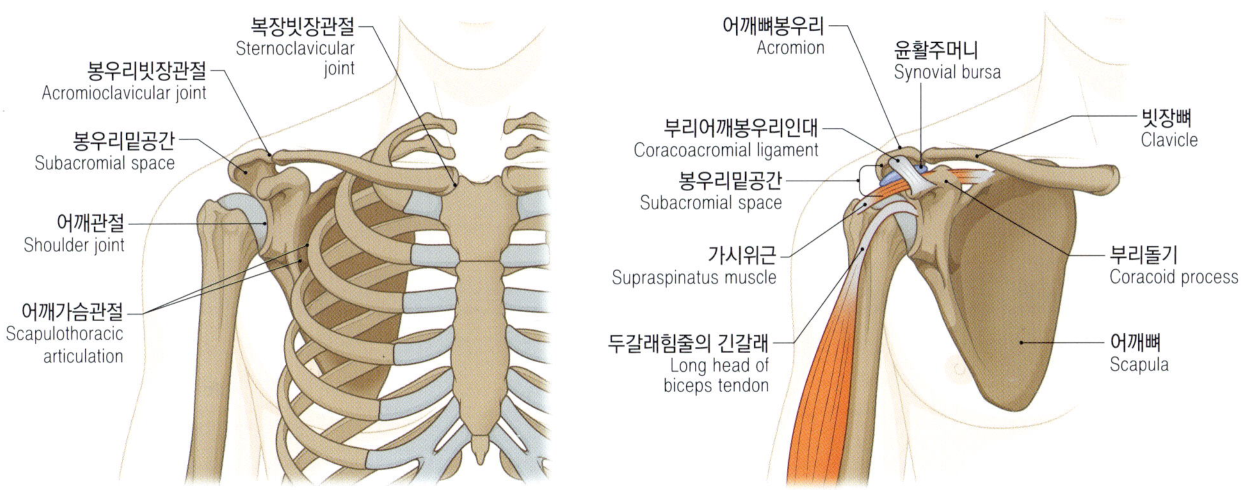

그림 3.90 어깨의 관절

관련 질환

어깨관절 탈구 Dislocation of the shoulder joint

탈구(dislocation)란 정상적인 관절면에서 이탈되는 것을 말한다. 어깨관절은 인체에서 가장 운동범위가 넓을 뿐만 아니라 위팔뼈머리를 수용하는 어깨뼈의 접시오목이 얕고 어깨관절을 지지하는 구조물들인 보강구조가 빈약하여 불안정성이 가장 높은 관절이다(그림 3.91). 어깨관절의 탈구는 앞 아래쪽탈구의 빈도가 가장 높다. 외상에 의해 탈구가 되면 관절보조장치나 인대파열이 되고, 움직임이 많은 젊은 층에서 대부분 재발하는 경향을 보인다.

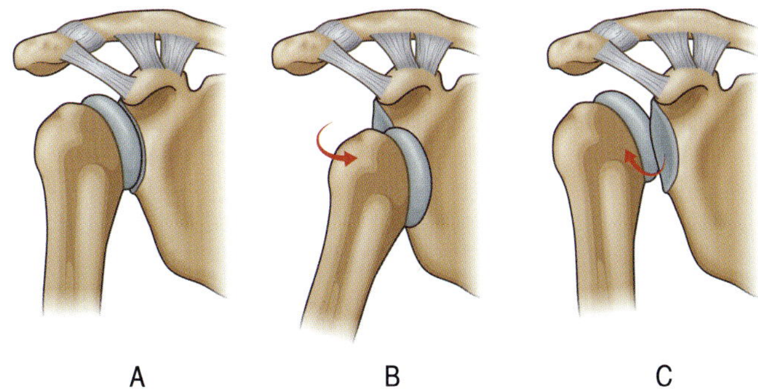

그림 3.91 어깨관절탈구
A: 정상, B: 앞아래쪽탈구, C: 뒤위쪽탈구

3.11 팔뼈와 관절

학습목표 어깨관절과 인대에 대해 알 수 있다.

어깨관절(견관절) Shoulder joint or glenohumeral joint

위팔뼈의 접시오목과 위팔뼈머리(humeral head)가 관절하는 **단순관절**(simple joint)이며, 운동범위가 가장 넓은 다축성관절인 **절구관절**(cotyloid joint)로 굽힘, 폄, 모음, 벌림, 안쪽돌림, 가쪽돌림, 휘돌림 등의 운동이 가능하다. 관절과 관절 사이에서 마찰을 줄여주는 **윤활주머니**(윤활낭, synovial bursa)는 어깨세모근밑주머니(삼각근밑낭, subdeltoid bursa), 봉우리밑주머니(견봉밑낭, subacromial bursa), 부리돌기밑주머니(오훼돌기밑낭, subcoracoid bursa), 어깨밑근힘줄밑주머니(견갑하근건밑낭, subtendinosus bursa of subscapular muscle) 등이 있다. 어깨뼈의 **접시오목**(glenoid cavity)은 접시처럼 얕아 상대적으로 큰 위팔뼈머리가 접시오목에 완전히 수용되지 못하고, 어깨관절 앞쪽은 인대 발달이 미약하여 앞 · 아래쪽으로 탈구(dislocation)를 일으키기 쉽다. 이러한 구조의 취약성을 방지하기 위해 어깨관절은 인대와 근육으로 위팔뼈머리를 어깨뼈에 밀착시키듯이 감싸는 구조이다.

어깨관절의 보강인대 접시테두리에서 위팔뼈를 이어주는 **위 · 중간 · 아래접시위팔인대**(상 · 중 · 하관절상완인대 sup · mid · inf glenohumeral ligament), 어깨뼈의 부리돌기와 위팔뼈의 큰결절을 잇는 **부리위팔인대**(오훼상완인대, coracohumeral ligament), **부리봉우리인대**(오훼견봉인대, coracoacromial ligament), 위팔뼈의 작은결절과 큰결절 사이에 걸쳐있는 가로섬유로 위팔두갈래근의 이탈을 방지하는 **가로위팔인대**(상완횡인대, transverse humeral ligament)가 있다. 관절보조장치로 접시오목을 깊게 하는 **접시테두리**(관절순, glenoidal labrum)가 있다.

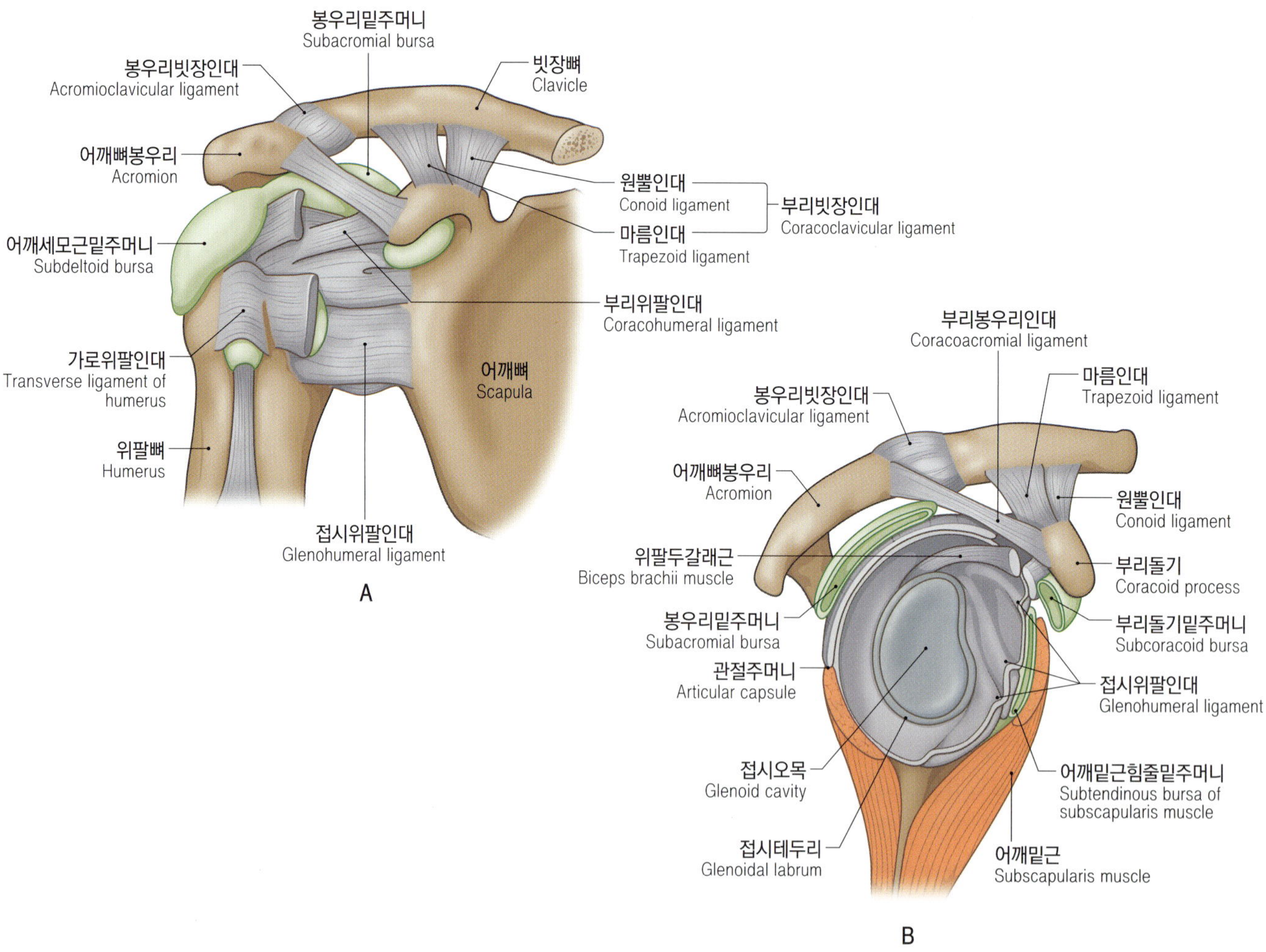

그림 3.92 어깨관절의 관련 인대. A: 앞면, B: 가쪽속면

3.11 팔뼈와 관절

학습목표 위팔뼈에 대해 알 수 있다.

위팔뼈의 구조 Structure of humerus

위팔뼈(상완골, humerus)는 팔뼈 중 가장 긴뼈로 상대적으로 큰 위팔뼈머리가 어깨뼈의 얕은 접시오목(관절와, glenoid cavity)과 관절하여 어깨관절(견관절, shoulder joint)을 이루지만, 탈구가 일어나기 쉽다. 해부학적으로 위팔뼈는 위끝(upper end)과 뼈몸통(shaft), 아래끝(lower end) 세 부분으로 구분할 수 있다.

위끝 Upper end 가장 위쪽에 어깨뼈의 접시오목과 관절하는 **위팔뼈머리**(상완골두, humeral head)가 있고, 넙다리뼈에 비해 아주 짧은 위팔뼈머리와 연결된 해부목(anatomical neck)이 있다. 위팔뼈머리의 가쪽으로 **큰결절**(greater tubercle)과 안쪽으로 **작은결절**(lesser tubercle)이 있으며 결절들은 밑으로 길게 뻗어 **큰·작은결절능선**(crest of greater · lesser tubercle)을 이루어 근육의 부착부가 된다. 결절능선 사이에 깊고 좁게 파인 **결절사이고랑**(결절간고랑, intertubercular groove)에 위팔두갈래근의 긴갈래의 힘줄이 어깨뼈 관절안에 부착하기 위해 놓인다. 위팔뼈머리와 결절의 아래쪽 좁은 부위는 외과적으로 골절이 많이 일어나 **외과목**(surgical neck)이라한다.

뼈몸통 Body 중앙 가쪽에 **세모근거친면**(삼각근조면, deltoid tuberosity)이 있어 어깨세모근이 부착하고, 뒤쪽으로 뼈몸통을 비스듬히 가로지르는 **노신경고랑**(요골신경고랑, groove for radial nerve)으로 노신경이 지나가고, 위팔세갈래근(triceps brachii muscle)의 안쪽갈래와 가쪽갈래의 부착부위의 경계가 된다.

아래끝 Lower end 노뼈와 자뼈가 위팔뼈와 만나 팔꿈치관절(주관절, elbow joint)을 이룬다. 앞면에는 양 가쪽으로 융기된 **안쪽·가쪽위관절융기**(내측·외측상과, medial · lateral epicondyle)가 있고, 앞쪽에 노뼈머리를 수용하는 **노오목**(요골와, radial fossa), 자뼈의 갈고리돌기(coronoid process)를 수용하는 **갈고리오목**(coronoid fossa)이 있다. 아래쪽 가쪽에는 노뼈머리와 관절하는 **작은머리**(상완골두, capitulum)가 있고, 안쪽에는 **도르래**(활차, trochlea)가 있어 자뼈의 도르래파임(trochlear notch)과 관절한다. 뒷면에는 자뼈의 팔꿈치머리(주두, olecranon)가 들어가는 팔꿈치머리오목(olecranon fossa)이 있다.

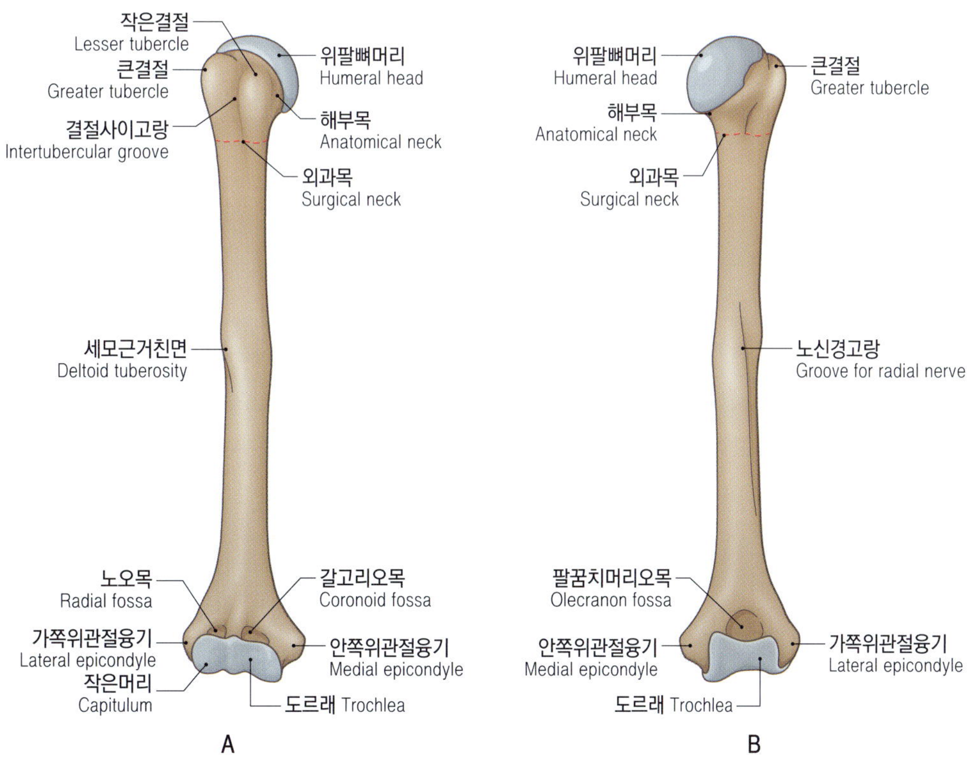

그림 3.93 위팔뼈. A: 앞면, B: 뒷면

3.11 팔뼈와 관절

학습목표 노뼈에 대해 알 수 있다.

노뼈의 구조 Structure of radius

노뼈(요골, radius)는 아래팔 가쪽을 구성하는 뼈로 머리 부분은 작고 아래쪽으로 갈수록 커져 손목뼈와 관절을 이루는 노(node) 모양으로 생긴 긴뼈(long bone)이다. 위끝과 뼈몸통, 아래끝으로 구분할 수 있다. 노뼈를 움직임이 있는 동적인 뼈라고 한다면 자뼈는 정적인 뼈라고 할 수 있다.

위끝 Upper end **노뼈머리**(요골두, head of radius)는 관절둘레(articular circumference)로 되어 자뼈의 노파임(요골파임, radial notch)과 관절하여 돌림운동을 한다. 관절둘레를 기준으로 위쪽부분은 움푹 파여 위팔뼈의 작은머리와 관절하고 아래부분은 약간 가늘어져 노뼈머리띠인대(요골윤상인대, annular ligament of radius)가 감싸면서 노뼈를 자뼈에 밀착시켜 노뼈머리가 쉽게 탈구되는 것을 방지한다. 노뼈목(요골경, neck of radius)에는 **노뼈거친면**(요골조면, radial tuberosity)이 있어 위팔두갈래근(biceps brachii muscle)이 붙는다.

뼈몸통 Body 삼각기둥 모양으로 **뼈사이모서리**(골간연, interosseous border)에 아래팔뼈사이막(골간막, interosseous membrane)이 있어 노뼈에 부하된 압력을 자뼈로 분산하는 역할을 한다.

아래끝 Lower end 붓처럼 뾰족하게 돌출된 **붓돌기**(경상돌기, styloid process)에 손목인대와 근육이 부착하고 안쪽모서리에는 자뼈머리를 수용하는 **자파임**(척골파임, ulnar notch)이 있다. 가장 아래끝 안쪽은 볼록한 손목뼈를 수용할 수 있도록 움푹 들어가 있다. **팔의 굽힘**은 노뼈머리가 위팔뼈의 작은머리를 돌아 노오목에 수용되고, 자뼈의 도르래파임이 위팔뼈의 도르래를 돌고, 자뼈의 갈고리돌기가 위팔뼈의 갈고리오목에 수용된다. **팔의 폄**은 자뼈의 도르래파임이 위팔뼈의 도르래를 돌아 자뼈의 팔꿈치머리가 위팔뼈의 팔꿈치머리오목(주두와, olecranon fossa)에 수용된다.

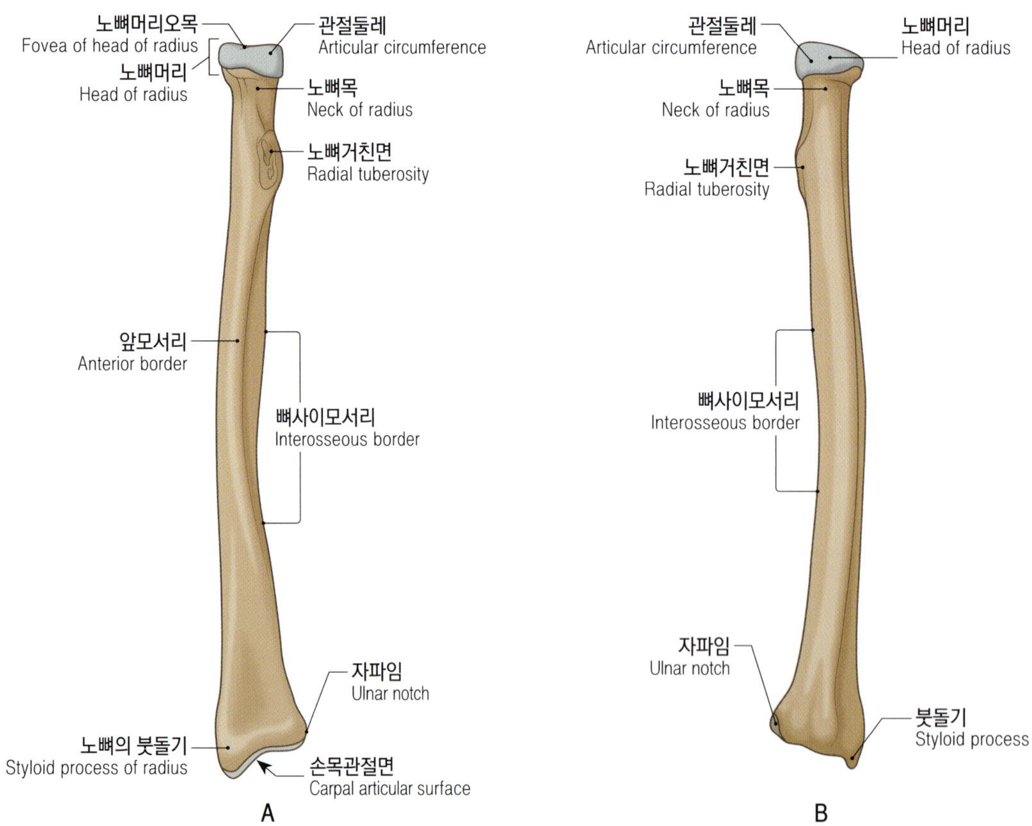

그림 3.94 노뼈. A: 앞면, B: 뒷면

3.11 팔뼈와 관절

학습목표 자뼈에 대해 알 수 있다.

자뼈의 구조 Structure of ulna

자뼈(척골, ulna)는 위끝의 팔꿈치머리 부분이 크고 아래끝의 자뼈머리 쪽으로 갈수록 가늘어지는 뼈로 위끝, 뼈몸통, 아래끝으로 구분되며, 아래끝은 손목뼈와 관절하지는 않는다.

위끝 Upper end 위팔뼈의 갈고리돌기오목과 관절하는 **갈고리돌기**(coronoid process)가 있고, 뒤쪽으로 위팔뼈의 도르래와 관절하는 'C'자형으로 파인 **도르래파임**(trochlear notch)이 있고 위팔뼈의 팔꿈치머리오목과 관절하는 **팔꿈치머리**(주두, olecranon fossa)가 있다. 한편 갈고리돌기 가쪽으로 노뼈머리와 관절하는 **노파임**(요골파임, radial notch)이 있으며, 앞아래쪽의 **자뼈거친면**(척골조면, ulnar tuberosity)은 위팔근(brachial muscle)이 부착한다.

뼈몸통 Body 3각, 3모서리로 되어 있고 아래팔뼈사이막이 부착하는 **뼈사이모서리**(골간연, interosseous border)가 있다.

아래끝 Lower end **붓돌기**(경상돌기, styloid process)에는 근육과 손목인대가 부착한다. 가쪽의 **자뼈머리**(척골두, head of ulna)는 노뼈의 자파임과 관절하며, 자뼈와 손목뼈 사이에 원반(disc)이 있다. 이 공간을 **삼각섬유연골복합체**(triangular fibrocartilage complex, TFCC)라고 한다.

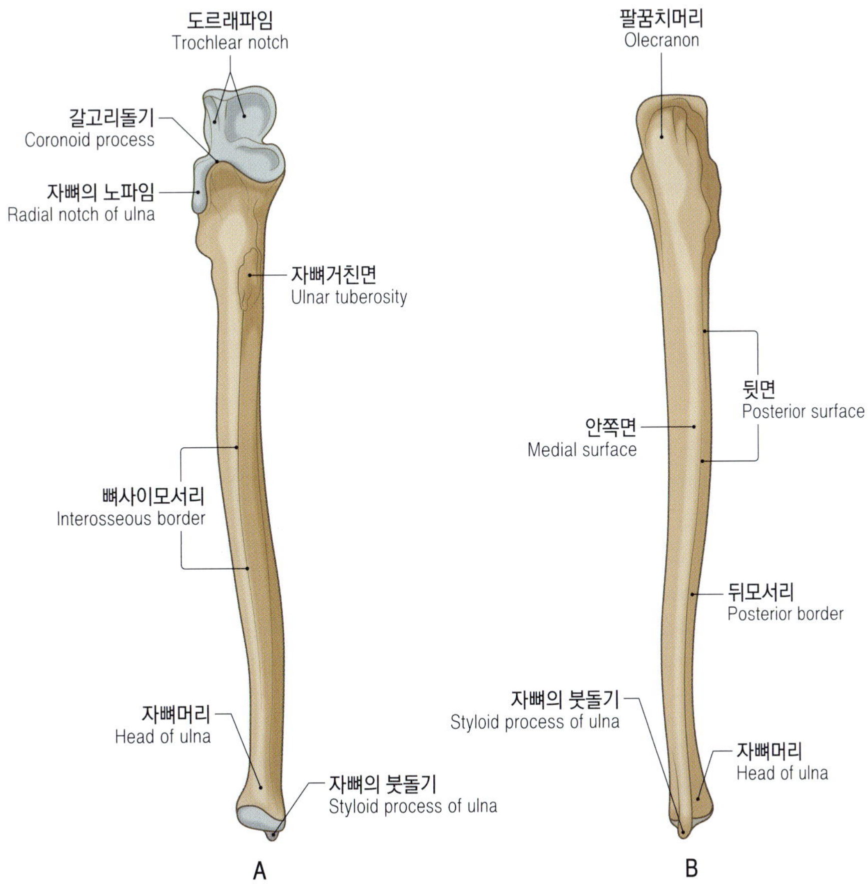

그림 3.95 자뼈. A: 앞면, B: 뒷면

3.11 팔뼈와 관절

학습목표 팔꿈치관절과 인대에 대해 알 수 있다.

팔꿈치관절과 인대 Elbow joint & ligament

팔꿈치관절(주관절, elbow joint or cubital joint)은 위팔뼈와 노뼈, 자뼈가 만나는 **복합관절**(compound joint)로 위팔노관절(상완요골관절, humeroradial joint), 위팔자관절(상완척골관절, humeroulnar joint), 몸쪽노자관절(근위요척골관절, proximal radio-ulnar joint)로 구성된다. 복합관절은 세 개 이상의 뼈가 만나서 이루는 관절을 말한다. 어깨관절의 운동성과 달리 팔꿈치관절의 운동은 굽힘과 폄 운동만 일어난다. 노뼈는 위팔뼈와의 관절이 얕아 **가쪽곁인대**(외측측부인대, lateral collateral ligament)가 보강한다. 특히 **노뼈머리띠인대**(요골윤상인대, annular ligament of radius)는 노뼈머리를 감싸듯 자뼈에 밀착시켜 노뼈의 탈구를 방지하는 역할을 한다(그림 3.96). 또한 노뼈목과 자뼈의 노파임 사이를 잇는 **네모인대**(방형인대, quadrate ligament)는 노뼈의 과다한 운동을 제한한다. 이와 달리 위팔뼈의 도르래는 깊이 파인 자뼈의 도르래파임에 미끄러지듯이 팔꿈치관절을 펴는데 주도적인 역할을 하고, 이때 자뼈의 팔꿈치머리는 위팔뼈의 팔꿈치머리오목에 삽입되어 팔꿈치관절이 펴지게 된다. **안쪽곁인대**(내측측부인대, medial collateral ligament)는 앞, 뒤, 가로방향에서 자뼈를 고정시키는 역할을 한다.

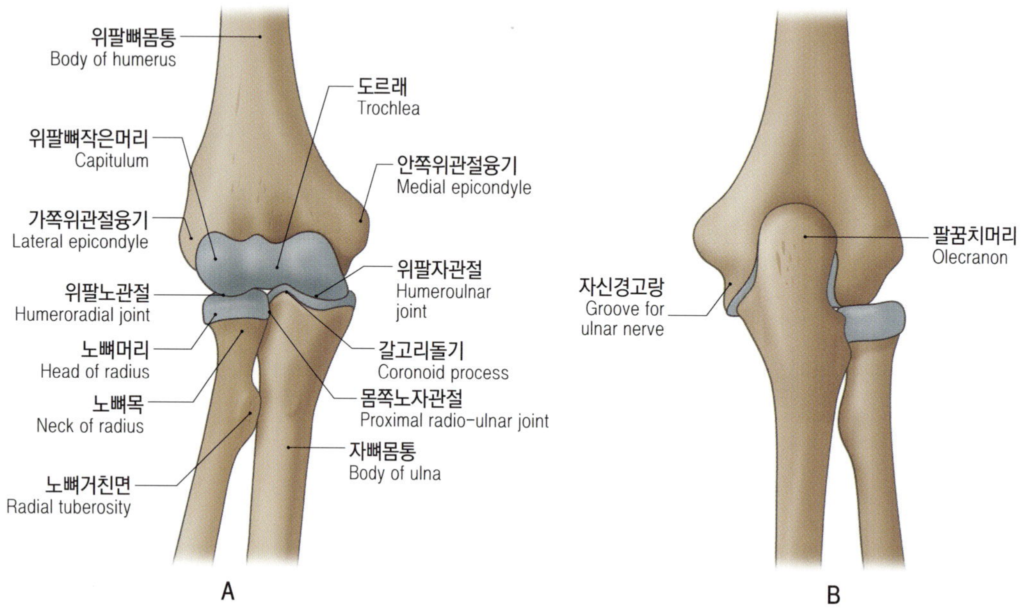

그림 3.96 팔꿈치관절. A: 앞면, B: 뒷면

관련 질환

당겨진 팔꿈치증후군 Pulled elbow syndrome

Babysitter's elbow라고도 하는 **당겨진 팔꿈치증후군**(pulled elbow syndrome)은 인대발달이 미약한 5세 이하의 어린이에게 자주 발생한다. 손목을 잡고 팔을 끌거나 외력이 발생할 때 손을 통한 아래팔부위의 격렬한 당김은 노뼈가 먼쪽(distal)으로 미끄러짐을 일으켜 노뼈머리를 감싸며 안정성에 기여하는 **노뼈머리띠인대**의 찢어짐이 일어나 정상위치에서 아래쪽으로 처지게 된다. 발병 시 증상은 통증은 없거나 약하지만 팔을 굽히고 엎침된 상태로 사용하지 않으려고 가만히 있는 경우가 대부분이다.

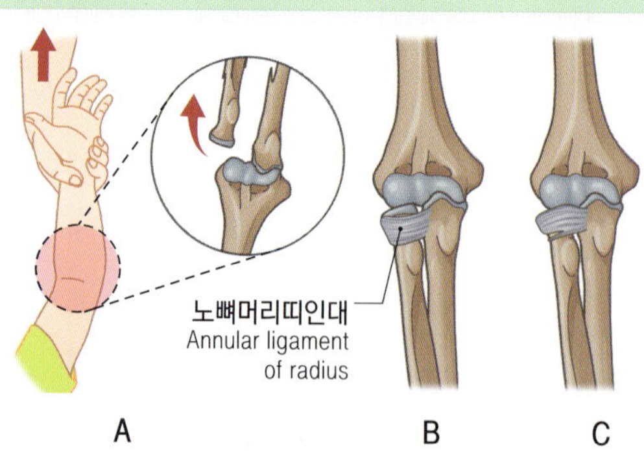

그림 3.97 당겨진 팔꿈치증후군
A: 탈구, B: 정상, C: 찢어진 인대

3.11 팔뼈와 관절

학습목표 팔꿈치관절과 인대에 대해 알 수 있다.

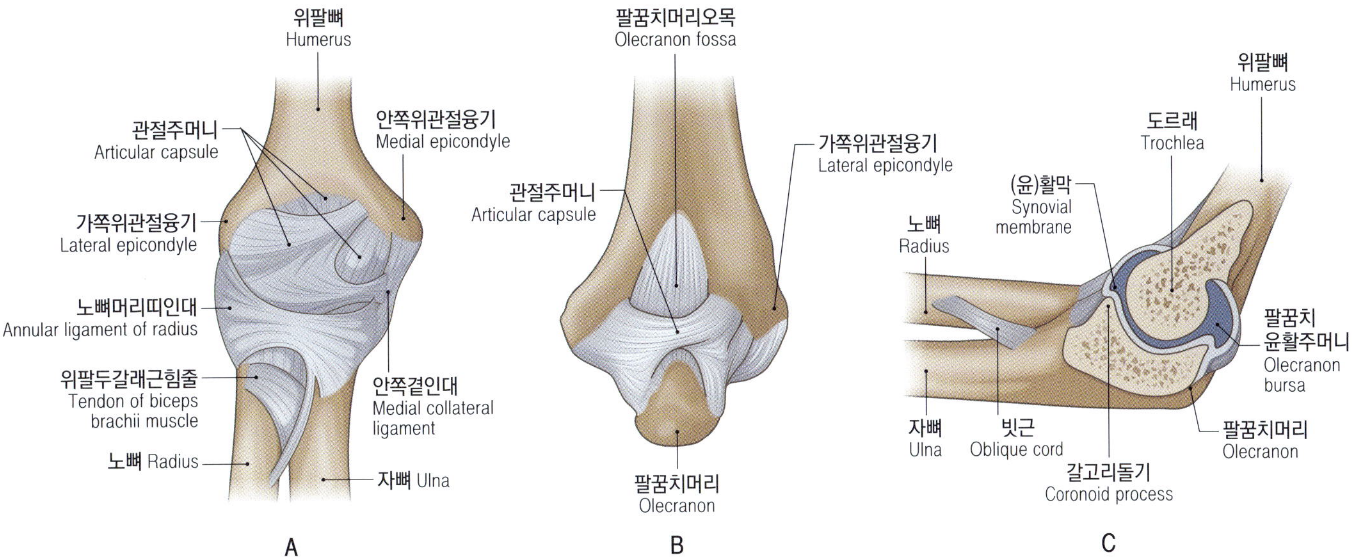

그림 3.98 팔꿈치관절의 인대. A: 앞면, B: 뒷면, C: 시상면

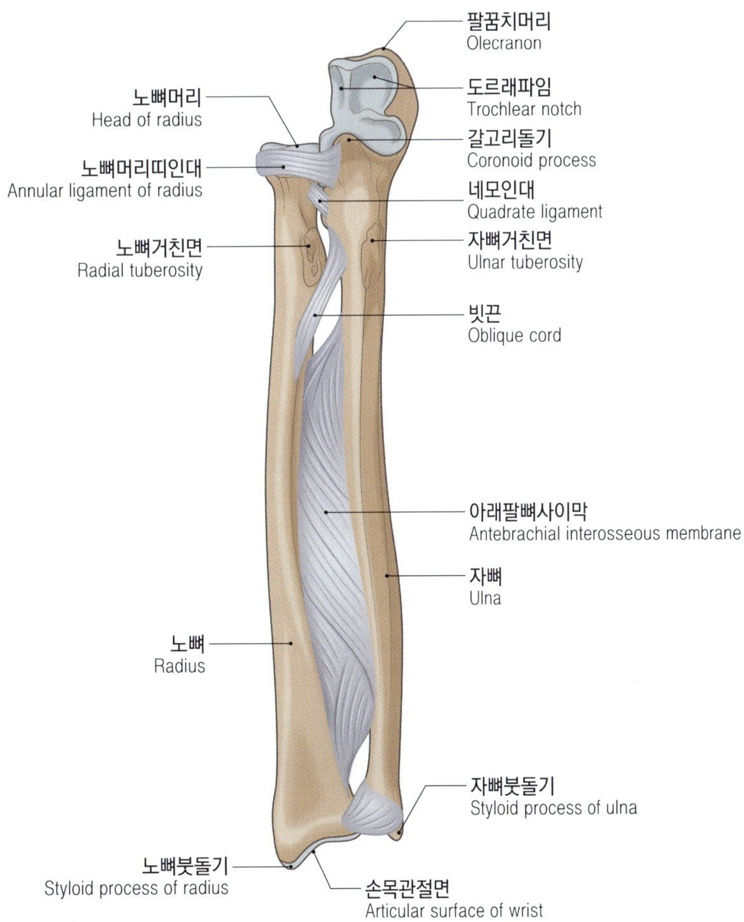

그림 3.99 노뼈와 자뼈의 인대

3.11 팔뼈와 관절

학습목표 손뼈에 대해 알 수 있다.

손뼈의 구조 Structure of hand bone

손뼈는 총 54개로 손목뼈, 손허리뼈, 손가락뼈로 구성되어 있다.

손목뼈(수근골) Carpal bone 베어링 모양으로 손목을 구성하는 8개의 짧은뼈이며, 몸쪽과 먼쪽손목뼈로 구분된다. **몸쪽손목뼈**(proximal carpal bone)는 가쪽에서부터 안쪽으로 손배뼈(주상골, scaphoid), 반달뼈(월상골, lunate), 세모뼈(삼각골, triquetrum), 콩알뼈(두상골, pisiform)로 구성되며 노뼈와 관절을 이룬다. 이 중 콩알뼈는 세모뼈에 얹혀 있어 노뼈와 관절하지 않는다. 몸쪽손목뼈와 관절을 이루는 **먼쪽손목뼈**(distal carpal bone)는 가쪽에서부터 안쪽으로 큰결절을 가진 큰마름뼈(대능형골, trapezium), 작은마름뼈(소능형골, trapezoid), 알머리뼈(유두골, capitatum), 갈고리 모양의 돌출부가 있는 갈고리뼈(유구골, hamate)로 구성된다. 큰마름뼈는 첫째 손허리뼈, 작은마름뼈는 둘째 손허리뼈, 알머리뼈는 셋째 손허리뼈, 갈고리뼈는 넷째, 다섯째 손허리뼈와 관절한다.

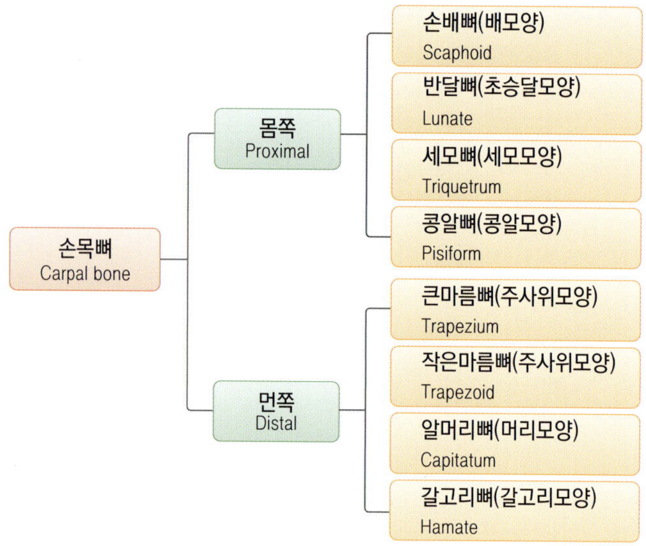

그림 3.100 손목뼈의 구성

손허리뼈(중수골) Metacarpal bone 10개의 뼈로 구성되어 있으며 몸쪽에서부터 바닥부위, 몸통부위, 머리부위로 나뉘고 먼쪽손목뼈와 가락뼈가 관절한다.

가락뼈(마디뼈) Phalanx 손가락을 이루는 28개의 뼈이다. 대개 손가락(finger)이라고 하면 엄지손가락을 제외하고 집게(index finger), 가운데(middle finger), 반지(ring finger), 새끼손가락(little finger)을 가리키고 엄지손가락은 "pollicis"라고 한다. 가락뼈는 첫마디뼈(proximal phalanx), 중간마디뼈(middle phalanx), 끝마디뼈(distal phalanx)로 되어 있으나 엄지손가락은 중간마디뼈가 없이 첫마디뼈와 끝마디뼈로 이루어진다.

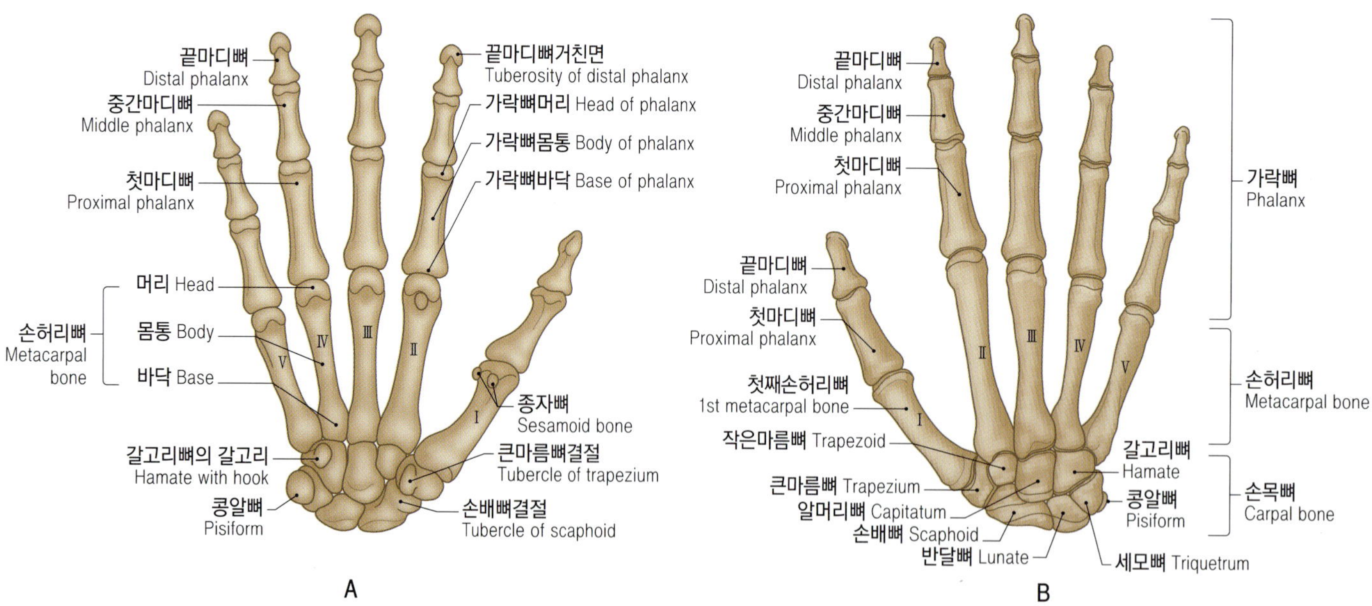

그림 3.101 손뼈(왼손). A: 손등면, B: 손바닥면

3.11 팔뼈와 관절

학습목표 손의 관절과 인대에 대해 알 수 있다.

손의 관절 Joint of hand

손의 관절은 노뼈와 손목뼈가 이루는 **손목관절**(요골수근관절, wrist joint or radiocarpal joint), 손목뼈 사이의 **손목뼈사이관절**(intercarpal joint), 손목뼈와 손허리뼈사이의 **손목손허리관절**(수근중수관절, carpometacarpal joint, CMC joint)이 있다. 손허리뼈와 손가락뼈의 첫째마디뼈 사이의 **손허리손가락관절**(중수수지관절, metacarpophalangeal joint, MCP joint), 첫마디뼈와 중간마디뼈 사이의 **몸쪽가락뼈사이관절**(proximal interphalangeal joint, PIP joint), 중간마디뼈와 끝마디뼈 사이의 **먼쪽가락뼈사이관절**(distal interphalangeal joint, DIP joint)이 있다.

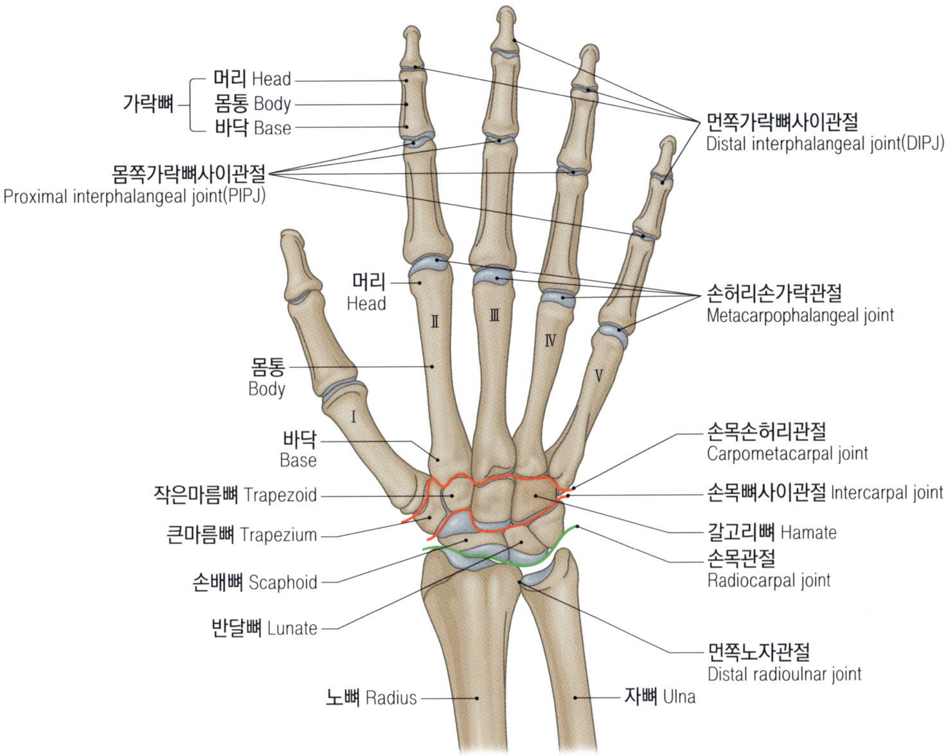

그림 3.102 손뼈의 관절

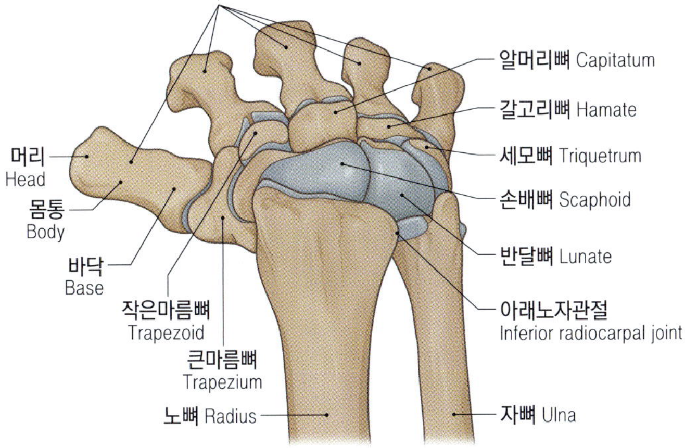

그림 3.103 손목관절의 손목면

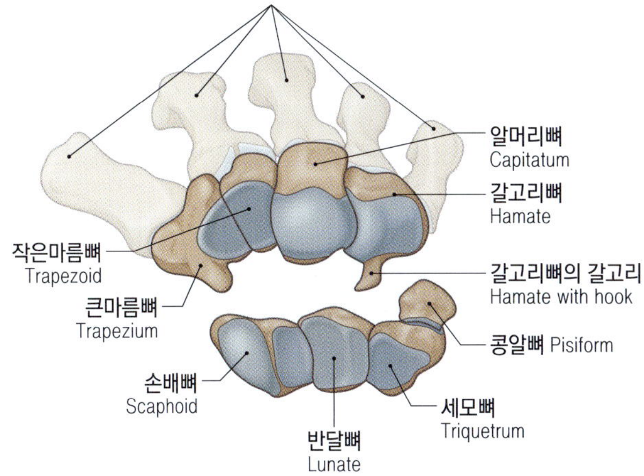

그림 3.104 손목뼈사이관절면

3.11 팔뼈와 관절

학습목표 손의 관절과 인대에 대해 알 수 있다.

손의 관절과 인대 Joint & ligament of hand

손의 관절에는 손목관절, 손목뼈사이관절, 손목손허리관절, 손허리손가락관절, 가락뼈사이관절이 있다.

손목관절(요골수근관절) Wrist joint or radiocarpal joint 손목관절을 이루는 뼈는 노뼈와 몸쪽손목뼈인 손배뼈, 반달뼈, 세모뼈이다. 자뼈는 손목뼈 사이에 **삼각섬유연골복합체**(TFCC)를 이루며 자뼈와 손목뼈 사이에는 관절원반이 끼어 있어 손목관절을 이루지 않는다. 노뼈와 손목뼈의 관절운동 형태는 이축성 관절인 **융기관절**로 굽힘과 폄, 모음, 벌림이 일어난다. 매우 복잡한 구조인 **손목관절 인대**는 우선, 노뼈와 자뼈에 있는 붓돌기(styloid process)에서 가장 가쪽 손목뼈인 손배뼈를 잇는 **가쪽손목곁인대**(외측수근측부인대, lateral carpal collateral ligament)와 안쪽 손목뼈인 세모뼈를 잇는 **안쪽손목곁인대**(내측수근측부인대, medial carpal collateral ligament)가 있고 **바닥쪽 · 등쪽노손목인대**(palmar · dorsal radiocarpal ligament)가 있다(그림 3.105). **가로손목인대**는 손목을 지나는 굽힘근힘줄들의 지지띠(당기개, retinaculum)가 되며 밑으로는 **손목굴**(수근관, carpal tunnel)을 이룬다.

손목뼈사이관절 Intercarpal joint 몸쪽손목뼈와 먼쪽손목뼈가 이루는 관절로 관절의 운동형태는 미끄러짐만 일어나는 **평면관절**이다.

손목손허리관절(수근중수관절) Carpometacarpal (CMC) joint 엄지와 나머지 손가락의 관절형태가 다르기 때문에 운동형태도 다르다. 엄지의 손목손허리관절은 이축성 관절인 **안장관절**로 굽힘, 폄, 모음, 벌림, 맞섬(대립, opposition)이 가능하나 나머지 손가락의 손목손허리관절은 **평면관절**로 약간의 미끄러짐(sliding)만 일어난다.

손허리손가락관절(중수수지관절) Metacarpophalangeal (MCP) joint 5개의 손허리뼈와 가락뼈 사이에 이루어지는 **융기관절**로 굽힘, 폄, 모음, 벌림 등이 가능하다.

가락뼈사이관절 Interphalangeal(IP) joint 가락뼈의 마디 즉, 첫째, 중간, 끝마디뼈 사이에서 이루어지는 **몸쪽가락뼈사이관절**(proximal interphalangeal joint, PIP joint)과 **먼쪽가락뼈사이관절**(distal interphalangeal joint, DIP joint)로 굽힘과 폄이 일어나는 **경첩관절**이며 손가락관절에는 손바닥쪽인대(장측인대, palmar ligament)와 곁인대(측부인대, collateral ligament)가 있다.

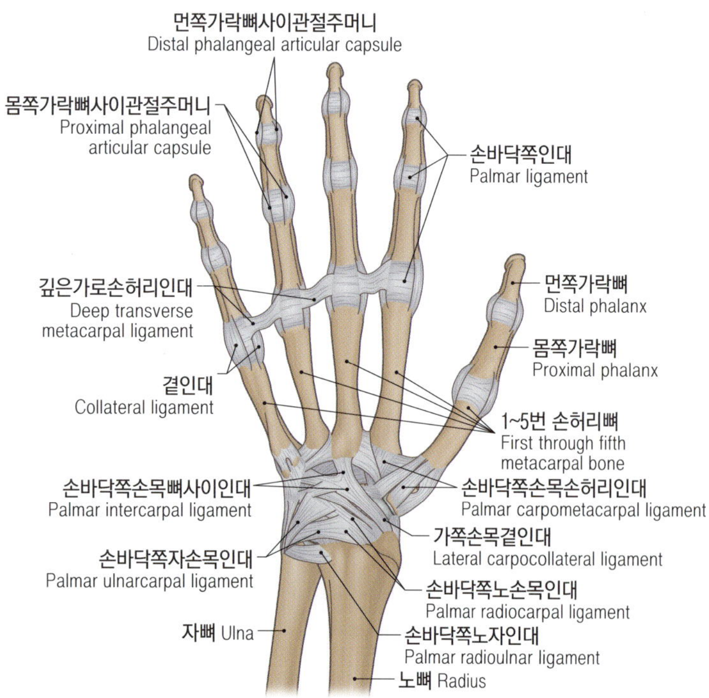

그림 3.105 손목과 손가락인대(손바닥쪽)

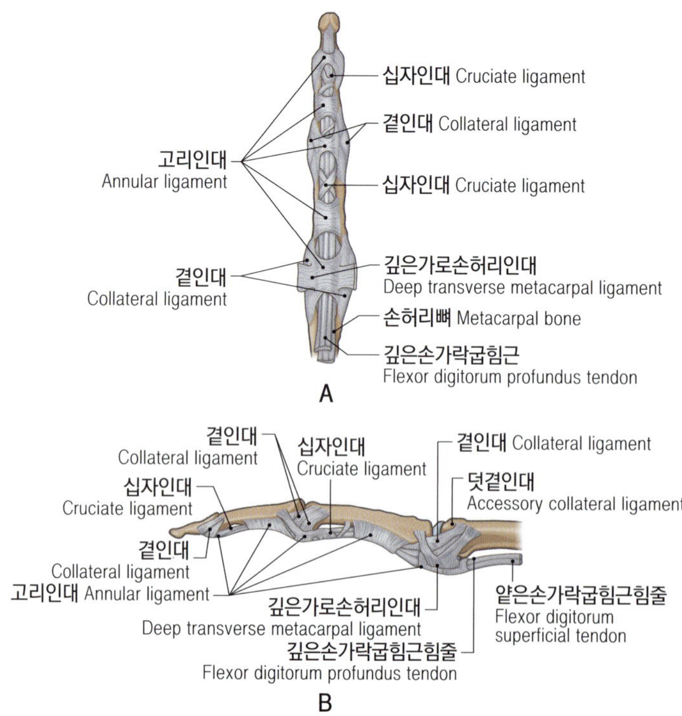

그림 3.106 손가락관절의 인대. A: 윗면, B: 가쪽면

더 알아보기

팔의 운반각도 Carrying angle

운반각도는 위팔뼈의 해부학적 선과 자뼈의 해부학적 선이 만나 이루는 각도를 **운반각도**라 한다. 정상 각도는 남성의 경우 5~10°, 여성의 경우 10~15° 정도이다(그림 3.107A). 위팔뼈 안쪽위관절융기와 가쪽위관절융기를 이은 선의 기울기는 운반각도의 증감을 알 수 있다. 이 기울기가 크면 운반각도가 증가한 상태인 **가쪽휜 팔꿈치**(외반주, cubitus valgus)가 되고 30°가 넘으면 과도한 가쪽휜 팔꿈치가 된다(그림 3.107B). 또한 이 기울기가 작으면 운반각도가 감소한 상태인 **안쪽휜 팔꿈치**(내반주, cubitus varus)가 된다(그림 3.107C). 운반각도의 이점은 손으로 물건을 운반할 때 몸통에서 떨어져 유지할 수 있게 해주며 여성의 경우 골반의 크기 때문에 가쪽휜 팔꿈치로 인해 운반각도가 크다고 할 수 있다.

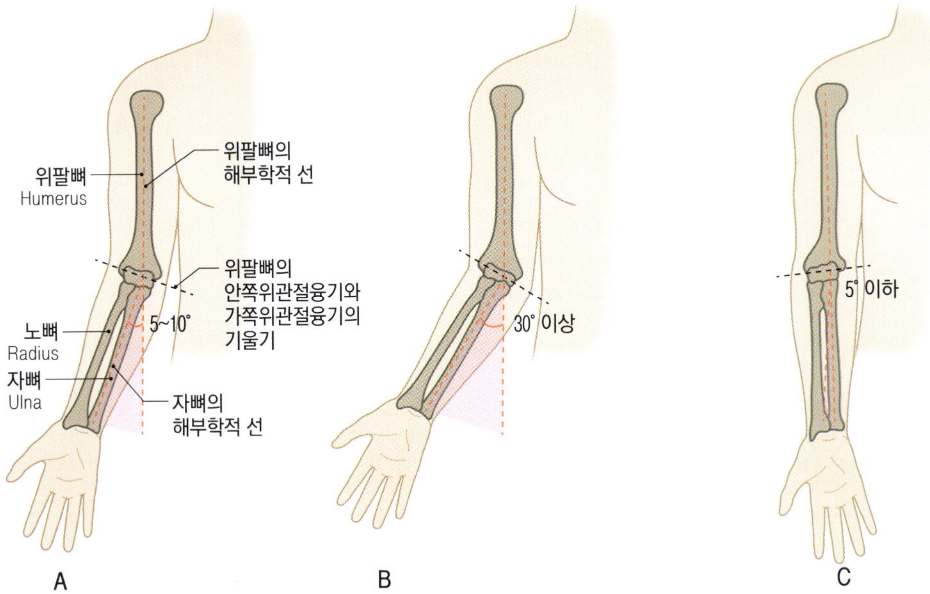

그림 3.107 운반각도. A: 정상, B: 가쪽휜 팔꿈치, C: 안쪽휜 팔꿈치

손목굴 Carpal tunnel

손목굴은 손바닥 쪽의 **가로손목인대**(횡수근인대, transverse carpal ligament) 밑을 지나는 새끼손가락 굵기의 관(canal)을 말한다. 손배뼈결절과 큰마름뼈를 잇는 인대와 콩알뼈에서 갈고리뼈고리를 잇는 인대를 가로로 연결한 **굽힘근지지띠**(flexor retinaculum)이다. 손목굴을 통해 손으로 가기위해 각종 신경과 혈관, 근육들이 지나며 발목의 안쪽에도 굽힘근지지띠가 있어 신경과 혈관의 통로가 된다. 손과발의 굽힘근지지띠 밑으로 굴(tunnel)을 형성한다.

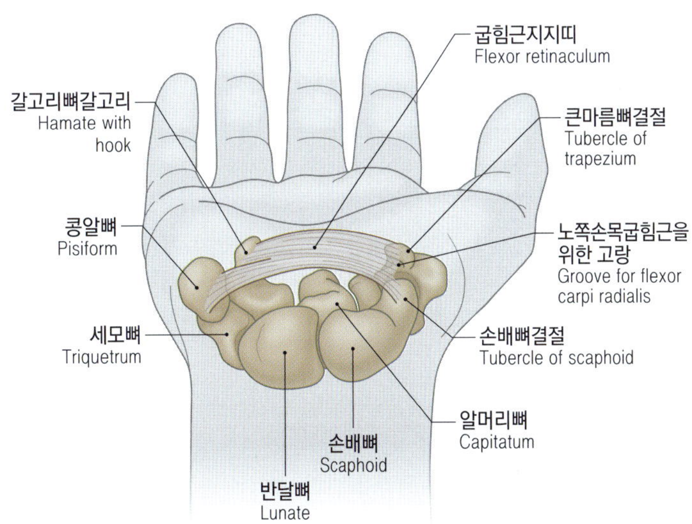

그림 3.108 손목굴

핵심정리 및 문제 CORE ORGANIZATION & PROBLEM

1. 팔뼈(upper limb bone)는 빗장뼈와 어깨뼈로 구성된 팔이음뼈와 자유팔뼈인 위팔뼈, 노뼈, 자뼈, 손목뼈, 손허리뼈, 가락뼈로 구성된다.
2. 'S'자 모양의 __________는 막내골화 방식에 의해 가장 먼저 뼈되기가 되며 분만골절이 쉬운 뼈로 팔신경얼기와 빗장밑동맥을 보호하고 어깨의 정상적 넓이를 유지하는 역할을 한다.
3. 빗장뼈의 관절은 봉우리빗장관절(AC joint)과 복장빗장관절(SC joint)이며, 관련 인대는 원뿔인대와 마름인대이다.
4. __________는 몸통의 뒤쪽에 있는 2면, 3각, 3모서리로 된 납작뼈로, 어깨뼈 뒷면의 주요 구조로 어깨뼈가시를 중심으로 가시위오목과 가시아래오목이 있고 어깨뼈가시(scapular spine) 끝에 뭉툭한 부위가 어깨뼈봉우리이며, 가쪽면에는 접시오목이 있다.
5. 어깨뼈의 접시오목과 위팔뼈머리가 만나 어깨관절(shoulder joint)을 이루며 굽힘, 폄, 모음, 벌림, 돌림, 휘돌림 등의 운동을 하는 다축성 절구관절이다.
6. 어깨관절의 인대는 접시위팔인대가 있으며, 마찰을 줄여줄 장치들인 윤활주머니로 어깨세모근밑, 어깨봉우리밑, 부리돌기밑, 어깨밑근밑 윤활주머니가 있다. 어깨관절은 인대 발달이 미약하고 운동범위가 넓어 불안정하다.
7. __________의 위끝은 작은결절과 큰결절이 있고 해부목과 외과목이 있다. 중간부위는 노신경고랑이 있다.
8. 위팔뼈의 아래끝의 앞쪽은 노오목, 갈고리오목, 작은머리, 도르래가 있고 양쪽으로 안쪽 · 가쪽위관절융기가 있다. 뒤쪽에는 자뼈의 팔꿈치머리를 수용하는 팔꿈치머리오목이 있다.
9. 노뼈의 위끝은 노뼈머리가 있어 위팔뼈의 노오목에 수용되고, 아래끝은 붓돌기가 있으며, 자뼈머리를 수용하는 자파임이 있다.
10. 자뼈 위끝의 갈고리돌기는 위팔뼈의 갈고리오목에 수용되고, 도르래파임은 위팔뼈의 도르래를 수용하고, 뒤쪽에 팔꿈치머리는 위팔뼈의 팔꿈치머리오목에 수용된다.
11. 노뼈와 자뼈 사이에는 아래팔뼈사이막이 있어 노뼈와 자뼈를 지지하며, 체중을 분산하는 역할을 한다.
12. 노뼈와 자뼈는 위끝과 아래끝에서 관절하고 엎침과 뒤침운동이 일어난다.
13. __________은 위팔뼈, 노뼈, 자뼈가 만나는 복합관절이며, 굽힘과 폄 운동을 하는 경첩관절이다.
14. 팔꿈치관절의 주요 인대는 안쪽 · 가쪽곁인대가 있고, 노뼈머리를 고정하는 노뼈머리띠인대가 있다.
15. 몸쪽손목뼈에는 가쪽에서부터 손배뼈, 반달뼈, 세모뼈, 콩알뼈가 있고, 먼쪽손목뼈에는 큰마름뼈, 작은마름뼈, 알머리뼈, 갈고리뼈가 있다.
16. 손목관절은 노뼈와 손배뼈, 반달뼈, 세모뼈와 관절하고 __________는 세모뼈에 얹혀 있어 관절하지 않는다.
17. 손목관절은 이축성 융기관절로 굽힘, 폄, 모음, 벌림이 일어난다.
18. 손목의 주요인대 중 가로손목인대는 손목을 지나는 굽힘근 힘줄의 지지띠(retinaculum)가 되며 밑으로는 손목굴(carpal tunnel)을 이룬다.
19. 먼쪽손목뼈 중 __________는 4, 5번 손허리뼈와 관절한다.
20. 먼쪽손목뼈와 손허리뼈가 이루는 관절을 손목손허리관절(CMC joint)이라 하고, 엄지의 손목손허리관절은 이축성 관절인 안장관절로 굽힘, 폄, 모음, 벌림, 맞섬이 일어난다.
21. 손허리뼈와 손가락이 이루는 관절을 손허리손가락관절(MCP joint)이라고 한다.
22. 손가락사이관절은 몸쪽가락뼈사이관절(PIP joint)과 먼쪽가락뼈사이관절(DIP joint)이 있다.

해답

2. 빗장뼈(clavicle) 4. 어깨뼈(scapula) 7. 위팔뼈(humerus) 13. 팔꿈치관절 16. 콩알뼈 19. 갈고리뼈

3.12 다리뼈와 관절

학습목표 다리뼈의 구성에 대해 알 수 있다.

다리뼈의 구분 Division of lower limb

다리뼈(lower limb bone)는 전체 62개의 뼈로 **다리이음뼈**(골반이음구조, pelvic girdle)와 **자유다리뼈**(bones of free lower limb)로 구성되어 있다. 2개의 다리이음뼈는 볼기뼈(hip bone)이며, 60개의 자유다리뼈는 넓적다리뼈/넙다리뼈(대퇴골, femur), 정강뼈(경골, tibia), 종아리뼈(비골, fibula), 무릎뼈(슬개골, patella), 발허리뼈(중족골, metatarsal bone), 가락뼈(phalanx)로 구분된다(그림 3.110). 다리뼈의 관절은 볼기뼈와 척추뼈인 엉치뼈(천골, sacrum)와 관절을 이루는 **엉치엉덩관절**(천장관절, sacroiliac joint), 볼기뼈와 넙다리뼈와 관절을 이루는 **엉덩관절**(고관절, hip joint)이 있다. 넙다리뼈와 정강뼈 및 무릎뼈가 이루는 **무릎관절**(슬관절, knee joint)이 있고, 몸쪽과 먼쪽의 정강뼈와 종아리뼈가 이루는 정강종아리관절(경비관절, tibiofibular joint), 정강뼈, 종아리뼈, 목말뼈(거골, talus)가 이루는 **발목관절**(족관절, ankle joint)과 발목뼈와 **가락뼈의 관절**이 있다.

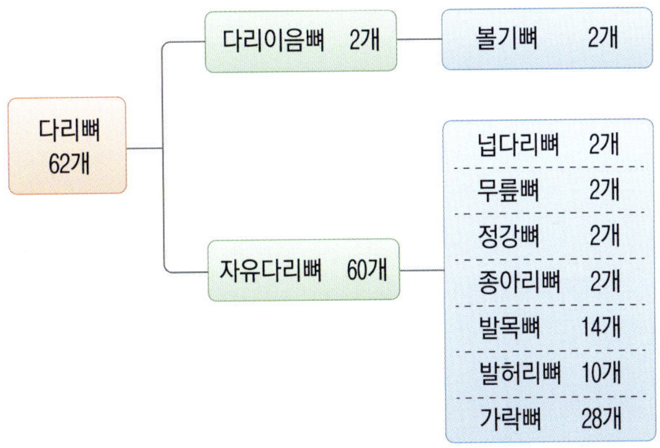

그림 3.109 다리뼈의 구분

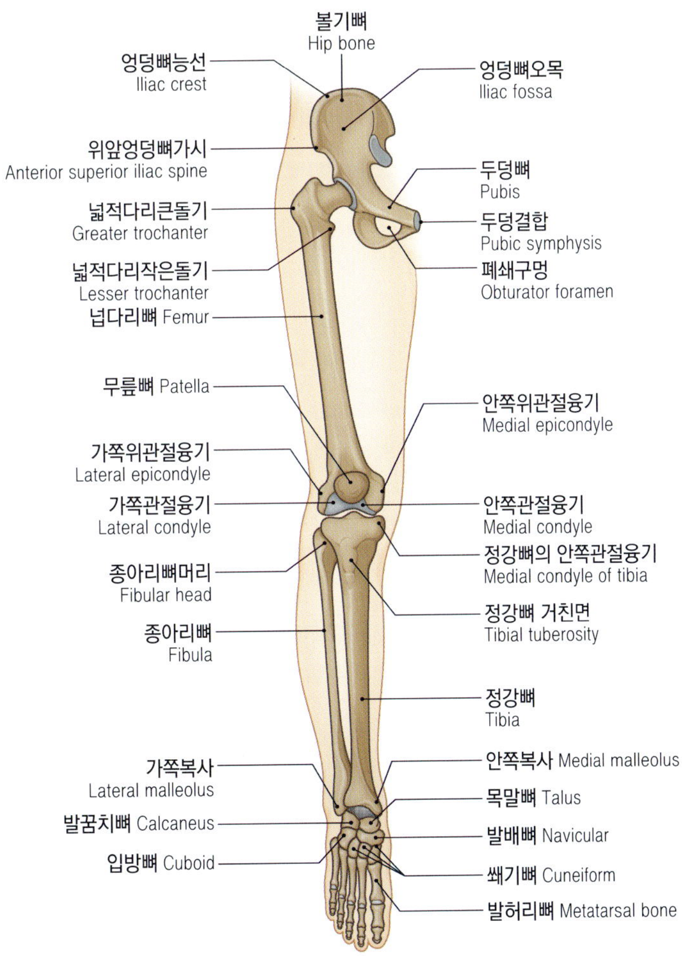

그림 3.110 다리뼈의 구분

3.12 다리뼈와 관절

학습목표 골반에 대해 알 수 있다.

볼기뼈의 구조 Structure of hip bone

볼기뼈(hip bone)는 위쪽의 엉덩뼈, 앞쪽의 두덩뼈, 뒤쪽의 궁둥뼈로 구성된 척추와 다리를 이어주는 **다리이음뼈**(골반이음구조, pelvis girdle)이다. 볼기뼈는 원래 3개의 뼈가 절구(acetabulum) 부위에 'Y'자 형태로 연골에 의해 결합되어 있다가 사춘기 이후 완전 융합되어 왼쪽과 오른쪽 각각 1개씩 총 2개의 뼈가 된다.

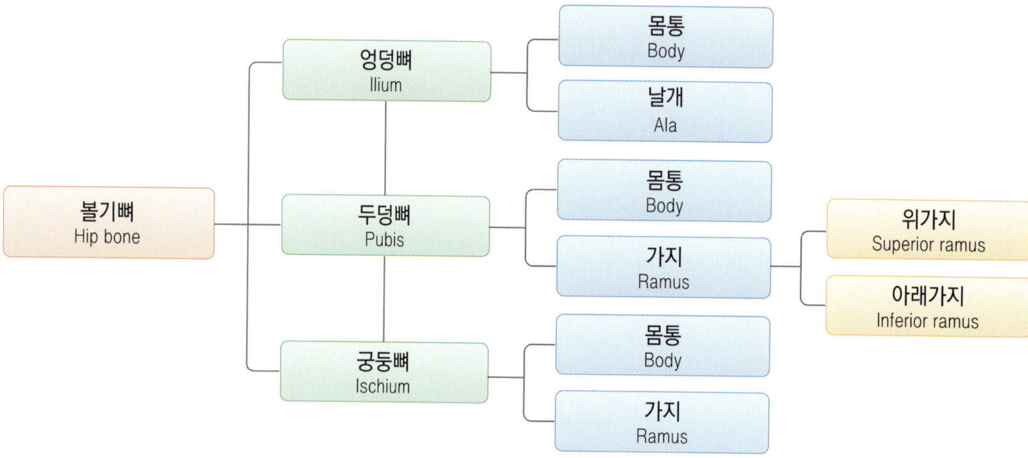

그림 3.111 볼기뼈의 구성

엉덩뼈(장골) Ilium 볼기뼈의 위쪽을 차지하며 안쪽면의 활꼴선(arcuate line)과 바깥면의 아래볼기선을 기준으로 위쪽의 가지인 엉덩뼈날개와 아래쪽 절구부분의 몸통으로 나뉜다.

몸통 Body 엉덩뼈몸통은 엉덩뼈 절구의 위쪽 2/5를 차지한다.

엉덩뼈날개(장골익) Ala of ilium 활꼴선을 기준으로 엉덩뼈가지(iliac ramus)인 엉덩뼈날개는 가장 위쪽의 **엉덩뼈능선**(장골능선, iliac crest)이 길게 뻗어있다. 능선을 따라 앞 · 뒤쪽으로 **위 · 아래앞엉덩뼈가시**(anterior superior · inferior iliac spine)가 있고, 가시 아래쪽에 **위 · 아래뒤엉덩뼈가시**(posterior superior · inferior iliac spine)가 있다. 앞쪽 아래쪽에는 오목하게 들어간 **엉덩뼈오목**(장골와, iliac fossa)이 있고, 엉덩뼈오목 뒤가쪽에는 엉치뼈(sacrum)의 **귓바퀴면**(auricular surface)과 관절하는 엉덩뼈의 귓바퀴면이 있다. 엉덩뼈날개 뒤가쪽으로 **볼기면**(둔부면, gluteal surface)이 있다.

두덩뼈(치골) Pubis 볼기뼈의 앞 아래쪽을 차지하며 엉덩두덩융기는 엉덩뼈와 두덩뼈를 구분한다. 엉덩뼈는 몸통과 가지로 나뉜다.

몸통 Body **엉덩두덩융기**(장골치골융기, iliopubic eminence)가 있는 두덩뼈 몸통은 절구의 앞쪽 1/5을 차지한다.

가지(지) Ramus 두덩뼈는 두 개의 가지, 즉 위가지와 아래가지로 나눈다. 가지가 이행하는 부위에 **두덩결합면**(symphyseal surface)이 있고 결합면 사이에는 섬유성연골(두덩사이원반, interpubic disc)이 끼여 있다. **위가지**의 두덩결절은 **고샅인대**(inguinal ligament)의 부착부위가 된다. **아래가지**는 궁둥뼈의 가지와 결합하여 **폐쇄구멍**(폐쇄공, obturator foramen)을 형성하며 남 · 여간 모양의 차이를 보인다.

3.12 다리뼈와 관절

학습목표 골반의 인대에 대해 알 수 있다.

궁둥뼈(좌골)Ischium 볼기뼈의 뒤 아래쪽을 차지하는 'L'자 모양의 뼈로 궁둥뼈결절에 의해 두덩뼈와 궁둥뼈를 구분한다. 궁둥뼈는 몸통과 가지로 나뉜다.

몸통Body 절구의 뒤쪽 2/5를 차지하고, 뒷면에 있는 **궁둥뼈가시**(좌골극, ischial spine)에 **엉치가시인대**(천극인대, sacrospinous ligament)가 부착하는데, 이 인대를 기준으로 **큰궁둥구멍**(대좌골공, greater sciatic foramen)과 **작은궁둥구멍**(소좌골공, lesser sciatic foramen)으로 나누며, 큰궁둥구멍은 궁둥신경(좌골신경, sciatic nerve) 및 혈관의 통로가 된다. 앉았을 때 표면과 맞닿은 부위인 궁둥뼈결절은 넓적다리두갈래근(긴갈래)의 부착부위가 된다.

가지(지)Ramus 궁둥뼈가지와 두덩뼈 아래가지(치골하지, inferior ramus of pubis)가 결합하여 **폐쇄구멍**(폐쇄공, obturator foramen)을 형성한다.

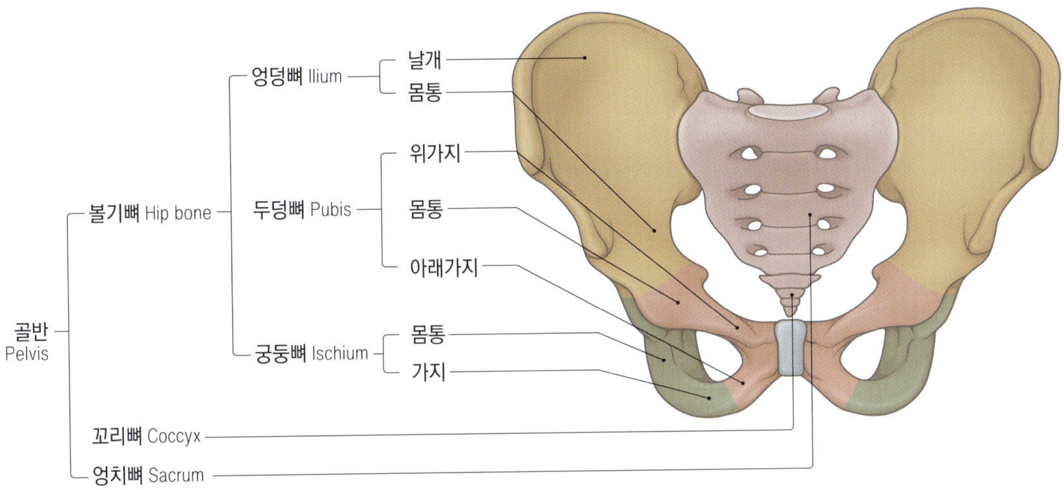

그림 3.112 볼기뼈의 구분

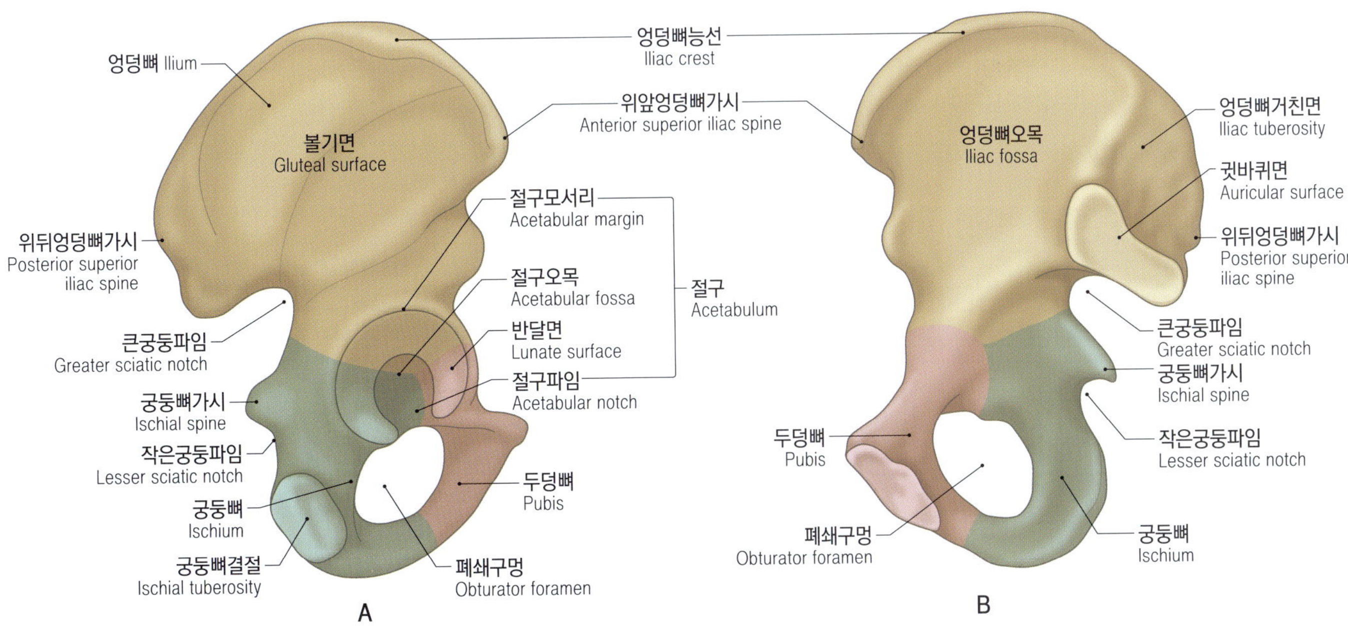

그림 3.113 볼기뼈. A: 가쪽면, B: 안쪽면

3.12 다리뼈와 관절

학습목표 볼기뼈에 대해 알 수 있다.

골반의 구분 Division of pelvis

골반(pelvis)은 대야(basin) 모양으로 몸통뼈 중 척추뼈인 엉치뼈와 꼬리뼈, 다리뼈 중 다리이음뼈(골반이음구조, pelvic girdle)인 볼기뼈(hip bone)를 합쳐 **골반**이라 하고 총 4개의 뼈로 구성된다. 골반안(골반강, pelvic cavity) 장기들인 방광, 자궁, 직장, 전립샘 등을 보호하며 몸통과 다리의 체중을 떠받치는 역할을 한다.

골반의 구분 Division of pelvis

골반을 구분하기 위해서는 표식점과 각종 선(line)을 알아야 한다. 중요한 표식점은 엉치뼈의 돌출 끝부분인 **엉치뼈곶**(천골곶, sacral promontory)이다. 엉치뼈곶에서 시작하여 엉치뼈날개(ala of sacrum)에 휘어지는 부분인 활꼴선(arcuate line)과 두덩뼈선(pubic line)을 이은 선을 **분계선**(terminal line)이라 하고 분계선에 해당하는 입구를 **골반입구**(위골반문, pelvic inlet)라고 한다. 왼 · 오른쪽의 분계선을 합쳐 **위골반문둘레**(상골반문연, pelvic brim)라고 하며, 위골반문둘레 양쪽을 이은 선 아래쪽이 **작은골반**(lesser pelvis)이며 참골반(true pelvis)이 된다. 참골반 안쪽 공간인 골반안은 비뇨생식기 및 소화기의 주요 장기를 보호한다. **큰골반**(greater pelvis)은 엉덩뼈날개 양쪽을 잇는 부분으로 내장을 떠받치고 있고 거짓골반(가골반, false pelvis)이라고 한다. **골반출구**(아래골반문, pelvic outlet)는 회음(perineum)에 해당하는데, 앞면은 두덩결합, 왼 · 오른쪽은 궁둥뼈결절(좌골결절, ischial tuberosity), 뒷면은 꼬리뼈로서 경계를 이룬다. 골반입구의 중심부와 골반출구의 중심부를 잇는 가상선을 **골반축**(axis of pelvis)이라 하고, 분만 시 태아의 머리가 유도되는 산도(parturient canal)가 된다.

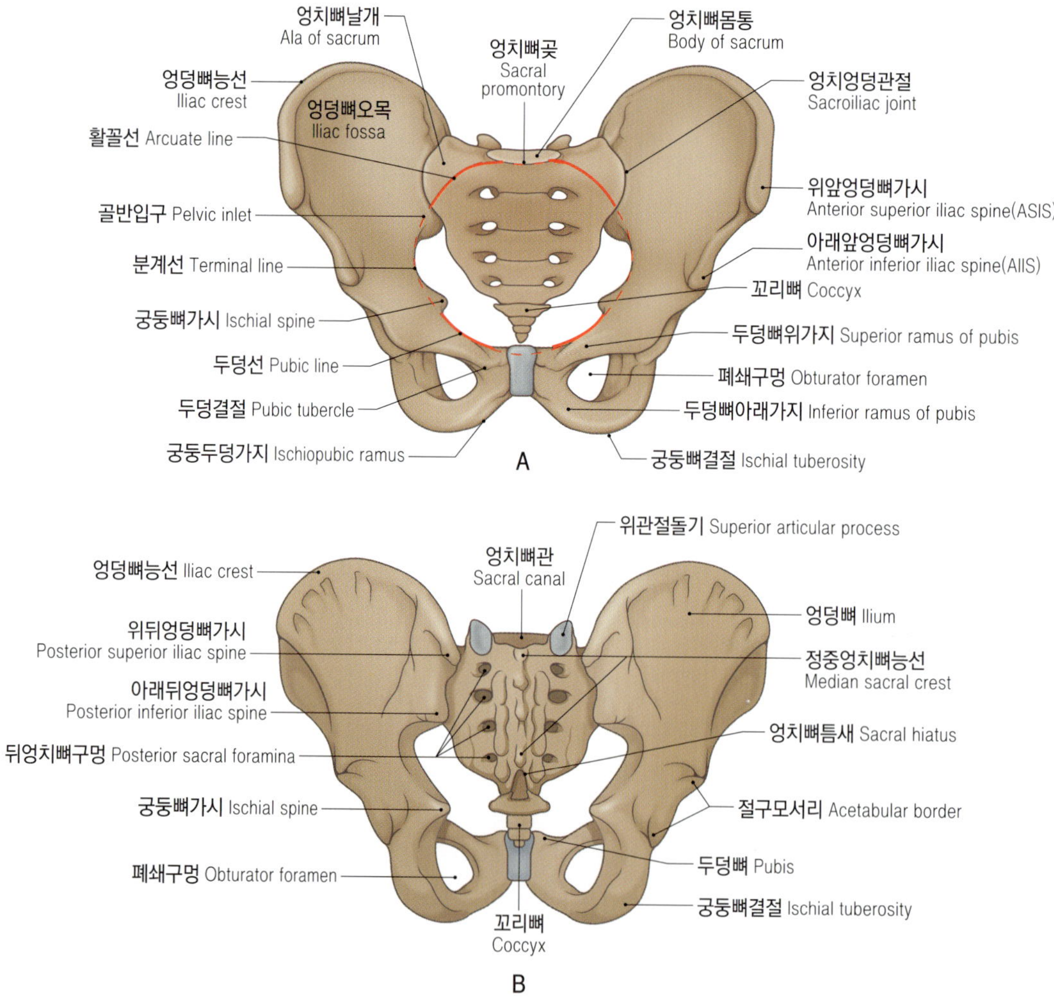

그림 3.114 골반. A: 앞면, B: 뒷면

3.12 다리뼈와 관절

학습목표 볼기뼈에 대해 알 수 있다.

골반의 관절과 인대 Joint & Ligament of pelvis

골반의 관절

엉치뼈(천골, sacrum)의 귓바퀴면(auricular surface)과 엉덩뼈(장골, ilium)의 귓바퀴면이 만나 이루는 **엉치엉덩관절**(천장관절, sacroiliac joint)을 이루고, 볼기뼈의 절구(비구, acetabulum)와 넙다리뼈머리가 관절하여 **엉덩관절**(고관절, hip joint)을 이룬다.

골반의 인대

배와 다리를 구분하는 **고샅인대**(inguinal ligament)와 큰궁둥구멍(대좌골공, greater sciatic foramen)과 작은궁둥구멍(소좌골공, lesser sciatic foramen)의 경계가 되는 **엉치가시인대**(천극인대, sacrospinous ligament)가 있고, 엉치뼈와 궁둥뼈결절을 잇는 **엉치결절인대**(천결절인대, sacrotuberous ligament)가 있다.

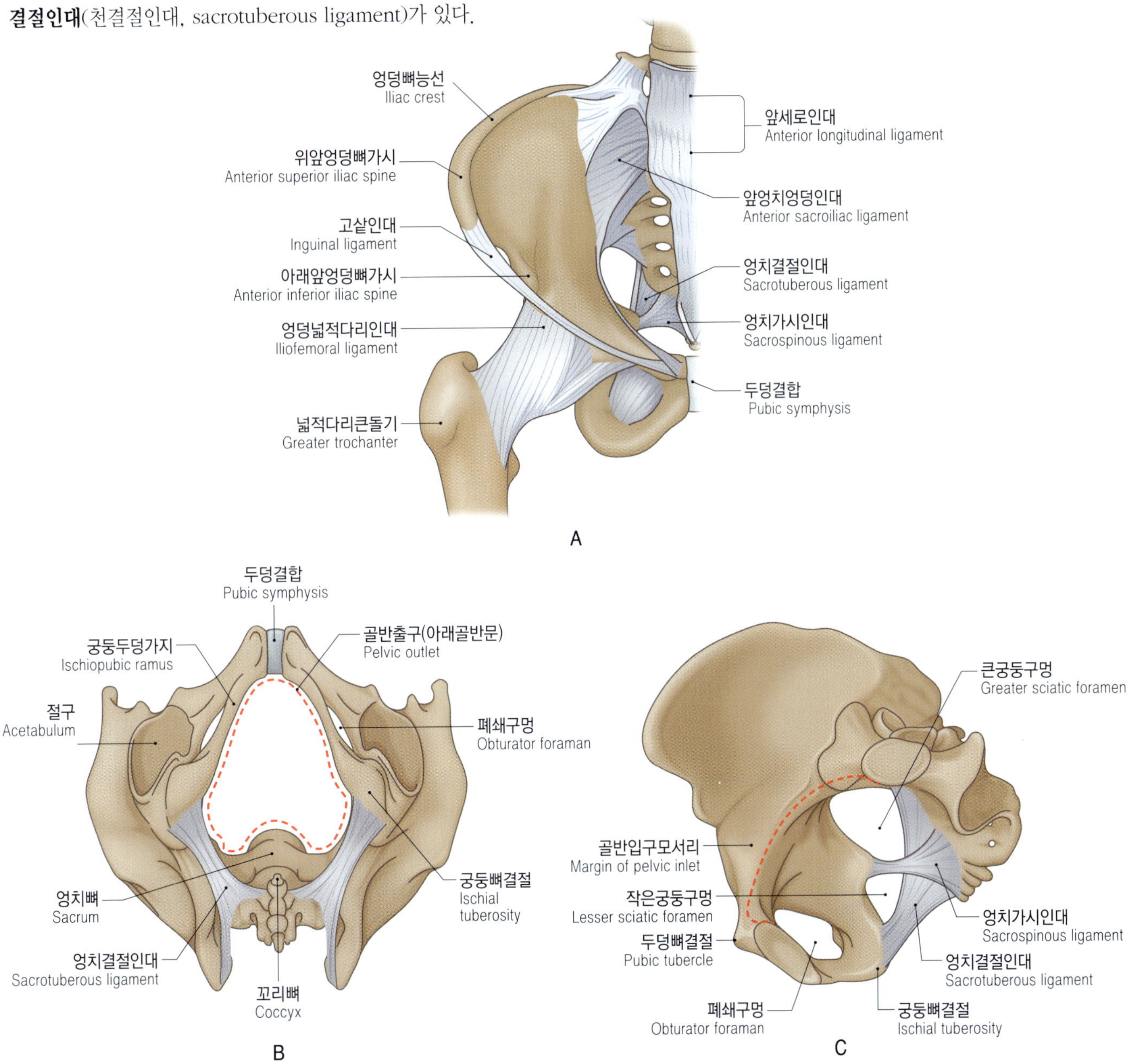

그림 3.115 골반의 인대. A: 앞면, B: 아랫면, C: 안쪽면

3.12 다리뼈와 관절

학습목표 골반의 계측에 대해 알 수 있다.

골반 계측 Measurement of the pelvis

엉치뼈곶(sacral promontory)에서 활꼴선(arcuate line), 두덩결합(pubic symphysis)을 잇는 분계선(terminal line)의 양쪽을 **골반입구**(pelvic inlet)라고 하고 **위골반문**이 된다. **골반출구**(아래골반문, pelvic outlet)는 앞쪽의 두덩결합, 양가쪽의 궁둥뼈결절(좌골결절, ischial tuberosity), 뒤쪽의 꼬리뼈를 잇는 가상선으로 **회음**(perineum)이 된다(그림 3.116).

- **골반입구의 가로지름(transverse diameter)**은 분계선 위면 양쪽을 가로로 이은 지름이며 골반출구의 가로지름은 궁둥뼈결절 양쪽을 이은 선이다. 골반입구의 가로지름은 약 124mm로 골반의 계측방법 중 가장 긴지름이다.
- **빗지름(oblique diameter)**은 엉치엉덩관절과 반대쪽 엉덩두덩융기를 잇는 선이며 약 122mm이다.
- **골반입구의 앞뒤지름(anteroposterior diameter of pelvic inlet)**은 엉치뼈곶에서 두덩결합 사이를 잇는 선이며, 골반출구의 앞뒤지름은 꼬리뼈에서 두덩결합을 이은 선을 말한다(그림 3.117).

골반기울기(inclination of pelvis)란 골반입구의 앞뒤지름과 수평선이 이루는 각도를 말하고 서있을 때 60~65°가 된다(그림 3.118).

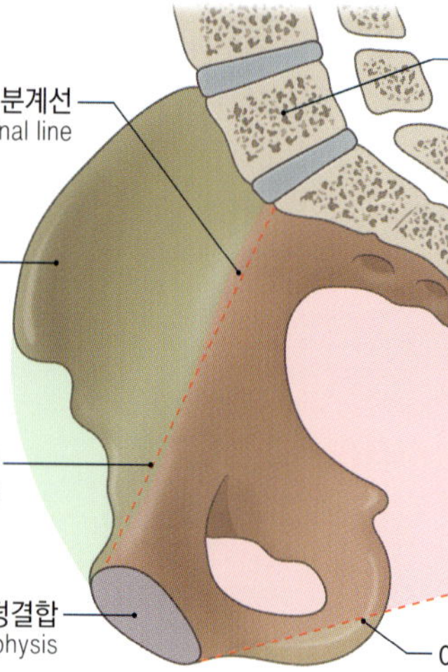

그림 3.116 골반의 경계와 골반 축

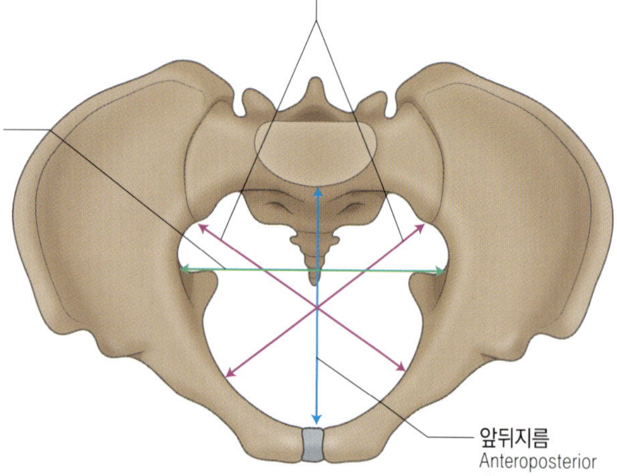

그림 3.117 골반계측

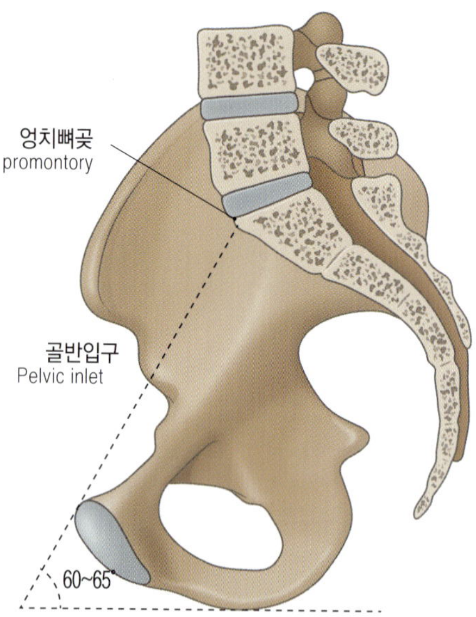

그림 3.118 골반경사

3.12 다리뼈와 관절

학습목표 남 · 여 골반의 차이에 대해 알 수 있다.

남 · 여 골반의 차이

Male · Female a different in pelvis

사체의 뼈에서 남 · 여 골반을 구분할 수 있는 방법은 골반 모양을 관찰하면 차이를 쉽게 알 수 있다. 주요한 남 · 여 골반의 차이는 표 3.11과 같다.

표 3.11 남 · 여 골반의 차이

구분	여성	남성
골반전체	비교적 가볍고 매끈함	비교적 무겁고 거침
큰골반	좁음	넓음
작은골반	넓고 얕음	좁고 깊음
작은골반 용적	큼	작음
골반입구 모양	타원형	삼각형
두덩결합 길이	짧음	길
두덩밑각	큼 (>100°)	작음 (<90°)
폐쇄구멍 모양	삼각형	타원형
엉덩뼈	바로 섬	약간 누움

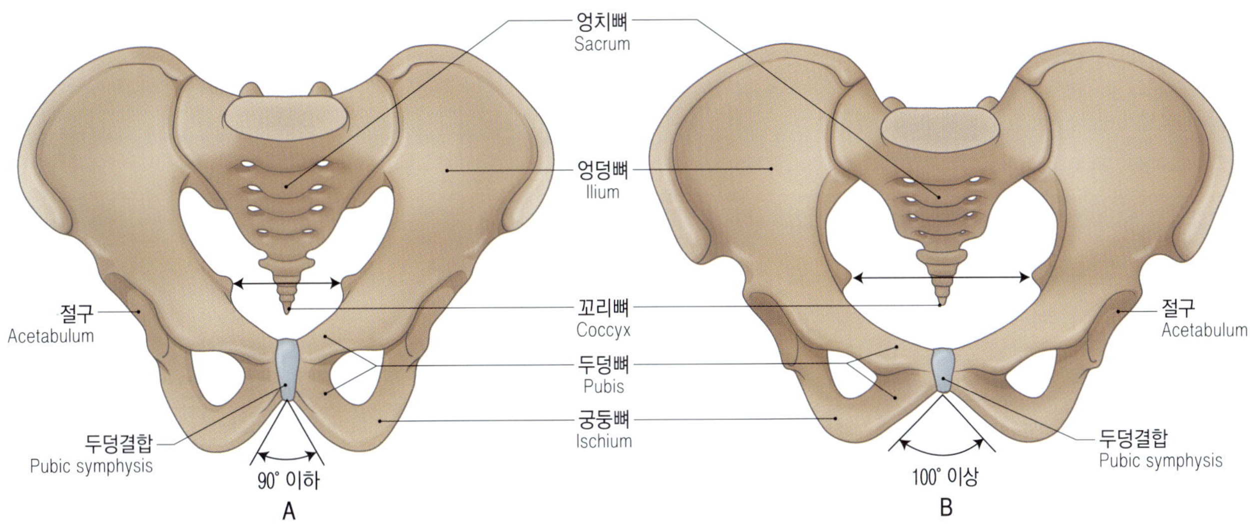

그림 3.119 골반의 비교. A: 남성, B: 여성

관련 질환

골반골절 Pelvic fracture

골반골절(pelvic fracture)은 골반에 금이 가거나 뼈의 연속성이 붕괴되어 부러진 상태를 말하며, 머리뼈골절 다음으로 사망률이 높고 합병증도 심한 편이다. 교통사고나 추락사고 또는 강력한 외력에 의해 골절이 일어나 골반안의 출혈이 동반되어 골반 안과 바깥의 주요장기인 방광, 자궁, 요도 등의 손상이 되기 쉽다. 치료는 환자의 상태에 따라 다른데, 일반적으로 골반고리의 손상이 없는 골절이나 골반고리의 손상이 있으나 금만 간 골절은 침상에서 안정 등 보존적 요법으로도 가능하나 골반고리에 손상이 있는 경우에는 정복술 이외에 수술적 방법을 시행하는 경우도 있다.

3.12 다리뼈와 관절

학습목표 넙다리뼈에 대해 알 수 있다.

넙다리뼈(넓적다리뼈)의 구조 Structure of femur

넙다리뼈(대퇴골, femur)는 인체의 뼈 중 가장 길고 크다. 절구(acetabulum)와 넓적다리뼈머리가 관절하여 **엉덩관절**(고관절, hip joint)을 이룬다. 해부학적으로 넙다리뼈는 체중을 효율적으로 부하하기 위해 기울어져 있다. 이 기울기는 수직선에 비해 역학적 축(체중부하선)은 6° 정도 기울어져 있고, 넙다리뼈 몸통의 기울기인 해부학적 축은 9° 정도 기울어져 있다. 넙다리뼈는 해부학적으로 위끝(upper end), 몸통(shaft), 아래끝(lower end) 세 부분으로 나눈다.

위끝 Upper end 볼기뼈와 관절을 이루는 **넓적다리뼈머리**(대퇴골두, head of femur)와 비교적 긴 **넓적다리뼈목**(대퇴골경, neck of femur)이 있다. 넓적다리뼈머리 중앙부에 오목하게 파인 넓적다리뼈머리오목(대퇴골두와, fovea of head of femur)에는 넙다리뼈를 절구에 고정시키는 관절 내 인대인 **넓적다리뼈머리인대**(대퇴골두인대, ligament of femoral head)가 부착한다. 넓적다리뼈머리인대가 유도되는 통로로 혈관과 신경이 함께 빠져나오므로 해부학적으로 중요한 인대가 된다. 넓적다리뼈목의 돌출부는 가쪽으로 **넓적다리큰돌기**(대전자, greater trochanter)와 뒤 · 안쪽의 **넓적다리작은돌기**(소전자, lesser trochanter)가 있다. 넓적다리큰돌기에는 대부분의 볼기부 근육들이 부착하며, 작은돌기에는 엉덩부 근육인 엉덩허리근이 부착한다. 넓적다리큰돌기와 넓적다리작은돌기는 앞 · 뒤로 넓적다리돌기사이선(전자간선, intertrochanteric line)과 넓적다리돌기사이능선(전자간능선, intertrochanteric crest)에 의해 서로 연결되어 있다.

뼈몸통 Body 체중을 지탱하기 위해 몸통은 안쪽으로 비스듬히 기울어져 있는데 넓적다리뼈목의 중심축과 몸통의 중심축이 이루는 정상 각도(목–몸통각)는 125°이다. 몸통 뒷면의 **거친선**(조선, linea aspera)은 넓적다리모음근의 부착부가 되고 위쪽의 넓적다리큰돌기까지 이어져 **볼기근거친면**(둔근조면, gluteal tuberosity)이 되어 큰볼기근(대둔근, gluteus maximus muscle)의 부착점이 된다.

아래끝 Lower end 앞쪽은 무릎뼈가 부착하는 무릎면이 있고 뒤쪽은 **안쪽 · 가쪽위관절융기**(내 · 외측상과, medial · lateral epicondyle) 및 **안쪽 · 가쪽관절융기**(medial · lateral condyle)가 있으며 그 사이에 오목하게 파인 **융기사이오목**(intercondylar fossa)은 무릎의 안정성에 중요한 인대인 **십자인대**(cruciate ligament)가 부착한다.

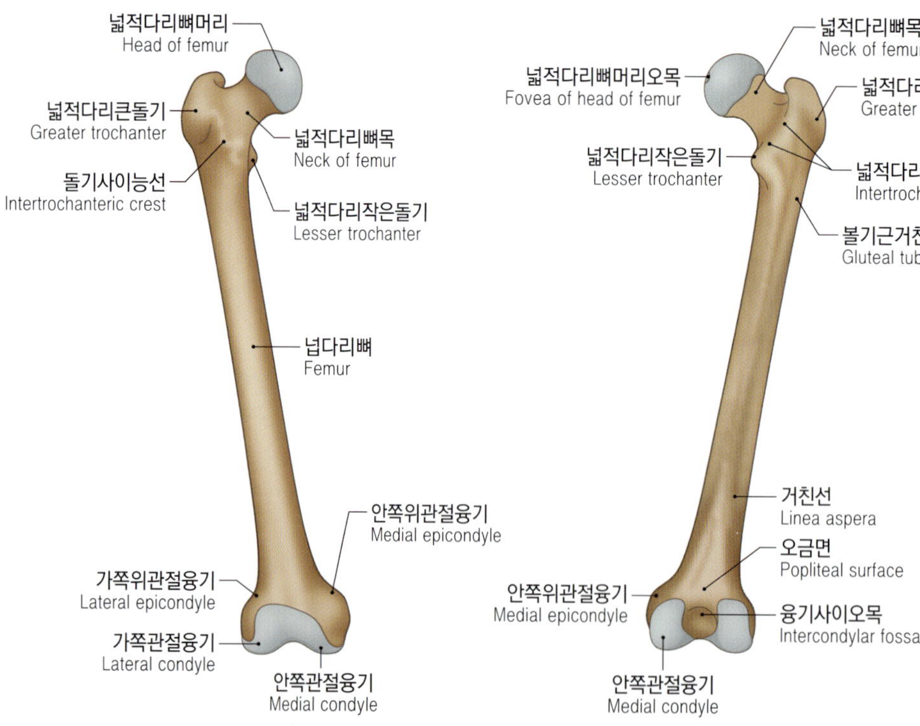

그림 3.120 넙다리뼈. A: 앞면, B: 뒷면

학습목표 엉덩관절과 인대에 대해 알 수 있다.

엉덩관절과 인대 Hip joint & ligament

엉덩관절(고관절, hip joint)은 볼기뼈의 절구와 넓적다리뼈머리가 만나는 단순관절이다. 어깨관절 다음으로 인체에서 운동범위가 넓은 절구관절(cotyloid joint)로 굽힘, 폄, 모음, 벌림, 안쪽 · 가쪽돌림, 휘돌림이 가능하고, 관절보조장치로 **접시테두리**가 있다. 어깨관절에 비해 넓적다리뼈머리가 길고 절구가 깊어 안정적이나 뒤쪽의 인대발달이 미약하여 뒤위쪽으로 탈구가 되기 쉽다. 보강인대는 엉덩관절의 안정성을 위해 넙다리뼈를 중심으로 위쪽, 앞쪽, 뒤쪽에서 보강하는 인대가 있다. 위쪽에 아래앞엉덩뼈가시(anterior inferior iliac spine)에서 넙다리뼈를 잇는 인체에서 가장 강한 인대로 엉덩관절의 과다 폄(hyperextension)을 방지하는 'Y'자 모양의 **엉덩넓적다리인대**(장골대퇴인대, iliofemoral ligament)로 일명 **비글로우인대**(Bigelow ligament)라고도 한다. 앞쪽으로 두덩뼈의 윗가지(ramus superior)에서 넙다리뼈를 잇는 **두덩넓적다리인대**(치골대퇴인대, pubofemoral ligament)가 있으며, 뒤쪽으로 **궁둥넓적다리인대**(좌골대퇴인대, ischiofemoral ligament)가 있다. **넓적다리머리인대**(ligament of femoral head)는 혈관과 신경을 유도하고 관절의 안정성에 기여하는 중요한 인대이다. 또한 절구파임(acetabular notch)을 양쪽에서 이어주는 **절구가로인대**(비구횡인대, transverse acetabular ligament)가 있다.

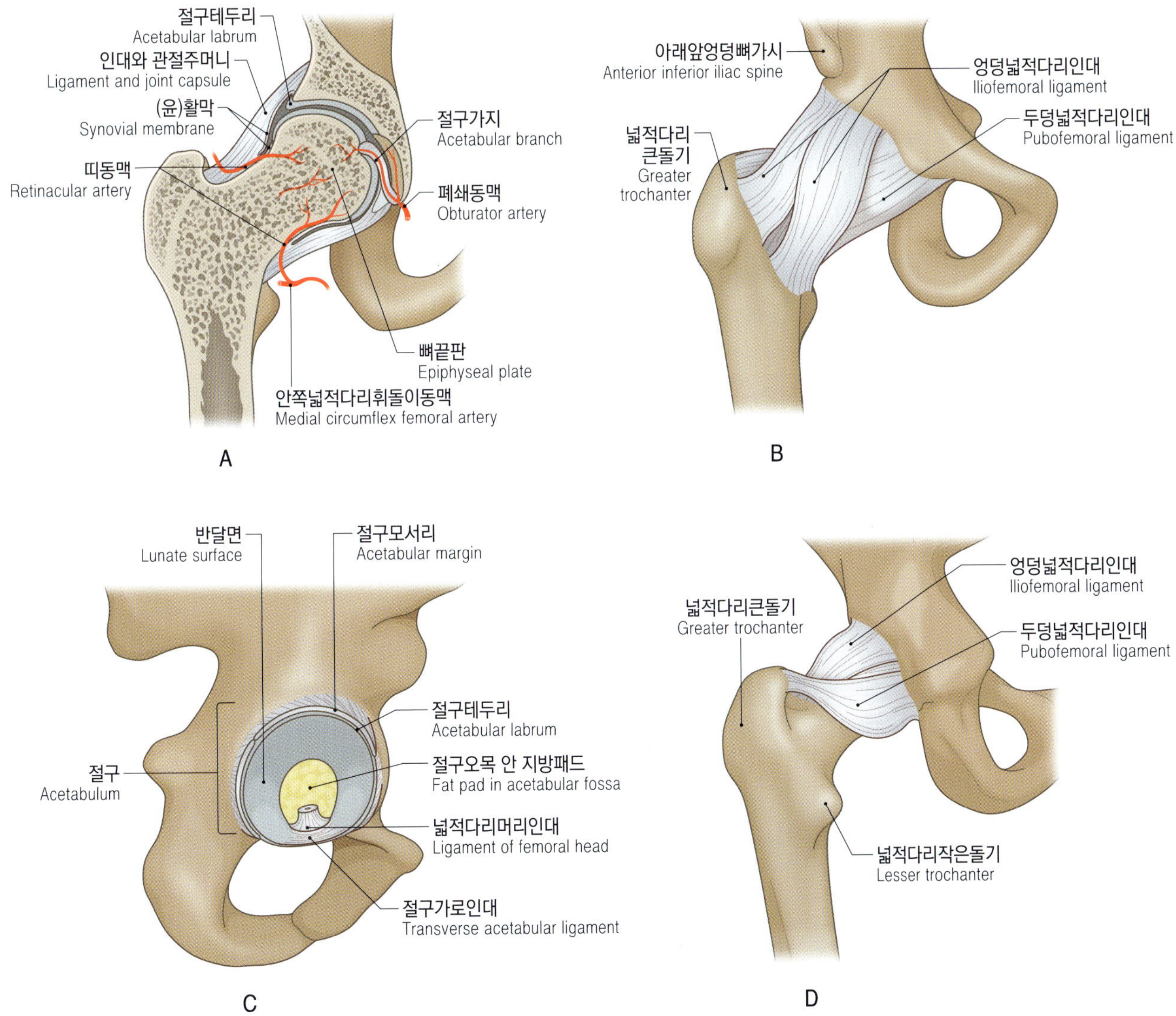

그림 3.121 넙다리뼈의 관절과 인대. A: 엉덩관절, B: 앞면, C: 가쪽면, D: 뒷면

3.12 다리뼈와 관절

학습목표 정강뼈에 대해 알 수 있다.

정강뼈의 구조 Structure of tibia

정강뼈(경골, tibia)는 종아리뼈 안쪽을 구성하는 뼈로 위끝은 무릎뼈 및 넙다리뼈와 관절하여 **무릎관절**(슬관절, knee joint)을 이루고 아래끝은 종아리뼈와 함께 발목뼈와 관절하여 **발목관절**(족관절, ankle joint)을 이룬다. 정강뼈는 위끝과 몸통, 아래끝으로 구분할 수 있다.

위끝 Upper end **정강뼈거친면**(경골조면, tibial tuberosity)에 무릎인대가 부착하고, 양쪽으로 돌출한 **안쪽 · 가쪽관절융기**는 **곁인대**(측부인대, collateral ligament)가 부착하는 곳이다. 뒤쪽의 **융기사이융기**(intercondylar eminence)는 **십자인대**가 일어나 넙다리뼈 뒷면의 융기사이오목에 부착한다. 가쪽으로 종아리뼈머리(비골두, head of fibula)와 관절하는 종아리뼈머리 관절면이 있다.

뼈몸통 Body 앞면은 피라미드 형태의 삼각기둥 모양이며, 종아리뼈 사이 **뼈사이모서리**(골간연, interosseous border)에 종아리뼈사이막(골간막, crural interosseous membrane)이 있다. 뒷면은 매끈한 구조를 이룬다.

아래끝 Lower end 안쪽에는 볼록하게 튀어나온 **안쪽복사**(내측과, medial malleolus)가 있고 가쪽으로 종아리뼈 아래끝과 관절하는 **종아리파임**(fibular notch)이 있다. 아랫면은 목말뼈(거골, talus)를 수용하기 위해 움푹 파인 **아래관절면**(inferior articular surface)이 있다.

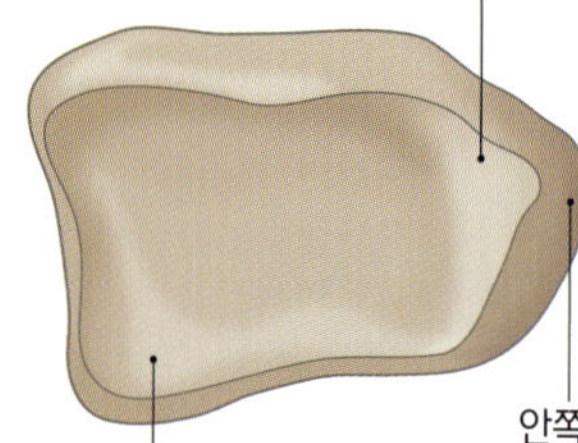

그림 3.122 정강뼈의 아랫면

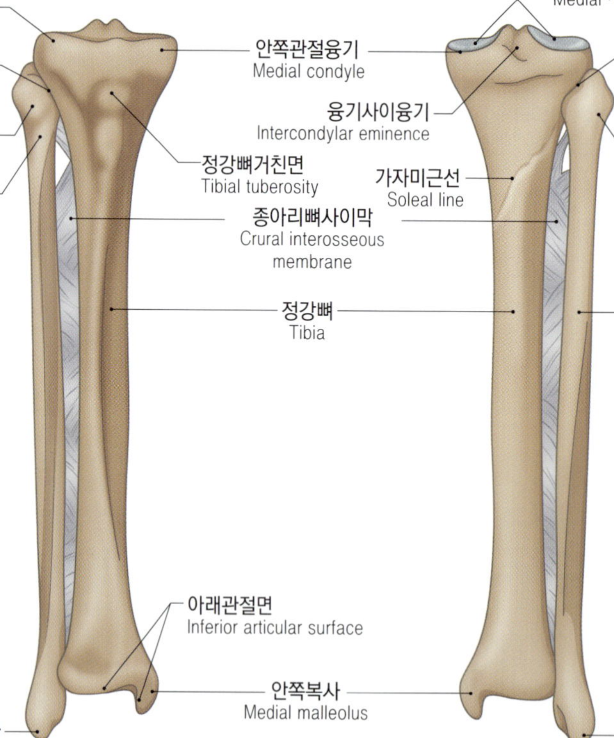

그림 3.123 정강뼈. A: 앞면, B: 뒷면

3.12 다리뼈와 관절

학습목표 종아리뼈, 무릎뼈에 대해 알 수 있다.

종아리뼈의 구조 Structure of fibula

종아리뼈(비골, fibula)는 종아리 가쪽을 구성하는 뼈로 무릎관절을 형성하지 않으나 정강뼈와 함께 발목관절 형성에 관여한다.

위끝 Upper end 종아리뼈머리(head of fibula)는 정강뼈의 가쪽관절융기와 관절한다.

뼈몸통 Body 긴사각기둥 형태로 4개의 모서리가 있다.

아래끝 Lower end 가쪽의 **가쪽복사**(외측과, lateral malleolus)가 돌출되어 있고, 안쪽에 있는 정강뼈의 안쪽복사보다 더 아래쪽으로 내려와 있어 약 6° 정도의 기울기를 보인다.

무릎뼈의 구조 Structure of patella

무릎뼈(슬개골, patella)는 출생 이후에 발생한다. 마름모 형태에 가까운 구조로 겉면의 위쪽을 **무릎뼈 바닥**(슬개골저, base of patella)이라 하고, 아래끝을 **무릎뼈끝**(슬개골첨, apex of patella)이라고 한다. 속면은 양쪽으로 약간 오목하게 들어가 넙다리뼈의 관절면과 관절한다. 무릎뼈는 넓적다리네갈래근(quadriceps femoris muscle)의 힘줄 밑에 있는 인체에서 가장 큰 **종자뼈**(sesamoid bone)이다.

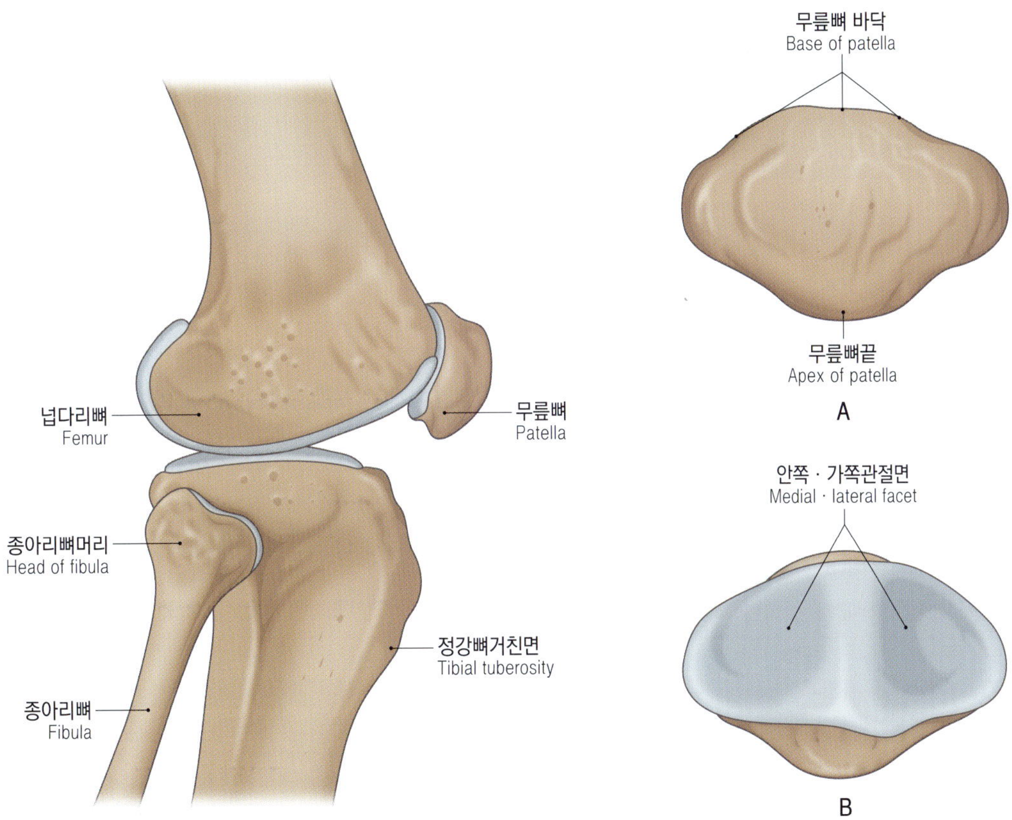

그림 3.124 무릎뼈. A: 앞면, B: 뒷면

3.12 다리뼈와 관절

학습목표 무릎관절과 인대에 대해 알 수 있다.

무릎관절 Knee joint 무릎관절(슬관절, knee joint)은 구조상 인체에서 가장 복잡한 관절이다. 넙다리뼈와 정강뼈, 무릎뼈가 만나는 **복합관절**(compound joint)로 기능적으로는 움직임이 매우 복잡한 관절로 굽힘과 폄 이외에 약간의 돌림이 가능한 해부학적으로는 **경첩관절**(hinge joint)로 분류한다. 관절 보조장치로 무릎관절 안(cavity) 안쪽에는 'C'자 모양의 **안쪽반달**(내측반달연골, medial meniscus)이 있고, 가쪽에는 'O'자 모양인 **가쪽반달**(외측반달연골, lateral meniscus)이 정강뼈 위쪽의 오목한 면에 붙어 있다.

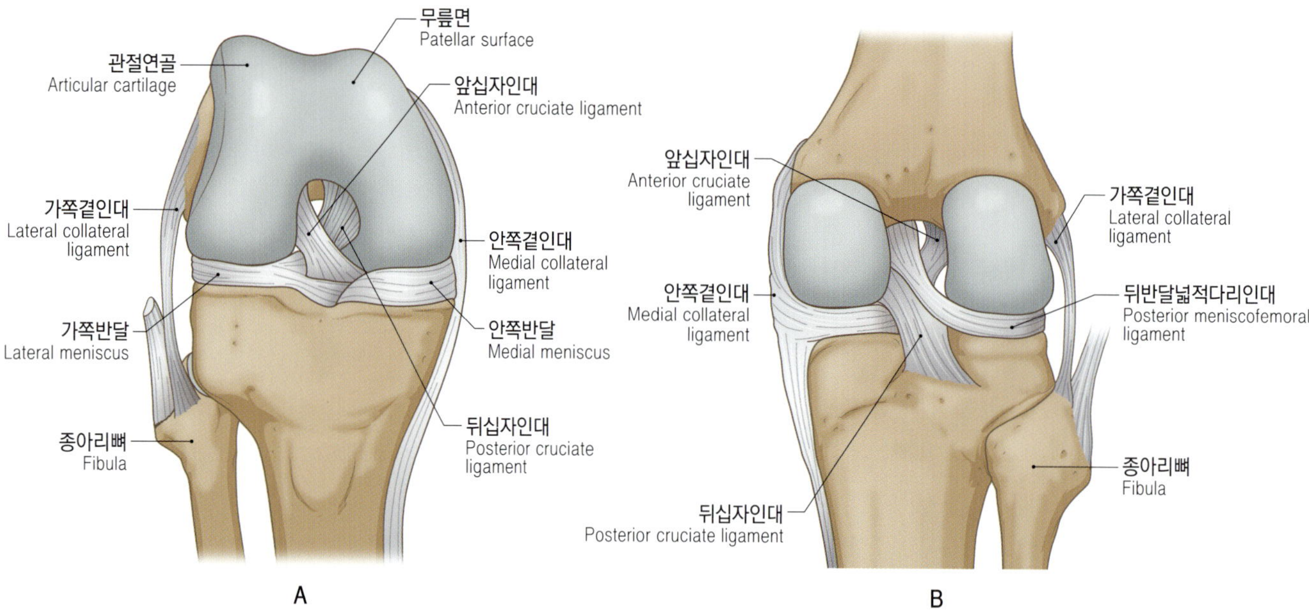

그림 3.125 무릎관절. A: 앞면, B: 뒷면

관련 질환

무릎관절의 불행삼주징 Unhappy triad of knee joint

'날아간 무릎'으로도 알려진 무릎관절의 불행삼주징(unhappy triad)은 3개의 구조가 한꺼번에 손상받는 것을 의미한다. 'Triad'는 3인조, 3개 한 벌이라는 뜻으로 3개의 구조를 **3Cs**라고 한다. 3Cs는 **안쪽곁인대**, **앞십자인대**, **안쪽반달**의 손상이다. 앞십자인대는 무릎을 펼 때 최대한 긴장한다. 또한 넙다리뼈에 대해 정강뼈가 앞쪽으로 이동하는 것과 정강뼈의 안쪽돌림을 방지한다. 안쪽반달 연골은 가쪽반달에 비해 두께가 일정하지 않고 안쪽곁인대에 밀착되어 있어 외력에 대응할 수 있는 유동성이 떨어진다. 그러므로 외력이나 순간적으로 지면에 다리를 고정하고 무릎을 편 상태에서 급격한 안쪽으로 돌렸을 때 3개의 구조가 한꺼번에 손상받을 수 있다.

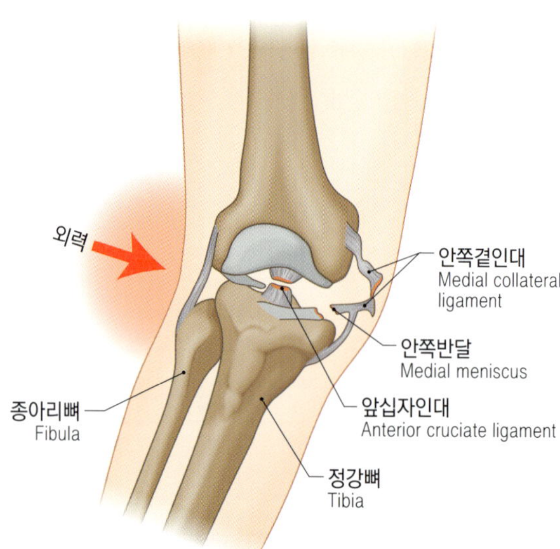

그림 3.126 불행삼주징

3.12 다리뼈와 관절

학습목표 무릎관절과 인대에 대해 알 수 있다.

무릎관절의 인대 Ligament of knee joint

무릎관절의 보강인대는 앞면과 가쪽, 뒷면 및 관절 속의 관절내인대가 있다. 앞쪽의 **무릎뼈인대**(슬개인대, patellar ligament)는 넓적다리네갈래근의 연장으로 무릎뼈에서 정강뼈거친면을 잇는 인대로 무릎반사(knee jerk reflex)에 관여한다. 넙다리뼈의 안쪽위관절융기에서 정강뼈의 안쪽관절융기를 잇는 **안쪽곁인대**(내측측부인대, medial collateral ligament)와 넙다리뼈의 가쪽위관절융기에서 종아리뼈머리를 잇는 **가쪽곁인대**(외측측부인대, lateral collateral ligament)가 있다. 뒤쪽의 반힘줄근(반건형근, semitendinosus muscle)의 연장으로 (다리)오금(슬와, popliteal fossa)을 비스듬히 잇는 **빗오금인대**(사슬와인대, oblique popliteal ligament) 및 **활꼴오금인대**(궁형슬와인대, arcuate popliteal ligament)가 있다. 관절내인대로는 안쪽반달과 가쪽반달을 가로로 연결하는 **무릎가로인대**(슬횡인대, transverse ligament of knee)가 있고, 정강뼈의 융기사이융기(intercondylar eminence) 앞쪽에서 넙다리뼈의 가쪽관절융기 안쪽면을 잇는 **앞십자인대**(anterior cruciate ligament)와 융기사이융기 뒤쪽에서 넙다리뼈 안쪽관절융기 가쪽면을 잇는 **뒤십자인대**(posterior cruciate ligament)가 있으며, 각각 무릎관절의 폄과 굽힘을 유지하는데 관여한다.

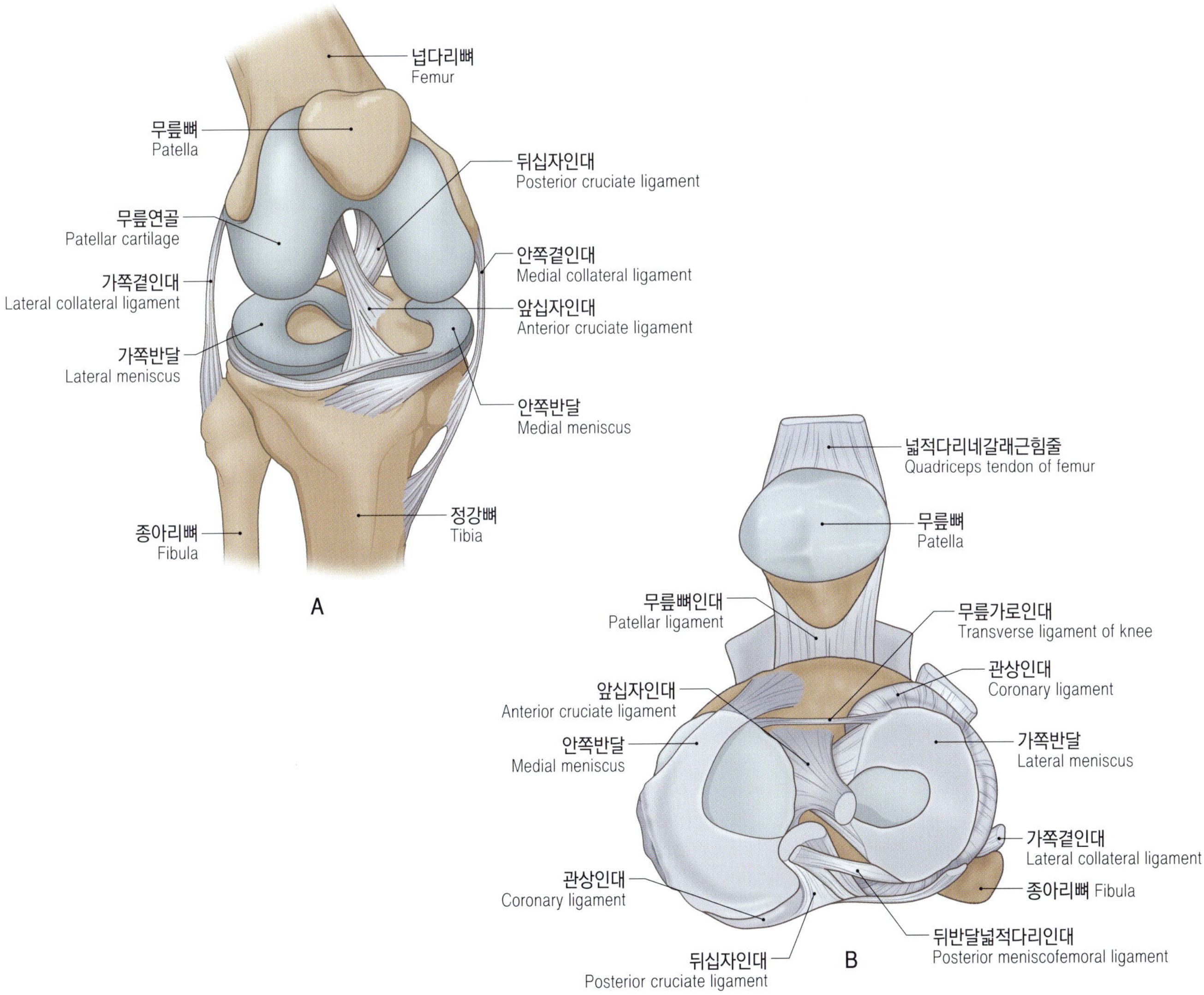

그림 3.127 무릎관절의 인대. A: 앞속면, B: 위속면

3.12 다리뼈와 관절

학습목표 발뼈에 대해 알 수 있다.

발뼈의 구조 Structure of foot bone

발뼈는 총 52개로 발목뼈, 발허리뼈, 발가락뼈로 구성되어 있다.

발목뼈(족근골) Tarsal bone 14개의 짧은 뼈로 몸쪽 및 먼쪽발목뼈로 구분된다. **몸쪽발목뼈**(proximal tarsal bone)는 발꿈치뼈, 목말뼈, 발배뼈로 구성된다. **발꿈치뼈**(종골, calcaneus)는 발목뼈 중에서 가장 크고 목말뼈 밑에 위치하여 체중을 지지한다. 뒤끝은 발꿈치뼈융기로 돌출되어 있어 발꿈치힘줄(종골건, calcaneal tendon)/아킬레스힘줄(Achilles tendon)이 부착된다. **목말뼈**(거골, talus)는 발목뼈 중 가장 위쪽에 위치하는 뼈로 머리, 목, 몸통으로 구분된다. 목말뼈도르래(거골활차, trochlea of talus)를 이루어 정강뼈와 관절하고 가쪽면은 종아리뼈와 관절하여 **발목관절**을 이룬다. **발배뼈**(주상골, navicular)는 손배뼈와 마찬가지로 배 모양의 납작한 뼈이며 해부학적으로 몸쪽발목뼈이나 중간발부에 속한다.

먼쪽발목뼈(distal tarsal bone)는 안쪽에서부터 **안쪽 · 중간 · 가쪽쐐기뼈**(내측 · 중간 · 외측설상골, medial · middle · lateral cuneiform bone)와 **입방뼈**(cuboid)가 있다.

발허리뼈(중족골) Metatarsal bone 10개의 뼈로 구성되어 있으며 손의 손허리뼈와 동일하다.

가락뼈 Phalanx 발가락을 이루는 28개의 뼈로 엄지발가락을 'hallux'라 하고, 나머지 가락뼈는 손의 가락뼈와 마찬가지로 'phalanx'라 한다.

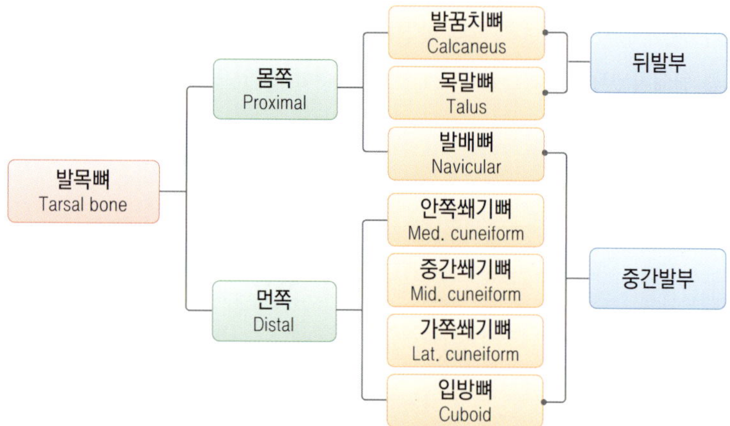

그림 3.128 발목뼈의 구성

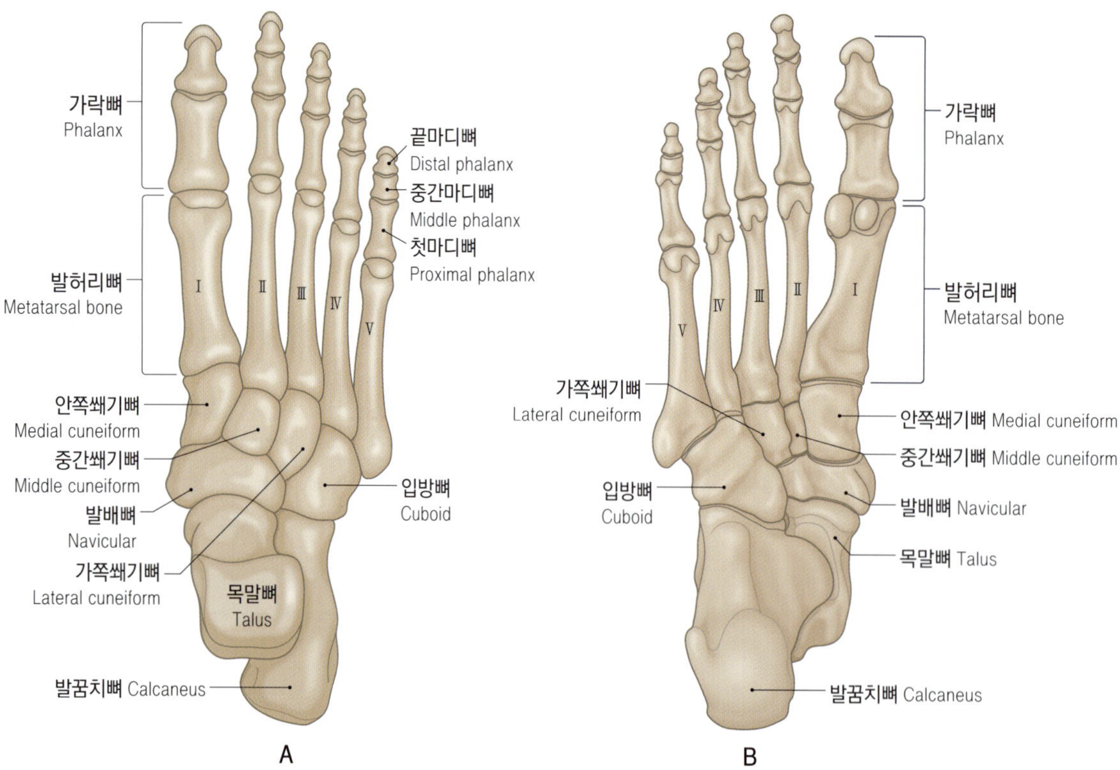

그림 3.129 발뼈. A: 윗면, B: 바닥면

3.12 다리뼈와 관절

학습목표 발바닥활에 대해 알 수 있다.

발바닥활(족저궁) Plantar arch

발바닥활은 체중을 효율적으로 떠받치기 위한 구조로 2개의 **세로발바닥활**(종족저궁, longitudinal arch of foot)과 1개의 **가로발바닥활**(횡족저궁, transverse arch of foot)이 있다.

세로발바닥활(종족저궁) Longitudinal plantar arch

안쪽세로발바닥활 Medial longitudinal plantar arch 목말뼈, 발배뼈, 쐐기뼈 및 첫째, 둘째 가락뼈를 잇는 굽이이다.

가쪽세로발바닥활 Lateral longitudinal plantar arch 발꿈치뼈, 입방뼈, 넷째 및 다섯째 가락뼈를 잇는 굽이이다.

가로발바닥활(횡족저궁) Transverse plantar arch 안쪽 · 중간 · 가쪽쐐기뼈의 정점을 잇는 굽이이다.

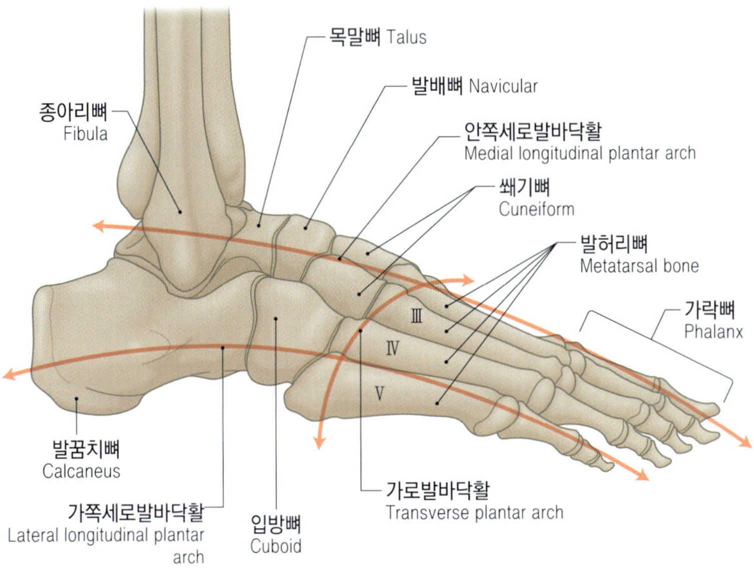

그림 3.130 발바닥활

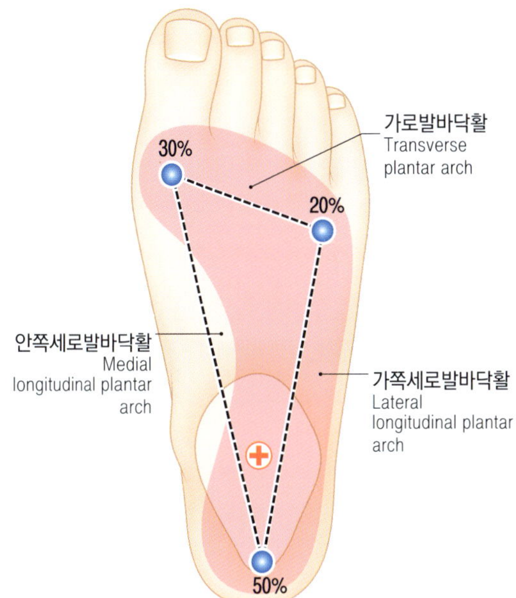

그림 3.131 발의 압력분포

관련 질환

발바닥활의 이상 Abnormal plantar arch

편평발(flat foot)은 대개 세로발바닥활이 없는 구조로 발지문(foot print)을 찍어 알 수 없으며, 발의 유연성 증가로 인해 오래 걷거나 운동시 근육뼈대계의 비틀림과 긴장을 초래할 수도 있다.

갈퀴발(claw foot)은 대개 발목발허리관절이 과다 폄(hyperextension) 되고 말단의 가락뼈가 굽이 된 상태로 발지문을 찍으면 중간부가 정상에 비해 없거나 가쪽으로 완전히 치우쳐 있다.

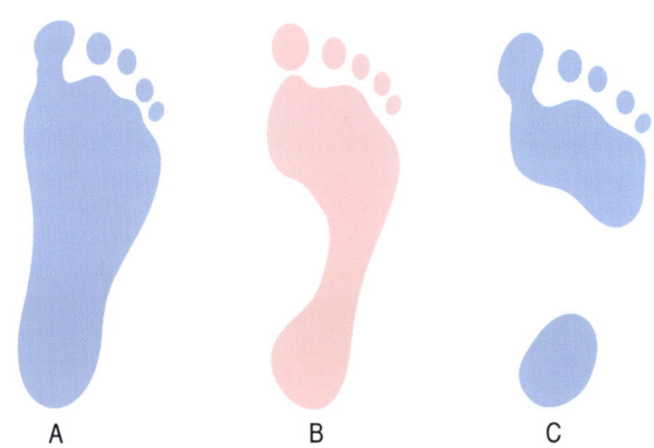

그림 3.132 발바닥활의 이상. A: 편평발, B: 정상, C: 갈퀴발

3.12 다리뼈와 관절

학습목표 발의 관절에 대해 알 수 있다.

발의 관절 Joint of foot

발의 관절에는 뒤발부의 발목관절, 목말발배관절, 목말밑관절, 중간발부의 발목발허리관절, 발허리발가락관절, 앞발부의 발가락뼈사이관절이 있다.

발목관절(족관절)Ankle joint 정강뼈와 종아리뼈의 아래끝의 관절면과 목말뼈의 도르래가 이루는 등쪽굽힘과 발바닥쪽굽힘이 가능한 **경첩관절**이다. 목말뼈의 불안정한 구조와 잘못된 체중부하로 인해 염좌나 탈구가 일어날 수 있다.

발목뼈사이관절Intertarsal joint 7개의 발목뼈가 이루는 관절이다. **목말밑관절**(거골밑관절, subtalar joint)은 목말뼈 밑에 놓인 목말뼈와 발꿈치뼈가 만나는 관절로 안쪽들림(내번, inversion)과 가쪽들림(외번, eversion)이 일어난다. 목말뼈와 발꿈치뼈 및 발배뼈 사이의 **목말발꿈치발배관절**(거종주관절, talocalcaneonavicular joint), 발꿈치뼈와 입방뼈 사이의 발꿈치입방관절(종입방관절, calcaneocuboid joint), 쐐기뼈와 발배뼈 사이의 **쐐기발배관절**(설주관절, cuneonavicular joint), 가쪽쐐기뼈와 입방뼈사이의 **쐐기입방관절**(설입방관절, cuneocuboid joint), 쐐기뼈 사이의 **쐐기사이관절**(intercuneiform joint)이 있다.

발목발허리관절(족근중족관절)Tarsometatarsal joint 먼쪽발목뼈와 입방뼈, 5개의 발허리뼈바닥 사이에 이루어지는 **평면관절**이다.

발허리발가락관절(중족지관절)Metatarsophalangeal joint 5개의 발허리뼈 머리와 5개의 첫마디뼈 바닥 사이에 이루어지는 굽힘, 폄, 모음, 벌림이 가능한 **융기관절**이다.

가락뼈사이관절interphalangeal(IP) joint
가락뼈의 첫, 중간, 끝마디뼈 사이에 이루어지는 굽힘과 폄이 가능한 **경첩관절**이다.

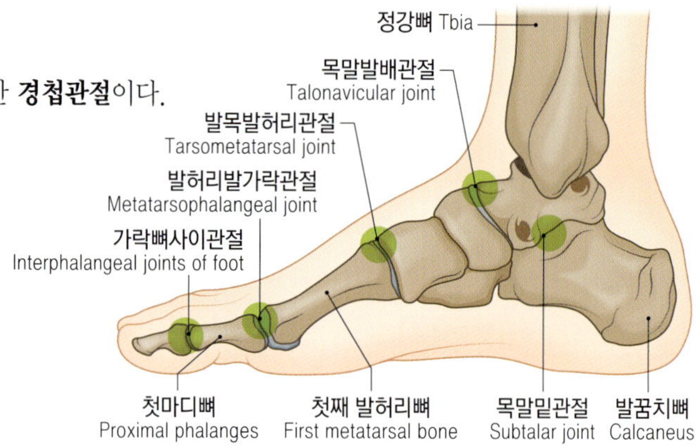

그림 3.134 발의 관절(안쪽면)

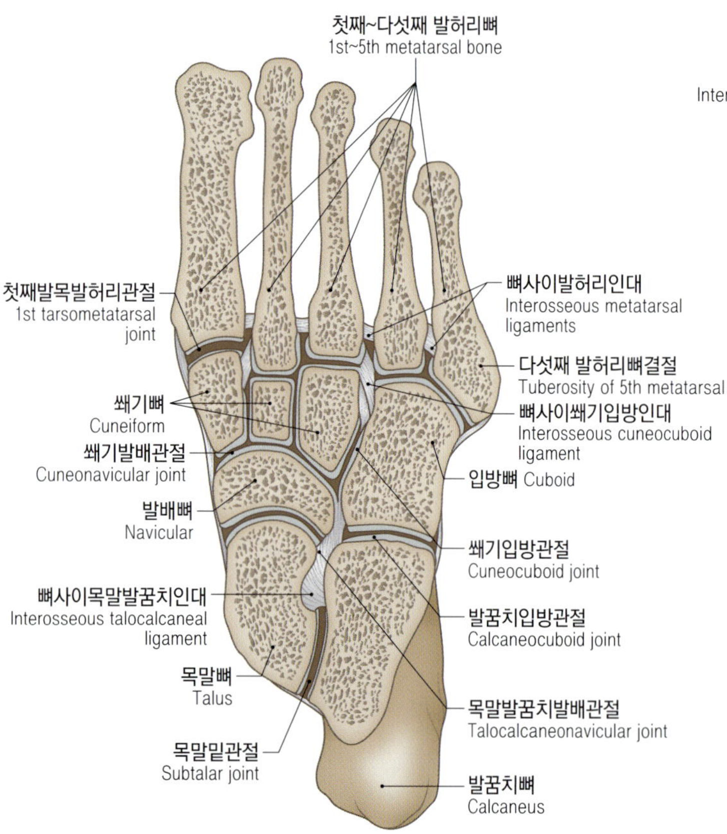

그림 3.133 발의 관절(단면)

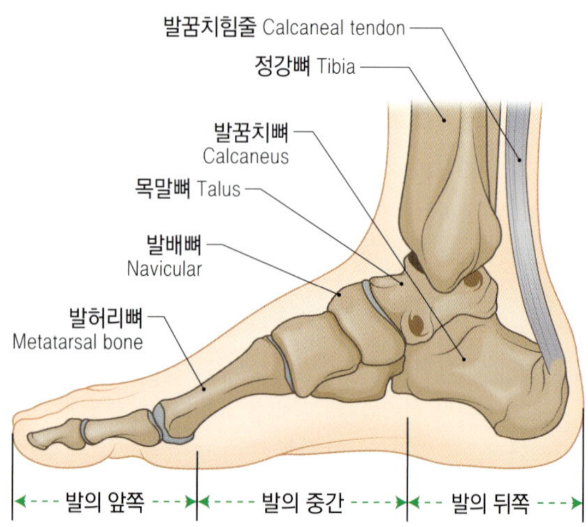

그림 3.135 발의 구분

3.12 다리뼈와 관절

학습목표 발의 인대에 대해 알 수 있다.

발의 인대 Ligament of foot

발은 섰을 때 지면에 닿아 체중을 부하하는 유일한 부위로 여성이나 노인, 어린아이에서 염좌(sprain)가 흔한 곳이다. 발관절의 인대는 발목을 중심으로 안쪽과 가쪽, 뒤쪽, 바닥쪽 인대 등으로 나눌 수 있다.

발목관절의 안쪽인대 Medial ligament of ankle joint 발목관절의 안쪽인대를 **세모인대**(삼각인대, deltoid ligament)라고 하며 정강뼈의 안쪽복사(내측과, medial malleolus)에서 몸쪽 발목뼈인 발꿈치뼈, 목말뼈, 발배뼈를 잇는 인대로 **앞 · 뒤정강목말부분**(anterior · posterior tibiotalar part), **정강발꿈치부분**(tibiocalcaneal part), **정강발배부분**(tibionavicular part)이 있다.

발목관절의 가쪽인대 Lateral ligament of ankle joint 발목의 염좌는 가쪽인대의 손상이 많은데 그중 **앞목말종아리인대**(전거비인대, anterior talofibular ligament)의 손상이 가장 많다. **뒤목말종아리인대**(후거비인대, posterior talofibular ligament), **발꿈치종아리인대**(종비인대, calcaneofibular ligament) 등이 있다.

발목관절의 뒤쪽인대 Posterior ligament of ankle joint **뒤목말발꿈치인대**(후거종인대, posterior talocalcaneal ligament), **뒤정강종아리인대**(후경비인대, posterior tibiofibular ligament) 등이 있다.

발바닥인대 Plantar ligament **긴발바닥인대**(장척인대, long plantar ligament)와 발꿈치뼈의 목말받침돌기(재거돌기, sustentaculum)에서 시작하여 발배뼈에 이르러 목말뼈를 떠받쳐 발바닥활(족저궁, plantar arch)을 유지하는 **바닥쪽발꿈치발배인대**(척측종주인대, plantar calcaneonavicular ligament)를 일명 용수철인대(spring ligament)라 한다.

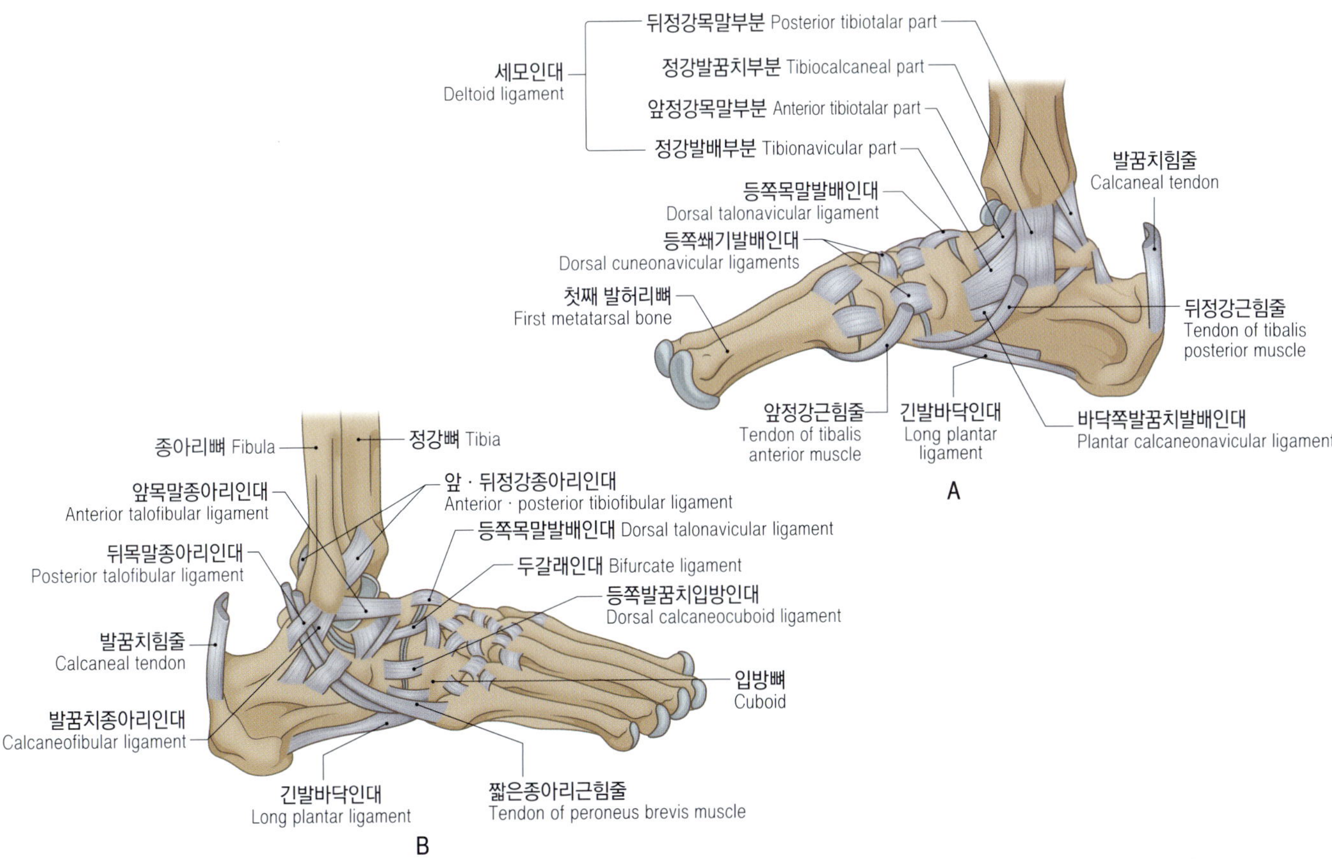

그림 3.136 발의 인대. A: 안쪽면, B: 가쪽면

더 알아보기

다리의 여러 가지 축 Various axis of lower limb

목-몸통각(경체각) Neck-shaft angle 넓적다리뼈머리의 중심축~넓적다리뼈몸통의 중심축 각도(정상각도는 125°, 출생 시 140~155°)이다.

해부학적 축 Anatomical axis 해부학적 넙다리뼈의 기울기에 대한 축이다.

역학적 축 Mechanical axis 엉덩관절-무릎관절-발목관절 중심을 지나는 체중부하선이다.

앞경사각(전경사각) Anteversion 넓적다리뼈머리가 넙다리뼈 안쪽·가쪽관절융기를 연결하는 관상선에 대하여 앞쪽으로 틀린 정도(출생 시 30°→ 성인 15°)이다.

넙다리뼈-정강뼈의 해부학적 축(170~175°) 165°보다 작을 때 가쪽휜무릎(외반슬, genu valgum)이라 하고, 180°보다 클 때 안쪽휜무릎(내반슬, genu varum)이라 한다.

Q-각(Q-angle) 엉덩뼈의 위앞엉덩뼈가시(상전장골극, anterior superior iliac spine, ASIS)에서 무릎뼈 중앙을 잇는 선과 정강뼈거친면에서 무릎뼈 중앙을 잇는 선이 이루는 각도(15° 내외)를 말한다(그림 3.139). 20°가 넘으면 무릎뼈 연골연화증(chondromalacia of the patella)의 빈도가 높다.

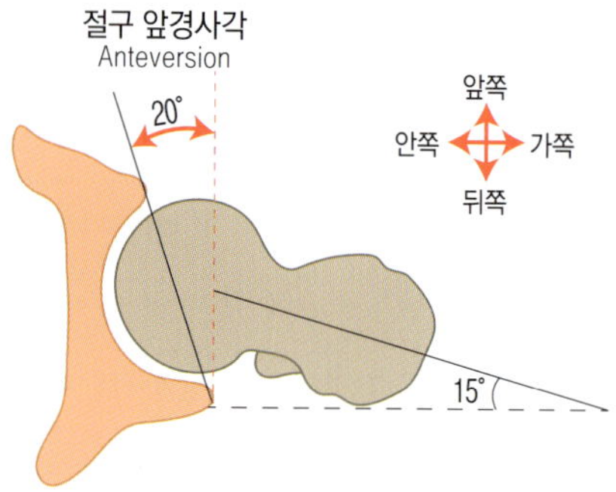

그림 3.137 절구 앞경사각(윗면)

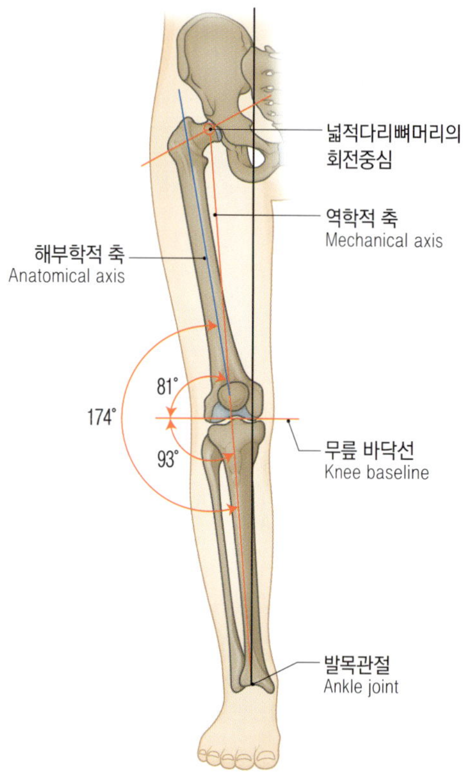

그림 3.138 다리의 축

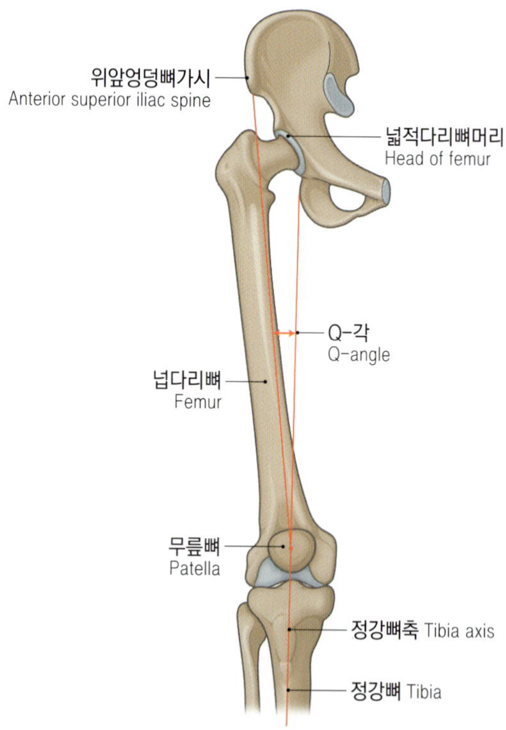

그림 3.139 Q-각

핵심정리 및 문제 CORE ORGANIZATION & PROBLEM

1. 다리뼈는 다리이음뼈인 볼기뼈(엉덩뼈 + 두덩뼈 + 궁둥뼈)와 자유 다리뼈인 넙다리뼈, 무릎뼈, 정강뼈, 종아리뼈, 발목뼈, 발허리뼈, 가락뼈 등으로 구성된다.

2. 엉덩뼈는 가지부위인 엉덩뼈날개와 절구의 위쪽 2/5를 차지하는 몸통으로 나누며, 두덩뼈는 가지부위인 위가지, 아래가지와 절구의 앞쪽 1/5을 차지하는 몸통으로 나누고, 궁둥뼈는 궁둥뼈가지와 절구의 뒤쪽 2/5를 차지하는 몸통으로 나뉜다.

3. 엉덩뼈와 두덩뼈의 경계는 엉덩두덩융기이며, 두덩뼈와 궁둥뼈의 경계는 궁둥뼈거친면이다.

4. __________은 다리이음뼈인 볼기뼈와 몸통뼈인 척추뼈의 엉치뼈와 꼬리뼈로, 왼 · 오른쪽 합쳐 4개로 구성된다.

5. 골반의 분계선은 엉치뼈곶에서 활꼴선과 두덩선을 지나 두덩결합을 이은 선을 말한다. 양쪽분계선은 위골반문둘레가 되며, 골반입구가 된다. 양쪽 분계선을 가로로 이은 선을 가로지름이라 하고 골반계측 방법 중 가장 길다.

6. __________는 넓은 의미에서 회음이라고도 하며 앞쪽 경계는 두덩결합, 양쪽은 궁둥뼈결절, 뒤쪽으로 꼬리뼈를 잇는 3차원적 가상선이다.

7. __________는 엉치뼈곶에서 두덩결합을 잇는 선과 수평선이 만나는 각도로 골반경사에 따라 허리뼈앞굽음 정도를 알 수 있다. 골반축은 골반입구의 중심과 골반출구의 중심을 이은 가상의 선을 말하며, 산도가 된다.

8. 골반의 주요 인대 중 __________는 다리로 가기 위한 신경과 혈관 등이 통과하는 큰궁둥구멍과 작은궁둥구멍의 경계가 된다.

9. 여성의 골반은 남성골반에 비해 전체적으로 가볍고 매끈하며, 골반입구는 타원형이며, 참골반인 작은골반은 넓고 얕으며, 작은골반 용적은 크다. 또한 두덩결합 길이는 짧고, 두덩밑각은 남성에 비해 크며, 폐쇄구멍은 삼각형이다.

10. __________는 인체에서 가장 긴뼈로 위끝은 넓적다리뼈머리와 넓적다리뼈목, 넓적다리큰돌기와 넓적다리작은돌기가 있다. 몸통 뒷면에는 거친선이 있어 넓적다리모음근이 닿는다.

11. 엉덩관절은 넓적다리뼈머리와 볼기뼈의 절구가 이루는 다축성 절구관절로 굽힘, 폄, 모음, 벌림, 돌림, 휘돌림 등의 운동성이 있으나 어깨관절에 비해 운동이 비교적 제한된다.

12. 엉덩관절의 주요 인대는 인체에서 가장 강한 비글로우인대라고도 하는 엉덩넓적다리인대가 있으며, 두덩넓적다리인대, 궁둥넓적다리인대 등이 있다. 또한 넓적다리머리인대는 넙다리뼈의 혈관과 신경을 유도하며 넙다리뼈의 안정성에 기여하는 인대이다.

13. __________은 인체에서 가장 복잡한 구조로 되어 있으며 넙다리뼈, 무릎뼈, 정강뼈가 만나는 경첩관절로 굽힘과 폄의 운동이 일어난다.

14. 무릎관절의 인대는 십자인대(앞 · 뒤), 곁인대(안쪽 · 가쪽), 빗오금인대, 활꼴오금인대가 있다. 무릎의 보조장치인 안쪽반달과 가쪽반달을 잇는 무릎가로인대가 있으며, 넓적다리네갈래근의 연장으로 무릎뼈에서 정강뼈거친면을 잇는 무릎뼈인대가 있다.

15. 무릎관절의 윤활주머니는 마찰을 줄이고 윤활작용을 위해 무릎위주머니, 무릎앞피부밑주머니, 무릎아래피부밑주머니, 무릎밑주머니가 있다.

16. 정강뼈의 아래끝을 안쪽복사라 하고, 종아리뼈 아래끝을 가쪽복사라고 하는데 안쪽복사에 비해 가쪽복사가 더 길다.

해답

4. 골반(pelvis) 6. 골반출구 7. 골반경사(pelvic tilt) 8. 엉치가시인대 10. 넙다리뼈 13. 무릎관절

핵심정리 및 문제 CORE ORGANIZATION & PROBLEM

17. 발목관절은 정강뼈, 종아리뼈 및 발목뼈인 목말뼈가 만나는 이축성 관절인 융기관절이며 등쪽굽힘, 발바닥쪽굽힘, 모음, 벌림, 안쪽들림, 가쪽들림이 일어난다.

18. 몸쪽발목뼈는 발꿈치뼈, 목말뼈, 발배뼈이며, 먼쪽발목뼈는 안쪽, 중간, 가쪽쐐기뼈와 입방뼈이다.

19. 발의 앞발부는 발가락뼈와 발허리뼈이며, 중간발부는 먼쪽발목뼈와 발배뼈이다. 뒤발부는 목말뼈와 발꿈치뼈이다.

20. 앞발부와 중간발부의 관절을 리스프랑관절(Lisfranc's joint)이라 하고, 중간발부와 뒤발부와의 관절은 ____________이라고 한다.

21. 발목관절의 주요 인대인 안쪽인대를 ____________라고 하며, 이는 정강뼈와 몸쪽발목뼈를 잇는 앞 · 뒤 정강목말부분, 정강발꿈치부분, 정강발배부분을 말한다.

22. 발바닥인대는 체중을 떠받치고 발활을 유지할 수 있게 하는 인대로 긴발바닥인대(장척인대)와 바닥쪽발꿈치발배인대(일명 스프링인대)가 있다.

23. 발바닥활은 체중을 효율적으로 떠받치기 위한 구조로 안쪽 · 가쪽세로발바닥활과 가로발바닥활이 있다. 안쪽세로발바닥활을 이루는 뼈는 목말뼈, 발배뼈, 쐐기뼈, 발허리뼈(첫째, 둘째)를 잇는 굽이이다. 가쪽세로발바닥활은 발꿈치뼈, 입방뼈, 넷째 및 다섯째 발허리뼈를 잇는 굽이이다. 가로발바닥활은 안쪽 · 중간 · 가쪽 쐐기뼈의 정점을 잇는 굽이이다.

해답

20. 쇼파르관절(Chopart's joint) 21. 세모인대

주요 용어 설명 MAJOR TERM EXPLANATION

골반계측(measurement of the pelvis) 좁은 골반을 발견하기 위하여 임산부의 골반을 측정하는 일. 분만 시 태아가 배출될 때 통과하는 산도의 크기를 미리 알아두는 것이 중요함

골반기울기(inclination of pelvis) 골반입구의 앞뒤지름과 수평선이 이루는 각도를 말하며 서있을 때 60~65°가 됨

골반 축(axis of pelvis) 엉치뼈곶(sacral promontory)에서부터 두덩결합 위모서리를 잇는 가운데 점에서 골반출구의 세로 지름의 가운데 점, 즉 꼬리뼈의 끝선에서 두덩결합을 잇는 선의 가운데 점까지 골반의 모든 세로 지름의 가운데 점을 잇는 선

관절보조장치 관절머리와 관절오목이 서로 맞지 않아 이를 보정하는 관절의 보정장치로 접시테두리, 관절반달연골, 관절원반이 있음

발바닥활(족저궁, plantar arch) 발목뼈와 발허리는 체중을 지탱하고 보행에 편리하도록 발바닥이 세로방향과 가로방향으로 아치를 형성하는 것

복합관절(compound joint) 두 개 이상의 뼈로 이루어진 관절

분계선(terminal line) 골반안에 있는 상당히 명료한 닫힌 선으로 엉치뼈곶에서 활꼴선, 등을 거쳐서 두덩결합의 위모서리에 이르고, 반대쪽은 이보다 반대의 경과를 거쳐 엉치뼈곶에 이르는 것까지를 말함

뼈형성(골화, ossification) 석회가 가라앉아 뼈조직이 만들어지는 일

삼각섬유연골복합체(triangular fibrocartilage complex, TFCC) 손목뼈와 자뼈 먼쪽 사이에 존재하는 연부조직으로, 손목의 자쪽에서 손목뼈를 받쳐주고 충격을 흡수하며 노자관절의 안정성을 유지하는 역할을 함

손목굴(수근관, carpal tunnel) 손바닥쪽의 가로손목인대(횡수근인대, transverse carpal ligament) 밑을 지나는 새끼손가락 굽기의 관(canal)

어깨가슴관절(견갑흉곽관절, scapulothoracic joint) 어깨뼈의 앞면과 가슴의 뒤, 가쪽벽 사이의 접촉부위

엉치뼈곶(sacral promontory) 엉치뼈 바닥에서 앞쪽으로 튀어나와 위골반문으로 돌출한 부분

염좌(sprain) 관절의 정상 가동범위를 넘은 외력이 가해졌을 때 일어나는 외상

운반각도(carrying angle) 위팔뼈의 해부학적 선과 자뼈의 해부학적 선이 만나 이루는 각도

종자뼈(종자골, sesamoid bone) 관절을 지나가는 힘줄에서 형성되어 힘줄이나 인대의 속에 있는 뼈

지지띠(당기개, retinaculum) 척추동물의 사지를 몸통에 결합. 지지하는 뼈대의 일부

탈구(dislocation) 정상적인 관절면에서 이탈되는 것

팔신경얼기(상완신경총, brachial plexus) 5~8번 목신경의 앞가지와 첫째가슴신경의 앞배쪽 가지의 대부분으로 형성되는 신경얼기

표식점(a marker point) 위치를 파악할 수 있도록 표시해 놓은 점

근육계통

MUSCULAR SYSTEM

CHAPTER 4

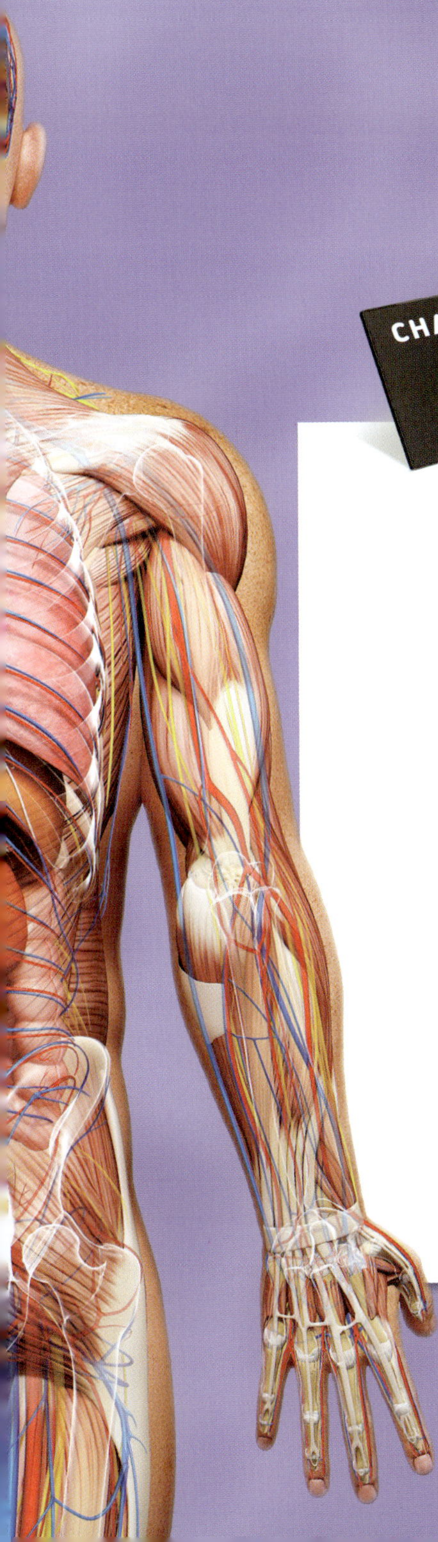

4.1 근육계통의 개관

학습목표 근육계통의 개관에 대해 알 수 있다.

근육계통의 개관 Overview of muscular system

근육계통(muscular system)은 체중의 40~45%를 차지하며 온몸의 형태를 유지하고, 뼈대근육과 심장근육, 내장근육, 혈관, 도관 등의 수축운동을 통해 움직임과 이동을 가능하게 하며, 열을 발생시켜 체온을 유지하는 역할을 한다. 근육계통의 분류와 특징은 다음과 같이 구분할 수 있다(표 4.1). 첫째, **구성 위치에 따라** 뼈대나 피부에 부착하는 뼈대근육(skeletal muscle), 심장근육(cardiac muscle)과 내장근육(visceral muscle)으로 나눌 수 있다. 둘째, **가로선 유무에 따라** 가로무늬근육(횡문근, striated muscle)과 민무늬근육(평활근, smooth muscle)으로 나눌 수 있다. 셋째, **신경지배 유무에 따라** 수의운동이 가능한 수의근(맘대로근, voluntary muscle)과 수의운동을 할 수 없는 불수의근(제대로근, involuntary muscle)으로 나눌 수 있다. 근육계통 대부분은 발생 3주경 중배엽(mesoderm)에서 발생하지만, 민무늬근육 중 일부(동공조임근, 동공확대근, 섬모체근, 젖샘, 땀샘 등)는 외배엽(ectoderm)에서 발생한다. 근육을 구성하는 단백질은 아교질(collagen)과 탄력소(elastin)와 같은 기초단백질과 액틴(actin), 마이오신(myosin), 트로포닌(troponin), 트로포마이오신(tropomyosin)과 같은 수축성 단백질, 근색소(myoglobin) 등 화학반응에 관여하는 단백질인 비수축성 단백질로 나눌 수 있다.

표 4.1 근육계통의 분류와 특징

구분	뼈대근육	심장근육	민무늬근육
자극	몸신경계에 의한 수의적	내재적 자극에 의한 불수의적	자율신경계통에 의한 불수의적
무늬	가로무늬	가로무늬	민무늬
핵	다핵, 근육세포질그물 주위에 있음	단핵, 중심부에 있음	단핵, 중심부에 있음
T-계통	T세관(1개) + 종말수조(2개) = 세동이(triad)	T세관(1개) + 종말수조(1개) = 두동이(diad)	T세관 없음
조절기관	신경	신경 및 자동능	신경 및 자동능
수축과정	수축기간이 빠름 강직이 유발될 수 있음 쉽게 피로해짐	수축기간이 약간 느림 강직이 유발되지 않음 쉽게 피로하지 않음	수축기간이 느림 강직이 유발됨 쉽게 피로하지 않음
안정막전압	-70mV	-80~90mV	-80~90mV
대사	유산소 및 무산소대사	유산소대사	주로 유산소대사
구조	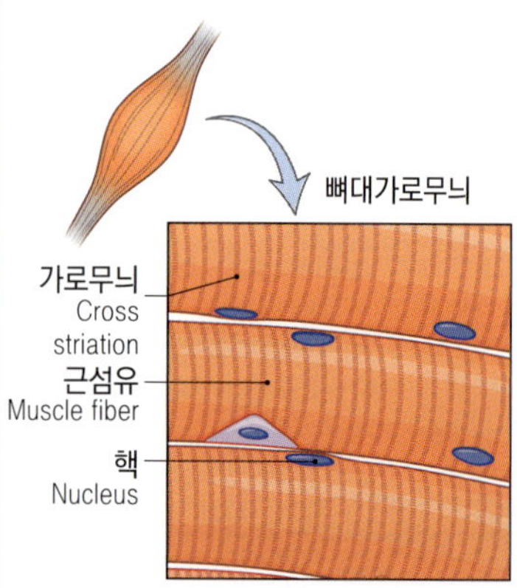	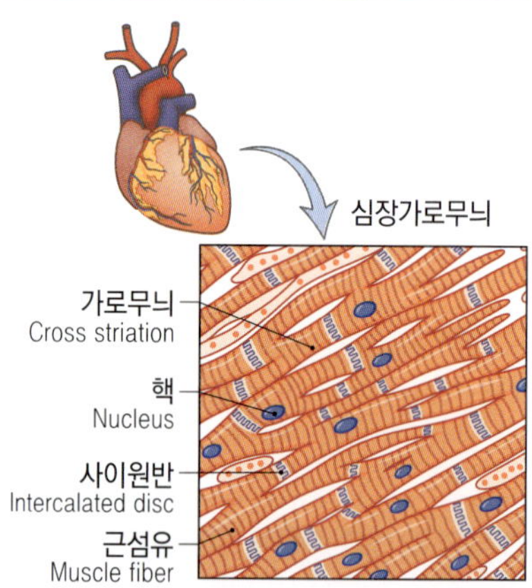	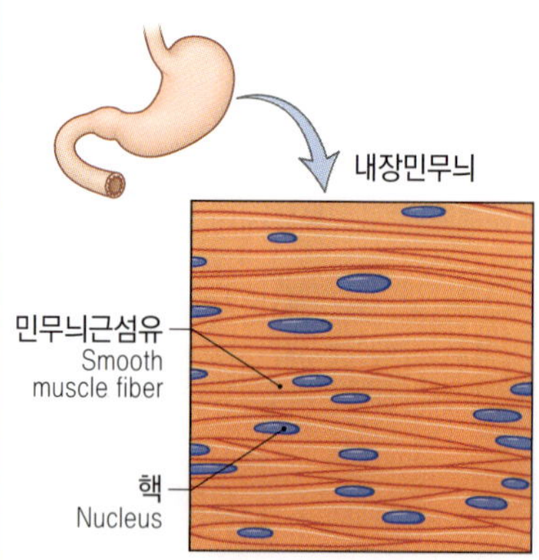

4.1 근육계통의 개관

학습목표 뼈대근육의 구성과 피복에 대해 알 수 있다.

뼈대근육의 구성 Component of skeletal muscle

뼈대근육(skeletal muscle)은 양쪽 끝 부분은 굵은 힘줄(건, tendon)이나 얇은 막 힘줄인 널힘줄(건막, aponeurosis)에 의해 뼈막에 부착되어 있고, 힘줄을 제외한 중간부위의 근육 부분을 **힘살**(belly)이라고 한다. 근육의 부착부위는 **이는곳**(기시부, origin)과 **닿는곳**(정지부, insertion)이 있으며 대체로 이는곳은 근육이 움직일 때 운동량이 적어 **고정점**(fixed point)이라고 하고, 반대로 닿는곳은 운동량이 많아 **운동점**(motor point)이라고 한다. 대부분의 경우 근육이 수축할 때의 방향은 닿는곳에서 이는곳으로 일어나지만, 반대로 일어나는 경우도 있다. 근육의 가장 작은 단위인 근육잔섬유(myofilament)를 이루고, 근육잔섬유의 집단이 모여 근육다발(muscle fascicle)을 이루며, 근육다발이 모여 눈으로 보이는 근육(muscle)의 외형을 이룬다.

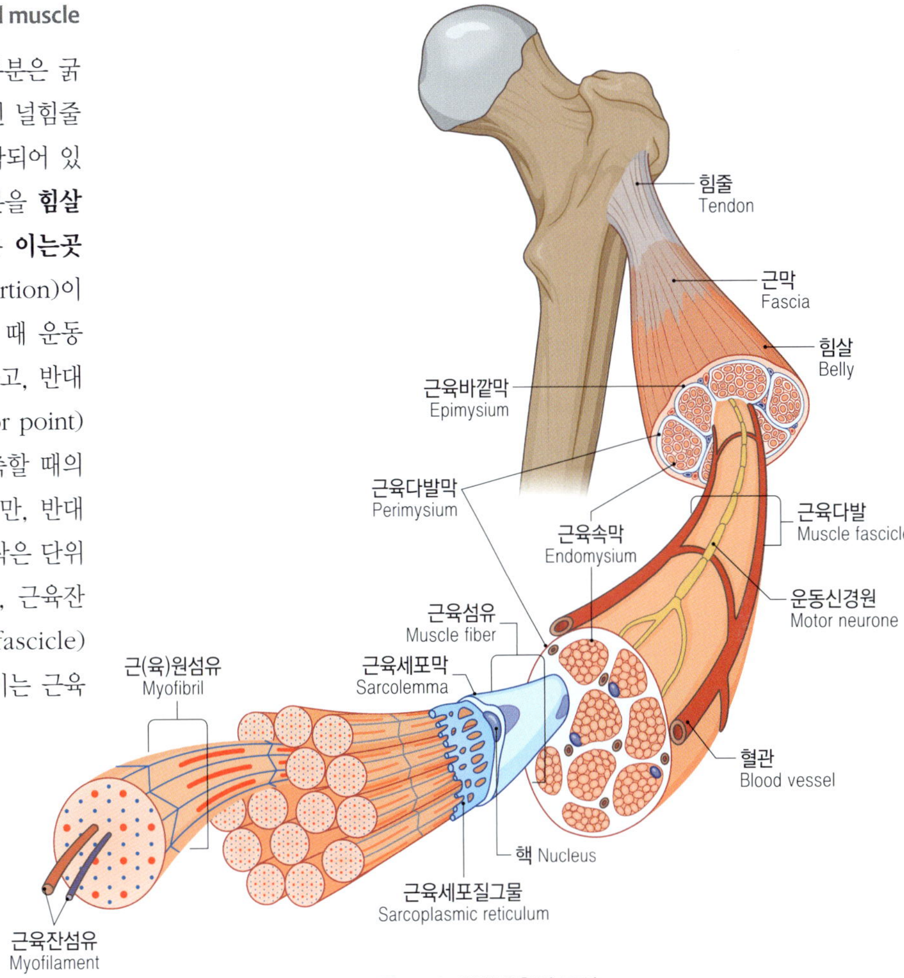

그림 4.1 뼈대근육의 구성

뼈대근육의 피복 Sheath of skeletal muscle

뼈대근육의 기본구조인 근육세포(muscle cell)는 섬유성결합조직막에 의해 싸여 있는 근육섬유들로 구성되어 있으며 근육섬유들(muscle fibers)이 모여 근육다발을 이룬다. 하나의 근육섬유를 싸고 있는 결합조직을 **근육속막**(근육내막, endomysium), 근육다발을 싸고 있는 막을 **근육다발막**(perimysium), 여러 근육다발, 즉 개별 근육 전체를 싸고 있는 막을 **근육바깥막**(근육외막, epimysium)이라고 한다(그림 4.2).

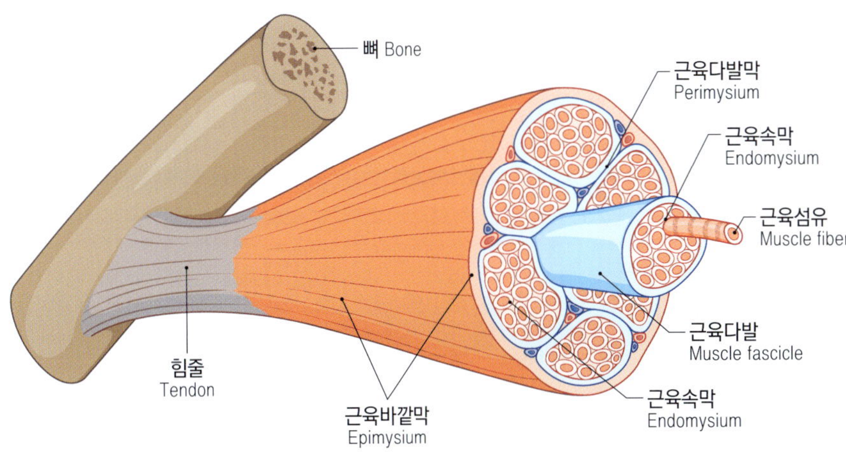

그림 4.2 뼈대근육의 피복

4.1 근육계통의 개관

학습목표 뼈대근육의 부속기관에 대해 알 수 있다.

뼈대근육의 부속기관 Appendages of skeletal muscle

뼈대근육의 운동을 위한 근육의 부속물로 근막, 힘줄과 힘줄집, 윤활주머니, 종자뼈, 도르래가 있다.

근막 Fascia 거의 모든 근육들을 싸고 있는 질긴 섬유성결합조직막인 근막은 피부와 피부밑조직 및 장기를 분리시키는 **얕은근막**(superficial fascia), 힘줄 등을 형성하여 근육과 장기를 싸거나 연결시키는 **깊은근막**(deep fascia), 장막과 깊은근막을 분리시키는 **장막밑근막**(subserous fascia)이 있다.

힘줄과 힘줄집(건과 건초) Tendon & tendon sheath 힘줄은 근육을 뼈막에 고정시키는 역할을 하며, 힘줄집(건초, tendon sheath)은 힘줄을 싸서 보호하는 주머니 모양의 긴 막이다.

윤활주머니(윤활낭) Synovial bursa 마찰을 줄이고 윤활작용으로 근육과 힘줄의 움직임을 도와주는 주머니 모양의 막이다.

종자뼈 Sesamoid bone 참깨씨앗 모양의 뼈로 힘줄 속에 묻혀 힘줄과 뼈의 마찰을 감소시키고, 근육운동에 있어 지렛목 역할을 한다.

도르래(활차) Trochlea 힘줄의 방향을 바꾸는 역할을 하며 운동이 쉽게 일어나도록 도와주는 섬유성 지지띠이다.

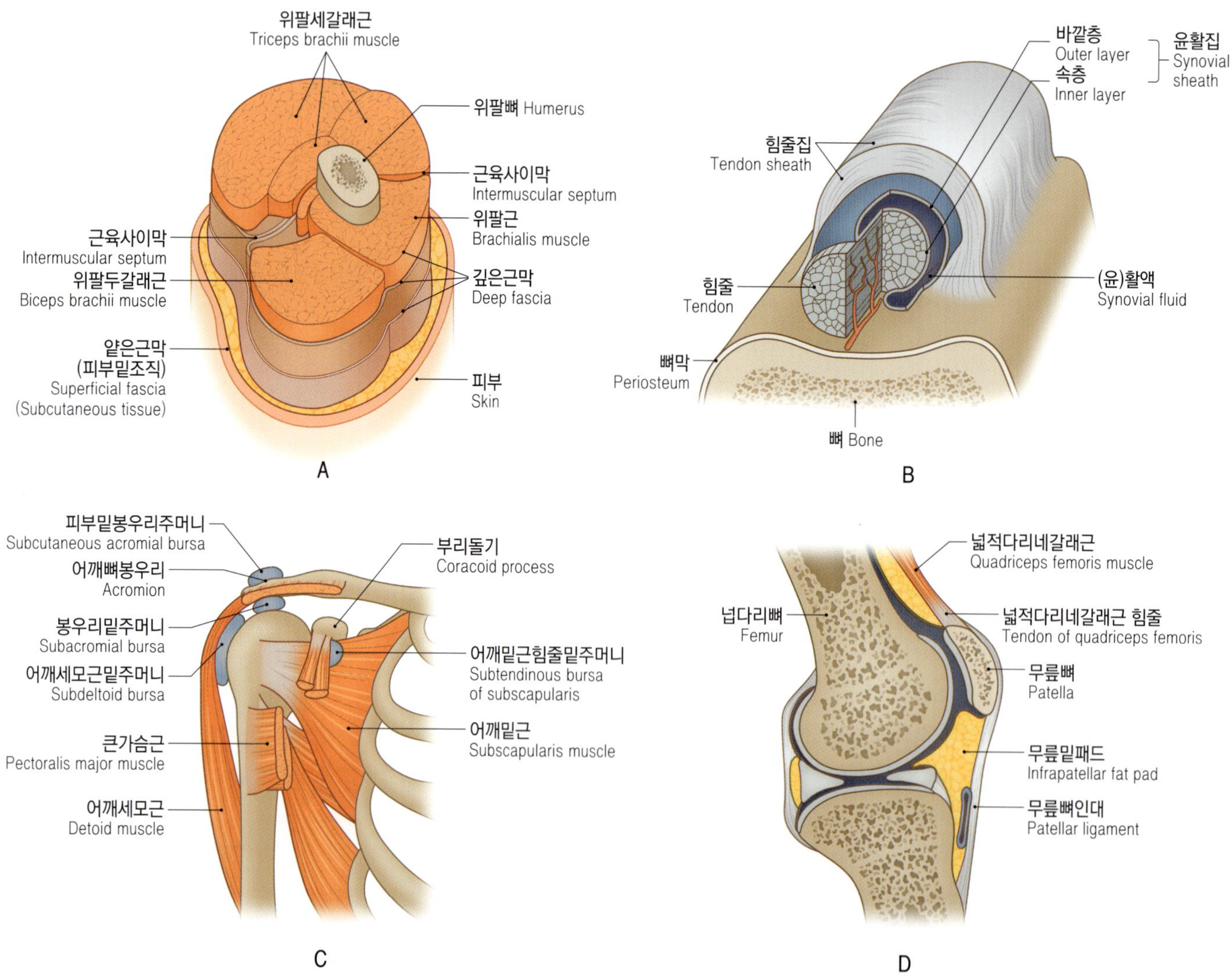

그림 4.3 뼈대근육의 부속기관. A: 근막, B: 힘줄집, C: 윤활주머니, D: 종자뼈

4.1 근육계통의 개관

학습목표 뼈대근육의 미세구조에 대해 알 수 있다.

뼈대근육의 미세구조 Microstructure of skeletal muscle

뼈대근육을 현미경으로 관찰하면 근육세포막(근초, sarcolemma)에 싸여있는 수축성단백질인 근(육)원섬유(myofibril)를 관찰할 수 있다. 근육(원)섬유에 간격을 두고 근육속막이 함입되어 가로로 형성된 **가로세관**(T-세관, transverse tubule)이 관찰된다. 가로세관 양쪽에 부풀어 형성된 2개의 종말수조(terminal cistern)가 근접하여 있는데 이러한 가로세관의 구조를 통합하여 **T-계통**(T-system)이라고 하며, 1개의 가로세관과 양쪽에 있는 2개의 종말수조를 합쳐 T-계통의 **세동이**(triad)라고 한다. 근(육)원섬유 위를 덮는 **근육세포질그물**(근육형질그물, sarcoplasmic reticulum)은 종말수조에서 시작하여 근(육)원섬유에 전체적으로 걸쳐 있고, 칼슘이온(Ca^{2+})을 저장하거나 통로 역할을 한다. 가로세관은 전기적 신호인 활동전위(action potential)를 근섬유 내부로 전달하는 역할을 한다.

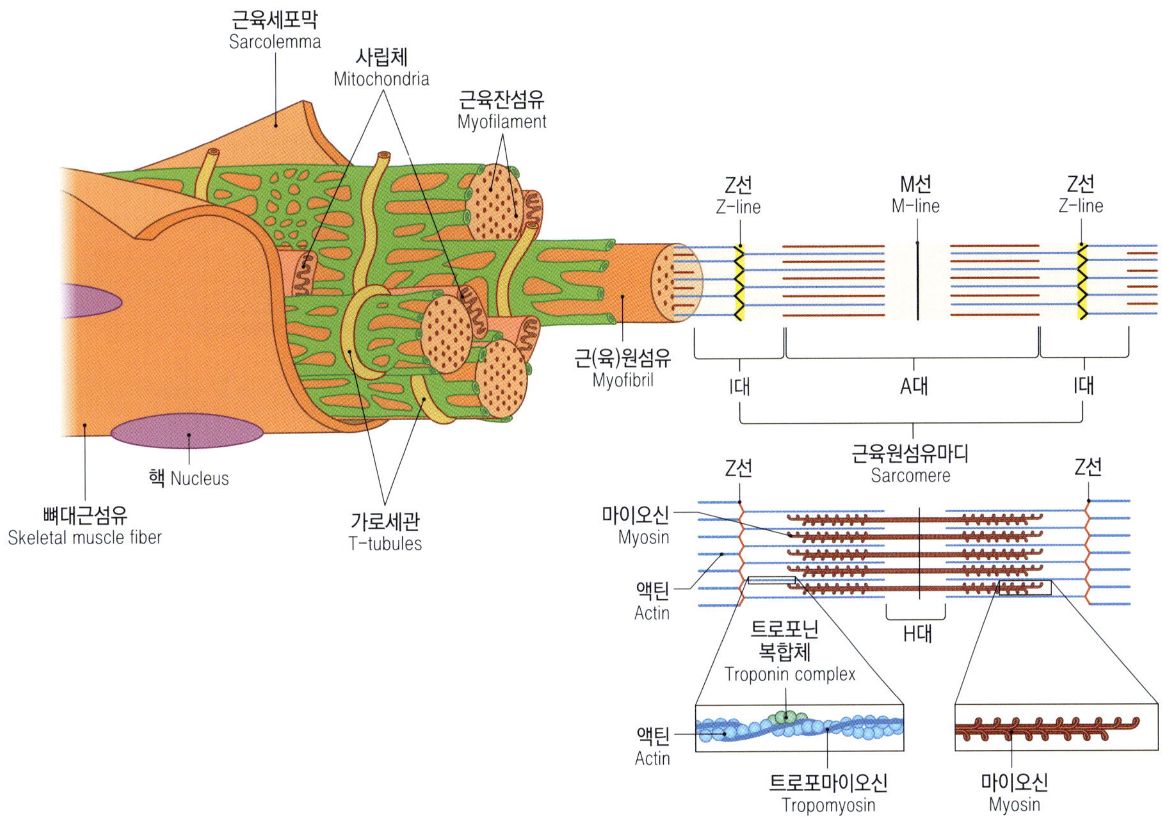

그림 4.4 뼈대근육 섬유의 구성

4.1 근육계통의 개관

학습목표 뼈대근육의 미세구조에 대해 알 수 있다.

근(육)원섬유 Myofibril 수축성 단백질인 근(육)원섬유의 기본단위는 **근육원섬유마디**(근절, sarcomere)이다. 근(육)원섬유의 지름은 1~2μm이며, 다수의 근육잔섬유로 구성된다. 근육잔섬유는 굵기에 따라 굵은잔섬유와 가는잔섬유로 나뉘며, 이를 현미경으로 관찰하면 근육잔섬유의 배열 때문에 **밝은띠**(isotropic band)와 **어두운띠**(anisotropic band)의 **가로무늬**가 보인다.

근육잔섬유(근세사) Myofilament **굵은잔섬유(thick myofilament)**는 분자량이 비교적 큰 **마이오신**(myosin) 단백질이다. 골프채 모양으로 2개의 독립된 소단위가 꼬여 있고, 근수축 과정에서 액틴을 끌어 당겨(power stroke) 근수축을 일으킨다. 마이오신 머리부분에는 액틴의 활성부위와 결합하는 부위와 ATP 결합부위가 있다(그림 4.5).

가는잔섬유(thin myofilament)는 분자량이 작아 가늘게 나타나는 액틴(actin), 트로포닌(troponin), 트로포마이오신(tropomyosin)이 있다. **액틴**은 공 모양의 액틴분자(G-actin)로 된 이중나선구조(F-actin)로 되어 있다. 액틴분자에는 마이오신과 결합하는 활성부위(active site)가 있는데, 안정시에는 트로포마이오신이 활성면을 덮고 있어 마이오신과의 결합을 방해한다. **트로포마이오신**은 액틴과 거의 평행하게 배열된 단백질이다. **트로포닌**은 3개의 소단위(subunit)로 구성된 단백질로 트로포마이오신과 결합하는 트로포닌 T (Tn-T), 액틴과 결합하는 트로포닌 I (Tn-I), 칼슘이온(Ca^{2+})과 결합하는 트로포닌 C (Tn-C)가 있다.

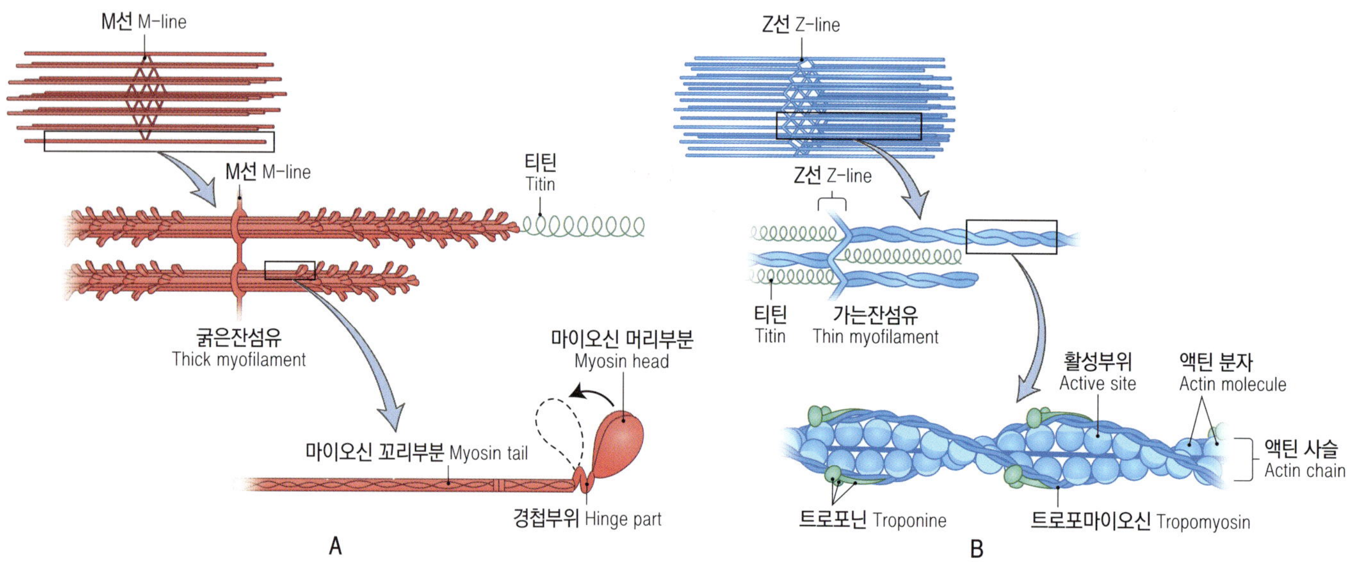

그림 4.5 근육잔섬유. A: 굵은잔섬유, B: 가는잔섬유

가로무늬 Cross striation

구역		모식도
Z~Z선(Z~Z-line)	근육원섬유마디(sarcomere), 밝은띠에 있음	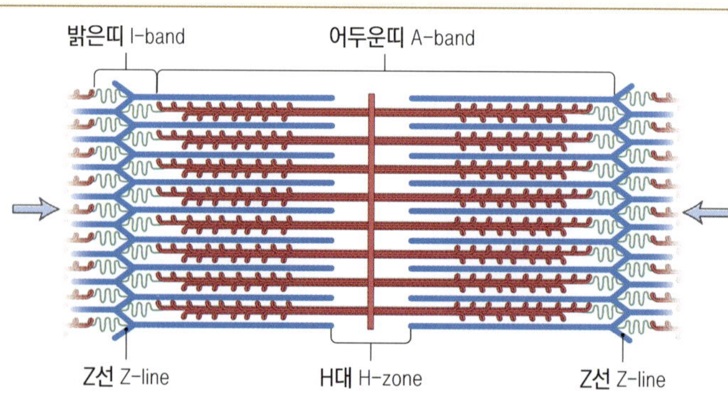
밝은띠(I-band)	가는잔섬유로 구성. 액틴과 마이오신이 겹치지 않는 부위	
어두운띠(A-band)	가는잔섬유와 굵은잔섬유가 겹치는 부위	
H대(H-zone)	어두운띠 중앙에 굵은잔섬유만 있어 좀 더 밝게 보이는 부위 중앙에 부풀어 생긴 점들인 M선이 있음	

그림 4.6 근육잔섬유 배열

더 알아보기

근수축과 이완과정

뼈대근육의 수축과 이완 Contraction and relaxation of the skeletal muscle

근육세포 사이에는 신경근육접합부(neuromuscular junction)라는 약 20nm의 연접틈새(synaptic cleft) 때문에 신호전달(활동전압)을 위해 신경전달물질인 아세틸콜린이라는 매개체가 필요하다. 신경근육접합부의 신호전달 및 근육수축과 이완과정은 다음과 같다.

근수축 유발과정

1단계: 활동전압이 칼슘이온을 세포 안으로 들어 보내 틈새로 아세틸콜린을 분비하고 연접후막의 수용체와 결합하여 활동전압을 생성한다.

2단계: 활동전위는 가로세관을 따라 전파된다.

3단계: 활동전압은 근육세포질그물에 있는 칼슘이온(Ca^{2+})을 방출시켜 트로포마이오신(tropomyosin)과 결합하여 근육미세섬유의 활성부위를 노출시킨다. 마이오신(myosin)분자의 머리부분이 액틴(actin)의 활성부위에 작용하여 연결다리가 형성된다.

4단계: ATP가 분해될 때 나오는 에너지를 이용해 연결다리 형성−꺾임−분리 과정이 반복되면서 수축이 일어난다.

근수축 종료과정

5단계: 아세틸콜린에스터분해효소(AchE)에 의해 아세틸콜린이 분해되면 활동전위의 발생이 중단된다.

6단계: 칼슘이온은 능동운반에 의해 근세포질그물로 회수되어 농도가 낮아진다.

7단계: 수축된 근육미세섬유들은 원상태로 돌아가고, 새로운 ATP가 분해된다.

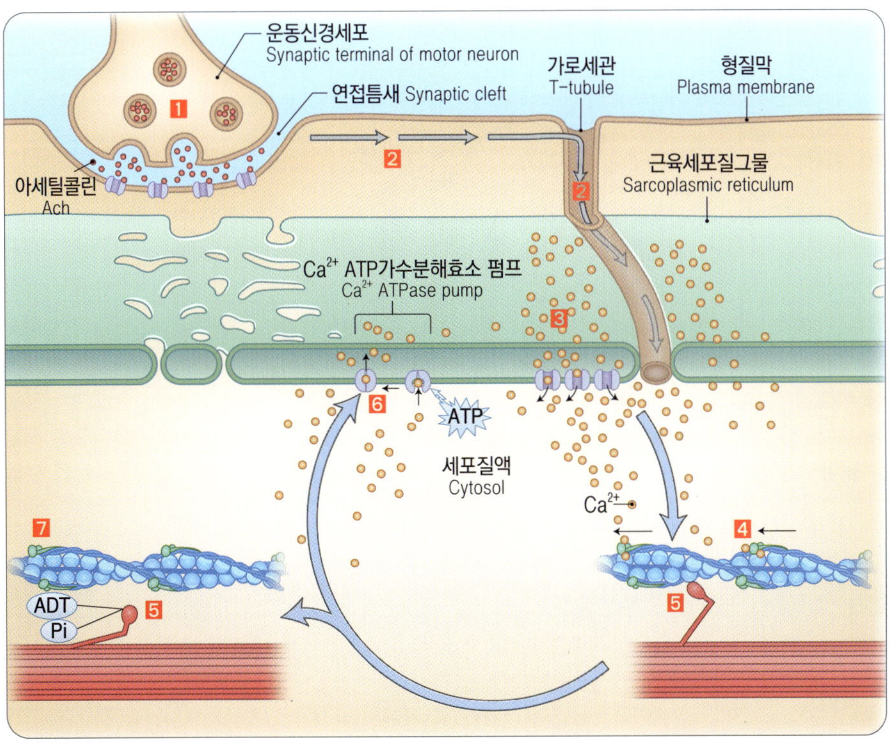

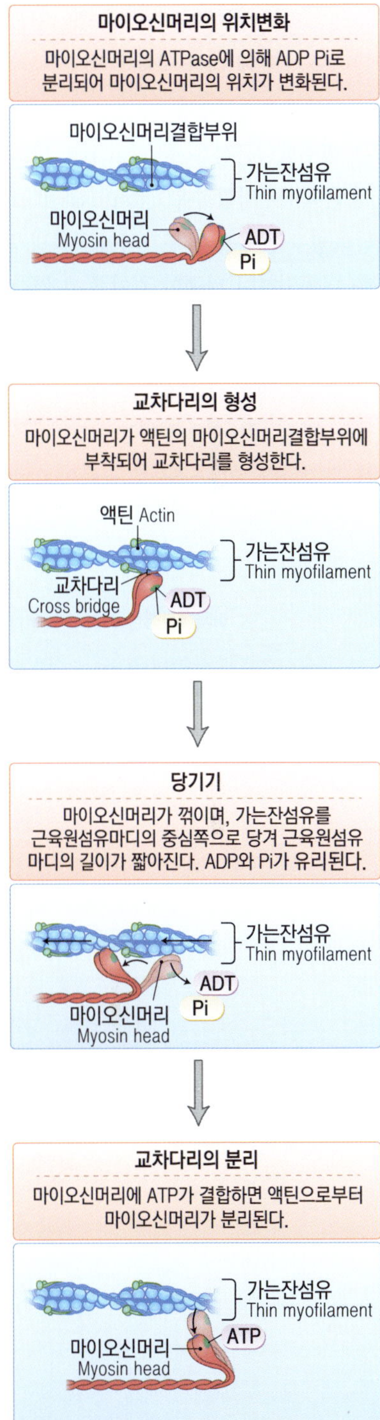

그림 4.7 근육수축 과정

4.1 근육계통의 개관

학습목표 뼈대근육의 감각수용기에 대해 알 수 있다.

뼈대근육의 감각수용기 Sensoy receptor of skeletal muscle

뼈대근육과 관절에는 근육의 길이, 속도, 장력과 관절의 위치와 감각변화를 감지하는 근육방추, 골지힘줄기관, 관절수용기라는 감각수용기가 존재하는데, 이들을 **고유감각기**(proprioceptor)라 한다.

근육방추 Muscle spindle 대부분 뼈대근육에 위치하는 결합조직의 주머니로 둘러싸인 방추형 구조를 이루고 있다. 근육방추는 근육의 길이와 속도에 대한 정보를 감지하는 센서(sensor) 역할을 수행한다.

근육방추속근섬유(intrafusal fiber)는 핵의 배열에 따라 중앙의 비수축성 부위에 많은 둥근 핵 덩어리가 여러 개 모여 팽대되어 있는 **핵주머니근섬유**(nuclear bag fiber)와 핵이 한 줄로 염주처럼 배열된 **핵사슬근섬유**(nuclear chain fiber)로 나뉜다. 일반근섬유인 **근육방추바깥섬유**(extrafusal fiber)와 근육방추속근섬유는 나란히 배열되어 있는 병렬방식(parallel system)으로 배치되어 있다. 근육방추는 무게가 부가되어 근육방추바깥섬유가 늘어나면 늘어난 만큼 활동전위를 만들고 해당 근육을 신경지배하는 운동신경세포를 되먹임하여 일정한 길이를 유지한다. 그러나 근육에 가해지는 무게를 전달하는 들신경섬유가 끊어지면 근육방추는 더 이상 늘어난 정보를 전달하지 못하고 근육은 계속해서 늘어난 상태를 유지한다. 일반적으로 하나의 근육방추 속에는 두 개의 핵주머니근섬유와 네 개의 핵사슬근섬유가 있다.

골지힘줄기관 Golgi tendon organ, GTO 근육이 힘줄로 이행되는 부위에 위치하여 근수축에 의한 힘줄의 **장력**(tension)에 대한 정보를 감지한다. 이 구조물은 근육이 수축하여 힘줄이 늘어날 때 주로 활성화된다.

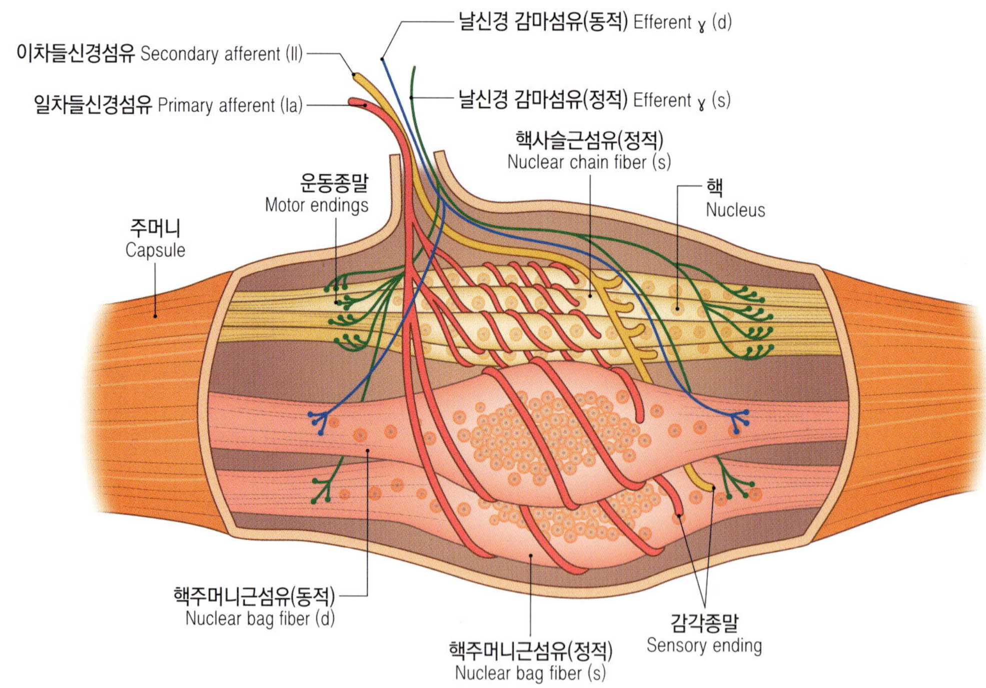

그림 4.8 근육방추

4.1 근육계통의 개관

학습목표 운동단위와 근섬유의 유형에 대해 알 수 있다.

운동단위 Motor unit

운동단위는 하나의 운동신경세포와 이것이 지배하는 근섬유를 합쳐 이르는 단위이다. 운동단위의 크기는 알파운동신경세포가 지배하는 근육 수에 의해 결정된다. **신경지배비율**(innervation ratio)은 하나의 운동신경세포가 지배하는 근섬유의 수를 나타내는데 그 수는 두세 개부터 이삼천 개에 이르기까지 다양하다. 비교적 적은 수의 근섬유를 지배하는 작은 운동단위의 근육(신경지배비율이 낮은 근육-안구 근육이나 손의 고유근)일수록 섬세한 조절이 필요한 근육인 반면, 운동단위가 높은 근육(볼기근육과 다리근육)은 높은 장력을 생성하는 근육이다.

운동단위의 3가지 유형 근섬유 Three type muscle fiber of motor unit

뼈대근육에서 각각의 근육섬유는 **조직화학적 특성**, **ATP 생성 체계**, **형태 및 기계적인 특성**에 따라 차이가 있다. 느린 연축과 유산소체계를 가진 근육섬유를 **I 유형**(slow-twitch oxidative, SO), 빠른 연축과 유산소성 해당작용을 하는 근육섬유를 **IIa 유형**(fast-twitch oxidative glycolytic, FOG), 빠른 연축과 무산소성 해당작용을 하는 근육섬유를 **IIb 유형**(fast-twitch glycolytic, FG)이라고 한다.

운동단위 역시 그들이 지배하는 근육섬유의 유형에 차이를 보이며 근육섬유의 유형에 따라 S운동단위(slow motor unit), FR운동단위(fast fatigue-resistance motor unit), FF운동단위(fast fatigable motor unit)의 세 가지 형태로 나뉜다. **S운동단위**는 가장 작은 운동단위로 느리게 수축하고 장시간 비교적 약한 힘을 보이지만, 주로 풍부한 근색소(myoglobin)와 사립체를 가지는 적색섬유로 구성되기 때문에 피로에 대한 저항력이 크다. **FF운동단위**는 큰 백색섬유를 지배하는 큰 알파운동신경으로 구성된다. **FR운동단위**는 앞서 언급한 두 운동단위의 중간에 해당하는 특징을 나타낸다(표 4.2).

표 4.2 운동단위의 분류와 특성

유형		느린-산화계섬유	빠른-산화계섬유	빠른-해당계섬유
운동신경원	크기	작음	큼	큼
	전도속도	느림	빠름	빠름
	신경지배비율	낮음	중간	높음
	분포	장기간 자세를 유지하는 근육	단기간 큰 힘을 내는 중간근육	단기간 큰 힘을 요구하는 근육
근육섬유	모양	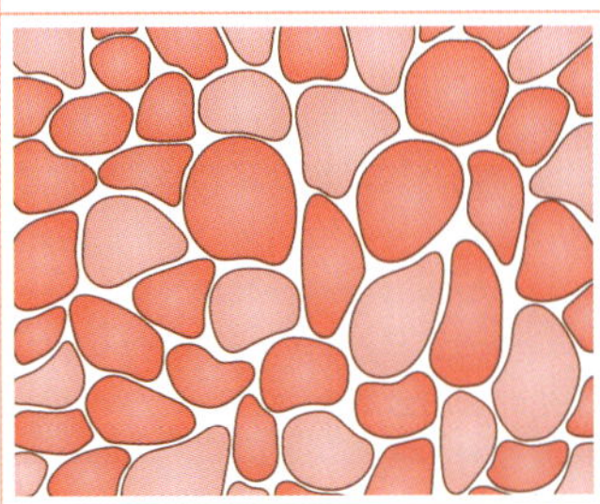	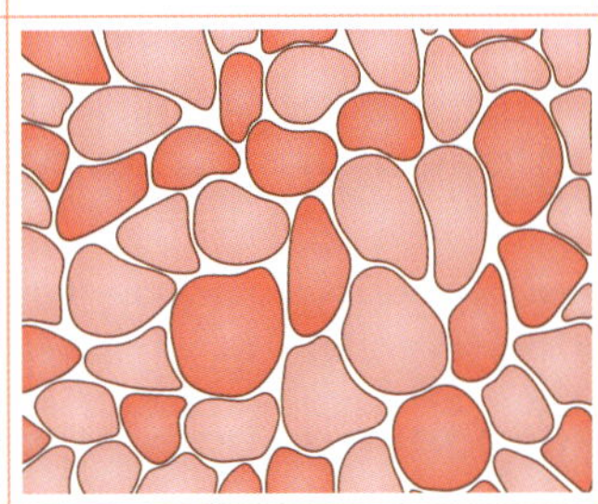	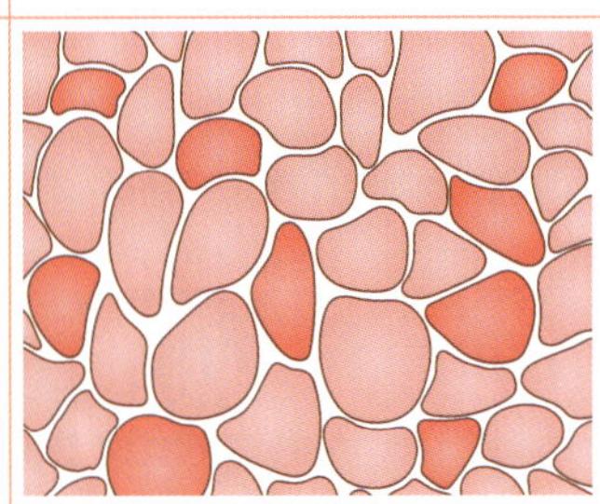
	유형	Type I, 적색근	Type II a, 백색근	Type II b, 백색근
	대사특성	느린 산화성 (slow oxidative, SO)	빠른 산화성(및 해당성) (fast oxidative glycolytic, FOG)	빠른 해당성 (fast glycolytic, FG)
	단일수축	느림	중간	빠름
	동원순서	먼저	중간	나중
	사용빈도	높음	중간	낮음
	피로 저항	매우 높음	높음	낮음
	단위당 섬유 수	작음	중간	큼
	사립체밀도	높음	중간	낮음

4.1 근육계통의 개관

학습목표 뼈대근육의 명명법과 형태에 대해 알 수 있다.

뼈대근육의 명명 Naming of skeletal muscle

인체의 뼈대근육의 명칭은 모양, 위치, 크기, 방향, 작용에 따라 이름이 붙여졌으며 표 4.3, 그림 4.9와 같다. 이 밖에 분기(division)에 따라 두갈래근(이두근, biceps muscle), 네갈래근(사두근, quadriceps muscle) 등으로 나눌 수 있다. 부착부(attachment)에 따른 예로 목빗근(흉쇄유돌근, sternocleidomastoid muscle), 어깨목뿔근(견갑설골근, omohyoid muscle)이 있으며, 작용에 따라 굽힘근, 폄근, 모음근, 벌림근, 올림근, 내림근 등으로 나눈다. 수렴근육(convergent muscle)의 근육다발은 힘줄 끝에서 합쳐진다.

표 4.3 뼈대근육의 생김새와 인체의 예

구분		해당 근육
모양	둘레(circular): 고리 모양	항문조임근, 눈둘레근, 입둘레근
	세모(trapezoid): 세모 모양/네모(quadratus): 네모 모양 마름(rhomboidal): 마름모 모양	어깨세모근, 등세모근/넓적다리네모근, 큰 · 작은마름근, 네모엎침근
	방추(fusiform): 방추 모양	위팔두갈래근, 넓적다리네갈래근
	반깃근(unipennate): 반깃털 모양/깃근(bipennate): 깃털 모양 여러깃근(multipennate): 많은 깃털 모양	긴발가락폄근/넓적다리곧은근, 위팔세갈래근/어깨세모근
방향	곧은(rectus), 가로(transverse) 등	배곧은근, 배가로근
위치	넙적다리(thigh), 위팔(upper arm) 등	넓적다리곧은근, 위팔근
크기	큰(maximum), 중간(medium), 작은(minimum) 등	큰가슴근, 중간볼기근, 작은볼기근
분기	두갈래(biceps), 세갈래(triceps), 네갈래(quadriceps) 등	위팔두갈래근, 위팔세갈래근, 넓적다리네갈래근

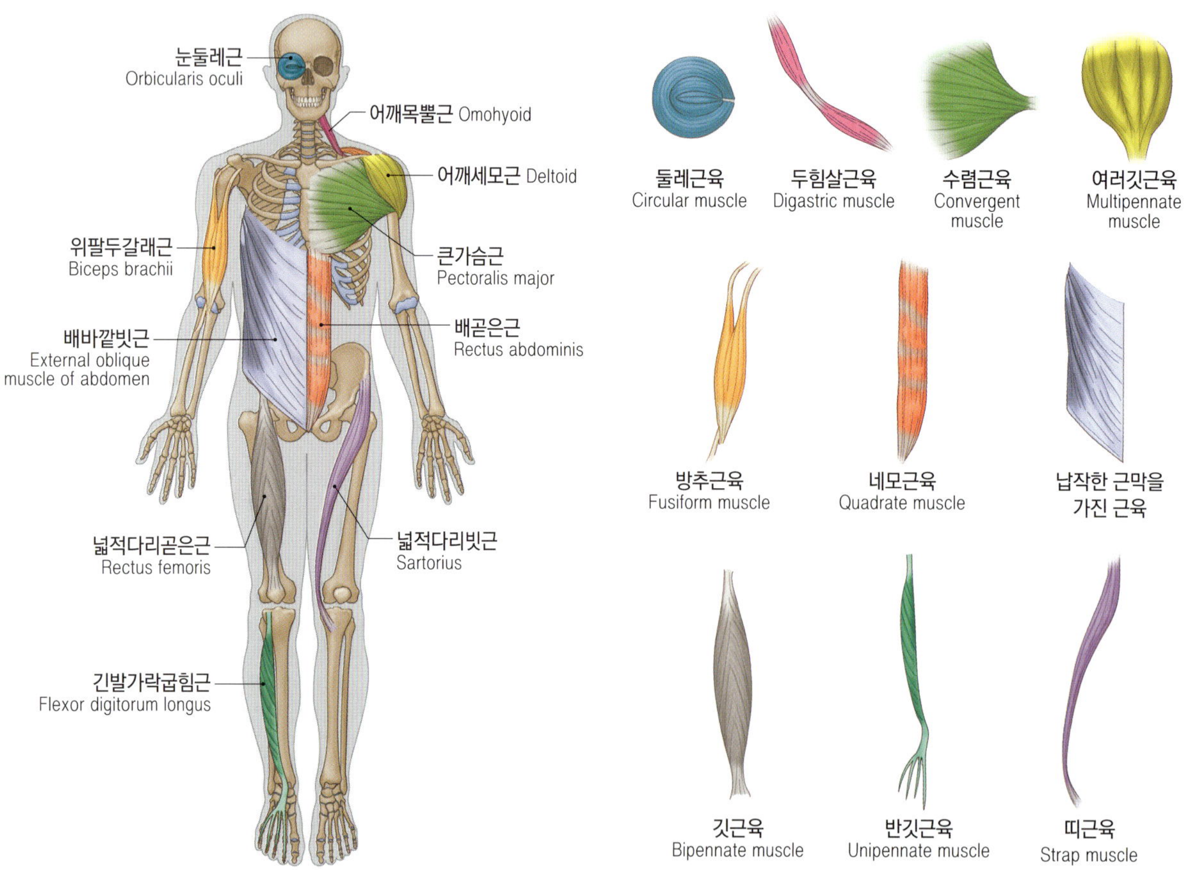

그림 4.9 뼈대근육의 모양

4.1 근육계통의 개관

학습목표 뼈대근육의 분류에 대해 알 수 있다.

뼈대근육의 기능 및 역할에 따른 분류

작용근 Agonist 근육이 수축하여 관절운동이나 자세를 유지하는데 주된 역할을 하는 근육으로 주작용근(prime mover)이라고도 한다. 작용근은 항상 능동적으로 수축하여 근육길이가 줄어들면서 장력이 발생하는 **동심수축**(concentric contraction), 근육길이의 변함 없이 장력이 발생하는 **등척수축**(isometric contraction), 근육길이가 늘어나면서 장력이 발생하는 **편심수축**(eccentric contraction)이 있다.

대항근 Antagonist 작용근의 관절운동에 정확하게 반대되는 운동을 하는 근육으로 폄근의 대항근은 굽힘근이 된다.

협력근 Synergist 특정 움직임을 증가시키기 위해 하나 또는 그 이상의 근육들과 함께 작용하는 근육을 말한다. 작용근을 보조하고 불필요한 운동을 제한하는 근육으로 작용근 수축 시 도와주는 근육을 **도움협력근**(helping synergist muscle)이라 하고, 작용근 수축 시 수축을 방해하지 않게 하는 근육을 **순수협력근**(true synergist)라고 한다.

보조작용근 Assistant mover 작용근의 수축을 보조적으로 도와주는 근육으로 협력근에 포함된다. **중화근**(neutralizer muscle)은 반대작용을 하는 근육에 반대작용하는 근육이며, 목표한 움직임에 반작용근들에 의한 불필요한 동작을 중화시킨다. **고정근**(fixator muscle) 또는 **안정근**(stabilizer muscle)은 작용근이 작용을 할 때 동작의 효과를 높이기 위해 주위에 있는 분절을 지지 또는 위치를 고정시켜 작용근이 목표한 움직임을 효과적으로 할 수 있도록 고정시키는 근육이다.

근육의 이는곳과 닿는곳에 따른 분류

한 근육에서 움직이는 부분을 **닿는곳**(정지부, insertion)이라고 하며, 움직임에 대해 고정된 부분을 **이는곳**(기시부, origin)이라 한다. 움직임은 대부분의 경우 닿는곳에서 이는곳으로 일어난다. 관절을 중심으로 관절 가까이에 이는곳이 있고, 먼쪽에 닿는곳이 있으면 **문합형근육**(shunt muscle)이라 하며, 긴장성근육(tonic muscle)의 특성을 가지고 힘에 유리하여 안정성이 높다. 반대인 경우를 **분출형근육**(spurt muscle)이라 하며, 위상근육(phasic muscle)과 같은 특성을 가지며 회선성분이 강하고, 속도에 유리하여 운동성이 높다. 문합형근육의 수축력은 뼈를 따라 일어나며, 관절을 끌어당기는 경향이 있고, 분출형근육의 수축력은 뼈를 가로질러 힘이 직접 작용하게 된다.

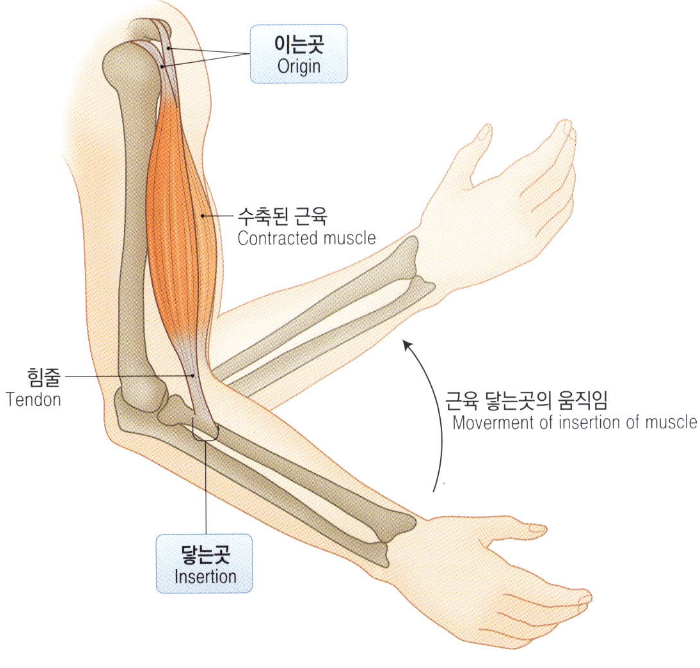

그림 4.10 근육의 이는곳과 닿는곳

4.2 온몸의 뼈대근육

학습목표 온몸의 뼈대근육의 명칭과 위치에 대해 알 수 있다.

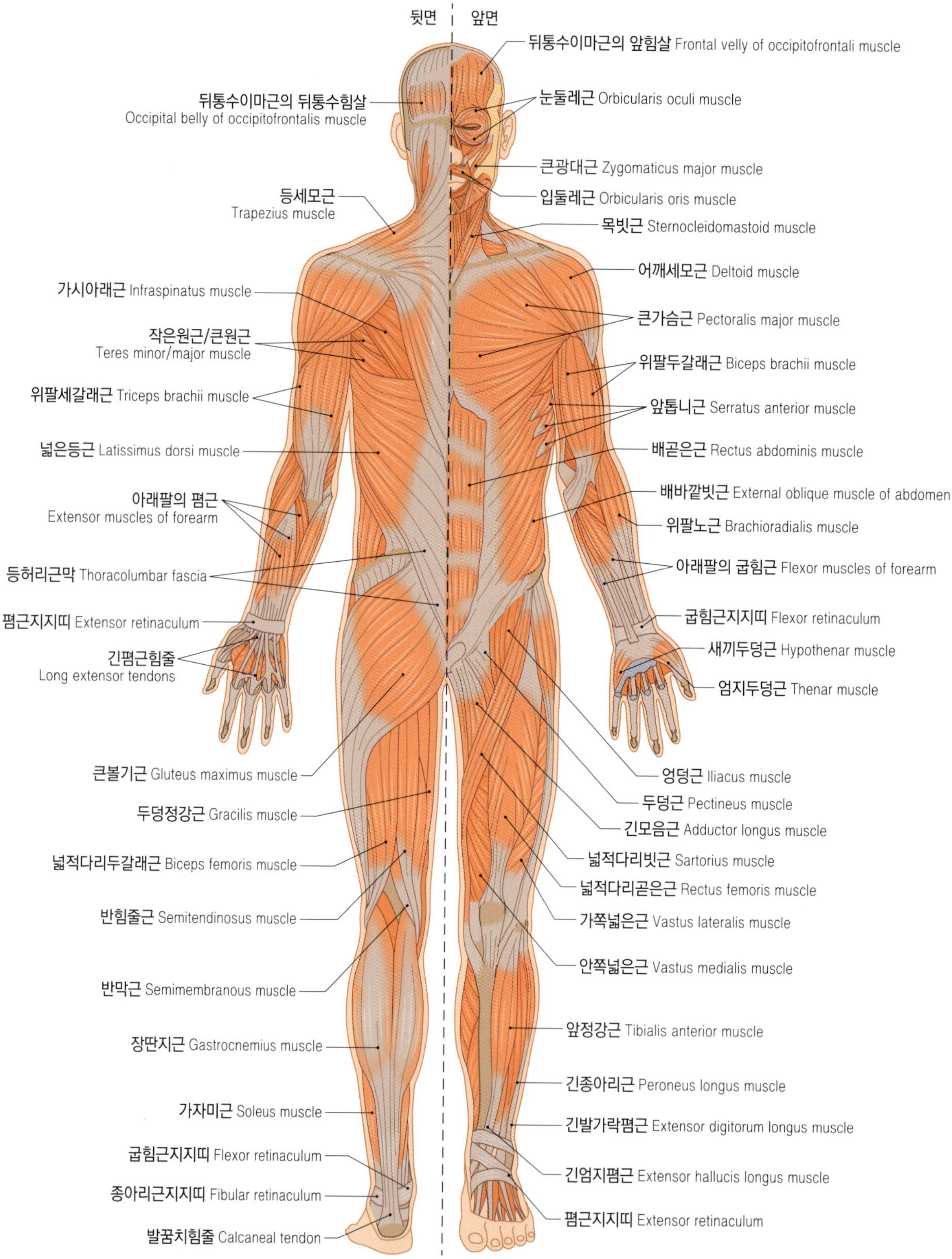

그림 4.11 온몸의 뼈대근육

4.3 머리부위 근육

학습목표 얼굴근육에 대해 알 수 있다.

머리부근육(muscle of head)은 감정표현에 관여하는 **표정근육**과 음식물을 씹는데 관여하는 **씹기근육**(저작근, mastication muscle)으로 나눌 수 있다.

얼굴근육(안면근) Facial muscle

얼굴근육은 위치에 따라 머리덮개근육, 눈꺼풀근육, 코근육, 입근육으로 구분된다.

머리덮개근육 Muscle of scalp 머리덮개(두피, scalp)는 머리뼈를 싸고 있는 피부 중에서 머리카락으로 덮인 부분으로 뒤통수이마근, 머리덮개널힘줄, 관자마루근으로 구성된다.

뒤통수이마근(후두전두근) Occipitofrontalis muscle 뒤통수에서 이마까지 뻗어있는 머리덮개근의 부분으로 뒤통수 쪽의 뒤통수힘살(occipital belly)과 이마 쪽의 이마힘살(frontal belly)을 연결하는 **머리덮개널힘줄**(모상건막, galea aponeurotica)로 되어 있고, 이마근과 뒤통수근이 있다. **이마근**(전두근, frontalis muscle)은 수축 시 눈썹을 위로 당겨 놀란 표정과 이마의 주름(wrinkle)을 만든다. **뒤통수근**(후두근, occipital muscle)은 머리덮개널힘줄을 고정시키고 머리덮개를 뒤로 잡아당기는 역할을 한다.

관자마루근(측두두정근) Temporoparietalis muscle 머리덮개널힘줄을 옆으로 잡아당기는 역할을 한다.

머리덮개널힘줄 Galea aponeurotica 뒤통수이마근 사이에 펴져 있는 섬유막이다.

표 4.4 머리덮개근육

근육명		이는곳	닿는곳	작용	지배신경
뒤통수이마근(occipitofrontalis)	이마근(frontalis)	머리덮개널힘줄	눈썹 주위의 피부	눈썹을 위로 당겨 놀란 표정을 만들고 이마에 주름 형성	얼굴신경
	뒤통수근(occipitalis)	뒤통수뼈	머리덮개널힘줄	머리덮개를 뒤로 잡아 당김	얼굴신경
관자마루근(temporoparietalis)		머리덮개널힘줄	귓바퀴연골	머리덮개널힘줄을 옆으로 당김	얼굴신경

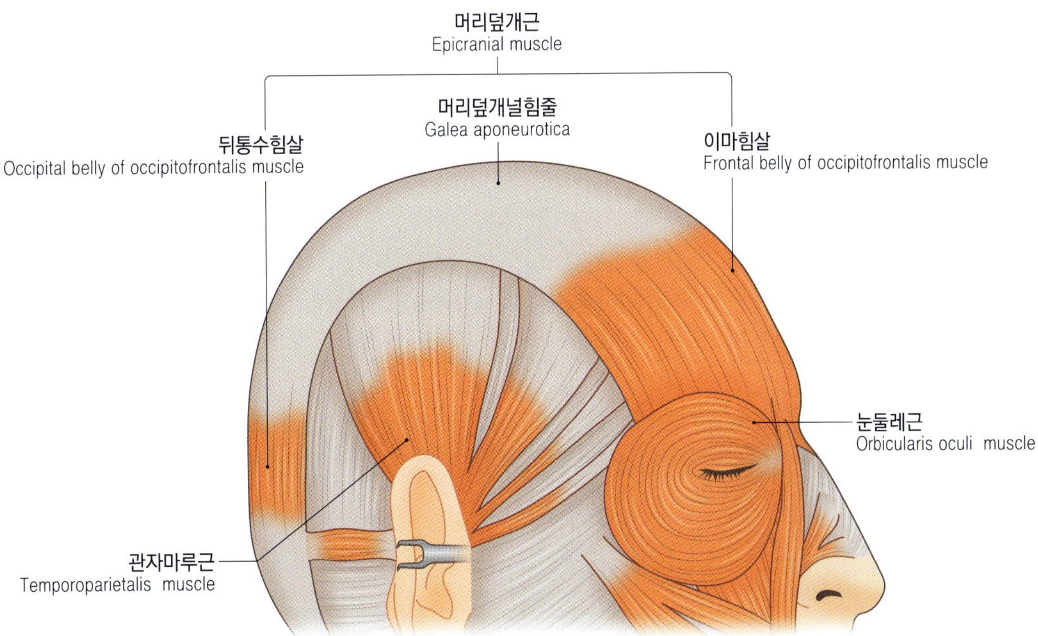

그림 4.12 머리덮개근육

4.3 머리부위 근육

학습목표 얼굴근육에 대해 알 수 있다.

눈꺼풀근육 Muscle of palpebra 눈을 감거나 뜨고 눈가의 주름을 형성하는 근육으로 눈둘레근, 눈썹주름근, 눈꺼풀올림근이 있다.

눈둘레근(안륜근) Orbicularis oculi muscle 근육의 모양은 둘레근육(circular muscle)으로 일종의 조임근이다. 눈꺼풀부분(palpebral part)은 눈을 깜빡이거나 살짝 감을 때, 눈확부분(orbital part)은 눈을 꼭 감을 때 작용한다.

눈썹주름근(추미근) Corrugator supercilii muscle 눈둘레근의 일부로 작고 좁은 세모 모양의 근육이다. 수축 시 눈썹을 아래안쪽으로 잡아당기며, 이마에 주름을 만든다.

눈썹내림근(미모하제근) Depressor supercilii muscle 눈썹주름근 안쪽에 있고 눈썹을 밑으로 내린다.

눈꺼풀올림근(안검거근) Levator palpebrae superioris muscle 나비뼈에서 시작하여 위눈꺼풀에 닿는 근육으로 눈돌림신경의 지배를 받으며, 위눈꺼풀을 위로 당겨 눈을 뜨게 하는 역할을 한다.

코근육 Muscle of nose 미간과 콧등에 주름을 만들거나 콧구멍 크기를 조절하는 근육으로 눈살근(비근근, procerus muscle), 코근(비근, nasalis muscle), 코중격내림근(비중격하제근, depressor septi nasi muscle)이 있다.

표 4.5 눈꺼풀근육

근육명		이는곳	닿는곳	작용	지배신경
눈둘레근 (orbicularis oculi)	눈꺼풀부분 (palpebral part)	안쪽눈꺼풀인대	눈꺼풀	윙크할 때와 같이 눈을 살짝 감게 함	얼굴신경
	눈확부분 (orbital part)	위턱뼈의 이마돌기	눈꺼풀	눈을 꼭 감게 함	
눈썹주름근(corrugator supercilii)		이마뼈	눈썹활의 피부	눈썹을 아래안쪽으로 잡아 당기며, 이마에 주름 형성	얼굴신경
눈썹내림근(depressor supercilii)		눈둘레근	눈썹활의 안쪽피부	눈썹을 밑으로 내림	얼굴신경
눈꺼풀올림근(levator palpebrae superioris)		온힘줄고리	위눈꺼풀의 피부	위눈꺼풀을 위로 당겨 눈을 뜨게 함	눈돌림신경

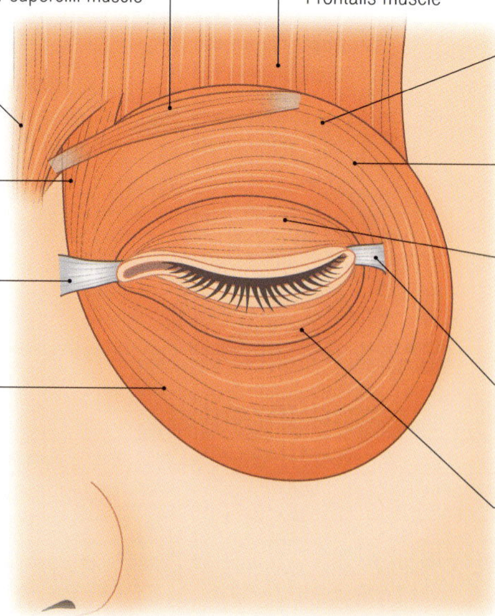

그림 4.13 눈꺼풀근육

4.3 머리부위 근육

학습목표 얼굴근육에 대해 알 수 있다.

입근육 Muscle of mouth 말을 하거나 표정을 짓기 위해 입을 열거나 닫는데 사용되는 근육으로 입둘레근, 볼근, 큰광대근, 작은광대근, 위입술올림근, 입꼬리당김근, 입꼬리내림근이 있다.

입둘레근(구륜근) Orbicularis oris muscle 눈둘레근과 같이 입을 두르는 둘레근으로 입술을 오므리거나 입술을 내미는 작용을 한다.

볼근(협근) Buccinator muscle 빰을 만드는 근육이며, 입안의 압력을 유지시키거나 화난 표정을 만든다.

큰광대근 Zygomaticus major muscle 입꼬리를 당겨 웃는(smile muscle) 표정을 만든다.

작은광대근 Zygomaticus minor muscle 윗입술을 위로 당겨 부정적인 표정을 만든다.

위입술올림근(상순거근) Levator labii superioris muscle 윗입술에 주름을 만들어 부정적인 표정을 만든다.

입꼬리당김근(소근) Risorius muscle 수축 시 보조개(dimple)를 형성한다.

입꼬리내림근(구각하제근) Depressor anguli oris muscle 입꼬리를 밑으로 당겨 슬픈 표정을 만든다.

표 4.6 입근육

근육명	이는곳	닿는곳	작용	지배신경
입둘레근(orbicularis oris)	코중격, 위 · 아래턱뼈	입주위의 피부	입을 닫고 입술을 오므림	얼굴신경
볼근(buccinator)	위 · 아래턱뼈의 이틀돌기	입꼬리의 입둘레근	입안의 압력 유지시키고 화난 표정을 짓게 함	얼굴신경
큰광대근(zygomaticus major)	광대활	입꼬리	입꼬리를 뒤위쪽으로 당겨 웃는 표정을 짓게 함	얼굴신경
작은광대근(zygomaticus minor)	광대뼈의 앞면	윗입술의 가쪽부	윗입술을 위로 당겨 부정적인 표정을 짓게 함	얼굴신경
위입술올림근(levator labii superioris)	위턱뼈의 눈확면	윗입술의 안쪽부	윗입술 가쪽부를 위로 당겨 싫은 표정을 짓게 함	얼굴신경
위입술콧방울올림근 (levator labii superioris alaeque nasi)	위턱뼈의 이마돌기	윗입술, 콧방울	윗입술을 위로 당기며 코에 주름을 형성함	얼굴신경
입꼬리올림근(levator anguli oris)	위턱뼈의 앞면	입꼬리	입꼬리를 위로 당김	얼굴신경
입꼬리당김근(risorius)	깨물근과 넓은목근의 근막	입꼬리	입꼬리를 가쪽으로 당겨 볼에 보조개를 형성함	얼굴신경
입꼬리내림근(depressor anguli oris)	턱끝융기의 가쪽부	입꼬리	입꼬리를 아래쪽으로 당겨 슬픈 표정을 짓게 함	얼굴신경
아래입술내림근(depressor labii inferioris)	아래턱뼈의 앞면 중앙	아랫입술	아랫입술을 아래안쪽으로 당겨 입을 삐죽 내밀게 함	얼굴신경
턱끝근(mentalis)	아래턱뼈의 앞면	턱의 피부	턱 피부에 주름을 형성함	얼굴신경

4.3 머리부위 근육

학습목표 얼굴근육에 대해 알 수 있다.

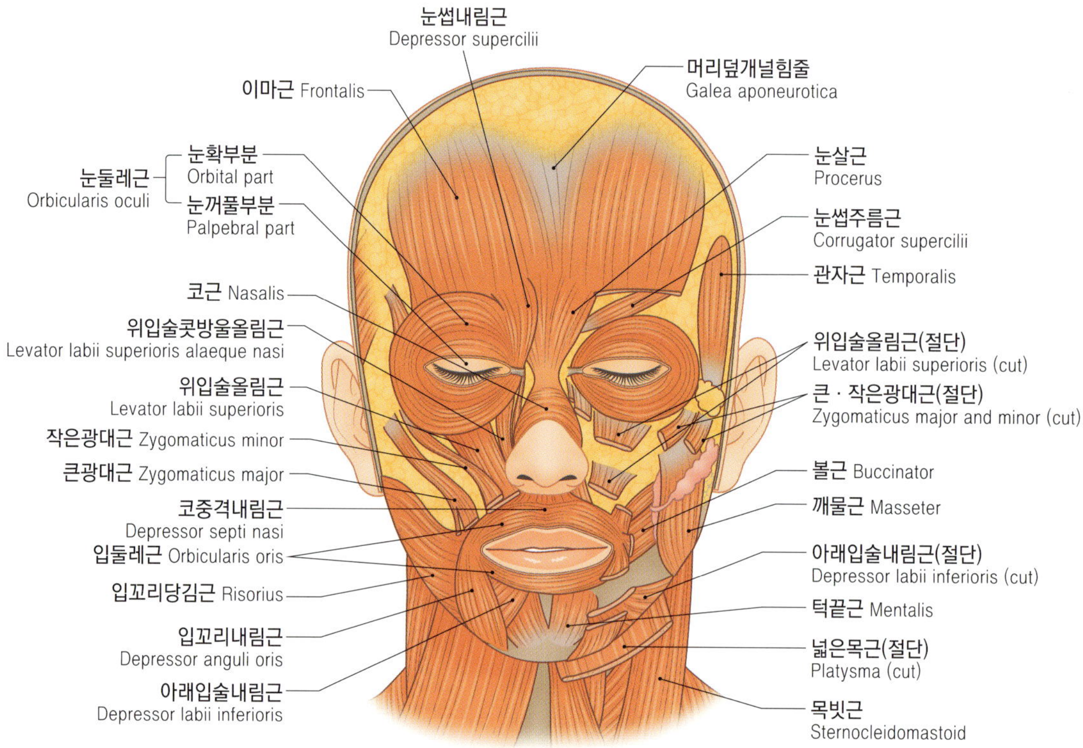

그림 4.14 얼굴근육(앞면)

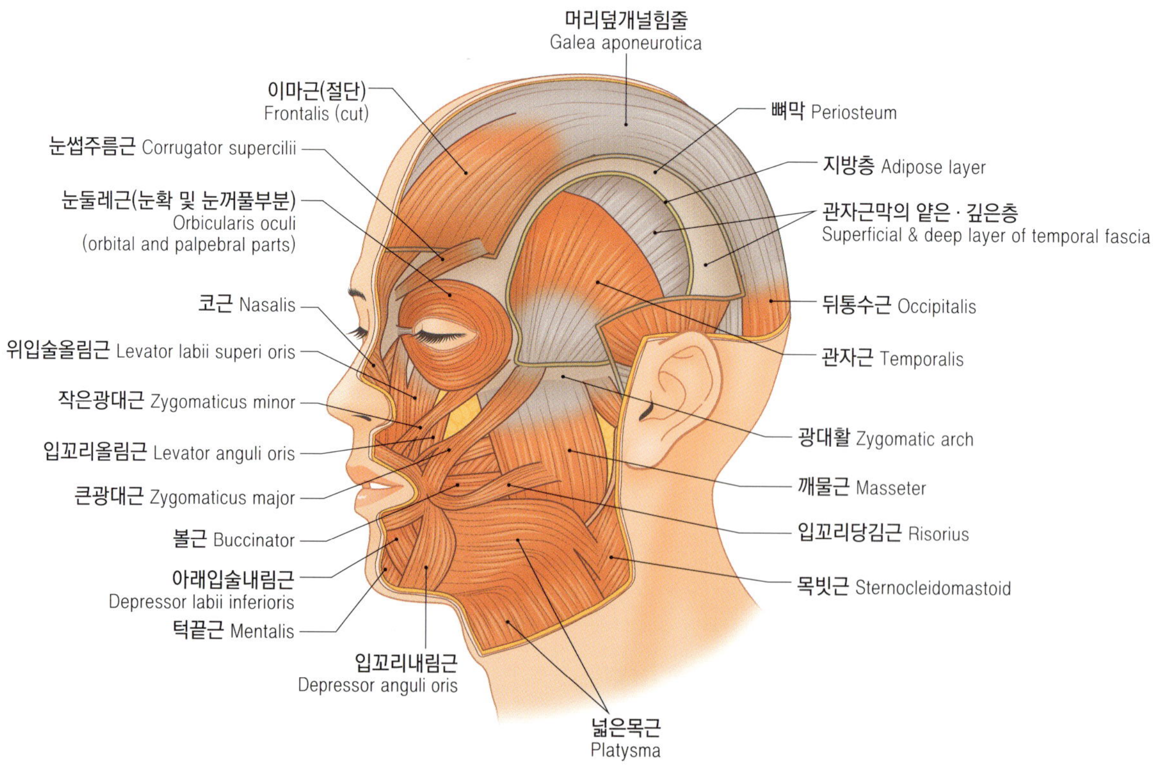

그림 4.15 얼굴근육(가쪽면)

4.3 머리부위 근육

학습목표 씹기근육에 대해 알 수 있다.

씹기근육(저작근) Masticatory muscle

씹기근육은 나비뼈(접형골, sphenoid bone)의 큰날개에 뚫린 **타원구멍**(타원공, oval foramen)을 빠져나온 삼차신경의 가지인 **아래턱신경**(하악신경, mandibular nerve)의 지배를 받는다.

깨물근(교근) Masseter muscle 씹기근육들 중 가장 강하게 턱을 닫는데 사용되는 근육으로 가로로 절단하면 힘줄이 힘살(belly) 사이에 박힌 것 같은 모양이다.

관자근(측두근) Temporalis muscle 부채꼴 모양으로 깨물근과 함께 음식물을 씹는 작용을 한다.

안쪽 · 가쪽날개근(내 · 외측익돌근) Medial · lateral pterygoid muscle 음식을 연마하는데 관여한다. 가쪽날개근은 씹기근육들 중 유일하게 입을 여는데 작용한다.

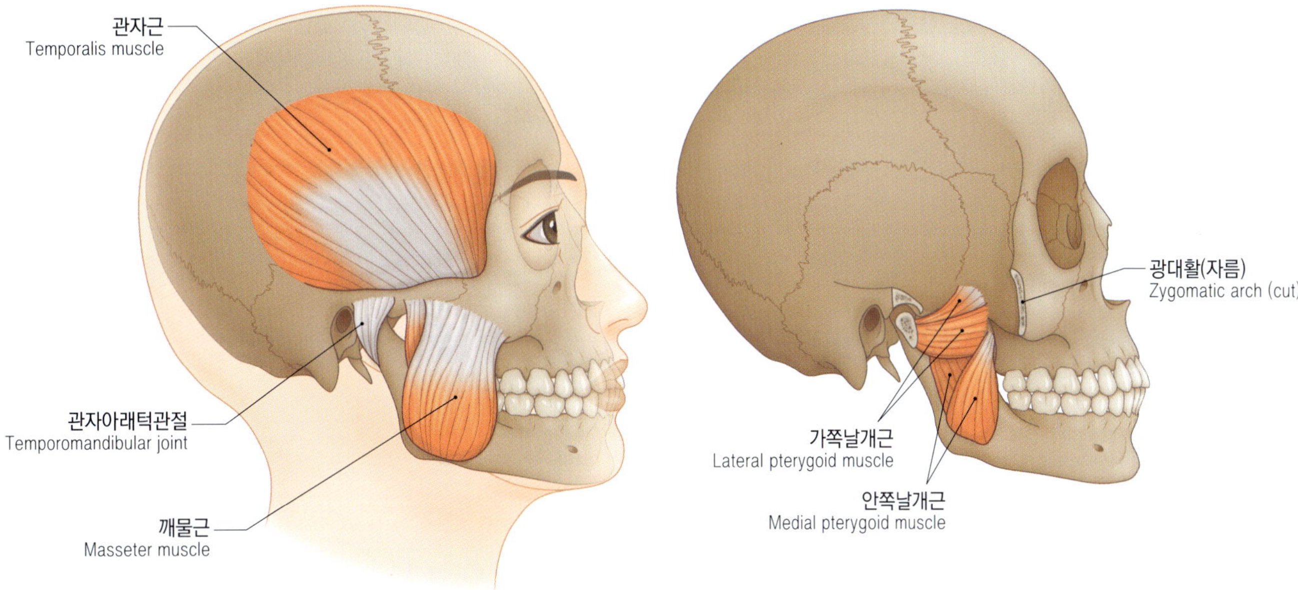

그림 4.16 씹기근육

표 4.7 씹기근육

근육명	이는곳	닿는곳	작용	지배신경
깨물근(masseter)	광대활의 앞 · 뒷면	아래턱뼈의 턱뼈각과 턱뼈가지	아래턱뼈를 위로 당김	아래턱신경
관자근(temporalis)	관자뼈의 관자오목	아래턱뼈의 근육돌기	아래턱뼈를 위뒤쪽으로 당김	아래턱신경
안쪽날개근(medial pterygoid)	나비뼈의 날개돌기	아래턱뼈 턱뼈각의 안쪽면	아래턱뼈를 위가쪽으로 당김	아래턱신경
가쪽날개근(lateral pterygoid)	나비뼈의 날개돌기	아래턱뼈목, 턱관절 관절원반	아래턱뼈를 앞으로 당기며 턱을 엶	아래턱신경

4.3 머리부위 근육

학습목표 안구근육에 대해 알 수 있다.

안구근육 Ocular muscle

안구근육은 눈을 움직이는 데 관여하는 **6종의 근육**으로 위곧은근(상직근, superior rectus muscle), 아래곧은근(하직근, inferior rectus muscle), 안쪽곧은근(내측직근, medial rectus muscle), 가쪽곧은근(외측직근, lateral rectus muscle), 위빗근(상사근, superior oblique muscle), 아래빗근(하사근, inferior oblique muscle)이 있다.

표 4.8 안구근육의 작용

안구근육	안구운동					
	올림	내림	모음	벌림	안쪽돌림	가쪽돌림
위곧은근(superior rectus)	○		○		○	
아래곧은근(inferior rectus)		○	○			○
안쪽곧은근(medial rectus)			○			
가쪽곧은근(lateral rectus)				○		
위빗근(superior oblique)		○		○	○	
아래빗근(inferior oblique)	○			○		○

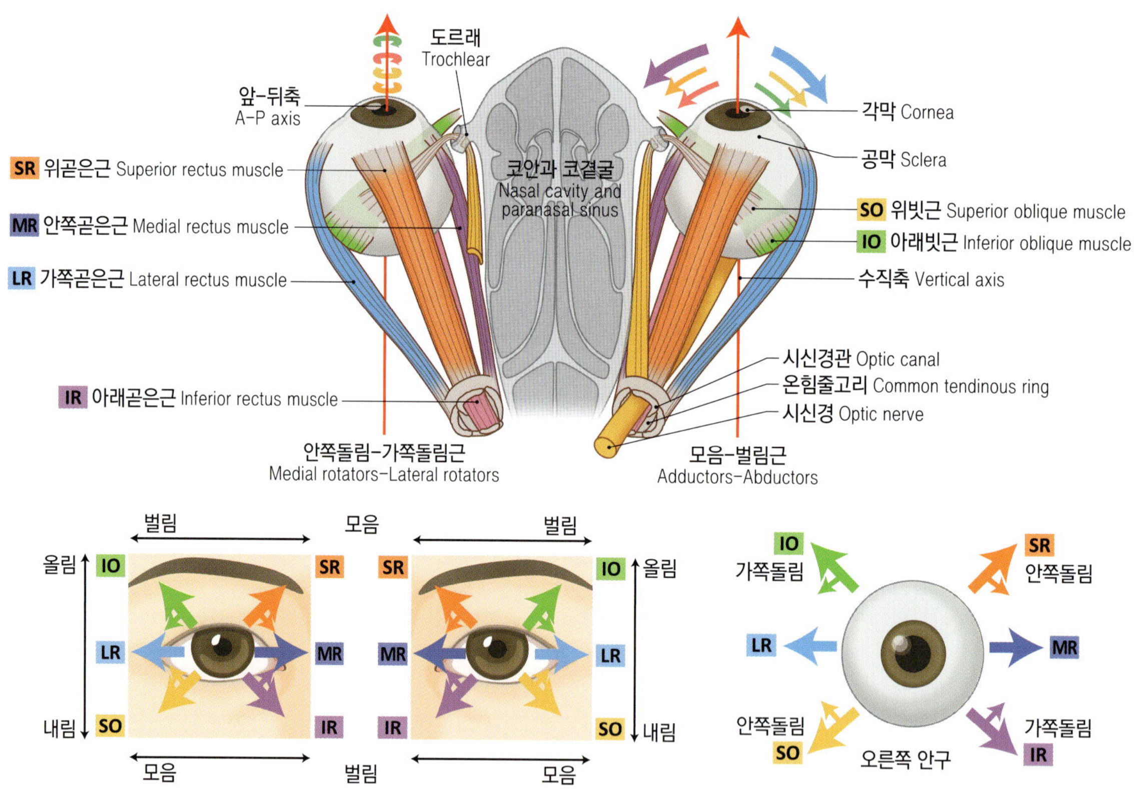

그림 4.17 안구근육

표 4.9 안구근육

근육명	이는곳	닿는곳	작용	지배신경
위곧은근(superior rectus)		안구의 위, 안쪽표면	안구를 위로 당김	
아래곧은근(inferior rectus)		안구의 아래, 안쪽표면	안구를 아래로 당김	눈돌림신경
안쪽곧은근(medial rectus)	온고리힘줄	안구의 안쪽표면	안구를 모음	
가쪽곧은근(lateral rectus)		안구의 가쪽표면	안구를 벌림	갓돌림신경
위빗근(superior oblique)		안구의 위, 안쪽표면	안구를 아래로 당기고 벌림	도르래신경
아래빗근(inferior oblique)	눈확 아래바닥	안구의 아래, 가쪽표면	안구를 위로 당기고 벌림	눈돌림신경

4.3 머리부위 근육

학습목표 혀근육에 대해 알 수 있다.

혀근육 Tongue muscle

혀(tongue)는 감각기관인 동시에 운동기관이므로 제3의 눈이라고 할 수 있다. 혀를 움직이는 근육은 혀 바깥의 뼈에서 일어나 혀에 부착되어 혀를 움직이는 **혀의 외래근**(extrinsic muscle)과 혀의 실질에서 일어나 혀 자체에 부착되어 혀의 모양을 변화시키는 **혀의 내재근**(intrinsic muscle)으로 나눈다. 혀의 외래근은 상대적으로 강한 움직임을 만들고, 내재근은 미세한 움직임을 나타낸다.

혀의 외래근 Extrinsic muscle 턱뼈결합에서 일어나 목뿔뼈(설골, hyoid bone)에 부착하는 **턱끝혀근**(이설근, genioglossus muscle)은 혀를 아래로 잡아당겨 누르고 혀끝을 내미는 역할을 한다. 목뿔뼈에서 일어나 혀의 옆면에 부착하여 혀를 뒤로 당기는 역할을 하는 **목뿔혀근**(설골설근, hyoglossus muscle), 물렁입천장(연구개, soft palate)에서 일어나 혀의 양가쪽 모서리에 부착하여 혀뿌리를 위로 당기는 **입천장혀근**(구개설근, palatoglossus muscle)과 관자뼈의 붓돌기(경상돌기, styloid process)에서 일어나 혀의 옆면에 부착하여 혀를 뒤위쪽으로 당기는 **붓혀근**(경상설근, styloglossue muscle)이 있다. 입천장혀근을 제외한 혀의 모든 근육은 혀밑신경 지배를 받고, 입천장혀근은 혀인두신경 지배를 받는다. 만일, 한쪽 혀인두신경에 병변이 있을 경우 혀를 내밀었을 때 병변이 있는 쪽으로 편위된다.

혀의 내재근 Intrinsic muscle **혀위세로근**(상종근, superior longitudinal muscle of tongue), **혀아래세로근**(하종근, inferior longitudinal muscle of tongue)과 혀를 양쪽으로 나누는 혀사이막(혀사이벽, lingual septum)에서 일어나 혀를 좁고 길게 만드는 **혀가로근**(설횡근, lingual transverse muscle), 혀를 넓고 얇게 만드는 **혀수직근**(lingual vertical muscle)이 있다.

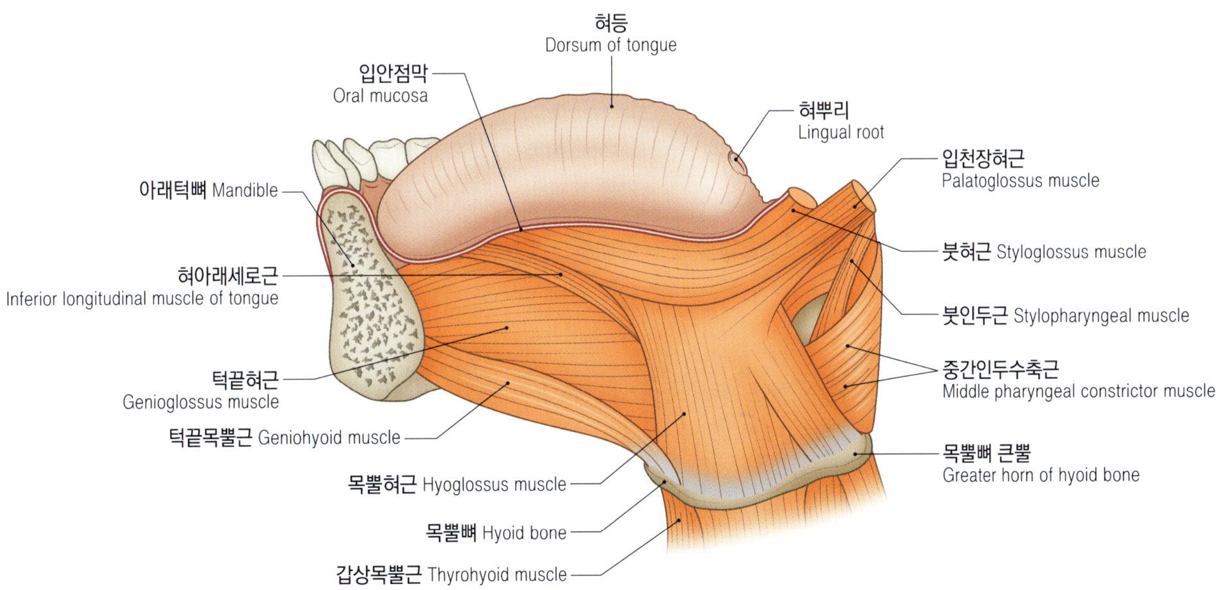

그림 4.18 혀근육

핵심정리 및 문제 CORE ORGANIZATION & PROBLEM

1. 뼈대근육(skeletal muscle)은 가로무늬근육이며, 수의근이다. 다핵이며, 세동이[가로세관(1개)+종말수조(2개)]로 되어 있고, 수축이 빠르며, 강직이 유발될 수 있고 쉽게 피로하다.
2. 심장근육(cardiac muscle)은 가로무늬근육이며, 불수의근이다. 두동이[가로세관(1개)+종말수조(1개)]로 되어 있고, 수축이 약간 느리고, 강직이 유발되지 않고 쉽게 피로하지 않는다.
3. ___________은 민무늬근육이며, 불수의근이다. 수축이 가장 느리고 강직이 유발될 수 있고, 쉽게 피로하지 않는다.
4. 뼈대근육의 미세구조 중 수축성 단백질은 가는근육잔섬유인 액틴, 트로포닌, 트로포마이오신과 굵은근육잔섬유인 ___________이 있다.
5. 뼈대근육의 미세구조

구분	특징	근수축시
Z~Z선	근육원섬유마디(sarcomere), I대에 있음	줄어듦
I대	가는근육잔섬유로 구성, 액틴과 마이오신이 겹치지 않는 부위, 밝은 띠	줄어듦
_______	가는근육잔섬유와 굵은근육잔섬유가 겹친 부위, 어두운 띠	줄어들지 않음
H대	어두운 띠 중앙에 굵은근육잔섬유만 있어 좀 더 밝게 보이는 부분	줄어듦
M선	H대 중앙에 굵은근육잔섬유가 부풀어 생긴 가운데 점들	-

6. 활동전압은 근세포질그물에 있는 칼슘이온(Ca^{2+})을 방출시켜 트로포마이오신(tropomyosin)과 결합하여 근육잔섬유의 활성부위를 노출시킨다. 마이오신(myosin)분자의 머리부분이 액틴(actin)의 활성부위에 작용하여 연결다리가 형성되어 근육을 수축시킨다.
7. 아세틸콜린에스터분해효소(AchE)에 의해 아세틸콜린이 분해되면 활동전위의 발생이 중단되고, 칼슘이온은 능동운반에 의해 근세포질그물로 회수되어 근육이 이완된다.
8. 뼈대근육과 관절에는 근육의 길이 변화와 속도에 민감한 근육방추, 장력 변화에 민감한 골지힘줄기관, 관절의 위치와 감각을 감지하는 관절수용기라는 감각수용기가 존재하며, 이들을 고유감각수용기라 한다.
9. 뼈대근육의 부속기관으로 근막, 힘줄과 힘줄집, 윤활주머니, 도르래, 종자뼈가 있다.
10. 얕은근막은 피부밑조직 및 장기를 분리시키고, ___________은 힘줄 등을 형성하여 근육과 장기를 싸거나 연결시키며, 장막밑근막은 장막과 깊은근막을 분리시킨다.
11. ___________는 하나의 운동신경세포와 이것이 지배하는 근섬유를 합쳐 이르는 단위로 신경지배비율이 낮을수록 정밀한 근육이다.
12. 얼굴근육은 표정근육과 씹기근육으로 나눈다. 표정근육 중 큰광대근은 웃는 표정을 짓는 작용을 하고, 입꼬리당김근은 보조개를 만들며, 볼근은 입안의 압력을 유지하는 근육의 역할을 한다. 또한 입둘레근은 입술을 오므리며, 눈둘레근은 눈을 꼭 감을 때 작용한다.
13. 씹기근육은 가장 강한 깨물근이 있으며, 관자근, 안쪽 · 가쪽날개근이 있다. 이들은 아래턱신경의 지배를 받는다.
14. 6종류의 안구근육은 위 · 아래곧은근, 위 · 아래빗근, 안쪽 · 가쪽곧은근이 있다. 위빗근과 가쪽곧은근을 제외한 나머지 근육은 ___________ 신경지배를 받는다. 위빗근은 안구를 아래로 당기고 벌리는 작용을, 아래빗근은 안구를 위로 당기고 벌리는 작용을 한다.
15. 혀를 움직이는 혀의 외래근과 혀의 실질에서 일어나 혀 자체에 부착되어 혀의 모양을 변화시키는 혀의 내재근으로 나눈다.

해답

3. 내장근육(visceral muscle) 4. 마이오신 5. A대 10. 깊은근막 11. 운동단위 14. 눈돌림신경

4.4 목부위 근육

학습목표 목부위의 구분과 근막에 대해 알 수 있다.

목부위의 구분 Division of neck region

목부위는 크게 목빗근과 등세모근을 기준으로 2개의 목삼각으로 나눌 수 있다. **앞목삼각**(전경삼각, anterior cervical triangle)은 정중선에서 목빗근 사이의 삼각형 모양이며, **뒤목삼각**(후경삼각, posterior cervical triangle)은 목빗근과 등세모근 사이에 있는 삼각형 모양을 말한다(표 4.10, 그림 4.19).

목부위의 근막 Fascia of neck region

목의 **얕은근막**(표재근막, superficial fascia)은 피부와 깊은근막(deep fascia) 사이에서 장기를 분리하는 성긴결합조직과 지방이 섞여있는 막이다. **깊은근막**은 근육 표면을 직접 싸고 있어 근육과 장기를 싸거나 연결시키며 근육 간의 독립된 운동이 가능하다. 목의 깊은근막은 얕은층, 기관 앞층, 척주 앞층으로 나눌 수 있다. **얕은층**은 넓은목근막의 안쪽, 목빗근, 어깨세모근을 둘러싸고 있으며, **기관 앞층**은 후두와 기관, 갑상샘 등의 앞을 덮고 있는 근막이다. **척추 앞층**은 목의 깊은 근육인 앞척추근과 가쪽척추근을 싸고 있다. **장막밑근막**은 장막과 깊은근막을 분리시킨다.

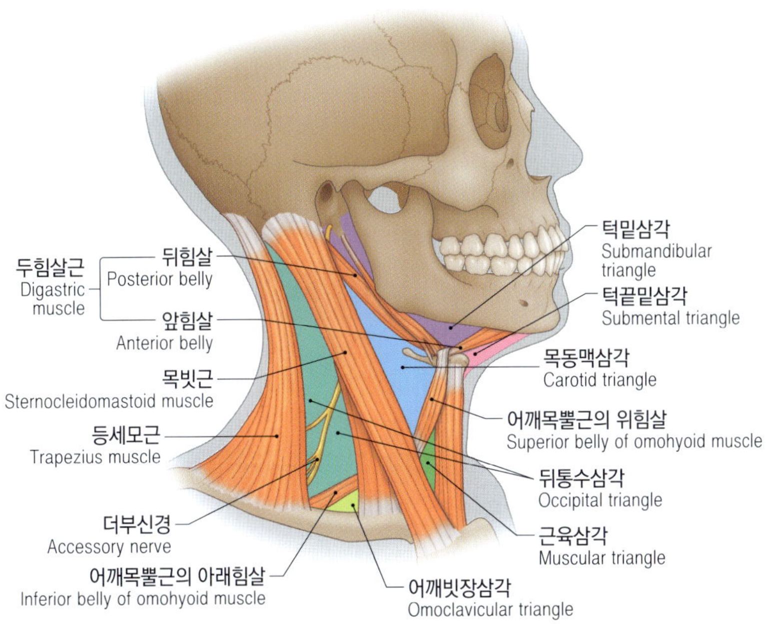

그림 4.19 목삼각

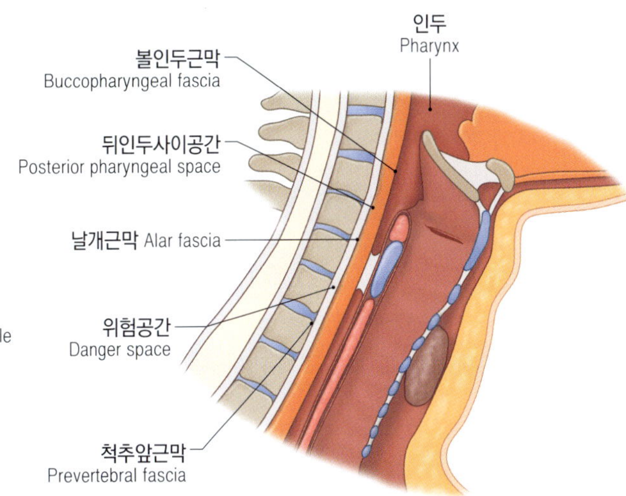

그림 4.20 목의 근막

표 4.10 목의 구분

구분	경계	종류	경계 근육	주요 특징
앞목삼각(anterior cervical triangle)	중앙: 정중선 위: 아래턱뼈 가쪽: 목빗근	턱밑삼각	두힘살근	턱밑샘이 있으며 얼굴동맥이 통과
		턱끝밑삼각		-
		목동맥삼각	어깨목뿔근	목동 · 정맥, 목신경, 미주신경이 통과
		근육삼각		-
뒤목삼각(posterior cervical triangle)	안쪽: 목빗근 아래: 빗장뼈 가쪽: 등세모근	어깨빗장삼각	어깨목뿔근	폐꼭대기 부분
		뒤통수삼각		팔신경얼기, 겨드랑동맥이 통과

4.4 목부위 근육

학습목표 목근육에 대해 알 수 있다.

목부위 앞면근육의 얕은층에서 깊은층까지의 근육과 기관 배열

얕은근	중간근		기관		깊은근		뼈
넓은목근	목뿔위근	두힘살근	기관	식도	앞쪽	목긴근	척추
목빗근		붓목뿔근				머리긴근	
		턱목뿔근				앞머리곧은근	
		턱끝목뿔근				가쪽머리곧은근	
	목뿔아래근	복장목뿔근			가쪽	앞목갈비근	
		어깨목뿔근				중간목갈비근	
		복장갑상근				뒤목갈비근	
		갑상목뿔근					

목부위 근육(muscle of neck region)은 얕은 · 중간 · 깊은 목근육으로 구분한다.

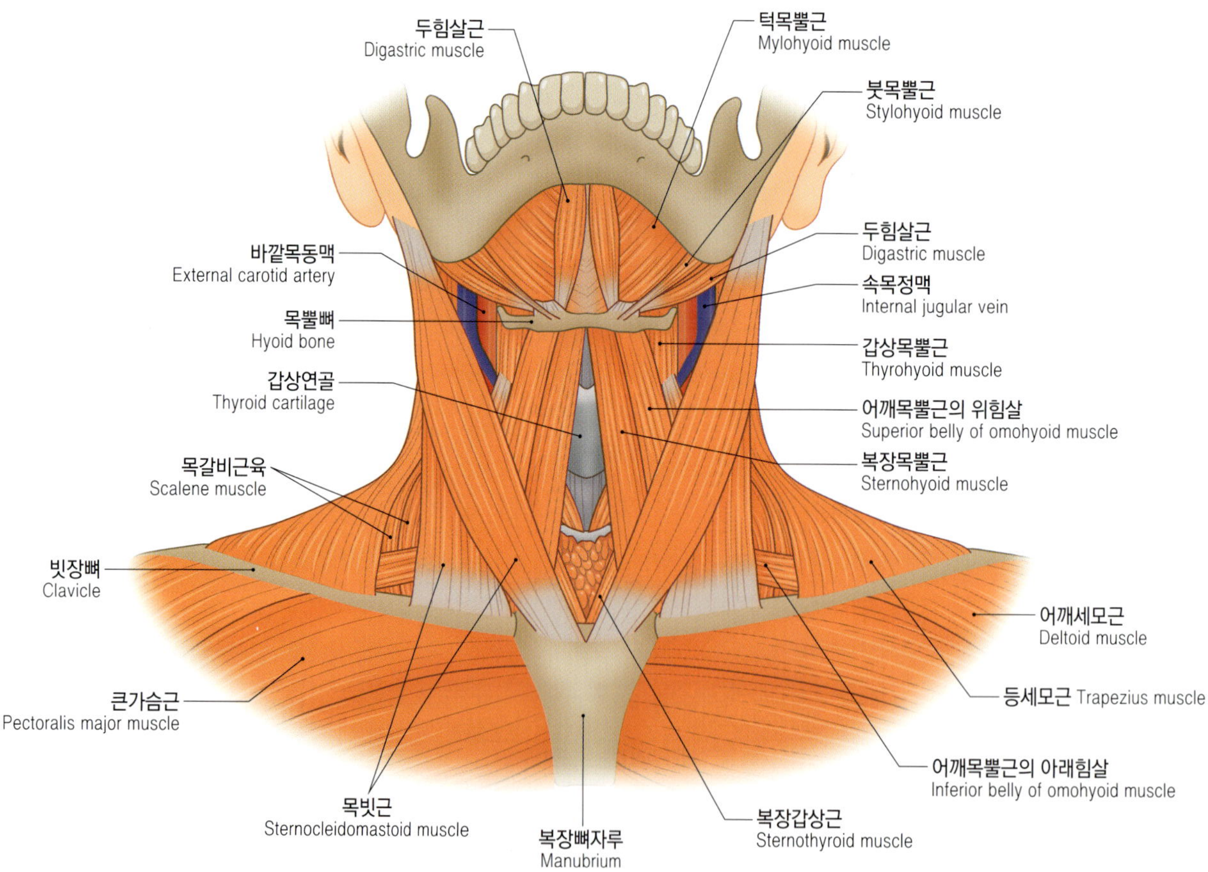

그림 4.21 목부위의 근육

4.4 목부위 근육

학습목표 얕은 목근육에 대해 알 수 있다.

얕은 목근육 Superficial neck muscle

목의 얕은근육으로 가장 얕게 있는 **넓은목근**과 **목빗근**이 있다.

넓은목근 Platysma muscle 목과 얼굴 아래쪽 피부의 바로 밑에 있는 넓고 얇은 근육으로 목의 주름을 형성한다. 큰가슴근과 어깨세모근의 윗부위 근막에서 일어난다.

목빗근(흉쇄유돌근) Sternocleidomastoid muscle 목을 비스듬히 가로지르는 근육으로 앞목삼각과 뒤목삼각의 경계가 된다. 목빗근은 깊은 들숨 시 목을 고정시키는 역할을 한다. 한쪽이 수축하면 목을 반대방향으로 회전시키고, 양쪽이 작용하면 목의 굽힘과 폄에 관여한다. **선천기운목**의 원인이 되는 근육이다.

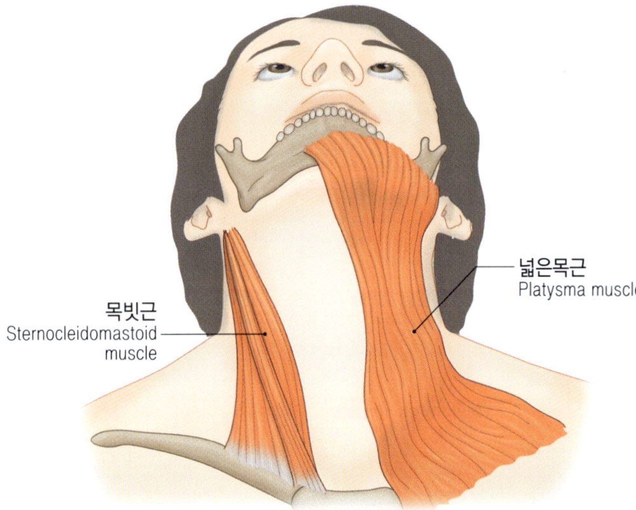

그림 4.22 넓은목근과 목빗근

표 4.11 얕은 목근육

근육명	이는곳	닿는곳	작용	지배신경
넓은목근(platysma)	목과 가슴의 근막	아래턱뼈, 입꼬리	목에 주름을 잡고 입꼬리를 아래로 당겨 슬픈 표정을 짓게 함	얼굴신경
목빗근(sternocleidomastoid)	복장갈래: 복장뼈자루의 앞면 빗장갈래: 빗장뼈의 복장끝	꼭지돌기, 뒤통수뼈의 위목덜미선	한쪽이 수축하면 머리를 반대방향으로 회전시키고, 양쪽이 작용하면 턱끝을 위로 올림	더부신경 목신경

관련 질환

선천기운목 Congenital torticollis

선천기운목(선천사경, congenital torticollis)은 신생아의 1~2% 정도에서 발견되며 뚜렷한 원인 없이 한쪽 목의 목빗근이 경직되어 짧아짐으로 목이 기울어지고 한쪽으로 돌아가는 증상이 출생 후 10일~3주 사이에 나타난다.

초기에 교정하지 않으면 얼굴비대칭과 심해지면 **사시**(strabismus)가 발생할 수 있다. 양쪽이 짧아지면 일면 **거북목**(turtle neck)이 될 수도 있다.

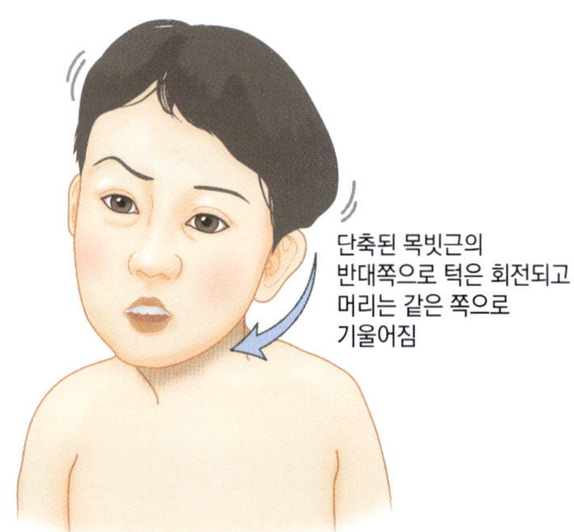

그림 4.23 선천기운목

4.4 목부위 근육

학습목표 중간 목근육에 대해 알 수 있다.

중간 목근육 Middle neck muscle

목의 얕은근육을 제거하면 관찰할 수 있는 근육으로 기관 앞쪽에 위치하며, 목뼈 3번 높이에 해당하는 목뿔뼈(설골, hyoid bone)를 중심으로 **목뿔위근육**과 **목뿔아래근육**으로 나눈다.

목뿔위근육(설골상근) Suprahyoid muscle 턱과 목뿔뼈 사이에 있는 근육으로 두힘살근, 턱목뿔근, 턱끝목뿔근, 붓목뿔근이 있다.

두힘살근 Digastric muscle 근육의 가운데 힘줄이 있어 힘살(belly)이 두 부분으로 나뉜 근육으로 앞힘살(anterior belly)과 뒤힘살(posterior belly)이 중간힘줄(central tendon)에 의해 서로 연결되어 있다.

붓목뿔근(경상설골근) Stylohyoid muscle 목뿔뼈를 들어 올리는 작용하며 얼굴신경이 지배한다.

턱목뿔근(악설골근) Mylohyoid muscle 아래턱뼈와 목뿔뼈 사이에 붙어 입안의 바닥을 이루는 근육이다.

턱끝목뿔근(이설골근) Geniohyoid muscle 정중면 가까운 곳에서 아래턱뼈와 목뿔뼈 사이에 붙는 근육으로 목뿔뼈를 위로 올린다.

목뿔아래근육(설골하근) Infrahyoid muscle 목뿔뼈 아래에 형성된 근육으로 복장목뿔근, 어깨목뿔근, 복장갑상근, 갑상목뿔근이 있다. 이들은 모두 음식물을 삼킨 뒤 올라간 목뿔뼈를 아래로 당겨 제자리로 돌아오게 하는 작용을 한다.

복장목뿔근(흉골설골근) Sternohyoid muscle 복장뼈에서 일어나 목뿔뼈에 닿는 띠 모양의 근육이다.

어깨목뿔근(견갑설골근) Omohyoid muscle 중간힘줄(central tendon)에 의해 아래힘살(inferior belly)과 위힘살(superior belly)이 연결된 근육으로 앞목삼각에서 목동맥삼각과 근육삼각을 나누고 뒤목삼각에서 뒤통수삼각과 어깨빗장삼각을 나누는 근육이다.

복장갑상근(흉갑상근) Sternothyroid muscle 갑상연골(방패연골, thyroid cartilage)을 압박하는 복장목뿔근 밑으로 뻗어 있는 근육이다.

갑상목뿔근(갑상설골근) Thyrohyoid muscle 작은 사각형 모양의 근육으로 목뿔뼈를 아래로 당긴다. 목뿔뼈가 고정되면 갑상연골을 위쪽으로 당기며 음식물을 삼키고, 발성과 관련 있다. 복장갑상근의 섬유와 섞이는 경우도 있다.

더 알아보기

음식물 삼키기 Swallowing food

삼킴(연하, swallowing)은 음식물을 목으로 삼키는 동작으로 총 4단계로 나뉜다. **1단계**는 입안에서 치아에 의해 음식물이 분쇄되는 과정이다. **2단계**는 혀가 음식물을 입에서 목구멍 쪽으로 밀어 넣는 과정이며, **3단계**는 음식물이 목구멍으로 넘어가면서 물렁입천장에 의해 코안으로 넘어가는 것을 방지하고, 후두(덮)개에 의해 기도가 막히고 식도가 열려 음식물이 식도로 넘어간다. **4단계**는 식도의 꿈틀운동에 의해 위로 넘어간다. 노인의 경우 삼키는 과정에 있는 혀근육, 목뿔근육, 인두근육 등의 약화로 인해 삼킴 장애가 일어날 수도 있다.

4.4 목부위 근육

학습목표 중간 목근육에 대해 알 수 있다.

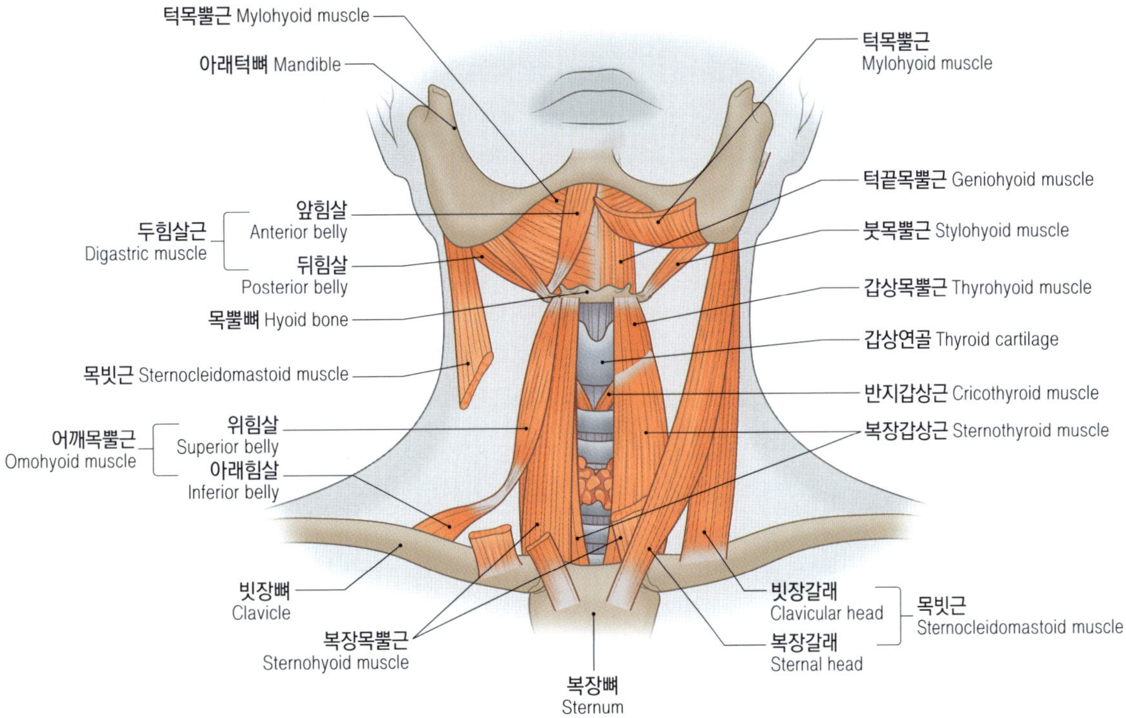

그림 4.24 목뿔위근육과 목뿔아래근육

표 4.12 목뿔위근육

근육명	이는곳	닿는곳	작용	지배신경
두힘살근(digastric)	앞힘살 – 아래턱뼈몸통 속면 뒤힘살 – 관자뼈의 꼭지돌기	목뿔뼈	목뿔뼈와 혀를 위로 당기고, 아래턱뼈를 밑으로 당김	앞힘살 – 아래턱신경 뒤힘살 – 얼굴신경
붓목뿔근(stylohyoid)	관자뼈의 붓돌기	목뿔뼈	목뿔뼈를 뒤위쪽으로 당김	얼굴신경
턱목뿔근(mylohyoid)	아래턱뼈의 턱목뿔근선	목뿔뼈	목뿔뼈와 입안을 위로 당김	아래턱신경
턱끝목뿔근(geniohyoid)	아래턱뼈의 턱끝가시	목뿔뼈	목뿔뼈를 위로 당기고, 혀를 앞으로 당김	목신경

표 4.13 목뿔아래근육

근육명	이는곳	닿는곳	작용	지배신경
복장목뿔근(sternohyoid)	복장뼈자루의 뒷면	목뿔뼈몸통의 아래모서리	목뿔뼈를 밑으로 당김	목신경
어깨목뿔근(omohyoid)	아래힘살 – 어깨뼈 위모서리 위힘살 – 중간힘줄	목뿔뼈몸통의 아래모서리	목뿔뼈를 뒤아래로 당김	목신경
복장갑상근(sternothyroid)	복장뼈자루의 뒷면	갑상연골	갑상연골을 밑으로 당김	목신경
갑상목뿔근(thyrohyoid)	갑상연골	목뿔뼈의 큰뿔	목뿔뼈를 밑으로 당기고, 갑상연골을 위로 당김	목신경

4.4 목부위 근육

학습목표 깊은 목근육에 대해 알 수 있다.

깊은 목근육 Deep neck muscle

목의 가장 깊은근육은 중간근육을 제거하면 척추앞쪽과 척추가쪽에 위치하는 근육으로 **앞척추근육**과 **가쪽척추근육**으로 나눌 수 있다.

앞척추근육 Anterior vertebral muscle 척추앞쪽에 짧게 붙은 4종의 근육으로 **목긴근**(경장근, longus colli muscle), **머리긴근**(두장근, longus capitis muscle), **앞머리곧은근**(전두직근, rectus capitis anterior muscle), **가쪽머리곧은근**(외측두직근, rectus capitis lateral muscle)으로 나눈다. 이들은 목과 머리를 굽히고 돌리는데 관여한다(그림 4.25).

가쪽척추근육 Lateral vertebral muscle 깊은 호흡 시 갈비뼈를 들어 올려 들숨을 도우며, **앞목갈비근**(전사각근, anterior scalene muscle), **중간목갈비근**(중사각근, middle scalene muscle), **뒤목갈비근**(후사각근, posterior scalene muscle)이 있다. 이들의 비후나 근염에 의해 흉곽출구증후군(TOS)이 발생할 수 있다.

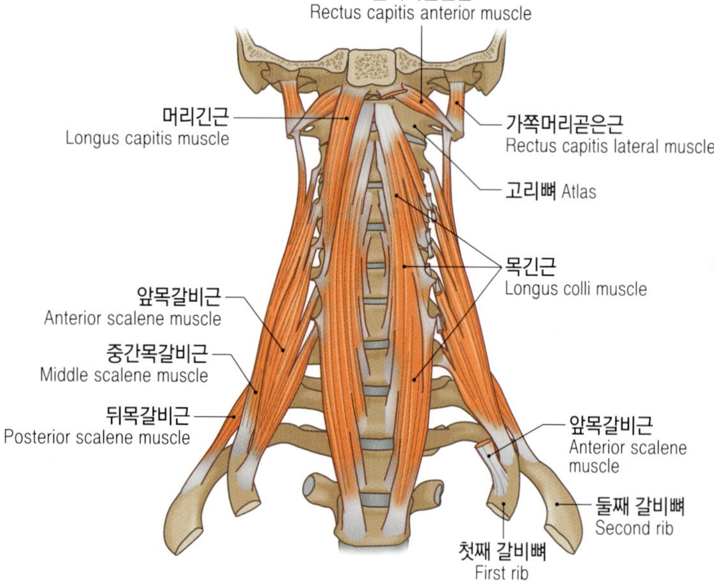

그림 4.25 앞척추근육

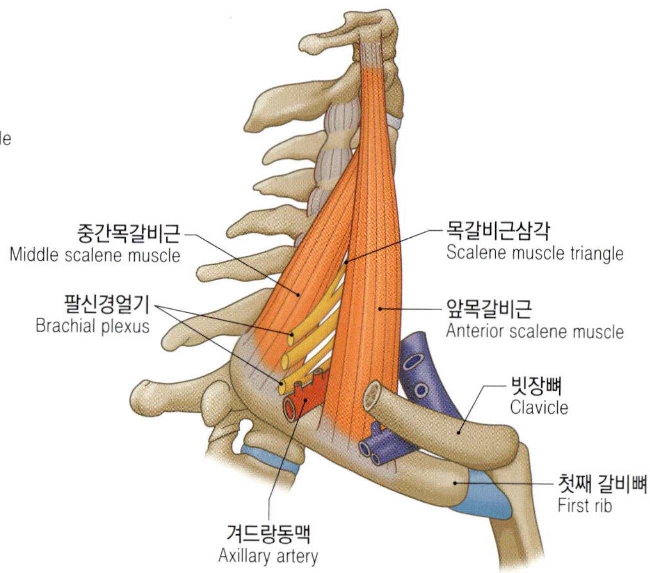

그림 4.26 가쪽척추근육

표 4.14 앞척추근육

근육명	이는곳	닿는곳	작용	지배신경
목긴근(longus colli)	첫째목뼈~셋째등뼈의 몸통과 가로돌기	첫째~넷째목뼈의 몸통과 다섯째~여섯째목뼈의 가로돌기	머리와 목의 굽힘	목신경
머리긴근(longus capitis)	셋째~여섯째목뼈의 가로돌기	뒤통수뼈의 바닥	머리와 목의 굽힘	목신경
앞머리곧은근(rectus capitis anterior)	고리뼈의 가쪽덩이	뒤통수뼈큰구멍의 앞쪽	머리의 굽힘	뒤통수밑신경
가쪽머리곧은근(rectus capitis lateral)	고리뼈의 가로돌기	뒤통수뼈관절융기의 가쪽	머리의 가쪽굽힘	뒤통수밑신경

표 4.15 가쪽척추근육

근육명	이는곳	닿는곳	작용	지배신경
앞목갈비근(anterior scalene)	셋째~여섯째목뼈의 가로돌기	첫째갈비뼈	• 갈비뼈를 위로 당겨 가슴안을 넓힘 • 목뼈를 앞으로 굽힘 • 한쪽만 작용 시 목의 가쪽굽힘	목신경
중간목갈비근(middle scalene)	모든 목뼈의 가로돌기	첫째갈비뼈		목신경
뒤목갈비근(posterior scalene)	넷째~여섯째목뼈의 가로돌기	둘째갈비뼈		목신경

관련 질환

흉곽출구증후군 Thoracic outlet syndrome, TOS

흉곽출구증후군(thoracic outlet syndrome)은 **팔신경얼기**(상완신경총, brachial plexus)와 **빗장밑동맥**(쇄골하동맥, subclavian artery)과 **빗장밑정맥**이 목이나 흉곽입구에서 해부학적으로 복잡한 구조를 거쳐 팔로 가기 위해 빠져 나오는 과정에서 신경이나 혈관이 근막이나 인대 등에 눌려 압박되는 신경포착과 혈관의 눌림 때문에 가슴, 목, 어깨와 팔에 저림 증상이나 부종(edema)이 발생하는 증후군을 말한다.

이러한 원인은 해부학적으로 볼 때 크게 4가지로 구분된다. 첫째, **목갈비증후군**(cervical rib syndrome), 둘째, **갈비빗장증후군**(costoclavicular syndrome), 셋째, **목갈비근증후군**(scalenus syndrome), 넷째, **작은가슴근증후군**(pectoralis minor syndrome)이 있다. 이러한 신경과 혈관포착은 나이가 들면서 생기는 구부정한 자세 이외에도 스마트폰의 사용 증가에 따른 자세 변화로 인해 가슴문의 문제를 일으킬 수 있다. 이학적 검사 방법으로 **애드손 검사**(Adson's test)가 있다.

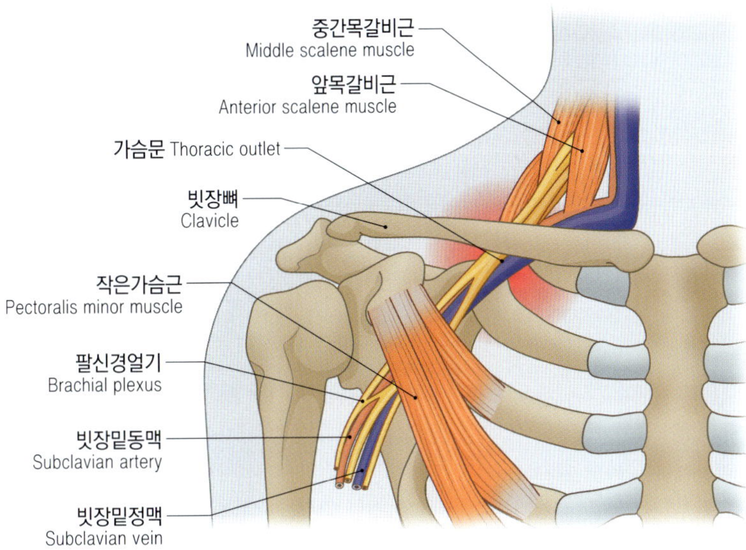

그림 4.27 흉곽출구증후군

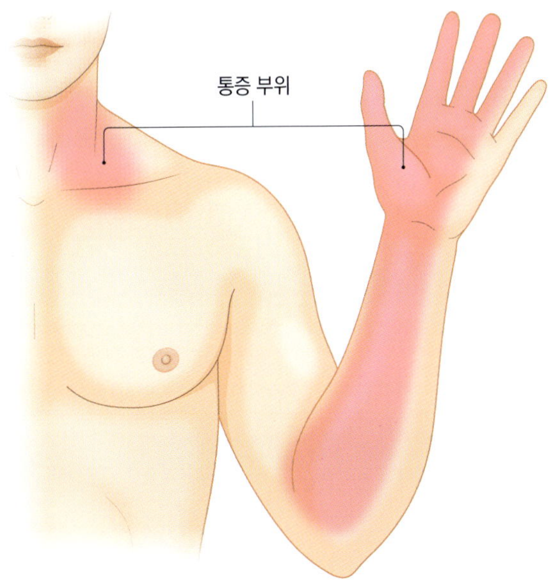

그림 4.28 흉곽출구증후군의 관련통 부위

4.4 목부위 근육

학습목표 인두근육에 대해 알 수 있다.

인두근육 Pharynx muscle

인두의 근육은 안쪽 인두를 수축시키는 **3개의 인두수축근육**과 바깥쪽 인두를 위로 잡아당겨 올리는 **3개의 올림근육** 등 모두 6개의 근육으로 되어 있다.

인두수축근육 Pharyngeal constrictor muscle 나비뼈의 날개돌기 부근의 머리뼈 바닥에서 일어나는 **위인두수축근**(superior pharyngeal constrictor muscle), 목뿔뼈에서 일어나는 **중간인두수축근**(middle pharyngeal constrictor muscle), 갑상연골과 반지연골에서 일어나는 **아래인두수축근**(inferior pharyngeal constrictor muscle)이 있다. 아래인두수축근이 가장 강하며 중간인두수축근은 위·아래인두수축근과 겹쳐 있다.

올림근육 Levator muscle **붓인두근**(경상인두근, stylopharyngeus muscle)과 **귀관인두근**(이관인두근, salpingopharyngeus muscle)과 **입천장인두근**(구개인두근, palatopharyngeus muscle)이 있다.

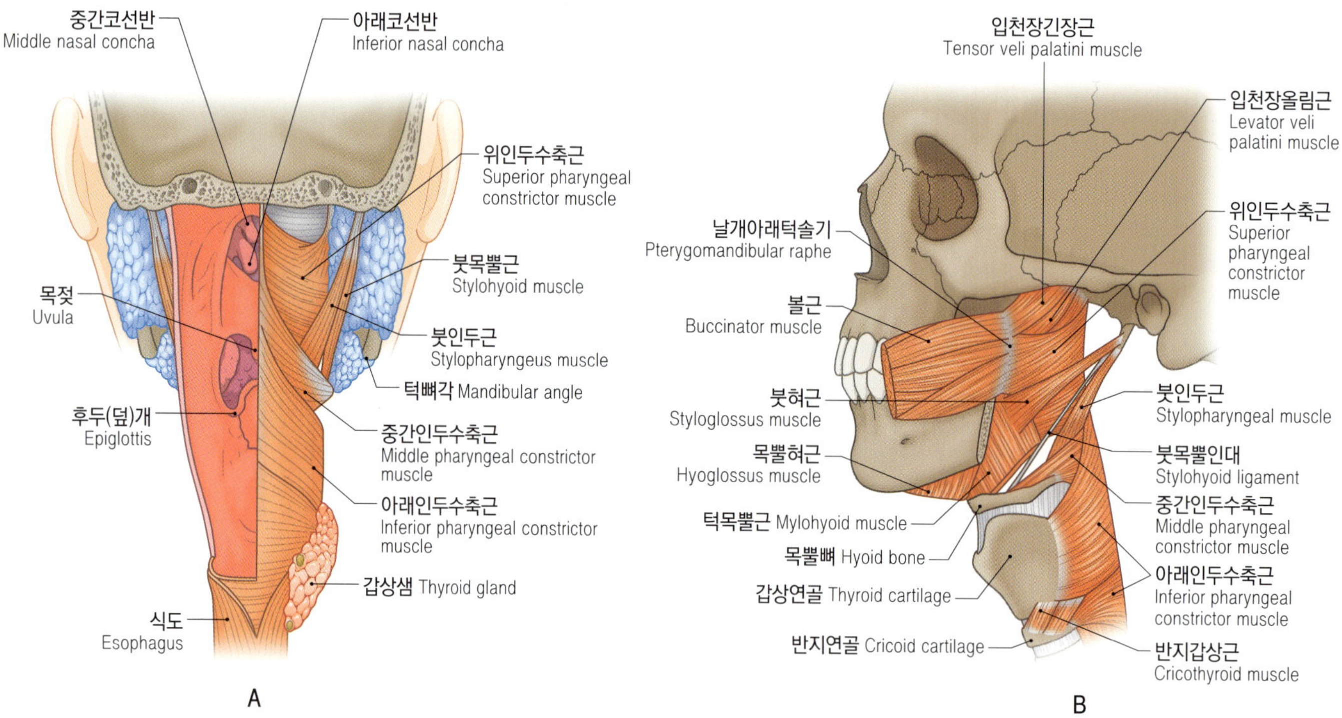

그림 4.29 인두근육. A: 뒷면, B: 가쪽면

표 4.16 인두근육

근육명	이는곳	닿는곳	작용	지배신경
위인두수축근(superior pharyngeal constrictor)	나비뼈의 날개돌기, 아래턱뼈	인두솔기	삼킬 때 인두의 윗부위를 수축시킴	미주신경
중간인두수축근(middle pharyngeal constrictor)	목뿔뼈의 큰뿔과 작은뿔	인두솔기	삼킬 때 인두의 아랫부위를 수축시킴	
아래인두수축근(inferior pharyngeal constrictor)	갑상연골, 반지연골	인두솔기	삼킬 때 인두의 아랫부위를 수축시킴	
붓인두근(stylopharyngeus)	관자뼈의 붓돌기	갑상연골	인두와 후두를 위로 올림	혀인두신경
귀관인두근(salpingopharyngeus)	귀관	입천장인두근	인두를 위로 올림	미주신경
입천장인두근(palatopharyngeus)	물렁입천장	인두, 갑상연골	인두를 위로 올리고, 물렁입천장을 아래로 끌어내림	

4.4 목부위 근육

학습목표 후두근육에 대해 알 수 있다.

후두근육 Larynx muscle

후두의 근육은 **후두 외부근육**과 짧은 **후두 내부근육**으로 나눌 수 있다.

후두 외부근육 External muscle of larynx 앞에서도 설명한 바 있는 목뿔위근육과 목뿔아래근육, 이들 보다 좀 더 깊이 있는 앞척추근육들이 있다.

후두 내부근육 Internal muscle of larynx 후두의 앞쪽은 후두연골인 갑상연골(방패연골, thyroid cartilage)과 반지연골이 있고, 뒤쪽은 모뿔연골, 쐐기연골 등이 쌍으로 있다. 이 연골들을 짧게 연결하는 근육들은 성대주름을 긴장시키거나 모음과 벌림운동으로 후두의 연골을 움직여 발성에 관여한다. 후두근육은 **반지갑상근**(윤상갑상근, cricothyroid muscle), **뒤반지모뿔근**(후윤상모뿔근, posterior cricoarytenoid muscle), **가쪽반지모뿔근**(외측윤상모뿔근, lateral cricoarytenoid muscle), **가로모뿔근**(횡모뿔근, transverse arytenoid muscle), **빗모뿔근**(경사모뿔근, oblique arytenoid muscle), **갑상모뿔근**(thyroarytenoid muscle), **성대근**(vocalis muscle)이 있다.

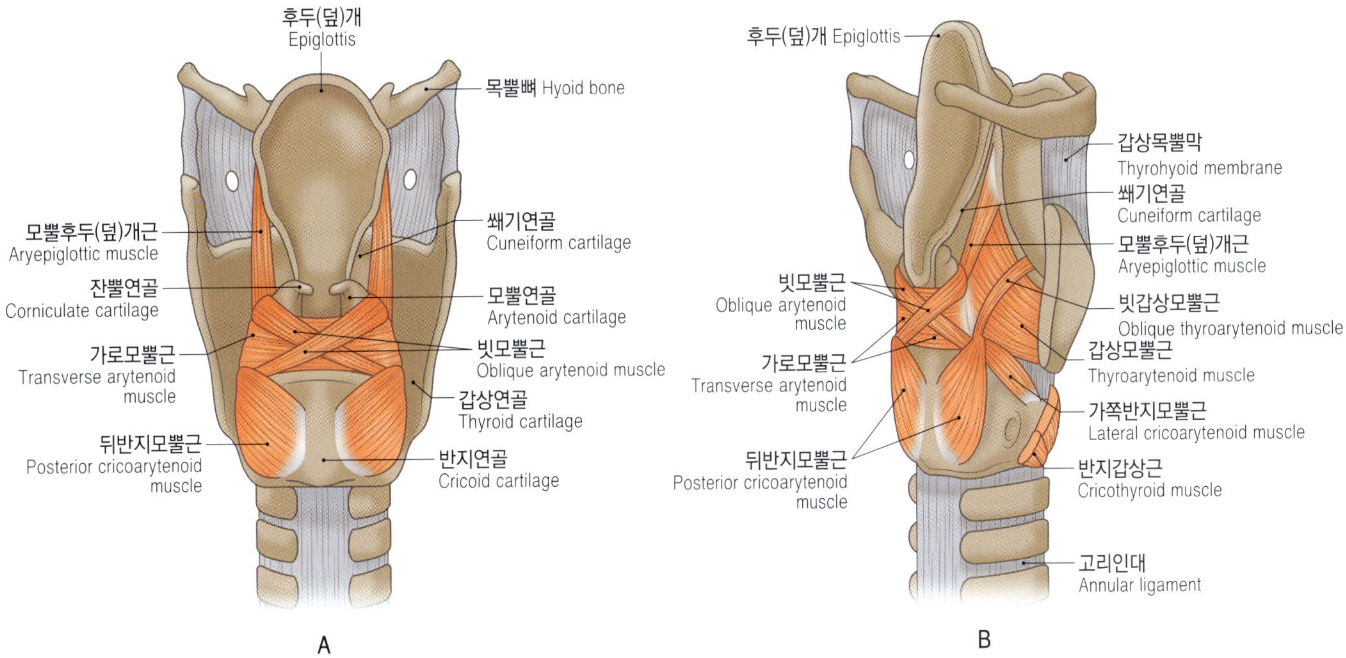

그림 4.30 후두근육. A: 뒷면, B: 가쪽면

표 4.17 후두근육

근육명	이는곳	닿는곳	작용	지배신경
반지갑상근(cricothyroid)	반지연골	갑상연골	성대주름을 팽팽하게 함	위후두신경
뒤반지모뿔근(posterior cricoarytenoid)	반지연골	모뿔연골	성대주름을 벌림	되돌이후두신경
가쪽반지모뿔근(lateral cricoarytenoid)	반지연골활	모뿔연골	성대주름을 모음	
가로모뿔근(transverse arytenoid)	모뿔연골	반대쪽 모뿔연골	성대주름을 모음	
빗모뿔근(oblique arytenoid)	모뿔연골	반대쪽 모뿔연골	성대주름을 모음	
갑상모뿔근(thyroarytenoid)	갑상연골	모뿔연골	성대주름을 모음	
성대근(vocalis)	갑상모뿔근	성대인대	성대주름을 팽팽하게 함	

4.4 목부위 근육

학습목표 목덜미근육에 대해 알 수 있다.

목덜미근육 Nuchal muscle

목덜미근육의 얕은근육들은 몸통부분에서 연장된 크기가 크거나 긴 근육이며, **깊은근육**은 목뼈의 운동과 관련된 근육으로 크기가 작거나 짧은 근육으로 되어 있다. 목덜미의 **얕은근육**은 등세모근(승모근, trapezius muscle)이 있고, **중간근육**은 널판근(판상근, splenius muscle), 어깨올림근(견갑거근, levator scapulae)이 있다. 얕은층과 중간층의 근육은 몸통근육에서 설명하기로 하고 여기에서는 목덜미의 가장 깊이 있는 근육인 뒤통수밑근육에 대해 설명한다.

뒤통수밑근육(후두하근) Suboccipital muscle 고리뼈(환추, atlas)와 중쇠뼈(축추, axis)의 움직임과 관련 있는 근육으로 목덜미근육 중 가장 깊이 있는 **위머리빗근**(상두사근, obliquus capitis superior muscle), **아래머리빗근**(하두사근, obliquus capitis inferior muscle), **작은뒤머리곧은근**(소후두직근, rectus capitis posterior minor muscle), **큰뒤머리곧은근**(대후두직근, rectus capitis posterior major muscle)이 있다. 큰뒤머리곧은근과 위 · 아래머리빗근이 이루는 삼각 모양을 **뒤통수밑삼각**(후두하삼각, suboccipital triangle)이라 하며, 척추동맥과 뒤통수밑신경이 지나간다.

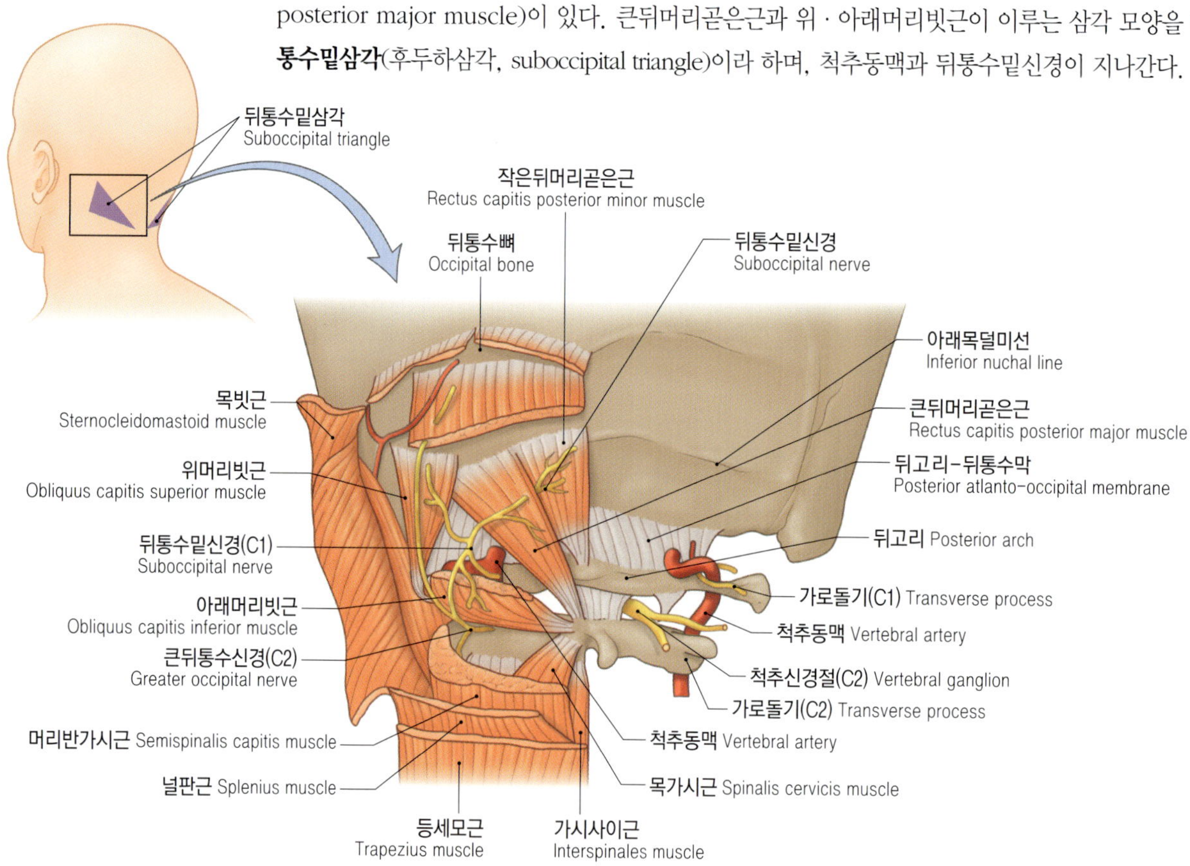

그림 4.31 뒤통수밑근육

표 4.18 목덜미근육의 층별 배열과 뒤통수밑근

얕은근	중간근	깊은근		이는곳	닿는곳	작용	지배신경
등세모근	널판근 (머리 · 목)	머리반가시근					
		뒤통수밑근	위머리빗근	고리뼈의 가로돌기	뒤통수뼈의 아래목덜미선	머리폄, 가쪽굽힘	뒤통수밑신경
			작은뒤머리곧은근	고리뼈의 뒤고리		머리폄	
	어깨올림근		큰뒤머리곧은근	중쇠뼈의 가시돌기		머리폄, 돌림	
			아래머리빗근	중쇠뼈의 가시돌기	고리뼈의 가로돌기	머리를 돌림	

4.5 가슴부위 근육

학습목표 가슴부위 근육에 대해 알 수 있다.

가슴부위 얕은층에서 깊은층까지의 근육과 기관 배열

<table>
<tr><th colspan="2">얕은근</th><th colspan="2">깊은근</th><th>기관</th></tr>
<tr><td rowspan="3">앞쪽</td><td>큰가슴근</td><td rowspan="5">앞가쪽</td><td>바깥갈비사이근</td><td rowspan="6">심장, 폐</td></tr>
<tr><td>작은가슴근</td><td>속갈비사이근</td></tr>
<tr><td>빗장밑근</td><td>맨속갈비사이근</td></tr>
<tr><td rowspan="3">가쪽</td><td rowspan="3">앞톱니근</td><td>갈비밑근</td></tr>
<tr><td>갈비올림근</td></tr>
<tr><td>뒤쪽</td><td>가슴가로근</td></tr>
</table>

가슴부위 근육(muscle of pectoral region)은 등 부위를 제외한 가슴의 앞과 옆 부위로 빗장뼈에서 가슴안과 배안을 경계 짓는 가로막(diaphragm)까지를 말하며, 팔의 운동에 관여하는 **얕은 가슴근육**과 호흡에 관여하는 **깊은 가슴근육**으로 나눌 수 있다.

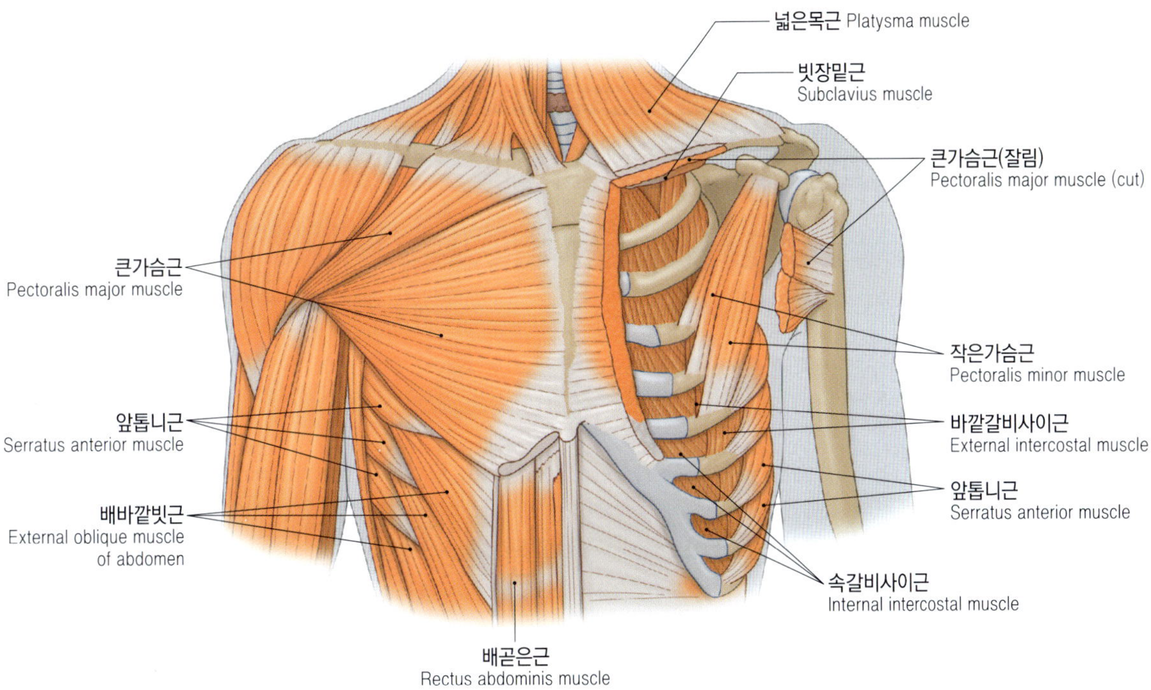

그림 4.32 가슴부위 근육

4.5 가슴부위 근육

학습목표 얕은 가슴근육에 대해 알 수 있다.

얕은 가슴근육 Superficial pectoral muscle

얕은 가슴근육은 가슴우리를 형성하는 뼈 주변에서 시작하여 팔이음뼈 및 위팔에 닿아 팔의 움직임에 관여하는 **4종류의 근육**으로 큰가슴근, 작은가슴근, 앞톱니근, 빗장밑근이 있다.

큰가슴근(대흉근) Pectoralis major muscle 가슴의 앞쪽, 위쪽을 넓게 덮어 유방을 얹고 있는 부채꼴 모양의 수렴근육으로 복장뼈의 가쪽과 빗장뼈의 안쪽, 배부분에서 시작하여 위팔뼈에 닿아 어깨와 위팔뼈를 모음·안쪽돌림하며 복장뼈와 갈비뼈를 위로 올린다.

작은가슴근(소흉근) Pectoralis minor muscle 큰가슴근을 제거한 뒤 관찰되며, 갈비뼈와 어깨뼈를 잇는 삼각형 모양의 근육이다.

앞톱니근(전거근) Serratus anterior muscle 가슴의 옆쪽에 있는 톱날 모양의 넓은 근육으로 어깨뼈를 가슴벽에 고정시켜 팔의 운동을 원활하게 하고 들숨운동에 관여한다.

빗장밑근(쇄골하근) Subclavius muscle 갈비뼈의 속면에 붙은 작은 근육으로 날숨운동에 관여한다.

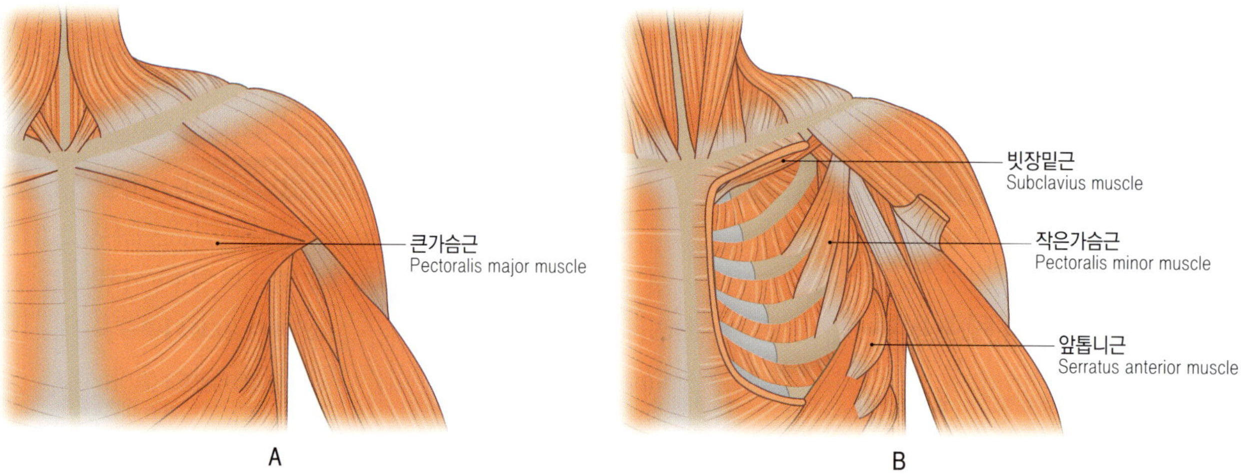

그림 4.33 얕은 가슴근육. A: 큰가슴근, B: 앞톱니근, 작은가슴근, 빗장밑근

표 4.19 얕은 가슴근육

근육명	이는곳	닿는곳	작용	지배신경
큰가슴근(pectoralis major)	빗장뼈의 안쪽 1/2, 복장뼈의 가쪽면과 첫째~여섯째갈비연골, 배바깥빗근널힘줄	위팔뼈의 큰결절능선	위팔의 모음과 안쪽돌림을 주도하고 복장뼈와 갈비뼈를 위로 당김	안쪽·가쪽 가슴근신경
작은가슴근(pectoralis minor)	셋째~다섯째갈비뼈	어깨뼈의 부리돌기	어깨뼈를 앞아래로 당김	안쪽가슴근신경
앞톱니근(serratus anterior)	첫째~아홉째갈비뼈의 가쪽면	어깨뼈의 안쪽모서리	어깨뼈를 앞으로 당겨 가슴벽에 붙이고 돌림	긴가슴신경
빗장밑근(subclavius)	첫째갈비연골	빗장뼈의 안쪽 1/3	빗장뼈를 밑으로 당김	빗장밑근신경

관련 질환

날개어깨뼈 Winged scapula

긴가슴신경(장흉신경, long thoracic nerve)은 목신경(C5~C7)의 신경뿌리(nerve root)에서 일어나 **앞톱니근**(serratus anterior)을 지배한다. 무거운 물건을 어깨로 지거나 외상에 의해 손상될 수 있다. 물건을 멀리 밀기, 팔굽혀펴기 등 앞톱니근의 기능이 약화되거나 상실로 인해 어깨뼈가 뒤쪽으로 돌출되는 **날개어깨뼈**(날개견갑골, winged scapula) 증상을 나타낸다.

4.5 가슴부위 근육

학습목표 깊은 가슴근육에 대해 알 수 있다.

깊은 가슴근육 Deep pectoral muscle

가슴의 깊은근육은 갈비사이공간을 메워 갈비뼈의 운동에 의해 가슴호흡에 관여하는 갈비사이근(늑간근, intercostalis muscle)이다.

바깥갈비사이근(외늑간근) External intercostal muscle 수축 시 갈비뼈를 들어 올려 들숨에 관여한다.

속갈비사이근(내늑간근) Internal intercostal muscle 수축 시 갈비뼈를 밑으로 당겨 날숨에 관여한다.

갈비밑근(늑하근) Subcostales muscle 속갈비사이근을 도와 날숨에 관여한다.

가슴가로근(흉횡근) Transversus thoracis muscle 가슴 속면에 있는 근육으로 날숨에 관여한다.

갈비올림근(늑골거근) Levatores costarum muscle 바깥갈비사이근을 도와 들숨에 관여한다.

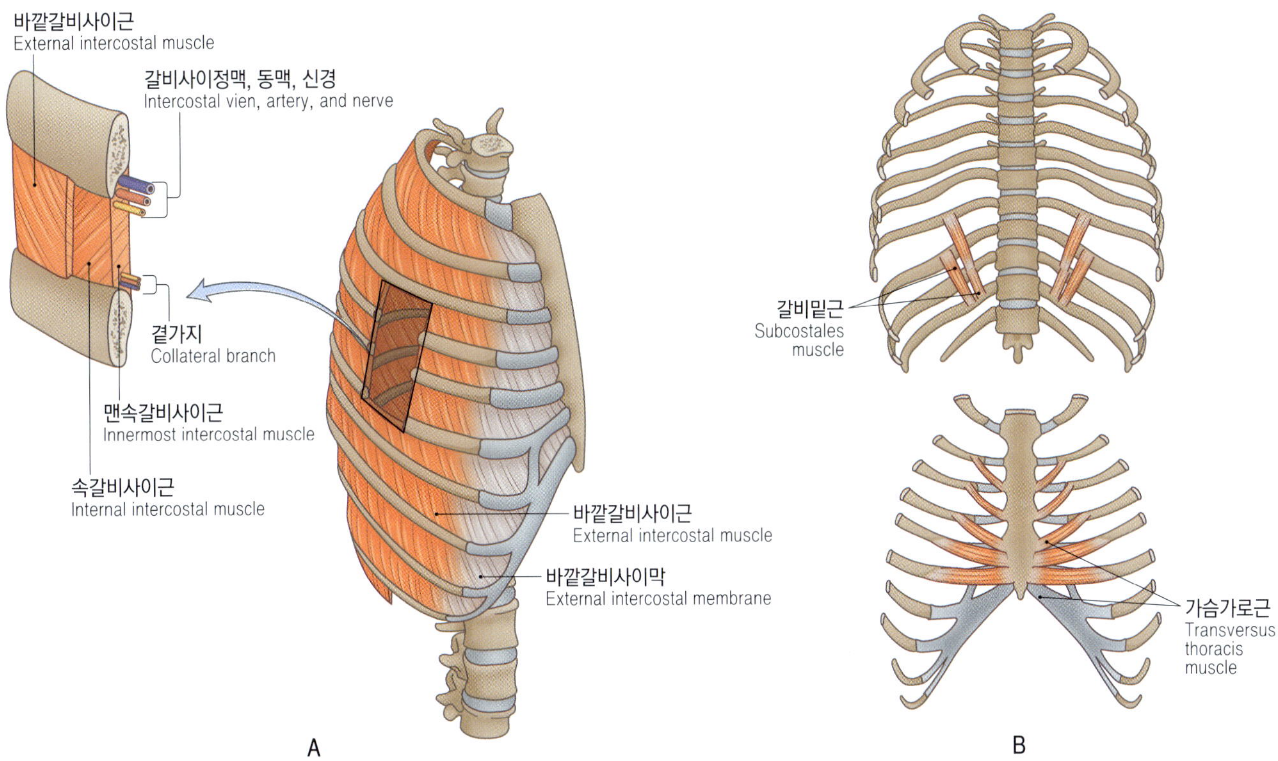

그림 4.34 깊은 가슴근육. A: 바깥 · 속갈비사이근, B: 갈비밑근, 가슴가로근

표 4.20 깊은 가슴근육

근육명	이는곳	닿는곳	작용	지배신경
바깥갈비사이근(external intercostal)	각 갈비뼈의 아래모서리	바로 아래 갈비뼈의 위모서리	갈비뼈를 위로 당겨 가슴안을 넓힘(들숨)	갈비사이신경
속갈비사이근(internal intercostal)	각 갈비뼈의 위모서리	바로 위 갈비뼈의 아래모서리	갈비뼈를 아래로 당겨 가슴안을 좁힘(날숨)	갈비사이신경
갈비밑근(subcostales)	위 갈비뼈의 갈비뼈각 속면	2~3개 아래 갈비뼈의 속면	인접한 갈비뼈를 서로 잡아당겨 갈비사이 공간을 좁힘(날숨)	갈비사이신경
가슴가로근(transversus thoracis)	복장뼈몸통의 아랫부분 속면, 칼돌기	둘째~여섯째갈비연골	갈비연골을 아래로 당겨 가슴안을 좁힘(날숨)	갈비사이신경
갈비올림근(levatores costarum)	일곱째목뼈~열한째등뼈의 가로돌기	바로 아래 갈비뼈의 뒷면	갈비뼈를 위로 당겨 가슴안을 넓힘(들숨)	척수신경뒤가지

4.5 가슴부위 근육

학습목표 가로막에 대해 알 수 있다.

가로막 Diaphragm 과 구멍

가로막(횡격막, diaphragm)은 가슴부위와 배부위를 구분 짓는 둥근지붕(dome)형태의 뼈대근이다. **복장뼈**, **갈비뼈**, **허리뼈**의 이는곳에서 **중심널힘줄**(건중심, central tendon)에 닿는다. 가로막의 수축은 가슴안을 넓혀 들숨(inspiration)을 일으키며, 반대로 가로막의 이완은 가슴안을 좁혀 날숨(expiration)을 일으킨다. 가로막은 둥근지붕 모양으로 가슴부와 배부 사이에 걸쳐 있기 때문에 가로막에 뚫린 구멍을 통해 가슴부위와 배부위의 신경과 혈관들이 교통한다. 가로막에 뚫린 구멍은 통과 높이가 다른 **대정맥구멍**(caval opening), **식도구멍**(esophageal hiatus), **대동맥구멍**(aortic hiatus)이다.

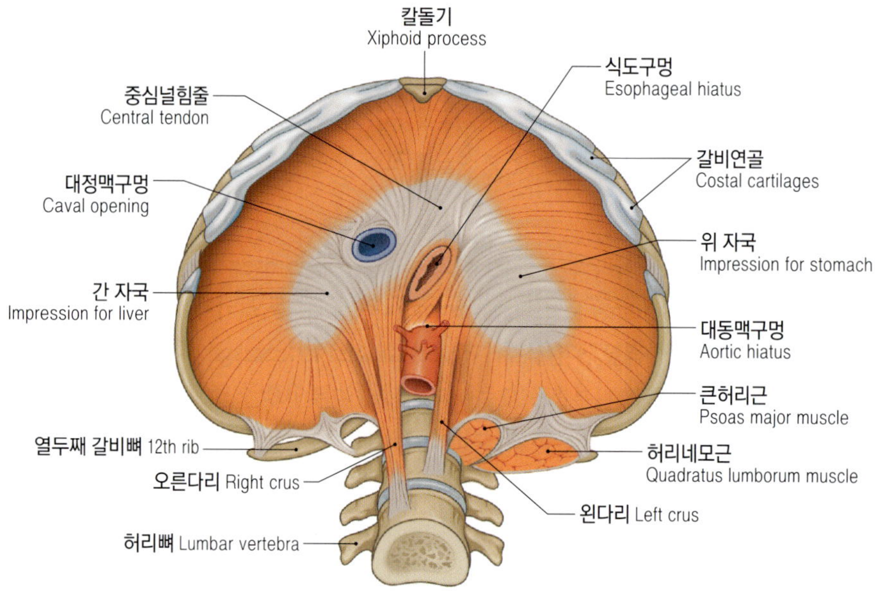

그림 4.35 가로막

표 4.21 가로막

근육명	이는곳	닿는곳	작용	지배신경
가로막	허리뼈부분: 첫째~넷째 허리뼈 앞면 왼쪽 · 오른쪽 띠 갈비뼈부분: 일곱째~아홉째 갈비뼈, 열한째~열두째 갈비뼈 안쪽면 복장뼈부분: 칼돌기 안쪽면	중심널힘줄	수축시: 들숨 이완시: 날숨	가로막신경 (C3~C5)

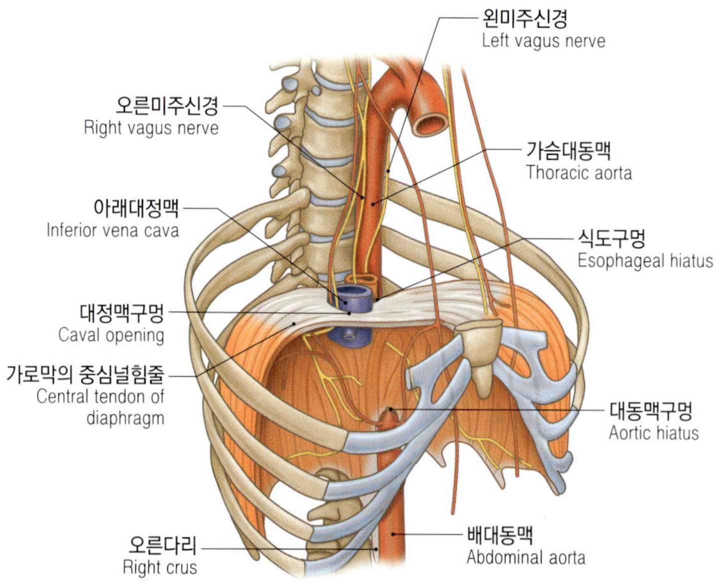

그림 4.36 가로막의 통과 높이와 구조물

표 4.22 가로막에 뚫린 구멍과 통과구조물

통과 높이	명칭	통과구조물
여덟째 등뼈	대정맥구멍	아래대정맥, 오른가로막신경
열째 등뼈	식도구멍	식도, 미주신경
열두째 등뼈	대동맥구멍	내림대동맥, 가슴림프관, 홀정맥, 교감신경줄기

4.6 배부위 근육

학습목표 배부위 근육에 대해 알 수 있다.

배부위 얕은층에서 깊은층까지의 근육과 기관 배열

얕은근		조직		기관	혈관	깊은근	뼈
앞쪽	배곧은근	배가로근근막	복막	내장	대동맥 대정맥	엉덩근	척주
	배세모근					큰허리근	
가쪽	배바깥빗근					작은허리근	
	배속빗근					허리네모근	
	배가로근						

배부위 근육(muscle of abdominal region)은 배안(abdominal cavity)을 둘러싸는 근육으로 앞, 가쪽, 뒤배벽 근육으로 구성된다.

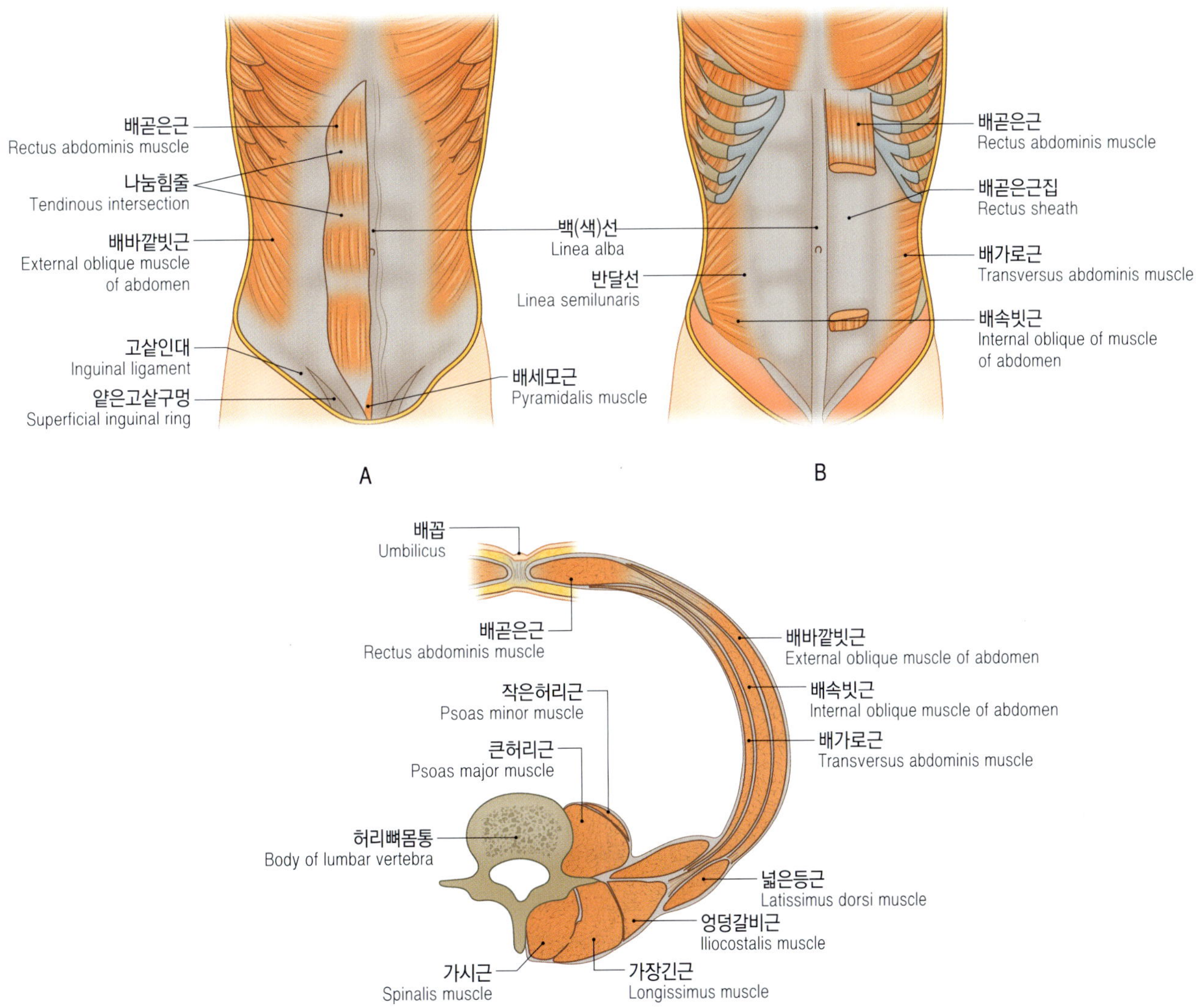

그림 4.37 배부위 근육. A: 배벽앞면근육, B: 배벽가쪽면근육, C: 가로단면

4.6 배부위 근육

학습목표 앞 배벽근육에 대해 알 수 있다.

배벽근육 Muscle of abdominal wall

배벽근육은 **반달선**(linea semilunaris)에 의해 배벽의 앞면을 형성하는 근육과 배벽의 가쪽면을 형성하는 근육으로 나뉜다. 배곧은근과 배세모근은 **배벽의 앞면**을 형성하고, 배바깥빗근, 배속빗근, 배가로근은 **배벽의 가쪽면**을 형성한다. 이 세 개 근육의 근막은 2겹의 결합조직성 막을 이루는 **배곧은근집**(복직근초, rectus sheath)을 형성하여 배벽 앞면근육들을 싸고 있으나 배꼽 아래쪽으로 갈수록 세 개 근육의 근막이 앞쪽으로 주행하기 때문에 배곧은근 뒤쪽에는 배곧은근집이 결여되며, 결여된 부분의 경계는 **활꼴선**(arcuate line)이 된다. 앞 · 가쪽배벽근육은 모두 5종류의 근육이 있는데 이 근육들은 복압을 형성하여 장기를 보호하며 호흡, 배변, 분만 등의 기능을 한다.

앞 배벽근육 Anterior muscle of abdominal wall

배곧은근(복직근) Rectus abdominis muscle 배벽의 가쪽면을 이루는 근육들에 의해 생긴 **배곧은근집**은 배곧은근 안쪽에서 만나 백(색)선(linea alba)을 이룬다. **백(색)선**(linea alba)은 배곧은근을 양쪽으로 나누고, **나눔힘줄**(건획, tendinous intersection)은 배곧은근의 힘살(belly)을 나눈다.

배세모근(추체근) Pyramidalis muscle 두덩뼈 위에 있는 작은 삼각형 모양의 근육으로 배곧은근집 바로 아래부위에 위치한다.

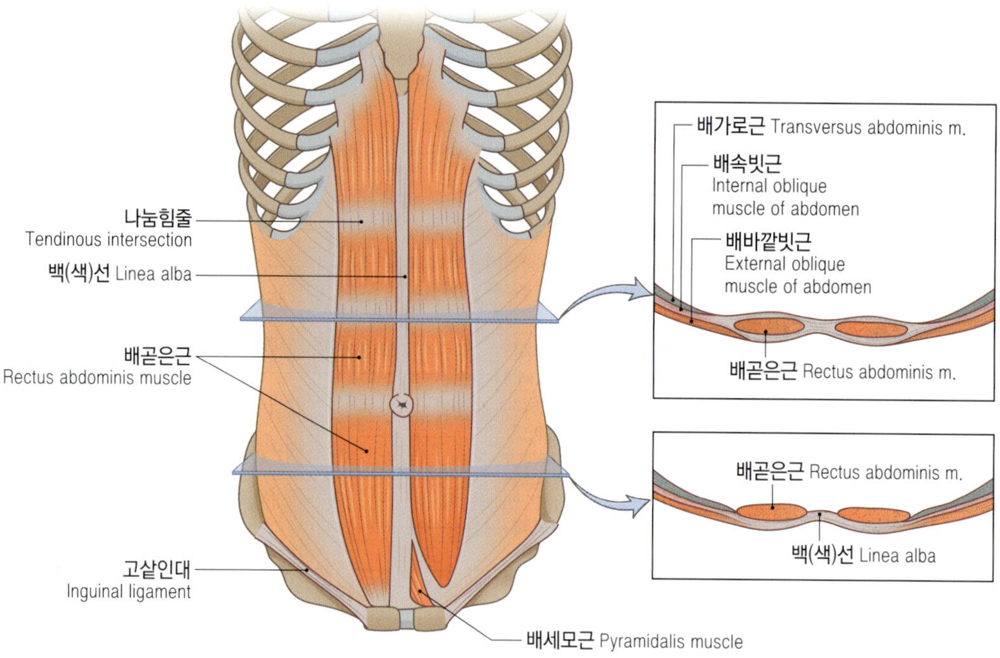

그림 4.38 앞 배벽근육

표 4.23 앞 배벽근육

근육명	이는곳	닿는곳	작용	지배신경
배곧은근(rectus abdominis)	두덩뼈능선, 두덩결합	다섯째~일곱째갈비연골, 칼돌기	가슴우리를 아래로, 골반을 당김	갈비사이신경
배세모근(pyramidalis)	두덩뼈의 위가지	백(색)선의 아랫부분	백(색)선의 긴장	갈비밑신경

4.6 배부위 근육

학습목표 가쪽 배벽근육에 대해 알 수 있다.

가쪽 배벽근육 Lateral muscle of abdominal wall

배바깥빗근 External oblique muscle of abdomen 배벽 가쪽면근육 중 가장 얕은층의 톱니 모양 근육으로 갈비뼈에 여덟 갈래로 시작되어 앞 · 아래쪽으로 비스듬히 퍼져 널힘줄(건막, aponeurosis)이 된다. 아래쪽에서 위앞엉덩뼈가시(ASIS)와 두덩뼈결절 사이에 붙는 부분이 뒤쪽으로 말려서 두꺼워져 **고샅인대**(inguinal ligament)가 되거나 **배곧은근집**이 되어 백(색)선(linea alba)을 이룬다. 고샅인대는 배와 다리의 경계가 된다.

배속빗근 Internal oblique muscle of abdomen 배바깥빗근 바로 밑에 있는 근육으로 배바깥빗근과 마찬가지로 널힘줄이 되어 두 층으로 분리되면서 배곧은집 앞 · 뒤층으로 이행되며, 맨 아래끝의 근육다발은 고샅으로 들어가 **고환올림근**(고환거근, cremastric muscle)을 이룬다.

배가로근 Transversus abdominis muscle 배벽 가쪽면근육 중 가장 안쪽에 있는 근육으로 척추근육 중 여러갈래근(다열근, multifidus muscle)과 함께 허리통증에 아주 중요한 근육이다.

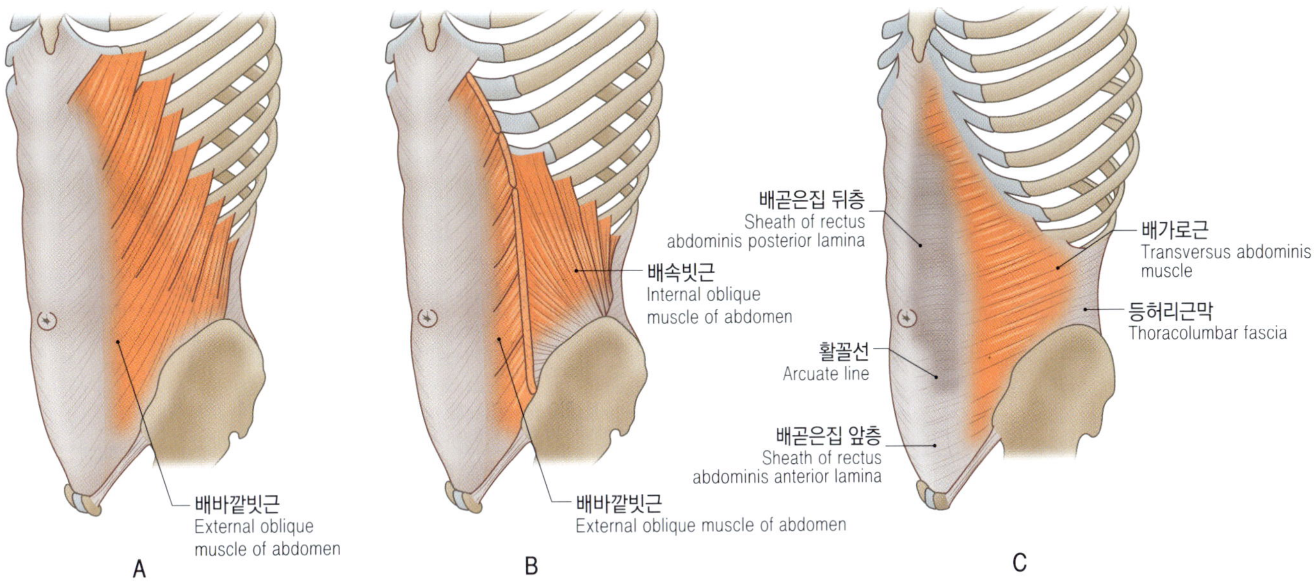

그림 4.39 가쪽 배벽근육. A: 배바깥빗근, B: 배속빗근, C: 배가로근

표 4.24 가쪽 배벽근육

근육명	이는곳	닿는곳	작용	지배신경
배바깥빗근(external oblique muscle of abdomen)	다섯째~열두째갈비뼈의 가쪽면	백(색)선, 엉덩뼈능선, 고샅인대	척주의 돌림과 굽힘, 배부 내장의 압박	갈비사이신경
배속빗근(internal oblique muscle of abdomen)	등허리근막, 엉덩뼈능선, 고샅인대	열째~열두째갈비연골, 백(색)선	척주의 돌림과 굽힘, 배부 내장의 압박	갈비사이신경
배가로근(transversus abdominis)	일곱째~열두째갈비연골의 속면, 등허리근막, 엉덩뼈능선, 고샅인대	칼돌기, 백(색)선, 두덩뼈	배속빗근과 배바깥빗근의 보조	갈비사이신경

더 알아보기

고샅인대와 주변조직과 탈장 Inguinal ligament and peripheral organization & Hernia

고샅인대와 주변조직 배바깥빗근 뒷부분은 엉덩뼈능선(장골능, iliac crest)에 부착하여 **고샅인대**(inguinal ligament)를 이어 배와 다리의 경계가 된다. 배속빗근의 아래끝은 **고샅굴**(inguinal canal)으로 들어가 고환올림근(고환거근, cremastric muscle)을 이룬다. **넓적다리관구멍**(대퇴륜, femoral ring)은 넓적다리혈관집의 안쪽 구획인 넓적다리관의 위쪽끝지점으로 고샅인대 아래쪽의 타원형 개구부이다. 넓적다리관 안에는 깊은고샅림프절(deep inguinal lymph node)과 함께 몇몇 림프관, 지방조직이 들어있다. 넓적다리관(femoral canal)의 앞쪽경계는 고샅인대, 뒤쪽경계는 두덩근, 가쪽경계는 넓적다리 정맥, 안쪽경계는 갈고리인대(lacunar ligament)이다. 여성탈장의 호발부위가 된다. 또한 넓적다리관은 정맥환류량(venous return)이 증가할 때 넓적다리정맥의 부피가 증가하므로 넓적다리정맥이 팽창할 수 있도록 여유공간을 제공한다. 배부와 고샅인대 주변조직의 층에 대해서는 그림 4.40을 참조한다.

탈장 Hernia 장기의 일부가 이탈된 상태를 말하며, 앞에서 설명한 배벽의 근막이나 널힘줄이 결손된 부분에 배안의 압력이 상승하거나 노화 등의 원인에 의해 탈장이 일어나기 쉽다. 일반적으로 소아에서는 **배꼽탈장**, 남성에게서는 **샅굴탈장**, 여성은 **넓적다리관탈장**이 잘 일어난다.

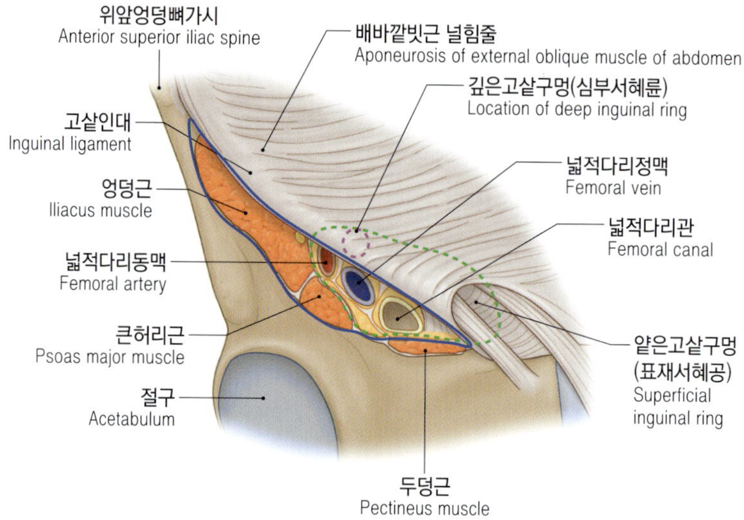

그림 4.40 고샅인대의 주변조직

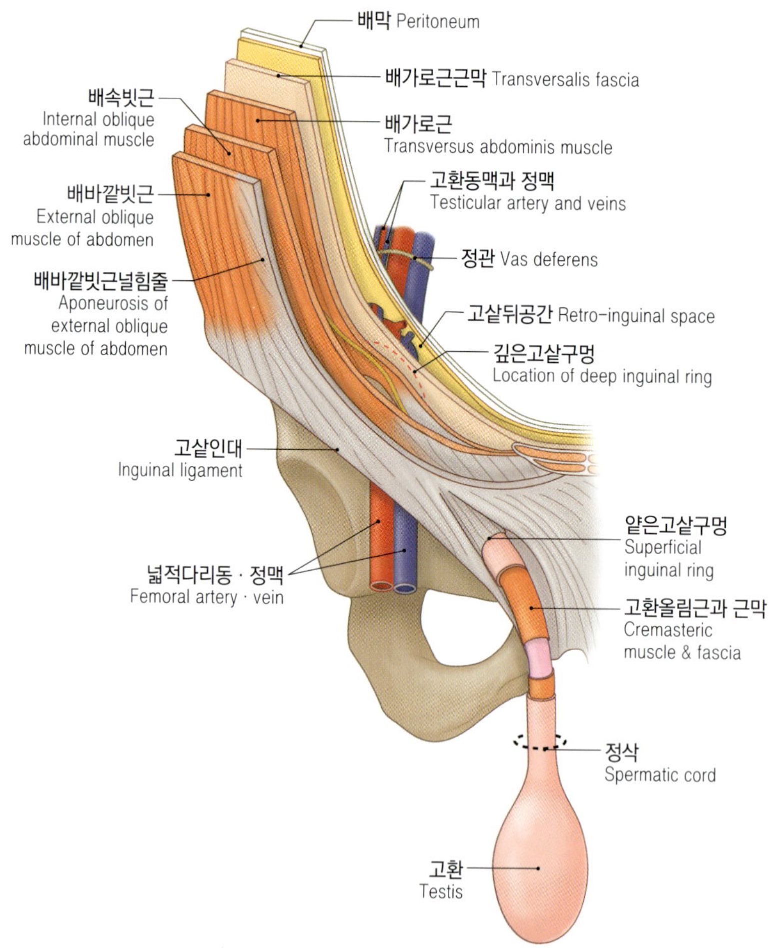

그림 4.41 배부의 층과 고샅구멍 통과조직

4.6 배부위 근육

학습목표 뒤 배벽근육에 대해 알 수 있다.

뒤 배벽근육 Muscle of posterior abdominal wall

뒤 배벽근육은 내장을 제거한 뒤 척추와 골반부 속면에서 관찰되는 근육으로 엉덩근, 큰허리근, 작은허리근, 허리네모근이라는 **4종류의 근육**이다. 허리네모근을 제외한 나머지 근육들은 엉덩근막(iliac fascia)에 덮여 있고 엉덩관절 운동에 관여한다.

다른 교재에서는 뒤 배벽근육의 기능상 다리근육으로 분류하기도 한다.

엉덩근(장골근) Iliacus muscle 부채꼴 모양의 근육으로 고샅인대 밑을 지나면서 큰허리근과 합쳐져 엉덩허리근(장요근, iliopsoas muscle)이라고 한다.

큰허리근(대요근) Psoas major muscle 허리뼈의 양쪽면에서 고샅인대를 지나 넙다리뼈 윗부분 안쪽으로 이어지는 길고 가느다란 방추형 근육이다.

작은허리근(소요근) Psoas minor muscle 배안에서 큰허리근의 힘살(belly) 앞에 놓인 작은 근육으로 한국인의 경우, 약 1/3이 이 근육을 가지고 있다.

허리네모근(요방형근) Quadratus lumborum muscle 큰허리근과 더불어 배안의 뒷벽을 형성하는 널빤지 모양의 근육으로 양쪽이 작용하면 허리를 곧게 세우는 역할을 한다.

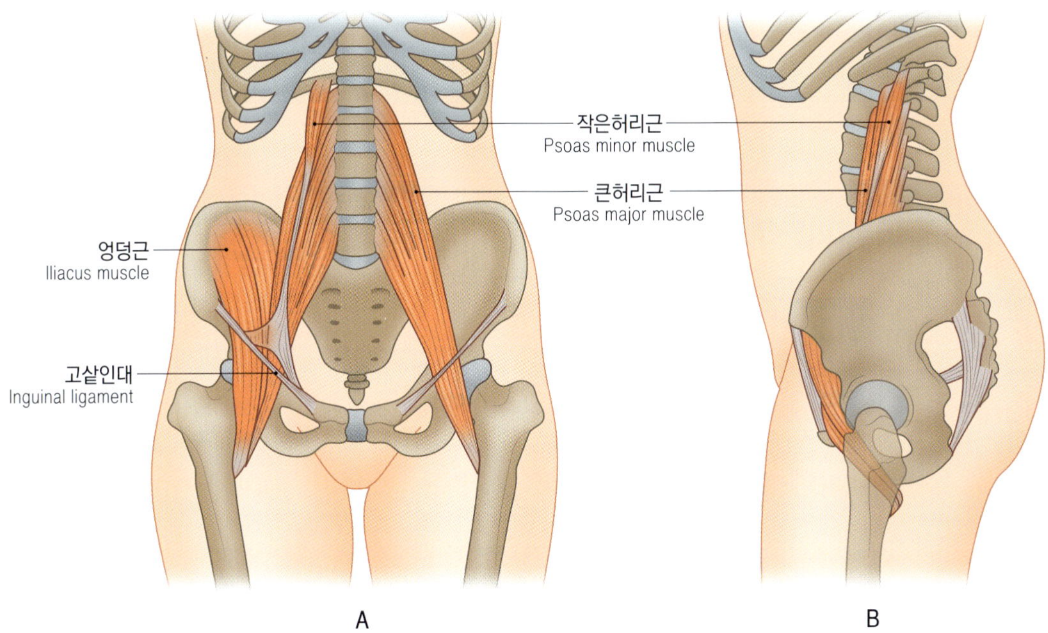

그림 4.42 뒤 배벽근육. A: 앞면, B: 옆면

표 4.25 뒤 배벽근육

근육명	이는곳	닿는곳	작용	지배신경
엉덩근(iliacus)	엉덩뼈오목, 엉덩뼈능선	넙적다리작은돌기	넓적다리의 굽힘과 가쪽돌림	넓적다리신경
큰허리근(psoas major)	열두째 등뼈~넷째 허리뼈몸통과 가로돌기			
작은허리근(psoas minor)	열두째 등뼈~첫째 허리뼈몸통		허리뼈 굽힘	허리신경
허리네모근(quadratus lumborum)	엉덩뼈능선	첫째~넷째 허리뼈 가로돌기	허리의 가쪽굽힘과 폄	

4.7 회음(샅)

학습목표 회음의 구성에 대해 알 수 있다.

회음(샅) Perineum

회음은 넓은 의미로 **골반출구**(pelvic outlet)를 말하고, 좁은 의미로는 음부와 항문 사이를 말한다. 회음은 남 · 여 간의 차이가 있다. 여성의 회음은 왼쪽과 오른쪽의 대음순과 소음순이 합류하는 곳에서 항문까지를 말하며, 길이는 2.5~3cm 정도이다. 분만 시에는 이곳이 얇아지면서 늘어나 분만이 용이해지기도 하지만 초산의 경우 찢어지는 것을 방지하기 위해 미리 회음절개(perineotomy)를 시행하기도 한다. 남성의 회음은 음낭과 항문 사이를 가리킨다(그림 4.43).

회음부위는 궁둥뼈결절(ischial tuberosity)을 잇는 가상선을 중심으로 요도와 질을 포함하는 앞쪽의 **비뇨생식삼각**(urogenital triangle)과 항문을 포함하는 뒤쪽의 **항문삼각**(anal triangle)으로 구분할 수 있다. 비뇨생식삼각과 항문삼각은 각각 **비뇨생식가로막**(urogenital diaphragm)과 골반바닥을 이루는 근육과 근막인 **골반가로막**(pelvic diaphragm)이라는 항문올림근(levator ani muscle)과 꼬리근(coccyeus muscle) 그리고 이 근육의 윗면과 아랫면을 덮는 근막으로 덮여있다. 결국 요도와 질이 있는 비뇨생식삼각이 항문이 있는 항문삼각보다 한 겹 더 감싸져 보호받고 있다.

비뇨생식가로막에는 요도조임근(urethral sphincter muscle), 궁둥해면체근(좌골해면체근, ischiocavernosus muscle), 망울해면체근(구해면체근, bulbospongiosus muscle), 얕은 · 깊은샅가로근(천 · 심회음횡근, superficial · deep transverse perineus muscle) 등이 있다.

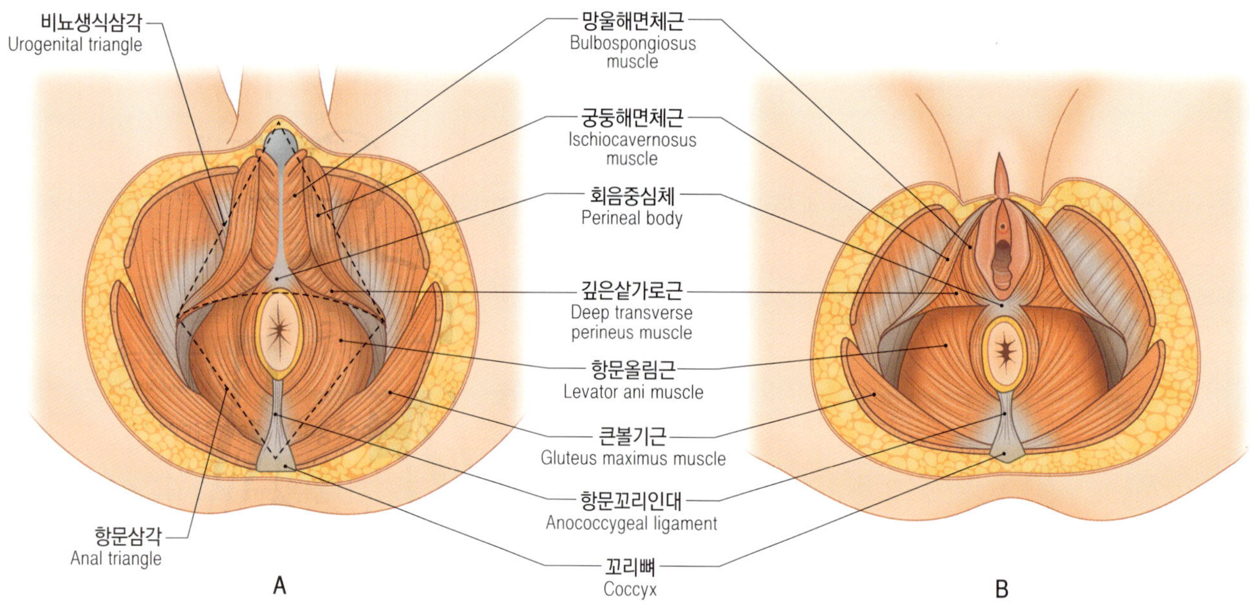

그림 4.43 회음. A: 남성, B: 여성

4.7 회음(샅)

> **학습목표** 회음부 근육에 대해 알 수 있다.

골반바닥근육 Pelvic floor muscle 골반 아래쪽 바닥을 이루는 근육들로 얕은층에는 질, 요도, 항문 등의 구멍들을 조절할 수 있는 **조임근**(괄약근, sphincter)과 두덩활에 붙어서 요도와 질의 입구를 감싸는 **회음막**(perineal membrane)이 있다. 이들 근육은 회음부위의 중심힘줄(central tendon)에서 교차하는 **'8'자 모양의 근육**이다. 골반가로막의 가장 중심이 되는 근육은 깊은층의 'U'자 형태의 장기를 떠받치고 있는 **항문올림근**(항문거근, levator ani muscle)으로 **엉덩꼬리근**(장미골근, iliococcygeus muscle)과 **두덩꼬리근**(치골미골근, pubococcygeus muscle)이 합쳐진 근육이다. 골반가로막을 구성하는 근육들은 그림 4.44를 참고한다.

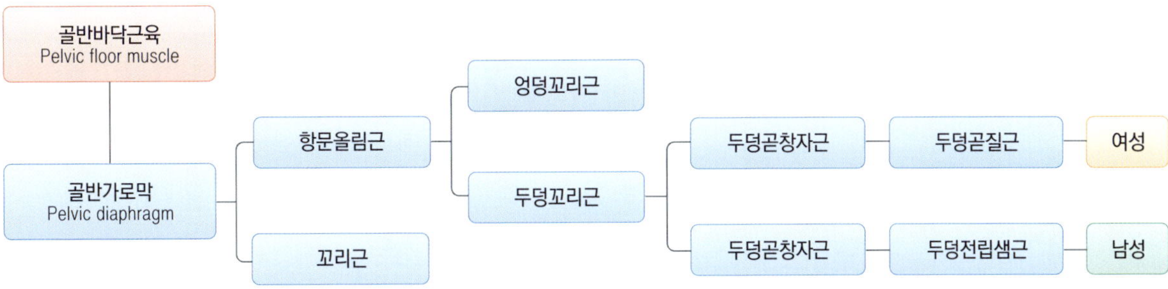

그림 4.44 골반바닥근육의 구성

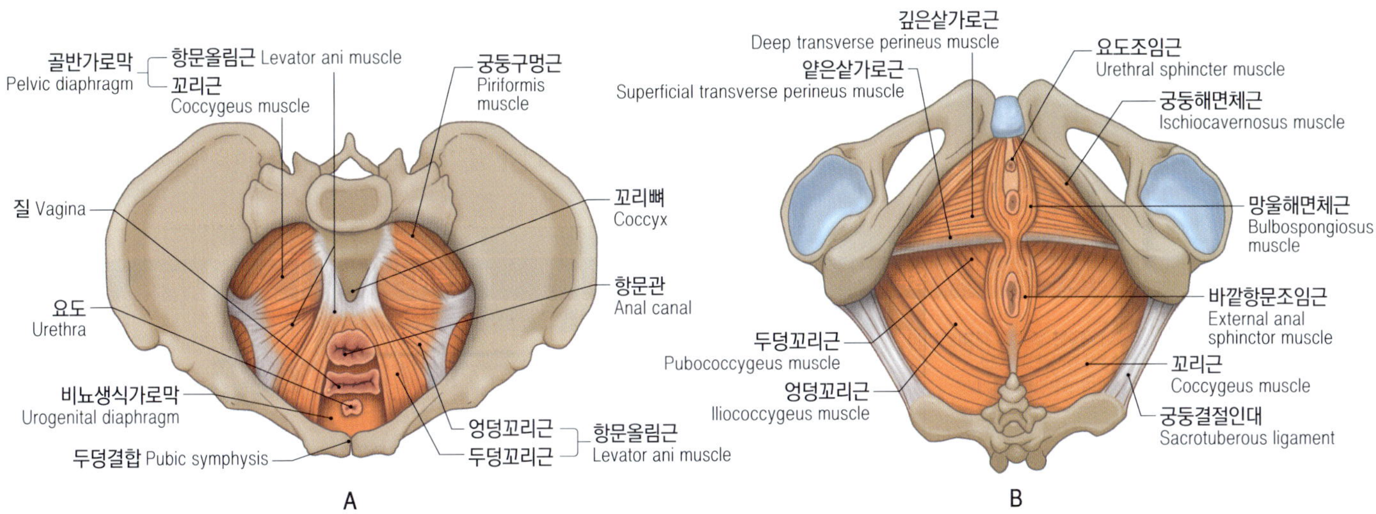

그림 4.45 골반바닥근육. A: 골반입구, B: 골반출구

표 4.26 회음부의 근육

구분	근육명		이는곳	닿는곳	작용	지배신경
항문 삼각	항문올림근(levator ani)	엉덩꼬리근(iliococcygeus)	궁둥뼈가시, 두덩뼈	꼬리뼈 속면	골반의 장기 지지 아래배부 압력 유지	엉치신경
		두덩꼬리근(pubococcygeus)	두덩뼈속면			
	꼬리근(coccygeus)		궁둥뼈가시, 엉치가시인대	엉치뼈, 꼬리뼈	골반의 장기 지지	음부신경
비뇨 생식 삼각	요도조임근(urethral sphincter)		요도 주위	정중솔기	요생식격막 구성	
	깊은샅가로근(deep transverse perineus)		궁둥뼈 아래가지			
	얕은샅가로근(superficial transverse perineus)		궁둥뼈결절	회음의 중심힘줄	중심힘줄 고정	
	망울해면체근(bulbospongiosus)	남	음경바닥 중앙솔기	음경바닥	음경의 발기 도움	
		여	회음의 중심힘줄	음핵바닥	음핵의 발기 도움	
	궁둥해면체근(ischiocavernosus)		궁둥뼈결절	음경, 음핵	음경과 음핵 발기 유지	

4.8 등부위 근육

학습목표 등부위 근육에 대해 알 수 있다.

등부위의 얕은층에서 깊은층까지의 근육과 기관 배열

가장얕은근
등세모근
넓은등근
어깨올림근
큰마름근
작은마름근

얕은근	
톱니근	위뒤톱니근
	아래뒤톱니근
널판근	머리널판근
	목널판근

중간근		
척주세움근	엉덩갈비근	허리엉덩갈비근
		등엉덩갈비근
		목엉덩갈비근
	가장긴근	등가장긴근
		목가장긴근
		머리가장긴근
	가시근	등가시근
		목가시근
		머리가시근

깊은근		
가로돌기가시근	반가시근	등반가시근
		목반가시근
		머리반가시근
	여러갈래근	
	돌림근	
가시돌기사이근		
가로돌기사이근		

등부위 근육(muscle of back region)은 **척주세움근육**(척주기립근, erector spinae muscle)을 포함한 등의 근육으로 중력에 대항하여 척추를 세우거나 척주와 팔을 연결하여 팔의 운동에 관여하는 등의 얕은 등근육과 중간 등근육, 깊은 등근육으로 나눌 수 있다.

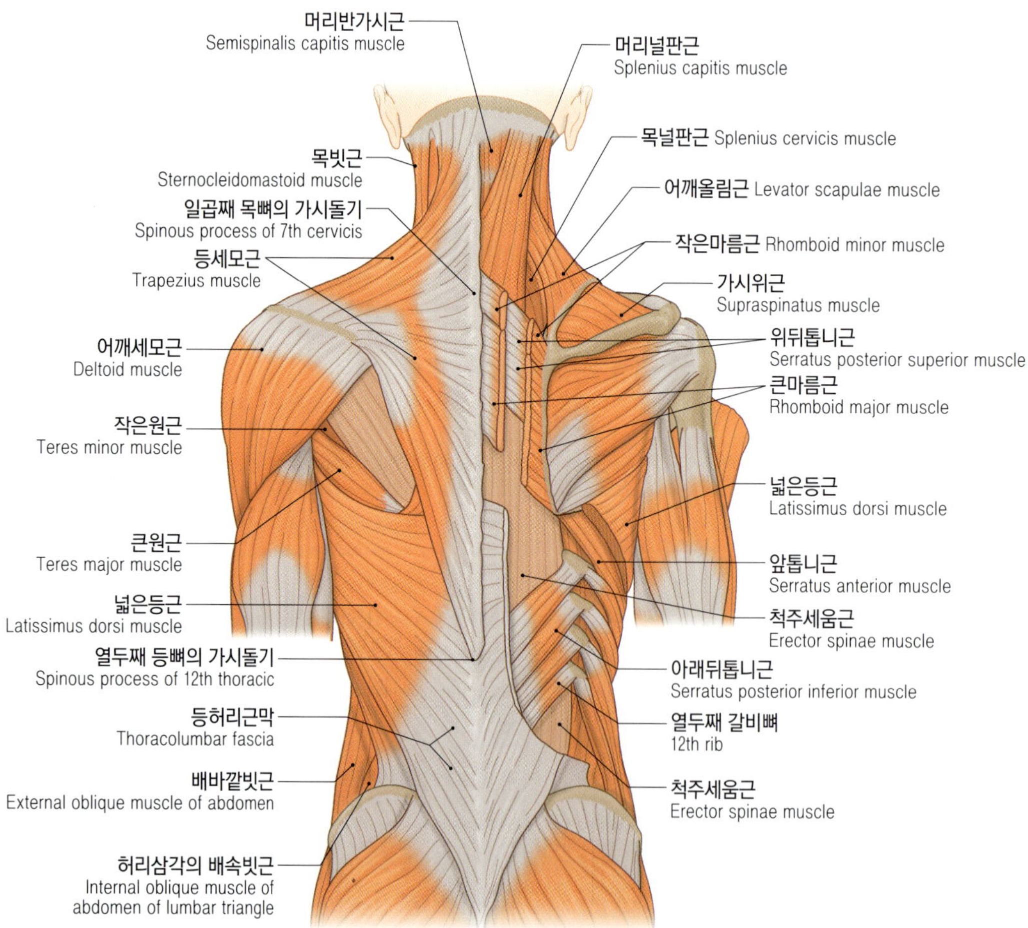

그림 4.46 등부위 근육

4.8 등부위 근육

학습목표 얕은 등근육에 대해 알 수 있다.

얕은 등근육 Superficial back muscle

등의 얕은근육은 척주에서 팔을 연결하여 팔의 움직임에 관여하는 **4종류의 근육**으로 등세모근, 넓은등근, 어깨올림근, 작은 · 큰마름근이 있다.

등세모근(승모근) Trapezius muscle 승려의 모자처럼 생겨 붙여진 명칭으로 뒤통수와 위쪽 등에 걸쳐 있다. 위 · 중간 · 아래부분으로 나누고 위섬유는 어깨를 올리며, 중간섬유는 어깨뼈를 끌어 당겨 모음운동에 관여하고, 아래섬유는 어깨뼈를 아래로 당기는 작용을 한다.

넓은등근(광배근) Latissimus dorsi muscle **등허리근막**(흉요근막, thoracolumbar fascia)에서 시작하여 위팔뼈의 작은결절이나 작은결절능선에 닿는 근육으로 등의 힘을 이용한 팔의 움직임에 관여한다. 예를 들어 노 젓기, 턱걸이, 수영(배영) 등의 동작과 목발 보행에 중요한 근육이다. 넓은등근과 비슷한 곳에 닿는 근육으로 어깨밑근, 큰원근이 있다. 이들 근육은 넓은등근과 시작점은 다르지만 같은 작용(모음과 안쪽돌림)을 하며, 겨드랑 뒷벽(posterior wall of axillary)을 공동으로 형성하는 근육이다.

어깨올림근(견갑거근) Lavator scapulae muscle 등세모근 밑에 있는 근육으로 어깨뼈의 올림과 모음 작용을 한다.

작은마름근(소능형근) Rhomboid minor muscle 어깨뼈와 척추를 잇는 마름모꼴 모양의 근육으로 큰마름근 위쪽에 있으며, 어깨뼈를 위쪽과 안쪽으로 당긴다.

큰마름근(대능형근) Rhomboid major muscle 작은마름근 아래쪽에 좀 더 두꺼운 마름모꼴 모양의 근육으로 작용은 작은마름근과 같다.

더 알아보기

등허리근막 Thoracolumbar fascia

엉치뼈에서부터 연결된 결합조직으로 등의 근육을 둘러싸는 세 층으로 이루어진 근막이다. 허리엉치 부위의 안정성을 유지하고, 다리에서 오는 중력을 분산시켜 움직임에 있어 근수축의 적절한 타이밍을 만들어낸다.

앞층(anterior layer)은 큰허리근과 허리네모근을 나누는 층판이며, **중간층**(middle layer)은 허리네모근과 척주세움근, **뒤층**(posterior layer)은 여러갈래근과 척주세움근을 감싸는 층판이다.

이 세 개의 층판은 가쪽으로 나와 서로 연결되어 가쪽 봉합선(lateral raphe)이 만들어지고 가쪽 봉합선 가쪽부분에 배가로근(transversus abdominis muscle), 배속빗근(internal oblique muscle of abdomen)이 연결되고 뒤층은 넓은등근과 연결된다.

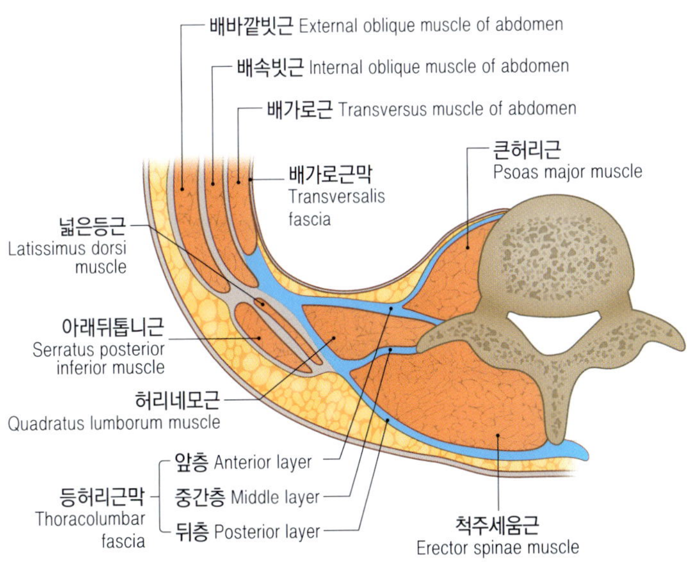

그림 4.47 등허리근막

4.8 등부위 근육

학습목표 얕은 등근육에 대해 알 수 있다.

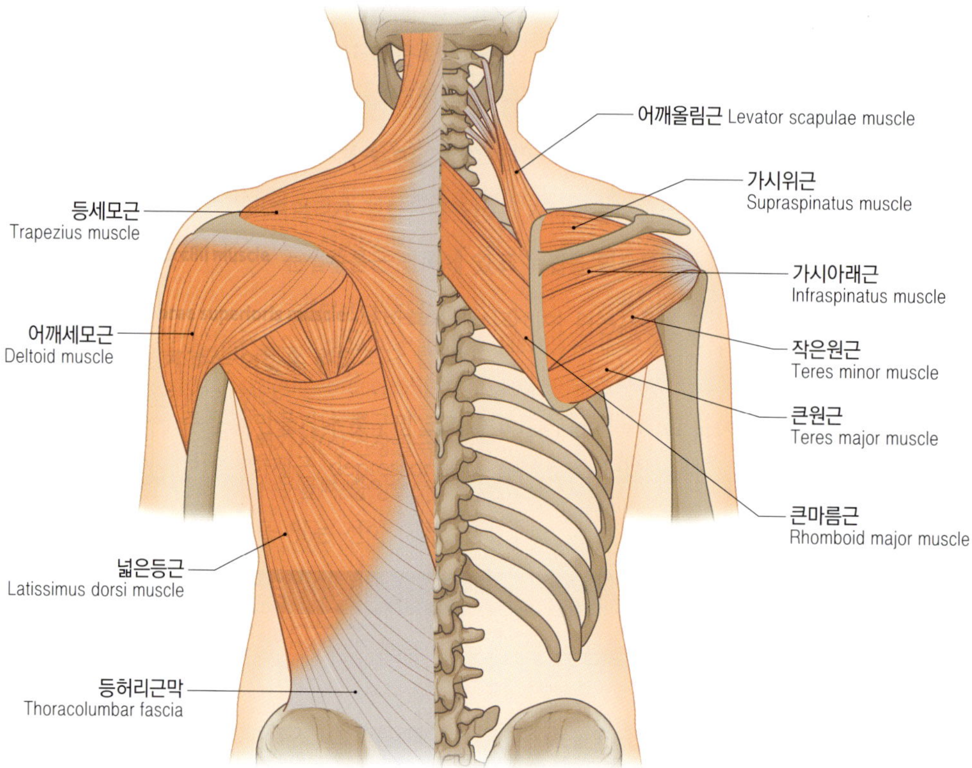

그림 4.48 얕은 등근육

표 4.27 얕은 등근육

근육명	이는곳	닿는곳	작용	지배신경
등세모근(trapezius)	뒤통수뼈의 위목덜미선과 바깥뒤통수뼈융기, 목덜미인대, 일곱째목뼈~열두째등뼈의 가시돌기	빗장뼈의 가쪽 1/3 지점, 어깨뼈봉우리와 어깨뼈가시	근육섬유의 위치에 따라 어깨뼈를 위아래 · 안쪽으로 당기며 머리를 뒤나 옆으로 굽힘	더부신경 목신경
넓은등근(latissimus dorsi)	일곱째등뼈~다섯째허리뼈의 가시돌기, 등허리근막, 엉덩뼈능선	위팔뼈의 작은결절능선	위팔의 폄과 모음, 안쪽돌림	가슴등신경
어깨올림근(levator scapulae)	첫째~넷째목뼈의 가로돌기	어깨뼈의 위각	어깨뼈를 위로 당김	등쪽어깨신경
작은마름근(rhomboid minor)	목덜미인대, 여섯째~일곱째목뼈의 가시돌기	어깨뼈 안쪽 모서리의 윗부분	어깨뼈를 위안쪽으로 당김	등쪽어깨신경
큰마름근(rhomboid major)	첫째~넷째등뼈의 가시돌기	어깨뼈 안쪽 모서리의 아랫부분	어깨뼈를 위안쪽으로 당김	등쪽어깨신경

4.8 등부위 근육

학습목표 중간 등근육에 대해 알 수 있다.

중간 등근육 Intermediate back muscle

중간부위의 등근육은 등뼈와 갈비뼈에 걸쳐 있는 뒤톱니근, 널판근, 척주세움근육이 있다.

뒤톱니근(후거근) Serratus posterior muscle 인체에서 톱니근(거근, serratus muscle)은 앞에서 설명한 앞톱니근과 뒤톱니근이 있다. 뒤톱니근은 등뼈의 가시돌기에서 갈비뼈에 부착하여 호흡에 관여한다. 마름근에 덮여있는 **위뒤톱니근**(상후거근, serratus posterior superior muscle)은 들숨에 관여하고, 넓은등근에 덮여있는 **아래뒤톱니근**(하후거근, serratus posterior inferior muscle)은 날숨에 관여한다(그림 4.49).

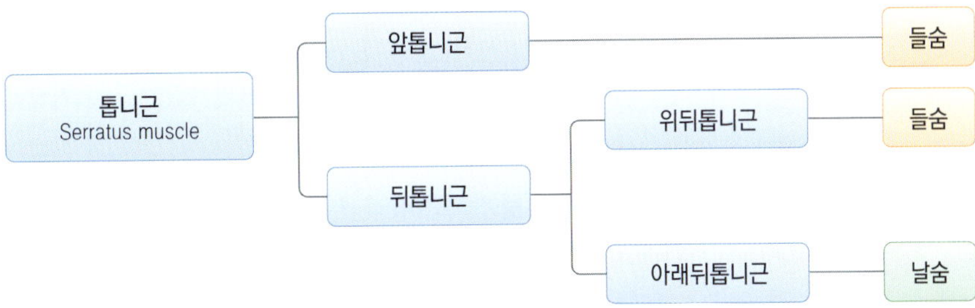

그림 4.49 톱니근의 구성

널판근(판상근) Splenius muscle 목 뒷부분의 등세모근 밑에 있는 널빤지 모양의 납작한 근육으로 위치에 따라 **머리널판근**(두판상근, splenius capitis muscle)과 **목널판근**(경판상근, splenius cervicis muscle)으로 나뉜다(그림 4.50).

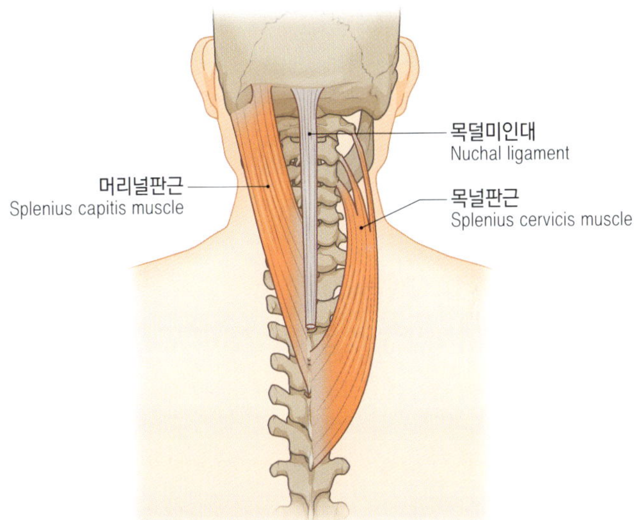

그림 4.50 널판근

표 4.28 뒤톱니근과 널판근

근육명	이는곳	닿는곳	작용	지배신경
위뒤톱니근 (serratus posterior superior)	목덜미인대, 다섯째목뼈~둘째등뼈의 가시돌기	둘째~다섯째갈비뼈의 갈비뼈각	둘째~다섯째갈비뼈를 위로 올림	갈비사이신경
아래뒤톱니근 (serratus posterior inferior)	열한째등뼈~셋째허리뼈의 가시돌기	아홉째~열두째갈비뼈의 가쪽부분	아홉째~열두째갈비뼈를 아래로 잡아 당김	갈비사이신경
머리널판근 (splenius capitis)	목덜미인대, 일곱째목뼈~셋째등뼈의 가시돌기	뒤통수뼈의 위목덜미선, 관자뼈의 꼭지돌기	• 한쪽만 작용하면 얼굴을 그쪽으로 돌림 • 양쪽이 작용하면 머리·목을 폄	목신경 뒤가지
목널판근 (splenius cervicis)	셋째~여섯째등뼈의 가시돌기	첫째~넷째목뼈의 가로돌기		목신경 뒤가지

4.8 등부위 근육

학습목표 중간 등근육에 대해 알 수 있다.

척주세움근육(척주기립근) Erector spinae muscles 인간의 직립보행에 관련하여 중력에 대항하여 자세를 유지시키는 근육을 항중력근(antigravity muscle)이라고 하며 척주세움근을 비롯하여 엉덩허리근, 중간볼기근, 배곧은근과 넓적다리두갈래근 등 다리근육들이 해당된다. **척주세움근**은 척주의 돌기와 갈비뼈 사이에 위치하며, 목덜미근막(항근막, nuchal fascia)과 등허리근막(흉요근막, thoracolumbar fascia)에 의해 싸여 있다. 척주세움근은 엉덩갈비근, 가장긴근, 가시근이라는 **3종류의 근육**이 트랙 모양으로 구성되어 있다.

엉덩갈비근(장늑근) Iliocostalis muscle 척추뼈를 중심으로 가장 가쪽에 위치하며 아래쪽에 있는 허리엉덩갈비근(요장근, iliocostalis lumborum muscle)과 등엉덩갈비근(흉장근, iliocostalis thoracis muscle), 목엉덩갈비근(경장근, iliocostalis cervicis muscle)이 있다.

가장긴근(최장근) Longissimus muscle 엉덩갈비근과 가시근 사이에 위치하며 가장 길고 두꺼운 근육이다. 등가장긴근(흉최장근, longissimus thoracics muscle), 목가장긴근(경최장근, longissimus cervicis muscle), 머리가장긴근(두최장근, longissimus capitis muscle)이 있다.

가시근(극근) Spinalis muscle 가장 안쪽에 위치하는 작은 근육으로 등가시근(흉극근, spinalis thoracis muscle), 목가시근(경극근, spinalis cervicis muscle), 머리가시근(두극근, spinalis capitis muscle)이 있다.

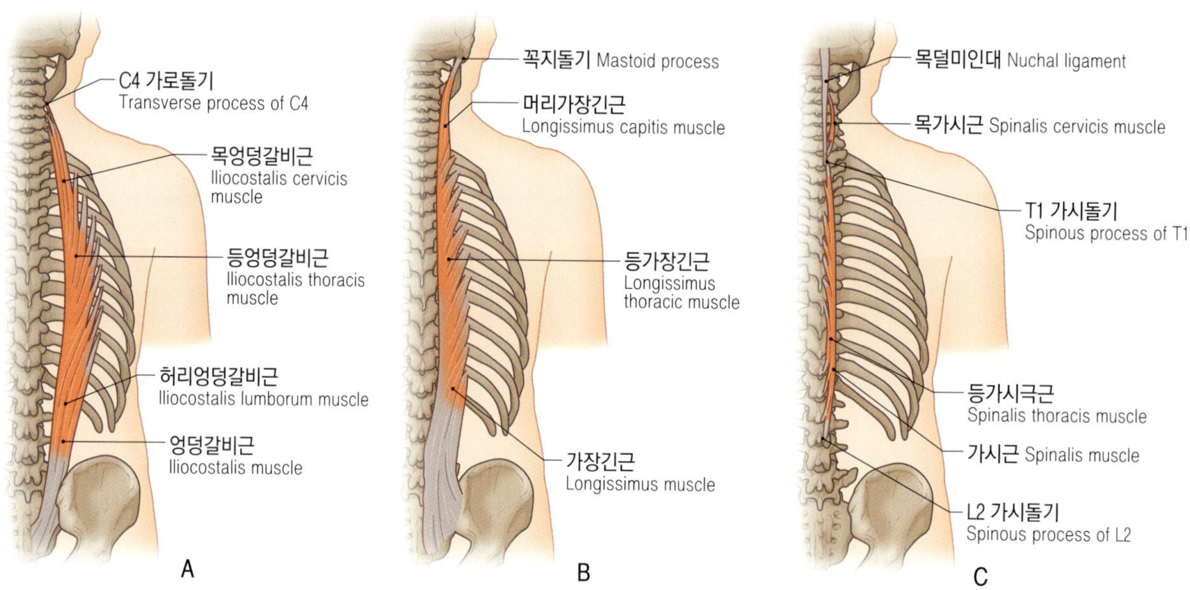

그림 4.51 척주세움근육. A: 엉덩갈비근, B: 가장긴근, C: 가시근

표 4.29 척주세움근육

근육명		이는곳	닿는곳	작용	지배신경
엉덩갈비근 (iliocostalis)	허리엉덩갈비근	모든 허리뼈의 가시돌기, 엉치뼈, 엉덩뼈능선	여섯째~열두째 갈비뼈각	• 한쪽만 작용하면 몸을 그쪽으로 돌림 • 양쪽이 작용하면 척주를 펴고, 갈비뼈를 밑으로 잡아당김	척수신경 뒤가지
	등엉덩갈비근	여섯째~열두째갈비뼈각	첫째~여섯째 갈비뼈각		
	목엉덩갈비근	첫째~여섯째갈비뼈각	넷째~여섯째 목뼈의 가로돌기		
가장긴근 (longissimus)	등가장긴근	모든 허리뼈의 가시돌기, 엉치뼈, 엉덩뼈능선	모든 등뼈의 가로돌기		척수신경 뒤가지
	목가장긴근	첫째~다섯째등뼈의 가로돌기	둘째~여섯째 목뼈의 가로돌기		
	머리가장긴근	셋째목뼈~셋째등뼈의 가로돌기	관자뼈의 꼭지돌기		
가시근 (spinalis)	등가시근	모든 허리뼈의 가시돌기, 엉치뼈, 엉덩뼈능선	셋째~아홉째 등뼈의 가시돌기		척수신경 뒤가지
	목가시근	여섯째목뼈~둘째등뼈의 가시돌기	둘째~넷째목뼈의 가시돌기		
	머리가시근	목뼈와 등뼈의 가로돌기	머리반가시근의 근막		

4.8 등부위 근육

학습목표 깊은 등근육에 대해 알 수 있다.

깊은 등근육 Deep back muscle

등부위의 가장 깊은근육인 **가로돌기가시근**(횡돌극근, transversospinalis muscle)은 가로돌기에서 시작하여 가시돌기에 닿는 근육군(muscle group)으로 얕은층에 있는 근육에 비해 크기와 길이가 작아 척추의 미세한 움직임을 조절하는데 관여한다. 가로돌기가시근의 종류는 반가시근, 여러갈래근, 돌림근이 있다. 그 밖에 깊은 등근육으로 가시돌기사이근과 가로돌기사이근이 있다.

반가시근(반극형근) Semispinalis muscle 아래쪽의 척추뼈 가로돌기에서 위쪽 몇 개의 척추뼈 가시돌기에 연결되는 가시돌기 양쪽에 형성된 깊은근육으로 등 · 목 · 머리반가시근(semispinalis thoracis · cervicis · capitis semispinalis muscle)이 있다.

여러갈래근(다열근) Multifidus muscle 반가시근과 돌림근의 가운데에 있는 층으로 등 · 목 여러갈래근(thoracis · cervicis multifidus muscle)이 있다. 배가로근과 함께 요통에 중요한 근육이다.

돌림근(회전근) Rotator muscle 척추의 근육들 중 가장 깊이 있는 근육으로 모든 척추뼈에 있으며 척추의 돌림을 보조한다.

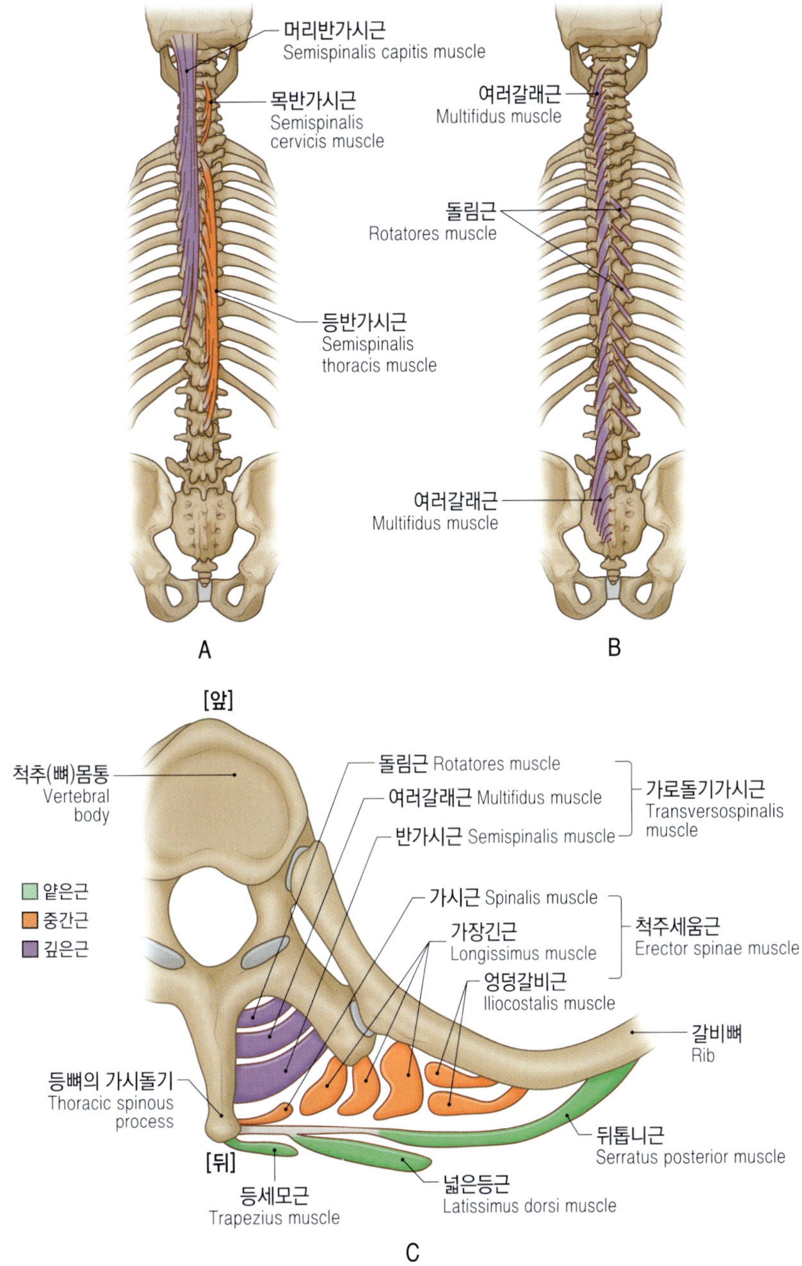

그림 4.52 깊은 등근육. A: 가시근, B: 여러갈래근 · 돌림근, C: 등부위의 근육분포

표 4.30 깊은 등근육

근육명		이는곳	닿는곳	작용	지배신경
반가시근(semispinalis)	등반가시근	다섯째~열째등뼈의 가로돌기	여섯째목뼈~여섯째등뼈의 가시돌기	• 한쪽만 작용하면 척주를 그쪽으로 돌림 • 양쪽이 작용하면 척주를 폄	척수신경뒤가지
	목반가시근	첫째~여섯째등뼈의 가로돌기	둘째~다섯째목뼈의 가시돌기		
	머리반가시근	넷째~일곱째목뼈의 가로돌기	뒤통수뼈의 바깥면		
여러갈래근(multifidus)		넷째목뼈~등뼈 가로돌기, 허리뼈, 엉치뼈 뒷면	둘째목뼈~다섯째허리뼈의 가시돌기	반가시근과 같음	척수신경뒤가지
돌림근(rotator)		모든 척추뼈의 가로돌기	위척추뼈의 고리	척주의 돌림운동 보조	척수신경뒤가지

관련 질환과 중재

요통 Back pain

요통은 인구의 약 80%가 경험한 정도로 흔한 질환 중 하나이다. 인간의 직립보행은 허리에 부하가 가해질 수밖에 없다. 서 있을 때 허리에 실리는 무게를 100kg으로 보았을 경우 똑바로 누웠을 때가 가장 적으며(25kg), 의자에 앉아서 물건을 들 때가 가장 높다(275kg). 이에 대응하기 위해 척주(vertebral column)의 굽이(만곡, curvature)는 체중을 분산시키며, 척주(사이)원반은 충격을 흡수한다. 또한 인대 등이 단단히 고정하고 있으며, 근육활동으로 인해 허리를 보강하고 있다. 특히 근육 중 척추와 배부의 가장 깊은근육인 **여러갈래근**과 **배가로근**은 요통에 가장 중요한 근육으로 알려져 있다(그림 4.53).

요통의 원인은 척추나 주위조직 자체 이상 이외에도 잘못된 자세와 습관에서 오는 골반변형, 출산, 노화, 운동부족, 내장기관, 혈관, 신경, 심인성 등 다양하다. 이러한 요통을 줄이기 위해 수술이나 약물치료 방법 이외에도 허리뼈 굽힘과 폄 운동과 배부근 강화운동, 골반세우기 운동 및 유연성 운동근력 및 지구력 강화운동 등의 운동치료와 함께 바른 자세를 갖는 습관이 매우 중요하다(그림 4.54).

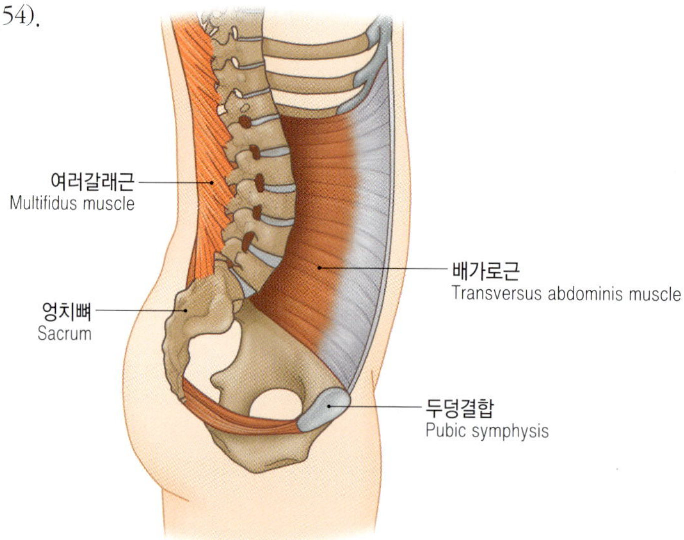

그림 4.53 여러갈래근과 배가로근

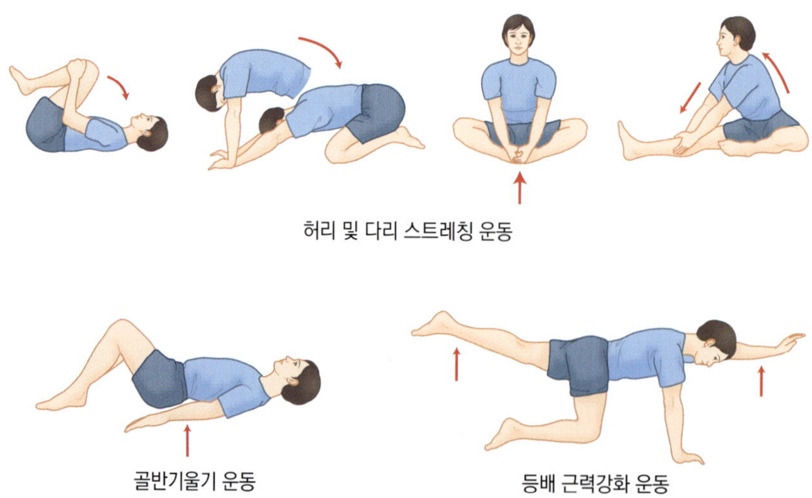

그림 4.54 요통의 운동

핵심정리 및 문제 CORE ORGANIZATION & PROBLEM

1. 목삼각은 정중선, 아래턱뼈, 목빗근을 기준으로 한 앞목삼각과 목빗근, 빗장뼈, 어깨세모근을 기준으로 한 뒤목삼각으로 나뉜다.
2. 목부위의 앞면 근육 중 가장 얕은부위 근육은 ___________과 ___________이다.
3. 목부위의 앞면 중간부위 근육은 4종류의 목뿔위근과 4종류의 목뿔아래근으로 구분된다.
4. 목부위의 앞면 깊은부위 근육은 앞척추근과 가쪽척추근으로 나뉜다. 가쪽척추근은 앞 · 중간 · 뒤목갈비근으로 목갈비근 사이로 빗장밑동맥과 팔신경얼기가 빠져나온다.
5. 목부위의 뒤면 깊은부위 근육은 4종류의 뒤통수밑근으로 고리뼈 및 중쇠뼈의 움직임에 관여한다.
6. 인두의 근육은 인두수축근육과 바깥쪽의 3종류의 올림근육 등 모두 6종류의 근육이다.
7. 후두의 내부근육들은 후두의 연골들을 짧게 연결하는 근육들이 성대주름을 긴장시키거나 벌리고 모음으로서 후두의 연골을 움직여 발성에 관여한다.
8. 가슴부의 가장 얕은근육은 ___________이며, 유방이 놓여 있다. ___________ 아래에는 작은가슴근과 갈비밑근, 일부 앞톱니근이 놓여 있다.
9. ___________은 어깨뼈를 체벽에 붙게 하는 역할을 하며, 앞톱니근이 약할 때 날개어깨뼈가 된다.
10. 가슴부의 깊은근육은 갈비뼈를 상승시켜 가슴안을 넓혀 들숨을 일으킨다.
11. 바깥갈비사이근은 갈비뼈를 상승시켜 들숨에 관여하는 작용근(agonist)이다.
12. ___________은 가슴부와 배부를 나누는 돔 형태의 뼈대근이며, 가로막의 구멍은 여덟째, 열째, 열두째 등뼈 높이에 뚫려 있다.
13. 얕은배근육의 앞면과 가쪽근육을 나누는 기준은 ___________이며, 가쪽근육은 바깥에서부터 배바깥빗근, 배속빗근, 배가로근의 순서로 되어 있다. 이 세 근육의 근막은 배곧은근집(rectus sheath)을 형성하여 앞배근인 배곧은근을 싸고 있다.
14. 배곧은근을 양쪽으로 나누는 백(색)선과 힘살을 나누는 나눔힘줄이 있다.
15. 배바깥근막이 두꺼워져 생긴 구조물은 배부와 다리를 나누는 기준이 되는 ___________이다.
16. 배가로근은 척주 깊은근육인 여러갈래근과 함께 허리통증에 가장 중요한 근육이다.
17. 엉덩허리근은 엉덩근과 큰허리근을 합친 근육으로 엉덩근은 엉덩뼈능선에서 넓적다리작은돌기에 닿아 넓적다리를 굽히고 가쪽돌림하는 순수한 다리근육이다.
18. 회음(샅)은 골반출구를 말하며, 비뇨생식삼각과 항문삼각으로 구분한다.
19. 비뇨생식가로막의 망울해면체근은 음경과 음핵의 발기를 돕는다.
20. 등부위 근육 중 가장 얕은부의 근육은 등세모근과 넓은등근으로 등세모근은 머리와 어깨뼈의 운동에 관여한다.
21. ___________은 배속빗근, 배가로근, 아래뒤톱니근과 함께 등허리근막에서 시작하여 위팔뼈에 닿는 근육으로 어깨밑근, 큰원근과 함께 겨드랑의 뒷벽을 형성한다.
22. 어깨올림근과 마름근은 등쪽어깨신경의 지배를 받고, 어깨뼈 올림과 안쪽위쪽으로 당기는 역할을 한다.
23. 척주세움근은 척추를 세워 바로 설 수 있게 하는 근육으로 항중력근으로 작용하며, 맨 바깥쪽에서부터 엉덩갈비근, 가장긴근, 가시돌기에 근접한 가시근 순서로 배열된다.
24. 등부위의 깊은근육 중 가로돌기가시근군은 반가시근과 여러갈래근, 돌림근 등이 있다.
25. 여러갈래근과 배가로근은 허리통증에 중요한 근육이다.

해답

2. 넓은목근, 목빗근 8. 큰가슴근 9. 앞톱니근 12. 가로막 13. 반달선 15. 고샅인대 21. 넓은등근

4.9 팔근육

학습목표 어깨부 근육에 대해 알 수 있다.

팔근육은 어깨부위 근육(6종), 위팔부위 근육(5종), 아래팔부위 근육(19종), 손의 고유근육(10종)으로 모두 40종류의 근육으로 구성된다.

어깨부 근육(견부근육) Shoulder muscle

팔이음뼈(어깨이음구조, shoulder girdle)인 빗장뼈와 어깨뼈에서 시작하여 위팔뼈에 닿는 어깨세모근, 가시위근, 가시아래근, 작은원근, 어깨밑근, 큰원근이 속하며 이들 근육들은 위팔의 운동에 관여한다.

어깨관절은 운동범위가 넓고 운동량이 많은 반면, 인대나 근육의 발달이 미약하여 탈구(dislocation)가 흔히 일어나기 쉬운 관절이다. 이를 보정하기 위해 가시위근, 가시아래근, 작은원근, 어깨밑근은 위팔뼈를 소매처럼 위쪽과 가쪽을 둘러싸서 어깨관절의 안정성에 기여하므로 이를 **회전근개**(돌림근띠, rotator cuff)라고 한다(그림 4.55).

어깨세모근(삼각근) Deltoid muscle 위팔과 몸통이 만나는 부분에 부채꼴 모양으로 어깨관절을 덮고 있는 근육이다. 앞 · 중간 · 뒤섬유로 나뉘며, 각각 어깨관절의 굽힘, 벌림, 폄 운동에 관여한다.

가시위근(극상근) Supraspinatus muscle 어깨뼈의 가시위오목에서 시작하여 어깨뼈봉우리(acromion) 밑을 지나 위팔뼈머리에 닿는 회전근개를 이루는 근육의 하나이며 위팔을 벌리고 가쪽돌림한다. 가시위근은 위팔을 벌리는 시작범위에서 30°까지 활성화 되어 위팔뼈머리를 어깨뼈 접시오목에 밀착되게 하여 관절을 고정시키는 역할을 한다. 가시위근의 약화나 손상은 **부딪힘증후군**(충돌증후군, impingement syndrome)을 일으킨다(관련 질환 참고).

가시아래근(극하근) Infraspinatus muscle 어깨뼈의 가시아래오목에서 시작하여 어깨관절 주머니 뒤쪽을 지나 위팔뼈머리에 닿는 회전근개를 이루는 근육의 하나이며 위팔의 가쪽돌림 및 폄에 관여하는 삼각형 형태의 근육이다.

작은원근(소원근) Teres minor muscle 가시아래근 아래쪽에 있는 원뿔 형태의 회전근개를 이루는 근육의 하나이며, 위팔의 모음과 가쪽돌림에 관여한다.

어깨밑근(견갑하근) Subscapularis muscle 어깨뼈밑오목에서 시작하여 위팔뼈의 작은결절에 닿는 삼각형 형태의 회전근개를 이루는 근육의 하나로 어깨관절 모음과 안쪽돌림에 관여한다.

큰원근(대원근) Teres major muscle 작은원근 아래쪽에 있는 근육으로 회전근개를 이루는 근육은 아니며, 어깨밑근과 함께 어깨관절 모음과 안쪽돌림에 관여한다.

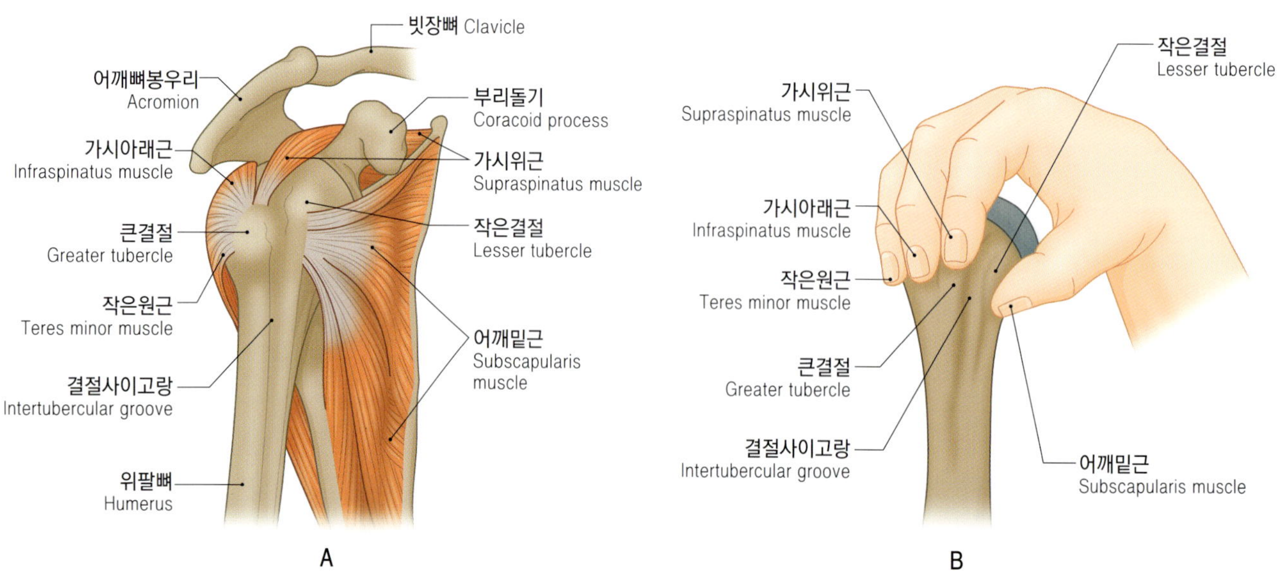

그림 4.55 회전근개. A: 가쪽면, B: 표식도

4.9 팔근육

학습목표 어깨부 근육에 대해 알 수 있다.

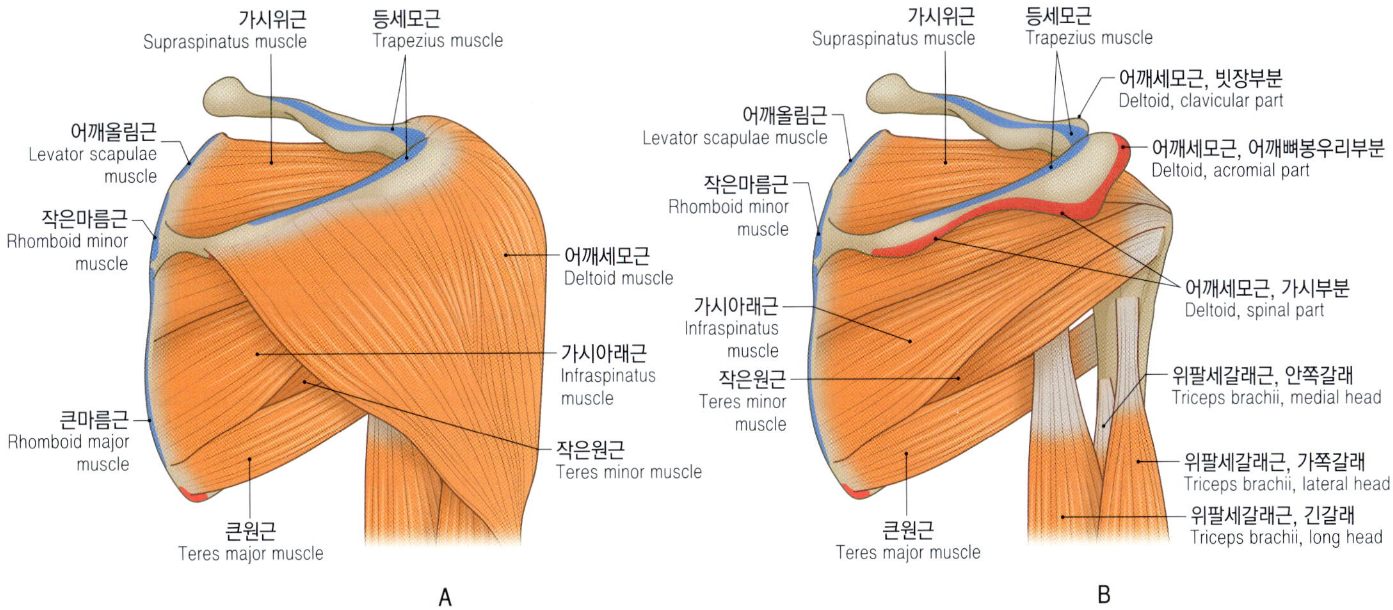

그림 4.56 어깨부 근육. A: 어깨세모근, B: 가시위근, 가시아래근, 작은원근, 큰원근

표 4.31 어깨부 근육

근육	이는곳	닿는곳	작용	지배신경
어깨세모근(deltoid)	빗장뼈의 가쪽, 어깨뼈봉우리와 어깨뼈가시	위팔뼈의 세모근거친면	위팔의 굽힘과 폄, 벌림, 안쪽 · 가쪽돌림	겨드랑신경
가시위근(supraspinatus)	어깨뼈의 가시위오목	위팔뼈의 큰결절	위팔의 벌림과 가쪽돌림	어깨위신경
가시아래근(infraspinatus)	어깨뼈의 가시아래오목	위팔뼈의 큰결절	위팔의 가쪽돌림 및 폄	어깨위신경
작은원근(teres minor)	어깨뼈의 가쪽모서리	위팔뼈의 큰결절	위팔의 모음 및 가쪽돌림	겨드랑신경
어깨밑근(subscapularis)	어깨뼈의 어깨뼈밑오목	위팔뼈의 작은결절	위팔의 모음과 안쪽돌림	어깨밑신경
큰원근(teres major)	어깨뼈의 아래각	위팔뼈의 작은결절능선	위팔의 모음 및 안쪽돌림	어깨밑신경

관련 질환

부딪힘증후군(충돌증후군)Impingement syndrome

어깨의 힘줄인 **회전근개**(rotator cuff)가 어깨뼈봉우리(acromion)와 위팔뼈의 큰결절부의 마찰이 발생하여 염증을 일으키는 질환이다. 팔을 올릴 때 일차적인 기능을 하는 가시위근의 힘줄은 부리돌기, 부리봉우리인대, 어깨뼈봉우리, 봉우리빗장 관절주머니 밑에서 반복적으로 당겨지면서 기계적인 마찰이나 미세혈류의 장애가 일어나면서 **봉우리밑점액낭염**(subacromial bursitis)이나 **힘줄염**(tendonitis)이 발생한다. 오십견(frozen shoulder)과 달리 야간통증이 없으며, 팔을 움직이지 않을 때는 별다른 통증이 없다가 팔을 움직일 때 팔뼈와 어깨뼈봉우리가 부딪히면서 통증을 일으킨다.

더 알아보기

어깨부의 세로단면 Shoulder longitudinal section

어깨부의 세로단면은 근육의 위치와 혈관, 신경의 위치를 파악하는데 용이하며 가슴벽의 근육과 어깨부위 등쪽의 근육들을 관찰할 수 있다. 어깨부위 등쪽 근육은 위에서 아래로 등세모근, 가시위근, 가시아래근, 작은원근, 큰원근, 넓은등근 순서로 배열되어 있고 어깨뼈 안쪽면에는 어깨밑근이 있다.

중앙부위에 팔로 가기 위한 신경얼기인 팔신경얼기(상완신경총, brachial plexus)가 있고, 앞쪽으로 큰가슴근(pectoralis major muscle)을 지배하기 위한 안쪽가슴근신경(medial pectoral nerve)이 관찰된다.

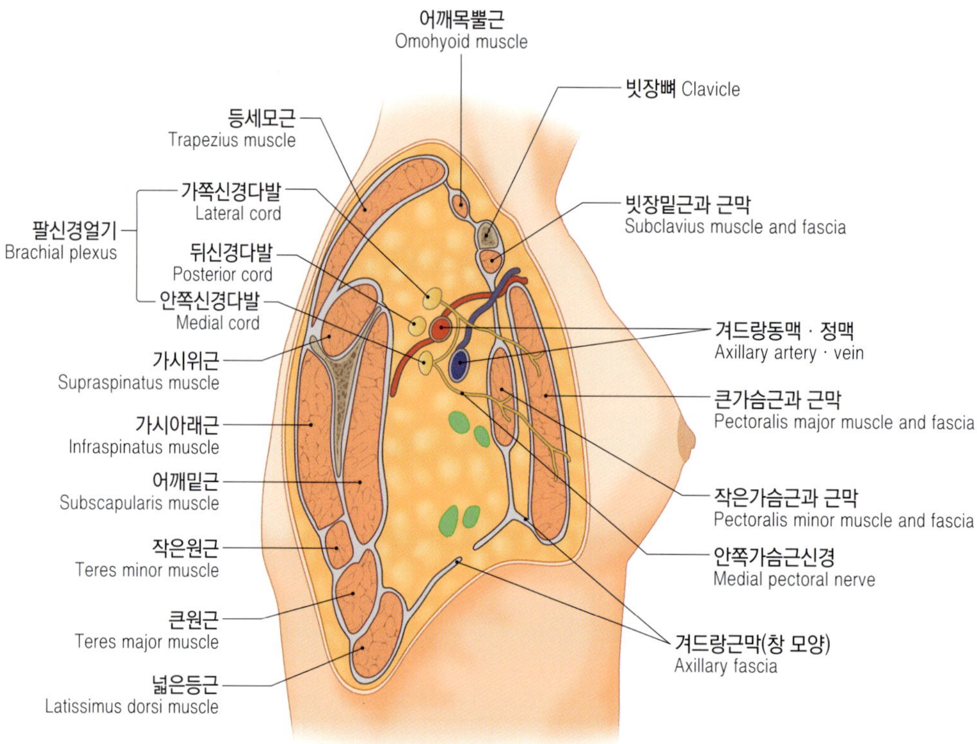

그림 4.57 어깨부의 세로단면

표 4.32 어깨관절 관련근육과 작용

구분		굽힘	폄	벌림	모음	안쪽돌림	가쪽돌림
앞면	큰가슴근(pectoralis major)	○			○	○	
	위팔두갈래근(biceps brachii)	○					
앞가쪽면	어깨세모근(deltoid)	○	○	○		○	○
뒷면	가시위근(supraspinatus)			○			○
	가시아래근(infraspinatus)		○	○			○
	어깨밑근(subscapularis)				○	○	
	작은원근(teres minor)				○		○
	큰원근(teres major)				○	○	
	넓은등근(latissimus dorsi)				○	○	
	위팔세갈래근(triceps brachii)		○				

4.9 팔근육

학습목표 위팔 앞칸근육에 대해 알 수 있다.

위팔(상완, arm)의 근육은 **앞칸근육 3종류**와 **뒤칸근육 2종류**가 있으며, 어깨관절과 팔꿈치관절 운동에 관여한다.

위팔 앞칸근육 Muscle of anterior compartment of arm

위팔두갈래근(상완이두근) Biceps brachii muscle **긴갈래**(long head)와 **짧은갈래**(short head)로 이루어진 방추 모양의 근육으로 긴갈래와 짧은갈래는 두 개의 관절에 걸치는 두 관절근육(two-joint muscle)이다. 팔꿈치관절의 굽힘작용 시 위팔두갈래근과 밑쪽의 위팔근이 수축하면 일명 **'알통'**이 생긴다. 주된 작용은 위팔의 굽힘과 아래팔의 굽힘과 뒤침이다.

위팔근(상완근) Brachialis muscle **'일하는 말**(work-horse)'이라는 별명을 가지고 있으며, 수축 시 위팔두갈래근을 밀어 올려 일명 알통을 만든다.

부리위팔근(오훼상완근) Coracobrachialis muscle 큰가슴근 안쪽에 덮여있기 때문에 **'숨바꼭질 근육'**이라는 별명을 가지고 있는 까마귀 부리모양처럼 생긴 근육이다.

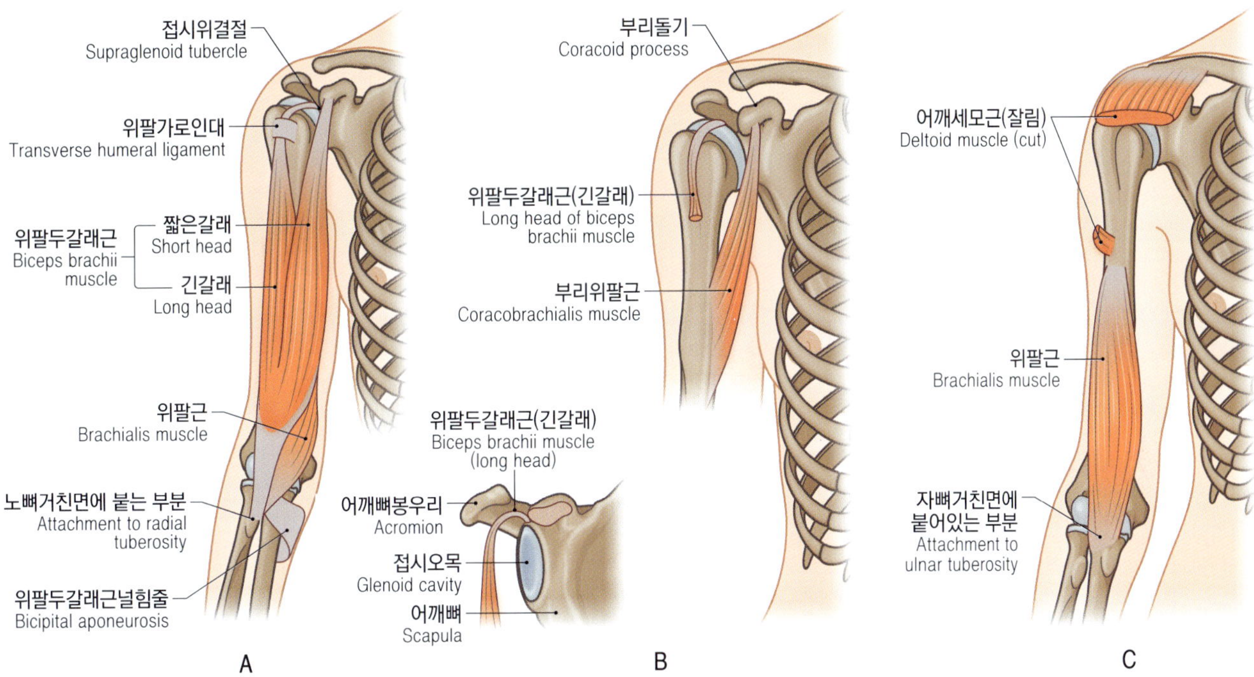

그림 4.58 위팔 앞칸근육. A: 위팔두갈래근, B: 부리위팔근, C: 위팔근

표 4.33 위팔 앞칸근육

근육명	이는곳	닿는곳	작용	지배신경
부리위팔근(coracobrachialis)	어깨뼈의 부리돌기	위팔뼈몸통의 안쪽모서리	위팔의 굽힘과 모음	근육피부신경
위팔두갈래근(biceps brachii)	긴갈래: 어깨뼈의 접시위결절 짧은갈래: 어깨뼈의 부리돌기	노뼈거친면	아래팔의 굽힘 및 뒤침, 위팔의 굽힘	근육피부신경
위팔근(brachialis)	위팔뼈몸통의 앞면	자뼈거친면	아래팔의 굽힘	근육피부신경

4.9 팔근육

학습목표 위팔 뒤칸근육에 대해 알 수 있다.

위팔 뒤칸근육 Muscle of posterior compartment of arm

위팔(상완, arm/brachium)의 근육은 **앞칸근육 3종류**와 **뒤칸근육 2종류**가 있으며, 어깨관절과 팔꿈치운동에 관여한다.

위팔세갈래근(상완삼두근) Triceps brachii muscle **긴갈래**(long head)와 **가쪽갈래**(lateral head), **안쪽갈래**(medial head)로 이루어진 근육이다. 안쪽갈래근육은 긴갈래근육과 가쪽갈래근육을 제거했을 때 완전히 드러난다. 긴갈래근육은 두 관절 근육(two-joint muscle)으로 접시아래결절(infraglenoid tubercle)에서 시작하여 팔꿈치머리(olecranon)에 닿아 팔꿈치관절과 어깨관절 폄에도 관여한다.

팔꿈치근(주근) Anconeus muscle 팔꿈치 뒤쪽에서 아래팔을 펴는데 일차적으로 작용하는 근육이다.

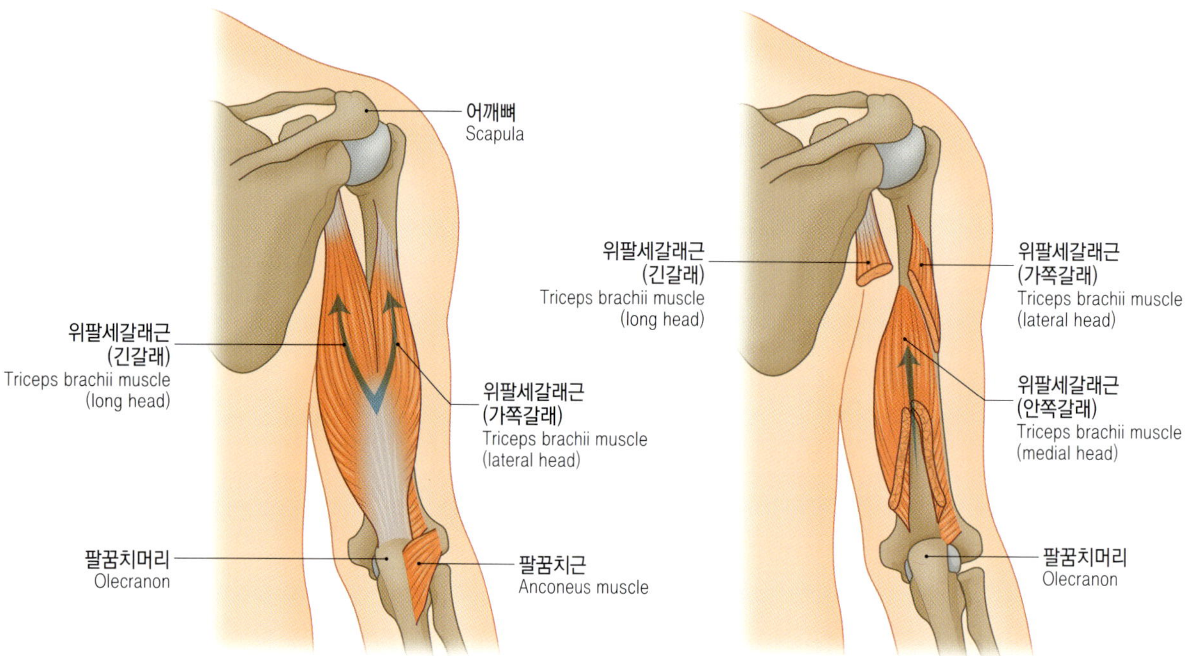

그림 4.59 위팔 뒤칸근육

표 4.34 위팔 뒤칸근육

근육명	이는곳	닿는곳	작용	지배신경
위팔세갈래근(triceps brachii)	긴갈래: 어깨뼈의 접시아래결절 가쪽갈래: 위팔뼈의 뒷면 안쪽갈래: 위팔뼈의 뒷면	자뼈의 팔꿈치머리	위팔 및 아래팔의 폄	노신경
팔꿈치근(anconeus)	위팔뼈의 가쪽위관절융기 뒷면	자뼈의 팔꿈치머리	아래팔의 폄	노신경

4.9 팔근육

학습목표 아래팔 앞칸근육에 대해 알 수 있다.

아래팔 근육은 손목과 손가락운동에 관여하는 총 19개 근육이며, 아래팔을 굽히는 **8종류의 앞칸근육**과 아래팔을 펴는 **11종류의 뒤칸 근육**으로 구성되어 있다.

아래팔 앞칸근육 Muscle of anterior compartment of forearm

아래팔(전완, forearm)의 앞칸근육은 얕은근육과 깊은근육으로 나뉘며, 세분화하면 4층으로 나뉜다. **얕은근육**으로 **첫째 층**에 있는 근육은 위팔뼈 안쪽위관절융기(내측상과, medial epicondyle)에서 공통적으로 시작하는 원엎침근, 노쪽손목굽힘근, 긴손바닥근, 자쪽손목굽힘근이 있으며, **둘째 층**에는 손목굴을 통과하는 얕은손가락굽힘근이 있다. **깊은근육**으로 **셋째 층**에는 깊은손가락굽힘근, 긴엄지굽힘근이 있으며 **넷째 층**에는 네모엎침근이 있다.

원엎침근(원형회내근) Pronator teres muscle 온굽힘근힘줄(총굴근건, common flexor tendon)을 경유하여 노뼈의 몸쪽 가쪽면에 닿는 근육으로 네모엎침근과 함께 손을 엎치는데 작용하며 손가락운동에는 관여하지 않는다.

노쪽손목굽힘근(요측수근굴근) Flexor carpi radialis muscle 온굽힘근힘줄을 이루는 근육 중 하나로 손목관절을 통과하여 손목굽힘이 가능하다.

긴손바닥근(장수장근) Palmaris longus muscle 온굽힘근힘줄을 이루는 근육 중 하나로 굽힘근지지띠에 닿고 손목을 통과한 후 부채꼴 모양으로 퍼져 손바닥널힘줄(수장건막, palmar aponeurosis)에 닿는다. 어떤 사람에게는 이 근육 자체가 존재하지 않는 경우도 있다.

자쪽손목굽힘근(척측수근굴근) Flexor carpi ulnaris muscle 온굽힘근힘줄을 이루는 근육 중 하나로 팔꿈치머리에서 두 갈래로 시작하여 손목뼈인 콩알뼈나 갈고리뼈에 닿는다. 자신경은 자쪽손목굽힘근의 두 갈래 사이를 지나가는데, 이때 자신경이 압박되는 것을 **팔꿈치굴증후군**이라고 한다(더 알아보기 참고).

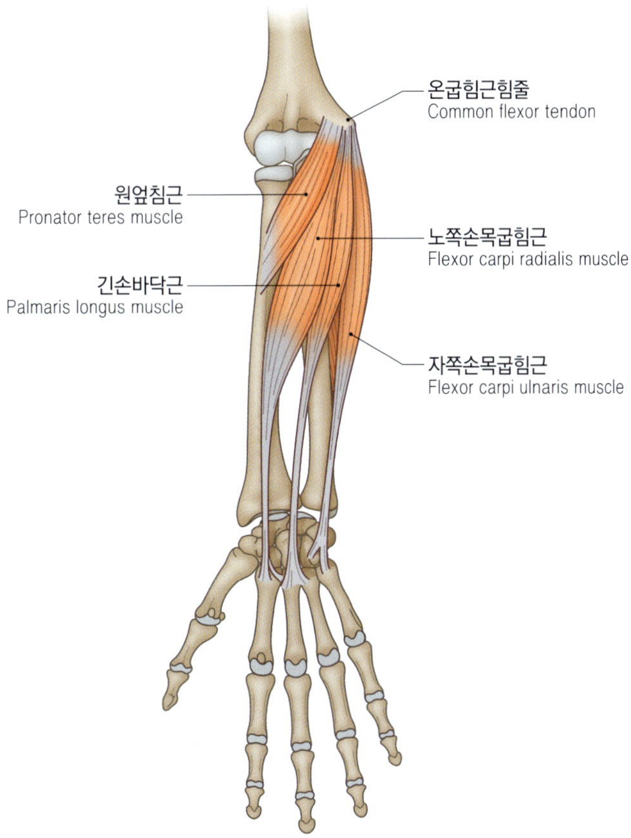

그림 4.60 아래팔 앞칸근육(얕은근육)

4.9 팔근육

학습목표 아래팔 앞칸근육에 대해 알 수 있다.

아래팔 앞칸근육 Muscle of anterior compartment of forearm

얕은손가락굽힘근(표재지굴근) Flexor digitorum superficialis muscle 얕은근육으로 둘째 층에 있는 근육이다. 위팔갈래, 자쪽갈래, 노쪽갈래 등의 세 갈래에서 시작하여 손목굴을 통과한 뒤 둘째~다섯째 손가락의 중간마디뼈에 닿아 굽힘작용에 관여한다.

깊은손가락굽힘근(심수지굴근) Flexor digitorum profundus muscle 깊은근육으로 셋째 층에 있는 근육이다. 자뼈와 아래팔뼈사이막에서 시작하여 손목굴을 통과한 뒤 둘째~다섯째손가락의 끝마디뼈에 닿아 굽힘작용에 관여한다.

긴엄지손가락굽힘근(장수무지굴근) Flexor pollicis longus muscle 깊은근육으로 셋째 층에 있는 근육이다. 위팔뼈의 안쪽위관절융기와 노뼈에서 시작하여 손목굴을 통과하여 45° 정도 꺾여 엄지손가락의 끝마디뼈에 닿아 끝마디를 굽힌다.

네모엎침근(방형회내근) Pronator quadratus muscle 가장 깊은근육으로 넷째 층에 있는 방형 모양의 편평한 근육이다. 원엎침근과 함께 손을 엎치는 데 작용하며 손가락운동에는 관여하지 않는다.

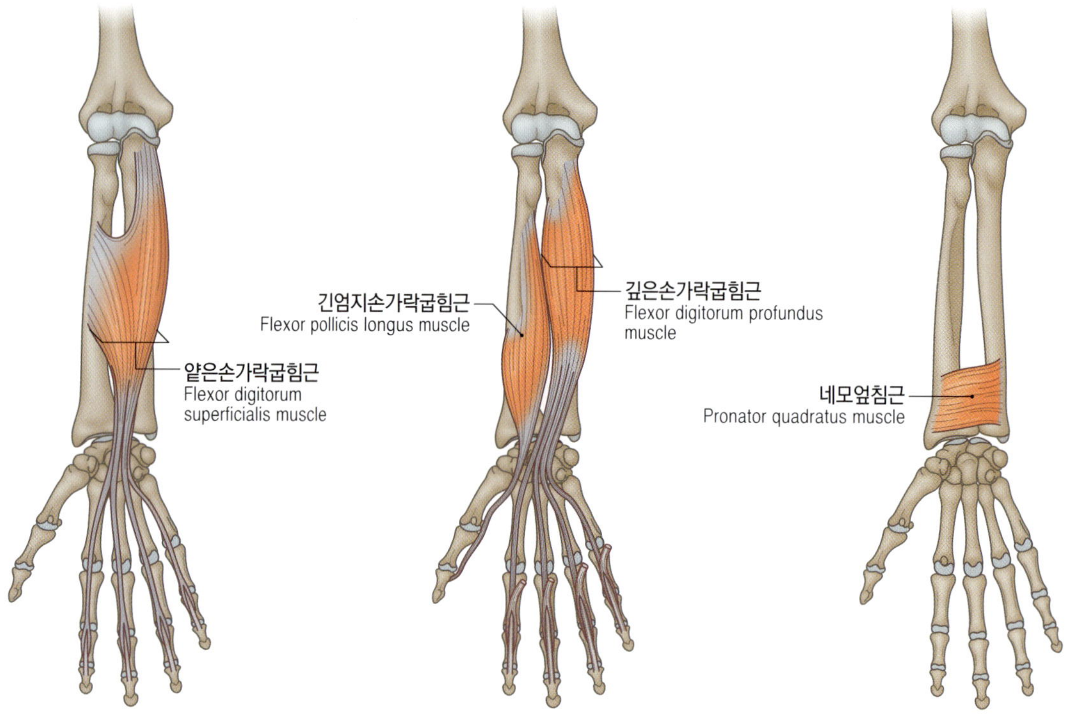

그림 4.61 아래팔 앞칸근육(깊은근육)

4.9 팔근육

학습목표 아래팔 앞칸근육에 대해 알 수 있다.

표 4.35 아래팔 앞칸근육

	근육명	이는곳	닿는곳	작용	지배신경
얕은 근육	원엎침근(pronator teres)	위팔뼈의 안쪽위관절융기, 자뼈의 갈고리돌기	노뼈몸통의 가쪽면	팔꿈치관절의 굽힘, 아래팔의 엎침	정중신경
	노쪽손목굽힘근 (flexor carpi radialis)	위팔뼈의 안쪽위관절융기	둘째~셋째손허리뼈의 바닥	아래팔과 손목의 굽힘, 손목의 벌림	정중신경
	긴손바닥근(palmaris longus)	위팔뼈의 안쪽위관절융기	손바닥널힘줄	손목의 굽힘	정중신경
	자쪽손목굽힘근 (flexor carpi ulnaris)	위팔뼈의 안쪽위관절융기, 자뼈의 팔꿈치머리	콩알뼈, 갈고리뼈, 다섯째손허리뼈의 바닥	손목의 굽힘과 모음	자신경
	얕은손가락굽힘근 (flexor digitorum superficialis)	위팔뼈의 안쪽위관절융기, 자뼈의 갈고리돌기, 노뼈의 앞모서리	둘째~다섯째손가락의 중간마디뼈 바닥	둘째~다섯째손가락의 굽힘	정중신경
깊은 근육	깊은손가락굽힘근 (flexor digitorum profundus)	자뼈의 앞면, 아래팔뼈사이막	둘째~다섯째손가락의 끝마디뼈 바닥	둘째~다섯째손가락의 굽힘	정중신경, 자신경
	긴엄지손가락굽힘근 (flexor pollicis longus)	노뼈의 앞면, 아래팔뼈사이막	엄지손가락의 끝마디뼈 바닥	엄지손가락의 굽힘	정중신경
	네모엎침근(pronator quadratus)	자뼈 아래끝의 앞면	노뼈 아래끝의 앞면	아래팔의 엎침	정중신경

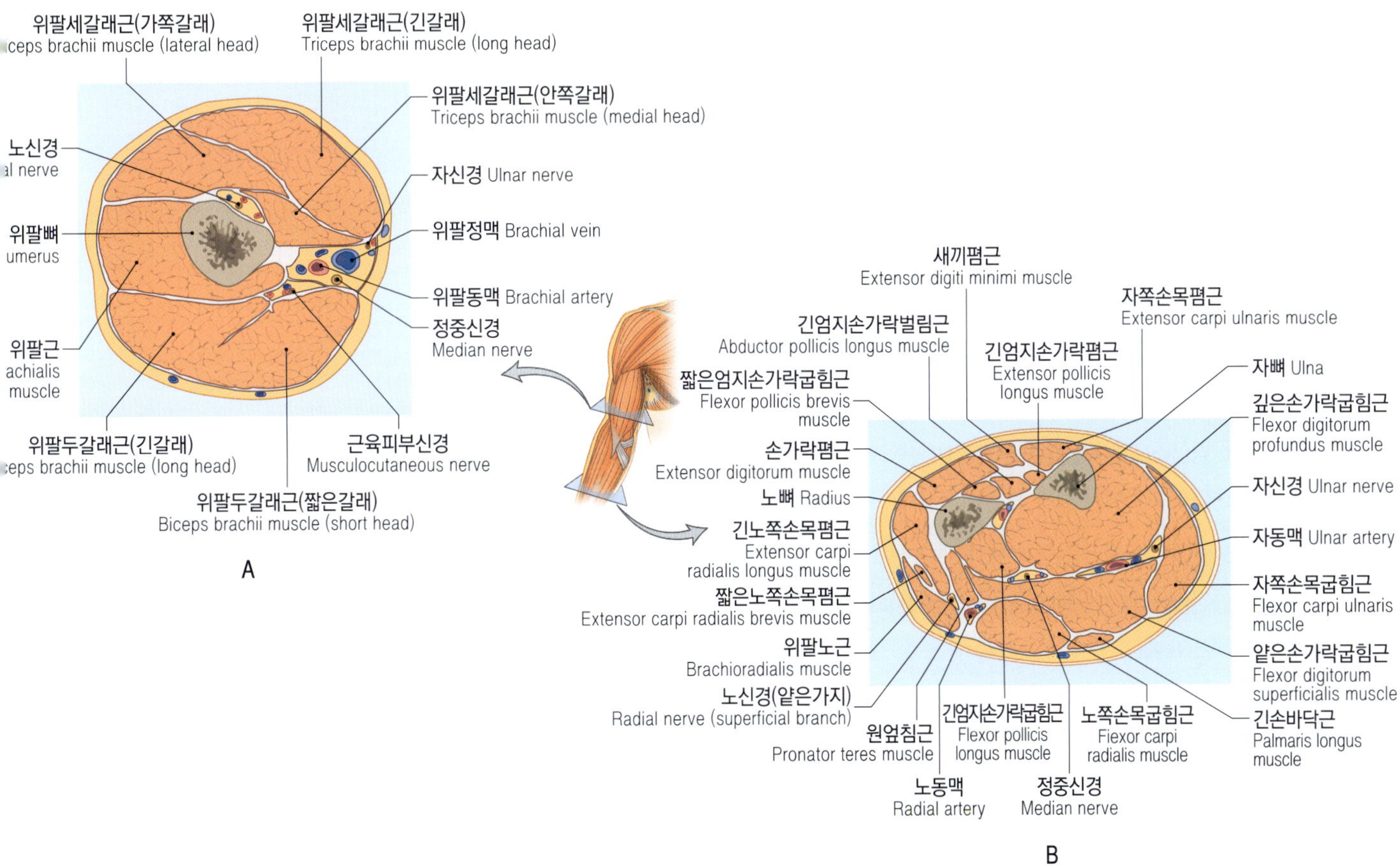

그림 4.62 팔의 근육(가로단면). A: 위팔, B: 아래팔

4.9 팔근육

학습목표 아래팔 뒤칸근육에 대해 알 수 있다.

아래팔 뒤칸근육 Muscle of posterior compartment of forearm

아래팔(전완, forearm)의 뒤칸근육은 얕은근육과 깊은근육으로 나뉘며, 손목과 손가락을 펴거나 뒤침(회외, supination) 등의 운동에 관여한다. **얕은근육**은 위팔뼈 가쪽위관절융기 근처에서 시작하는 위팔노근, 긴 · 짧은 노쪽손목폄근, 손가락폄근, 새끼폄근, 자쪽손목폄근이 있고, **깊은근육**은 아래팔 뒷면에서 시작하는 뒤침근, 긴 · 짧은엄지손가락벌림근, 긴엄지손가락폄근, 집게폄근이 있다.

위팔노근(상완요골근) Brachioradialis muscle 한 뼈(위팔뼈)의 끝에서 다른 뼈(노뼈)의 끝으로 가는 유일한 근육으로 위치와 신경지배상 폄근에 속하지만 팔꿈치관절을 중립 위치(neutral position)에서 굽히는 작용을 하고 아래팔뒤침, 엎침, 돌림에도 관여한다.

긴노쪽손목폄근(장요측수근신근) Extensor carpi radialis longus muscle 아래팔 뒤쪽 얕은층의 근육으로 위팔뼈의 가쪽위관절융기에서 시작되어 둘째손허리뼈 바닥으로 연결된다. 손목관절을 펴고 벌리는데 관여한다.

짧은노쪽손목폄근(단요측수근신근) Extensor carpi radialis brevis muscle 위팔뼈의 가쪽위관절융기에서 시작하여 위팔뼈의 작은머리를 경유하므로 손목동작시 이 부분의 마찰에 의해 가쪽위관절융기염(테니스팔꿈치증, tennis elbow)과 관련이 있는 긴노쪽손목폄근 안쪽에 있는 근육으로 긴노쪽손목폄근을 돕는 작용을 한다.

손가락폄근(지신근) Extensor digitorum muscle 긴 · 짧은노쪽손목폄근 밑에 있는 근육으로 둘째~다섯째 손가락의 첫마디뼈 바닥에서 폄근널힘줄(extensor expansion)을 형성하여 중간마디뼈와 끝마디뼈에 닿는다.

새끼폄근(소지신근) Extensor digiti minimi muscle 손가락폄근 안쪽에 위치하는 근육으로 첫마디뼈 부위에서 새끼손가락으로 가는 폄근널힘줄에 붙는다.

자쪽손목폄근(척측수근신근) Extensor carpi ulnaris muscle 위팔뼈의 가쪽위관절융기와 자뼈 뒷면에서 시작하여 다섯째손허리뼈바닥에 닿아 손목을 펴는데 관여한다.

뒤침근(회외근) Supinator muscle 얕은 쪽 섬유는 위팔뼈의 가쪽위관절융기와 가쪽곁인대에서 노뼈 몸쪽 1/3에 닿고, 깊은쪽 섬유는 자뼈 뒤침근 능선에서 노뼈 몸쪽 1/3에 닿아 일차적인 뒤침근육으로 작용하고, 손가락운동에 관여하지 않는다. 이차적인 뒤침근육은 위팔두갈래근이다.

긴엄지손가락벌림근(장수무지외전근) Abductor pollicis longus muscle 해부학코담배갑의 노쪽 경계의 바깥에 위치하는 근육으로 첫째손허리뼈 바닥에 닿아 엄지손가락과 손목의 벌림에 작용한다.

짧은엄지손가락폄근(단수무지신근) Extensor pollicis brevis muscle 해부학코담배갑의 노쪽 경계의 안쪽에 위치하는 근육으로 엄지손가락의 첫 마디뼈 바닥에 닿아 폄과 벌림에 관여한다.

긴엄지손가락폄근(장수무지신근) Extensor pollicis longus muscle 해부학코담배갑의 자쪽 경계에 해당하는 근육으로 엄지손가락의 끝마디뼈에 닿아 엄지손가락의 폄과 벌림에 관여한다. 해부학코담배갑으로 노동맥(요골동맥, radial artery)이 지나간다.

집게폄근(집게신근) Extensor indicis muscle 폄근 중 가장 깊이 있는 근육으로 집게손가락으로 가는 손가락폄근힘줄에 닿아 집게손가락을 펴는데 관여한다.

손가락을 펴는 작용에 있어 다른 손가락들에 비해 집게손가락과 새끼손가락이 펴기 쉬운 이유는 2~5번 손가락에 손가락폄근이 있고 집게손가락과 새끼손가락에는 폄근이 하나 더 있는 셈이다. **손가락폄근**과 **새끼폄근**은 얕은손가락 폄근이며, **집게폄근**은 깊은손가락 폄근이므로 집게를 펴서 가리킬 때 얕은 손가락폄근과 집게폄근이 동시에 작용하기 때문에 새끼폄근보다 집게폄근이 펴기가 더 쉽다.

4.9 팔근육

학습목표 아래팔 뒤칸근육에 대해 알 수 있다.

아래팔 뒤칸근육 Muscle of posterior compartment of forearm

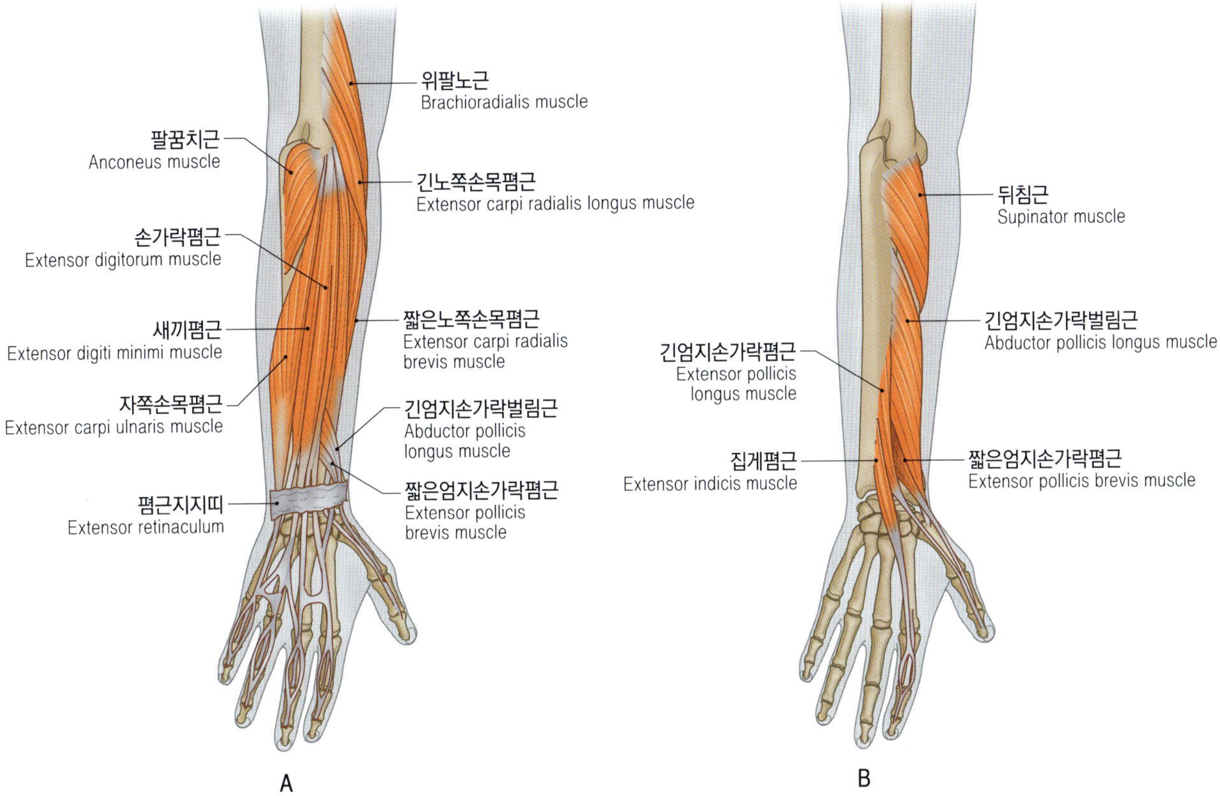

그림 4.63 아래팔 뒤칸근육. A: 얕은근육, B: 깊은근육

표 4.36 아래팔 뒤칸근육

	근육명	이는곳	닿는곳	작용	지배신경
얕은 근육	위팔노근(brachioradialis)	위팔뼈의 가쪽위관절융기위능선	노뼈의 붓돌기	팔꿈치관절의 굽힘, 아래팔의 엎침과 뒤침	노신경
	긴노쪽손목폄근 (extensor carpi radialis longus)	위팔뼈의 가쪽위관절융기위능선	둘째손허리뼈 바닥	손목의 폄과 벌림	노신경
	짧은노쪽손목폄근 (extensor carpi radialis brevis)	위팔뼈의 가쪽위관절융기	셋째손허리뼈 바닥	손목의 폄과 벌림	노신경
	손가락폄근(extensor digitorum)	위팔뼈의 가쪽위관절융기	둘째~다섯째손가락의 중간마디뼈 및 끝마디뼈	손목과 둘째~다섯째손가락의 폄	노신경
	새끼폄근(extensor digiti minimi)	위팔뼈의 가쪽위관절융기	새끼손가락의 첫마디뼈	새끼손가락의 폄	노신경
	자쪽손목폄근(extensor carpi ulnaris)	위팔뼈의 가쪽위관절융기	다섯째손허리뼈 바닥	손목의 폄과 모음	노신경
깊은 근육	뒤침근(supinator)	자뼈의 뒷면	노뼈의 가쪽면	아래팔의 뒤침	노신경
	긴엄지손가락벌림근(abductor pollicis longus)	노뼈와 자뼈의 뒷면	첫째손허리뼈 바닥	손목과 엄지손가락의 벌림	노신경
	짧은엄지손가락폄근(extensor pollicis brevis)	노뼈의 뒷면	엄지손가락의 첫마디뼈 바닥	엄지손가락의 폄과 벌림	노신경
	긴엄지손가락폄근(extensor pollicis longus)	자뼈의 뒷면	엄지손가락의 끝마디뼈 바닥	엄지손가락의 폄과 벌림	노신경
	집게폄근(extensor indicis)	자뼈의 뒷면	집게손가락의 손가락폄근힘줄	집게손가락의 폄	노신경

더 알아보기

팔꿈치굴(주관절터널) Cubital tunnel

자신경 포착(척골신경 죄임, ulnar nerve entrapment)이란 자신경이 해부학적 구조에 의해 압박을 받아 자신경마비가 발생하여 손과 4, 5번째 손가락의 통증, 저림 및 근력약화로 인해 꽉 쥐는 힘이 약화되는 증상을 말한다. 자신경 포착의 가장 흔한 원인은 **팔꿈치굴증후군**(주관절터널증후군, cubital tunnel syndrome)에 의해 발생되며, **갈퀴손**(claw hand) 변형이 일어나기도 한다. 위팔뼈의 안쪽위관절융기와 자뼈의 팔꿈치머리 사이의 좁은 공간으로 자신경이 가장 표면으로 나오면서 팔꿈치굴을 통과하여 자쪽손목굽힘근 두 갈래 사이를 거쳐 손목의 **자신경굴**(Guyon canal)을 통과한 후 4, 5번째 손가락의 감각과 운동에 관여한다.

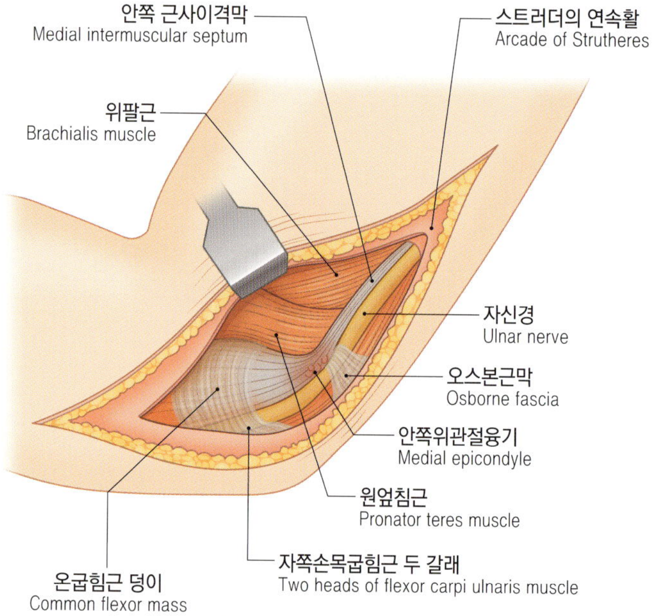

그림 4.64 팔꿈치굴

해부학코담배갑 Anatomical snuffbox

3개의 아래팔 근육의 경계에 의해 삼각형 모양으로 형성된 해부학코담배갑은 몽골의 한 지방에서 여기에 가루담배 따위를 올려놓고 코로 흡입하던 것에서 유래되었다. 해부학코담배갑의 노쪽 경계는 **긴엄지손가락벌림근**과 **짧은엄지손가락폄근**이며, 자쪽 경계는 **긴엄지손가락폄근**으로 손배뼈가 위치하고 노동맥이 지나간다.

반복적인 미세손상이 누적되면 폄근지지띠와 힘줄윤활집이 퇴행성 변화가 발생하면서 두꺼워지게 되고 기계적 협착이 발생하여 결국에는 긴엄지손가락벌림근(APL)과 짧은엄지손가락폄근(EPB) 두 힘줄의 끼임 및 충돌이 발생하는 **협착성힘줄(윤)활막염**(stenotic tenosynovitis)의 형태로 나타난다.

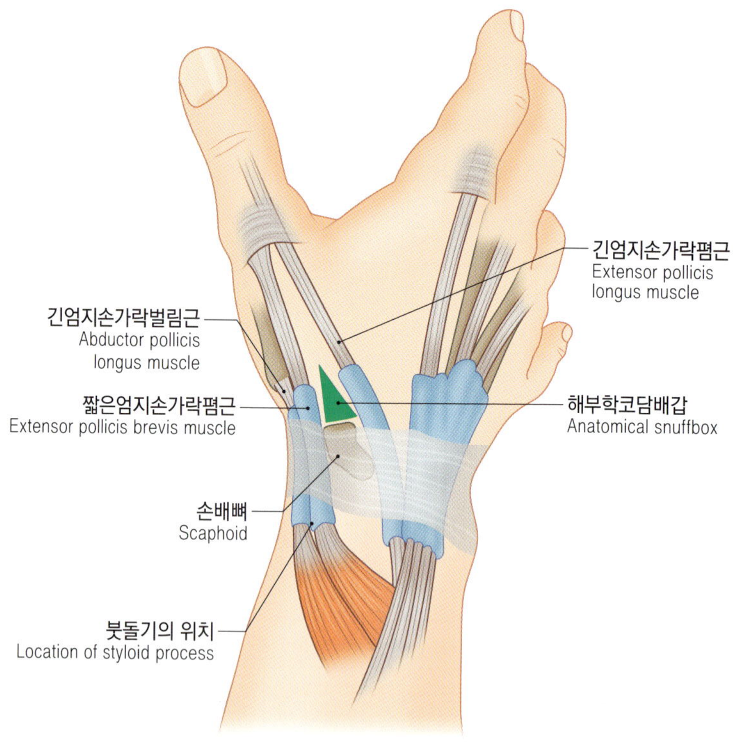

그림 4.65 해부학코담배갑

더 알아보기

손목굴(수근관) Carpal tunnel

가로손목인대(횡수근인대, transverse carpal ligament)라고도 하는 손목의 **굽힘근지지띠**(flexor retinaculum)는 손바닥 쪽 콩알뼈와 갈고리뼈에서 손배뼈와 큰마름뼈 사이를 가로로 연결하여 굽힘근의 작용을 지지하며 지레(lever) 역할을 하는 굵은 섬유띠를 말한다.

굽힘근지지띠와 손목뼈 사이에 형성된 새끼손가락 굵기 정도의 작고 둥근 통로를 손목굴(carpal tunnel)이라고 한다. 손목굴을 통과하는 조직은 **4개의 얕은손가락굽힘근, 4개의 깊은손가락굽힘근, 긴엄지손가락굽힘근, 정중신경**이다. 손목굴의 이상으로 인해 통과하는 조직이 압박되면 **손목굴증후군**(수근관증후군, carpal tunnel syndrome)이 발생하여 손 저림, 감각저하, 통증이 나타난다.

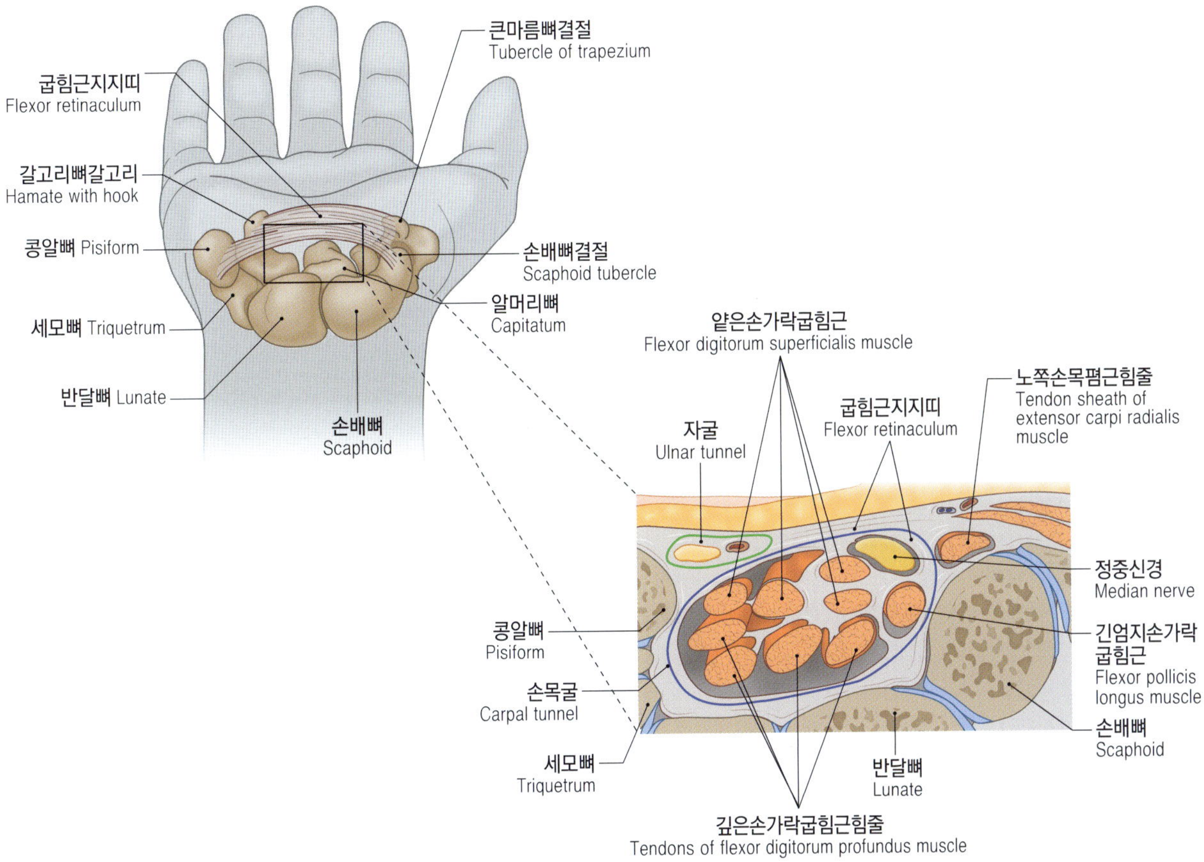

그림 4.66 손목굴과 통과조직

더 알아보기

손목의 폄근지지띠와 6개 분획 Extensor retinaculum & six gradation

손목의 **폄근지지띠**(신전근지지띠)는 손등 쪽 노뼈와 자뼈의 붓돌기(경상돌기, styloid process)와 노뼈의 가쪽모서리를 가로로 연결하고 폄근들을 지지하여 지렛대 작용을 하는 굵은 섬유띠를 말하며 **등쪽손목인대**(배측수근인대, dorsal carpal ligament)라고도 한다. 폄근지지띠는 **6개의 분획**(gradation)으로 손등의 근육들이 지나간다. 즉 **1, 3구역**은 해부학적코담배갑을 구성하는 근육으로 **1구역**은 긴엄지손가락벌림근과 짧은엄지손가락폄근이며, **3구역**은 긴엄지손가락폄근이다. **4구역**은 4개의 손가락을 펴는 손가락폄근, **5구역**은 5번째 손가락인 새끼손가락을 펴는 새끼폄근, **2구역**은 노쪽에 있으므로 긴 · 짧은노쪽손목폄근, **6구역**은 자쪽에 있으므로 자쪽손목폄근 순서로 익히면 쉽게 암기가 된다.

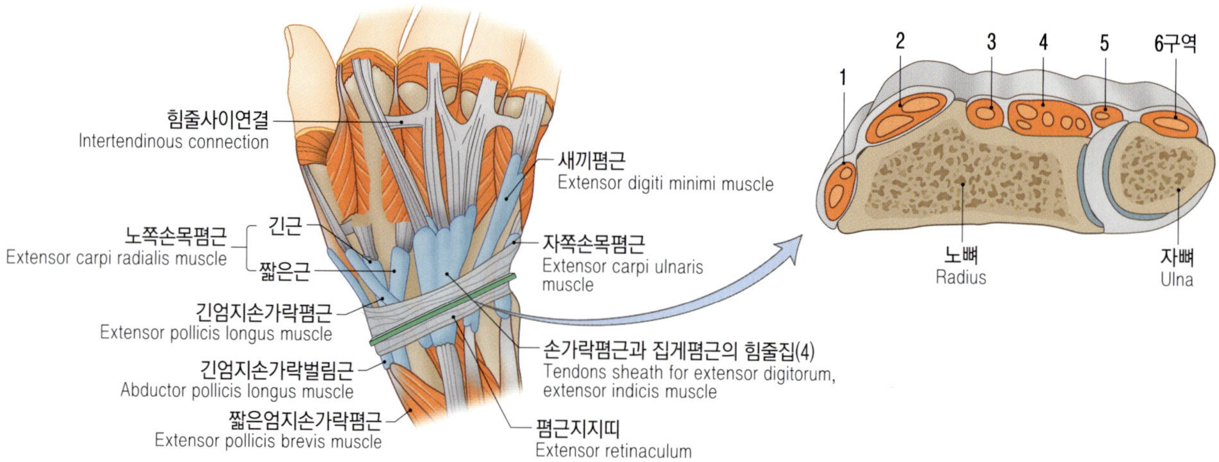

그림 4.67 손목의 폄근지지띠와 6개의 분획

표 4.37 아래팔근육과 작용

구분		굽힘	폄	모음	벌림	엎침	뒤침
앞칸	원엎침근(pronator teres)	팔꿈치관절				아래팔	
	노쪽손목굽힘근(fiexor carpi radialis)	아래팔, 손목			손목		
	긴손바닥근(palmaris longus)	손목					
	자쪽손목굽힘근(tendon of flexor carpi ulnaris)	손목		손목			
	얕은손가락굽힘근(flexor digitorum superficialis)	손가락					
	깊은손가락굽힘근(flexor digitorum profundus)	손가락					
	긴엄지손가락굽힘근(flexor pollicis longus)	엄지손가락					
	네모엎침근(pronator quadratus)					아래팔	
뒤칸	위팔노근(brachioradialis)	팔꿈치				아래팔	아래팔
	긴노쪽손목폄근(extensor carpi radialis longus)		손목		손목		
	짧은노쪽손목폄근(extensor carpi radialis brevis)		손목		손목		
	손가락폄근(extensor digitorum)		손가락				
	새끼폄근(extensor digiti minimi)		손가락				
	자쪽손목폄근(extensor carpi ulnaris)		손목	손목			
	뒤침근(supinator)						아래팔
	긴엄지손가락벌림근(abductor pollicis longus)				엄지손가락		
	짧은엄지손가락폄근(extensor pollicis brevis)		엄지손가락		엄지손가락		
	긴엄지손가락폄근(extensor pollicis longus)		엄지손가락		엄지손가락		
	집게폄근(extensor indicis)		집게손가락				

4.9 팔근육

학습목표 손 근육에 대해 알 수 있다.

손의 근육 Muscle of hand

손의 근육은 손바닥 근육과 손등 근육이 있다. **손바닥 근육**은 아래팔에서 일어난 굽힘근들 이외에 손바닥널힘줄(수장건막, palmar aponeurosis) 밑에 위치하는 손바닥 내에 있는 자체근육(손의 내재근, intrinsic muscle)인 엄지두덩근육, 중간근육, 새끼두덩근육으로 구성된다. **손등**에는 근육 발달이 미약하여 손등쪽뼈사이근을 제외하고 아래팔에서 일어난 폄근들의 힘줄이 손등에 닿는다.

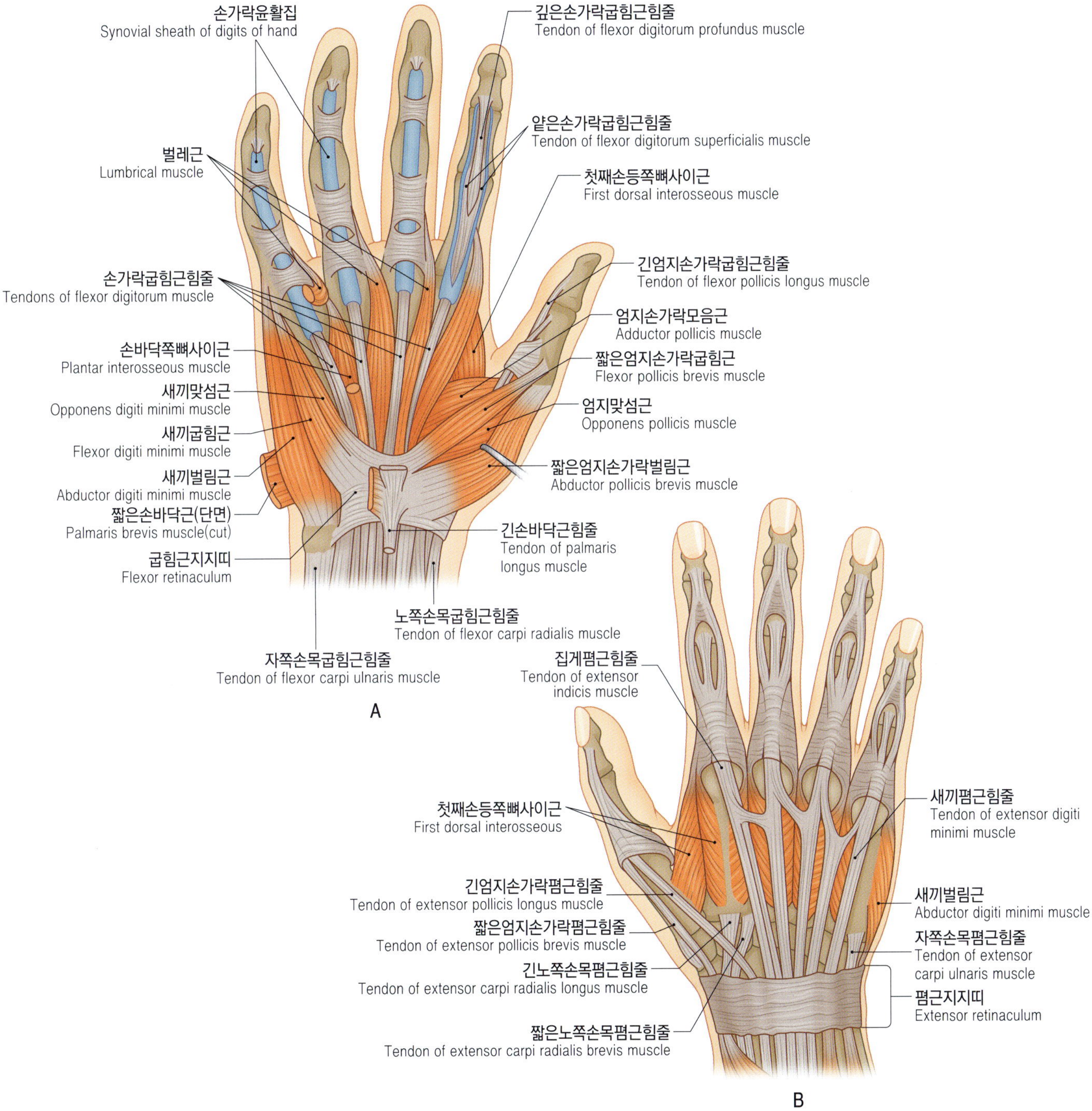

그림 4.68 손의 근육. A: 손바닥, B: 손등

4.9 팔근육

학습목표 엄지두덩근육에 대해 알 수 있다.

엄지두덩근육(무지구근) Thenar muscle 엄지손가락의 벌림, 모음, 굽힘, 폄, 맞섬(대립, opponens), 재배치(정복, reposition) 등의 운동에 관여하는 **4개의 근육**들로 이루어져 있다.

짧은엄지손가락벌림근(단수무지외전근) Abductor pollicis brevis muscle 엄지두덩근육 중에 가장 표면 가쪽에 있는 근육으로 엄지손가락을 벌리는 작용을 한다.

짧은엄지손가락굽힘근(단수무지굴근) Flexor pollicis brevis muscle 굽힘근지지띠와 첫째손허리뼈에서 일어나 엄지손가락 첫마디뼈 바닥에 붙어 엄지손가락의 첫마디뼈를 굽히는 역할을 한다.

엄지맞섬근(무지대립근) Opponens pollicis muscle 엄지두덩근육들 중에 가장 깊이 있는 근육으로 손목손허리관절에서 맞섬이 일어난다.

엄지손가락모음근(수무지내전근) Adductor pollicis muscle 다른 엄지두덩근육들과 달리 자신경 지배를 받으며 **빗갈래**(oblique head)와 **가로갈래**(transverse head)로 시작되어 엄지손가락의 첫마디뼈 바닥에 닿는다. 엄지손가락모음근은 엄지두덩근육에서 제외시키기도 한다.

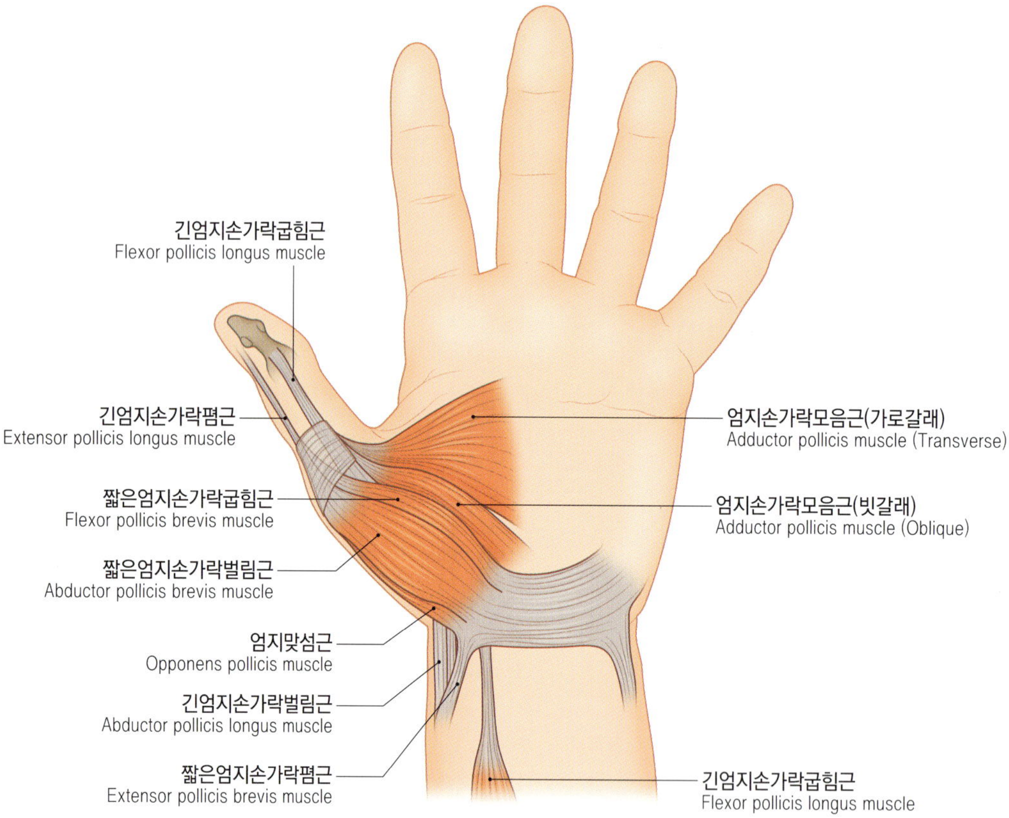

그림 4.69 엄지두덩근육

표 4.38 엄지두덩근육

근육명	이는곳	닿는곳	작용	지배신경
짧은엄지손가락벌림근(abductor pollicis brevis)	손배뼈	엄지손가락의 첫마디뼈 바닥	엄지손가락의 벌림	정중신경
짧은엄지손가락굽힘근(flexor pollicis brevis)	큰 · 작은마름뼈, 알머리뼈	엄지손가락의 첫마디뼈 바닥	엄지손가락의 굽힘	정중신경
엄지맞섬근(opponens pollicis)	큰마름뼈	첫째손허리뼈의 가쪽면	엄지손가락을 새끼손가락 쪽으로 당김	정중신경
엄지손가락모음근(adductor pollicis)	알머리뼈, 둘째~셋째손허리뼈	엄지손가락의 첫마디뼈 바닥	엄지손가락의 모음	자신경

4.9 팔근육

학습목표 손바닥 중간근육에 대해 알 수 있다.

중간근육 Intermediate muscle 손바닥의 중간근육은 손바닥을 이루는 짧은 세 종류의 근육으로 벌레근, 바닥쪽뼈사이근, 등쪽뼈사이근으로 구성된다.

벌레근(충양근) Lumbrical muscle 라틴어로 '**지렁이**'에서 유래된 벌레근은 뼈에서 뼈로 붙는 것이 아니라 4개의 작은 힘살다발로 깊은손가락널힘줄에서 시작하여 둘째~다섯째손가락 첫마디뼈의 널힘줄에 닿아 힘줄에서 힘줄로 붙는 근육이다. 벌레근의 작용은 지렁이가 비가 오면 숨을 쉬기 위해 땅 밑에서 땅 위로 올라오듯이 손허리손가락관절에서는 첫마디뼈를 굽히고, 손가락관절에서는 중간마디뼈와 끝마디뼈를 펴는데 관여하는데, 근육의 구조상 수축을 하게 되면 'ㄱ'자를 만들어 이를 **lumbrical grip**이라고 불린다.

손바닥쪽뼈사이근(장측골간근) Palmar interosseous muscle 손허리뼈에서 일어나 폄근 널힘줄에 붙는 뼈사이근 중 바닥쪽의 3개의 근육이다. 첫째 것은 둘째손허리뼈 안쪽에서, 둘째와 셋째 것은 넷째와 다섯째손허리뼈 가쪽면에서 일어나 가운데손가락을 기준으로 손가락을 모으는 작용을 하며 자신경의 신경지배를 받는다. 또한, 엄지손가락의 모음은 엄지손가락모음근에 의해 일어난다.

손등쪽뼈사이근(배측골간근) Dorsal interosseous muscle 뼈사이근 중 등쪽에서 일어나는 4개의 깃털 모양의 근육으로 가운데손가락을 기준으로 손가락을 벌리는 작용을 한다. 또한, 엄지손가락의 벌림은 짧은엄지손가락벌림근, 새끼손가락의 벌림은 새끼벌림근에 의해 일어난다.

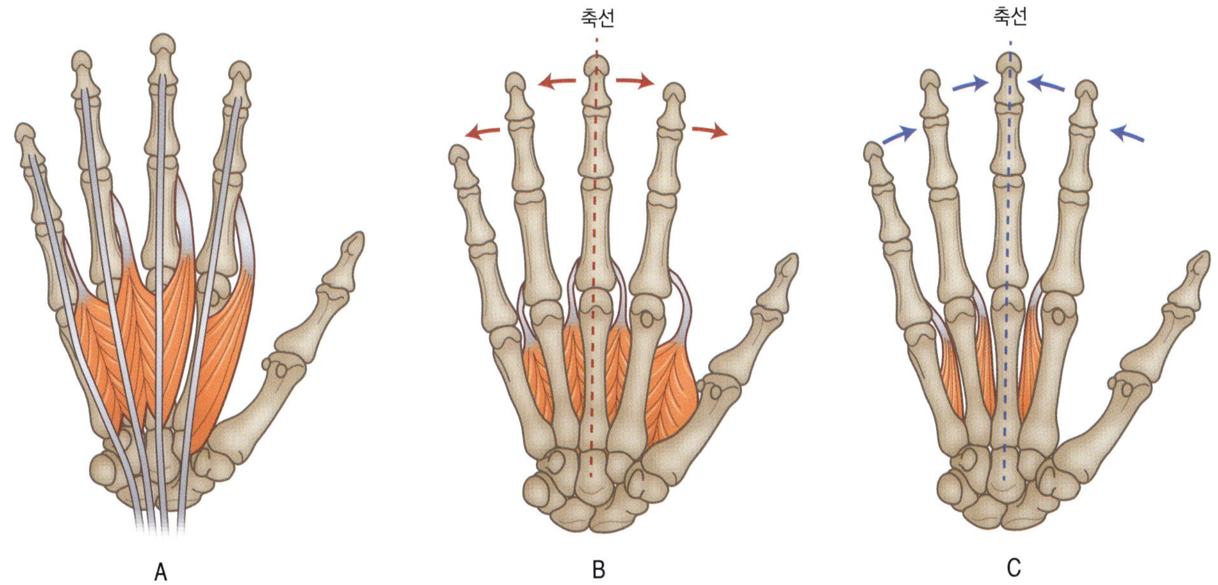

그림 4.70 중간근육. A: 벌레근(1~4), B: 손등쪽뼈사이근(1~4), C: 손바닥쪽뼈사이근(1~3)

표 4.39 중간근육

근육명	이는곳	닿는곳	작용	지배신경
벌레근(lumbrical)	깊은손가락굽힘근의 힘줄	둘째~다섯째손가락 첫마디뼈의 폄근널힘줄	첫마디뼈의 굽힘과 중간마디뼈 및 끝마디뼈 폄	정중신경, 자신경
손바닥쪽뼈사이근(palmar interosseous)	둘째손허리뼈의 안쪽, 넷째~다섯째손허리뼈의 가쪽	둘째, 넷째, 다섯째손가락 첫마디뼈의 폄근널힘줄	가운데손가락을 기준으로 모음	자신경
손등쪽뼈사이근(dorsal interosseous)	첫째~다섯째손허리뼈	둘째~넷째손가락 첫마디뼈의 폄근널힘줄	가운데손가락을 기준으로 벌림	자신경

4.9 팔근육

학습목표 새끼두덩근육에 대해 알 수 있다.

새끼두덩근육(소지구근) Hypothenar muscle 주로 새끼손가락의 굽힘, 벌림 운동에 관여하는 새끼벌림근, 짧은새끼굽힘근, 새끼맞섬근, 짧은손바닥근과 같은 **4개의 근육**들로 구성되며 모두 자신경의 지배를 받는다.

새끼벌림근(소지외전근) Abductor digiti minimi muscle 콩알뼈와 자쪽손목굽힘근 힘줄에서 일어나 새끼손가락 첫마디뼈 바닥에 닿아 새끼손가락을 벌리는 작용을 한다.

짧은새끼굽힘근(단소지굴근) Flexor digiti minimi brevis muscle 갈고리뼈와 굽힘근지지띠에서 일어나 새끼손가락 첫마디뼈 바닥에 닿아 새끼손가락을 굽히는 작용을 한다.

새끼맞섬근(소지대립근) Opponens digiti minimi muscle 작은 삼각형의 근육으로 갈고리뼈와 굽힘근지지띠에서 일어나 다섯째 손허리뼈 몸통에 붙어 새끼손가락과 엄지손가락을 맞닿게 한다.

짧은손바닥근(단장근) Palmaris brevis muscle 손바닥널힘줄에서 일어나 피부에 닿는 근육으로 피부밑 조직에 있는 근육이며, 새끼손가락 쪽 피부를 긴장시키는 역할을 한다.

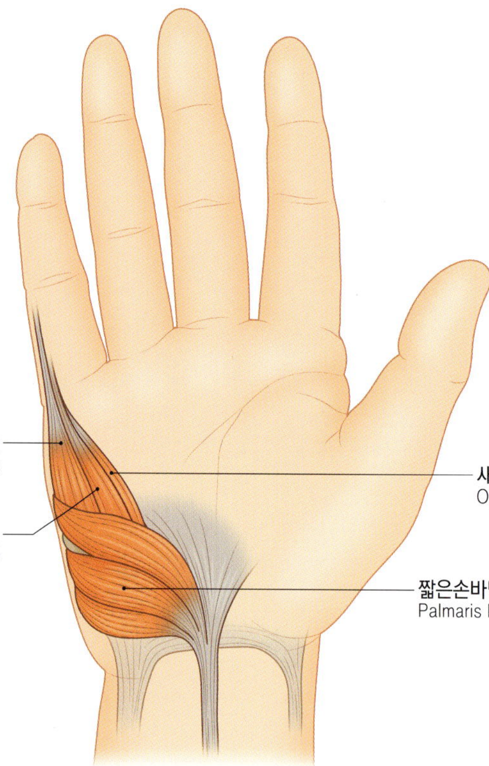

그림 4.71 새끼두덩근육

표 4.40 새끼두덩근육

근육명	이는곳	닿는곳	작용	지배신경
새끼벌림근(abductor digiti minimi)	콩알뼈	새끼손가락의 첫마디뼈 바닥	새끼손가락의 벌림	자신경
짧은새끼굽힘근(flexor digiti minimi brevis)	갈고리뼈의 갈고리	새끼손가락의 첫마디뼈 바닥	새끼손가락의 첫마디뼈 굽힘	자신경
새끼맞섬근(opponens digiti minimi)	갈고리뼈의 갈고리	다섯째손허리뼈의 안쪽모서리	새끼손가락을 엄지손가락 쪽으로 당김	자신경
짧은손바닥근(palmaris brevis)	손바닥널힘줄	손바닥의 자쪽모서리	새끼두덩 피부의 긴장	자신경

더 알아보기

손의 힘줄집과 손바닥널힘줄 Tendon sheath of the hand palmar aponeurosis

손바닥 쪽의 힘줄집 Tendinous sheath of palm 엄지손가락으로 가는 **긴엄지손가락굽힘근힘줄집**(tendinous sheath of flexor pollicis longus muscle)과 나머지 모든 힘줄을 싸고 있는 **굽힘근온힘줄집**(common sheath of flexor)이 있다. 손가락에는 **손가락굽힘근힘줄집**(tendinous sheath of flexor digitorum muscle)에 의해 각각 싸여 있다(그림 4.72A).

손등 쪽의 힘줄집 Tendinous sheath of dorsum 6개의 힘줄집이 손목 쪽에서 싸고 있지만, 손가락에는 없다(그림 4.72B).

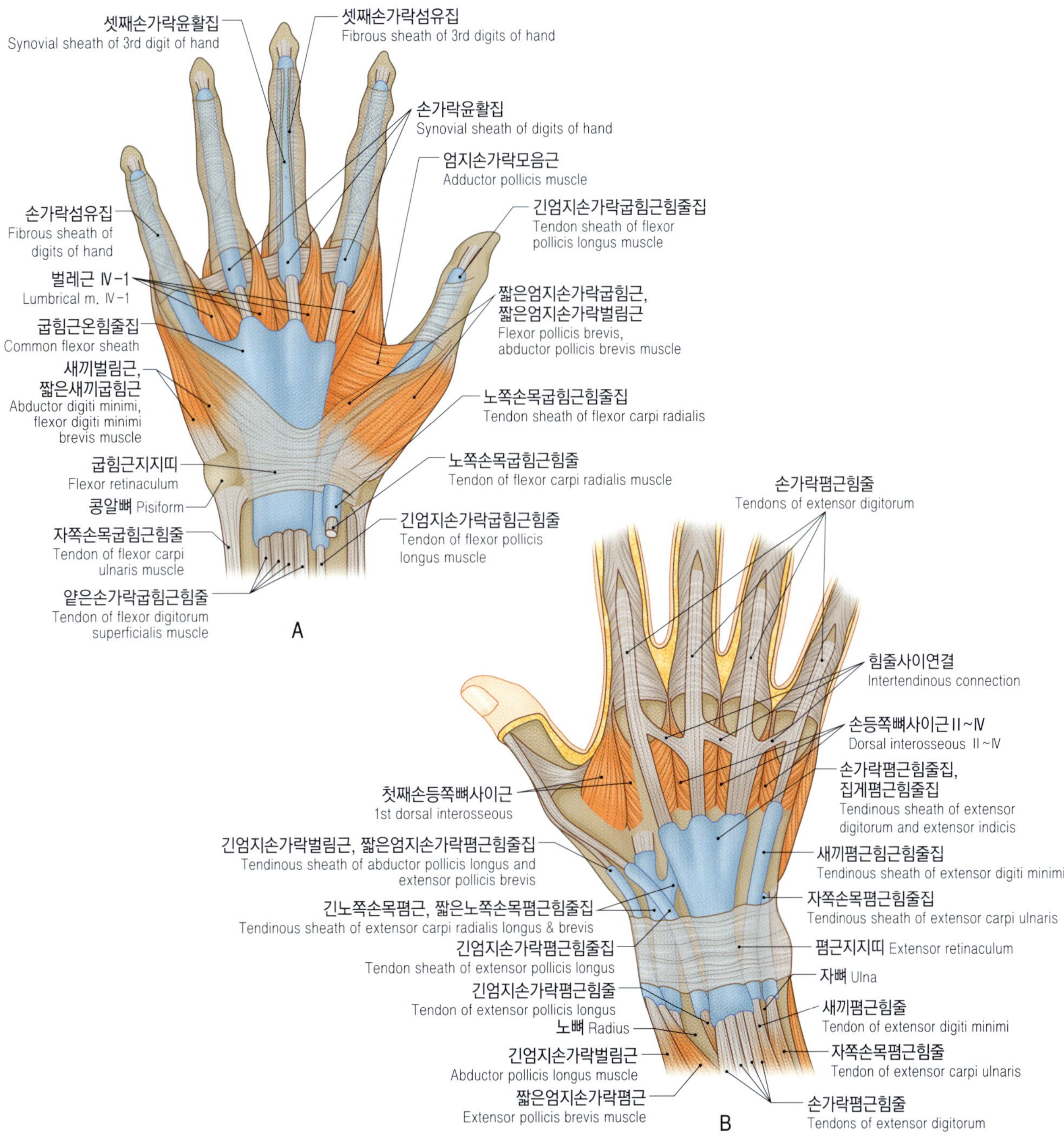

그림 4.72 손의 힘줄집. A: 손바닥쪽 힘줄집, B: 손등쪽 힘줄집

4.10 다리근육

학습목표 볼기부 얕은근육에 대해 알 수 있다.

다리근육은 볼기부위와 엉덩부위 근육(14종), 넓적다리부위 근육(10종), 종아리부위 근육(13종), 발부위 근육(12종)으로 모두 **49종류의 근육**으로 구성된다. 다리근육 또한 팔근육과 마찬가지로 몸쪽 근육은 먼쪽 근육에 비해 비교적 크기가 크고 면적이 넓다.

볼기부 근육(둔부근육) Muscle of gluteal region

골반의 뒤쪽에 위치하는 근육으로 주로 넓적다리를 폄, 벌림, 가쪽돌림 작용에 관여하는 근육으로 얕은근육과 깊은근육으로 나눌 수 있다.

얕은근육 Superficial muscle of gluteal region

큰볼기근(대둔근) Gluteus maximus muscle 볼기부에서 가장 표면에 있는 방형 모양의 두껍고 큰 근육으로 **근육주사부위**로 주로 이용된다. 엉덩뼈 뒷면에서 시작하여 두 곳의 닿는 부위가 있다. 3/4에 해당하는 얕은섬유는 **엉덩정강띠**(장경대, iliotibial tract)에 닿는다. 엉덩정강띠는 넓적다리근막의 앞가쪽이 두꺼워져 생긴 구조로 위앞엉덩뼈가시(전상장골극, anterior superior iliac spine)와 정강뼈의 가쪽관절융기 사이에 있는 두꺼운 띠로 가쪽넓적다리근육사이막과 연결되어 있다. 나머지 1/4에 해당하는 깊은섬유는 볼기근거친면(둔근조면, gluteal tuberosity)에 닿는다(그림 4.73B).

넓적다리근막긴장근(대퇴근막장근) Tensor fasciae latae muscle, TFL 엉덩이 뒤쪽에서 앞쪽으로 큰볼기근, 중간볼기근, 넓적다리근막긴장근 순서로 있으며 큰볼기근과 함께 엉덩정강띠에 닿는다. 일명 **'옆차기근육'**이라고도 한다(그림 4.73A).

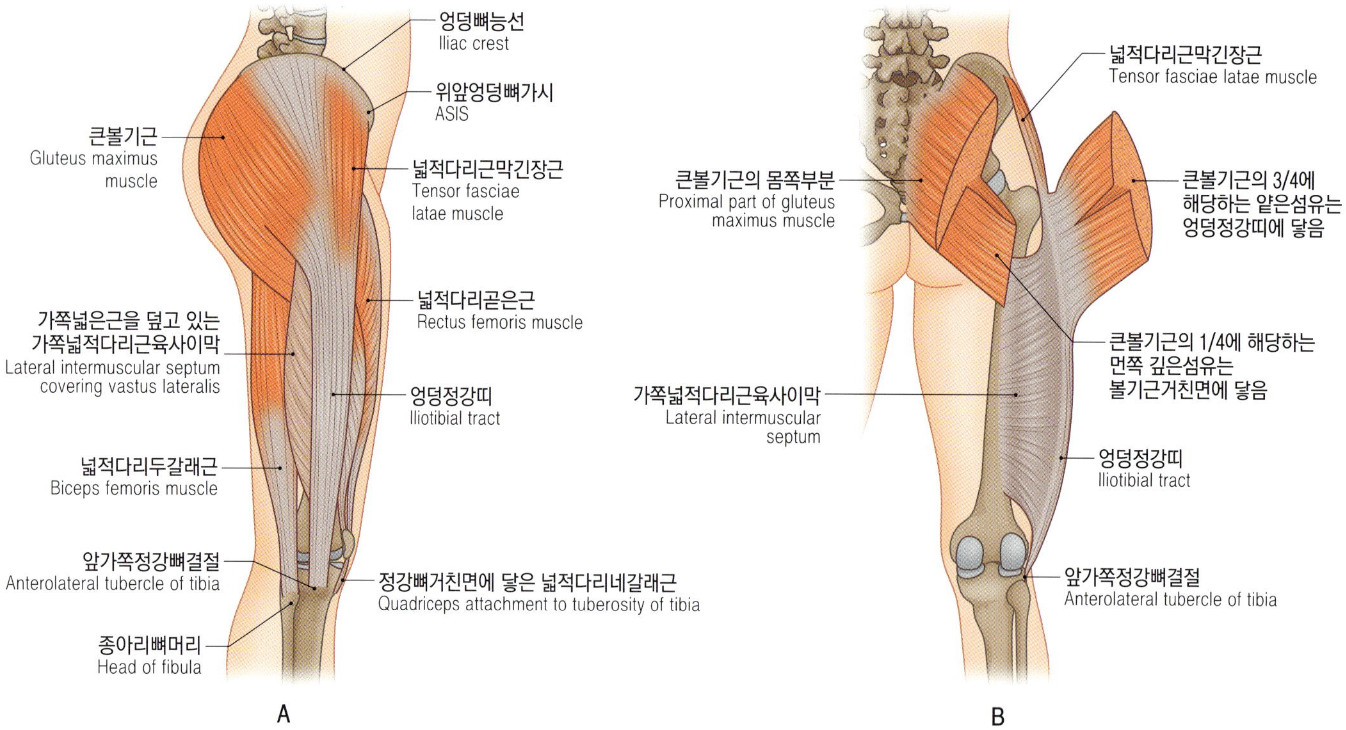

그림 4.73 볼기부의 얕은근육. A: 큰볼기근, B: 넓적다리근막긴장근

표 4.41 볼기부 얕은근육

근육명	이는곳	닿는곳	작용	지배신경
큰볼기근(gluteus maximus)	엉덩뼈의 볼기근면, 엉치뼈와 꼬리뼈의 뒷면	넙다리뼈 볼기근거친면, 엉덩정강띠	넓적다리의 폄과 가쪽돌림	아래볼기신경
넓적다리근막긴장근(tensor fasciae latae)	엉덩뼈능선의 앞부위	엉덩정강띠	넓적다리의 굽힘과 벌림	위볼기신경

4.10 다리근육

학습목표 볼기부 깊은근육에 대해 알 수 있다.

깊은근육 Deep muscle of gluteal region

중간볼기근(중둔근) Gluteus medius muscle 부채꼴 모양의 근육으로 많은 부분이 큰볼기근 밑에 있으며, 일부는 드러나 있다. 중간볼기근은 골반의 안정근(stabilizer)으로 약화 시 **트렌델렌부르크징후**(Trendelenburg sign)가 나타난다.

작은볼기근(소둔근) Gluteus minimus muscle 중간볼기근 밑에 있는 작은 부채꼴 모양의 근육이다.

궁둥구멍근(이상근) Piriformis muscle 엉치뼈 앞면에서 시작하여 큰궁둥구멍(대좌골공, greater sciatic foramen)을 빠져나와 넓적다리 큰돌기에 붙는 근육이다. 궁둥구멍근 위쪽과 아래쪽에 형성된 궁둥구멍근위구멍(이상근상공, suprapiriform foramen)과 아래궁둥구멍(이상하공, inferior sciatic foramen)으로 신경과 혈관이 빠져나오는 중요한 근육이다. 특히 궁둥구멍근아래구멍(이상근하공, infrapiriform foramen)으로 궁둥신경(좌골신경, sciatic nerve)이 빠져나와 종아리쪽으로 내려가기 때문에 궁둥구멍근의 비후나 이상에 의해 궁둥신경이 압박을 받으면 **궁둥구멍근증후군**(이상근증후군, piriformis syndrome)이 생길 수 있다.

속폐쇄근(내폐쇄근) Obturator internus muscle 폐쇄구멍 안쪽에서 넓적다리큰돌기에 닿는다.

바깥폐쇄근(외폐쇄근) Obturator externus muscle 폐쇄구멍 바깥쪽에서 넓적다리큰돌기에 닿는다.

위쌍동근(상쌍자근) Superior gemellus muscle 궁둥뼈가시에서 넓적다리큰돌기에 닿는다.

아래쌍동근(하쌍자근) Inferior gemellus muscle 궁둥뼈결절에서 넓적다리큰돌기에 닿는다.

넓적다리네모근(대퇴방형근) Quadratus femoris muscle 사각형 모양의 근육으로 궁둥뼈결절에서 넓적다리큰돌기에 닿는다.

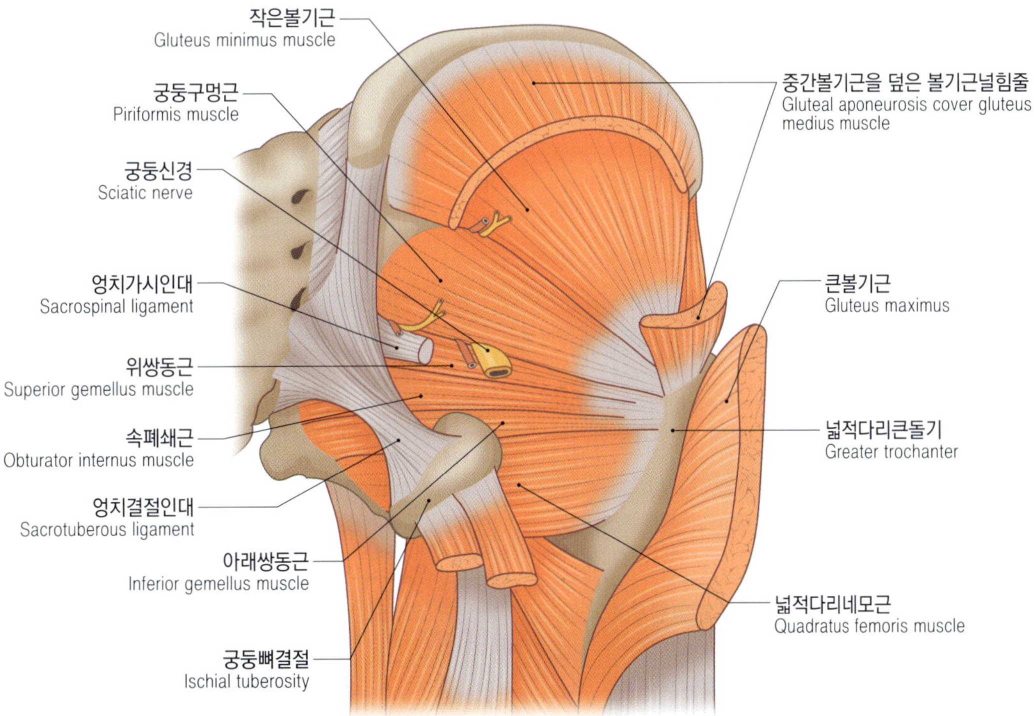

그림 4.74 **볼기부 깊은근육.** 위에서부터 아래로 중간볼기근, 궁둥구멍근, 위쌍동근, 속폐쇄근, 아래쌍동근, 넓적다리네모근 순서대로 있다.

4.10 다리근육

학습목표 볼기부 깊은근육에 대해 알 수 있다.

깊은근육 Deep muscle of gluteal region

표 4.42 볼기부 깊은근육

근육명	이는곳	닿는곳	작용	지배신경
중간볼기근(gluteus medius)	엉덩뼈의 볼기근면 윗부분	넓적다리큰돌기	넓적다리의 벌림과 안쪽돌림	위볼기신경
작은볼기근(gluteus minimus)	엉덩뼈의 볼기근면 아랫부분	넓적다리큰돌기	넓적다리의 벌림과 안쪽돌림	위볼기신경
궁둥구멍근(Piriformis)	엉치뼈의 앞면	넓적다리큰돌기	넓적다리의 가쪽돌림과 벌림	엉치신경
속폐쇄근(obturator internus)	폐쇄구멍의 속면	넓적다리큰돌기	넓적다리의 가쪽돌림	속폐쇄신경
바깥폐쇄근(obturator externus)	폐쇄구멍의 바깥면	넓적다리큰돌기	넓적다리의 가쪽돌림	폐쇄신경
위쌍동근(superior gemellus)	궁둥뼈가시	넓적다리큰돌기	넓적다리의 가쪽돌림	속폐쇄신경
아래쌍동근(inferior gemellus)	궁둥뼈결절	넓적다리큰돌기	넓적다리의 가쪽돌림	넓적다리네모신경
넓적다리네모근(quadratus femoris)	궁둥뼈결절	넓적다리큰돌기, 돌기사이능선	넓적다리의 가쪽돌림	넓적다리네모신경

관련 질환

트렌델렌부르크징후 Trendelenburg sign

골반부의 근육들 중 골반의 안정화와 관련 깊은 근육은 **중간볼기근**(gluteus medius muscle)이다. 중간볼기근의 수축에 의해 반대편 골반을 끌어올려 주는 역할을 하여 보행 시에 골반이 기울어지지 않고 안정된다.

중간볼기근을 지배하는 위볼기신경은 궁둥구멍근아래구멍을 빠져 나오는데, 이 구멍의 협착으로 인한 위볼기신경의 압박에 의해 중간볼기근의 마비가 발생하여 골반의 불안정성을 초래할 수 있다. 보행주기 중 디딤기(stance phase) 시에 체중이 골반에 부하되면 중간볼기근의 마비로 인해 체중이 부하된 쪽의 골반이 위로 올라가고 반대편 골반은 아래로 떨어져 디딤기를 할 때마다 약화된 골반이 기울어지는 현상이 나타나는데, 이를 **트렌델렌부르크징후**(Trendelenburg sign)라고 한다.

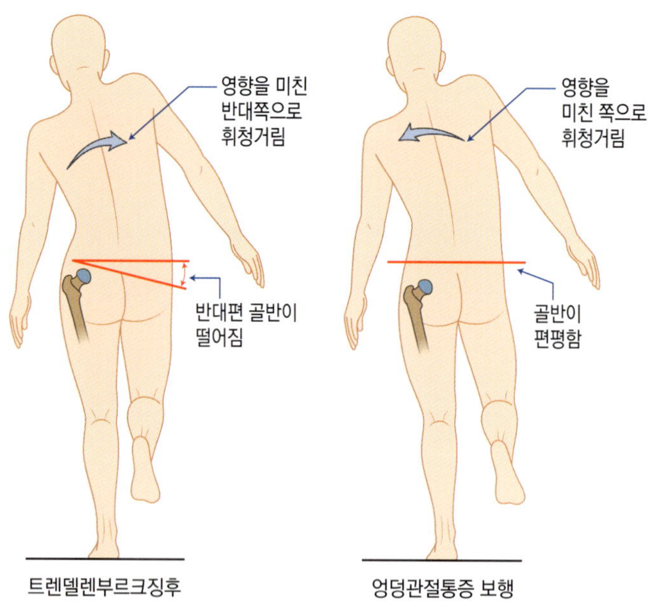

그림 4.75 트렌델렌부르크징후

4.10 다리근육

학습목표 넓적다리 앞칸근육에 대해 알 수 있다.

넓적다리부 근육(대퇴부 근육) Muscle of thigh region

엉덩관절과 무릎관절 운동에 관여하는 근육들로 넓적다리 앞칸근육, 넓적다리 안쪽칸근육, 넓적다리 뒤칸근육으로 구성된다.

넓적다리 앞칸근육 Muscle of anterior compartment of thigh

넓적다리의 굽힘과 종아리의 폄에 관여하는 넓적다리빗근과 넓적다리네갈래근이 있다.

넓적다리빗근(봉공근) Sartorius muscle 인체에서 가장 긴 띠근육으로 일명 '**재봉사의 근육**'(tailor's muscle)이라고도 한다. 위앞엉덩뼈가시에서 시작하여 정강뼈 안쪽면에 닿아 있어 넓적다리와 종아리를 굽히고 넓적다리의 가쪽돌림과 벌림에 관여한다. 고샅인대, 긴모음근과 함께 넓적다리삼각(femoral triangle)을 이루며 반힘줄근, 두덩정강근과 함께 **거위발**(pes anserinus)을 이룬다.

넓적다리네갈래근(대퇴사두근) Quadriceps femoris muscle 인체에서 가장 큰 근육으로 두 개의 관절을 거쳐 넓적다리의 굽힘과 종아리 폄에 관여하는 **넓적다리곧은근**(대퇴직근, rectus femoris muscle), 무릎관절의 폄에 마지막 10°에 관여는 **안쪽넓은근**(내측광근, vastus medialis muscle), 넓적다리곧은근을 제거하였을 때 잘 관찰되는 **중간넓은근**(중간광근, vastus intermedius muscle) 및 네갈래근 중 가장 큰 **가쪽넓은근**(외측광근, vastus lateralis muscle)으로 구성된다. 이들은 **넓적다리네갈래힘줄**(대퇴사두근건, quadriceps femoris tendon)을 형성하여 무릎뼈에 닿고 계속해서 힘줄은 연장되어 무릎관절 앞면을 지나 정강뼈의 거친면에 이르며 **무릎뼈인대**(슬개인대, patellar tendon)가 된다.

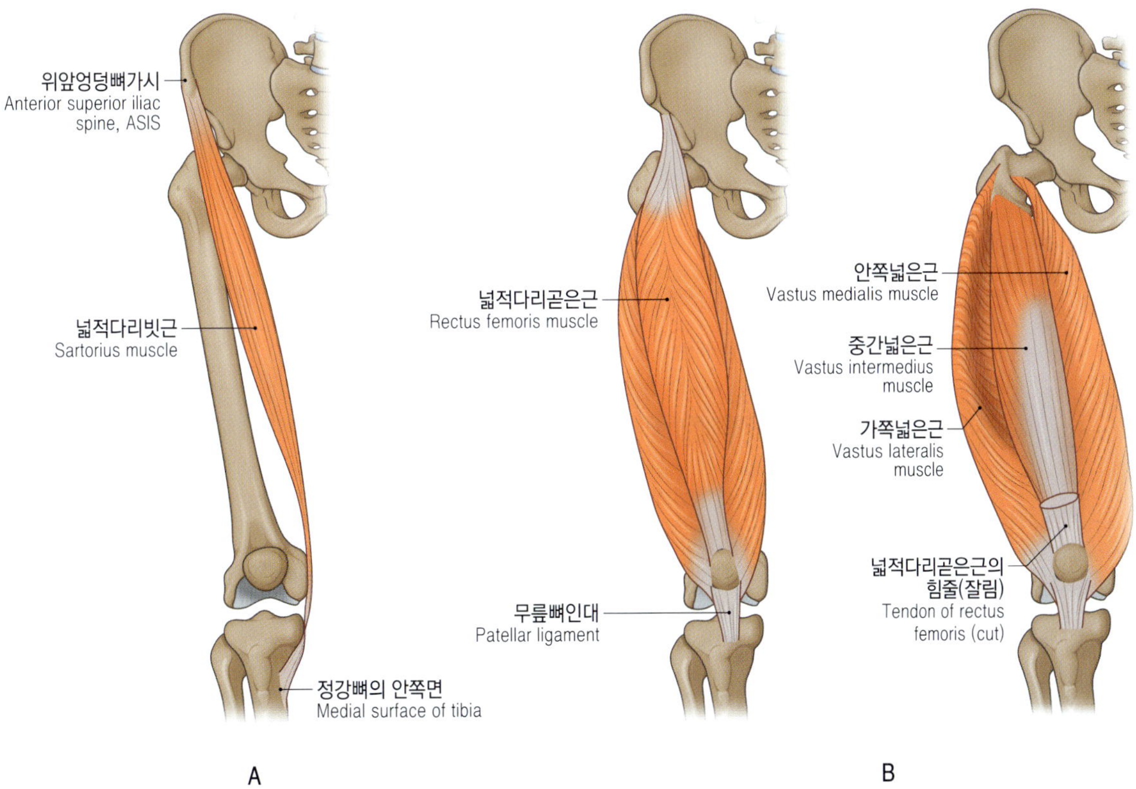

그림 4.76 넓적다리 앞칸근육. A: 넓적다리빗근, B: 넓적다리네갈래근

4.10 다리근육

학습목표 넓적다리 앞칸근육에 대해 알 수 있다.

넓적다리 앞칸근육 Muscle of anterior compartment of thigh

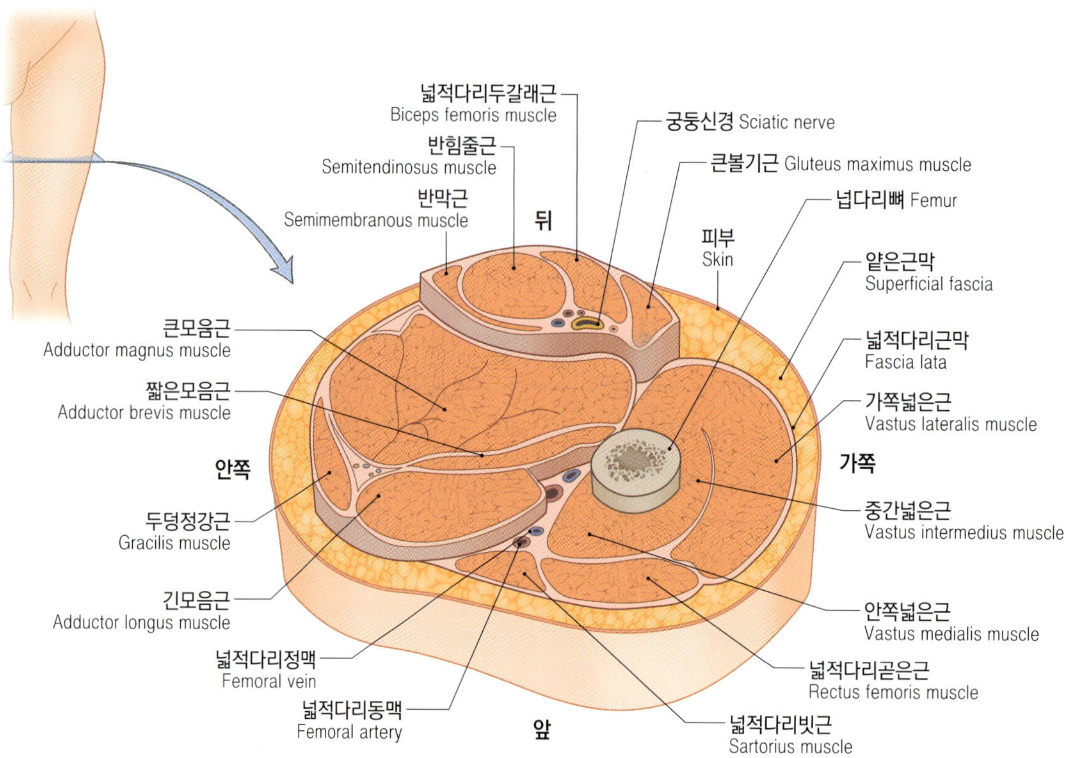

그림 4.77 넓적다리 근육의 가로단면

표 4.43 넓적다리 앞칸근육

근육명		이는곳	닿는곳	작용	지배신경
넓적다리빗근(sartorius)		위앞엉덩뼈가시	정강뼈 위끝 안쪽면	넓적다리 및 종아리의 굽힘, 넓적다리의 가쪽돌림과 벌림	넓적다리 신경
넓적다리네갈래근 (quadriceps femoris)	넓적다리곧은근 (rectus femoris)	아래앞엉덩뼈가시	넓적다리네갈래근 힘줄을 형성하여 무릎뼈에 이르고, 연속하여 무릎뼈인대가 되어 정강뼈거친면에 닿음	종아리의 폄과 넓적다리의 굽힘	넓적다리 신경
	가쪽넓은근 (vastus lateralis)	넓적다리큰돌기 및 거친선		종아리의 폄	
	중간넓은근 (vastus intermedius)	넙다리뼈의 앞가쪽면		종아리의 폄	
	안쪽넓은근 (vastus medialis)	넙다리뼈의 거친선		종아리의 폄	

4.10 다리근육

학습목표 넓적다리 안쪽칸근육에 대해 알 수 있다.

넓적다리 안쪽칸근육 Muscle of medial compartment of thigh

두덩뼈와 궁둥뼈에서 시작하여 주로 넙다리뼈의 거친선에 닿는 근육으로 두덩근, 짧은모음근, 긴모음근, 큰모음근, 두덩정강근이 있다.

두덩근(치골근) Pectineus muscle 일부는 긴모음근에 덮여있고, 사타구니의 안쪽에 있는 근육으로 밑에는 짧은모음근이 있다.

짧은모음근(단내전근) Adductor brevis muscle 긴모음근과 큰모음근 사이에 있는 근육으로 넓적다리를 모으는 작용을 한다.

긴모음근(장내전근) Adductor longus muscle 넓적다리 안쪽칸근육 중 가장 얕은곳에 있는 근육으로 고샅인대, 넓적다리빗근과 함께 넓적다리삼각을 이룬다.

큰모음근(대내전근) Adductor magnus muscle 넓적다리 안쪽칸근육 중 가장 큰 근육으로 넓적다리네갈래근 중 안쪽넓은근과 겹쳐 모음근굴(내전근관, adductor canal)을 이루며 넓적다리동맥과 넓적다리정맥이 통과한다.

두덩정강근(박근) Gracilis muscle 넓적다리 안쪽칸근육 중 가장 안쪽에 있는 근육으로 넓적다리빗근, 반힘줄근과 함께 정강뼈 안쪽에 닿아 거위발(pes anserinus)을 이룬다.

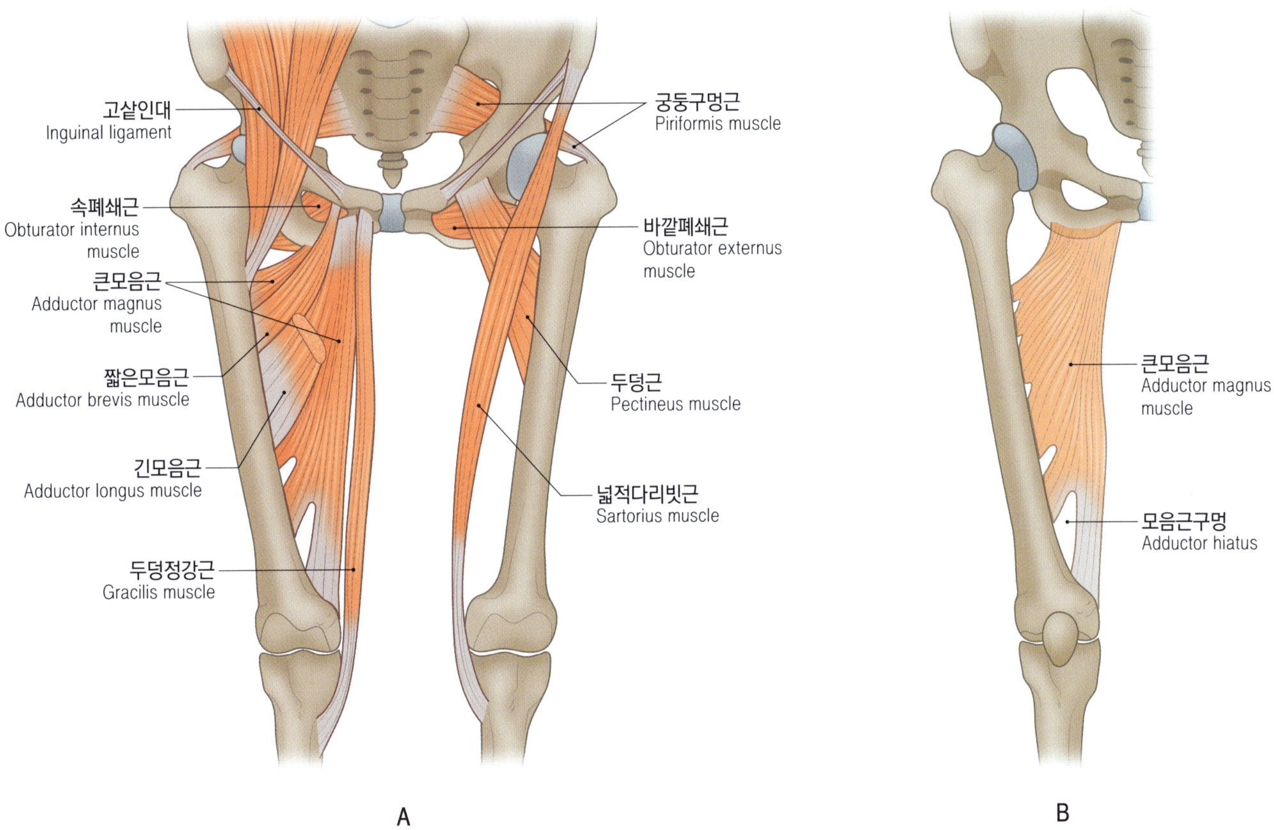

그림 4.78 넓적다리 안쪽칸근육. A: 넓적다리모음근, B: 큰모음근

4.10 다리근육

학습목표 넓적다리 안쪽칸근육에 대해 알 수 있다.

표 4.44 넓적다리 안쪽칸근육

근육명	이는곳	닿는곳	작용	지배신경
두덩근(pectineus)	두덩뼈의 위가지	넓적다리작은돌기 아래	넓적다리의 굽힘, 모음 및 안쪽돌림	넓적다리신경, 폐쇄신경
긴모음근(adductor longus)	두덩결합의 앞면	넙다리뼈의 거친선	넓적다리의 모음, 굽힘 및 안쪽돌림	폐쇄신경
짧은모음근(adductor brevis)	두덩뼈의 아래가지	넙다리뼈의 거친선	넓적다리의 모음과 굽힘	폐쇄신경
큰모음근(adductor magnus)	궁둥뼈결절, 두덩뼈의 아래가지	넙다리뼈의 거친선	넓적다리의 모음, 굽힘 및 안쪽돌림	폐쇄신경
두덩정강근(gracilis)	두덩결합, 두덩활	정강뼈 위끝의 안쪽면	넓적다리의 모음	폐쇄신경

더 알아보기

넓적다리삼각 Femoral triangle

넓적다리삼각(대퇴삼각, femoral triangle)은 고샅인대, 넓적다리빗근, 긴모음근이 이루는 삼각형 모양으로 된 구역이다. **넓적다리신경**과 **넓적다리동 · 정맥**이 다리로 가기 위해 이 부위를 통과한다. 고샅인대 아래쪽의 틈새로 넓적다리근육 전체를 싸고 있는 깊은근막인 넓적다리근막이 결손되어 나타난 **두렁구멍**(복재열공, saphenous hiatus)을 통해 **큰두렁정맥**(대복재정맥, great saphenou vein)이 넓적다리정맥으로 유입된다. 한편, 두렁정맥구멍과 넓적다리관구멍 사이에 형성되는 약 1.5cm의 **넓적다리관**(대퇴관, femoral canal)은 여성 탈장이 자주 일어나는 곳이다.

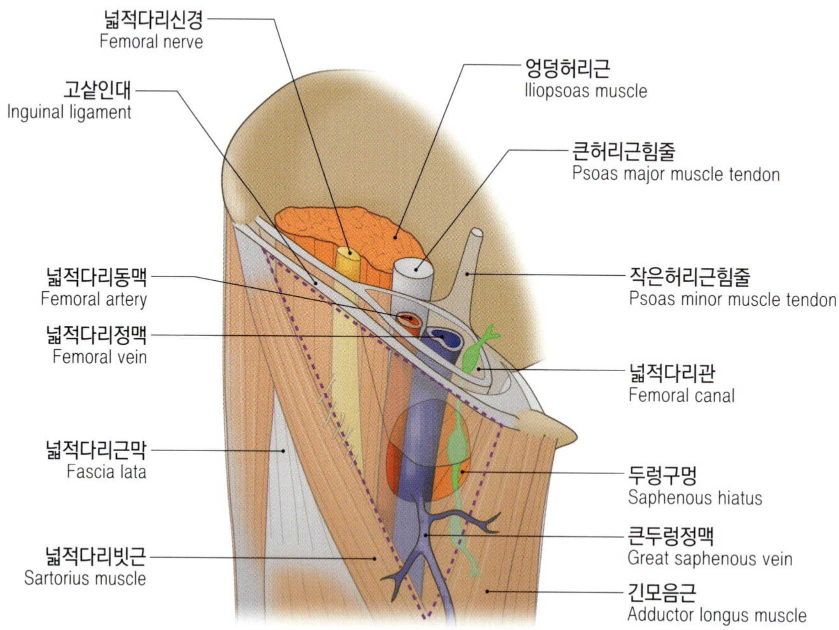

그림 4.79 넓적다리삼각과 구조물

4.10 다리근육

학습목표 넙적다리 뒤칸근육에 대해 알 수 있다.

넙적다리 뒤칸근육 Muscle of posterior compartment of thigh

궁둥뼈결절에서 시작하여 주로 엉덩관절 폄과 무릎관절 굽힘에 관여하는 근육이며, 허벅지의 뒤쪽 근육인 **넙적다리뒤근육**(hamstring muscle)으로 넙적다리두갈래근, 반막근, 반힘줄근이 있다.

넙적다리두갈래근(대퇴이두근) Biceps femoris muscle 얕은층의 **긴갈래**(장두, long head)와 깊은층의 **짧은갈래**(단두, short head)로 이루어진 근육으로 공통힘줄을 이루어 (다리)오금(슬와, popliteal fossa)의 가쪽모서리를 형성한다.

반힘줄근(반건형근) Semitendinosus muscle 근육 아래의 절반이 힘줄 모양으로 된 근육으로 (다리)오금의 안쪽모서리를 형성한다.

반막근 Semimembranous muscle 넙적다리 뒤칸근육 중 안쪽 깊은 곳에 있는 근육으로 근육의 세로 절반가량이 널힘줄로 되어 있다.

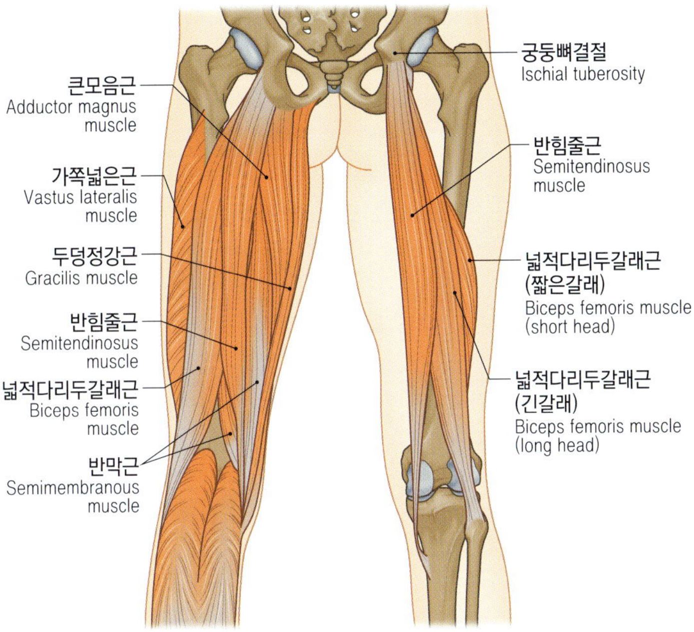

그림 4.80 넙적다리뒤근육

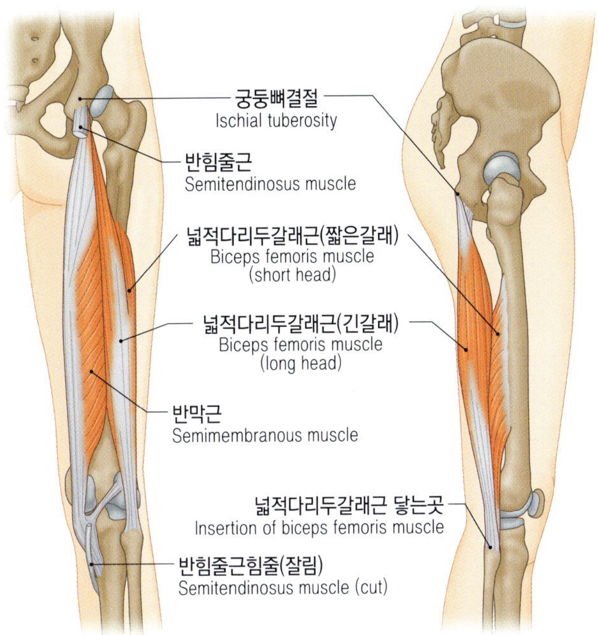

그림 4.81 넙적다리두갈래근과 반막근

표 4.45 넙적다리 뒤칸근육

근육명	이는곳	닿는곳	작용	지배신경
넙적다리두갈래근(biceps femoris)	긴갈래: 궁둥뼈결절 짧은갈래: 넙다리뼈 거친선	종아리뼈머리, 정강뼈의 가쪽관절융기	• 엉덩관절의 폄, 무릎관절의 굽힘 • 종아리의 가쪽돌림	긴갈래: 정강신경 짧은갈래: 온종아리 신경
반힘줄근(semitendinosus)	궁둥뼈결절	정강뼈 위끝의 안쪽면	• 엉덩관절의 폄, 넙적다리의 모음 • 무릎관절의 굽힘, 종아리의 안쪽돌림	정강신경
반막근(semimembranous)	궁둥뼈결절	정강뼈의 안쪽관절융기		정강신경

4.10 다리근육

학습목표 엉덩관절의 시상단면과 근육작용에 대해 알 수 있다.

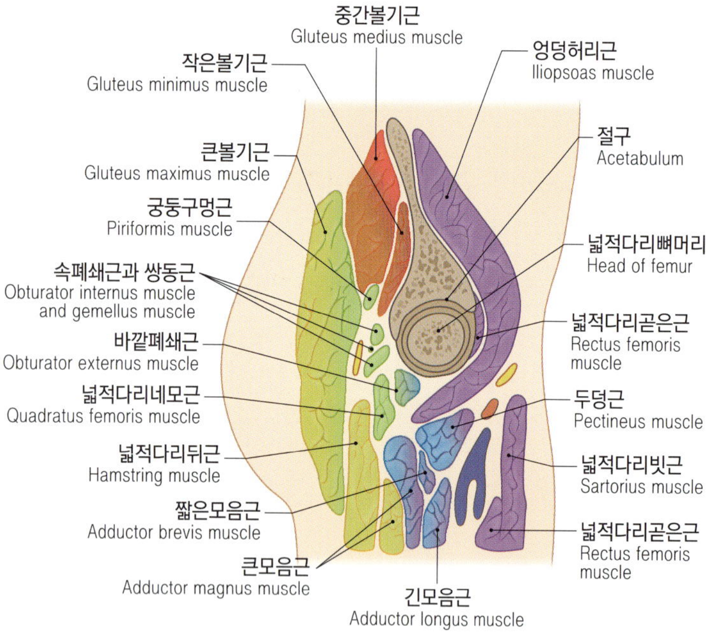

그림 4.82 볼기부의 시상단면

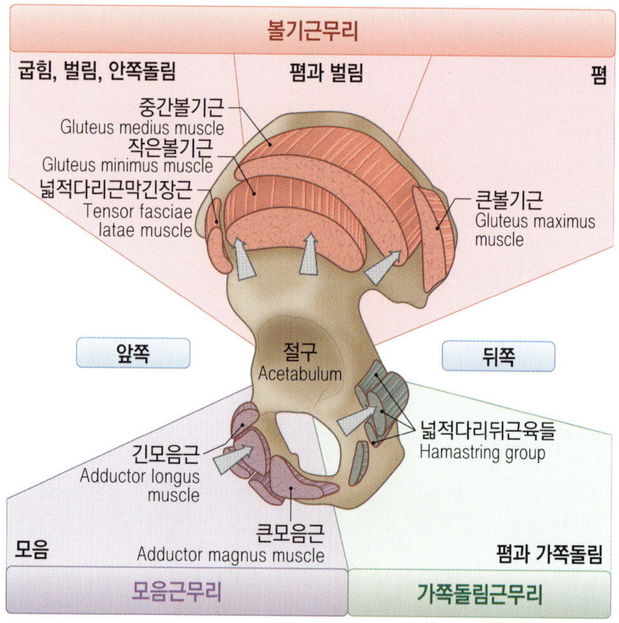

그림 4.83 엉덩관절 작용 근육

표 4.46 엉덩관절 및 무릎관절 관련 근육과 작용

구분		굽힘	폄	모음	벌림	안쪽돌림	가쪽돌림
엉덩부	엉덩허리근(iliopsoas)	넓적다리					넓적다리
	큰볼기근(gluteus maximus)		넓적다리				넓적다리
	중간볼기근(gluteus medius)				넓적다리	넓적다리	
	작은볼기근(gluteus minimus)				넓적다리	넓적다리	
	넓적다리근막긴장근(tensor fasciae latae)	넓적다리			넓적다리		
	바깥폐쇄근(obturator externus)						넓적다리
	속폐쇄근(obturator internus)						넓적다리
	궁둥구멍근(Piriformis)				넓적다리		넓적다리
	쌍동근(gemellus)						넓적다리
	넓적다리네모근(quadratus femoris)						넓적다리
넓적다리(앞칸)	넓적다리빗근(sartorius)	넓적다리, 무릎관절			넓적다리		넓적다리
	넓적다리곧은근(rectus femoris)	넓적다리	무릎관절				
넓적다리(안쪽칸)	두덩근(pectineus)	넓적다리		넓적다리		넓적다리	
	짧은모음근(adductor brevis)	넓적다리		넓적다리			
	긴모음근(adductor longus)	넓적다리		넓적다리		넓적다리	
	큰모음근(adductor magnus)	넓적다리		넓적다리		넓적다리	
	두덩정강근(gracilis)			넓적다리			
넓적다리(뒤칸)	넓적다리두갈래근(biceps femoris)	무릎관절	엉덩관절				무릎관절
	반힘줄근(semitendinosus)	무릎관절		넓적다리		무릎관절	
	반막근(semimembranous)	무릎관절		넓적다리		무릎관절	

4.10 다리근육

학습목표 종아리 앞칸근육에 대해 알 수 있다.

종아리부 근육(하퇴부 근육) Muscle of leg region

발목과 발가락 운동에 관여하는 근육들로 종아리 앞칸근육, 종아리 가쪽칸근육, 종아리 뒤칸근육으로 구성된다.

종아리 앞칸근육 Muscle of anterior compartment of leg

발목의 발등굽힘과 발가락폄에 관여하는 **3종류**의 근육으로 앞정강근, 긴엄지폄근, 긴발가락폄근이 있다. 셋째종아리근은 종아리 가쪽칸근육으로 분류한다.

앞정강근(전경골근) Tibialis anterior muscle 종아리 앞칸 가장 얕은층 안쪽에 있는 근육으로 정강뼈의 가쪽관절융기와 뼈사이막의 윗부분에서 시작하여 종아리를 비스듬히 가로질러 안쪽쐐기뼈와 첫째 발허리뼈바닥에 닿아 등쪽굽힘과 안쪽들림(내번, inversion)한다.

긴엄지발가락폄근(장족무지신근) Extensor hallucis longus muscle 앞정강근과 긴발가락폄근 사이를 지나 엄지발가락 끝마디뼈에 닿아 엄지발가락을 펴거나 등쪽굽힘(배측굴곡, dorsiflexion)한다.

긴발가락폄근(장지신근) Extensor digitorum longus muscle 몸쪽 힘살의 일부를 제외하고 대부분 얕게 위치하나 앞정강근과 긴종아리근 보다 깊게 위치한다. 종아리뼈의 앞면과 정강뼈의 가쪽관절융기에서 시작하여 둘째~다섯째발가락의 중간마디뼈와 끝마디뼈에 닿아 발가락을 펴는 작용을 한다.

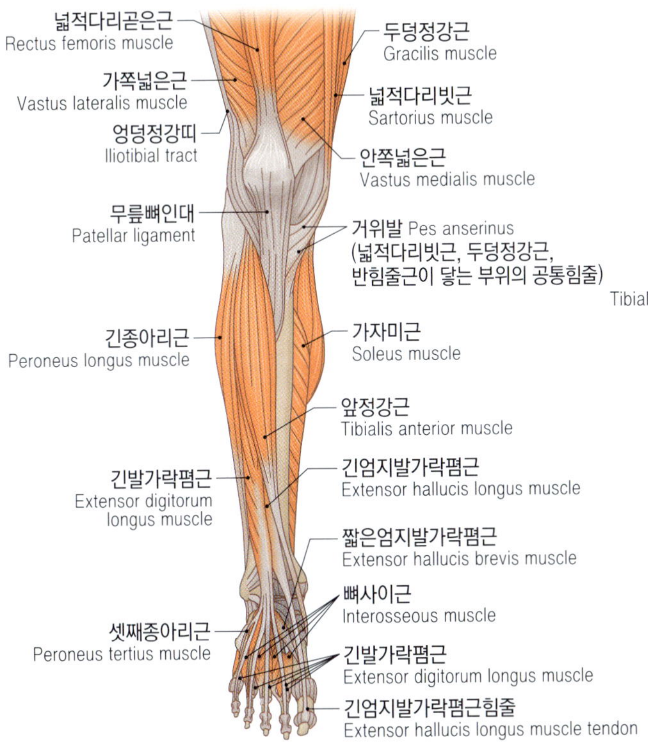

그림 4.84 종아리 앞칸근육

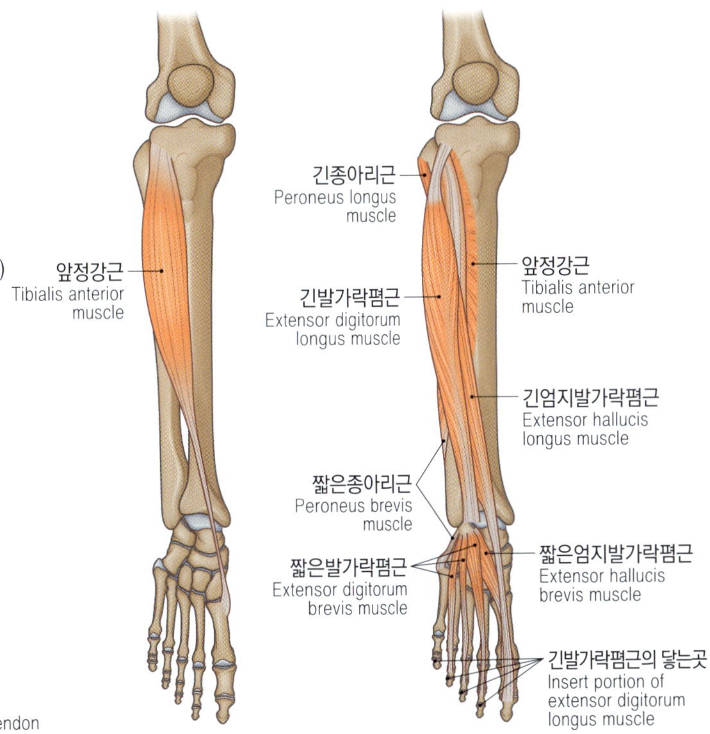

그림 4.85 앞정강근, 긴엄지폄근, 긴발가락폄근

표 4.47 종아리 앞칸근육

근육명	이는곳	닿는곳	작용	지배신경
앞정강근(tibialis anterior)	정강뼈의 몸통과 가쪽관절융기	안쪽쐐기뼈와 첫째발허리뼈 바닥	발의 등쪽굽힘과 안쪽들림	깊은종아리신경
긴엄지발가락폄근(extensor hallucis longus)	종아리뼈의 안쪽, 뼈사이막	엄지발가락의 끝마디뼈 바닥	엄지발가락의 폄, 발의 등쪽굽힘과 안쪽들림	깊은종아리신경
긴발가락폄근 (extensor digitorum longus)	정강뼈의 가쪽관절융기, 종아리뼈의 앞면	둘째~다섯째발가락의 중간마디뼈 및 끝마디뼈	둘째~다섯째발가락의 폄, 발의 등쪽굽힘과 가쪽들림	깊은종아리신경

4.10 다리근육

학습목표 종아리 가쪽칸근육에 대해 알 수 있다.

종아리 가쪽칸근육 Muscle of lateral compartment of leg

발의 가쪽들림과 발바닥쪽굽힘(저측굴곡, plantar flexion)에 관여한다.

긴종아리근(장비골근) Peroneus longus muscle 종아리뼈의 머리와 몸통의 위부위에서 일어나 종아리근지지띠를 통과해 발바닥의 안쪽으로 가로질러 첫째~둘째발허리뼈와 안쪽쐐기뼈에 닿아 발의 가쪽들림과 발바닥쪽굽힘에 관여한다.

짧은종아리근(단비골근) Peroneus brevis muscle 긴종아리근 밑의 종아리뼈몸통에서 시작하여 긴종아리근과 함께 가쪽복사 뒤로 내려가 종아리근지지띠를 통과한 후, 발바닥의 가쪽들림(외번, eversion)에 관여한다.

셋째종아리근(제삼비골근) Peroneus tertius muscle 종아리 앞칸근육으로도 분류한다. 긴발가락폄근 일부가 갈라져 형성된 근육으로 힘살이 앞안쪽에서 앞가쪽으로 위치해있어 구분이 어렵다. 긴발가락폄근과 함께 폄근지지띠를 통과하여 등쪽굽힘과 가쪽들림에 관여한다.

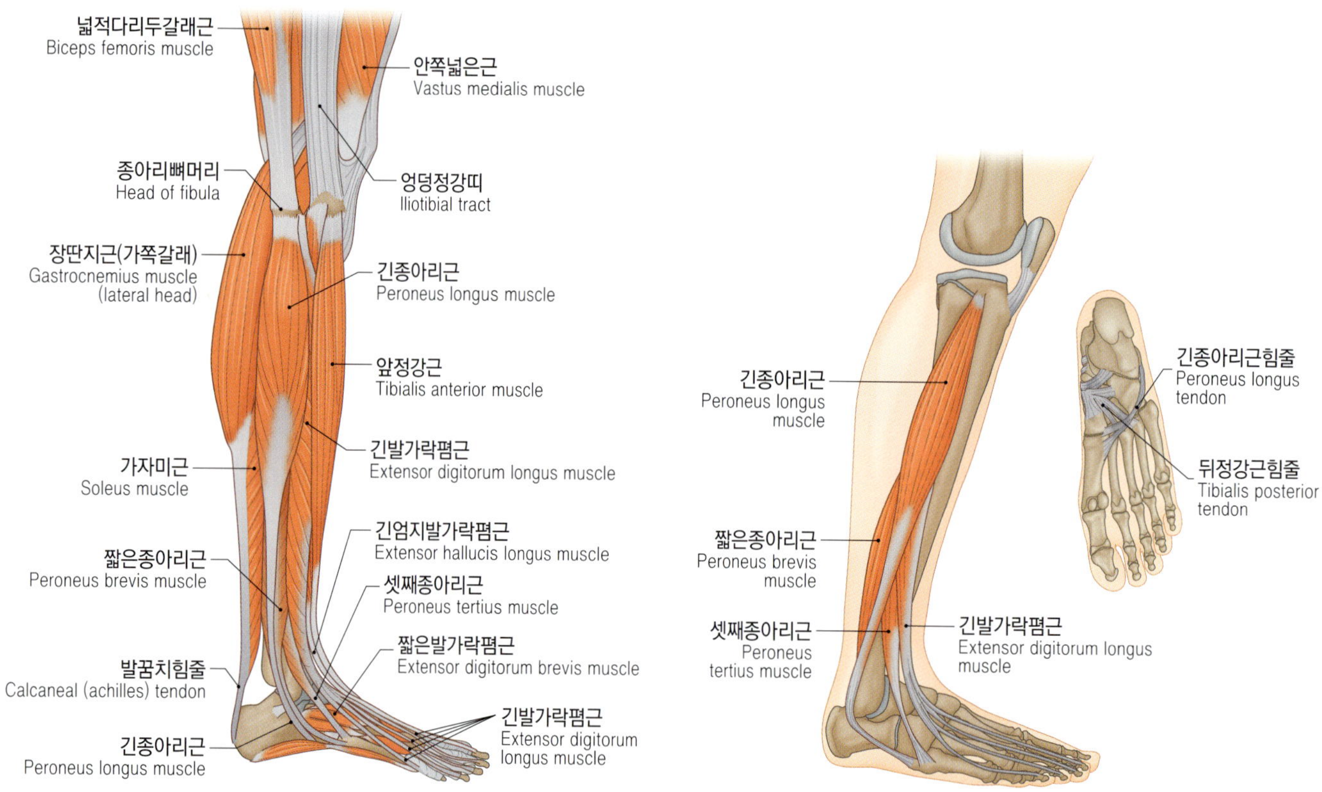

그림 4.86 종아리 가쪽칸근육

표 4.48 종아리 가쪽칸근육

근육명	이는곳	닿는곳	작용	지배신경
긴종아리근(peroneus longus)	종아리뼈머리와 몸통	첫째~둘째발허리뼈, 안쪽쐐기뼈	발의 가쪽들림과 발바닥쪽굽힘	얕은종아리신경
짧은종아리근(peroneus brevis)	종아리뼈몸통	다섯째발허리뼈의 바닥	발의 가쪽들림과 발바닥쪽굽힘	얕은종아리신경
셋째종아리근(peroneus tertius)	긴발가락폄근	다섯째발허리뼈의 발등쪽	발의 발등굽힘, 가쪽들림 및 벌림	깊은종아리신경

4.10 다리근육

학습목표 종아리 뒤칸근육에 대해 알 수 있다.

종아리 뒤칸근육 Muscle of posterior compartment of leg

종아리 뒤칸근육은 얕은근육과 깊은근육으로 나눌 수 있으며, 이들은 발의 안쪽번짐과 발바닥쪽굽힘(저측굴곡, plantar flexion)에 관여한다.

종아리 뒤칸 얕은근육

얕은근육들은 공통적으로 (다리)오금을 이루고 발꿈치힘줄에 닿는다.

- **장딴지근(비복근, gastrocnemius muscle)** 장딴지근의 두 갈래와 가자미근을 합쳐 **종아리세갈래근**(하퇴삼두근, triceps surae)이라고 한다. 넙다리뼈의 안쪽위관절융기에서 시작하는 **안쪽갈래**(medial head)와 가쪽위관절융기에서 시작하는 **가쪽갈래**(lateral head)로 구분되는 두 관절근육(two-joint muscle)으로 발바닥쪽굽힘과 무릎관절굽힘에 관여한다. 이들은 (다리)오금(슬와, popliteal fossa)을 형성하고 발꿈치힘줄(종골건, calcaneal tendon or 아킬레스힘줄, Achilles tendon)을 이룬다.
- **가자미근(soleus muscle)** 팔 부위의 위팔두갈래근 밑에 있는 위팔근과 비슷하게 장딴지근 밑에 있는 넓은 근육으로 장딴지근과 함께 종아리세갈래근을 이루어 발꿈치힘줄에 붙는다. 이 근육은 발꿈치를 들어 올려 달릴 때 추진력을 제공한다.
- **장딴지빗근(족척근, plantaris muscle)** 작은 힘살부위는 (다리)오금부위에 있고 긴 힘줄이 장딴지를 비스듬히 가로질러 발꿈치뼈융기에 닿는 근육이다.

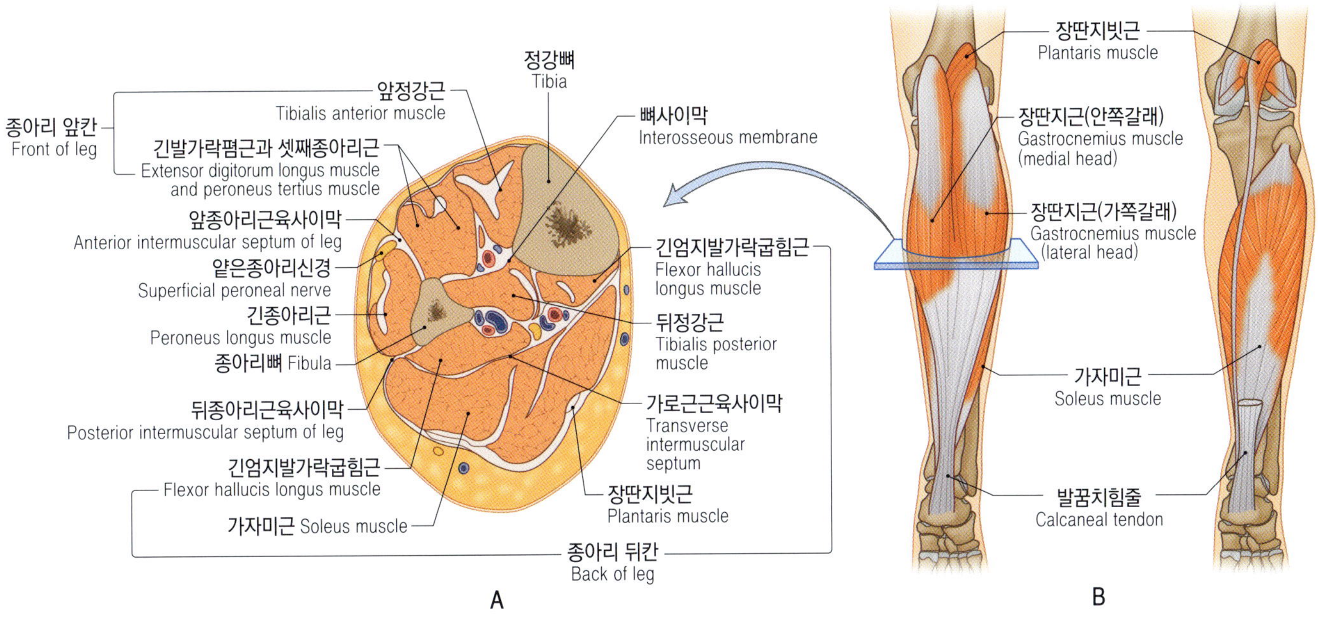

그림 4.87 종아리 뒤칸근육. A: 가로단면, B: 얕은근육

표 4.49 종아리 뒤칸 얕은근육

근육명		이는곳	닿는곳	작용	지배신경
종아리세갈래근 (triceps surae)	장딴지근 (gastrocnemius)	안쪽갈래: 넙다리뼈 안쪽위관절융기 가쪽갈래: 넙다리뼈 가쪽위관절융기	발꿈치뼈융기	• 발바닥쪽굽힘 • 무릎관절의 굽힘	정강신경
	가자미근(soleus)	정강뼈의 뒤면 가자미근선, 종아리뼈몸통의 안쪽모서리			
장딴지빗근(plantaris)		넙다리뼈의 가쪽위관절융기	발꿈치뼈융기	• 발바닥쪽굽힘 • 무릎관절의 굽힘	정강신경

4.10 다리근육

학습목표 종아리 뒤칸근육에 대해 알 수 있다.

종아리 뒤칸 깊은근육

- **오금근(슬와근, popliteus muscle)** (다리)오금의 바닥을 이루며 정강뼈 뒷면에 닿아 서 있거나 무릎굽힘에 관여한다.
- **뒤정정강근(후경골근, tibialis posterior muscle)** 종아리 뒤칸근육 중 가장 깊이 있는 근육으로 정강뼈, 종아리뼈사이막, 종아리뼈 뒷면에서 시작하여 굽힘근지지띠를 지나 발바닥에 닿아 발의 안쪽들림과 발바닥쪽굽힘에 관여한다. 발의 아치형 구조를 지지하고 안정화시키는 중요한 역할을 한다.
- **긴엄지발가락굽힘근(장족무지굴근, flexor hallucis longus muscle)** 종아리뼈와 종아리뼈사이막에서 시작하여 굽힘근지지띠를 지나 엄지발가락 끝마디뼈에 닿아 엄지발가락을 굽힌다.
- **긴발가락굽힘근(장지굴근, flexor digitorum longus muscle)** 정강뼈 뒷면에서 시작하여 굽힘근지지띠를 지나 발바닥에 이르러 둘째~다섯째 발가락 끝마디뼈에 닿는다.

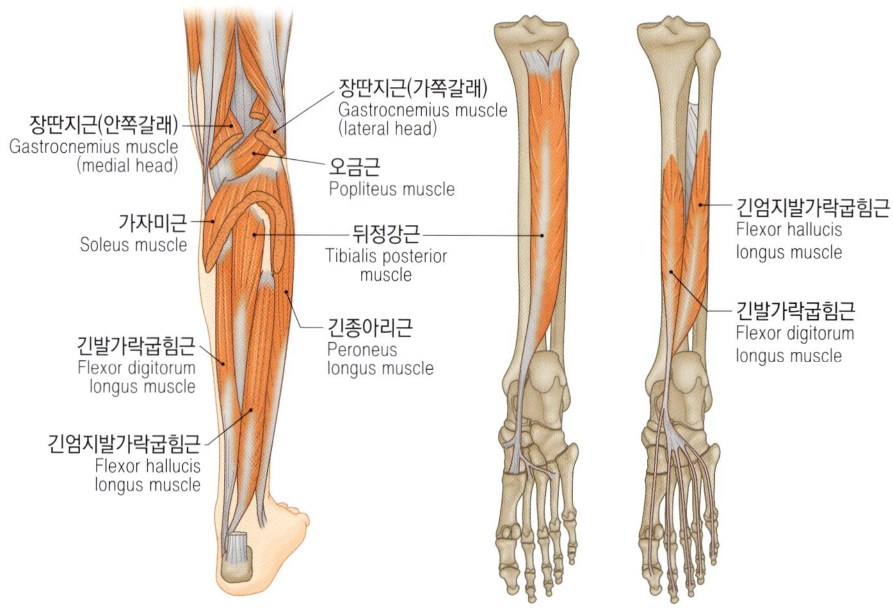

그림 4.88 종아리 뒤칸 깊은근육

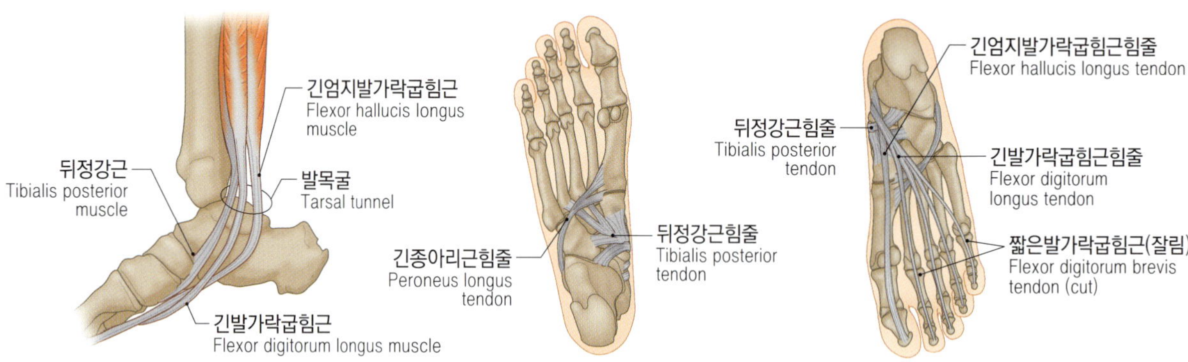

그림 4.89 종아리 뒤칸 깊은근육 닿는점

표 4.50 종아리 뒤칸 깊은근육

근육명	이는곳	닿는곳	작용	지배신경
긴엄지발가락굽힘근(flexor hallucis longus)	종아리뼈몸통의 아래부분, 뼈사이막	엄지발가락의 끝마디뼈 바닥	엄지발가락의 굽힘	정강신경
긴발가락굽힘근(flexor digitorum longus)	정강뼈의 뒷면	둘째~다섯째발가락의 끝마디뼈 바닥	둘째~다섯째발가락의 굽힘	정강신경
뒤정강근(tibialis posterior)	정강뼈와 종아리뼈의 뒷면, 뼈사이막	발배뼈, 입방뼈, 안쪽 및 중간쐐기뼈, 둘째~셋째발허리뼈 바닥	발의 안쪽들림과 발바닥쪽굽힘	정강신경
오금근(popliteus)	넙다리뼈의 가쪽관절융기	정강뼈의 뒷면	• 무릎관절의 굽힘 • 종아리의 안쪽돌림	정강신경

더 알아보기

(다리)오금 Popliteal fossa

인체에서 깊게 파인 부분은 겨드랑(액와, axilla), 팔오금(주관절와, cubital fossa) 그리고 (다리)오금(슬와, popliteal fossa)이다. (다리)오금은 무릎관절 뒤쪽 마름모꼴의 오목한 부위로 위부위는 **넓적다리두갈래근**, **반힘줄근**과 **반막근**, 아래부위는 **종아리세갈래근**과 **오금근**이 이루는 경계를 말한다. 넓적다리동맥의 연장인 **오금동맥**과 **정강신경**, **두렁신경**(복재신경, saphenous nerve), **림프절**이 위치한다.

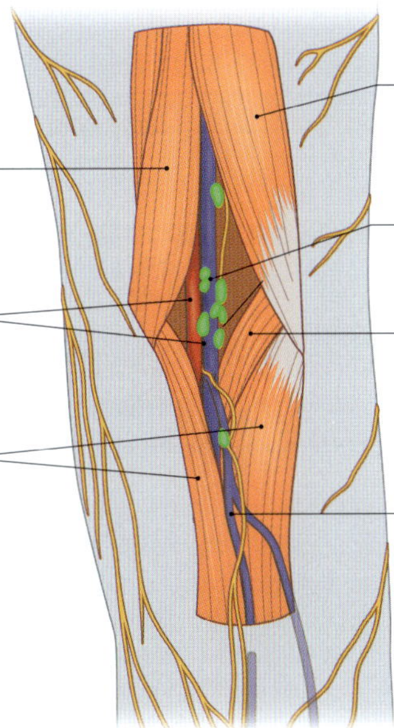

그림 4.90 (다리)오금

표 4.51 종아리근육과 작용

구분		굽힘	폄	안쪽돌림	벌림	안쪽들림	가쪽들림
앞칸	앞정강근(tibialis anterior)	발등				○	
	긴엄지발가락폄근(extensor hallucis longus)	발등	엄지			○	
	긴발가락폄근(extensor digitorum longus)	발등	둘째~다섯째 발가락				○
가쪽칸	긴종아리근(peroneus longus)	발바닥					○
	짧은종아리근(peroneus brevis)	발바닥					○
	셋째종아리근(peroneus tertius)	발등			○		○
뒤칸	장딴지근(gastrocnemius)	발바닥, 무릎관절					
	가자미근(soleus)	발바닥, 무릎관절					
	장딴지빗근(plantaris)	발바닥, 무릎관절					
	오금근(popliteus)	무릎관절		종아리			
	뒤정강근(tibialis posterior)	발바닥				○	
	긴엄지발가락굽힘근(flexor hallucis longus)	엄지발가락					
	긴발가락굽힘근(flexor digitorum longus)	둘째~다섯째 발가락					

더 알아보기

종아리근육의 지지띠의 종류와 역할

손목부위에서와 마찬가지로 발목부위에는 종아리근육의 작용을 원활히 하기 위해 지레(lever) 역할을 하는 종아리근육의 지지띠(retinaculum of leg muscle)가 있다. 발목 앞쪽의 **위 · 아래폄근지지띠**(상 · 하 신전근지지띠, superior · inferior extensor retinaculum)는 종아리 앞쪽근육들의 힘줄을 지지하고, 발목 바깥쪽의 **위 · 아래 종아리근지지띠**(상 · 하 비골근지지띠, superior · inferior peroneal retinaculum)는 종아리 가쪽근육들의 힘줄을 지지한다. 발목 안쪽의 **굽힘근지지띠**(flexor retinaculum)는 **발목굴**(족근관, tarsal tunnel)이라고도 하며, 종아리 뒤쪽근육, 즉 긴엄지발가락굽힘근, 긴발가락굽힘근, 뒤정강근뿐만 아니라 정강신경(경골신경, tibial nerve), 뒤정강동맥(후경골동맥, posterior tibial artery) 등이 발바닥으로 가기 위한 중요한 통로가 된다.

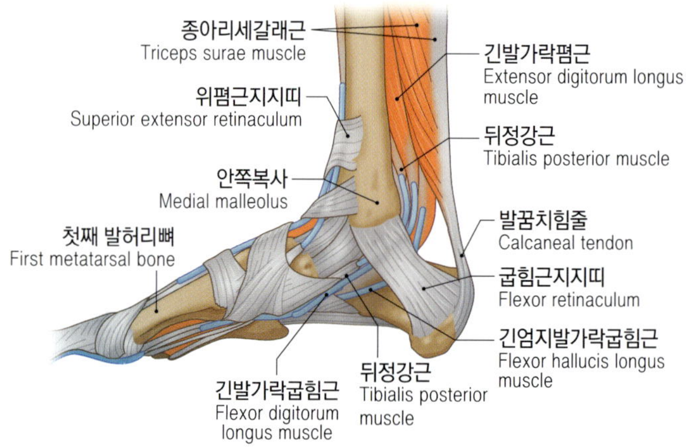

그림 4.92 굽힘근지지띠

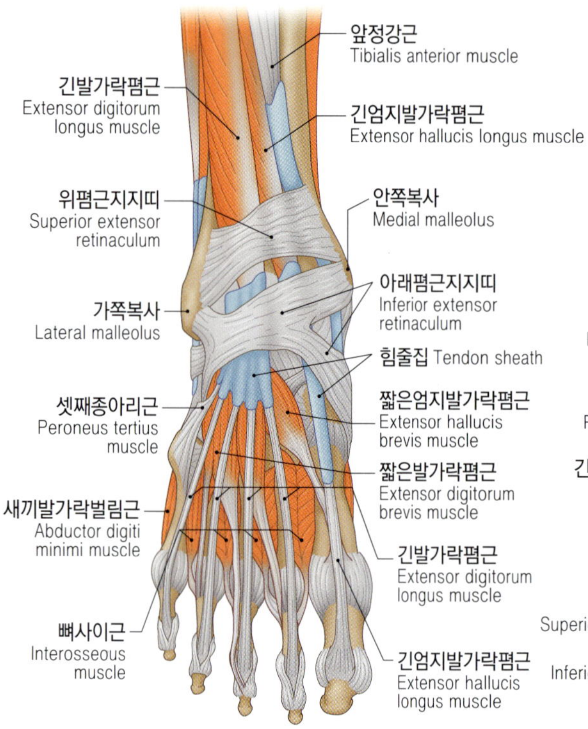

그림 4.91 폄근지지띠

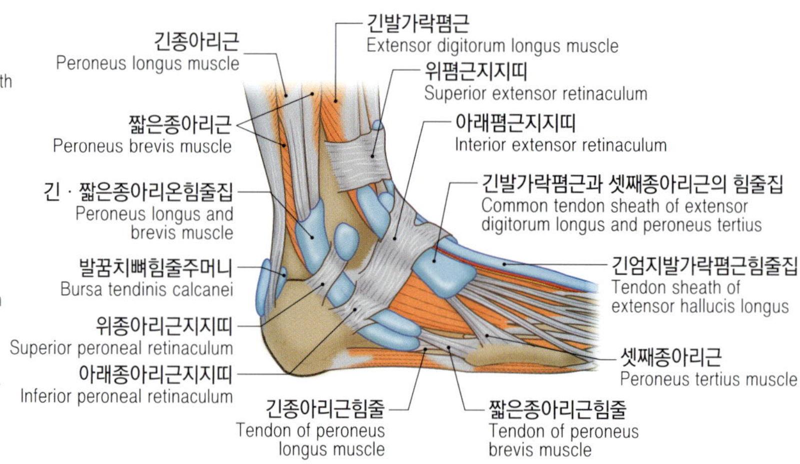

그림 4.93 종아리근지지띠

표 4.52 종아리근육의 지지띠의 종류와 역할

종류			위치	연결	역할
폄근지지띠(extensor retinaculum)	위		앞쪽	정강뼈와 종아리뼈	종아리 앞면근육의 힘줄을 지지함
	아래	위지지띠		정강뼈, 발목뼈와 발꿈치뼈	
		아래지지띠			
종아리근지지띠(peroneal retinaculum)	위		가쪽	종아리뼈 가쪽복사와 발꿈치뼈	종아리 가쪽면근육의 힘줄을 지지함
	아래				
굽힘근지지띠(flexor retinaculum)			안쪽	정강뼈의 안쪽복사와 발꿈치뼈	종아리 뒷면근육의 힘줄을 지지함

4.10 다리근육

학습목표 발등의 고유근육에 대해 알 수 있다.

발등의 고유근육 Dorsal intrinsic muscles of foot

발등의 고유근육이란 발관절 외부에서 이어져 발등에 분포하는 근육이 아닌 발관절 내부에만 있는 발등의 근육을 말한다. 발등의 앞종아리근(anterior muscle of leg)의 힘줄들의 밑쪽에 위치하며 엄지발가락과 나머지 발가락을 펴는 근육으로 이루어져 있다.

짧은엄지발가락폄근(단무지신근) Extensor hallucis brevis muscle 발꿈치뼈의 윗면에서 시작하여 엄지의 첫마디뼈에 닿아 엄지를 펴는 역할을 한다.

짧은발가락폄근(단지신근) Extensor digitorum brevis muscle 발꿈치뼈의 윗면에서 시작하여 둘째~넷째발가락 첫마디뼈에 닿아 발가락을 펴는 역할을 한다.

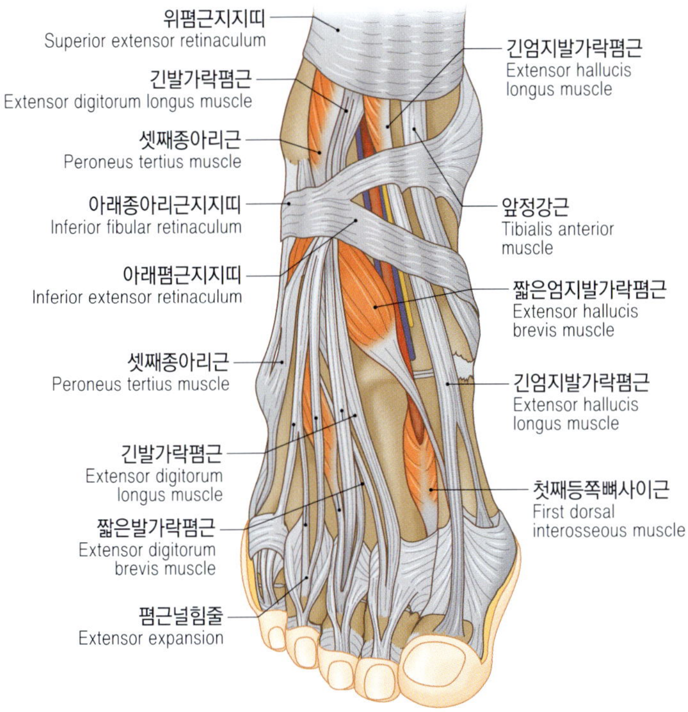

그림 4.94 발등의 힘줄과 고유근육

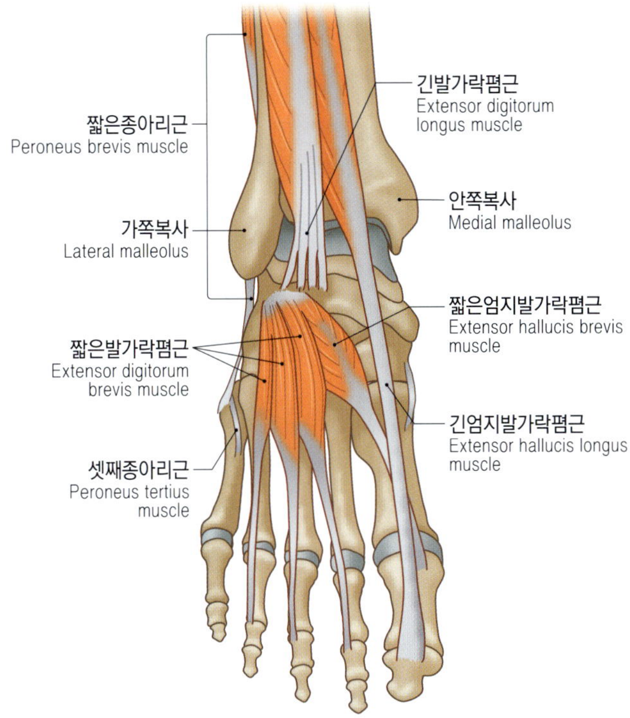

그림 4.95 짧은엄지발가락폄근과 짧은발가락폄근

표 4.53 발등근육

근육명	이는곳	닿는곳	작용	지배신경
짧은엄지발가락폄근(extensor hallucis brevis)	발꿈치뼈의 윗면	엄지발가락의 첫마디뼈	엄지발가락의 폄	깊은종아리신경
짧은발가락폄근(extensor digitorum brevis)	발꿈치뼈의 윗면	둘째~넷째발가락의 첫마디뼈	둘째~넷째발가락의 폄	깊은종아리신경

4.10 다리근육

학습목표 발바닥의 고유근육에 대해 알 수 있다.

발바닥의 고유근육 Plantar intrinsic muscles of foot

발바닥을 이루는 **10개의 근육**으로 **4층 구조**로 되어 있고, 위치에 따라 안쪽 · 중간 · 가쪽발바닥근육으로 나눈다.

표 4.54 발바닥근육의 위치와 층별(1~4층) 위치

위치	안쪽	중간	가쪽
첫째층	엄지발가락벌림근(무지외전근)	짧은발가락굽힘근(단지굴근)	새끼벌림근(소지외전근)
둘째층	-	발바닥네모근(족척방형근), 벌레근(충양근)	-
셋째층	짧은엄지발가락굽힘근(단무지굴근), 엄지발가락모음근(무지내전근)	-	짧은새끼굽힘근(단소지굴근)
넷째층	-	발바닥뼈사이근(족저골간근), 발등뼈사이근(족배골간근)	-

첫째 층 근육

엄지발가락벌림근(무지외전근) Abductor hallucis muscle 발바닥의 안쪽발바닥활을 안정화시키며 엄지발가락가쪽휨증(무지외반증, hallux valgus)과 관련이 있다.

짧은발가락굽힘근(단지굴근) Flexor digitorum brevis muscle 둘째~다섯째발가락을 굽힌다.

새끼벌림근(소지외전근) Abductor digiti minimi muscle 새끼발가락을 벌리고 굽힌다.

둘째 층 근육

발바닥네모근(족척방형근) Quadratus plantae muscle 발꿈치뼈에서 시작하여 긴발가락굽힘근 힘줄에 닿아 긴발가락굽힘근의 작용인 둘째~다섯째발가락의 굽힘을 돕는다.

벌레근(충양근) Lumbrical muscle 첫마디뼈는 굽히고 중간마디뼈와 끝마디뼈는 펴는 작용을 하며 안쪽 · 가쪽발바닥신경이 지배한다.

셋째 층 근육

짧은발가락엄지굽힘근(단족무지굴근) Flexor hallucis brevis muscle 엄지발가락 첫마디뼈를 굽힌다.

엄지발가락모음근(족무지내전근) Adductor hallucis muscle 두 갈래(빗갈래와 가로갈래)로 된 근육으로 엄지발가락을 둘째발가락 옆에 붙인다.

짧은새끼굽힘근(단소지굴근) Flexor digiti minimi brevis muscle 새끼발가락을 굽힌다.

넷째 층 근육

발바닥뼈사이근(족저골간근) Plantar interosseous muscle 셋째~다섯째발가락을 굽힌다.

발등뼈사이근(족배골간근) Dorsal interosseous muscle 4개의 근육으로 둘째발가락을 축으로 벌린다.

표 4.55 발바닥근육과 작용

구분		굽힘	폄	모음	벌림
안쪽	엄지발가락벌림근(abductor hallucis)	엄지발가락			엄지발가락
	짧은엄지발가락굽힘근(flexor hallucis brevis)	엄지의 첫마디뼈			
	엄지발가락모음근(adductor hallucis)			엄지발가락	
중간	짧은발가락굽힘근(flexor digitorum brevis)	둘째~다섯째 발가락			
	발바닥네모근(quadratus plantae)	둘째~다섯째 발가락 도움			
	벌레근(lumbrical)	둘째~다섯째 발가락의 첫마디뼈	둘째~다섯째 발가락의 중간 · 끝마디뼈		
	발바닥뼈사이근(plantar interosseous)			셋째~다섯째 발가락	
	발등뼈사이근(dorsal interosseous)				둘째 발가락 중심
가쪽	새끼벌림근(abductor digiti minimi)	새끼발가락			새끼발가락
	짧은새끼굽힘근(flexor digiti minimi brevis)	새끼발가락			

4.10 다리근육

학습목표 발바닥의 고유근육에 대해 알 수 있다.

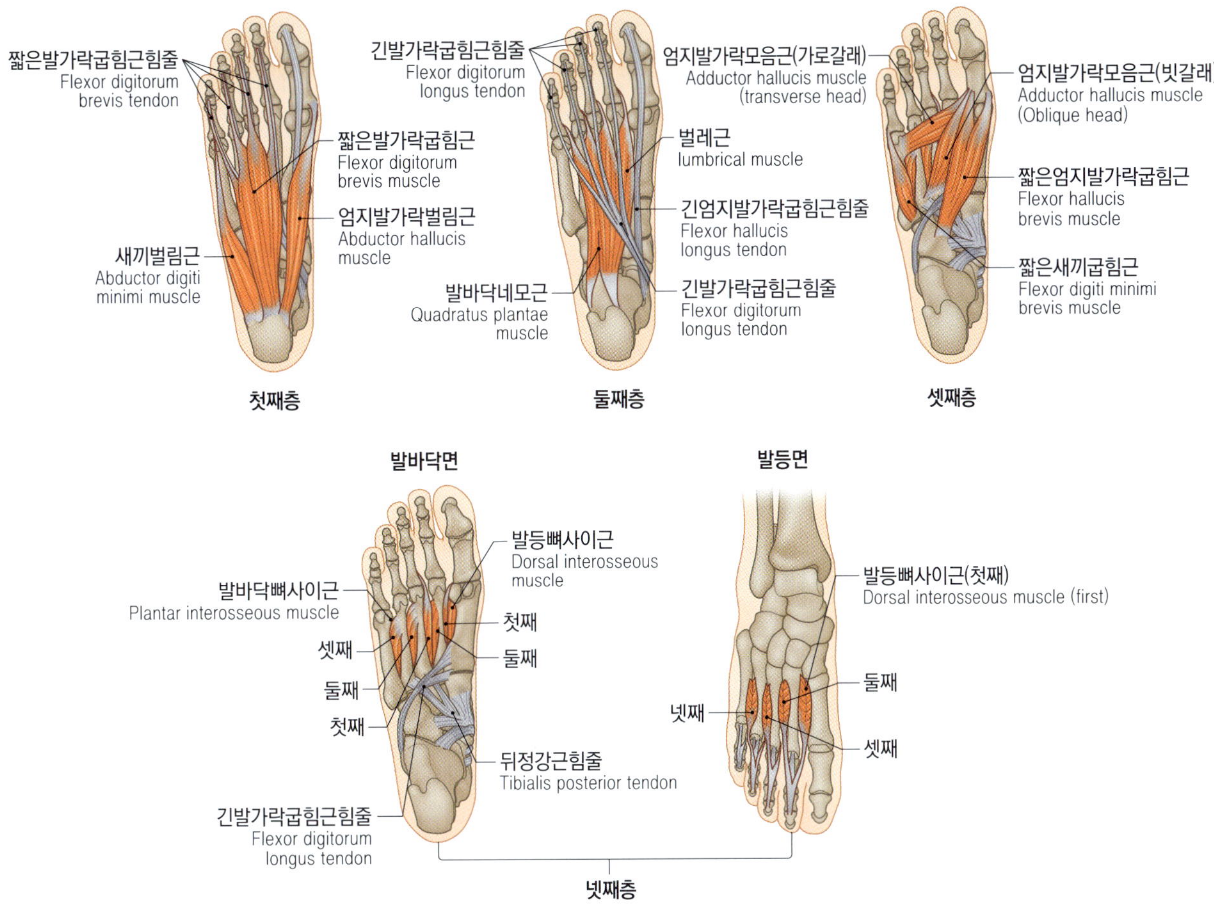

그림 4.96 발바닥의 각 층별 근육

표 4.56 발바닥의 고유근육

근육명		이는곳	닿는곳	작용	지배신경
첫째층	엄지발가락벌림근(abductor hallucis)	발꿈치뼈 융기안쪽	첫째 발허리뼈 안쪽	엄지발가락 벌림	안쪽발바닥신경
	짧은발가락굽힘근(flexor digitorum brevis)	발꿈치뼈 아랫면	둘째~다섯째 중간마디뼈 바닥부	둘째~다섯째 발가락 굽힘	
	새끼벌림근(abductor digiti minimi)	발꿈치뼈	다섯째 첫마디뼈 바닥부	새끼 벌림과 굽힘	가쪽발바닥신경
둘째층	발바닥네모근(quadratus plantae)	발꿈치뼈 안쪽아랫면	긴발가락굽힘근의 힘줄	긴발가락굽힘근을 도움	가쪽발바닥신경
	벌레근(lumbrical)	긴발가락굽힘근의 힘줄	긴발가락폄근의 힘줄	둘째~다섯째 발가락 첫마디뼈 굽힘 중간마디뼈 및 끝마디뼈 폄	안쪽발바닥신경 가쪽발바닥신경
셋째층	짧은엄지발가락굽힘근 (flexor hallucis brevis)	가쪽머리: 입방뼈 안쪽머리: 첫째 쐐기뼈	엄지발가락 첫마디뼈	엄지발가락 첫마디뼈 굽힘	안쪽발바닥신경
	엄지발가락모음근(adductor hallucis)	빗갈래: 둘째~넷째 발허리뼈 가로갈래: 셋째~다섯째 발가락 발바닥발허리발가락 인대	첫째 발허리뼈 및 첫마디뼈	엄지발가락 모음	가쪽발바닥신경
	짧은새끼굽힘근(flexor digiti minimi brevis)	다섯째 발허리뼈 바닥부	다섯째 발가락 첫마디뼈 바닥부	새끼발가락 굽힘	가쪽발바닥신경
넷째층	발바닥뼈사이근(plantar interosseous)	셋째~다섯째 발허리뼈 안쪽	셋째~다섯째 발가락 첫마디뼈 바닥부	셋째~다섯째 발가락 모음	가쪽발바닥신경
	발등뼈사이근(dorsal interosseous)	첫째~다섯째 발허리뼈의 마주보는 면	첫마디뼈 바닥부와 가쪽	둘째 발가락 벌림	가쪽발바닥신경

4.10 다리근육

학습목표 발부위의 근막과 근육구성에 대해 알 수 있다.

발의 근막과 근육구성 Fascia of foot and muscle component

발의 뼈와 근육은 발등깊은근막(족배심근막, dorsal deep fascia)과 발바닥깊은근막(족저심근막, planter deep fascia)으로 둘러싸여 있다. **발바닥 깊은근막**은 발바닥의 얕은 칸과 깊은 칸으로 나눈다. **얕은 칸**은 뼈사이격실(interosseous compartment)이라고 한다. **깊은 칸**은 발바닥널힘줄(족저건막, plantar aponeurosis)과 중격(septum)에 의해 중앙격실(central compartment)과 안쪽격실(medial compartment), 가쪽격실(lateral compartment)로 나눌 수 있다.

발바닥의 근육구성은 얕은 칸(1칸)과 깊은 칸(3칸) 등 모두 4칸으로 나누며, 각각의 칸에 있는 근육은 다음과 같다.

얕은 칸 Superficial compartment

발바닥 깊은근막이 나눈다. 뼈사이격실(골간 칸, interosseous compartment)은 발등근막과 발바닥근막에 의해 둘러싸여 있는 부분으로 발바닥뼈사이근과 발등뼈사이근이 있다.

깊은 칸 Deep compartment

중앙격실 Central compartment 등쪽(dorsal)에 엄지발가락모음근이 있고, 중간(medial)에 발바닥네모근, 벌레근, 긴발가락굽힘근의 힘줄이 있으며, 바닥쪽(plantar)에 짧은발가락굽힘근이 있다.

안쪽격실 Medial compartment 엄지발가락벌림근, 짧은엄지발가락굽힘근, 긴엄지발가락굽힘근의 힘줄이 있다.

가쪽격실 Lateral compartment 새끼벌림근, 새끼굽힘근, 새끼맞섬근이 있다.

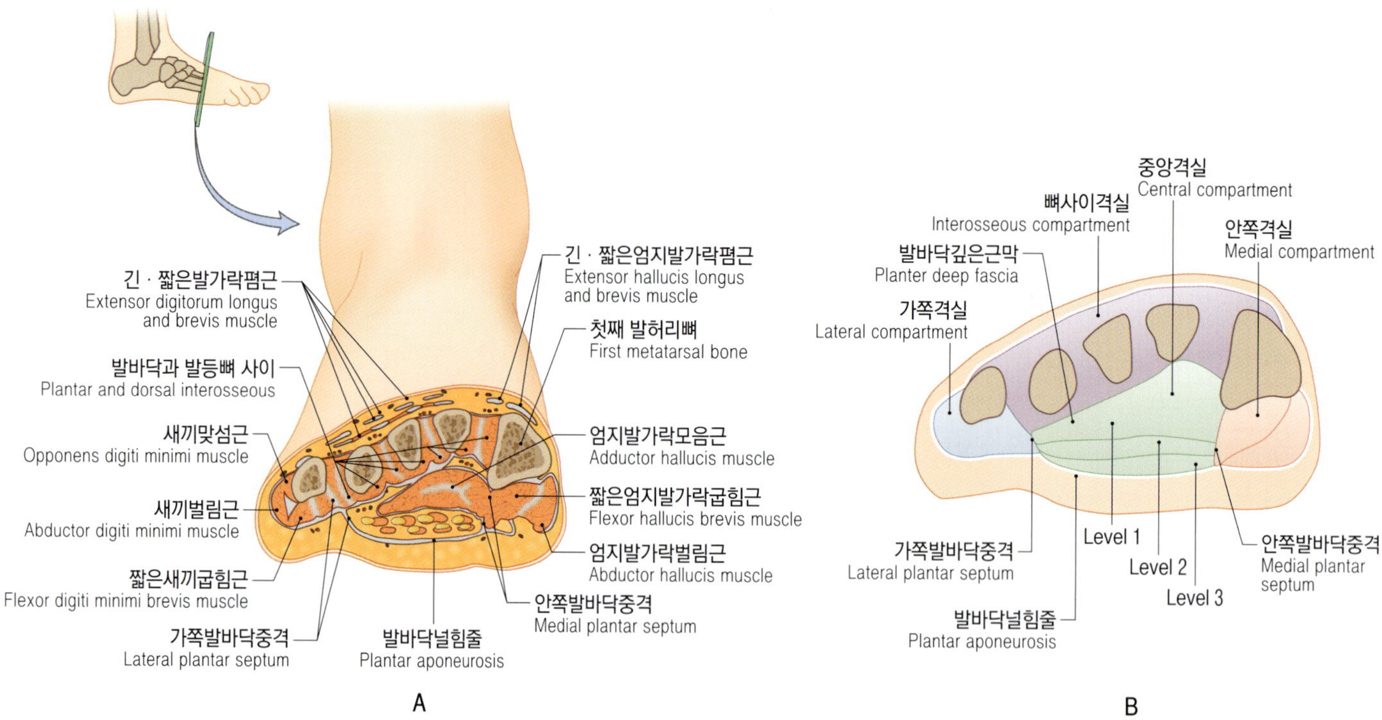

그림 4.97 발바닥의 근육구성. A: 관상단면, B: 모식도

핵심정리 및 문제 CORE ORGANIZATION & PROBLEM

1. 팔의 근육 중 가장 큰 것은 ___________이며 어깨부의 근육은 어깨뼈, 빗장뼈, 위팔뼈와 관련이 있다.

2. 회전근개는 가시위근, 가시아래근, 어깨밑근, 작은원근이 있으며, 이들은 위팔뼈머리를 감싸고 있다. 가시위근과 가시아래근은 어깨위신경, 어깨밑근은 어깨밑신경, 작은원근은 겨드랑신경 지배를 받는다.

3. 부딪힘증후군(충돌증후군, impingement syndrome)은 어깨의 힘줄인 회전근개(돌림근띠, rotator cuff)가 어깨뼈봉우리와 위팔뼈 큰결절부의 마찰이 발생하여 염증을 일으키는 질환이다.

4. 위팔부 앞면은 위팔두갈래근, 위팔근, 부리위팔근 등 3종류의 근육이며, 근육피부신경의 지배를 받는다.

5. 위팔부 뒷면은 위팔세갈래근, 팔꿈치근이 있고 아래팔을 펴는 역할을 하며, 노신경의 지배를 받는다.

6. 아래팔 근육은 손목과 손가락운동에 관여하는 총 19종류의 근육이며, 아래팔을 굽히는 8종의 앞칸근육과 아래팔을 펴는 11종류의 뒤칸근육으로 되어 있다.

7. 아래팔의 앞면근육의 1층에는 원엎침근, 긴손바닥근, 자쪽손목굽힘근이 있고, 2층에는 얕은손가락굽힘근, 3층에는 깊은손가락굽힘근, 긴엄지손가락굽힘근, 4층에는 ___________이 있다.

8. 아래팔의 뒷면 얕은근육은 위팔노근, 노쪽손목폄근, 자쪽손목폄근과 손가락을 펴는 손가락폄근이 있다.

9. 아래팔의 뒷면 깊은근육은 뒤침근과 해부학코담배갑 근육의 긴엄지손가락벌림근, 짧은엄지손가락폄근, 긴엄지손가락폄근이 있다. 아래팔 뒷면의 가장 깊이 ___________이 있다.

10. 손목의 굽힘근지지띠는 가로손목인대로 손목굴(carpal tunnel)을 형성하고, 손목굴을 통과하는 구조물은 정중신경, 얕은손가락굽힘근, 깊은손가락굽힘근, 긴엄지손가락굽힘근이 있다.

11. 손목의 폄근지지띠는 6개의 구역으로 되어 있다. 1구역과 3구역은 해부학코담배갑의 노쪽과 자쪽 경계의 근육으로 되어 있고, 4구역은 손가락폄근, 집게폄근, 5구역은 새끼폄근, 6구역은 자쪽손목폄근, 2구역은 노쪽손목폄근으로 되어 있다.

12. 3개의 손 근육의 경계에 의해 삼각형 모양으로 형성된 해부학코담배갑의 노쪽 경계는 긴엄지손가락벌림근과 짧은엄지손가락폄근이며, 자쪽 경계는 ___________이다.

13. 손바닥근육은 엄지두덩근과 중간근 및 새끼두덩근으로 구성되며, 엄지두덩근에는 짧은엄지손가락벌림근, 짧은엄지손가락굽힘근, 엄지맞섬근이 있으며, 엄지손가락모음근은 자신경 지배를 받는다.

14. 손바닥의 중간근육에는 ___________과 뼈사이근이 있다. ___________은 손허리손가락관절에서는 첫마디뼈를 굽힘, 손가락관절에서는 끝마디뼈를 편다. 뼈사이근은 손등쪽과 손바닥쪽뼈사이근이 있다.

15. 새끼두덩근육 주로 새끼손가락의 굽힘, 벌림 운동에 관여하는 새끼벌림근, 짧은새끼굽힘근, 새끼맞섬근, 짧은손바닥근과 같은 4종류의 근육들로 구성되며 모두 ___________의 지배를 받는다.

16. 손바닥쪽의 힘줄집은 엄지손가락으로 가는 긴엄지손가락굽힘근힘줄집과 나머지 모든 힘줄을 싸고 있는 굽힘근온힘줄집이 있다. 손가락에는 손가락굽힘근힘줄집에 의해 각각 싸여 있다.

해답

1. 어깨세모근 7. 네모엎침근 9. 집게폄근 12. 긴엄지손가락폄근 14. 벌레근 15. 자신경

핵심정리 및 문제 CORE ORGANIZATION & PROBLEM

17. 볼기부의 얕은근육은 큰볼기근과 넓적다리근막긴장근이며, 이들은 넓적다리깊은근막의 연장인 엉덩정강띠를 이룬다.

18 . ___________은 일명 '옆차기 근육'으로 엉덩관절의 굽힘, 벌림, 안쪽회전, 무릎관절의 폄에 관여한다.

19. ___________은 골반 안정화에 관여하며 약증 시에는 트렌델렌부르크징후나 오리걸음이 나타난다.

20. 궁둥구멍근위구멍과 궁둥구멍근아래구멍에는 엉덩부와 다리로 가는 신경과 혈관이 통과하는데 특히 궁둥구멍근아래구멍을 통해 다리로 가는 궁둥신경(L4~S3)은 인체에서 가장 큰 말초신경이다.

21. 넓적다리빗근은 인체에서 가장 긴 근육으로 넓적다리삼각 중 가쪽모서리를 이루는 근육이며, 일명 '양반근육'이라고 하며, 엉덩관절의 굽힘, 벌림, 가쪽회전, 무릎관절의 굽힘에 관여한다.

22. 넓적다리네갈래근은 넓적다리곧은근, 중간넓은근, 안쪽넓은근, 가쪽넓은근을 말하며, 이 중 안쪽넓은근은 넓적다리동맥과 정맥이 통과하는 모음근관을 이룬다.

23. 넓적다리의 안쪽칸근육은 두덩근, 긴모음근, 짧은모음근, 큰모음근, 두덩정강근 등이 있으며, 이 중 ___________은 안쪽근육들 중 가장 얕은층에 있고 넓적다리삼각의 안쪽모서리를 이룬다. 또한 두덩정강근은 모음근들 중 가장 안쪽에 위치해 있다. 넓적다리빗근, 반힘줄근과 함께 정강뼈 안쪽면에 붙는 ___________을 형성한다.

24. 넓적다리 뒤칸근육인 넓적다리뒤근육은 넓적다리두갈래근, 반힘줄근, 반막근은 햄스트링근육(hamstring muscle)이라고도 한다. 이들은 (다리)오금의 위쪽 모서리를 이루며 넓적다리두갈래근은 엉덩관절 폄과 무릎관절을 굽힘과 종아리의 가쪽돌림 근육으로 작용한다.

25. 종아리의 앞칸근육은 앞정강근, 긴엄지발가락폄근, 긴발가락폄근, 셋째종아리근 등이며 등쪽굽힘(dorsiflexion), 안쪽들림(inversion) 작용을 하며, 엄지와 나머지 발가락을 펴는 작용을 한다.

26. 종아리의 뒤칸의 얕은근육은 장딴지근과 가자미근이 있으며, 깊은근육은 뒤정강근, 긴엄지발가락굽힘근, 긴발가락굽힘근 등이 있다. 장딴지근의 안쪽갈래와 가쪽갈래는 (다리)오금을 형성하고, 정맥펌프 역할을 한다.

27. 뒤정강근, 긴엄지발가락굽힘근, 긴발가락굽힘근은 굽힘근지지띠를 통과하여 발바닥쪽에 닿는다. ___________은 발목관절의 발바닥굽힘, 안쪽들림에 관여한다.

28. 발바닥의 근육은 4층으로 이루어져 있다. 엄지와 새끼 발가락쪽 근육은 발바닥 안쪽과 가쪽의 첫째 층과 셋째 층에 위치해 있으며, 중간발바닥근들은 셋째 층을 제외한 첫째, 둘째, 넷째 층에 존재한다.

29. 발의 근막은 얕은 격실(1칸)과 깊은 격실(3칸)로 구성되어 있으며, 얕은 격실과 깊은 격실은 발바닥깊은막으로 나누며, 깊은 격실은 중간, 안쪽, 가쪽격실로 나눈다.

30. 발의 지지띠는 폄근지지띠(위 · 아래), 종아리근지지띠, 굽힘근지지띠로 나눈다. 폄근지지띠는 종아리의 앞면근육을 지지하고, 종아리근지지띠는 종아리의 가쪽근육을 지지한다. 또한 굽힘근지지띠 밑의 발목굴은 종아리깊은근육들인 뒤정강근, 긴엄지발가락굽힘근, 긴발가락굽힘근과 뒤정강동맥, 정강신경이 발바닥으로 가기 위한 발목관절 안쪽의 지지띠 밑의 통로이다.

31. 넓적다리삼각은 고샅인대, 넓적다리빗근, 긴모음근이 이루는 넓적다리부위의 삼각 모양으로 넓적다리신경, 넓적다리동맥, 넓적다리정맥이 통과하며 두렁구멍은 넓적다리근막이 결손된 구멍으로 큰두렁정맥이 넓적다리정맥으로 유입된다.

32. ___________은 안쪽넓은근과 큰모음근이 이루는 관으로 넓적다리동맥과 넓적다리정맥이 통과한다.

33. ___________은 무릎 뒤의 오목하게 들어간 부위로 넓적다리뒤근육과 장딴지근이 이루는 부위이다.

해답

18. 넓적다리근막긴장근 19. 중간볼기근 23. 긴모음근, 거위발 27. 뒤정강근 32. 모음근관 33. (다리)오금

주요 용어 설명 MAJOR TERM EXPLANATION

고유감각기(proprioceptor) 근육과 관절에 있는 특별한 감각기관을 고유감각기라고 함. 고유감각기의 기능은 근육, 힘줄, 인대, 관절 등에서 오는 여러 가지 감각정보를 중추신경계에 전달하는 것

골반입구(pelvic inlet) 작은골반의 위쪽 입구. 골반분계선이 그 가장자리를 이루고 있음

골반출구(pelvic outlet) 골반의 아래쪽에 있는 커다란 구멍. 근육과 근막으로 이루어진 골반가로막에 의해 닫혀 있으며, 요도와 질, 항문 따위가 이 부분에 있음

근색소(myoglobin) 근세포 속에 있는 헤모글로빈과 비슷한 헴단백질로 적색색소를 함유하고 있어 조류나 포유류의 근육을 붉게 염색하는 물질

근육세포질그물(sarcoplasmic reticulum) 근육세포질그물은 근육수축 과정에서 전기적 신호를 근육수축으로 연결하는데 중개자 역할을 하는 칼슘의 저장고 기능을 함

내재근(고유근, intrinsic muscle) 자세유지근, 즉 속근육이라고도 하며, 몸 가장 안쪽에 있는 근육. 예를 들어 손의 내재근은 손으로 매우 섬세하고도 고도의 협동이 요구되는 기능을 할 수 있도록 해 주는 손 안의 근육

널힘줄(건막, aponeurosis) 막처럼 얇고 넓은 힘줄

등허리근막(흉요근막, thoracolumbar fascia) 등의 근육을 둘러싸는 세 층으로 이루어진 근막으로, 허리의 역학적 안정성에 중요한 역할을 수행하며 넓은 범위에 걸쳐 위치하고 허리 뒤쪽 근육들을 둘러싸며 구획화함

불수의근(제대로근, involuntary muscle) 자신의 의지에 따라 움직임을 조절할 수 없는 근육

소단위(subunit) 어떤 사물을 여럿으로 나눈 작은 단위, 고분자를 구성하는 기본 단위

신경전달물질(neurotransmitter) 연접(synapse)에서 화학적 신호(chemical signal)를 전달하기 위해 신경세포에서 분비되는 신호 물질

신경포착(nerve entrapment) 염증이나 비후 등으로 인해 좁은 공간을 통과하는 신경이 압박을 받아 신경증상이 일어나는 상태, '신경이 붙잡혔다'는 의미

외래근(extrinsic muscle) 활동근, 즉 겉근육이라고도 하며, 몸을 움직이게 하는 활동성 근육으로 몸의 바깥쪽에 있는 근육

운동단위(motor unit) 하나의 운동신경세포와 이것이 지배하는 근섬유를 합쳐 이르는 단위

유산소성 대사(aerobic metabolism) 근육에 충분한 산소가 공급되는 경우 사립체 내의 반응으로 탄수화물과 지방이 이산화탄소와 물로 분해되면서 많은 양의 에너지를 장기간 동안 공급함

장력(tension) 줄과 같은 1차원 연속체의 양쪽 끝이 힘을 받아 팽팽함이 유지될 때, 그 줄의 각 점에 작용하는 당기는 힘으로 그 방향은 작용점에서의 줄의 방향과 나란함

종말수조(terminal cistern) 뼈대근섬유 내에 규칙적인 간격으로 생기는 쌍으로 된 근육세포질그물의 세관

해당작용(glycolysis) 세포 내에서 당이 분해되어 에너지를 얻는 물질대사의 과정

활동전위(action potential) 뉴런이 전기충격을 전달할 때 발생하는 갑작스럽고 일시적인 막전위의 변화

회전근개(돌림근띠, rotator cuff) 위팔뼈머리를 접시오목에 붙잡아 주는 역할을 하며, 어깨관절의 안정성에 기여하는 네 가지 근육

신경계통

NERVOUS SYSTEM

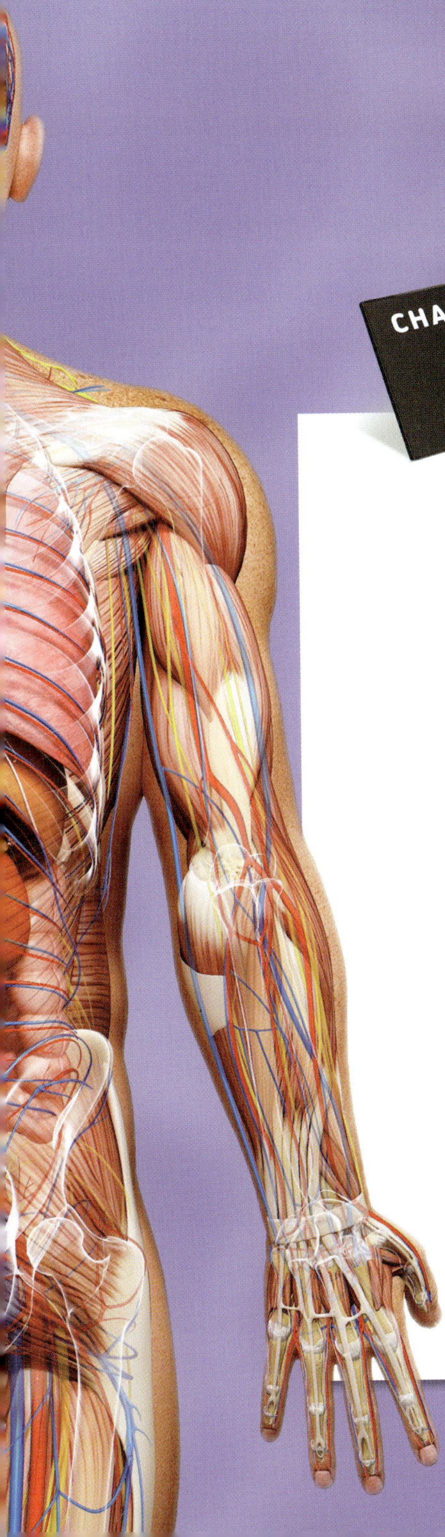

CHAPTER 5

5.1 신경계통의 개관

학습목표 신경계통의 구성에 대해 알 수 있다.

신경계통(nervous system)은 신체의 내부와 외부에서 일어나는 다양한 정보를 받아들여 이를 통합 · 분석하여 신체 활동을 상황에 알맞도록 조절하고 통제하는 고도로 발달된 특수조직 계통이다.

신경계통의 구성 Component of nervous system

중추신경계 Central nervous system, CNS 뇌(대뇌, 사이뇌, 뇌줄기, 소뇌)와 척수로 구성된다.

대뇌 Cerebrum 왼반구와 오른반구로 나뉘고, 감각과 운동에 관한 특정한 중추가 위치한다.

사이뇌(간뇌) Diencephalon 자율신경계와 내분비계의 중심이 되는 **시상하부**(hypothalamus), 말초신경을 통하여 들어온 감각의 중계핵인 **시상**(thalamus)과 **시상상부**(epithalamus), **시상밑부**(subthalamus)로 구성된다.

소뇌 Cerebellum 뇌줄기 뒤쪽에 위치하며, 비교측정기(comparator)로서 운동의 오차(an error)를 교정한다.

뇌줄기(뇌간) Brainstem **중(간)뇌**(midbrain), **다리뇌**(교뇌, pons), **숨뇌**(연수, medulla oblongata)로 구성된다. 중(간)뇌는 청각과 시각경로에 관여하고, 다리뇌는 대뇌와 소뇌 사이의 정보를 중계하며, 숨뇌는 호흡과 심장박동 및 반사와 관련이 있다.

척수 Spinal cord 몸의 감각과 운동을 담당하는 최종공통경로(final common pathway)이다.

말초신경계 Peripheral nervous system, PNS **뇌신경**(cranial nerve)과 **척수신경**(spinal nerve)으로 나눈다. 감각은 뇌신경과 척수신경의 들신경섬유(구심신경섬유, afferent fiber)를 통해 각각 뇌와 척수로 들어가고, 뇌신경과 척수신경에서 나온 날신경섬유(원심신경섬유, efferent fiber)는 수의적 활동에 관여하는 **몸신경계**(체성신경계, somatic nervous system)와 불수의적 활동에 관여하는 **자율신경계**(autonomic nervous system)로 나눈다. 자율신경은 다시 흥분에 관여하는 교감신경(sympathetic nerve)과 안정에 관여하는 부교감신경(parasympathetic nerve)으로 나뉜다.

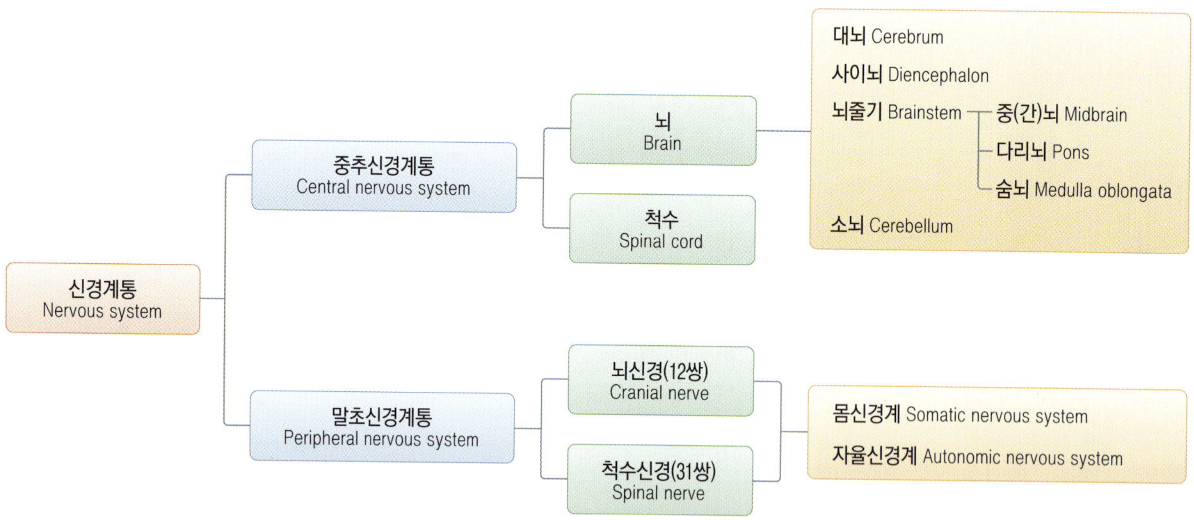

그림 5.1 신경계통의 분류

5.2 신경계통의 발생

학습목표 신경계통의 발생에 대해 알 수 있다.

신경계통의 발생 Development of the nervous system

중추신경계의 발생 Central nervous system development 초기 배아의 외배엽에서 기원하는 단순한 관 모양의 구조를 **신경관**(neural tube)이라 하고, 수정 후 18일 경 **신경판**(neural plate) 형성으로 시작된다. 배아 등쪽의 외배엽(ectoderm)이 세로로 두꺼워져 상피 조직성 신경판(neural plate)을 형성하고 이것이 분화되어 판상으로 양 언저리가 솟아올라 **신경주름**(neural fold)을 이루는데, 가운데의 도랑을 **신경고랑**(neural groove)이라 한다. 발생의 진행에 따라 신경주름은 정중앙에서 서로 붙어서 **신경관**(neural tube)을 형성하며 신경관의 형성은 발생 3주경에 시작하여 발생 4주경에 완성된다. 이 신경관은 나중에 머리 쪽은 뇌(brain)가 되고, 꼬리 쪽은 척수(spinal cord)로 분화하며 중심부의 공간은 뇌실과 척수의 중심관이 된다. 이와 같이 신경판으로부터 신경고랑, 신경주름, 신경관이 형성되는 과정을 **신경관형성**(neurulation)이라 한다.

말초신경계의 발생 Peripheral nervous system development 신경관이 외배엽으로부터 분리될 무렵에 일부 신경판의 세포들은 신경관 형성에 참여하지 못하고 신경관의 가쪽에 위치하게 되는데, 이들의 세포군을 **신경능선**(neural crest)이라고 하며 대부분의 말초신경계와 부신겉질 등이 유래된다.

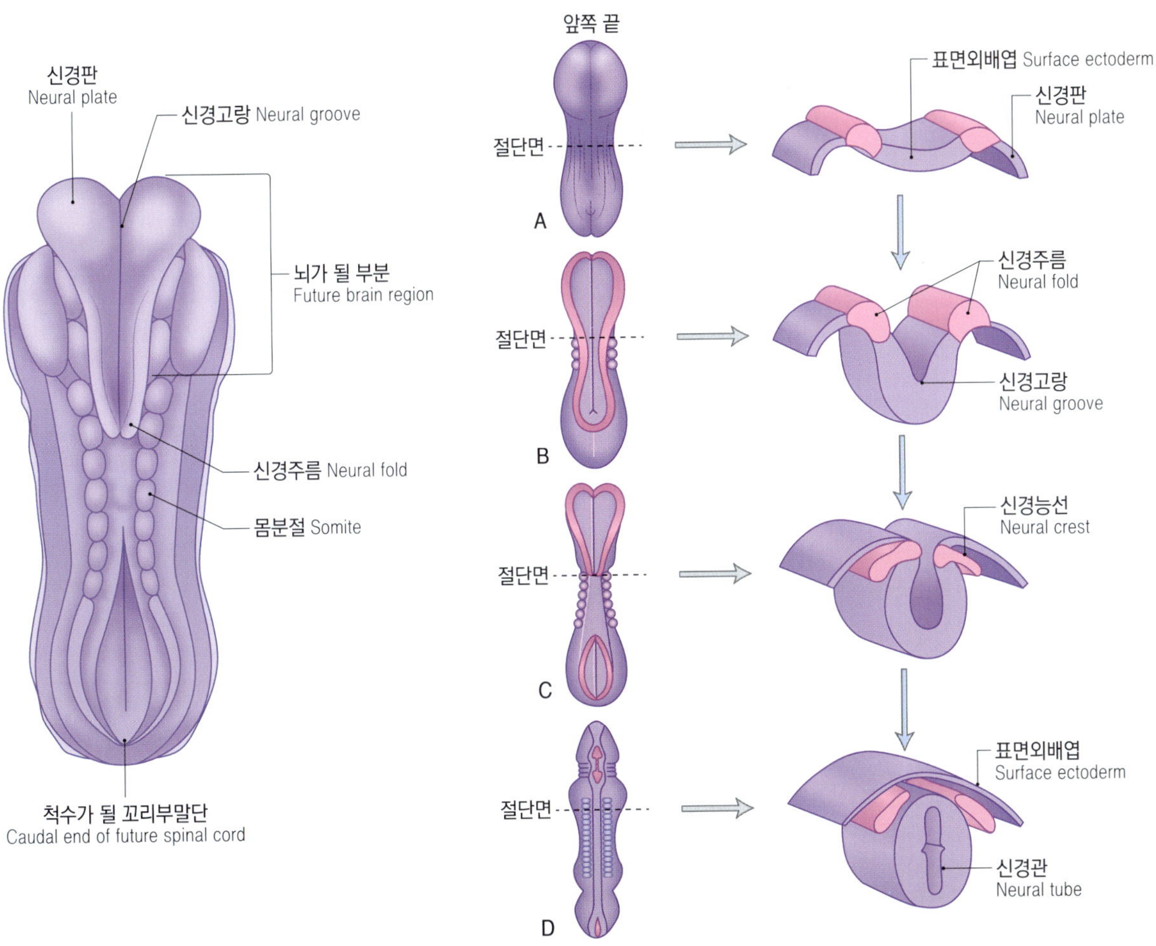

그림 5.2 신경관형성

A: 발생 16일째의 배아: 정중 중배엽에서 분비된 화학신호에 의해 신경판이 형성된다. B: 발생 20일째의 배아: 신경판의 가장자리가 접히고 중앙부위가 함몰되면서 신경고랑이 형성된다. C: 발생 22일째 배아: 신경판과 신경주름이 만나 신경관을 형성하며, 신경능선은 신경관에서 분리된다. D: 발생 27~30일째 배아: 앞신경구멍이 먼저 닫히고 3일 뒤 뒤신경구멍이 닫히면서 몸분절(somite)로 나뉜다.

5.3 신경조직

학습목표 신경조직의 구성에 대해 알 수 있다.

신경조직 Nervous tissue

신경세포(nerve cell)는 구조적 · 기능적 단위로 **신경원**(neuron)이라고도 한다. 신경계통은 **신경조직**(nervous tissue)과 약간의 결합조직이 포함되어 있으며, 신경조직을 이루는 주요 세포는 신경세포와 신경(아)교세포이다. 신경세포는 신경계통의 실질세포로 주된 기능은 신경흥분을 발생시켜 다른 신경세포와의 네트워크를 통해 정보를 전달한다. 정보전달을 위해 세포들 간의 화학적 · 전기적 상호작용으로 이루어진다. 이러한 상호작용은 흥분(excitation)과 억제(inhibition)의 균형을 통해 행동을 조절하게 된다. **신경(아)교세포**(neuroglia cell)는 주변 신경세포의 절연, 지지, 보호역할 및 영양공급을 담당한다. 사람의 신경계통에는 1,000억 개의 신경(아)교세포가 있으며, 신경세포 수보다 거의 10배 정도 많은 것으로 알려져 있다.

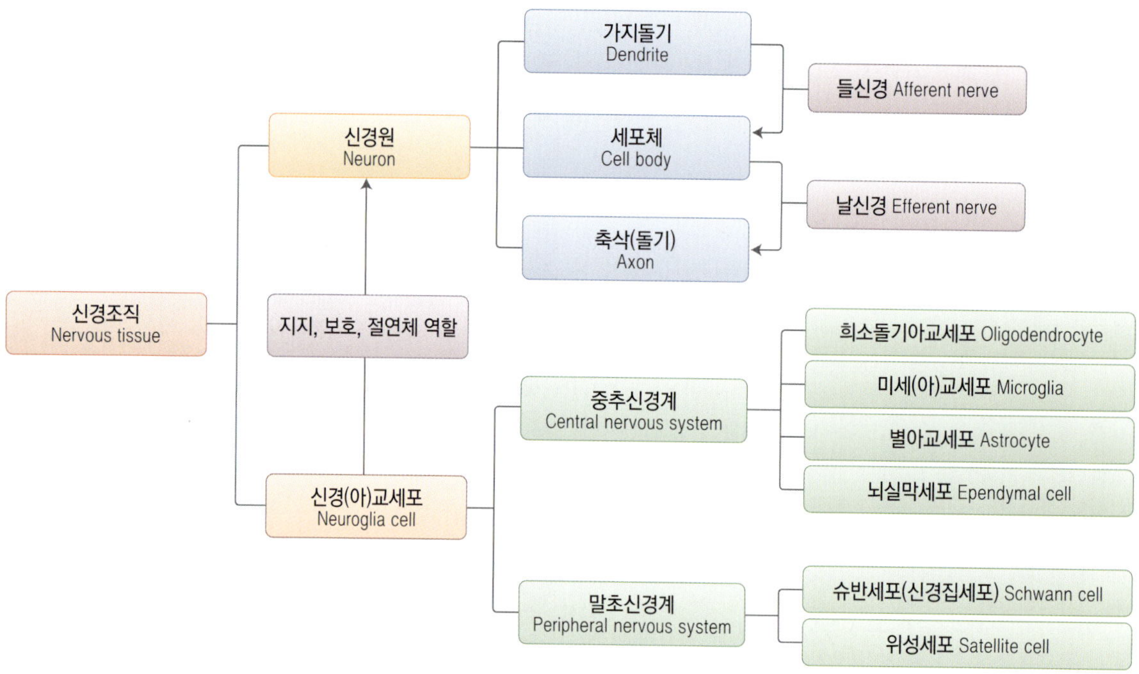

그림 5.3 신경조직의 구성

표 5.1 신경세포의 전형적인 구분

구분	부위	주요 세포소기관	주요 기능
세포체	신경세포의 중앙부위로 한 개의 축삭과 다수의 가지돌기를 포함	핵, 골지복합체, 니슬소체, 사립체, 세포뼈대	거대분자 합성, 전기신호 통합
가지돌기	세포체의 가느다란 연장 부분	사립체, 세포뼈대	다른 신경세포로부터 정보수집(들신경섬유)
축삭(돌기)	하나의 긴 원통 모양의 돌기	사립체, 운반소포, 세포뼈대	정보를 다른 신경세포로 전달(날신경섬유)
축삭(종말)	축삭의 끝부분으로 뭉툭한 단추 모양	사립체, 연접주머니	다른 신경세포와 연접부위

5.3 신경조직

학습목표 신경세포체에 대해 알 수 있다.

신경세포 Neuron

신경세포는 흥분을 발생시켜 이를 신경충동(nerve impulse)의 형태로 전도하는 기능을 위한 적합한 형태를 갖추고 있다. 신경세포에는 흥분발생, 정보수집, 통합, 전도 및 전달을 위한 몇 가지 기능적인 부분이 존재한다. 그 형태나 수행하는 기능에 따라 다음과 같이 구분할 수 있는데, 기본적으로 **신경세포체**(nerve cell body)와 세포체에서 뻗어 나온 돌기(process)로 구성된다. 돌기에는 정보를 받아들이는 문어발 모양의 **가지돌기**(수상돌기, dendrite)와 길게 뻗은 **축삭**(axon)이 있다.

신경세포체 Nerve cell body

신경세포체의 직경은 약 20μm로 타원형이거나 별 모양이다. 핵과 세포질을 포함하고 있어 대사작용과 생존에 필요한 효소뿐만 아니라 신경전달물질을 합성하고 신호를 통합하는 일종의 생화학 공장이라 할 수 있다. 일반세포에 있는 세포소기관들 이외에도 신경세포에만 존재하는 **니슬소체**(Nissl body)는 다양한 크기의 과립세포질그물과 폴리리보소체로 구성되고, 단백질을 합성하는 주된 장소로 신경세포체의 영양과 재생에 관여하는 것으로 알려져 있으며, 핵 주위에서 관찰되나 축삭둔덕(axon hillock)에는 없다. 신경세포의 손상이나 변성 등에 의해 니슬소체의 염색성이 감소되거나 소실되는 현상을 **염색질융해**(chromatolysis)라고 하며, 신경세포가 회복되면 다시 나타나서 신경세포의 기능 상태를 판단하는 지표가 되기도 한다.

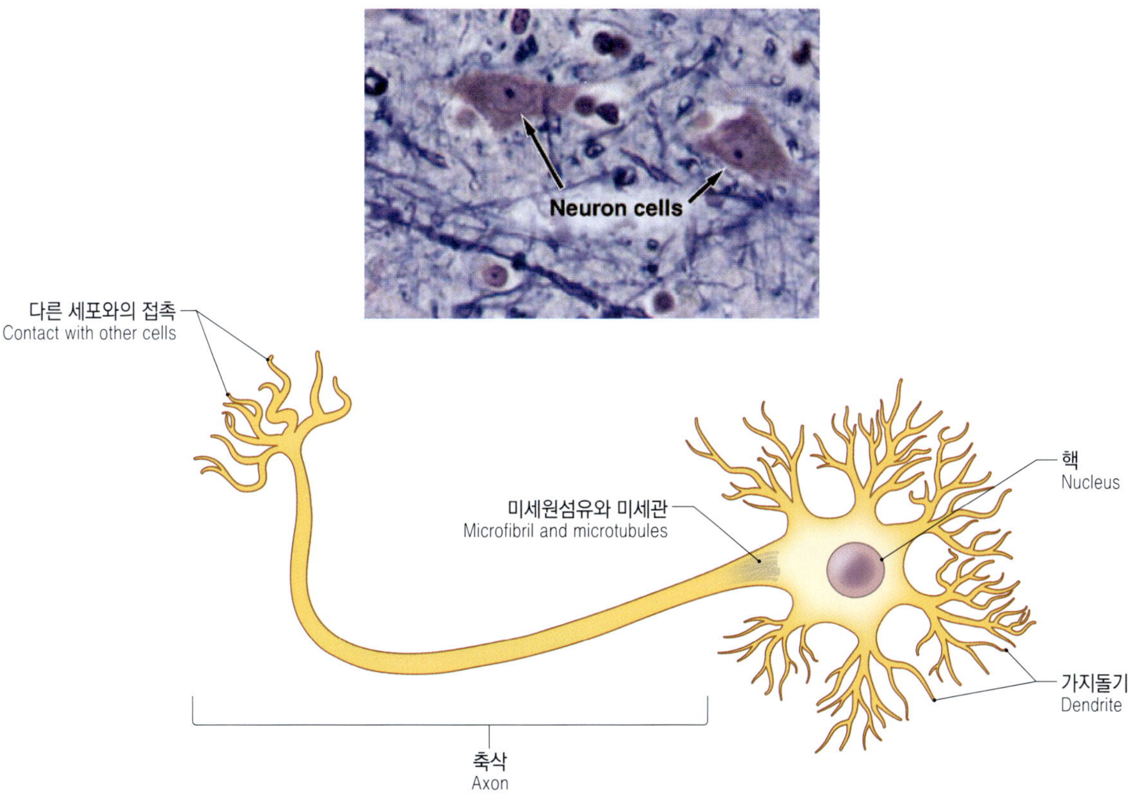

그림 5.4 신경세포

5.3 신경조직

학습목표 가지돌기에 대해 알 수 있다.

가지돌기(수상돌기) Dendrite 신경세포의 수용성 세포막이 변형된 부분으로 외부로부터의 자극을 신경세포체로 받아들여 다른 신경세포로 자극을 전달하는 기능을 하는 **들신경섬유**(구심신경섬유, afferent fiber)이다. 하나의 세포체로부터 돋아나와 여러 개의 짧은 돌기를 이루기 때문에 관목의 가지와 같은 형태를 하고 있다. 어떤 가지돌기의 표면에는 작은 돌기들이 돋아 있어 이를 가지돌기가시(dendritic spine)라고 하며 마치 문어 다리에 붙은 빨대 모양을 하고 있다. 가지돌기가시는 **축삭종말**(axon terminal)과 연접(synapse)을 이루어 연접 정보전달의 주요 부위로 작용한다. 신생아와 유아기의 다양한 환경에 의해 가지돌기가시의 성숙을 포함한 연접 발달이 결정된다. 정신지체를 가진 신생아의 뇌에서 비정상적인 가시구조가 자주 발견되며, 가시의 개수도 신생아기와 성인기에 겪은 환경의 질에 따라 달라진다.

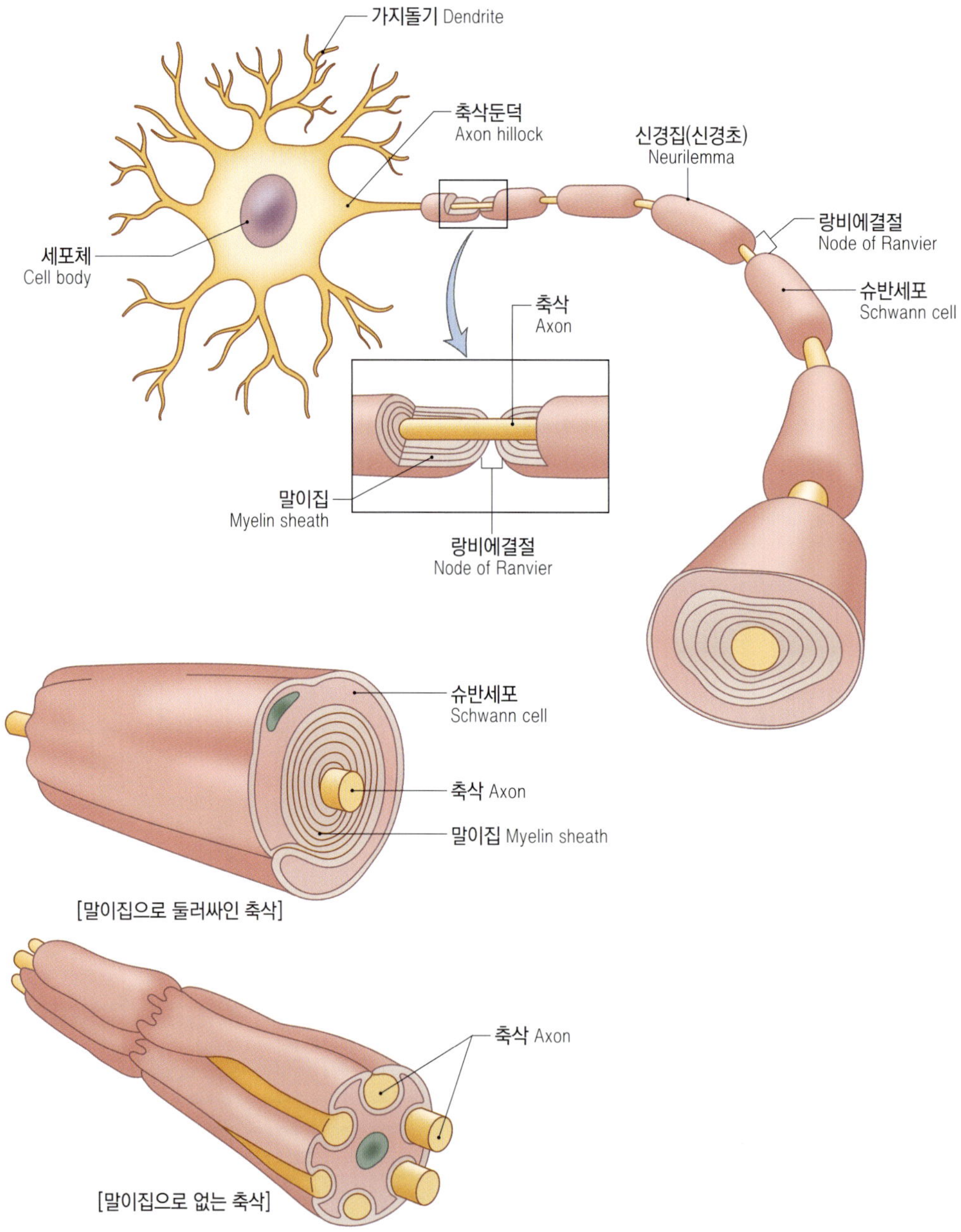

그림 5.5 신경세포

5.3 신경조직

학습목표 축삭에 대해 알 수 있다.

축삭 Axon 세포체에서 길게 뻗어나가는 긴 원형질의 돌기로 대부분의 신경세포는 한 개의 축삭만 가진다. 축삭의 기능은 세포체에서 말단 부위로 보내는 날신경섬유(원심신경섬유, efferent fiber)로 다른 신경세포나 효과기(effector)인 근육과 샘 세포로 자극을 전달한다. 축삭을 세 부분으로 나누면, 세포체와 이어지는 원뿔 모양의 융기부인 **축삭둔덕과 시작분절**, 긴 대롱 같은 부분인 **축삭**(돌기), 축삭의 끝부분인 **종말단추**로 나눈다.

축삭둔덕과 시작분절 Axon hillock & initial segment **시작분절**은 축삭이 처음 시작되는 부분이며, 축삭둔덕을 지나 50~100μm에 이르는 말이집 바로 전까지의 부분을 말한다. 축삭둔덕과 시작분절은 나트륨이온(Na^+) 통로가 밀집되어 있고, **문턱값**(역치, threshold)이 가장 낮아 신경흥분의 총합(summation)이 일어나 **활동전위**(action potential)가 시작되는 곳이므로 일명 '**방아쇠영역**(trigger zone)'이라고도 한다. 축삭으로 이어지는 미세관(microtubule)과 신경미세섬유(neurofilament)는 물질운반을 위한 도로 역할을 한다.

축삭(돌기) Axon 한 줄의 소시지처럼 말이집(수초, myelin sheath)에 싸여 있는데, 축삭의 시작부위인 축삭둔덕과 끝부위인 종말단추(terminal button)에는 말이집이 없다. 축삭에는 일정한 간격(약 1.5mm)을 두고 말이집이 없는 부위가 있는데, 이 간격을 **랑비에 결절**(신경섬유마디, node of Ranvier)이라 한다. 말이집은 **절연체**(insulator) 역할을 한다. 축삭둔덕과 시작분절에서 발생된 활동전압은 말이집을 건너 뛰어 랑비에결절에 있는 이온통로를 자극하여 활동전압을 발생시키고, 다시 다음 랑비에결절에 활동전압을 발생시켜 결국 종말단추에까지 이른다.

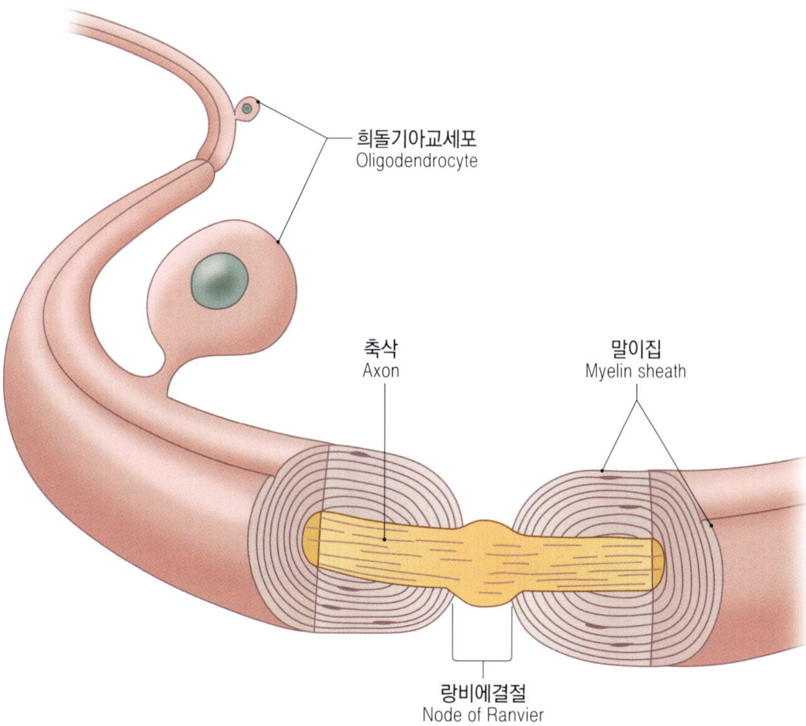

그림 5.6 축삭

5.3 신경조직

학습목표 종말단추에 대해 알 수 있다.

종말단추 Terminal button 축삭이 다른 신경세포나 근육세포 따위와 접하는 곳에서 커져 단추처럼 부풀어 오는 끝부분으로 신호전달의 매개체 역할을 하는 신경전달물질이 들어 있고, 축삭의 연접이 일어나는 부위이다. **연접**(시냅스, synapse)은 종말단추와 인접한 신경세포의 가지돌기, 세포체 또는 축삭과의 접속이다. 연접의 구성은 **연접전막**(presynaptic membrane), **연접틈새**(synaptic cleft), **연접후막**(postsynaptic membrane)으로 나뉜다. 연접틈새는 약 20nm의 간격이 있다.

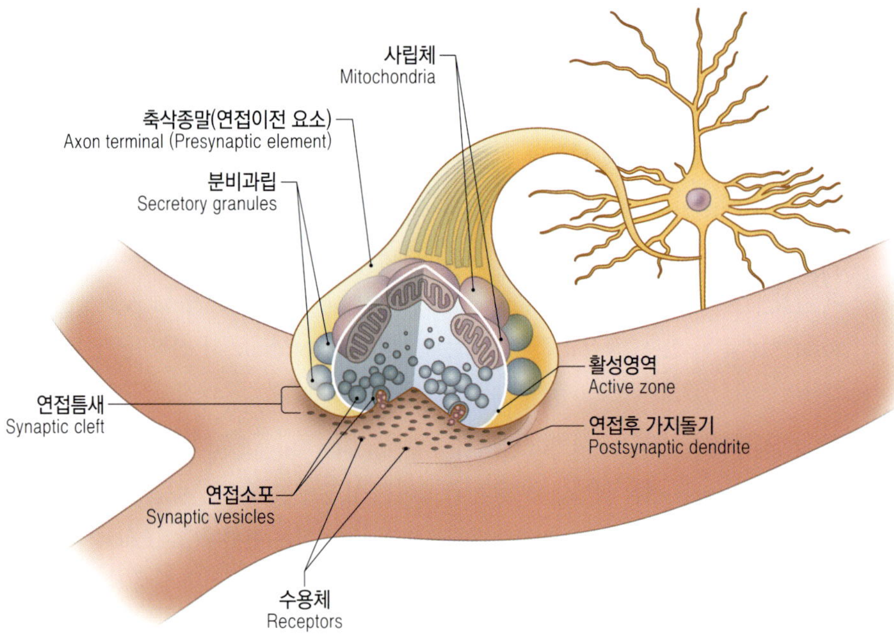

그림 5.7 종말단추

더 알아보기

화학연접과 전기연접 Chemical synapse & Electrical synapse

<table>
<tr><th></th><th>연접 방식</th><th>특징</th></tr>
<tr><td>화학 연접</td><td>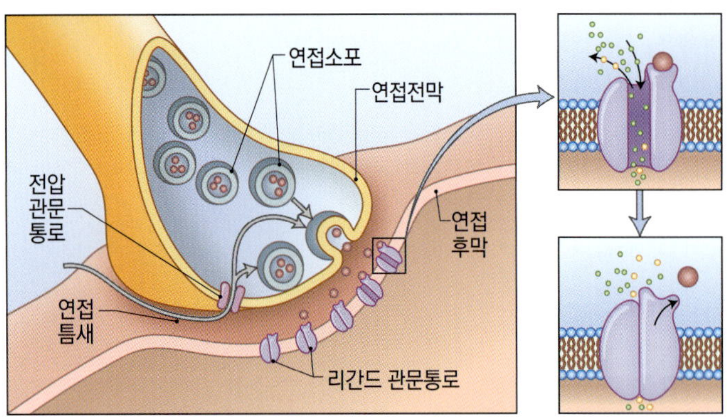
</td><td>■ 포유류 동물의 연접 방식으로 뼈대근육에서 관찰됨
■ 연접전 뉴런이 신경전달물질이라는 일종의 화학물질에 의해 연접후 세포막의 수용기와 결합하는 방식으로 신호를 전달함</td></tr>
<tr><td>전기 연접</td><td>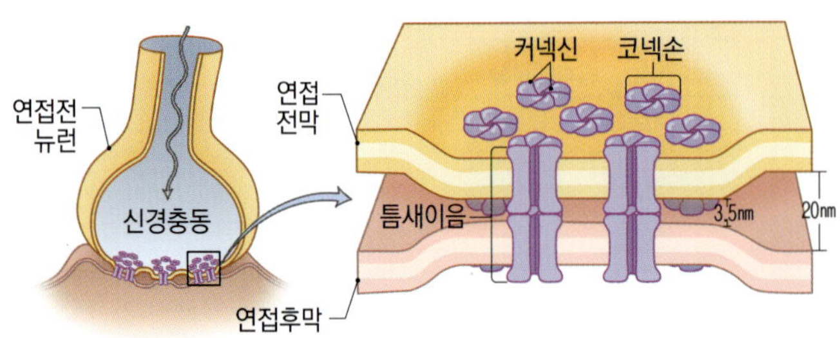
</td><td>■ 심장근육, 민무늬근육에서 관찰됨
■ 뉴런의 자극을 빠르게 전달하지만, 화학연접과 달리 신호를 합칠 수 없어 신호가 커지지 않음
■ 연접틈새의 커넥손(connexon)은 커넥신(connexin)이라는 단백질 단위체로 구성됨</td></tr>
</table>

5.3 신경조직

학습목표 신경종말에 대해 알 수 있다.

신경종말 Nerve ending

신경돌기의 끝이 팽대된 부분으로 운동신경종말과 감각신경종말은 각각 특수한 형태를 갖고 있다.

운동신경종말 Motor nerve ending 일명 **효과기**(effector)라 하며, 뼈대근육에서는 **운동종말판**(motor endplate)이라는 독특한 구조의 종말장치로 연접한다. 이 신경섬유의 끝은 근형질이 모인 덩어리로 표면은 함몰되고 주름져 있어 운동종말판이라고 한다. 그러나 불수의근의 운동신경종말은 자유종말로 그친다.

감각신경종말 Sensory nerve ending 체외 및 체내에서 발생되는 각종 자극을 수용하는 감각신경종말은 신경원의 가지돌기에 해당되며 감각에 따라 **수용체**(receptor)의 형태는 다르다.

자유신경종말 Free nerve ending **통각수용기**(nociceptor)이며, 피부나 관절 등 신체 여러 곳에 존재하는 피막이 없는 상태로 상피조직, 결합조직, 근육조직 및 점막조직 내에 있다. 일부의 촉각이나 온각, 냉각 등의 수용기로도 작용한다고 여겨진다.

마이스너소체 Meissner corpuscle 진피의 유두 내에 있는 **촉각수용기**(tactile receptor)이며, 털이 없는 손과 발, 입술, 혀의 점막 등에 많이 분포하고 있다. 털이 있는 피부에 많이 분포하고 있는 촉각수용기로는 **메르켈원반**(촉각원반, Merkel disk)이 있다.

메르켈원반(촉각원반) Merkel disk 표피 바닥층에 있는 질감 및 위치와 강도를 명확히 구분할 수 있는 **식별 촉각**(discriminative tactile sensation)을 감지하는 느린 수용기이다.

털집수용기 Hair follicle receptor 털집의 바닥부를 싸고 있는 신경말단으로, 털의 움직임을 감지하는 빠른 수용기이다.

파치니소체(층판소체) Pacini corpuscle 피부밑조직과 장막밑조직 및 성긴결합조직 내의 깊은 곳에 위치하는 **압력수용기**(baroreceptor)이다. 모양은 여러 겹의 동심원구조에 감지세포들이 있다.

크라우제끝망울(망울소체) Krause end bulb **냉각수용기**(cold receptor)로 $1cm^2$당 10개 정도 있다.

루피니소체 Ruffini corpuscle **온도수용기**(thermoreceptor)로, 피부밑조직 내에 분포하고 있으며, $1cm^2$당 3개 정도 있다.

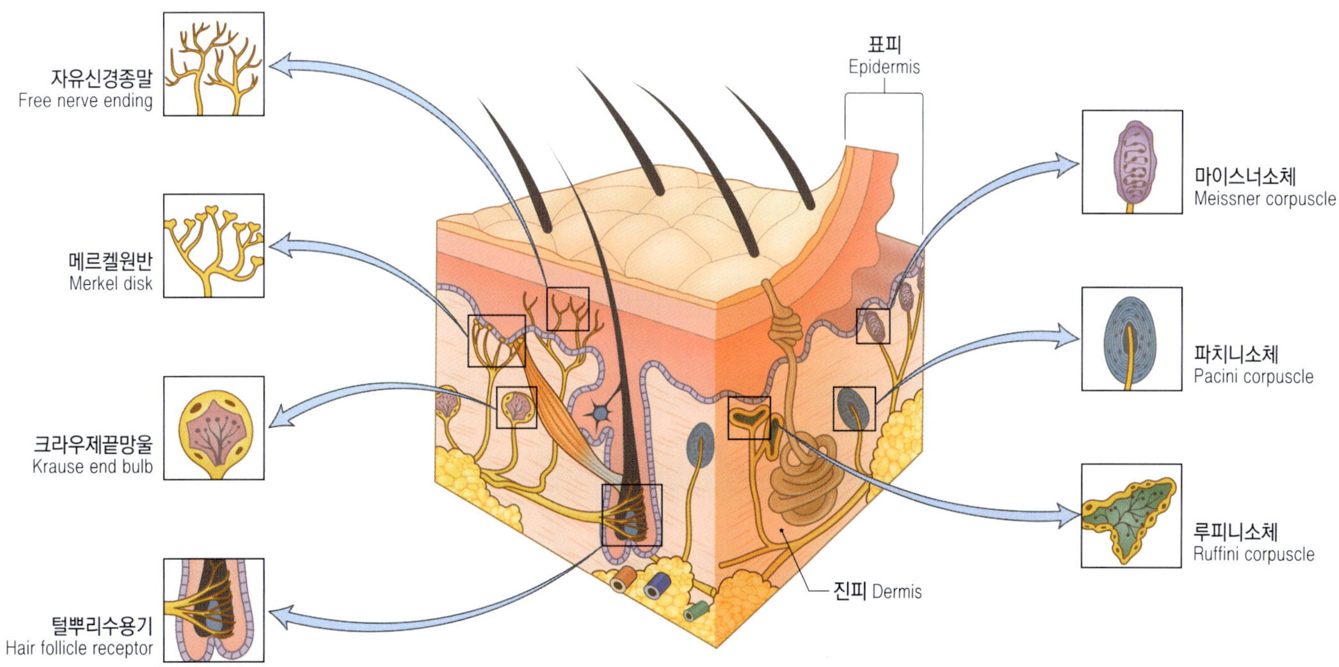

그림 5.8 감각신경종말

5.3 신경조직

학습목표 신경종말에 대해 알 수 있다.

근육방추 Muscle spindle 뼈대근육의 길이와 수축 속도를 감지하는 주머니 모양의 신경구조로 감각신경이 휘감고 있는 **방추속근(육)섬유**(intrafusal muscle fiber)와 바깥의 일반적인 근섬유인 **방추바깥근(육)섬유**(extrafusal muscle fiber)가 있다. 방추바깥근(육)섬유 속에 있는 방추속근(육)섬유는 근육방추 속에 4~6개로 구성된 **핵주머니섬유**(핵낭섬유, nuclear bag fiber)와 **핵사슬섬유**(nuclear chain fiber)로 나눌 수 있다. 짧고 얇은 핵사슬섬유는 긴 핵주머니섬유의 한쪽 끝에서 다른 쪽 끝부분에 붙어 있고, 핵주머니섬유의 한쪽 끝은 방추바깥근(육)섬유에 붙어있다. 핵사슬섬유는 근육방추가 주어진 시간에 얼마나 늘어났는지를 감지하고 정적감마운동신경원(static gamma motor neuron)에 의해 신경지배를 받는다. 핵주머니섬유는 근육이 늘어나는 속도를 감지하고 동적감마운동신경원(dynamic gamma motor neuron)에 의해 신경지배를 받는다.

골지힘줄기관 Golgi tendon organ 근육섬유와 힘줄(tendon) 사이의 연결부위에 위치하는 감각수용기로 근육 늘임수용기(stretch receptor)이다. 근육수축 시 발생되는 힘과 **긴장도**(tone)를 중추에 전달한다. 길이는 약 1mm, 직경이 0.1mm 정도로 근육방추보다 작고, 주머니에 의해 둘러싸여 있다. 근육이 과도하게 수축할 때 골지힘줄기관이 늘어나면 아교질섬유가 펴지면서 신경종말을 눌러 Ib 감각섬유를 활성화시켜 척수에 정보를 전달함으로써 힘줄에 너무 강한 장력이 가해져 생기는 손상으로부터 힘줄을 보호하는 역할을 한다.

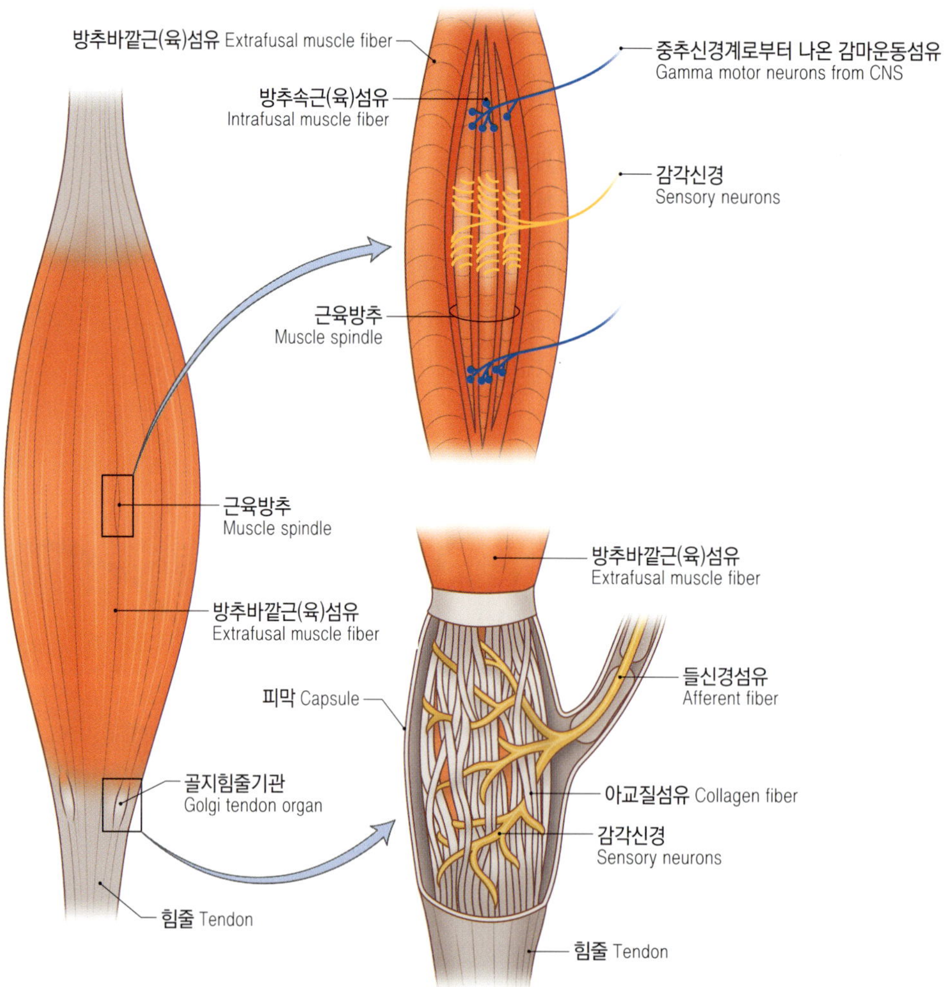

그림 5.9 근육방추와 골지힘줄기관

5.3 신경조직

학습목표 신경세포의 종류에 대해 알 수 있다.

신경세포의 종류 Type of neuron

신경세포는 세포체에서 뻗어 나온 돌기 수, 신경자극의 전달방향, 부위에 따라 기능적으로 분류할 수 있다. 전달방향이라 함은 중추로 들어가는 것을 **들신경섬유**(감각섬유, afferent fiber), 중추에서 나오는 것을 **날신경섬유**(운동섬유, efferent fiber)로 분류하고, 전달부위에 따라 몸신경섬유와 내장신경섬유로 나뉜다.

표 5.2 신경세포의 형태와 기능에 따른 분류

구분	구조 및 특징	분포
형태에 따른 분류(세포체에서 뻗어 나온 돌기의 수에 따름)		
홑극신경세포 unipolar neuron	세포체에서 하나의 돌기를 형성함	척수신경절과 일부 뇌신경절
거짓홑극신경세포 pseudounipolar neuron	홑극신경세포의 변형으로 T자형으로 2개의 돌기로 갈라져 가지돌기와 축삭이 되어 중추와 말초로 향함	
두극신경세포 bipolar neuron	세포에 양쪽 극에서 각각 1개씩 나오는 돌기로 축삭과 가지돌기가 됨	망막, 후각상피, 안뜰신경절과 달팽이신경절
다극신경세포 multipolar neuron	여러 개의 가지돌기와 하나의 축삭을 가짐	운동신경세포, 사이신경세포, 추체세포, 조롱박세포
기능에 따른 분류(전달방향과 전달 부위에 따름)		
감각신경세포 sensory nerve cell	홑극신경세포, 수용기는 감지하는 정보에 따라 몸감각수용기, 내장감각 수용기로 분류됨. 약 100만 개	들신경을 이루며, 말초신경계통의 감각부분을 형성함
사이신경세포 interneuron	다극신경세포, 연합신경세포(association neuron)라고도 하며 기억, 계획, 학습과 같은 기능을 함. 약 200억 개	중추신경계 내에서 감각신경세포와 운동신경세포 사이에 위치함
운동신경세포 motor nerve cell	대부분 다극신경세포, 뼈대근육은 몸운동신경세포가 지배하고 심장, 민무늬근육, 분비샘 등은 자율신경이 지배함. 약 50만 개	날신경을 이루며, 중추신경계통에서 효과기관으로 자극을 전달함

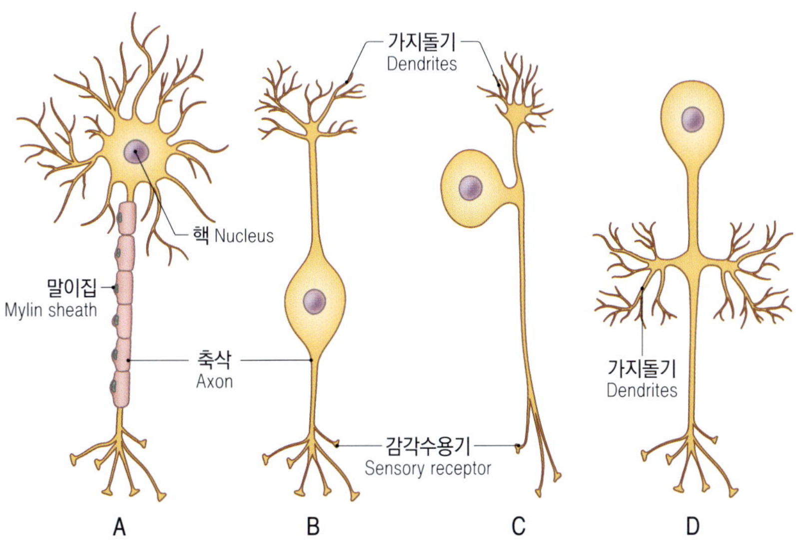

그림 5.10 형태에 따른 신경세포
A: 다극신경세포, B: 두극신경세포, C: 거짓홑극신경세포, D: 홑극신경세포

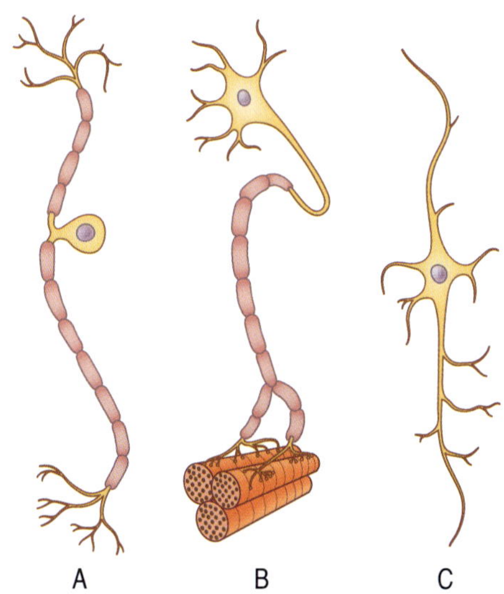

그림 5.11 기능에 따른 신경세포
A: 감각신경세포, B: 운동신경세포, C: 사이신경세포

5.3 신경조직

학습목표 신경섬유의 피복에 대해 알 수 있다.

신경섬유의 피복 Sheath of nerve fibers

신경섬유는 일반적으로 피막에 싸여 있는 축삭을 말한다. 신경막은 가장 안쪽부터 신경섬유를 싸고 있는 **신경속막**, 신경다발을 싸고 있는 **신경다발막**, 여러 개의 신경다발을 싸고 있는 **신경바깥막**의 순서로 세 겹으로 둘러싸여 있으며, 각기 다른 구조적 · 기능적 특성을 지니고 있다. 신경섬유(축삭)는 말이집의 유무에 따라 **말이집** 또는 **민말이집**(unmyelinated sheath) 신경섬유로 구분된다.

신경속막(신경내막) Endoneurium 하나의 신경섬유(축삭)를 싸고 있는 신경다발막 내의 성긴결합조직층(loose connective tissue layer)이다. 신경섬유를 지지하고 신경손상 후 재생이 이루어지는 동안 축삭 재생을 안내하는 기능을 한다. 성긴결합조직에는 모세혈관, 큰포식세포, 섬유모세포와 아교질(collagen)이 포함되어 있다.

신경다발막 Perineurium 신경섬유 집단인 섬유다발(fiber fascicle)을 싸고 있는 강한 섬유결합조직층으로 신경바깥막의 안쪽에 있는 층이다. 기계적 힘에 저항하고, 섬유다발 주위의 확산 장벽으로 작용한다.

신경바깥막(신경외막) Epineurium 신경다발의 전체 묶음을 가장 바깥에서 둘러싸는 두껍고 전형적이며 규칙한 치밀결합조직층(dense connective tissue layer)으로 주로 아교질섬유와 섬유모세포로 이루어져 있다. 세로 방향과 나선형으로 나열된 아교질섬유는 신경다발이 과도하게 신장되는 것을 막아주고 말초신경의 장력과 탄력성을 결정하는데 중요한 역할을 한다.

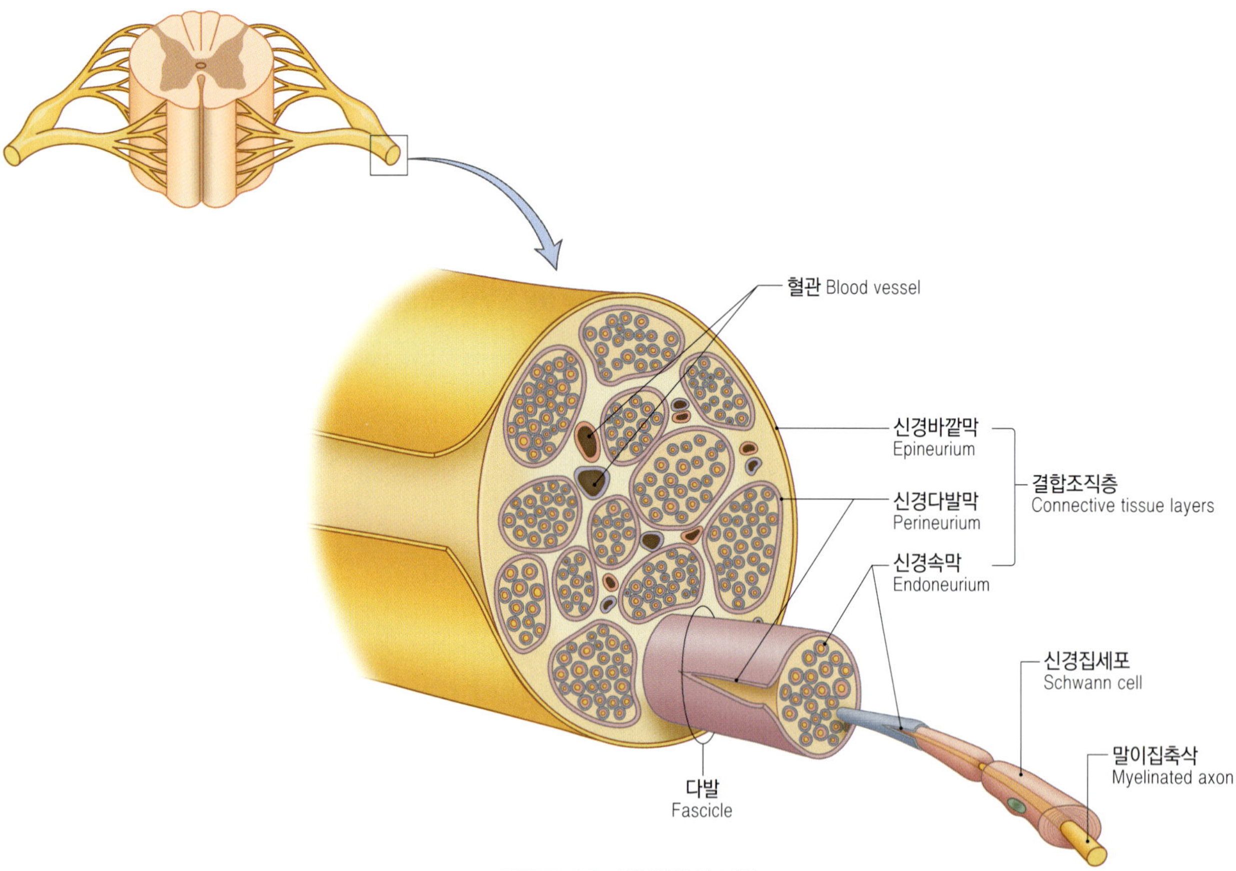

그림 5.12 신경섬유의 피복

5.3 신경조직

학습목표 신경(아)교세포에 대해 알 수 있다.

신경(아)교세포 Neuroglia cell

아교(glue)는 동물의 가죽, 힘줄 등을 끓여 젤라틴 위주의 성분을 추출하여 응고 건조시킨 접착제라는 뜻으로 갖풀, 아교, 붙다 등의 뜻을 가진다. 신경(아)교세포(neuroglia cell)는 신경세포를 서로 연결하거나 둘러싸서 이를 지지하고 보호하며, 물질교환에 관여한다.

신경(아)교세포는 중추신경계와 말초신경계의 신경(아)교세포로 분류할 수 있다.

중추신경계 신경(아)교세포

희소돌기아교세포 Oligodendrocyte '가지(dendrite)가 적다(oligo)'는 의미로 적은 가지를 가진 세포라는 뜻이다. 뇌와 척수의 말이집 형성에 관여하며 **절연체**(insulator) 기능을 한다. 말초신경계의 신경집세포와 유사하다.

미세(아)교세포 Microglia 중추신경계 전반에 걸쳐 있는 미세(아)교세포는 빈약한 세포질과 세포체 및 불규칙적이고 짧은 돌기를 가진다. 신경계통의 발생이 외배엽에서 발생하는 반면, 미세(아)교세포는 중배엽성의 골수에서 발생하며 **단핵포식계통**으로 찌꺼기와 손상된 구조물을 청소하는 포식세포의 기능을 한다.

뇌실막세포 Ependymal cell 뇌와 척수의 내강을 덮는 일종의 상피세포로 **뇌척수액**(CSF)과 닿아 있다. 뇌척수액을 생성하는 맥락상피세포는 맥락얼기를 구성하며 맥락얼기는 뇌실막세포에 속한다.

별아교세포 Astrocyte 신경(아)교세포 중 가장 크며 연접 주변의 칼륨이온과 신경전달물질을 제거하여 중추신경계의 세포외액의 조성을 조절하거나 여러 개의 돌기들이 신경세포와 모세혈관 벽에 돌기를 부착함으로써 신경세포를 구조적으로 지지하고, 모세혈관 벽을 둘러쌈으로써 **혈액뇌장벽**(blood brain barrier, B.B.B) 역할을 한다. 별아교세포는 뇌손상에 반응하여 손상 부위로 이동한 후 흉터조직(scar tissue)을 만들어 신경세포 사이에 생긴 공간을 채워준다.

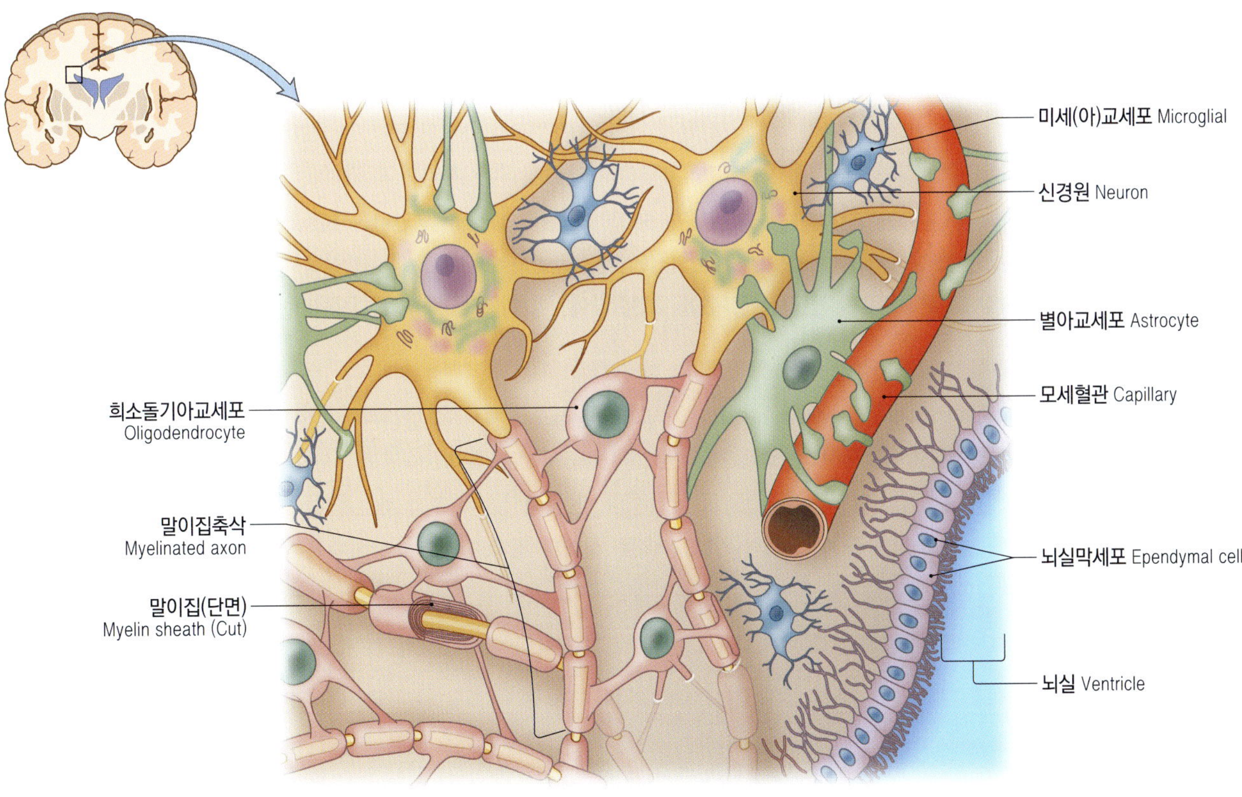

그림 5.13 신경(아)교세포(중추신경계)

5.3 신경조직

학습목표 신경(아)교세포에 대해 알 수 있다.

말초신경계 신경(아)교세포

신경집세포 Schwann cell 중추신경계의 희소돌기아교세포와 기능이 비슷하다. 말초신경계통의 **말이집 형성**에 관여하며 축삭에 영양을 공급하여 신경섬유 재생에 관여한다.

위성세포 Satellite cell 신경세포체를 둘러싸는 모습이 마치 위성처럼 보인다고 하여 위성세포라는 이름이 붙여졌으며, 신경세포체의 피막을 형성하기 때문에 피막세포라고도 한다.

표 5.3 신경(아)교세포

구분	종류	기능
중추신경계	희소돌기아교세포	말이집 형성
	미세(아)교세포	식작용
	별아교세포	혈액뇌장벽 형성
	뇌실막세포	뇌척수액 분비 및 순환
말초신경계	슈반세포(신경집세포)	말이집형성 및 영양과 재생
	위성세포	보호, 영양공급, 물질대사

관련 질환

말이집탈락질환 Demyelinating disease

중추신경계 말이집탈락질환(다발경화증)

다발경화증(multiple sclerosis)이란 그리스어로 '단단해지다'라는 말에서 유래하였다. 다발이라는 용어는 한 번에 신경계통의 여러 곳을 공격하기 때문에 붙여진 이름이다. 면역체계의 이상에 의한 **자가면역질환**의 하나로 뚜렷한 원인이 밝혀지지는 않았지만, 중추신경계 모든 부위에 나타날 수 있기 때문에 다양한 증상을 보인다. 시신경(optic nerve) 마비 시 시각장애를 일으키고, 뇌줄기 손상 시에는 겹보임이나 눈떨림(안진, nystagmus)이 있을 수 있다. 대뇌, 척수, 소뇌 등의 장애에 의해 배변, 성기능장애, 피로, 마비, 인지장애, 우울, 보행 장애, 어지러움, 떨림 등 다양한 증상을 보인다.

말초신경계 말이집탈락질환(기앵-바레증후군)

기앵-바레증후군(Guillain-Barre syndrome, GBS)은 말초신경세포의 축삭을 둘러싸는 말이집이 탈락되어 발생하는 급성 마비질환으로 **급성염증말이집탈락신경병증**(acute inflammatory demyelinating polyneuropathy, AIDP)이라 한다. 정확한 원인은 없지만 비정상적인 자가면역기전으로 여겨진다. 임상증상은 비교적 빠르게 진행되는 대칭성 근육쇠약과 마비가 발에서 시작하여 얼굴까지 퍼질 수 있으며, 호흡근육을 침범할 경우 호흡기능상실증을 일으킬 수도 있다. 환자들의 예후는 양호하지만 약 20%의 환자는 폐 합병증에 의해 사망할 수도 있다.

5.4 대뇌

학습목표 뇌의 발생에 대해 알 수 있다.

뇌의 발생 Development of the brain

신경관(neural tube)은 단순한 곧은 원통형이 아니며 연속된 **팽대**(enlargement)와 **굽이**(만곡, curvature)를 가진다. 팽대는 신경구멍이 막히기 전에 신경관의 위쪽 끝에서 나타나기 시작해 발생 4주된 배아의 뇌에서는 세 군데의 **일차뇌포**와 발생 5주째 다섯 군데의 소포를 가지는 **이차뇌포**를 형성한다(그림 5.14).

일차뇌포 Pirmary brain vesicle 세 군데에서 팽대가 뚜렷이 보이는 **앞뇌**(prosencephalon), **중(간)뇌**(mesencephalon), **마름뇌**(후뇌, rhombencephalon/ hindbrain)로 구성된다. 이 시기에 **목굽이**(cervical flexure)와 **머리굽이**(cephalic flexure)가 형성되어 중(간)뇌 부분과 마름뇌와 척수사이에 굽이가 나타나 세 개의 구획으로 구별할 수 있다. 이 중에서 **앞뇌**가 가장 크며 장차 끝뇌(종뇌, telencephalon)와 사이뇌(간뇌, diencephalon)로 발달하며, **중(간)뇌**는 성숙한 뇌줄기에서도 중(간)뇌로 남아 있다. **마름뇌**는 이후 다음뇌(metencephalon/ afterbrain)와 숨뇌(수뇌, myelencephalon)로 발달하고, 장차 척수가 되는 꼬리쪽 신경관과 연결된다.

이차뇌포 Secondary brain vesicle 다섯 군데에서 팽대가 뚜렷이 보이는 **끝뇌**, **사이뇌**, **중(간)뇌**, **뒤뇌**와 **숨뇌**로 구성된다. 이 시기에 다음뇌의 등쪽에 **다리뇌굽이**(pontine flexure)가 생기며, 대뇌반구 안쪽에 공간이 생겨 이후 네 개의 뇌실(ventricle)이 된다. 이차뇌포는 더 구체화되지만 성인의 뇌에서도 구조적으로 변하지는 않는다.

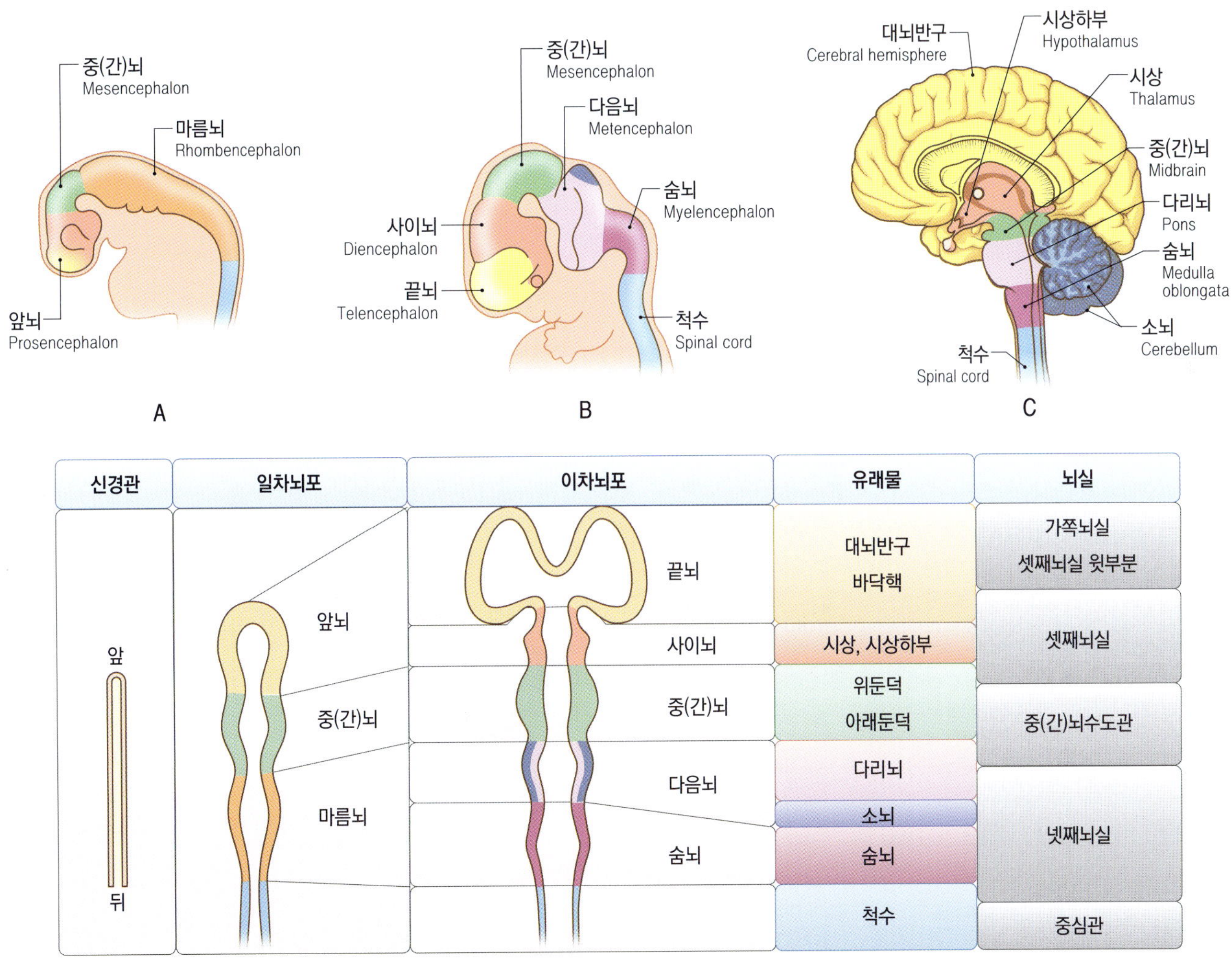

그림 5.14 발달단계. A: 4주째 배아(일차뇌포), B: 5주째 배아(이차뇌포), C: 성인의 뇌

5.4 대뇌

학습목표 중추신경계의 구성과 위치에 대해 알 수 있다.

중추신경계의 구분 Classification of the central nervous system

중추신경계통(central nervous system)은 머리뼈와 척추뼈에 덮여 있고 뇌척수막(meninges)에 싸여 있어 보호되고 있으며, 안쪽의 뇌실(ventricle of the brain)과 중심관(central canal)에는 뇌척수액(cerebrospinal fluid)이 채워져 있어 완충작용을 한다.

중추신경계통의 기능은 말초기관으로부터 들어오는 들신경섬유(afferent fiber)를 통해 다양한 정보를 통합하고 분석한 다음 다시 날신경섬유(efferent fiber)를 통해 해당기관에 내보냄으로써 행동이나 신체에서 일어나는 기작을 제어하는 역할을 한다.

중추신경계는 일반적으로 대뇌, 사이뇌, 소뇌, 뇌줄기[중(간)뇌, 다리뇌, 숨뇌]와 척수로 구분된다.

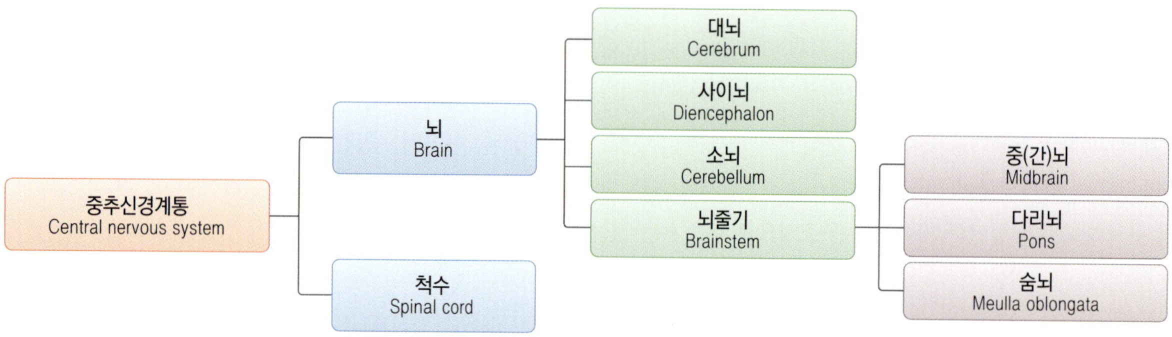

그림 5.15 중추신경계통의 구분

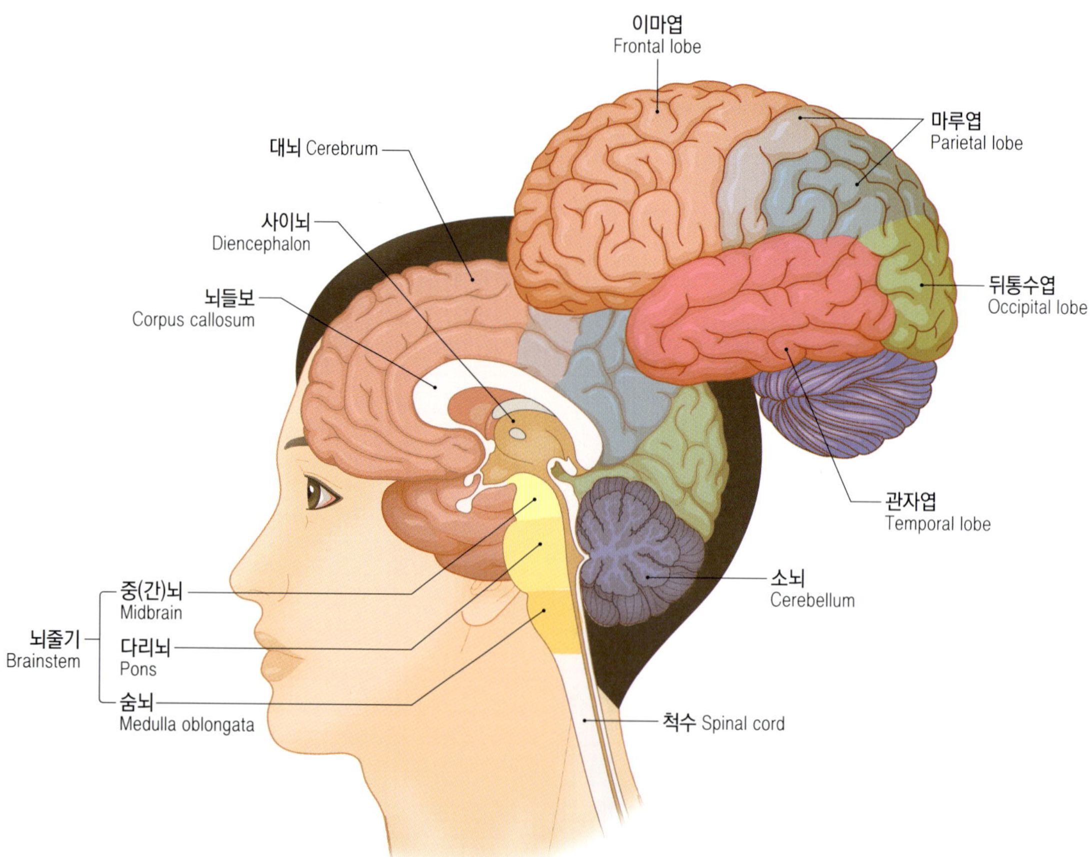

그림 5.16 중추신경계통의 구분

5.4 대뇌

학습목표 대뇌의 바깥모양과 대뇌엽에 대해 알 수 있다.

대뇌의 구분 Classification of the cerebrum

대뇌의 바깥모양 External structure of cerebrum 대뇌에서 외관상 가장 먼저 눈에 띄는 것은 많은 융기와 파임이다. 융기된 부위를 **이랑**(회, gyrus), 파인 부분을 **고랑**(구, sulcus)이라 하며, **틈새**(열, fissure)는 가장 깊은 형태의 고랑이다. 대뇌는 대뇌세로틈새(대뇌종열, longitudinal cerebral fissure)에 의해 왼·오른쪽의 반구로 나뉜다. 왼·오른쪽 반구는 거의 분리되어 있으나 중앙 부위의 아래쪽 부분은 뇌들보(뇌량, corpus callosum)라는 구조에 의해 서로 연결되어 있다.

대뇌엽 Lobe of cerebrum 대뇌반구(cerebral hemisphere)는 2개의 깊은 고랑에 의해 **4개의 주요 엽**(lobe)으로 나뉘며, 각 엽은 다시 많은 이랑으로 구성된다. 대뇌엽의 명칭은 각각 **이마엽**(전두엽, frontal lobe), **마루엽**(두정엽, parietal lobe), **관자엽**(측두엽, temporal lobe), **뒤통수엽**(후두엽, occipital lobe)이며 이는 덮는 머리뼈에 따라 명칭이 붙여졌다. 또한 성인의 완성된 뇌의 가쪽고랑(외측구, lateral sulcus) 깊은 부위에는 **뇌섬엽**(대뇌섬, insula lobe)이라는 대뇌의 다섯째 엽은 이마엽, 마루엽 및 관자엽에 의해 덮여 있어 보이지는 않는다.

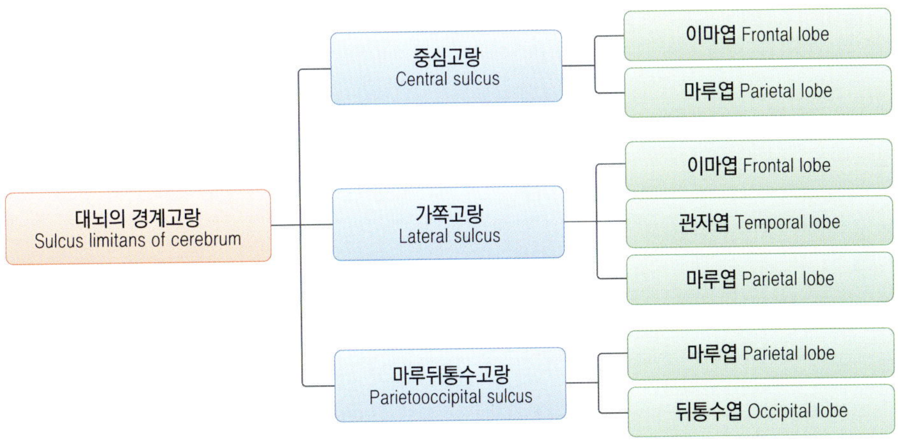

그림 5.17 고랑에 의한 뇌의 구분

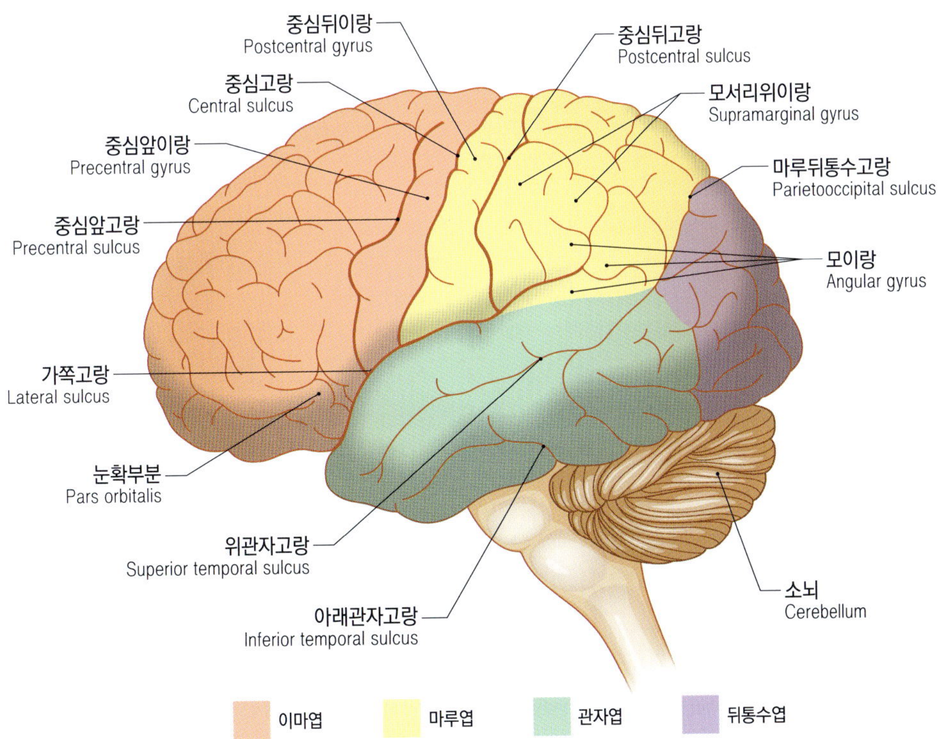

그림 5.18 대뇌반구(가쪽면)

5.4 대뇌

학습목표 대뇌의 고랑과 이랑에 대해 알 수 있다.

대뇌고랑(대뇌구, sulcus)과 대뇌이랑(대뇌회, gyrus)은 개인에 따라 차이가 심하여 일괄적으로 기술이 어려우므로 보편적인 내용으로 설명한다.

위가쪽면에서 관찰되는 고랑과 이랑

중심고랑 Central sulcus **롤란도틈새**(Rolandic fissure)라고도 하며, 이마엽(frontal lobe)과 마루엽(parietal lobe)을 나누는 고랑으로 운동영역과 감각영역을 구분한다.

가쪽고랑 Lateral sulcus **실비우스틈새**(Sylvian fissure)라고도 하며, 이마엽과 관자엽 사이를 나누는 가장 깊은 고랑이다.

중심앞고랑 Precentral sulcus 중심고랑의 앞쪽에서 중심고랑과 거의 나란히 주행한다. 중심앞고랑의 앞쪽 이마엽은 위이마고랑(superior frontal sulcus)과 아래이마고랑(inferior frontal sulcus)에 의해 위 · 중간 · 아래이마이랑(superior · middle · inferior frontal gyrus)으로 구분된다.

중심뒤고랑 Postcentral sulcus 중심고랑 뒤쪽에서 중심고랑과 거의 나란히 주행한다.

중심앞이랑 Precentral gyrus 중심앞고랑과 중심고랑 사이의 운동영역이다.

중심뒤이랑 Postcentral gyrus 중심고랑과 중심뒤고랑 사이이며, 몸 감각영역이다.

모서리위이랑 Supramarginal gyrus 마루엽에서 가쪽고랑의 끝을 둘러싸는 부위이다.

모이랑 Angular gyrus 마루엽에서 위관자고랑(superior temporal sulcus)을 둘러싸는 부위이다.

위관자고랑(superior temporal sulcus)과 아래관자고랑(inferior temporal sulcus)에 의해 관자엽은 위 · 중간 · 아래관자이랑(superior · middle · inferior temporal gyrus)으로 나뉘며, 위관자이랑에는 **베르니케영역**(감각언어영역, Wernicke area)이 위치한다.

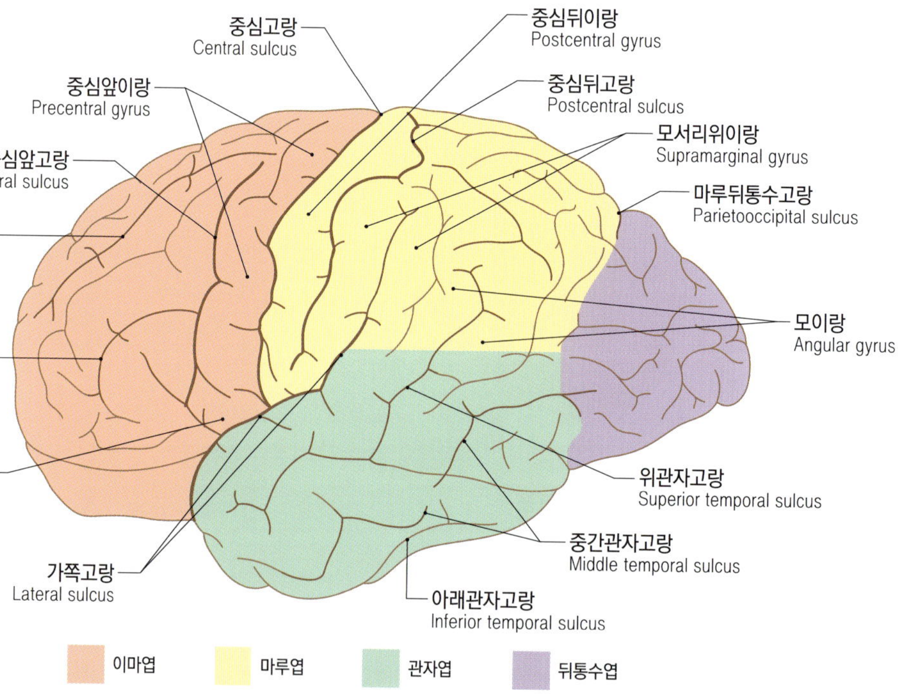

그림 5.19 대뇌의 구분(가쪽면)

5.4 대뇌

학습목표 대뇌의 고랑과 이랑에 대해 알 수 있다.

안쪽면에서 관찰되는 고랑과 이랑

뇌들보고랑 Callosal sulcus 뇌들보와 반구 사이의 홈으로 뇌들보(뇌량, corpus callosum) 윗면에 밀착되어 있다.

투명중격 Septum pellucidum 뇌들보 앞부분 아래에 있으며, 뇌들보와 뇌활(fornix) 사이에 위치하는 두 층의 얇은 판이다.

해마고랑 Hippocampal sulcus 뇌들보고랑의 연속으로 치아고랑과 해마곁이랑의 경계가 된다.

띠고랑 Cingulate sulcus 뇌들보 윗부분에서 뇌들보에 평행하게 달리는 홈이다.

마루뒤통수고랑 Parietooccipital sulcus 안쪽면의 귀 뒷쪽에서 앞아래쪽으로 주행하며, 마루엽과 뒤통수엽의 경계가 된다.

새발톱고랑 Calcarine sulcus 뒤통수극(occipital pole)에서 시작하여 거의 수평으로 주행하다 마루뒤통수고랑과 합쳐진다.

띠이랑 Cingulate gyrus 뇌들보고랑과 띠고랑 사이의 뇌고랑이다.

쐐기소엽 Cuneus 마루뒤통수고랑과 새발톱고랑 사이에 위치한 삼각형 부분이다.

둘레엽(변연엽) Limbic lobe 이마, 마루, 관자엽의 가장 안쪽에 있는 대뇌이랑들로 구성된 합성엽으로 반으로 자른 뇌의 안쪽면에서 뇌줄기와 소뇌를 제거한 뒤 관찰할 수 있다. 둘레엽은 띠이랑, 뇌들보아래구역(subcallosal area), 해마곁이랑(parahippocampal gyrus), 해마체(hippocampal formation), 치이랑(dental gyrus), 편도체(amygdaloid body), 시상하부의 일부의 핵 등으로 구성되며 감정반응, 기억, 방어 및 생식과 관련된 생존을 위한 원시피질의 일부이다.

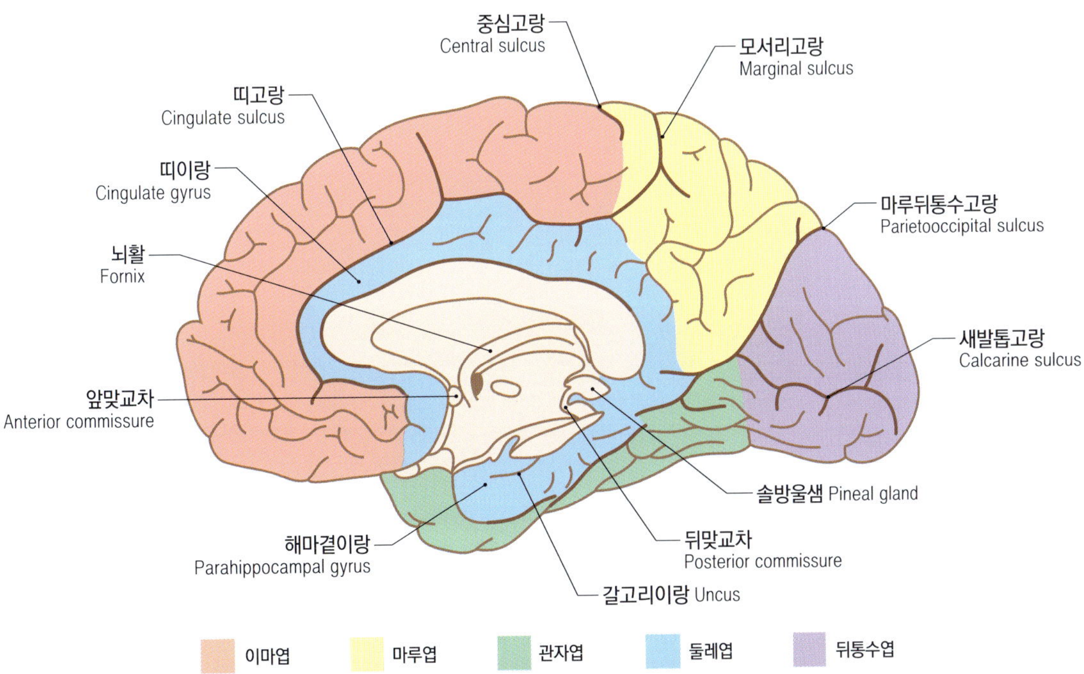

그림 5.20 대뇌의 구분(안쪽면)

5.4 대뇌

학습목표 대뇌의 고랑과 이랑에 대해 알 수 있다.

아랫면에서 관찰되는 고랑과 이랑

곧은이랑 Gyrus rectus or straight gyrus 후각망울과 후각로를 따라 안쪽에 놓여 있는 이랑이다.

후각망울 및 후각로 Olfactory bulb and tract 후각망울은 후각을 전달하는 후각로의 앞쪽 끝에 팽대된 부분으로 후각신경섬유가 연접한다.

눈확이랑(안와이랑) Orbital gyrus 아래이마이랑의 연속으로 눈확 윗부분에 있는 대뇌피질에 해당한다.

곁고랑 Collateral sulcus 혀이랑과 해마곁이랑의 가쪽경계를 이루는 고랑이다.

해마곁이랑 Parahippocampal gyrus 혀이랑의 앞부분에 있는 이랑이며, 앞쪽이 뒤가쪽으로 굽어 갈고리이랑(uncus)을 이루고 있는 둘레계통의 일부이다.

갈고리이랑 Uncus 해마곁이랑의 맨 앞부분에 있는 갈고리 모양으로 휘어져 있는 이랑이며, 일차후각영역(primary olfactory area)에 해당된다.

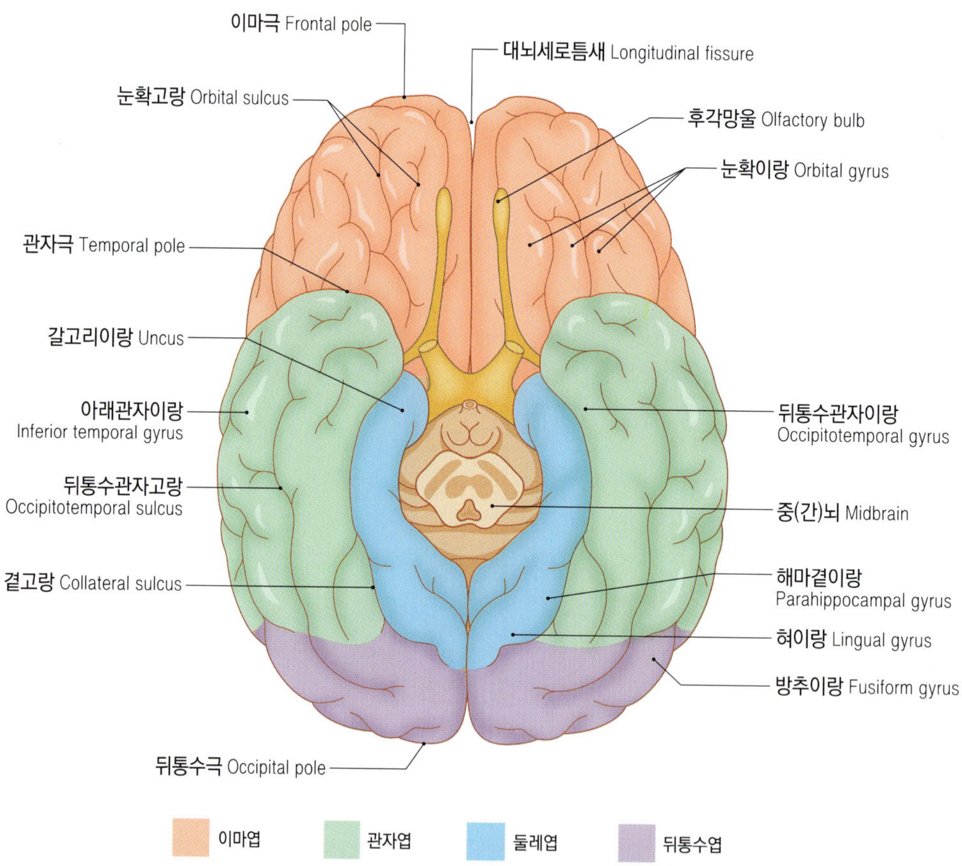

그림 5.21 대뇌의 구분(아랫면)

5.4 대뇌

학습목표 대뇌피질에 대해 알 수 있다.

대뇌피질의 구조 Structure of cerebral cortex

대뇌피질 Cerebral cortex

대뇌반구 표층을 이루는 2~4mm의 회색질(gray matter) 부위이며, 계통 발생적으로 원시피질, 구피질 및 신피질로 구분된다.

원시피질 Archicortex 3층으로 구성되며, 해마체(hippocampal formation)가 속한다.

구피질 Paleocortex 3~5층으로 구성되며, 후각계통의 대뇌피질이 속한다. 인간과 같은 고등동물일수록 신피질이 현저하게 발달되어 대부분을 차지하고 있다. 또한 원시피질과 구피질을 이루는 층은 일정하지가 않아 **이종피질**(allocortex)이라고도 한다.

신피질 Neocortex 일정하게 6층 구조로 되어 있어 **동종피질**(같은겉질, isocortex)이라 한다. 흔히 대뇌피질이라고 함은 신피질을 말하는데, 그 표면적은 약 2,200cm^{2}이고, 평균 두께는 약 2.5mm이다.

신피질의 조직학적 6층 구조 Systematic six-layer structure with a neocortex

등피질로서 구성 세포들은 추체세포(pyramidal cell)와 별세포(stellate cell)가 주된 세포이고, 일부의 **방추세포**(fusiform cell)와 **카알(Cajal)의 수평세포**(horizontal cell) 및 **마르티노티(Martinotti) 세포** 등이 있다.

분자층 Molecular layer; 제1층 가장 바깥의 좁은 층으로 산재성의 수평세포를 함유하고 있다.

바깥과립층(외과립층) External granular layer; 제2층 과립세포와 작은 추체세포를 함유하고 있다.

바깥추체세포층(외추체세포층) External pyramidal layer; 제3층 큰 추체세포, 과립세포 및 마르티노티 세포를 함유하고 있다. 추체세포에서 나온 축삭은 대뇌의 같은 반구를 연결하는 **연합섬유**(association fibers)와 반대쪽 대뇌를 연결하는 **맞교차섬유**(commissural fibers)를 구성한다.

속과립층(내과립층) Internal granular layer; 제4층 많은 과립세포와 가로방향으로 달리는 섬유로 이루어져 있으며, 시상을 통하여 대뇌피질로 정보가 들어오는 부분이다.

속추체세포층(내추체세포층) Internal pyramidal layer; 제5층 여러 가지 크기의 추체세포, 별세포 및 마르티노티 세포로 이루어지는데, 특히 중심앞고랑에는 **베츠 거대추체세포**(giant cell of Betz)가 있다. 이곳의 추체세포에서 나온 축삭은 바닥핵, 뇌줄기, 척수 등으로 가는 **투사섬유**(projection fiber)가 된다.

다형층 Multiform layer; 제6층 대뇌피질의 가장 속층으로 크기의 형태가 다양한 세포가 존재하며 방추세포들이 주로 존재한다.

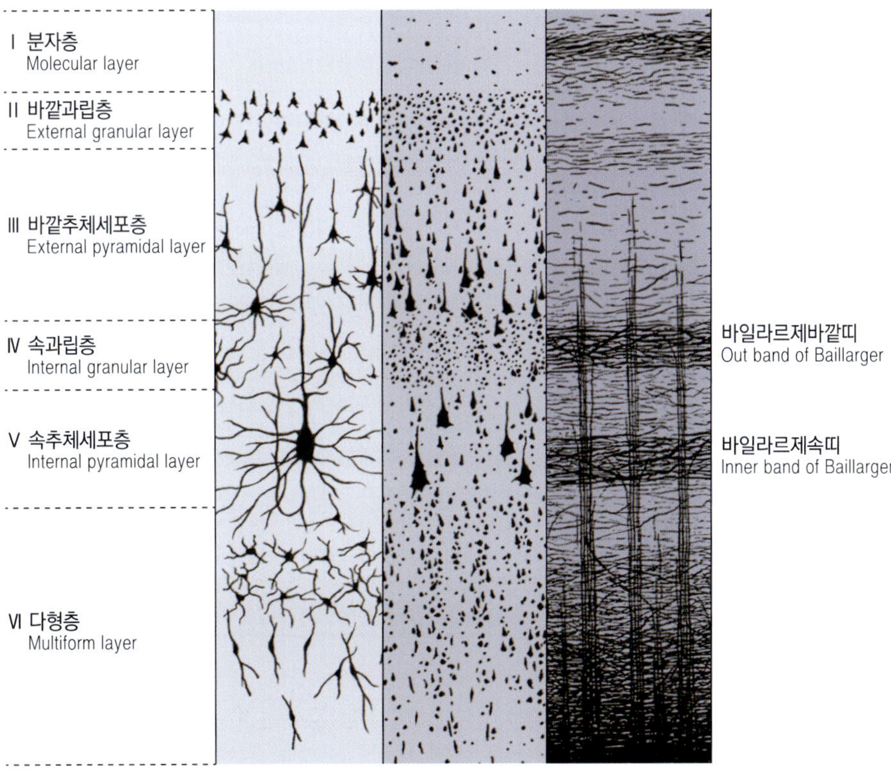

그림 5.22 대뇌피질의 층

5.4 대뇌

학습목표 대뇌피질의 기능적 영역에 대해 알 수 있다.

대뇌피질의 기능적 영역 Functional area of cerebral cortex

대뇌의 특정한 기능은 특정 부위의 피질에서 이루어지므로 해당 부위를 그 기능의 중추(center)라고 하며, 대뇌피질의 일정한 영역을 차지하고 있기 때문에 기능영역(functional area)이라고도 한다. 이러한 기능영역은 크게 몸 및 특수감각을 감지하는 **감각영역**(sensation area)과 신체의 운동을 주관하는 **운동영역**(motor area) 그리고 이들 사이를 연결하는 **연합영역**(association area) 및 **둘레계통영역**(limbic area)으로 나뉜다.

감각영역은 중심고랑 뒤쪽에 위치하는 피질영역으로 마루엽(몸감각), 뒤통수엽(시각), 관자엽(청각)이 있다. 운동영역은 중심고랑 앞쪽에 위치하는 이마엽으로 일차운동영역, 운동앞영역, 이마안구운동영역 등이 있다. 연합영역은 추론, 계획, 언어인지기능 등과 관련된 부위로 감각영역과 운동영역을 제외한 부위이다. 둘레영역은 대뇌반구 안쪽 대부분을 차지하며 시각, 청각, 촉각 정보를 저장하고 인출할 수 있도록 해준다.

브로드만(Brodmann)은 이러한 대뇌의 기능적 차이와 세포의 구조적 차이 등을 고려하여 **대뇌피질은 47개 영역, 대뇌수질은 5개 영역**으로 구분하여 **총 52개 영역**으로 나누고 영역별로 브로드만 번호를 사용하여 기능영역을 표기하였다.

표 5.4 대뇌피질의 주요영역

대뇌엽	브로드만영역	명칭	기능
이마엽(운동영역)	4	일차운동영역(primary motor area, PMA)	추체로, 수의적인 근육활동
	6	운동앞영역(premotor area, PM) 보조운동영역(supplementary area, SMA)	추체외로, 몸통과 몸쪽근육 조절 운동계획과 순서
	8	이마눈운동영역(frontal eye motor area)	안구의 수의적인 동향 운동
	9, 10, 11,12	이마앞연합영역(prefrontal aasociation area)	판단, 예지, 행동통제 등 정신능력
	44, 45	운동언어영역(Broca area)	언어의 표현(표현언어영역)
마루엽(감각영역)	3, 1, 2	일차몸감각영역(primary somatosensory area)	물체의 모양, 질감 및 크기 구별
	5, 7	몸감각연합영역(somatosensory association area)	일차몸각각영역의 정보와 시상피질섬유를 받음
	39, 40	모이랑(angular gyrus) 모서리위이랑(supramarginal gyrus)	몸의 감각, 청각, 시각정보를 서로 연관시키는데 관여
뒤통수엽	17	일차시각영역(primary visual area)	시각자극의 수용과 처리
	18, 19	시각연합영역(visual association area)	움직임과 색깔 분석
관자엽	22	청각연합영역(auditory association area)	음의 소재와 의미를 파악
	22(39, 40)	감각언어영역(Wernicke area)	언어의 이해(수용언어영역)
	28, 34	속후각피질(entorhinal cortex)	뇌섬엽에 위치, 후각자극의 처리
	41, 42	일차청각영역(primary auditory area)	음의 높낮이와 음조를 판별
뇌섬엽	13, 4, 5	뇌섬피질(insular cortex)	내장기관과 연관됨

5.4 대뇌

학습목표 대뇌피질의 기능적 영역에 대해 알 수 있다.

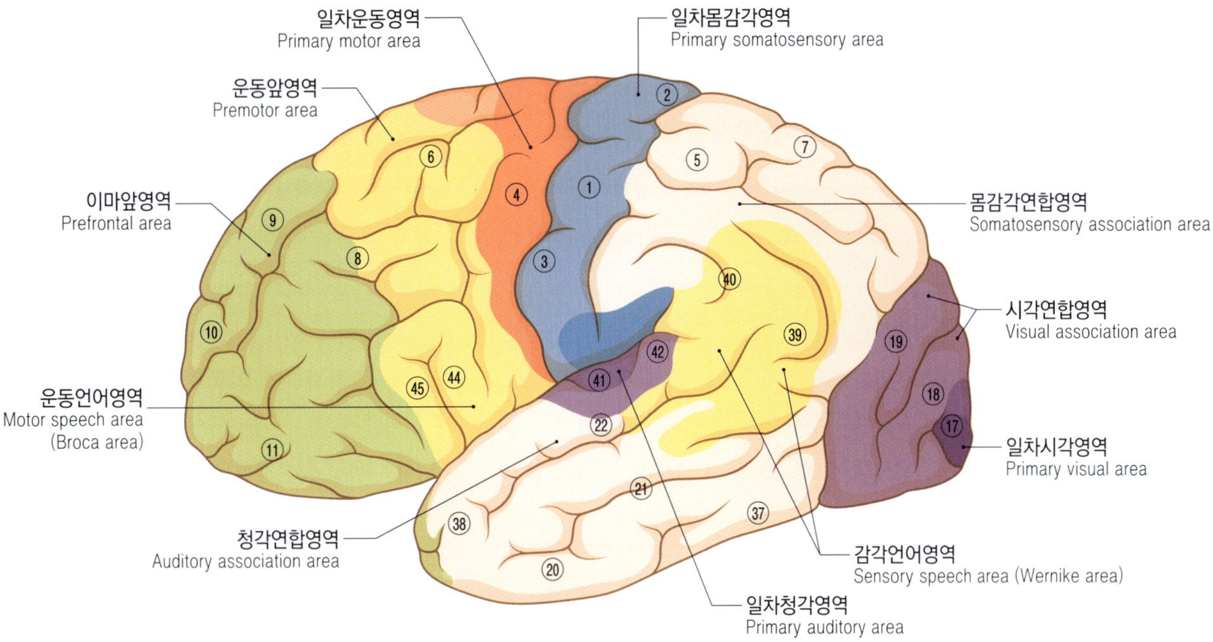

그림 5.23 대뇌피질의 기능적 영역(가쪽면)

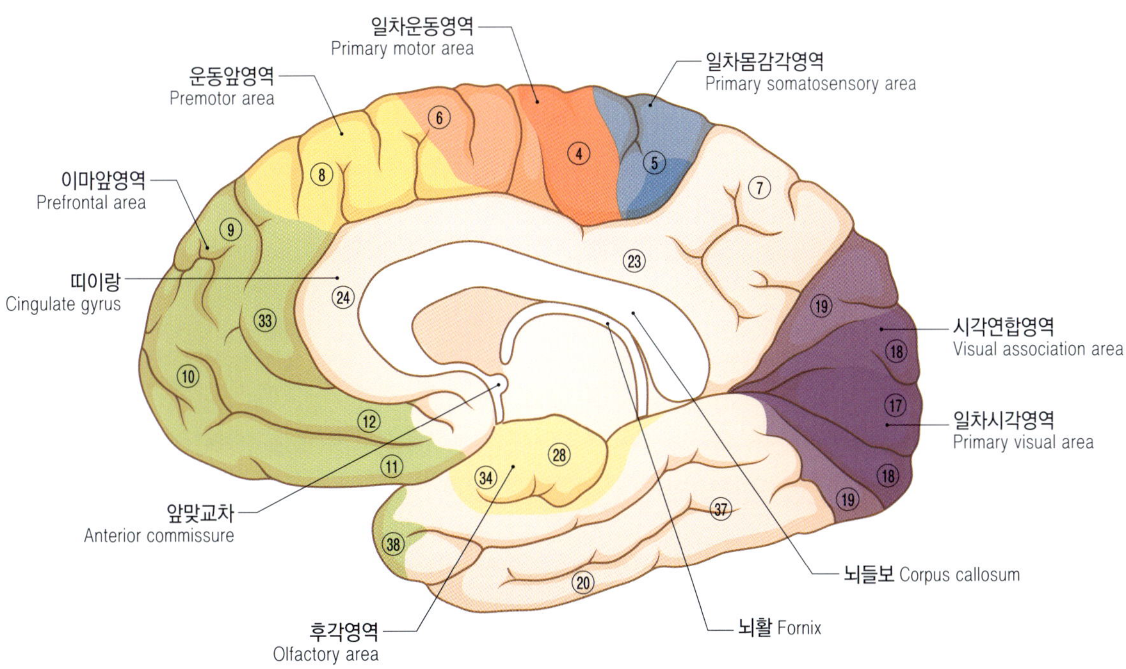

그림 5.24 대뇌피질의 기능적 영역(안쪽면)

5.4 대뇌

학습목표 대뇌피질의 기능적 영역에 대해 알 수 있다.

운동영역 Motor area

이마엽(frontal lobe)은 중심고랑(central sulcus) 앞쪽에 위치하는 대뇌반구 표면적의 1/3을 차지할 정도로 가장 큰 엽으로 운동영역을 포함해 판단, 예지 및 기분, 정서 등과 관련된 고위인지기능을 담당한다. 움직임과 관련된 일차운동영역, 운동앞영역, 보조운동영역, 이마눈운동영역, 이마앞영역, 운동언어영역을 포함한다.

일차운동영역 Primary motor area; Brodmann 4 중심고랑 앞쪽의 **중심앞이랑**에 있으며, **베츠 거대추체세포**(Betz giant pyramidal cell)를 포함한다. 이곳에서 뼈대근육의 수의운동을 담당하는 **추체로**(pyramidal tract)가 시작되며, 주로 정밀한 운동이 요구되는 먼쪽부의 근육운동을 조절한다.

이차운동영역(운동앞영역) Premotor area; Brodmann 6 중심앞이랑 일차운동영역 바로 앞쪽에 있는 **위 · 중간 · 아래이마이랑**(superior · middle · inferior frontal gyrus)에 걸쳐있는 영역으로 추체로와 추체외로에 영향을 주어 간접적으로 운동기능을 조절하며, 마루엽과 연결되어 있다. **브로드만영역 6**은 일차운동영역과 유사하나 베츠세포가 없다는 점이 다르며, 보조운동영역과 브로드만 번호가 같지만 보완운동영역은 소뇌로부터 들신경섬유를 받지 않는 대신 운동앞영역은 소뇌로부터도 들신경섬유를 받는다는 것이 차이점이다.

보조운동영역 Supplemental motor area; Brodmann 6 **위이마이랑**(superior frontal gyrus)의 안쪽면에 위치하며, 운동앞영역이 반구의 안쪽면으로 연장된 부분으로 운동의 유형과 순서에 관여한다.

이마눈운동영역 Frontal eye motor area; Brodmann 8 안쪽면의 **중간이마이랑**(middle frontal gyrus)에 위치하며, 안구의 물체 움직임 추적과 관계가 있다.

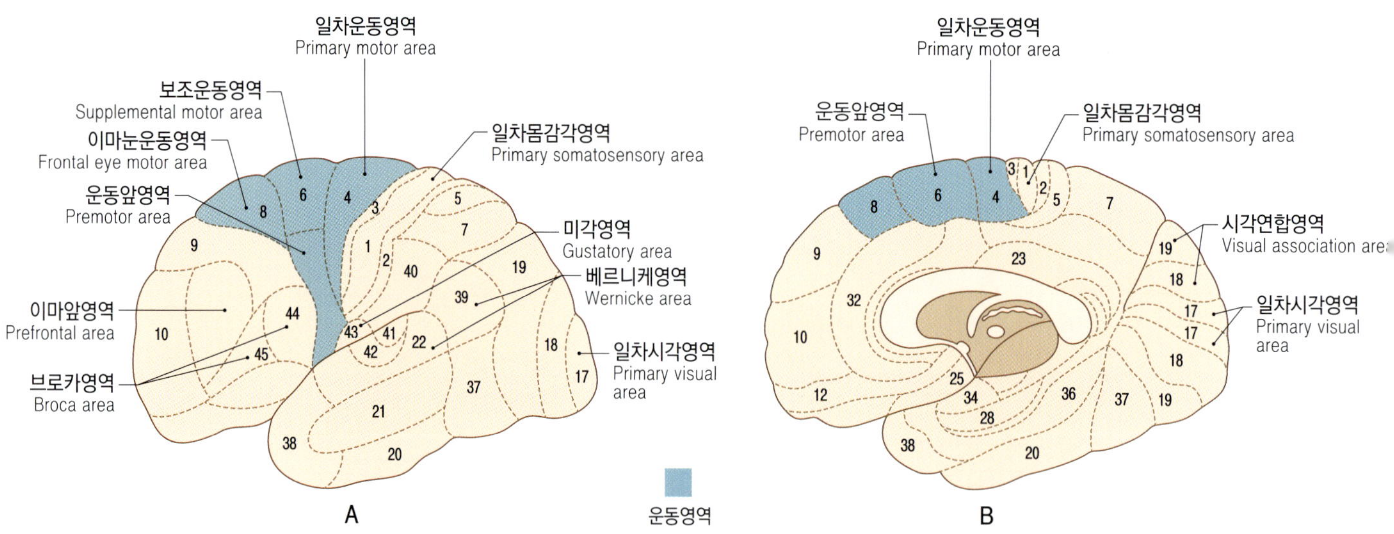

그림 5.25 대뇌피질의 운동영역. A: 가쪽면, B: 안쪽면

5.4 대뇌

학습목표 대뇌피질의 기능적 영역에 대해 알 수 있다.

감각영역 Sensory area

표면적의 1/5을 차지하는 **마루엽**(parietal lobe)에는 몸의 감각 정보를 받아 처리하는 감각영역으로 일차몸감각영역, 몸감각연합영역, 미각영역을 포함한 몸감각영역이 있고, 관자엽(temporal lobe)에는 청각영역과 청각연합영역이 있으며, 뒤통수엽(occipital lobe)에는 시각영역과 시각연합영역이 있다. 이처럼 감각영역은 말초로부터 받아들인 정보를 일차적으로 분석하여 일차감각영역에서 과거의 경험과 비교 · 분석하는 감각연합영역이 있다.

일차몸감각영역(일차체성감각영역) Primary somatosensory area; Brodmann 3, 1, 2 중심고랑 뒤쪽의 **중심뒤이랑**에 있는 중추로써 주로 시상을 거쳐 들어오는 피부의 일반감각인 온각, 냉각, 촉각 및 압각 등과 근육의 깊은 감각을 받는 곳이다.

몸감각연합영역(체성감각연합영역) Somatosensory association area; Brodmann 5, 7 중심뒤이랑 바로 뒤쪽의 마루엽에 위치하며 일차몸감각영역에서 느낀 감각의 종류를 종합 · 분석하여 판단하는 장소가 된다. 이 부분의 손상 시 **실인증**(인식불능증, agnosia)이 올 수 있다. 예를 들면, 동전을 손으로 만졌을 때 동전이라고 못 느끼고 단지 둥그런 쇠로 인식된다.

일차청각영역 Primary auditory area; Brodmann 41, 42 관자엽의 윗부분에 위치한 위관자고랑에 있으며, 속귀의 달팽이관에서 일어난 흥분이 투사되는 곳으로 음의 높낮이와 음조 등을 판별한다.

청각연합영역 Auditory association area; Brodmann 22 일차청각영역을 둘러싸고 있는 부위로 음의 소재나 의미 등을 판별한다.

일차시각영역 Primary visual area; Brodmann 17 뒤통수엽의 안쪽면 뒤쪽에 위치하는 **새발톱고랑**(calcarine sulcus)의 양측과 일부분은 가쪽면에 있는데, 망막에서 일어난 흥분이 사이뇌의 **가쪽무릎체**(외측슬상체, lateral geniculate body)를 거쳐 입사되는 부위로 물체의 색과 크기, 모양 및 움직임 등을 인지한다.

시각연합영역 Visual association area; Brodmann 18, 19 과거의 경험을 바탕으로 보는 것을 이해하고 기억하는데 관여한다.

일차미각영역 Primary taste area; Brodmann 43 마루엽의 **중심뒤이랑** 아래에 위치한다.

후각영역 Olfactory area 후각영역은 관자엽의 안쪽면에 위치한다.

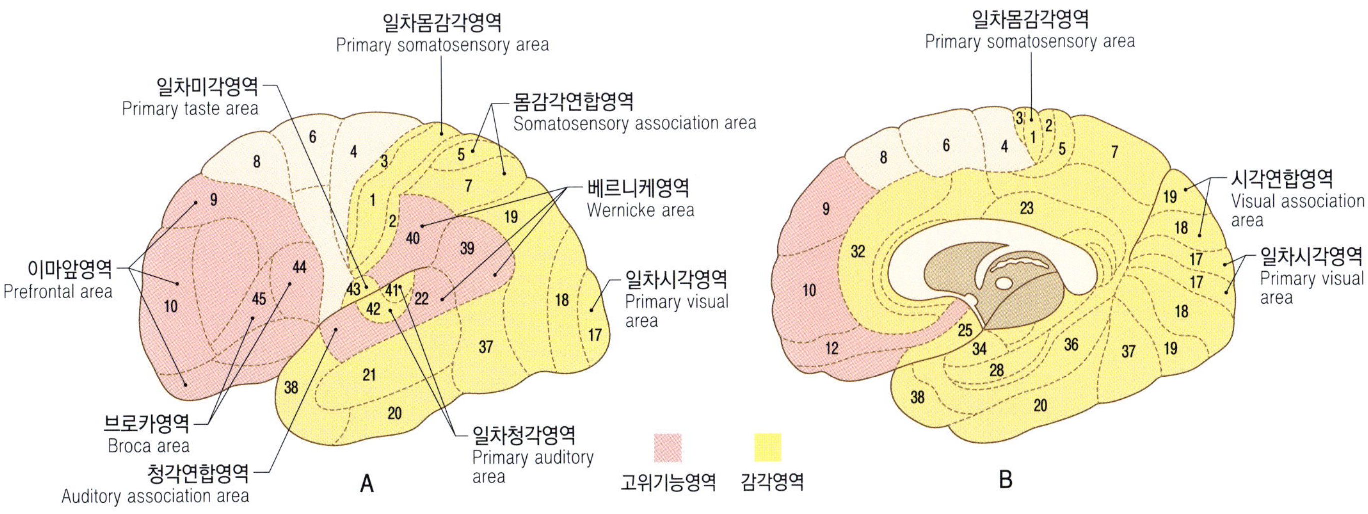

그림 5.26 대뇌피질의 감각영역. A: 가쪽면, B: 안쪽면

5.4 대뇌

학습목표 대뇌피질의 기능적 영역에 대해 알 수 있다.

고위기능영역 High functional area

이마앞영역 Prefrontal area, PF, Brodmann 9, 10, 11 전체 대뇌피질의 약 1/4을 차지하는 운동앞영역 바로 앞쪽에 위치하며, 운동영역을 제외한 모든 이마피질을 포함한다. 이마앞영역은 가쪽부위와 눈확부위의 두 개 영역으로 나뉜다.

운동언어영역 Motor speech area, Brodmann 44, 45 왼쪽 대뇌반구 아래이마이랑의 **세모부분**(triangular part)과 **덮개부분**(opercular part)에 위치하는 **브로카영역**(Broca area)이라고도 하며, 이 부분이 손상되면 말을 느리고 어눌하게 하게 되고 머릿속에 말할 내용이 저장되어 있어도 그 내용을 말로 표현하는데 어려움을 겪는 **운동실어증**(motor aphasia)이 유발된다.

감각언어영역 Sensory speech area; Brodmann 22, 39, 40 일명 **베르니케영역**(Wernicke area)이라고도 하며, 관자엽 뒤쪽에서 마루엽의 일부에 있다. 이 부분에 장애가 일어나면 언어의 발음은 가능하나 뜻을 이해할 수 없는 **감각실어증**(sensory aphasia)이 유발된다.

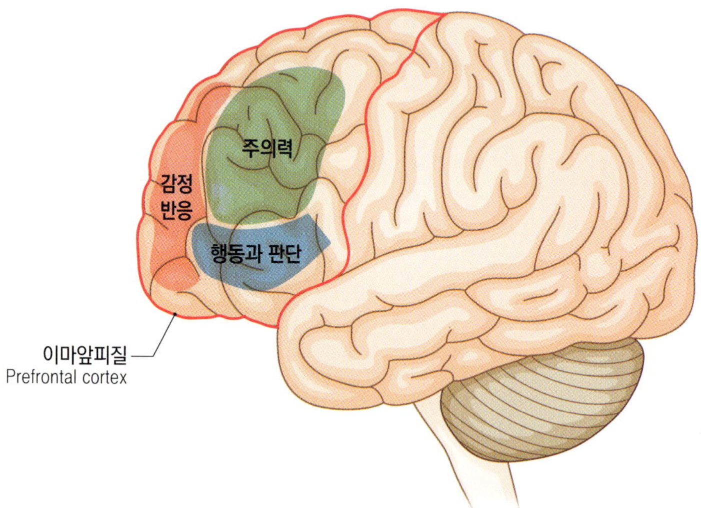

그림 5.27 이마앞영역의 기능

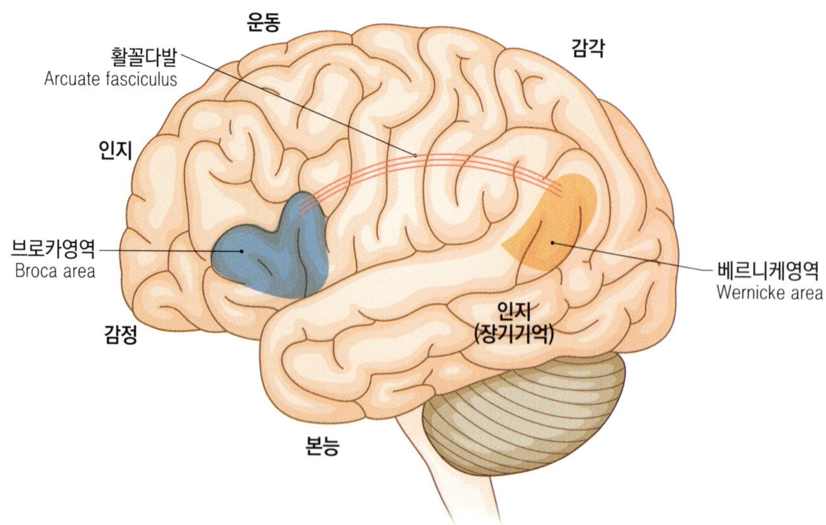

그림 5.28 언어영역

관련 질환

대뇌 고위기능 영역의 손상 Damaged of higher cerebral functional areas

운동언어영역과 감각언어영역은 대뇌반구의 같은 쪽을 연결하는 섬유인 위세로다발(superior longitudinal fasciculus)과 활꼴다발(arcuate fasciculus)에 의해 연결되어 있으며, 이 연결을 통해 다른 사람의 말을 듣고 그대로 말할 수 있다. Wernicke-Geschwind는 뇌에서 일어나는 언어처리 과정의 모델을 제시하였는데 이 모델의 핵심은 브로카영역, 베르니케영역, 활꼴다발, 모이랑(angular gyrus)이다. 만일 이 영역들의 신경연결에 손상이 발생하면 다음과 같은 질환이 생길 수 있다.

전도실어증Conduction aphasia 이해력과 표현력이 비교적 양호하나 상대방의 말을 따라하지 못하는 특징을 보이며 이러한 원인은 브로카영역과 베르니케영역 사이를 이어주는 활꼴다발의 손상에 기인하는 것으로 알려졌다.

시각실어증Optic aphasia 한 번에 한 글자씩은 읽을 수 있으나 단어 자체는 읽지 못한다. 이러한 원인은 몸의 감각, 청각, 시각정보를 서로 연관시키는데 관여하는 모서리위이랑(supramarginal gyrus)과 일차시각영역 사이의 신경연결의 손상에 기인한 것으로 알려져 있다.

실독증(순수읽기언어상실증)Pure alexia 글을 읽을 수는 없으나 쓸 수는 있는 장애로, 순수 단어인식불능증 또는 실서증(쓰기언어상실증) 없는 철자읽기언어상실증이라고도 불린다. 이러한 원인은 시각정보를 종합하여 베르니케영역으로 중계하는데 관여하는 모이랑과 일차시각영역 사이의 신경연결의 손상에서 기인한 것으로 알려져 있다.

실행증(행위상실증)Apraxia 운동능력 및 감각능력에 장애가 없고 환자가 지시자의 말을 충분히 이해하고 수행할 수 있을 정도의 의식수준을 유지하고 있음에도 불구하고, 운동계획과 관련 있는 운동앞영역 사이의 신경연결 손상에서 기인한 것으로 이미 학습되어 할 수 있는 운동이나 몸짓을 못하는 장애를 말한다.

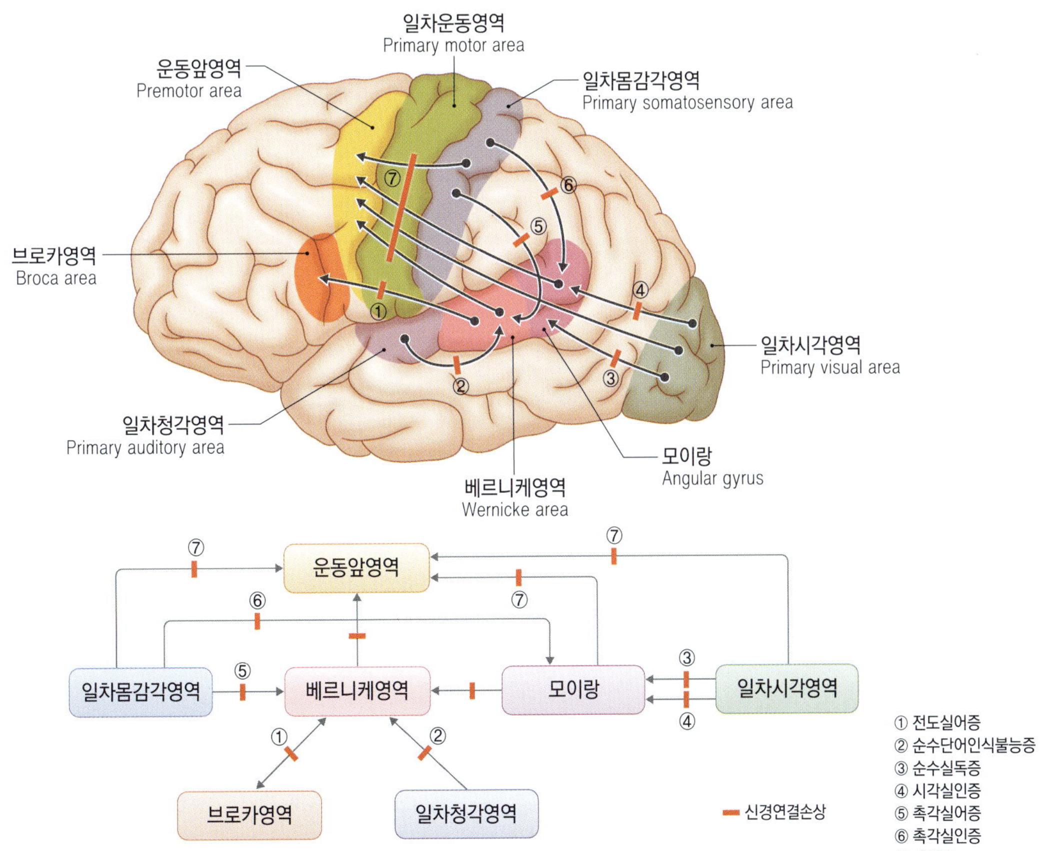

그림 5.29 언어관련 영역과 손상

5.4 대뇌

학습목표 대뇌수질과 신경섬유다발에 대해 알 수 있다.

대뇌수질 Cerebral medulla

대뇌수질의 대부분은 신경전도로인 말이집신경 섬유로 되어 있기 때문에 흰색을 띠는 백질(white matter)이며, 이러한 백질 속에 몇 개의 회색질 덩어리가 위치하는데, 이를 대뇌핵(cerebral nucleus) 혹은 바닥핵(기저핵, basal nuclei)이라고 한다. 대뇌수질의 백질을 구성하고 있는 신경섬유다발(fasciculus)은 그 경로에 따라 연합섬유, 맞교차섬유 및 투사섬유로 구분한다.

연합섬유 Association fiber 같은 쪽 대뇌반구 내의 피질을 연락하는 섬유이다. 관자엽 앞쪽으로부터 뇌섬엽(insula lobe)의 아랫면을 지나서 이마엽 아랫면 사이를 연결하는 **갈고리다발**(uncinate fasciculus), 대뇌반구 안쪽면 띠이랑의 깊은 부위를 지나 뇌들보 주변을 따라 이마엽에서 관자엽의 갈고리이랑(uncus)까지 뻗어 해마곁이랑(parahippocampal gyrus) 주위에 연결되는 **띠다발**(cingulum), 대뇌반구 가쪽면 가까이에서 이마엽과 마루엽 및 뒤통수엽을 연락하는 **위세로다발**(superior longitudinal fasciculus), 관자엽과 뒤통수엽을 연결하는 **아래세로다발**(inferior longitudinal fasciculus) 그리고 같은 쪽 대뇌반구의 여러 뇌이랑(gyrus) 사이를 연결하는 **활꼴다발**(arcuate fasciculus)이 있다.

맞교차섬유(교련섬유) Commissural fiber 왼·오른쪽 대뇌반구의 피질을 연결하는 섬유이다. 맞교차섬유 중에서 가장 크면서 왼·오른쪽 대뇌반구의 신피질을 연결하는 **뇌들보**(뇌량, corpus callosum), 관자엽과 마루엽 사이를 연결하는 **앞맞교차**(anterior commissure) 등이 있다.

투사섬유 Projection fiber 대뇌피질과 하위중추인 뇌줄기 및 척수를 연결하는 섬유들을 말한다. 대뇌피질에서는 부채꼴로 퍼져 있어 부챗살관(방사관, corona radiata)이라고 하고, 대뇌수질에서는 서로 모여 단단한 띠(band)를 이루고 있어 이를 **속섬유막**(internal capsule)이라 한다.

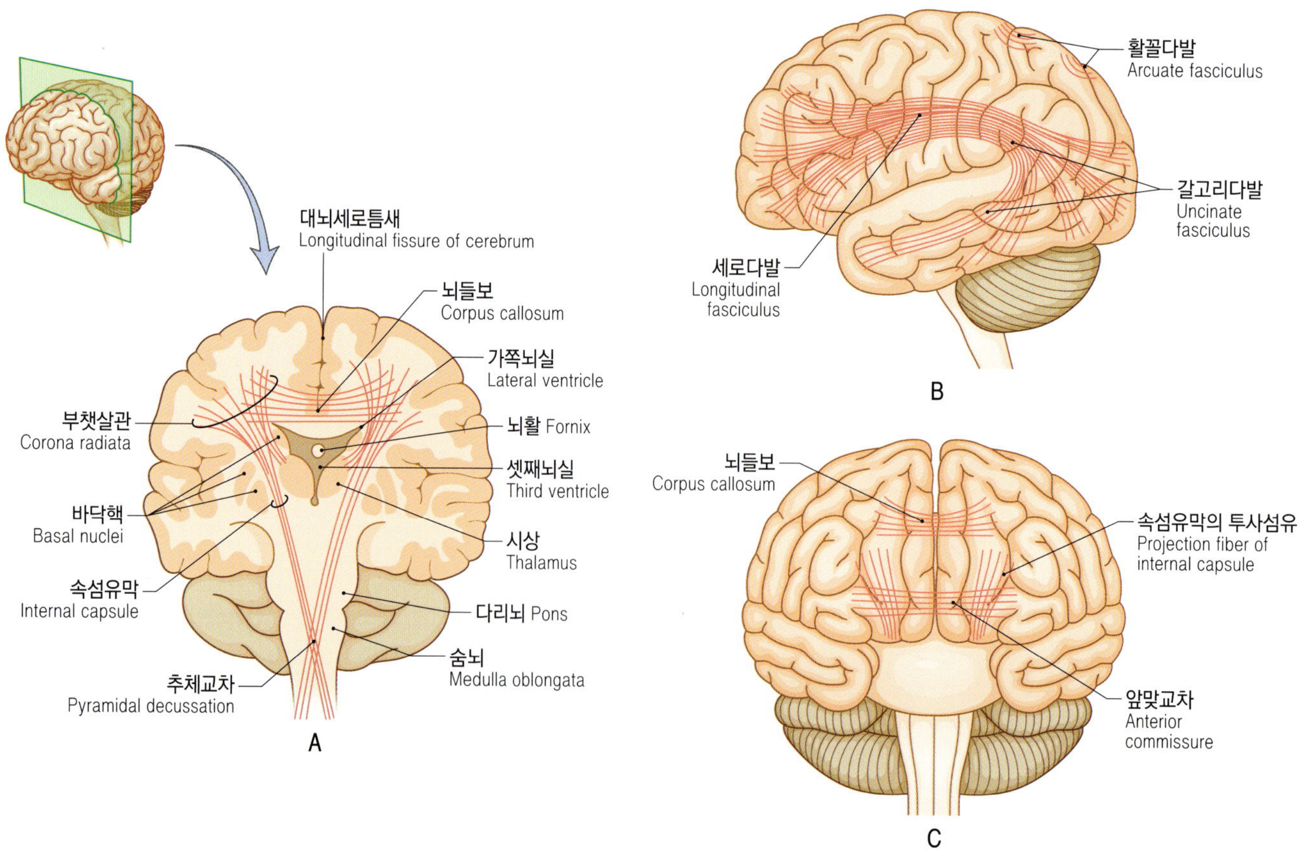

그림 5.30 대뇌의 신경섬유. A: 투사섬유, B: 연합섬유, C: 맞교차섬유

핵심정리 및 문제 CORE ORGANIZATION & PROBLEM

1. 신경계통의 중추신경계인 뇌와 척수, 말초신경계인 31쌍의 척수신경과 12쌍의 ____________으로 구성된다.
2. 중추신경계는 ____________에서, 말초신경계는 신경능선에서 발생한다.
3. 신경관형성이란 신경판 → 신경고랑 → 신경주름 → 신경관이 형성되는 과정을 말한다.
4. 신경조직은 세포체, 가지돌기, 축삭으로 구성된 신경원과 이를 지지하는 신경(아)교세포로 구성된다.
5. 축삭은 세포체로 흥분을 받아들인 자극을 날신경성으로 전달하는 부분으로 활동전위를 생성하고 전달한다.
6. 전기연접은 심장근육, 민무늬근육의 연접방식이며, 연접지연 없이 양방향 전달이 가능하다.
7. 신경종말은 운동신경종말과 감각신경종말이 있으며, 각각 효과기와 수용체의 역할을 한다.
8. 감각신경종말 중 ____________는 근육의 길이와 속도를 감지하고, 골지힘줄기관은 힘과 근긴장도를 감지한다.
9. 신경원을 모양에 따라 무극, 홑극, 두극, 다극신경원으로 분류할 수 있으며, 뼈대근육을 지배하는 운동신경원은 다극신경원이다.
10. 신경막은 가장 안쪽부터 신경섬유를 싸고 있는 신경속막, 신경다발을 싸고 있는 신경다발막, 여러 개의 신경다발을 싸고 있는 신경바깥막의 세 겹으로 둘러싼다.
11. 신경(아)교세포는 신경원을 지지하고, 보호하며, 물질이동 등에 관여한다. 중추신경계의 신경(아)교세포는 희소돌기아교세포, 미세(아)교세포, 별아교세포, 뇌실막세포 등이 있으며, 말초신경계의 신경(아)교세포는 신경집세포(슈반세포)와 위성세포가 있다.
12. 뇌의 발생은 발생 4주경 일차뇌포인 앞뇌, 중(간)뇌, ____________가 형성되고, 발생 5주경에 이차뇌포인 끝뇌, 사이뇌, 중(간)뇌, 다음뇌, 숨뇌가 발생한다.
13. 대뇌반구는 2개의 깊은 고랑에 의해 4개의 주요 엽으로 나뉘며, 각 엽은 고랑과 고랑 사이에 볼록하게 솟아있는 이랑들로 구성된다.
14. ____________은 이마엽과 마루엽을 나누며, 가쪽고랑은 이마엽, 관자엽, 마루엽으로 나눈다. 마루뒤통수고랑은 마루엽과 뒤통수엽을 나눈다.
15. 신피질은 6층 구조로 분자층, 바깥과립층, 바깥추체세포층, 속과립층, 속추체세포층, 다형층으로 구분된다.
16. 대뇌피질의 기능영역은 크게 몸감각 및 특수감각을 감지하는 감각영역과 신체의 운동을 주관하는 운동영역 그리고 이들 사이를 연결하는 연합영역 및 둘레계통영역으로 나뉜다.
17. Brodmann은 대뇌피질은 47개 영역, 대뇌수질은 5개 영역으로 구분하여 총 52개 영역으로 나눈다. 대뇌피질은 감각영역, 운동영역, 연합영역, 둘레영역으로 나뉜다.
18. ____________은 운동영역을 포함해 판단, 예지 및 기분, 정서 등과 관련된 고위인지기능을 담당한다. 움직임과 관련된 일차운동영역, 운동앞영역, 보조운동영역, 이마눈운동영역, 이마앞영역, 운동언어영역을 포함한다.
19. 마루엽은 몸의 감각 정보를 받아 처리하는 감각영역으로 일차몸감각영역, 몸감각연합영역, 미각영역을 포함한 몸감각영역이 있고, 관자엽에는 청각영역과 청각연합영역이 있으며, ____________에는 시각영역과 시각연합영역이 있다.
20. 고위기능영역에는 운동언어영역인 브로카영역과 감각언어영역인 베르니케영역이 있다.
21. 대뇌수질은 백질의 신경섬유다발은 연합섬유, 맞교차섬유 및 투사섬유로 구분한다.

해답

1. 뇌신경 2. 신경관 8. 근육방추 12. 마름뇌 14. 중심고랑 18. 이마엽 19. 뒤통수엽

주요 용어 설명 MAJOR TERM EXPLANATION

뇌들보(뇌량, corpus callosum) 양쪽 대뇌반구 피질을 연결하는 신경섬유다발

뇌섬엽(대뇌섬, insula lobe) 대뇌반구에서 가쪽고랑 깊은 곳에 묻혀 있는 대뇌피질의 부분

문턱값(역치, threshold) 감각세포에 흥분을 일으킬 수 있는 최소의 자극의 크기를 말함

몸신경계(somatic nervous system) 자율신경계와 함께 말초신경계를 구성하는 한 요소. 감각기관으로부터 감각 정보를 받아들이고 뼈대근육의 운동을 통제함

반사(reflex) 자극에 대해 기계적으로 일어나는 무의식적인 국소반응

배아(embryo) 접합자가 한 번 이상 세포분열하기 시작한 시기부터 하나의 완전한 개체가 되기 전까지의 발생 초기 단계

브로드만 영역(Brodmann area) 대뇌피질을 기능적으로 나눈 영역. 독일의 신경학자인 코비니안 브로드만(Korbinian Brodmann)이 뇌 세포의 특징적인 구조와 배열에 따라 52개의 기능적인 영역으로 나누어 정의한 것

속섬유막(내포, internal capsule) 대뇌반구의 깊숙한 곳에 있는 백질의 한 부분. 대뇌피질과 뇌의 다른 부분 및 척수를 연결하고 있는 섬유의 집합으로 이루어짐

수용기(receptor) 말초 감각기관이나 말초신경의 끝부분으로 해부학적으로 자극에 대하여 반응하는 구조

연접(시냅스, synapse) 한 뉴런의 축삭돌기 말단과 다음 뉴런의 가지돌기 사이의 접합 부위

신경충동(nerve impulse) 생체가 가지고 있는 신경을 자극하였을 때 나타나는 반응 현상

염색질융해(chromatolysis) 염색질이나 니슬과립과 같이 세포내에 있는 크로모필(chromophil) 물질을 분해하는 것

자율신경계(autonomic nervous system) 동물의 신경계 중 말초신경계의 한 부분으로 주로 내장기관을 무의식적으로 제어하는 역할을 맡고 있는 신경계로 몸신경계와 달리 자신의 의지로 제어할 수 없는 말초신경계를 자율신경계라고 함

절연체(nonconductor) 전도체나 소자로부터 전기적으로 분리되어 있어 열이나 전기를 잘 전달하지 않는 물체

축삭둔덕(axon hillock) 신경세포의 신경세포체로부터 축삭돌기가 뻗어 나와 시작되는 부위로 이곳에서 활동전위가 생성되어 축삭돌기로 전파됨

추체로(pyramidal tract) 대뇌피질의 운동영역과 감각영역에서 시작하여 숨뇌의 추체를 지나 척수로 내려가는 신경섬유다발

추체외로(extrapyramidal tract) 앞뿔세포의 흥분 정도를 조절하는 신경섬유의 통로를 통틀어 이르는 말

혈액 뇌장벽(blood brain barrier, B.B.B) 뇌와 혈액을 보다 더 격리시키는 혈관장벽으로 높은 선택적 투과성을 갖고 있어 뇌를 포함한 중추신경계에 세균 등과 같이 혈액으로 운반될 수 있는 병원체와 혈액 내의 잠재적인 위험물질로부터 격리시키는 역할을 함

효과기(effector) 동물체가 외계의 자극에 능동적으로 작용하기 위한 기관이나 세포, 근육, 샘, 섬모, 편모 따위를 말함

5.5 둘레계통

학습목표 둘레계통의 구분과 기능에 대해 알 수 있다.

둘레계통 Limbic system

계통발생학적으로 둘레계통은 신피질(neocortex)에 의해 완전히 덮여있는 가장 원시적인 구조이다. 'limbic'은 '**경계**(border)' 또는 '**가장자리**(edge)'라는 의미이며 구체적으로 경계라는 의미는 뇌에서 의식적인 영역과 무의식적인 영역 사이의 경계 영역으로서 둘레계통의 활동을 의미하고, 가장자리라는 의미는 둘레계통이 사이뇌와 끝뇌 사이의 경계에 위치한다는 의미이다. 해부학적으로 대뇌 반구 안쪽과 가쪽뇌실 둘레에 위치하며 여러 **둘레피질**(limbic cortex)과 **피질밑구조**(subcortical structure) 및 **연관된 구조**를 포함한다.

기능 대뇌 신피질이 상황의 인식과 이를 바탕으로 한 판단에 따른 몸신경계통의 반응으로 나타나는 이성적인 행동을 담당한다면, 둘레계통은 기본적인 생존기능을 포함한 감정과 이를 바탕으로 한 자율신경계통의 반응으로 나타나는 감정적인 행동을 주관한다고 할 수 있다.

'HOME'이라는 단어를 구성하는 네 글자로 나타낼 수 있다. H (homeostasis)–항상성, O (olfactory)–후각, M (memory)–기억, E (emotion)–감정을 의미한다. 이러한 네 가지 기능을 담당하는 주요 둘레계통 구조 중 **후각피질**(olfactory cortex)은 후각을, **해마체**(hippocampal formation)는 기억을, **편도체**(amygdaloid body)는 감정과 욕구(drive)를, 시상하부는 항상성을 담당한다.

구분 둘레계통은 시상 둘레에 고리 모양을 형성한다. 중추신경계통의 많은 부분과 광범위하게 연결되어 있어 완전한 동의를 이끌어 낼 수는 없지만 일반적으로 둘레피질과 피질밑(subcortex) 구조물 및 연관된 구조물로 나눌 수 있다.

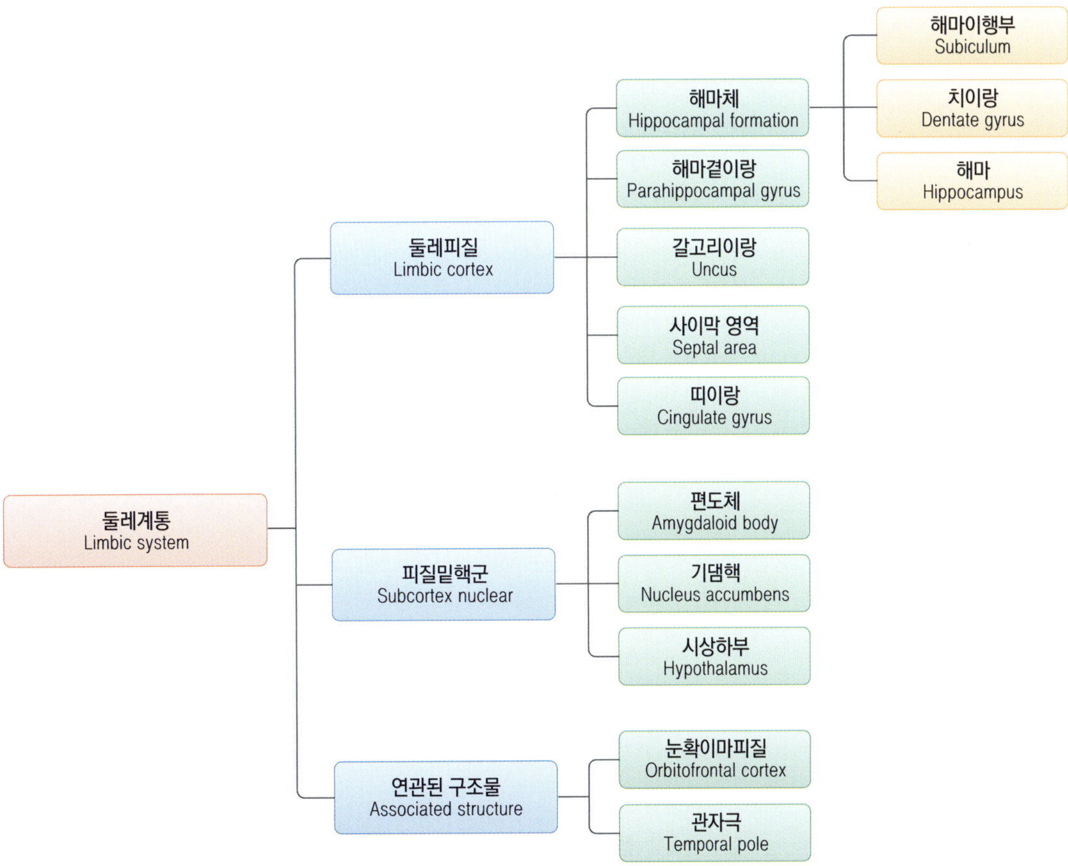

그림 5.31 둘레계통의 구분

5.5 둘레계통

학습목표 둘레계통의 구분과 기능에 대해 알 수 있다.

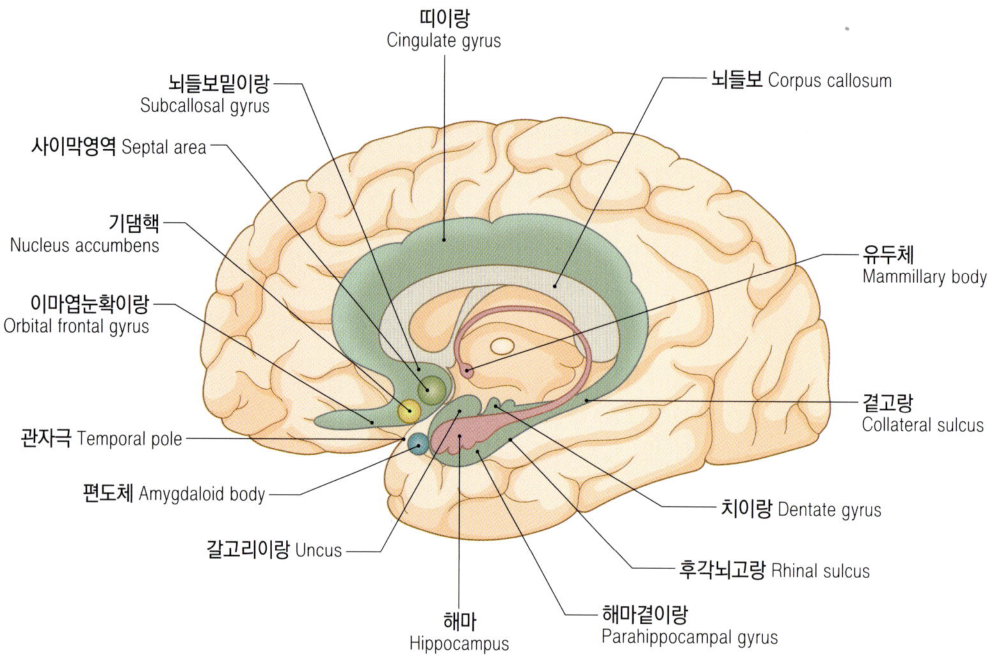

A

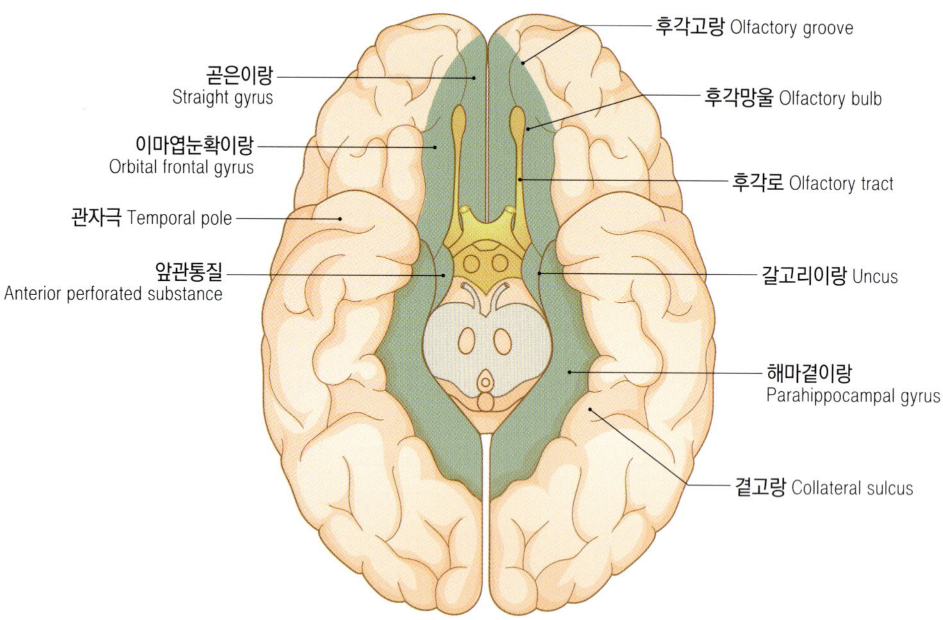

B

그림 5.32 둘레계통. A: 안쪽면, B: 아랫면

더 알아보기

띠이랑 Cingulate gyrus

띠이랑(cingulate gyrus)은 둘레계의 일부로 이마엽에 걸쳐 띠처럼 형성되어 있고, 위로는 대뇌피질과 아래로는 뇌들보 사이에 있다. 이마엽 중앙의 깊은 부위를 세로로 자르면 띠이랑이 나타난다.

띠이랑은 앞띠이랑, 중간영역, 뒤띠이랑으로 구분할 수 있다. 앞띠이랑은 비교, 예측, 판단에 관계되는 등쪽가쪽 앞이마엽(dorsolateral prefrontal cortex), 운동의 순서를 결정하는 보완운동영역(SMA)과 연결되어 있어 인지(cognition)와 정서처리에 중요한 피질로 한 가지 생각과 행동에서 다른 생각과 행동으로 전환하게 하는 뇌피질이다.

다니엘 G. 에이멘은 띠이랑에 대해 '인지적 융통성'이라는 말을 사용하였는데, 인지적 융통성은 변화에 적응하고 새로운 문제를 해결하고 대인관계에서도 중요한 역할을 하는 능력을 의미한다.

만일 띠이랑이 비정상적일 때는 주위를 이동시켜 생각의 확장성을 넓히는데 어려움을 겪어 같은 생각을 반복하는 경향을 보이며, 한 가지 생각의 집착으로 인해 강박행동을 하는 경향을 보인다. **앞띠이랑**은 기억과 관계되는 페입스회로(papez circuit)의 일부로도 작용을 한다. **뒤띠이랑**은 시각, 청각, 몸감각의 연합영역과 연결되어 있어 경험 자극을 기억의 형성과 관계있는 해마로 보낸다. **중간영역**은 뼈대운동 효과기(skeletomotor effector)로 작용한다. 띠이랑은 크게 앞이마엽, 마루엽, 관자엽, 기억을 형성하는 해마, 감정(emotion)과 관련 있는 편도체, 사이막영역(중격영역, septum area)과 연결되어 있어 인지작용과 정서작용에 모두 관여한다.

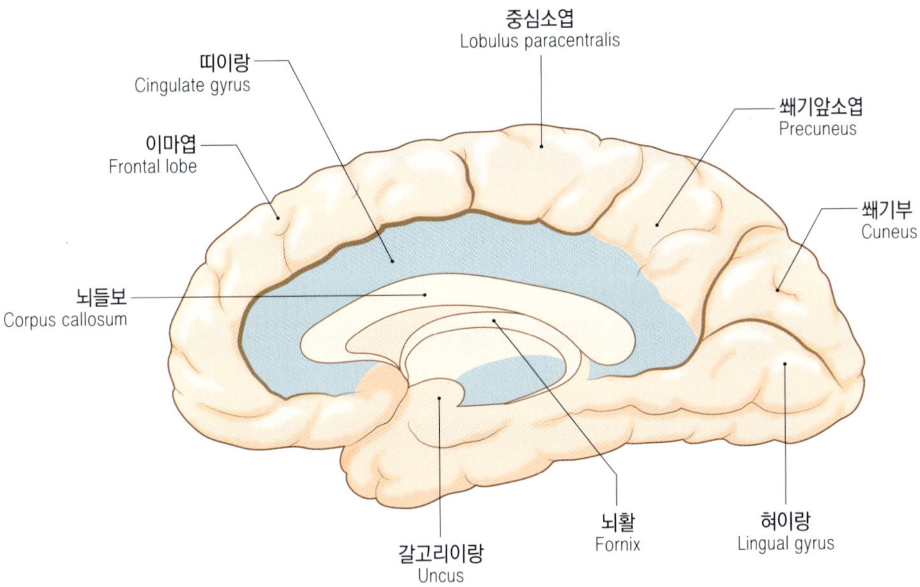

그림 5.33 띠이랑

5.6 바닥핵

학습목표 바닥핵의 구성과 기능에 대해 알 수 있다.

바닥핵 발생의 유래 Origin of the development of basal nuclei

척수는 신경관의 초기 형태가 그대로 유지되어 안쪽은 회색질, 가쪽은 백질이지만, 대뇌는 안쪽의 외투층 세포가 가장자리층의 바깥으로 이동하여 가쪽은 회색질이 되고, 안쪽은 백질이 된다. 이때 모든 외투층 세포가 이동되는 것은 아니며, 이동되지 않고 그대로 남아있는 구조가 바닥핵(기저핵, basal nuclei)이 되어 대뇌의 백질(white matter) 속에 위치하게 된다.

바닥핵의 구성과 기능 Component and function of basal nuclei

꼬리핵, 조가비핵과 창백핵과 기능적으로 흑(색)질과 시상밑핵이 포함된다. 발생학적으로 **줄무늬체**(선조체, corpus striatum)는 **옛줄무늬체**(구선조, paleostriatum), **새줄무늬체**(신선조, neostriatum)로 나눈다. 옛줄무늬체는 창백핵, 새줄무늬체는 꼬리핵과 조가비핵을 말한다. 조가비핵과 창백핵을 합하여 렌즈처럼 생겼다고 하여 **렌즈핵**(lentiform nucleus)이라 한다.

꼬리핵(미상핵)과 조가비핵(피각) Caudate nucleus & Putamen 꼬리핵은 가쪽뇌실 속에 팽대되어 있는 긴 꼬리 모양 세포무리이다. 꼬리핵과 조가비핵은 발생학적 및 조직학적으로 일치되며 상호 유사한 신경연결(connection)을 가지고 있다. 이 두 핵은 한 세포덩어리에서 기원하였으나, 발생과정에서 속섬유막(internal capsule)의 덩어리가 중간에 끼어들어 분리되었다. 따라서 이 두 핵은 속섬유막을 중심으로 안쪽과 가쪽에 분포하는데 속섬유막을 가로지르는 띠(stripe) 형태로 상호 연결되어 있어 줄무늬(striatum)를 보이기 때문에 이들을 합쳐 줄무늬체라 한다.

조가비핵과 창백핵(담창구) Putamen & Globus pallidus 해부학적으로 서로 붙어서 쐐기 모양을 하고 있고 가쪽에서 본 모양이 렌즈를 닮았다고 하여 렌즈핵이라 한다. 바깥쪽의 조가비핵과 안쪽의 창백핵은 렌즈핵에 속하지만 창백핵의 구조는 조가비핵과 다르며, 계통발생학적으로 줄무늬체보다 오래된 구조이므로 **옛줄무늬체**라고 부른다. 창백핵은 **안쪽과 가쪽창백핵**으로 나뉜다.

흑(색)질 Substantia nigra 중(간)뇌의 대뇌다리와 뒤판 사이에 위치하는 가장 큰 핵 덩어리이며, 치밀부와 그물부로 이루어져 있다. 치밀부는 신경세포들이 밀집되어 있고 세포질 내에 멜라닌(melanin)과립과 신경전달물질인 **도파민**(dopamine)을 함유하고 있으며, 그물부는 억제성 신경전달물질인 **가바**(GABA)를 함유하고 있다.

시상밑핵 Subthalamic nucleus 시상의 앞쪽과 시상하부의 가쪽에 위치하는 시상밑부에서 가장 큰 볼록렌즈 모양의 핵 덩어리이다.

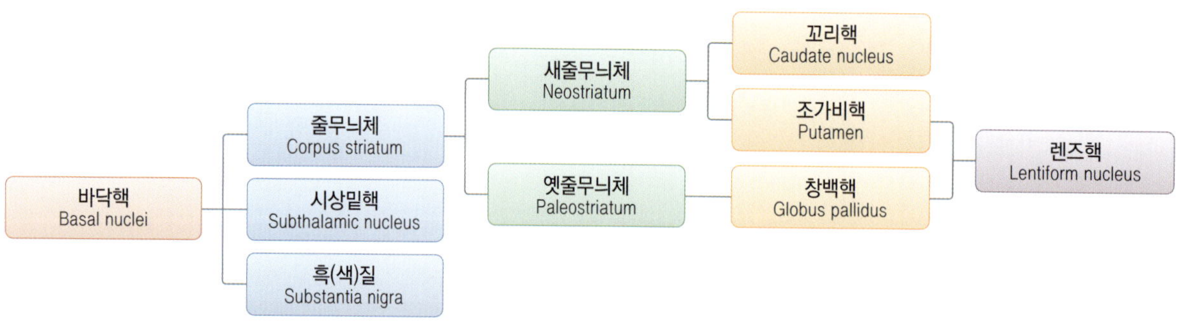

그림 5.34 바닥핵의 구분

5.6 바닥핵

학습목표 바닥핵의 구성과 기능에 대해 알 수 있다.

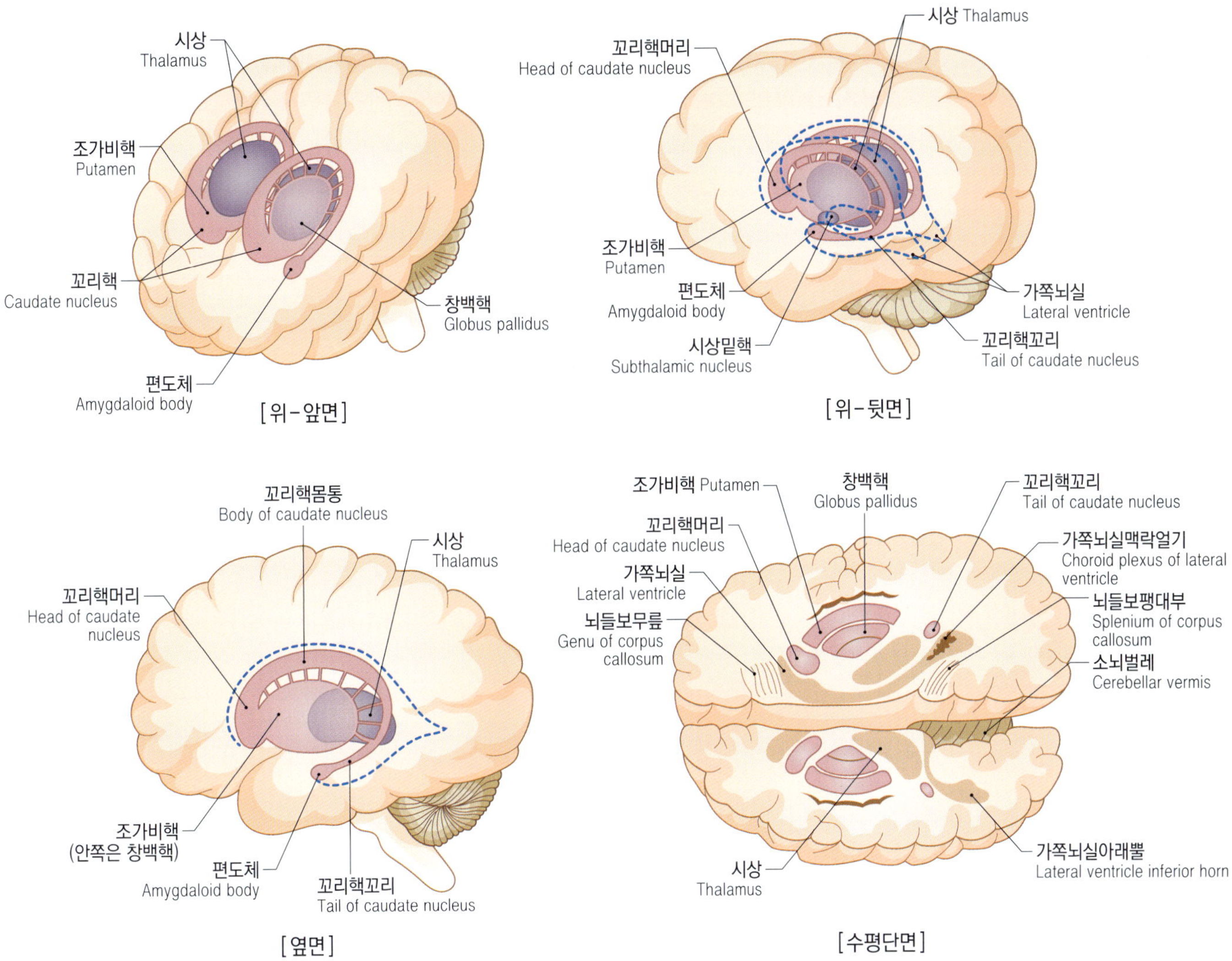

그림 5.35 바닥핵

관련 질환

바닥핵손상 Damage of basal nuclei

바닥핵은 대뇌피질과 정보를 공유하고 시상에 정보를 전달하는데, 시상과 대뇌 운동영역 사이의 정보흐름을 조절하여 운동에 관여한다. 바닥핵의 기능장애는 운동이상과 인지기능, 지각기능 및 정신활동에도 손상을 줄 수가 있다. 바닥핵의 병변이 생기면 근육의 긴장도와 운동에 이상이 생긴다. 대표적 질환으로 **도파민**(dopamine) 부족에 의해 떨림(진전, tremor), 근육의 경직, 운동실조(motor ataxia)를 3대 증상으로 하는 **파킨슨병**(Parkinson disease)이 유발되며, 억제성 신경전달물질인 **감마아미노뷰티르산**(GABA)의 이상에 의해 근긴장도의 저하와 **헌팅턴무도병**(Huntingtons chorea) 등이 나타난다.

5.7 사이뇌

학습목표 사이뇌의 구분과 기능에 대해 알 수 있다.

사이뇌 Diencephalon

사이뇌는 대뇌바닥면 셋째뇌실 양쪽에 있으며, 정중시상 절단면에서 보면 뇌들보(뇌량, corpus callosum) 아래, 대뇌반구와 중(간)뇌 사이에 있다. 셋째뇌실의 가쪽벽이 사이뇌의 안쪽 경계를 형성하고, 대부분은 양쪽 대뇌반구에 의해 완전히 둘러싸여 있기 때문에 바깥으로는 뇌의 바닥에 해당하는 시상하부 앞쪽 부분의 일부만 보인다. 사이뇌의 기능은 무의식적인 반사와 체온, 혈당 조절과 같은 자율신경계통의 통합중추로서의 역할과 여러 감각을 중계(relay)하는 역할을 한다.

시상을 기준으로 상대적인 위치에 따라 **시상하부**, **시상상부**, **시상밑부**, **시상**으로 나뉜다.

시상하부 Hypothalamus

위치 셋째뇌실의 바닥을 이루는 무게 약 4g의 회색질이다. 시상의 아래쪽, 시상밑부의 안쪽에 위치하여 뇌의 바닥에 해당하는 부분으로 시상하부 앞쪽의 일부 구조물이 보인다. 시상아래고랑(hypothalamic sulcus)에 의하여 시상과 경계를 이룬다.

구분 시상하부의 뒤부분에는 시상과 중(간)뇌를 잇는 한 쌍의 융기인 **유두체**(mammillary body)가 위치한다. 유두체의 앞쪽에는 깔때기의 뒤벽에 해당되는 **회색융기**(tuber cinereum)가 위치한다. 회색융기와 시신경교차 사이에 깔때기 모양의 오목한 곳을 **깔때기**(누두, infundibulum)라고 한다. 깔때기는 시상하부와 뇌하수체의 뒤엽을 연결시킨다. 깔때기의 아래 끝은 타원형의 **뇌하수체**(hypophysis)가 매달려 있고, 앞쪽에는 시신경이 교차하여 이루는 **시각교차**(시신경교차, optic chiasm)가 있다. 시상하부의 맨 앞쪽에는 **시각교차앞구역**(preoptic area)이 위치하며 시상하부의 내부는 **뇌활**(fornix)과 **유두시상로**(mamillothalamic tract)가 시상하부를 가로질러 통과하며, 이들에 의해 시상하부는 **안쪽구역**(medial segmentum)과 **가쪽구역**(lateral segmentum)으로 나뉜다.

기능 둘레계통 및 뇌줄기에서 정보를 받는다. 이러한 정보는 뇌줄기와 척수의 자율신경핵에 전달되며 둘레계통과도 밀접한 관계를 갖는다. 뇌하수체의 호르몬 분비에 영향을 미쳐 항상성 유지에 중요한 역할을 수행한다. 따라서 시상하부는 수분-전해질균형(water-electrolyte balance), 음식물 섭취 조절, 체온조절, 혈압조절, 수면-각성 조절(sleep-waking mechanism)에 관여하고 생체리듬을 유지시킨다.

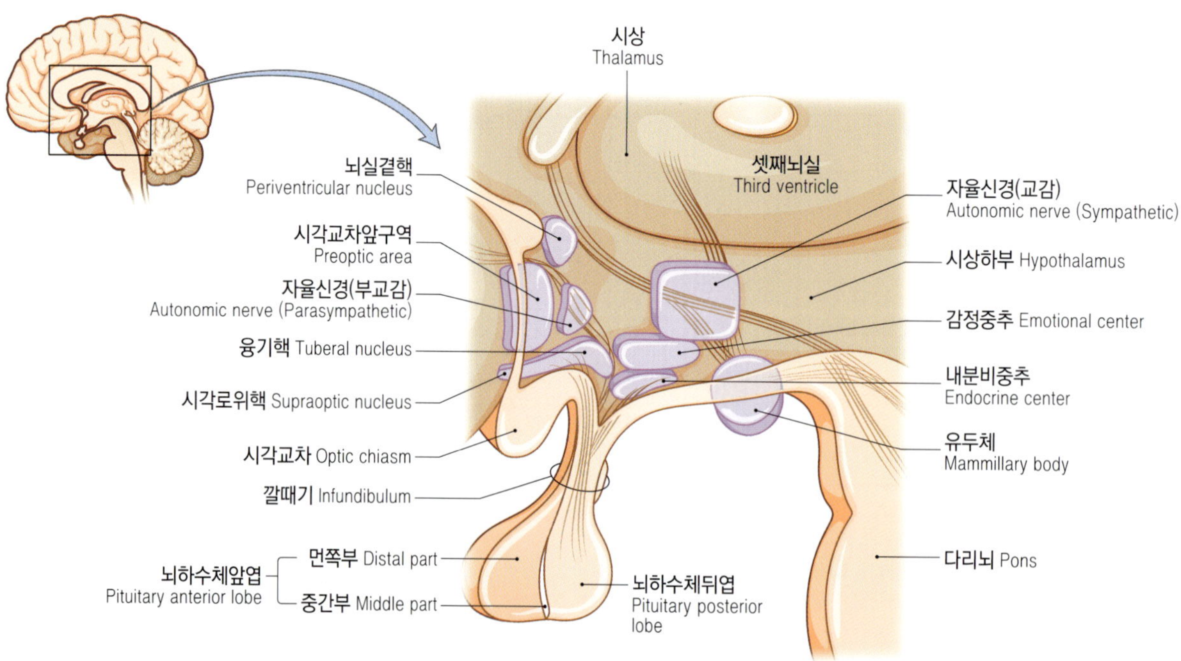

그림 5.36 시상하부

5.7 사이뇌

학습목표 사이뇌의 구분과 기능에 대해 알 수 있다.

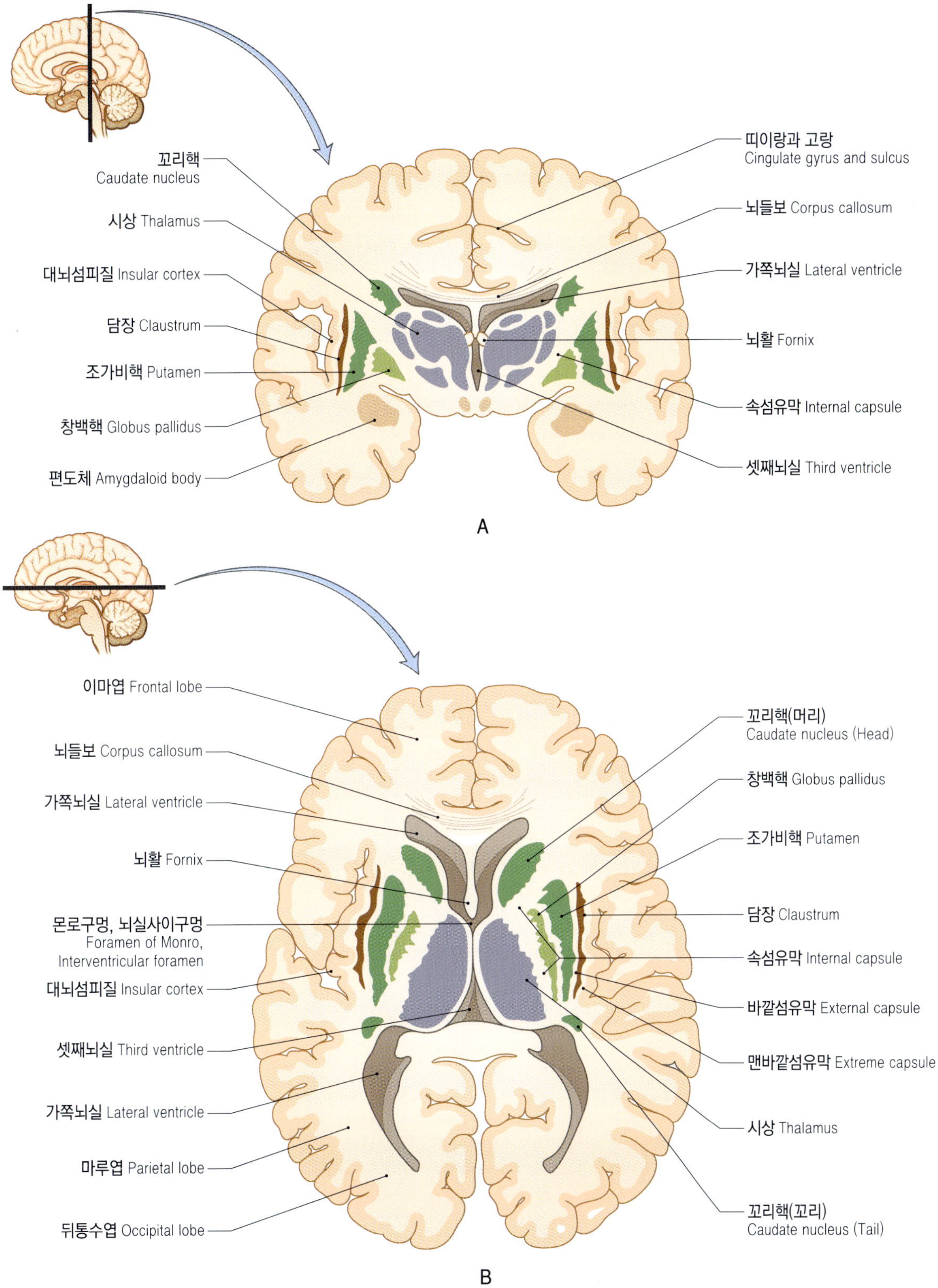

그림 5.37 사이뇌. A: 세로단면, B: 가로단면

5.7 사이뇌

학습목표 사이뇌의 구분과 기능에 대해 알 수 있다.

시상상부 Epithalamus 사이뇌의 뒤통수쪽 면에서 관찰되고 중(간)뇌의 위둔덕 바로 위쪽에 위치한다. **솔방울샘**(pineal gland)은 멜라토닌(melatonin)을 합성하고 수면-각성 주기와 사춘기의 시작을 조절한다. **고삐핵**(habenular nucleus)은 뒤맞교차(posterior commissure) 아래에 있는 핵이다.

시상밑부 Subthalamus 처음에는 시상 바로 아래에 위치하다가 배아 발생이 진행됨에 따라 속섬유막에 의해 가쪽으로 밀려나서 시상하부의 뒤가쪽 그리고 속섬유막의 안쪽에 위치한다. 시상밑부는 시상밑핵과 불확정구역을 포함한다. **시상밑핵**(subthalamic nucleus)은 시상밑부의 앞가쪽 부분으로 시상의 등쪽 꼬리쪽에 위치하며 관상면에서 보면, 볼록렌즈 모양을 하고 있다. 창백핵과 흑(색)질과의 신경학적 연결을 이루어 수의운동 조절에 중요한 역할을 한다. **불확정구역**(zona incerta)은 시상의 배쪽, 속섬유막의 안쪽에 위치하는 수평으로 연장된 회색질 덩어리로 내장활동, 통증조절과 같은 둘레계-운동통합(limbic-motor integration)이 보고되고 있다.

시상 Thalamus 그리스어로 '안방' 또는 '침실'을 뜻한다. 셋째뇌실의 양측 벽에 있는 큰 타원형의 회색질이며, 양쪽 시상은 시상사이붙음(interthalamic adhesion)에 의해 연결되어 사이뇌 중에서 가장 큰 부분이다. 후각 이외의 모든 감각성분은 시상으로 들어온 후, 대뇌피질의 감각영역으로 들어간다. 이 외에도 시상은 대뇌피질, 바닥핵, 시상하부, 뇌줄기와 연결되어 감각과 운동계의 융합에 관여한다. 가쪽면은 속섬유막의 뒷다리에 접하고, 속면은 셋째뇌실의 가쪽벽이며, 아랫면은 시상밑고랑(hypothalamic sulcus)에 의해 시상하부와 구분된다.

시상 안에는 Y자 형태의 말이집 섬유판인 **속섬유판**(내수질판, internal medullary lamina)은 시상핵들의 들신경과 날신경섬유의 연결을 이루고 시상을 앞쪽, 안쪽 및 가쪽무리로 나눈다. 가쪽무리는 등쪽줄과 배쪽줄로 세분된다. 등쪽줄은 가쪽등쪽핵(LD), 가쪽뒤핵(LP), 시상베개(P)로 구성된다. 배쪽줄은 배쪽앞핵(VA), 배쪽가쪽핵(VL), 배쪽뒤핵(VP) 순서의 세 개의 핵으로 나뉜다.

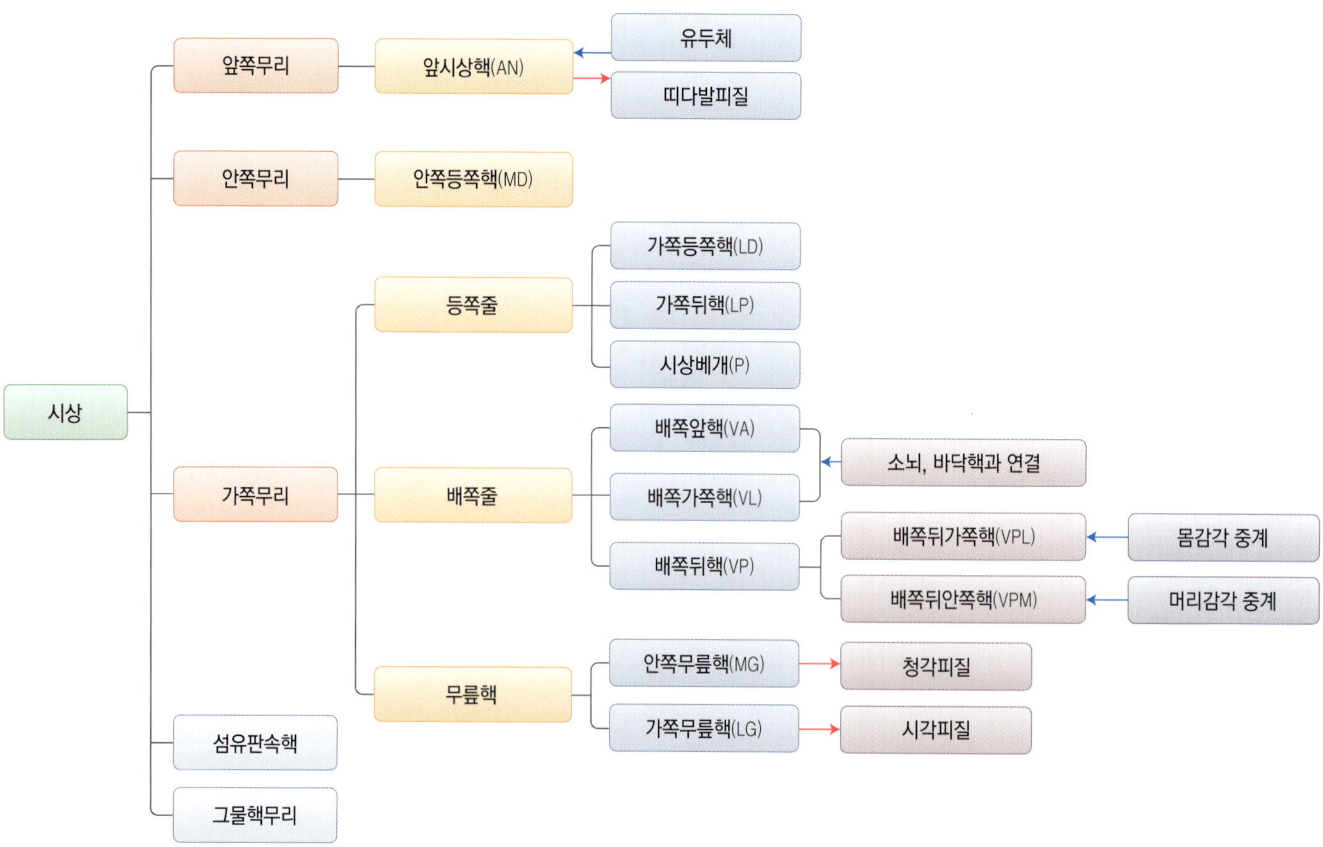

그림 5.38 시상의 구분

5.7 사이뇌

학습목표 사이뇌의 구분과 기능에 대해 알 수 있다.

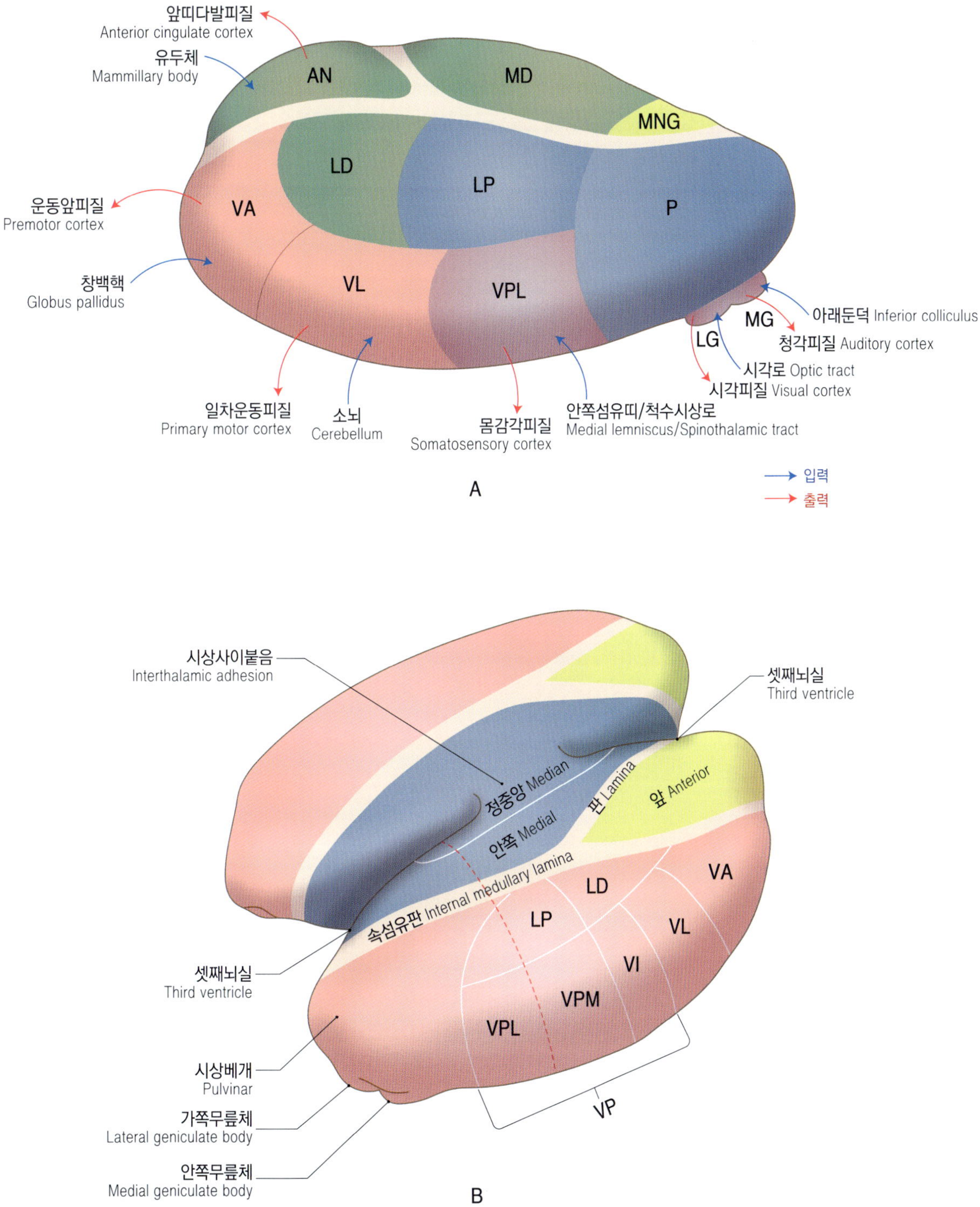

그림 5.39 시상. A: 가쪽면, B: 안쪽면

5.8 뇌줄기

학습목표 뇌줄기의 구성에 대해 알 수 있다.

뇌줄기의 구성 Component of brainstem

대뇌반구 바닥에 위치하는 뇌줄기(뇌간, brainstem)는 위쪽으로부터 **중(간)뇌**(midbrain), **다리뇌**(교뇌, pons), **숨뇌**(연수, medulla oblongata)로 구성된다. 중(간)뇌 위쪽으로는 대뇌(cerebrum), 다리뇌 뒤쪽으로는 소뇌(cerebellum), 숨뇌 아래쪽으로는 척수(spinal cord)가 위치한다. 숨뇌는 생명중추의 역할을 하며 기능적으로 주로 척수와 연관성을 가진다. 다리뇌는 주로 가로섬유로 되어 있어 소뇌와 높은 연관성을 가지며, 중(간)뇌는 대뇌에 있는 구조물과 기능적 연관성을 갖는다. 뇌줄기는 **오름신경로**(ascending pathway)와 **내림신경로**(descending pathway)가 복잡하게 얽혀있는 줄기와 같은 구조로 신경로핵, 중개핵, 뇌신경핵 등 신경핵들이 있어 다른 구조물들과 안 · 밖으로 연결된다. 뇌줄기에 있는 특이한 구조인 **그물체**(reticular formation)는 중추신경계 여러 곳을 위 · 아래로 연결하는 **다중연결신경망**(multiple neural connection)으로 신경로와 핵들이 그물체를 둘러싸거나 묻혀 있다. 뇌줄기는 상위중추와 하위중추를 연결하여 정보를 통합하거나 통로로써의 역할을 할 뿐만 아니라 운동패턴 호흡과 심장혈관의 활동 및 의식수준 조절과 같은 다양한 통합기능을 수행한다고 할 수 있다.

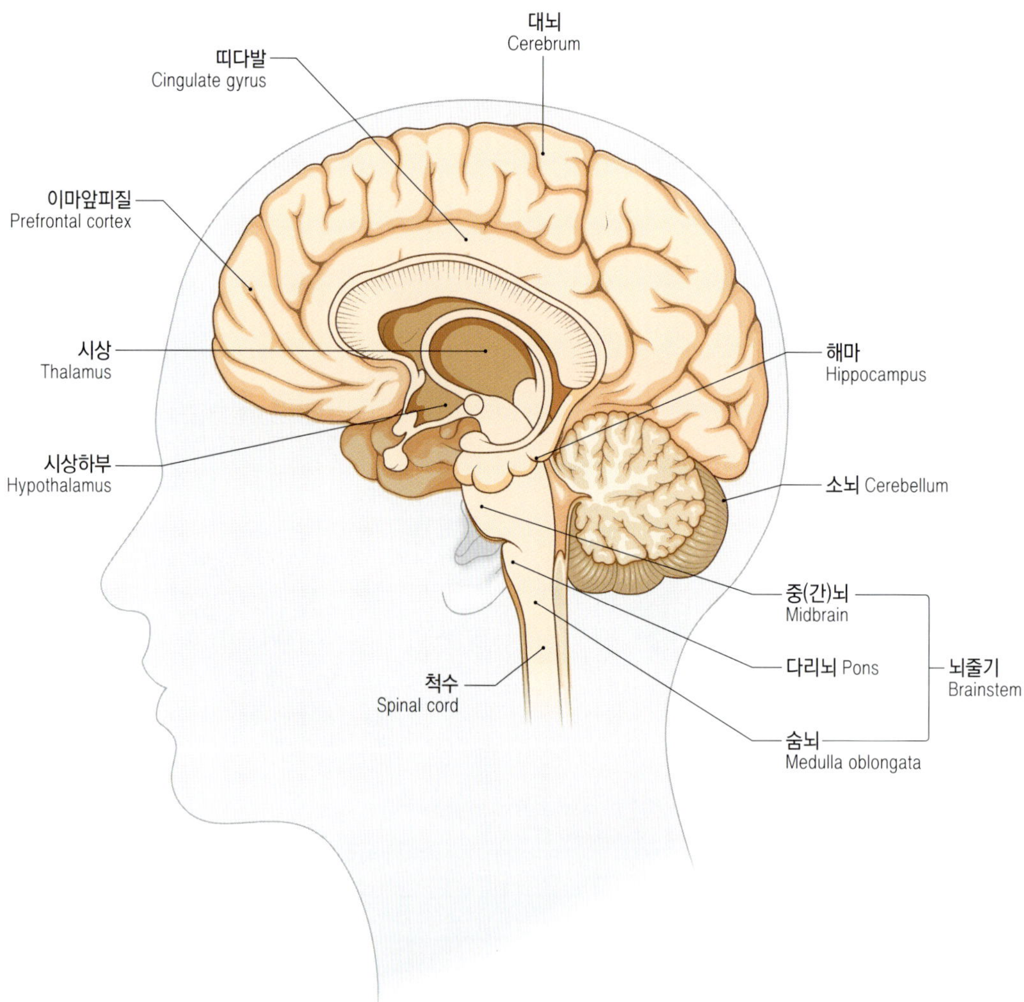

그림 5.40 뇌줄기

5.8 뇌줄기

학습목표 중(간)뇌에 대해 알 수 있다.

중(간)뇌 Midbrain

대뇌와 다리뇌 및 소뇌를 연결하는 뇌줄기의 잘록한 곳으로, 천막파임(tentorial notch) 높이에 해당된다. 여러 전도로의 통로와 중계소가 되며, 시각 및 청각의 반사중추와 안구운동과 동공수축의 운동중추가 있다. 눈돌림신경(동안신경, oculomotor nerve)과 도르래신경(활차신경, trochlear nerve)의 신경핵이 위치한다.

중(간)뇌의 바깥모양 **앞면**에는 정중앙부위에 깊게 파인 부위를 **대뇌다리사이오목**(interpeduncular fossa)이라고 하며, 양옆에 대뇌다리가 위치하고, 대뇌다리사이오목에서 많은 혈관이 통과한 흔적을 **뒤관통질**(후관통질, posterior perforated substance)이라고 한다. 눈돌림신경은 대뇌다리사이오목의 양옆에서 나온다. **뒷면**에는 **위둔덕**(superior colliculus)과 **아래둔덕**(inferior colliculus)이라는 4개의 반구형융기가 위치하며, 아래둔덕의 아래부위에서 도르래신경이 나온다.

중(간)뇌의 가로단면

대뇌다리(대뇌각) Cerebral peduncle 대뇌피질의 운동섬유들이 통과하며, **뒤판**(tegmentum)과 경계부인 **흑(색)질**(substantia nigra)은 추체외로의 일부로 작용하며 **도파민**(dopamine)을 분비한다.

뒤판(피개) Tegmentum **눈돌림신경핵**과 **도르래신경핵**이 관찰되며, **적핵**이라는 특이한 핵이 위치하는데, 적핵에서 나온 신경섬유는 추체외로를 구성하며, 소뇌의 치(상)핵(dentate nucleus)과 연결하여 근긴장 및 직립보행의 조절에 관계한다.

덮개(중뇌개) Tectum 위둔덕과 아래둔덕으로 불리는 위 · 아래 2개씩의 회색질 덩어리가 융기되어 있는 부위로 위둔덕은 시각반사의 중추이고, 아래둔덕은 청각반사의 중추인데, 이들을 통틀어 **네둔덕**(corpora quadrigemina)이라고 한다.

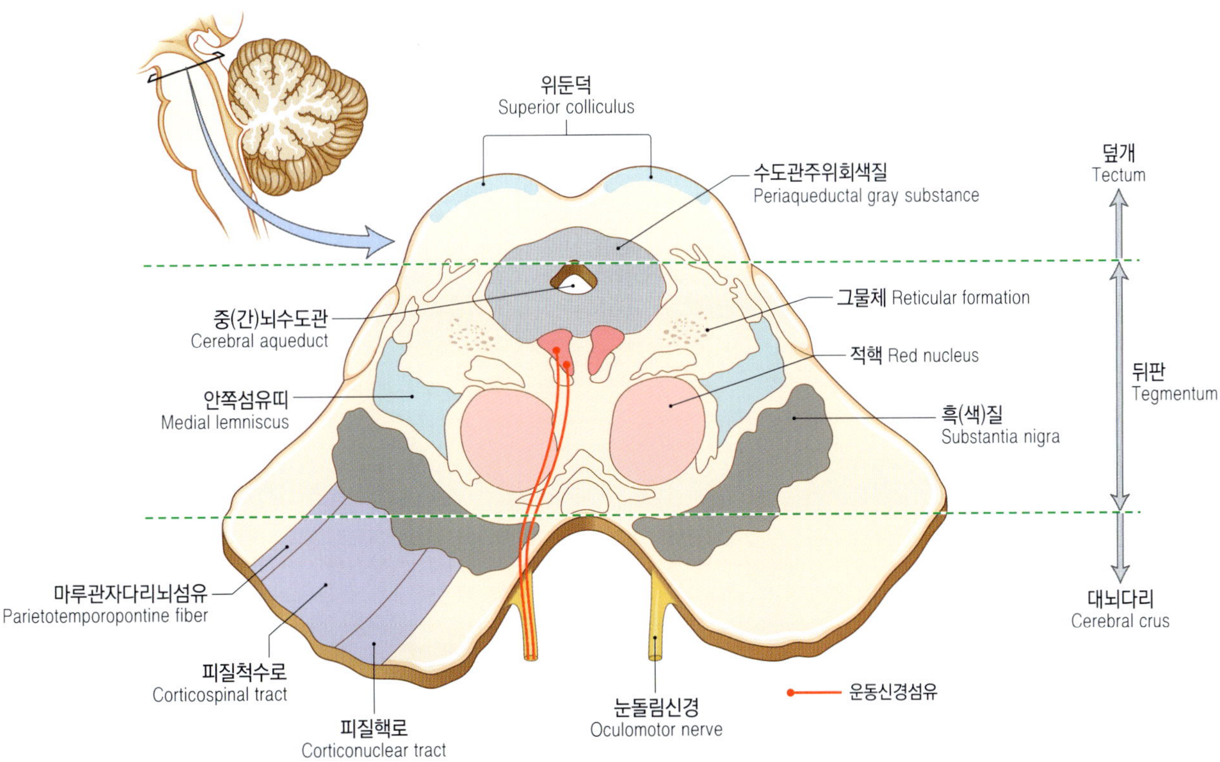

그림 5.41 중(간)뇌(가로단면 - 위둔덕 기준)

5.8 뇌줄기

학습목표 다리뇌에 대해 알 수 있다.

다리뇌(교뇌) Pons

다리뇌의 외형 중(간)뇌와 숨뇌 사이에 볼록하게 튀어나온 부위로 앞면에는 다리뇌의 **앞면**의 중앙에는 뇌바닥고랑(basilar sulcus)이 있고, 앞가쪽에 삼차신경의 뿌리 중 가장 큰 감각뿌리(sensory root)가 위치하며, 안쪽에는 운동뿌리(motor root)가 있다. 숨뇌와 다리뇌의 경계부위에서 갓돌림신경, 얼굴신경, 속귀신경이 나온다. **뒷면**에는 소뇌에 의하여 덮여 있고, 넷째뇌실의 바닥인 마름오목(능형와, rhomboid fossa)의 윗부분을 형성한다. 뒷면 중앙에는 정중고랑(median sulcus)의 가쪽에 안쪽융기(medial eminence)가 있다. 안쪽융기의 아래 끝을 얼굴신경둔덕(facial colliculus)이라고 한다. **다리뇌의 회색질 성분**은 숨뇌와 마찬가지로 날개판과 바닥판에서 기원된다. **가쪽의 날개판에서 기원된 것**으로는 고립핵(solitary nucleus), 달팽이핵(cochlear nucleus), 삼차신경척수핵(spinal nucleus of trigeminal nerve), 삼차신경으뜸핵(principal sensory nucleus of trigeminal nerve), 다리뇌핵(pontine nucleus)이 존재하며, **안쪽의 바닥판에서 기원한 것**으로는 삼차신경운동핵(trigeminal motor nucleus), 갓돌림신경핵(외전신경핵, abducens nucleus), 위침분비핵(상타액핵, superior salivatory nucleus), 아래침분비핵(하타액핵, inferior salivatory nucleus)이 있다. **다리뇌의 백질 성분**은 추체로와 피질다리뇌핵로(corticopotine nucleus tract) 그리고 소뇌로 향하는 가로섬유인 다리뇌소뇌로(pontocerebellar tract)로 이루어져 있다.

다리뇌의 가로단면 표면은 가로로 달리는 많은 신경섬유로 되어 있으며 바닥부분과 뒤판(tegmentum) 두 부분으로 구성된다.

바닥부분 Basilar portion 세로로 달리는 신경섬유집단인 **피질핵로**(cotriconuclear tract)와 **피질척수로**(corticospinal tract)가 위치하고, 가로로 달리는 신경섬유집단으로는 **피질다리뇌로**(corticopontine tract)가 위치하며, 다리뇌핵이 있다.

뒤판 Tegmentum 구조적으로 숨뇌 및 중간뇌의 중(간)뇌덮개(tectum of midbrain) 구조와 비슷하며, 뇌신경핵, 그물체(reticular formation), 오름신경로가 위치한다. **중간소뇌다리**(중소뇌각, middle cerebellar peduncle)를 통하여 소뇌와 연결된다. 청각경로에 관계된 중계핵과 평형감각에 관계된 신경핵이 위치한다. 삼차신경, 갓돌림신경, 얼굴신경, 속귀신경의 신경핵이 위치한다.

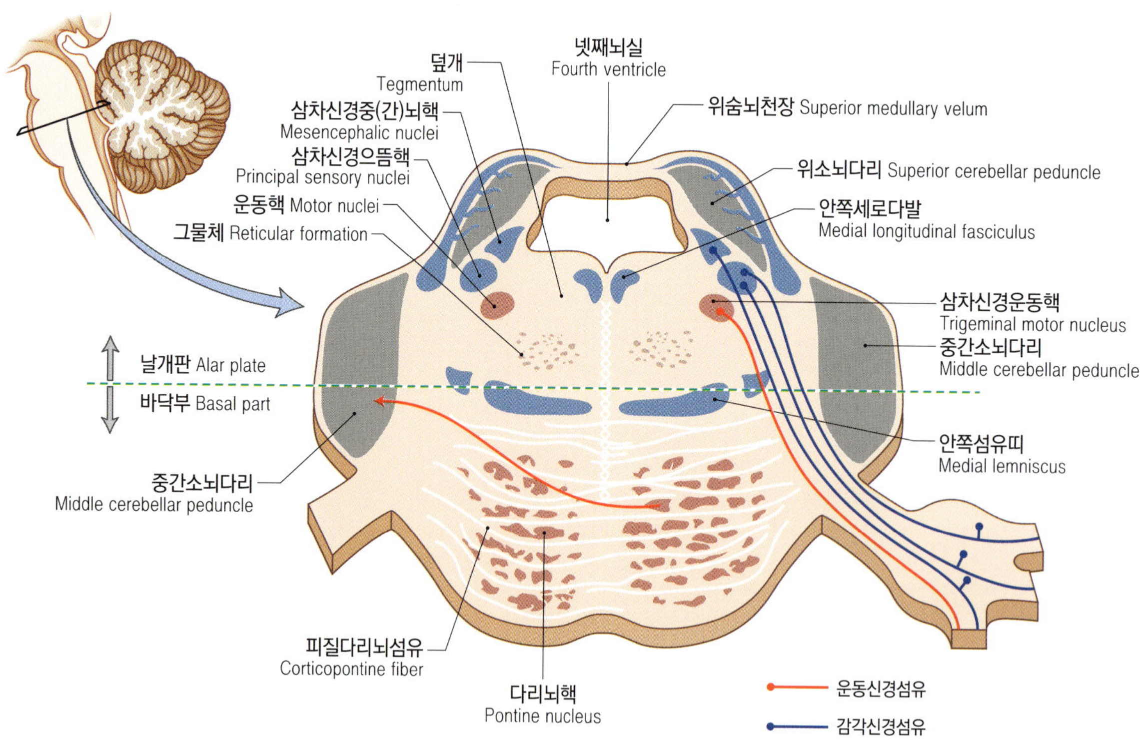

그림 5.42 다리뇌(가로단면)

5.8 뇌줄기

학습목표 숨뇌에 대해 알 수 있다.

숨뇌(연수) Medulla oblongata

뇌줄기의 끝 부위로 큰구멍(대공, foramen magnum) 높이에서 명확한 경계 없이 척수와 연결된 길이 약 3cm, 무게 6~7g의 작은 부위이다. 숨뇌에는 생명유지에 필수적인 심장, 호흡 및 소화 등에 관한 중요한 반사중추가 있다. 혀인두신경, 미주신경, 더부신경, 혀밑신경과 연관된 신경핵이 위치하며, 아래소뇌다리(하소뇌각, inferior cerebellar peduncle)를 통하여 소뇌와 연결된다.

숨뇌의 외형 윗부위가 넓고, 아랫부위가 좁은 콘 모양이며, 척수의 중심관은 숨뇌에서 넷째뇌실로 이행된다. 숨뇌의 바깥면에는 척수처럼 앞정중틈새(anterior median fissure)와 앞가쪽고랑(anterolateral sulcus), 뒤정중고랑(posterior median sulcus) 그리고 뒤가쪽고랑(posterolateral sulcus)이라는 홈이 있는데, 앞가쪽고랑은 혀밑신경, 뒤가쪽고랑에서는 혀인두신경과 미주신경 및 더부신경이 나온다. **앞면**에는 앞정중틈새 양측에는 추체(피라미드) 모양을 하고 있는 **추체**(pyramid)라고 하는 한 쌍의 팽대부 내부에는 겉질척수로가 위치한다. **뒷면**에는 다리뇌와 함께 넷째뇌실의 바닥인 **마름오목**(능형와, rhomboid fossa)을 이루고 있으며, 뒤정중고랑 양측에는 **널판다발**(박속, gracile fasciculus)이 위치하고, 널판다발의 가쪽에 **쐐기다발**(설상속, cuneate fasciculus)이 위치한다.

가로단면 가로단면을 이해하기 위해서는 먼저 신경관의 발생과정을 알아야 한다. 신경관의 속공간은 경계고랑(sulcus limitans)을 기준으로 날개판과 바닥판으로 구분된다. 경계고랑을 중심으로 가쪽의 날개판과 앞면의 바닥판으로 되어 있다. **날개판**에서 유래된 구조로는 널판다발핵, 쐐기다발핵, 아래올리브핵, 삼차신경척수핵, 고립핵(solitary nucleus), 안뜰핵, 달팽이핵(cochlear nucleus)이 있으며, 경계고랑의 가쪽에 위치한다. **바닥판**에서 유래된 구조로는 혀밑신경핵, 의문핵(nucleus ambiguus), 미주신경등쪽핵(dorsal nucleus of vagus nerve)이 있으며, 경계고랑의 안쪽에 위치한다.

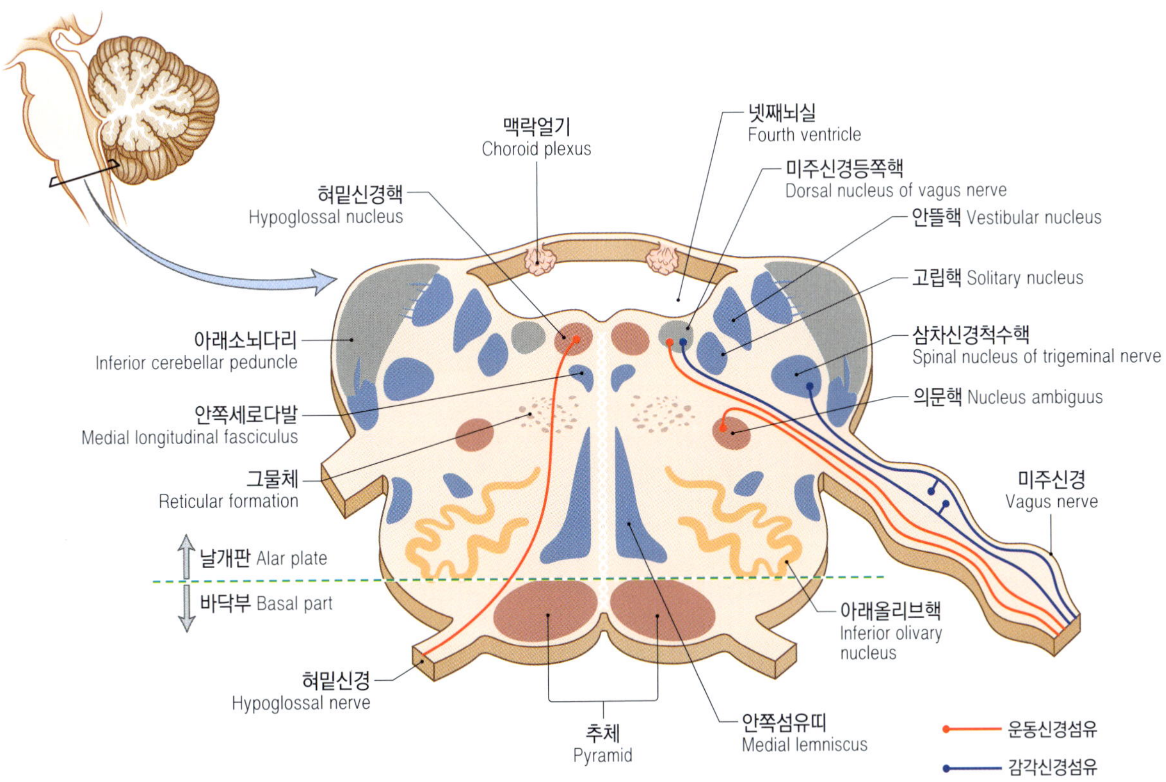

그림 5.43 숨뇌(가로단면)

더 알아보기

그물체Reticular formation

그물체는 신경세포가 그물 모양의 신경섬유 사이에 흩어져 있는 데서 붙여진 이름이다. 뇌줄기 뒤판(tegmentum) 전체에 걸쳐 있으며, 조직학적으로 신경세포체, 날신경섬유인 축삭, 들신경섬유인 가지돌기가 서로 섞여 있다. 계통발생학적으로 오래된 부분으로 원시 척추동물의 생존 유지를 위한 기초적인 기능, 즉 근육의 긴장과 평형유지에 관여하고 수면-각성주기, 의식 등의 기능조절, 통증인지 및 생명에 필요한 호흡, 심장박동, 혈압조절과 같은 원시적인 기능을 통합하는 중추로 이루어져 있다. 그물체는 세 개의 세로로 배열된 영역인 가쪽그물무리, 안쪽그물무리, 중심그물무리로 나뉜다.

그물체의 신경연결 그물체는 뇌줄기 자체의 **다중연접신경망**(multiple synaptic neural network)으로 뇌줄기 중심부에서 위·아래로 연결된 복잡한 신경원 집단으로 생존에 필요한 원시구조로 다른 중추신경계 부위와 광범위하게 연결되어 있다. 그물체를 기능적으로 구분하면 그물체의 **입쪽 부분**(rostral portion)은 주로 시상과 대뇌피질에 투사되어 의식 수준을 조절하는 **오름그물체활성계**(ascending reticular activation system, ARAS)이며, 그물체의 **꼬리 부분**(caudal portion)은 주로 운동 및 심장, 호흡과 같은 자율신경기능을 조절하는 **내림그물체조절계**(descending reticular control system, DRCS)의 기능이 있다.

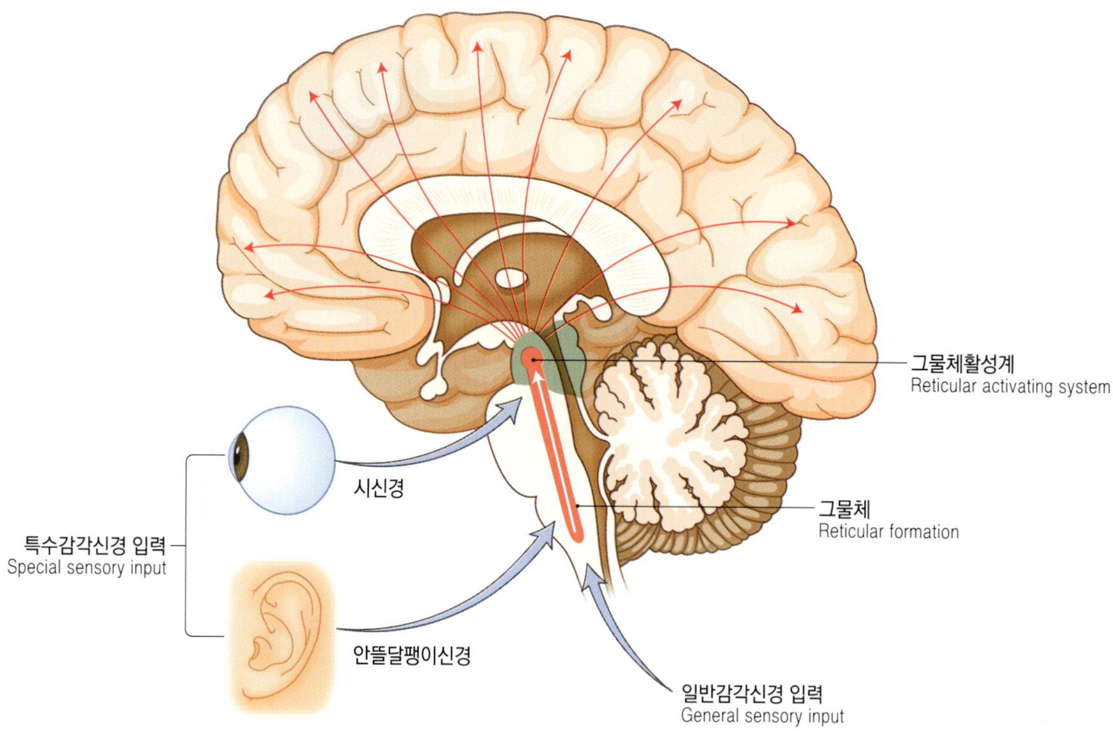

그림 5.44 그물체(오름그물체활성계)

5.9 소뇌

학습목표 소뇌의 개관에 대해 알 수 있다.

소뇌 Cerebellum

소뇌의 무게는 약 120g이며, 뇌 전체 용적 중 10%에 불과하지만 뇌에 있는 신경세포의 70% 이상이 소뇌에 존재할 정도로 많다. 다리뇌와 숨뇌의 뒤쪽에 위치하여 넷째뇌실의 지붕을 이룬다.

소뇌는 피부, 관절, 근육으로부터 감각 정보를 받아들이는 감각계통으로써의 기능과 움직임과 균형 간에 협응(coordination)된 조절을 위해 근육의 긴장도(tonus)와 타이밍(timing) 등을 조절하여 대뇌나 뇌줄기로 되먹임(feedback)한다. **소뇌다리**(소뇌각, cerebellar peduncle)에 의하여 뇌줄기와 연결되고, **소뇌천막**(tentorium cerebelli)에 의해 대뇌와 서로 분리된다. 왼 · 오른쪽으로 팽대한 **소뇌반구**(cerebellar hemisphere)와 중간부위의 **벌레**(충부, vermis)로 구분되며, 표면에는 가로로 달리는 많은 소뇌고랑(cerebellar fissures)과 소뇌이랑(cerebellar folia)에 의한 주름이 있다.

척수를 통해 현재 진행 상황에 있는 고유감각 정보뿐만 아니라 대뇌피질의 의도된(intended) 수의운동의 계획 및 시행에 관한 정보를 동시에 받기 때문에 대뇌의 의도된 운동명령과 척수를 통해 전달된 실제 움직임에 대한 감각 사이에 일어난 결과를 비교(comparison)하여 대뇌의 피질척수로, 중(간)뇌의 적핵, 안뜰핵, 뇌줄기의 그물체(reticular formation)로 보내 아래운동신경세포에 영향을 주는 일종의 **비교측정기**(comparator)라고 할 수 있다. 이를 통해 움직임의 오차를 감지할 수 있기 때문에 **오차감지기**(error detector)라고 부르기도 한다.

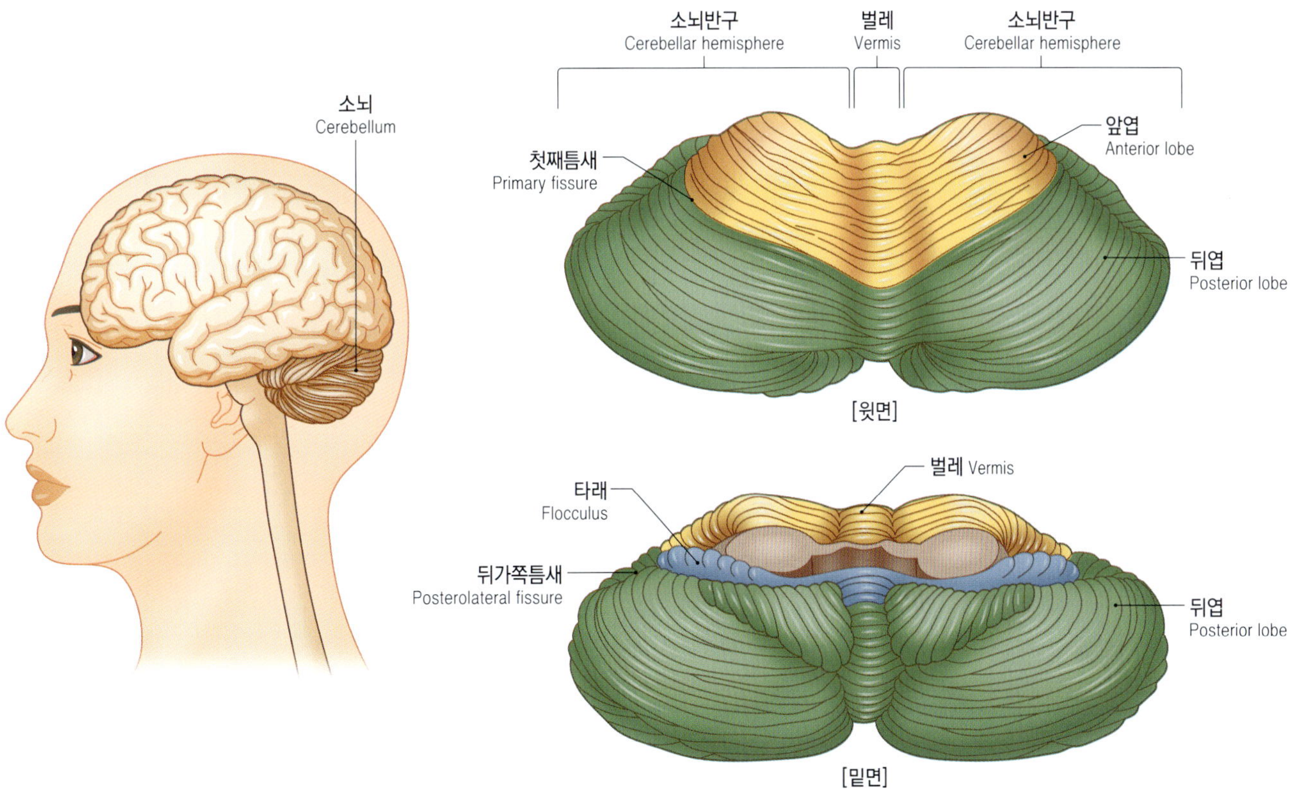

그림 5.45 소뇌

5.9 소뇌

학습목표 소뇌를 구분할 수 있다.

소뇌의 구분 Division of cerebellum

소뇌를 구분하는 방법에는 첫째, 소뇌에 있는 고랑(구, sulcus)과 이랑(회, gyrus)을 중심으로 한 **해부학적 구분**, 둘째, 해부학적인 소뇌 구조가 다른 뇌의 구조와 어떻게 연결되어 있는지에 대한 **기능적 구분**(functional division), 셋째, 소뇌의 발생에 따른 **계통발생학적 구분**(phylogenetic division)이다. 소뇌의 구분은 표 5.5와 같다.

해부학적 구분 Anatomical division **첫째틈새**(primary fissure)에 의해 앞엽(anterior lobe)과 뒤엽(posterior lobe)으로 나누고, **뒤가쪽틈새**(posterolateral fissure)에 의해 소뇌몸통(corpus cerebelli)과 타래결절엽(편엽소절엽, flocculonodular lobe)으로 나눈다. 앞엽과 뒤엽을 합쳐 소뇌몸통이라 하고, 소뇌몸통은 더 세분화되어 작은 소엽(lobule)으로 나뉜다.

계통발생학적 구분 Phylogenetic division 타래결절엽 부분인 **원시소뇌**(archicerebellum), 앞엽과 벌레의 끝부분인 **옛소뇌**(paleocerebellum), 뒤엽 부분인 **새소뇌**(neocerebellum)로 나뉜다.

기능적 구분 Functional division 들신경섬유의 기원에 따라 몸의 고유감각 정보가 들어오는 앞엽과 벌레 및 벌레곁구역인 **척수소뇌**(spinocerebellum), 대뇌의 정보가 들어오는 곳으로 가쪽구역인 **대뇌소뇌**(다리뇌소뇌, pontocerebellum), 평형유지에 관한 정보를 수용하는 타래결절엽인 **안뜰소뇌**(전정소뇌, vestibulocerebellum)로 나뉜다.

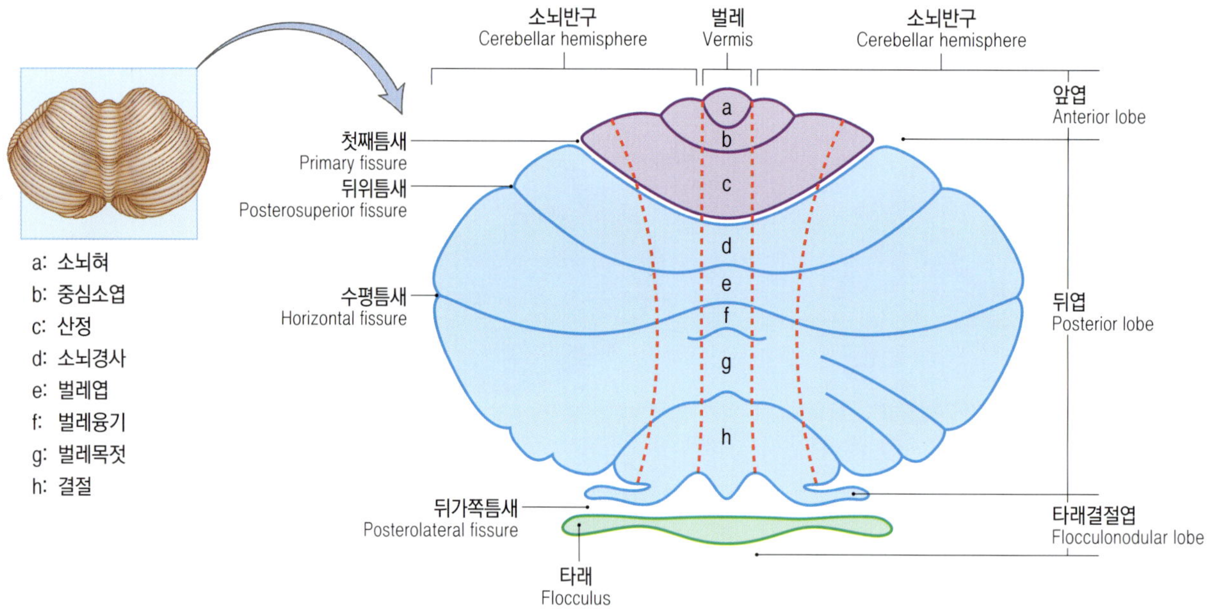

그림 5.46 소뇌(세로단면)

표 5.5 소뇌의 구분과 기능

해부학적 구분				기능적 구분	계통발생적 구분	관련핵	기능
소뇌 몸통	왼 · 오른쪽 구분	벌레		척수소뇌: 앞엽의 벌레와 벌레곁구역	옛소뇌	사이핵 (둥근핵, 마개핵)	근육긴장도 조절
	위 · 아래 구분	첫째틈새	앞엽				
			뒤엽	대뇌소뇌: 뒤엽과 가쪽구역	새소뇌	치(상)핵	대뇌 기능조절을 통한 미세움직임
뒤가쪽틈새							
타래결절엽	타래, 결절			안뜰소뇌: 타래결절엽	원시소뇌	꼭지핵	몸의 평형 유지

5.9 소뇌

학습목표 소뇌의 피질과 수질에 대해 알 수 있다.

소뇌피질(소뇌겉질) Cerebellar cortex

소뇌피질은 세 개의 층과 다섯 종류의 신경세포들로 구성되어 있다. 두께 0.5~0.7mm의 회색질이며, 가로로 많은 주름을 이루고 있다. **바깥층**은 분자층(molecular layer, 두께 약 300μm)으로 다극성의 별세포(stellate cell)와 바구니세포(basket cell)로 되어있고, **중간층**은 조롱박세포층(푸르키네세포층, Purkinje cell, 두께 약 100μm)으로 플라스크(flask) 모양의 세포가 단층으로 배열되어있으며, 소뇌피질의 유일한 날신경섬유층이다. **속층**은 과립층(granular layer, 두께 약 200μm)으로 적갈색을 띠는 다수의 과립세포(granule cell)와 사이신경세포인 골지세포(Golgi cell)로 되어있다(그림 5.47). 소뇌피질로 가는 모든 들신경 정보는 아래올리브핵(inferior olivary nucleus)에서 오는 **오름섬유**(climbing fiber)와 다리뇌, 척수, 안뜰계통에서 오는 **이끼섬유**(mossy fiber)를 통해 전달되며, 이러한 정보는 소뇌피질의 조롱박세포의 축삭을 통하여 소뇌의 깊은핵(deep nuclei)으로 나간다.

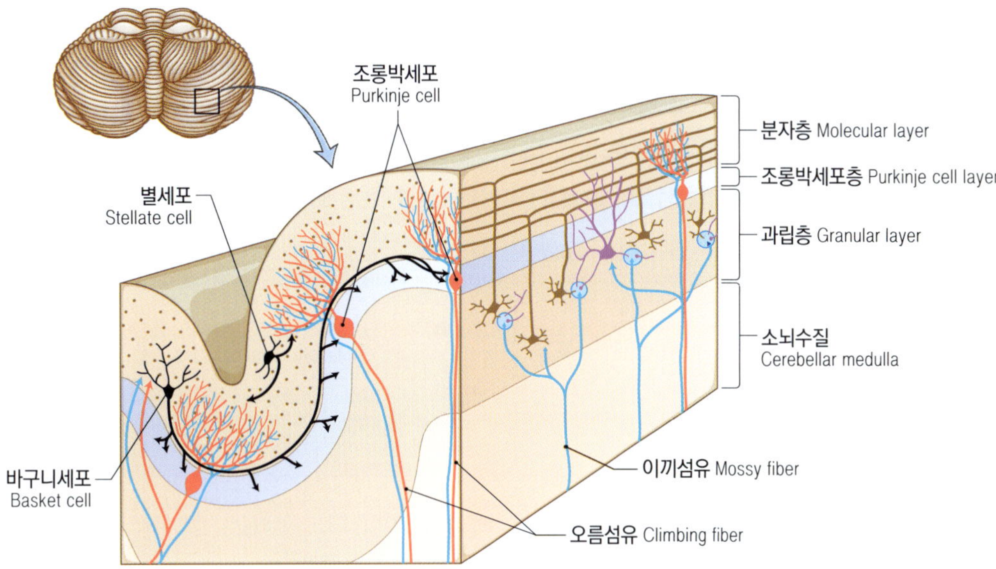

그림 5.47 소뇌피질

소뇌수질과 깊은핵
Cerebellar medulla & deep nucleus

소뇌수질은 백질(white matter)이며 백질 안에 회색질 덩어리인 소뇌의 **깊은핵**(deep nucleus)이 있다. 깊은핵은 양쪽에 4개씩 있는데, 가쪽에서부터 중앙부인 벌레부쪽으로 **치(상)핵**(dentate nucleus), **마개핵**(전상핵, emboliform nucleus), **둥근핵**(globose nucleus), **꼭지핵**(fastigial nucleus) 순서로 위치하고 있다. 마개핵과 둥근핵을 합쳐 **사이핵**(interposed nucleus)이라 한다(그림 5.48).

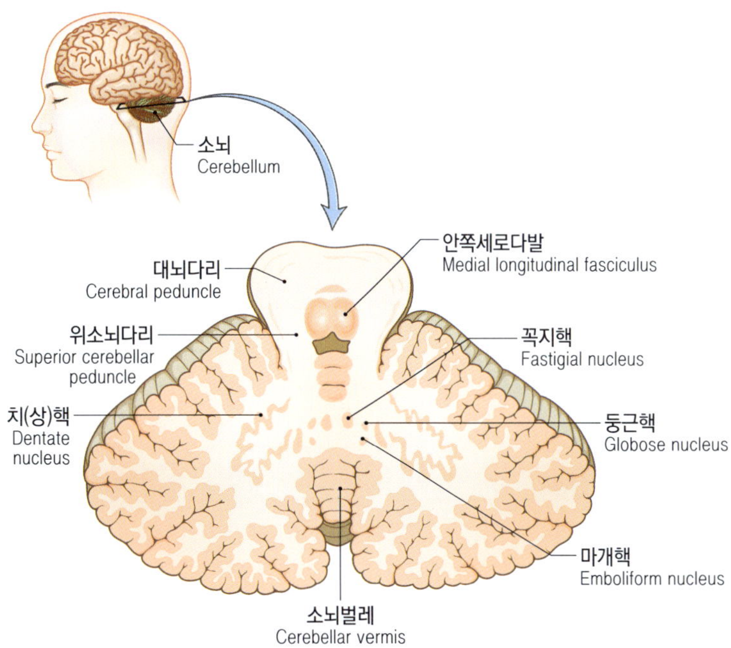

그림 5.48 소뇌핵

5.9 소뇌

학습목표 소뇌다리에 대해 알 수 있다.

소뇌다리(소뇌각)Cerebellar peduncle

소뇌의 앞면은 넷째뇌실의 천장을 이루며 뇌줄기 사이에 위 · 중간 · 아래 소뇌다리라는 짧은 신경섬유의 연결로가 있다.

위소뇌다리(상소뇌각)Superior cerebellar peduncle
소뇌핵에서 시작된 섬유를 적핵(red nucleus)이나 시상으로 연결하는 전도로로 주로 날신경섬유다발이며, 들신경섬유도 포함되어 있다.

중간소뇌다리(중소뇌각)Middle cerebellar peduncle
대뇌피질에서 발생한 흥분을 다리뇌핵(pontine nucleus)을 통해 전도 받는 들신경섬유다발이다.

아래소뇌다리(하소뇌각)Inferior cerebellar peduncle
말초부터 오는 고유감각을 척수와 숨뇌를 거쳐 받아들이는 전도로로 주로 들신경섬유다발이며, 날신경섬유도 포함되어 있다.

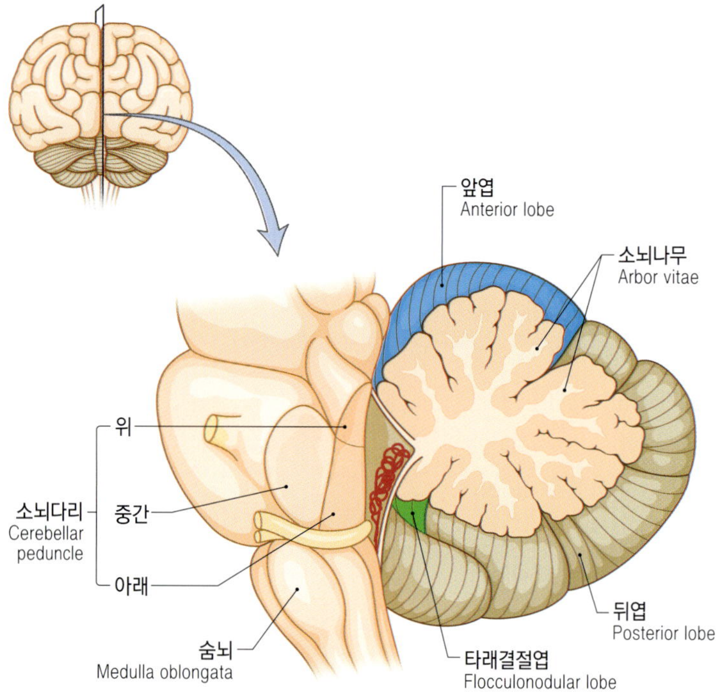

그림 5.49 소뇌다리

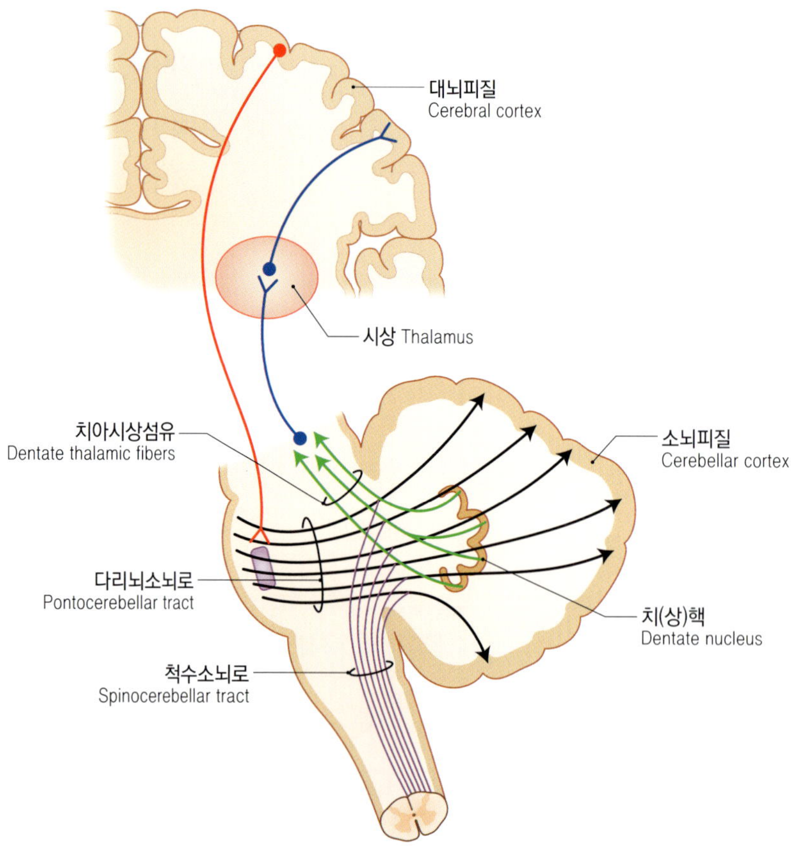

그림 5.50 소뇌다리를 통한 신경연결

5.9 소뇌

학습목표 소뇌의 기능적 연결에 대해 알 수 있다.

소뇌의 기능적 연결 Fuctional connection of cerebellum

소뇌는 다리뇌와 함께 신경관의 날개판(alar plate)에서 기원한다. 즉 감각과 관련이 있다. 운동에 대한 명령은 소뇌와는 무관하게 대뇌의 운동영역에서 시작된다. 운동이 진행되면서 많은 감각정보가 이끼섬유와 오름섬유를 통하여 소뇌피질로 입력되어 최종적으로는 조롱박세포(Purkinje cell)를 통하여 정보가 출력되며, 대뇌운동영역에 정보를 보내어 원활한 운동이 일어난다.

안뜰소뇌(전정소뇌) Vestibulocerebellum **타래결절엽**에 해당되며, 안뜰핵(전정핵, vestibular nucleus)에서 정보를 받고, 안뜰핵을 통해 위둔덕(superior colliculus)에서도 시각에 대한 정보를 받는다. 결론적으로 안뜰소뇌는 평형감각에 관한 정보가 타래결절엽으로 들어오고, 이때 시각에 대한 정보도 들어와서 안뜰핵에서는 안구를 움직이거나 팔과 다리를 움직여서 자세, 균형, 안구운동의 조절에 관여하게 된다.

척수소뇌 Spinocerbellum **벌레**에 해당되며, 몸감각(somatic sense)에 관한 정보를 받는다. 척수소뇌에서 나온 정보는 척수, 시상에 정보를 제공한다. 시상으로 들어간 정보는 대뇌피질의 운동영역으로 가서 근긴장도(muscle tone)에 영향을 미친다.

대뇌소뇌(다리뇌소뇌) Pontocerebellum 소뇌 **가쪽반구**에 해당되며, 피질다리소뇌로(corticopontocerebellar tract)를 통하여 반대편 대뇌피질의 운동영역과 감각영역에서 정보를 받는다. 결론적으로 운동하면서 얻어지는 감각과 운동에 대한 정보가 대뇌피질로 가고 반대편 소뇌로 간 뒤 다시 반대편 대뇌피질의 운동영역으로 간다. 이와 같은 과정을 거치면서 원하는 운동의 시작, 계획, 적절한 시간 배분이 가능하게 된다.

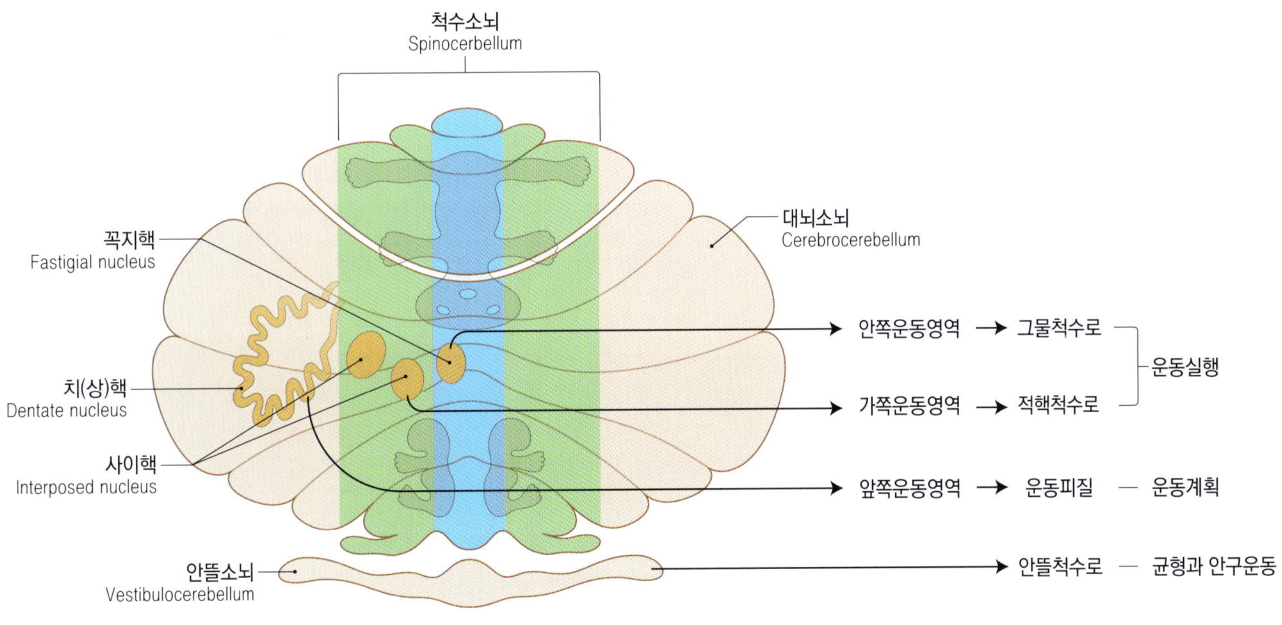

그림 5.51 소뇌의 기능적 연결

5.10 척수

학습목표 척수의 개관에 대해 알 수 있다.

척수의 외형 External structure of spinal cord

척수(spinal cord)는 뇌와 마찬가지로 척수막에 둘러싸여 있으며, 26개의 척추뼈로 형성한 척주관(vertebral canal) 속에 들어 있는 길이 약 45cm, 무게 약 30g, 지름 약 1cm인 연한 백색 장기이다.

위로는 **큰구멍**(대공, foramen magnum)에서 숨뇌와 연결되고, 아래로는 1, 2번 허리뼈 부위에서 **척수원뿔**(conus medullaris)로 끝나는데, 척수원뿔의 아래 끝은 약 20cm로 길어져서 **종말끈**(종사, filum terminale)이 되어 꼬리뼈의 뒷면까지 내려간다. 척수는 발생 3개월 정도에는 척추관(spinal canal) 전체 길이에 걸쳐 있지만, 나이가 들수록 척추의 성장 속도가 척수보다 빨라 성인이 되면 척수는 척추 길이의 2/3 정도인 허리뼈 1, 2번 높이에서 끝나게 되므로 척수와 척추의 길이가 서로 다르기 때문에 척수신경들이 이는곳과 척수신경들이 빠져나가는 척추사이구멍(추간공, intervertebral foramen)과의 높이가 일치하지 않게 된다. 즉, 위쪽 척수신경은 거의 수평으로 척수신경을 빠져나오지만 아래쪽으로 갈수록 척수신경은 훨씬 아래쪽 척추사이구멍을 통과하여 긴 신경뿌리를 이루게 되는데 이를 **말총**(마미, cauda equina)이라고 한다. 말총은 척수 없이 척수신경만 존재하는 척주(vertebral column) 영역이며, 허리와 엉치신경뿌리들이 모여 말총 모양을 이룬다.

척수분절 Spinal segment

척수는 31개의 **분절**(segment)로 되어 있다. 척수분절의 의미는 하나의 척수신경(spinal nerve)이 일어나는 척수 부위가 하나의 분절을 구성한다. 그러므로 각 분절마다 31쌍의 척수신경(spinal nerve)이 기원한다(그림 5.52). 척수분절은 위에서부터 목분절(경수, cervical segment), 가슴분절(흉수, thoracic segment), 허리분절(요수, lumbar segment), 엉치분절(천수, sacral segment), 꼬리분절(미수, coccygeal segment)로 구분한다.

척수의 중앙 속 공간에는 뇌척수액이 흐르는 중심관(central canal)이 위치하며, 위로는 넷째뇌실과 연결된다. 척수는 모든 부위가 똑같지 않고 두 곳에서 다른 부위보다 조금 더 부풀어오른 팽대는 회색질의 절대량이 많은 곳으로 **목팽대**(경수팽대, cervical enlargement; C4~T2)와 **허리엉치팽대**(요천수팽대, lumbosacral enlargement; L1 ~S2)가 있다.

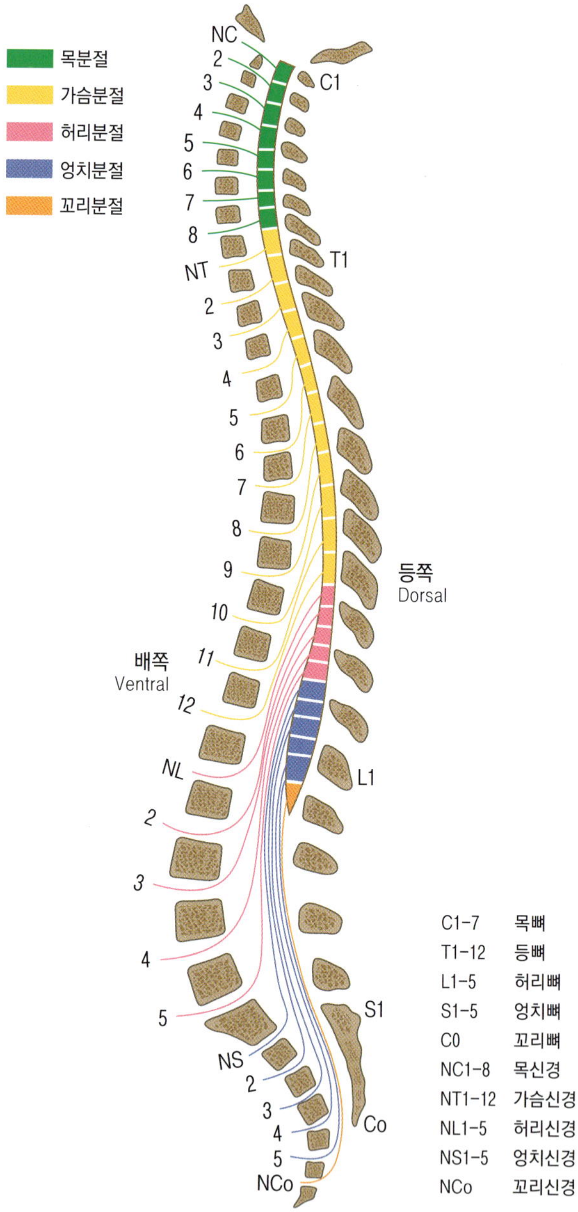

그림 5.52 척수분절과 척수신경

5.10 척수

학습목표 척수의 발생에 대해 알 수 있다.

척수의 발생 Development of the spinal cord

척수(spinal cord)는 신경관(neural tube)의 꼬리쪽(caudal)이 발달·성장하여 형성하는데, 뇌에 비하여 매우 원시적이고 미분화된 상태인 **분절**(segment) 형태를 취하고 있다. 신경관은 발생이 진행되면서 점차적으로 신경세포체(nerve cell body)들이 신경관의 안쪽에 모여 **외투층**(mantle layer)을 형성하며 외투층에서 날개판과 바닥판이 형성된다. **날개판**(alar plate)은 신경관의 등쪽에 위치하며 감각세포(sensory cell)가 기원되며, 척수의 뒤뿔(후각, posterior horn)을 형성한다. **바닥판**(기저판, basal plate)은 등쪽에 위치하며 운동세포가 기원되고, 앞뿔(전각, anterior horn)과 가쪽뿔(측각, lateral horn)을 형성한다. 날개판과 바닥판 사이의 홈을 경계고랑(sulcus limitans)이라 한다. 외투층의 신경모세포의 돌기가 나와 **가장자리층**(변연층, marginal layer)을 형성하여 백질(white matter)로 분화된다. 신경관의 속 공간은 나중에 척수의 중심관(central canal)이 되는데 이는 넷째뇌실과 교통하여 뇌척수액 순환경로의 일부가 된다. 신경능선(neural crest)에서 뒤뿌리신경절(후근신경절, dorsal root ganglion) 등을 형성한다. 척수는 발생 3개월 정도까지는 척추뼈들이 이루는 척주관의 전체 길이에 걸쳐 있지만, 그 이후로 척주관이 척수보다 성장 속도가 빠르기 때문에 척주관 전체를 다 채우지 못하게 된다.

발생학적으로 척수는 몸분절(somite)의 흔적이라고 할 수 있는 **31개의 분절적 배열**(segmental arrangement)을 하고 있으며, 여기서 31쌍의 척수신경(spinal nerve)이 분지한다.

척주관(spinal canal)과 척수의 길이가 다르기 때문에 척수신경이 분지되는 곳과 양측의 척추사이구멍(추간공, intervertebral foramen)을 나가는 곳의 높이는 일치하지 않게 된다. **척수분절**은 분지된 신경들이 어떤 척추뼈가 형성하는 척추사이구멍을 통과하느냐에 따라서 위에서부터 목분절(cervical segments), 가슴분절(thoracic segments), 허리분절(lumbar segments) 및 엉치분절(sacral segments), 꼬리분절(coccygeal segments)로 명확히 구분된다.

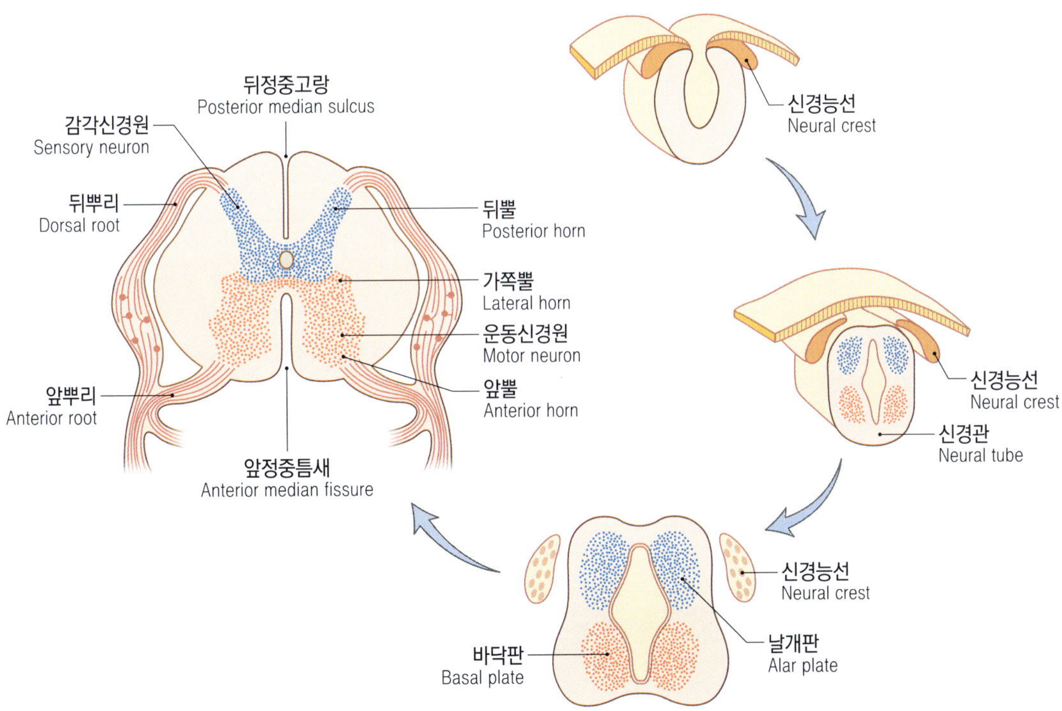

그림 5.53 척수의 발생

5.10 척수

학습목표 척수의 내부구조에 대해 알 수 있다.

척수의 내부구조 Internal structure of spinal cord

척수팽대(spinal enlargement)는 원통 모양의 척수가 다른 부분에 비해 부풀어 있는 부분을 말하며 다른 척수에 비해 아래운동신경세포체들이 많이 모여 있어 회색질 양이 많다. 척수팽대는 목부위와 허리엉치부위가 팽대되어 있는데 **목팽대**(경수팽대, cervical enlargement)는 9~14mm 정도로 목척수 5번~가슴척수 1번까지이며, 팔신경얼기가 시작된다. **허리엉치팽대**(요천수팽대, lumbo-sacral enlargement)는 약 8.5~12mm로 허리척수 1번~엉치척수 2번까지이며, 허리-엉치신경얼기가 시작된다.

척수의 가로단면 척수의 안쪽은 회색질(gray matter)이며, 바깥쪽은 백질(white matter)로 구성되어 있다. 뇌척수액이 흐르는 중심관(central canal)을 중심으로 앞쪽의 **앞정중틈새**(anterior median fissure)는 척수의 앞면 중앙의 깊고 매우 뚜렷한 틈새이다. 앞가쪽고랑(anterolateral sulcus)에서 앞뿌리(전근, anterior root)가 나온다. 뒤쪽의 **뒤정중고랑**(posterior median sulcus)은 척수의 뒷면 중앙의 얕고 희미한 틈새이며, 뒤정중고랑에 의해 뒤섬유단(posterior funiculus)은 안쪽의 널판다발(박속, gracile fasciculus)과 가쪽의 쐐기다발(설상속, cuneate fasciculus)로 구분된다. **뒤가쪽고랑**(posterolateral sulcus)에서 뒤뿌리(후근, posterior root)가 나온다. **뒤중간고랑**(posterior intermediate sulcus)은 1번 목척수분절에서 6번 가슴척수분절(C1~ T6)에서만 관찰된다.

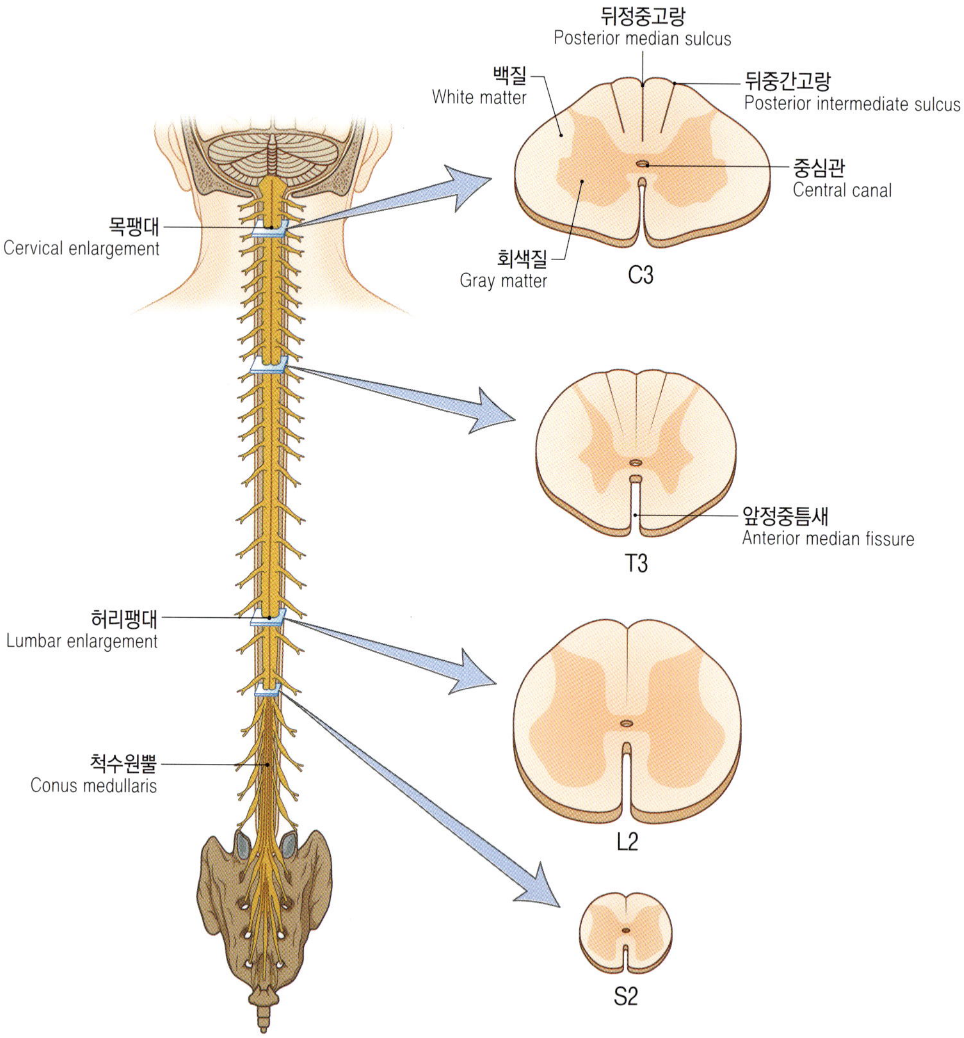

그림 5.54 척수의 팽대와 가로단면

5.10 척수

학습목표 척수의 회색질과 백질에 대해 알 수 있다.

회색질과 백질의 구조 Structure of gray matter & white matter

척수 중심관 주위에는 H자 모양의 회색질이 있으며, 그 주위는 백질이 싸고 있다.

회색질 구조 Structure of gray matter 회색질은 돌출된 구조가 있는데, 이를 앞뿔, 뒤뿔, 가쪽뿔이라 한다.

뒤뿔 Posterior horn 수용기에서 감지된 감각자극이 척수신경절(spinal ganglion)을 거쳐 척수로 들어오는 부위이다. **뒤뿌리**(후근, posterior root)는 피부, 근육, 힘줄 등에 분포하는 들신경섬유의 중심돌기를 말한다.

앞뿔 Anterior horn 운동신경핵(motor nuclei)이 위치하여 척수에서 나가는 부위이다. 이러한 운동신경핵에는 알파운동신경세포(alpha motor neuron)와 감마운동신경세포(gamma motor neuron)가 있다. **앞뿌리**(전근, anterior root)는 앞뿔에서 나오는 몸운동섬유(somatic motor fiber)와 가쪽뿔에서 나오는 자율신경계통의 신경절전섬유(절전섬유, preganglionic fiber)를 말한다.

가쪽뿔 Lateral horn 첫 번째 가슴척수분절에서부터 두 번째 허리척수분절까지 앞뿔과 뒤뿔 사이에 돌출된 회색질구조이다. 이곳에는 교감신경계통의 신경절전세포의 세포체를 포함하고 있다.

백질 구조 Structure of white matter 백질은 앞 · 뒤뿔과 외부의 작은 홈인 앞 · 뒤가쪽고랑(ant · post lateral sulcus)에 의하여 **앞섬유단**(anterior funiculus)과 **가쪽섬유단**(lateral funiculus) 및 **뒤섬유단**(posterior funiculus)으로 구분된다. 이러한 백질은 척수의 왼 · 오른쪽을 교차하여 연결하는 **맞교차섬유**(commissural fibers), 같은 쪽 회색질을 연결하는 **연합섬유**(association fiber) 그리고 위 · 아래로 달리는 **투사섬유**(projection fiber)의 집단이라 할 수 있다. 위로 올라가는 투사섬유를 **오름신경로**(ascending pathway) 또는 **감각신경로**(sensory pathway)라고 하며, 아래로 내려오는 투사섬유를 **내림신경로**(descending pathway) 또는 **운동신경로**(motor pathway)라 한다.

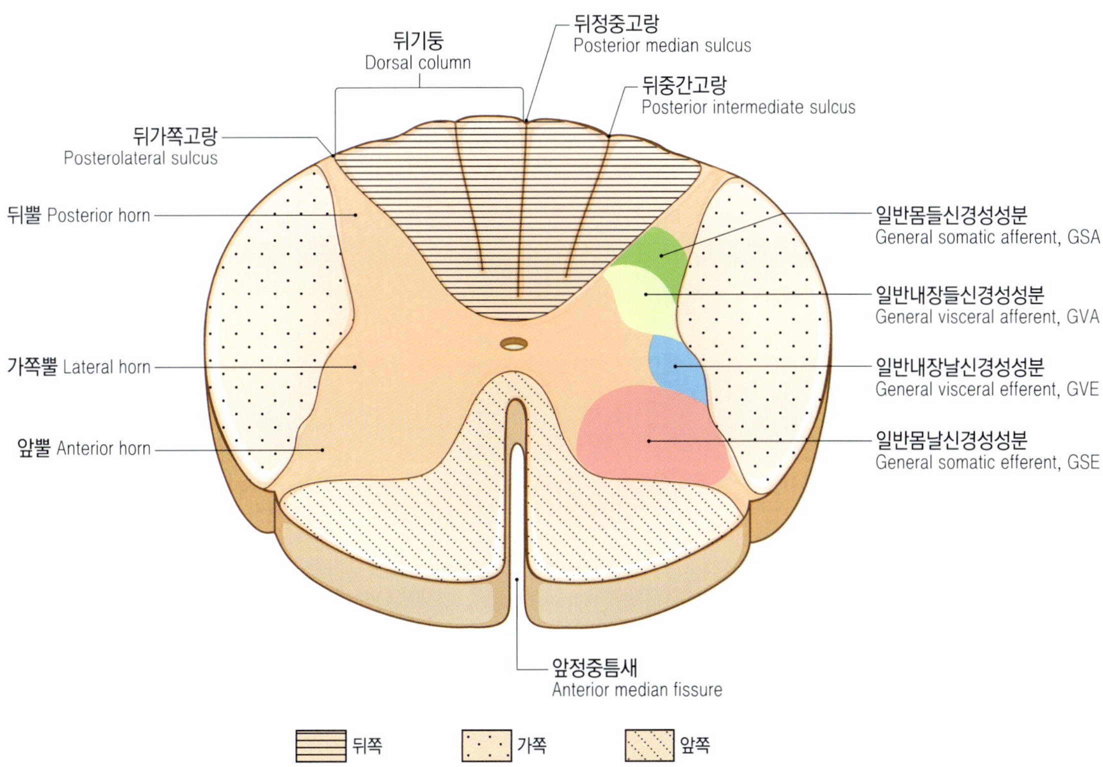

그림 5.55 척수의 내부구조

5.10 척수

학습목표 척수의 4가지 성분과 역할에 대해 알 수 있다.

척수는 일반몸성분과 일반내장성분의 감각과 운동의 **4가지 성분**으로 구성되어 있다. 회색질의 뒤뿔에서 앞뿔까지 순서대로 일반몸들신경성분, 일반내장들신경성분, 일반몸날신경성분, 일반내장날신경성분으로 구성된다. 이에 비해 **뇌신경**은 척수의 성분을 더해 특수내장감각과 운동, 특수몸감각성분 등 **7가지 성분**으로 구성되어 있다.

일반몸들신경성분(일반체성구심성성분) General somatic afferent, GSA 일반몸감각인 피부감각과 관절, 근육방추, 골지힘줄기관(GTO)의 수용기로부터 정보를 받아 전달하는 감각성분이다.

일반몸날신경성분(일반체성원심성성분) General somatic efferent, GSE 뼈대근육을 지배하는 운동성분이며, 신경세포체는 척수의 앞뿔에 위치한다. 일반몸날신경성분은 직접 효과기에 가지만, 민무늬근육을 지배하는 일반내장날신경성분(GVE성분)은 직접 효과기에 가지 않고 중간에 자율신경절을 한번 거친 후 효과기에 분포한다.

일반내장들신경성분(일반내장구심성성분) General visceral afferent, GVA 일반내장감각을 담당(음식과 물을 먹었을 때 위가 늘어나거나, 방광에 오줌이 차있는 정도)하는 감각성분이며 신경세포체는 척수신경절(spinal ganglion)에 위치한다.

일반내장날신경성분(일반내장원심성성분) General visceral efferent, GVE 자율신경계와 관련된 운동성분이며, **교감신경의 신경세포체**는 첫 번째 가슴척수 분절부터 두 번째 허리척수분절 가쪽뿔(lateral horn)에 있는 중간가쪽세포기둥(intermediolateral cell column)에 위치하며, 이곳에서 나온 축삭은 척추곁신경절(paravertebral ganglion) 또는 척추앞신경절(prevertebral ganglion)에서 연접이 이루어진 후 샘조직, 민무늬근육, 내장기관에 분포한다. **부교감신경의 신경세포체**는 두 번째에서 네 번째 척수분절의 엉치부교감신경핵(sacral autonomic nucleus, S2~S4)에 위치하며, 이곳에서 나온 축삭은 내장기관의 벽신경절(intramural ganglion)에서 연접한 후에 골반내장에 분포한다.

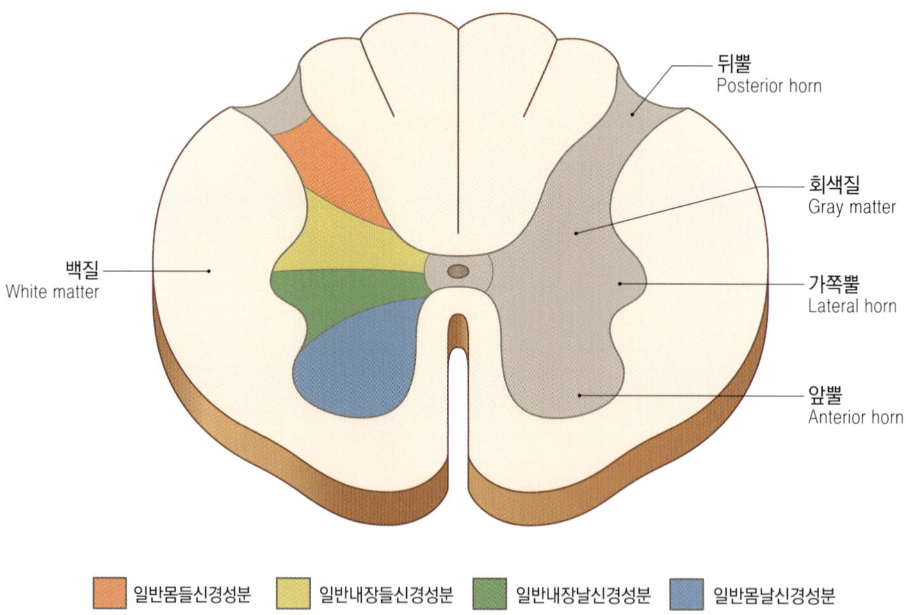

그림 5.56 척수의 성분

5.10 척수

학습목표 척수의 신경로에 대해 알 수 있다.

신경로(nerve tract)란 중추신경계의 여러 기능중추 사이를 연락하거나 중추신경계와 각 말초기관을 연락하는 모든 신경섬유다발을 말한다. 이들 대부분은 시상과 렌즈핵(lentiform nucleus) 및 꼬리핵(미상핵, caudate nucleus) 사이인 속섬유막(internal capsule)을 통과한다. 대부분 신경로는 최종 목적지에 이르기 전에 반대편에 닿는다. 예를 들면, 오른손의 감각은 오른손의 감각수용기에서 감지되어 오름신경로를 형성하여 왼쪽 대뇌피질의 몸감각영역으로 정보가 들어가고, 오른손을 움직이는 운동명령은 왼쪽 대뇌피질의 운동영역에서 내림신경로를 형성하여 명령을 전달한다.

오름신경로 Ascending pathway 주요 감각전도로에는 뒤기둥안쪽섬유띠계통(dorsal column medial lemniscus system)과 척수시상로(spinothalamic tract), 삼차시상로(trigeminothalamic tract)가 있다. 이들 3개의 신경로는 일반 몸감각(general somatic sense)을 대뇌에 전달한다.

내림신경로 Descending pathway

추체로 Pyramidal tract 주요 내림신경로에는 피질척수로(겉질척수로, corticospinal tract)와 피질숨뇌로 혹은 겉질숨뇌로 혹은 피질핵로, corticobulbar tract or corticonuclear tract)가 있다. 피질척수로는 척수의 운동신경핵에 작용하여 머리를 제외한 뼈대근육을 움직이게 하며, 피질핵로는 뇌신경운동핵에 작용하여 머리부분의 뼈대근육을 움직이게 한다. 피질척수로와 피질숨뇌로를 합쳐 **추체로**라고 한다.

추체외로(추체바깥길) Extrapyramidal tract 추체로 이외에도 내림신경로가 있는데, 이를 **추체외로**라고 한다. 추체외로에는 적핵척수로(rubrospinal tract), 안뜰척수로(전정척수로, vestibulospinal tract), 그물척수로(reticulospinal tract), 덮개척수로(tectospinal tract) 등이 있다. 추체외로는 주로 운동의 무의식적 반사를 도와주거나 운동을 조절하며, 자세유지, 보행 등에 관련되어 있다. 이들은 바닥핵(basal nuclei), 소뇌, 안뜰핵(전정핵, vestibular nucleus) 등에서 조절된다.

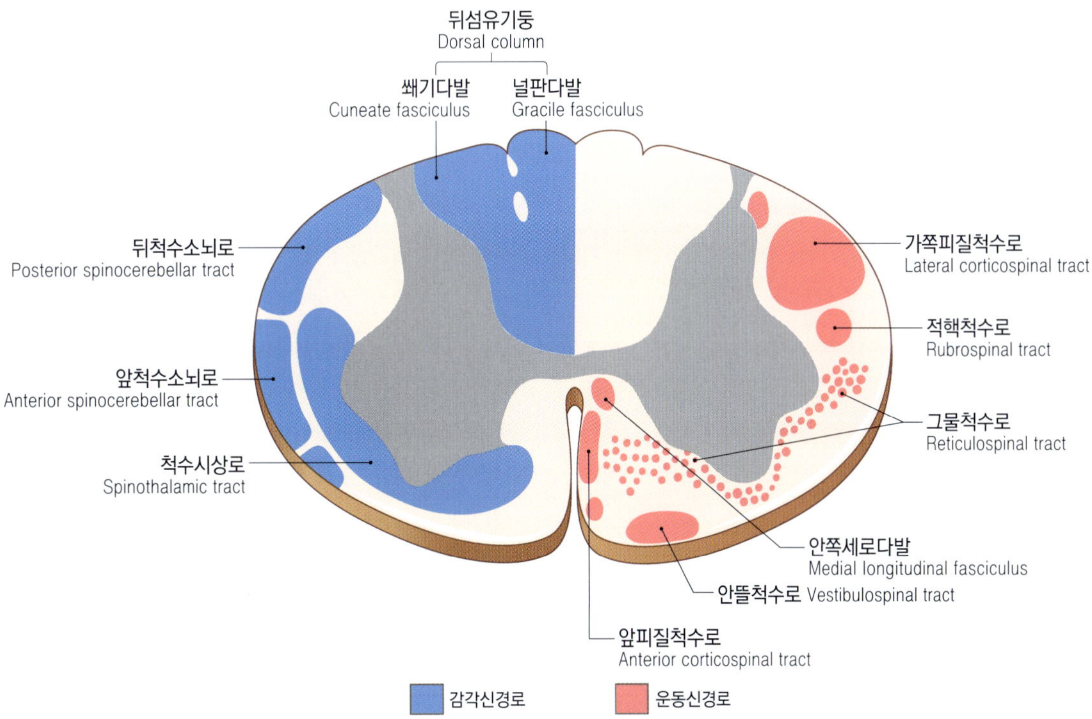

그림 5.57 척수의 신경로

5.10 척수

학습목표 오름신경로에 대해 알 수 있다.

뒤기둥안쪽섬유띠로 Dorsal column-medial lemniscal tract, DCML

경로와 역할 **널판다발**(박속, gracile fasciculus)은 다리에서 오는 섬세한 촉각과 압각, 진동감각 및 고유감각을 대뇌겉질에 전달하는 신경로로 피부, 근육, 힘줄 및 관절 등에 있는 수용기에서 감지한 흥분은 **일차신경원**(척수신경절)을 통하여 척수로 들어와 같은 쪽 널판다발을 통해 널판핵(박속핵, gracile nucleus)에 있는 **이차신경원**과 연접한 다음 반대쪽으로 교차하여 안쪽섬유띠(medial lemniscus)를 이루면서 올라가 시상에 이르면 **삼차신경원**과 연접하고, 마지막으로 대뇌피질의 중심뒤이랑(postcentral gyrus)에 닿는다. **쐐기다발**(설상속, cuneate fasciculus)은 팔에서 오는 섬세한 촉각과 압각, 진동감각 및 고유감각을 대뇌피질에 전달하는 신경로이다. 널판다발과 비슷한 경로를 갖고 있으며, **일차신경원**이 척수의 쐐기다발로 올라가고 숨뇌의 쐐기핵(설상속핵, cuneate nucleus)에 있는 **이차신경원**과 연접한 다음 반대쪽으로 교차하여 안쪽섬유띠를 이루면서 다시 올라가 시상에 이르면 **삼차신경원**과 연접하고, 마지막으로 대뇌피질의 중심뒤이랑에 닿는다(그림 5.58).

척수시상로 Spinothalamic tract

경로와 역할 머리 부분을 제외한 신체의 모든 통각과 온도감각을 전도하는 신경로이며, 척수 뒤뿔에서 시작한 이차신경원은 반대쪽의 가쪽섬유단(lateral funiculus)으로 건너가 척수시상로를 이루어 올라가다가 시상에서 삼차신경원과 연접 후 대뇌피질로 중계된다(그림 5.59). 척수시상로는 **새척수시상로**(neospinothalamic tract, NSTT)와 **옛척수시상로**(paleospinothalamic tract, PSTT)가 있다. 새척수시상로를 통해 빠르고 날카로운 통증이 전달되며 통증의 명확한 부위를 감지할 수 있는 급성통증을 전달하는 경로인 반면, 옛척수시상로를 통해 느리고 무딘 통증이 전달되며 통증의 부위를 명확히 알 수 없는 만성통증을 전달하는 경로로 이용된다.

삼차시상로 Trigeminothalamic tract 삼차신경척수핵과 삼차신경으뜸핵에서 기원한 신경섬유가 시상까지 올라가는 신경다발로 머리부의 통각, 온도감각, 촉각 등을 전달하는 신경로이다.

관련 질환

뒤기둥 안쪽섬유띠로의 손상 Damaged of DCML

척수의 뒤기둥의 손상은 뒤기둥안쪽섬유띠로의 신경 전도장애를 유발한다. 가슴척수 6번 이상에서 뒤중간고랑이 나타나 쐐기다발을 형성하여 팔의 고유감각이 전도되므로 가슴척수 6번 이하의 한쪽 뒤기둥 손상은 팔의 고유감각은 손상되지 않고, 다리의 같은 쪽 고유감각만 손상된다. 뒤기둥은 고유감각, 분별촉각, 입체인지, 진동감각을 전달하므로 운동마비는 일어나지 않고 해당 감각이상(paresthesia)을 일으켜 감각장애에 의한 **감각성실조**(sensory ataxia)를 유발한다.

이러한 환자는 걸을 때 불안정한 것을 보상하기 위해 다리를 넓게 벌리고, 눈은 다리와 지면을 주시하면서 걷게 된다. 특히 어둡거나 시각적 보상이 방해 받을 경우 흔들리고 넘어지는 **롬베르그징후**(Romberg sign)가 나타나는데, 이 징후는 다리에 위치감각이 없다는 것을 나타낸다.

5.10 척수

학습목표 오름신경로에 대해 알 수 있다.

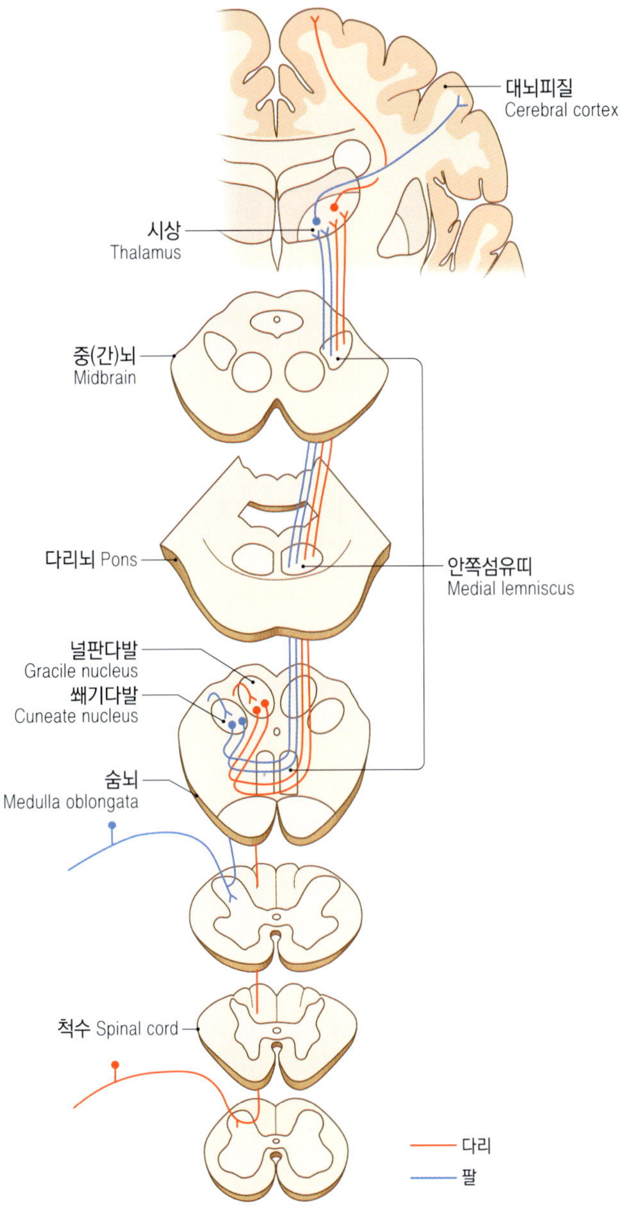

그림 5.58 뒤기둥안쪽섬유띠로

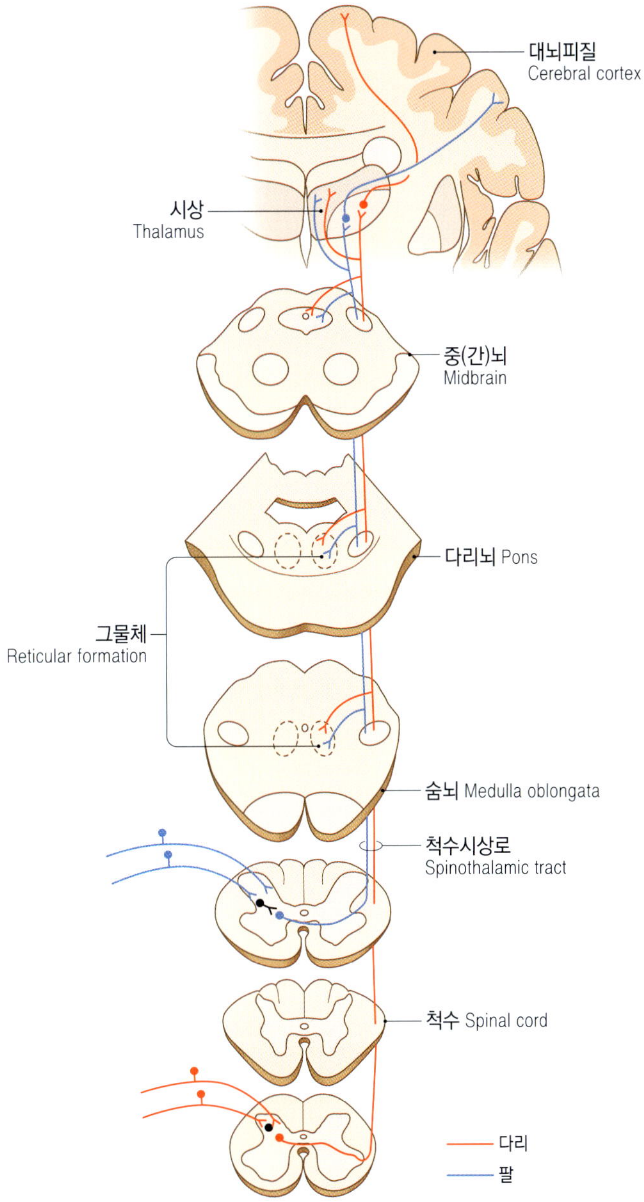

그림 5.59 척수시상로

5.10 척수

학습목표 내림신경로에 대해 알 수 있다.

추체로 Pyramidal tract

주로 대뇌피질의 운동영역인 중심앞이랑(precentral gyrus)을 구성하고 있는 추체세포(pyramidal cell)와 베츠 거대세포(giant cell of Betz)에서 시작하여 숨뇌의 추체교차(pyramidal decussation)를 이룬 후 척수 앞뿔에 이르는 긴 섬유이다. 머리와 목부위 이외의 뼈대근육의 운동을 지배하는 전도로를 **피질척수로**(겉질척수로, corticospinal tract)라고 한다. 피질척수로의 약 90%는 숨뇌 아래끝에서 교차하여 반대편 팔, 다리의 운동에 관여하는 **외측피질척수로**(가쪽겉질척수로, lateral corticospinal tract)와 약 10% 정도는 교차하지 않고 같은 쪽 몸통운동에 관여하는 **전피질척수로**(앞겉질척수로, anterior corticospinal tract)가 있다.

피질핵로 혹은 피질숨뇌로 추체로는 속섬유막(내낭, internal capsule)을 지나고 중(간)뇌의 대뇌다리 중앙부로 내려가 숨뇌의 추체(pyramid)에 이르게 된다. 이들 중 뇌신경 III~XII 신경핵에 짧은 섬유를 내보내어 머리와 목부위의 수의근 운동을 지배하는 신경로를 **피질핵로** 또는 **피질숨뇌로**(corticobulbar tract)라 한다.

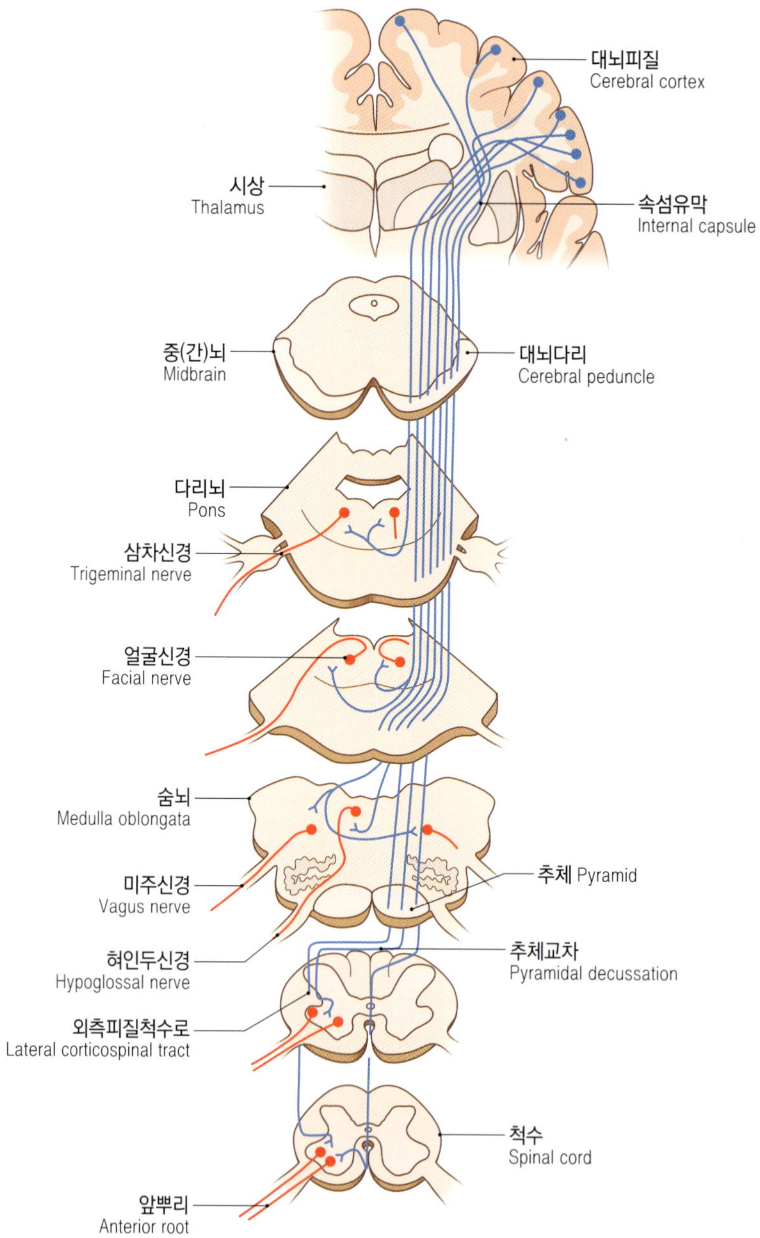

그림 5.60 추체로

5.10 척수

학습목표 내림신경로에 대해 알 수 있다.

추체외로(추체바깥길) Extrapyramidal tract

추체로를 제외한 뼈대근육의 운동이나 근긴장 등을 반사적으로 지배하는 신경로를 통틀어 이르는 말이다.

추체외로의 분류

적핵척수로 Rubrospinal tract 중(간)뇌의 적핵(red nucleus)에서 시작하여 척수 앞뿔에 이르고 굽힘근들을 촉진시켜 보행조절에 관여한다.

그물척수로 Reticulospinal tract 뇌줄기의 그물체(reticular formation)에서 시작하여 척수 앞뿔에 이르고 굽힘근을 억제하고 폄근을 촉진하지만 상위 중추의 조절을 받는다.

덮개척수로 Tectospinal tract 중(간)뇌의 위둔덕(superior colliculus)에서 시작하여 척수 앞뿔에 이르고 시각에 따른 자세 반사에 관여한다.

안뜰척수로(전정척수로) Vestibulospinal tract 자세와 균형에 관여하는 안쪽안뜰척수로와 가쪽안뜰척수로로 구분할 수 있으며, 가쪽안뜰척수로는 넷째뇌실바닥의 가쪽안뜰신경핵(lateral vestibular nucleus)에서 시작하여 척수의 아래운동신경원과 연접하여 폄근(extensor)을 촉진하고 굽힘근(flexor)을 억제한다.

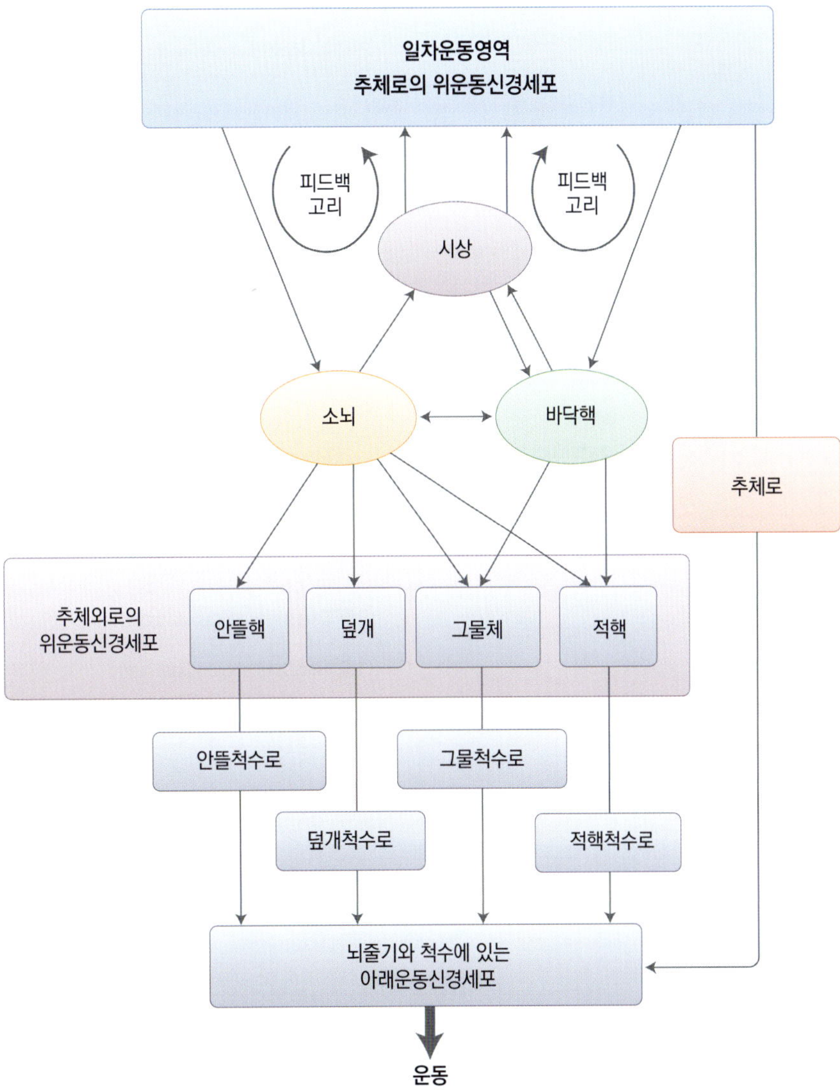

그림 5.61 추체외로

더 알아보기

척수의 신경로

오름신경로 Ascending pathway 감각신경로로 대뇌, 소뇌, 뇌줄기에 도달하는 신경로로 구성된다. 대뇌에 도달하는 신경로는 의식적이며, 가장 긴 신경로로 대부분 3개의 신경세포 사슬을 거치고 반대편으로 교차하여 도달하며, 소뇌에 도달하는 신경로는 무의식적이며, 대부분 2개의 신경세포 사슬을 거치고 교차하지 않는다.

내림신경로 Descending pathway 운동신경로로 2개의 신경세포 사슬을 거치는데 대뇌에서 뇌줄기의 핵이나 척수 앞뿔세포(anterior horn)까지를 **위운동신경원**(upper motor neuron, UMN)이라 하고, 뇌줄기운동핵이나 앞뿔세포의 이하 부위를 **아래운동신경원**(lower motor neuron, LMN)이라 한다.

표 5.6 척수의 주요 신경로

구분	신경로 명칭		기능
오름신경로	뒤기둥 안쪽섬유띠로(dorsal column medial lemniscal tract)		식별촉각, 촉각, 고유감각 전달
	척수시상로(spinothalamic tract)	새척수시상로(neospinothalamic tract)	날카로운 통증 전달
		옛척수시상로(paleospinothalamic tract)	무딘 통증 전달
	척수그물로(spinoreticular tract)		통증의 각성, 집중, 수면 조절
	척수중(간)뇌로(spinomesencephalic tract)		통증의 내림성 조절
	척수가장자리로(spinolimbic tract)		통증의 정서반응 전달
	척수소뇌로(spinocerebellar tract)	뒤척수소뇌로(posterior spinocerebellar tract)	몸통 및 다리의 무의식적 고유감각
		쐐기소뇌로(cuneocerebellar tract)	목 및 팔의 무의식적 고유감각
		앞척수소뇌로(anterior spinocerebellar tract)	다리의 무의식적 고유감각
내림신경로	추체로(pyramidal tract)	외측피질척수로(lateral corticospinal tract)	뼈대근육의 섬세한 수의운동
		전피질척수로(anterior corticospinal tract)	뼈대근육의 자세와 균형
	추체외로(extrapyramidal tract)	적핵척수로(rubrospinal tract)	뼈대근육의 굽힘근을 촉진
		덮개척수로(tectospinal tract)	자세와 균형 조절
		그물척수로(reticulospinal tract)	자세와 근육의 긴장도 조절
		안뜰척수로(vestibulospinal tract)	시각과 청각에 대한 머리와 목 조절
		올리브척수로(olivospinal tract)	뼈대근육의 활성 조절

더 알아보기

피부분절 Dermatomere

척수분절(spinal segment)은 척수의 왼쪽과 오른쪽에 붙어 있는 한 쌍의 잔뿌리를 포함하는 척수 구조를 말한다. 하나의 척수신경이 일어나는 척수부위가 하나의 분절을 구성한다. 척수 31쌍의 분절은 **목척수분절**(cervical segments)-8쌍, **가슴척수분절**(thoracic segments)-12쌍, **허리척수분절**(lumbar segments)-5쌍, **엉치척수분절**(sacrum segments)-5쌍, **꼬리척수분절**(coccygeal segments)-1쌍으로 나뉜다. 각 척수분절은 하나의 피부분절을 지배하지만 척수분절이 빠져나오는 척추(뼈)몸통(척추체, vertebral body)과 일치하는 것은 아니다. 다시 말해서, 척수는 허리뼈 2번 아래로는 존재하지 않으며, 척수가 허리엉치척수부 척추를 빠져 나올 때는 해당분절보다 아래에 있는 척추사이구멍(추간공, intervertebral foramen)으로 신경뿌리가 비스듬히 지나게 되므로 척수분절과 척추 높이의 불일치는 아래로 내려갈수록 심해지는 경향이 있다. 따라서 외상 등에 의한 척추손상 시 손상된 척수와 척수분절의 위치를 정확히 아는 것이 중요하다. 척수분절이 임상적으로 중요한 이유는 각 척수분절이 해당 피부영역으로부터 뒤뿌리(후근, posterior root)를 통해 감각을 받고 그에 해당하는 근육을 앞뿌리를 통해 지배하기 때문에 피부와 근육 어느 부위에 장애가 나타나는지 관찰함으로써 손상된 척수분절의 수준(level)을 파악할 수 있기 때문이다. 피부분절(dermatomere)은 단일 척수 수준 또는 한쪽의 단일 척수신경(spinal nerve)이 공급하는 피부 영역을 의미하며, 피부분절지도는 척수와 뒤뿌리의 손상부분을 파악하는데 중요한 진단도구로 활용된다.

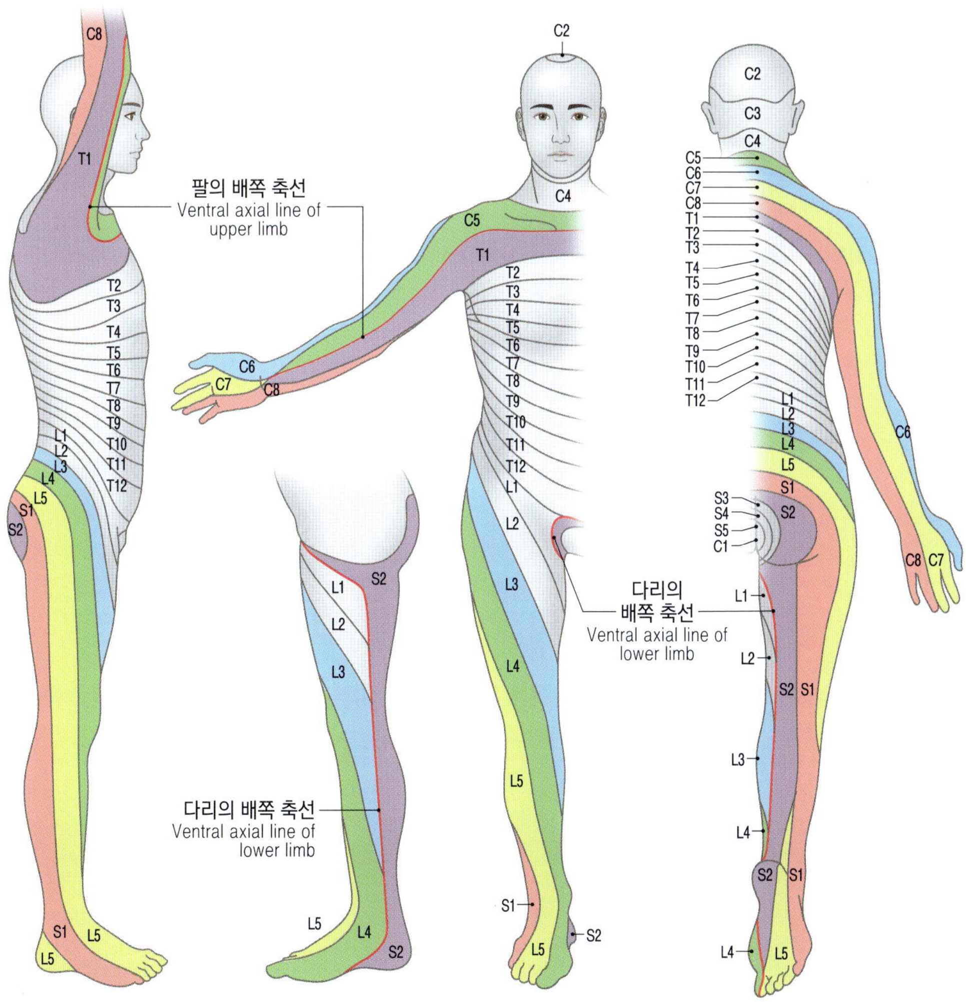

그림 5.62 피부분절지도

5.11 수막

학습목표 수막에 대해 알 수 있다.

수막 Meninges

수막은 뇌막(cerebral meninges)과 척수막(spinal meninges)으로 덮여 있으며, 안쪽에서 바깥쪽으로 연막(pia mater), 거미막(지주막, arachnoid membrane), 경막(dura mater)의 3겹의 막으로 되어 있다. 뇌와 척수를 머리뼈와 척추뼈 내에서 고정, 보호하며 무게를 감소시키고 혈관이 지나는 통로와 뇌척수액이 순환되는 장소를 제공한다.

뇌막 Cerebral meninges **뇌의 경막**은 두껍고 질긴 뼈막층과 수막층으로 된 두 겹의 막과 경막 사이의 경막정맥굴이 있다. 경막 안쪽의 신경분포와 혈관분포가 미약한 **뇌의 거미막**이 있고, 거미막밑공간은 일정 부위에서 넓어져 거미막밑수조(subarachnoid cistern)를 형성한다. 뇌실질 표면에 밀착되어 있는 얇은 막으로 혈관이 풍부한 **뇌의 연막**이 있다. 뇌척수액의 일부는 연막의 맥락얼기(맥락총, choroid plexus)에서 뇌척수액이 생성되고, 거미막밑공간으로 뇌척수액이 순환하며, 경막정맥굴에서 흡수된다.

표 5.7 수막

구분	구조 및 특징
경막위공간	정맥, 지방, 임파관이 있음
경막	뇌의 가장 바깥쪽의 두 겹의 막. 바깥층은 혈관이 많이 분포하고 머리뼈안의 뼈막이며, 속층은 중추신경의 피막으로 구성됨. 대뇌낫, 소뇌천막, 소뇌낫은 큰 주름이며, 뇌를 머리뼈안에 고정시키는 역할. 경막정맥굴(sinus of dura mater)은 바깥층과 속층 사이에 공간에서 분리되며 뇌의 정맥혈을 모아 속목정맥으로 보냄. 척수의 경막은 단층임
경막밑공간	림프액으로 차 있음
거미막	중간막으로, 고유혈관이 없음
거미막밑공간	거미막과 연막 사이, 뇌척수액을 수용하는 공간
연막	뇌실질에 밀착되어 있는 얇은 막으로, 혈관이 풍부한 맥락얼기(일부 뇌척수액 생성)를 형성함

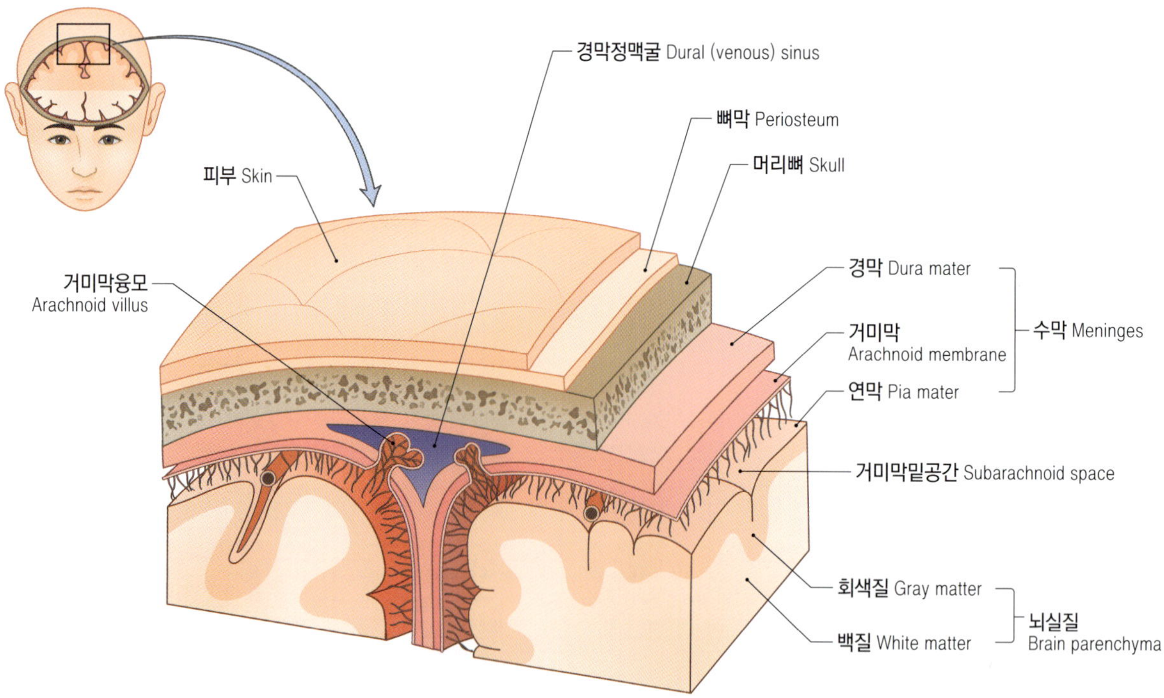

그림 5.63 뇌막

5.11 수막

학습목표 수막에 대해 알 수 있다.

척수막 Spinal meninges 뇌막과 마찬가지로 세 겹의 막으로 되어 있으나 **척수의 경막**은 뇌경막과 달리 속판으로만 되어있다. 경막바깥공간(경막외공간, epidural space)에는 지방조직과 정맥얼기가 있어 마취과 영역에서 중요시하고 있다. 척수경막의 아래끝은 엉치뼈 2번 높이에 위치한다. **척수의 거미막**은 뇌거미막처럼 수조(cistern)를 형성하지 않으나 연막과의 사이에 형성되는 거미막밑공간은 허리천자(요추천자, lumbar puncture) 부위로 이용되는데, 허리뼈 3~4번 높이의 거미막밑공간에서 뇌척수액 천자가 이루어진다. **척수의 연막**은 척수의 실질(parenchyma of spinal cord)에 부착되어 있으며, 연막으로부터 왼 · 오른쪽 및 앞 · 뒤뿌리 사이에 20여 쌍의 치(상)인대(denticulate ligaments)가 나와 경막에 부착하여 척수를 고정하고 있다.

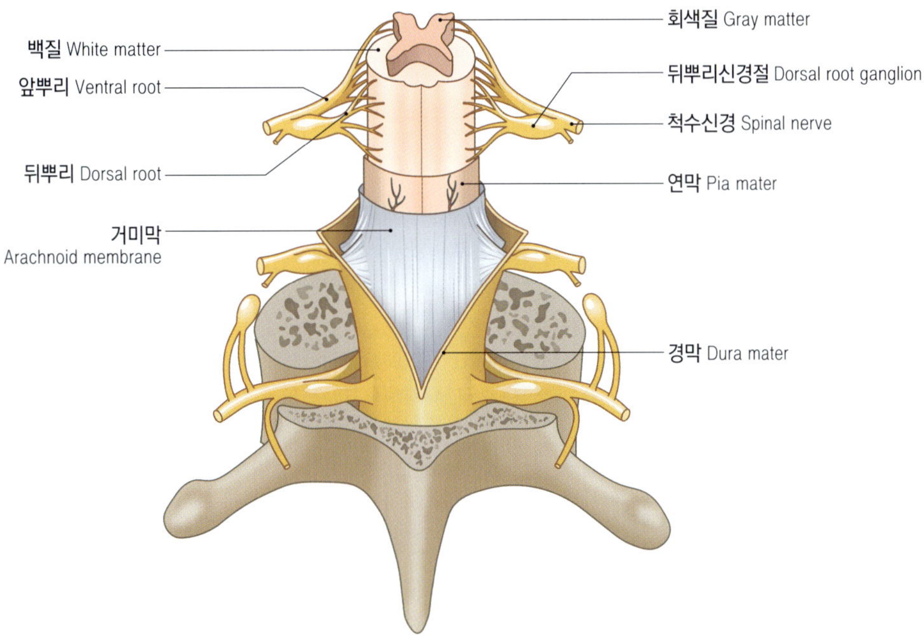

A

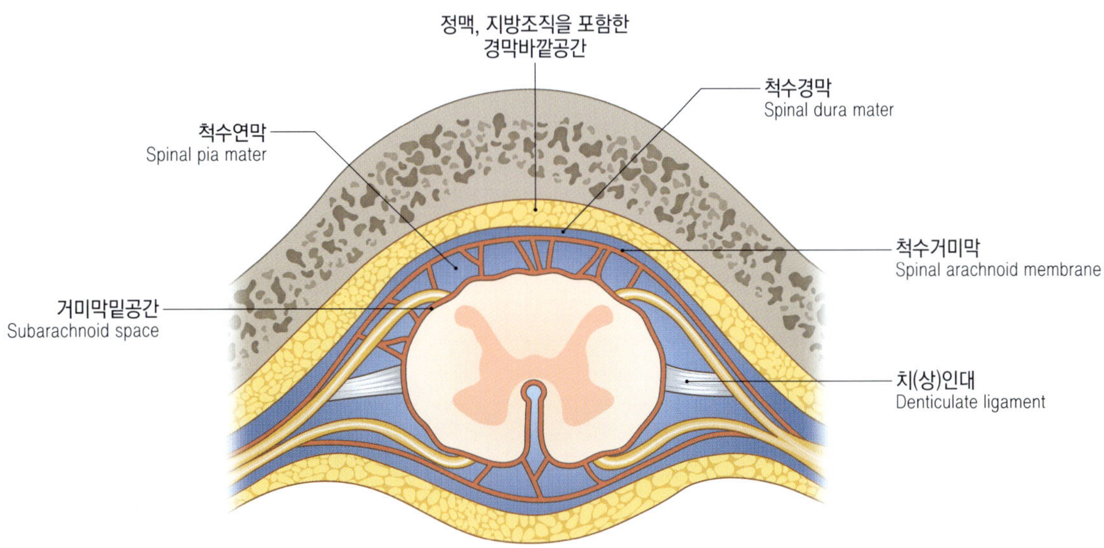

B

그림 5.64 척수막. A: 뒷면, B: 가로단면

5.12 뇌실과 뇌척수액

학습목표 뇌실에 대해 알 수 있다.

뇌실 Ventricle

신경관의 속 공간에서 기원되며, 내부에는 뇌척수액(CSF)이 존재한다. 맥락얼기(맥락총, choroid plexus)에서 뇌척수액을 분비하며 넷째뇌실의 3개의 구멍을 통하여 거미막밑공간과 연결된다. 대뇌반구에는 가쪽뇌실이, 사이뇌에는 셋째뇌실이, 중(간)뇌에는 중(간)뇌수도관 그리고 다리뇌와 숨뇌에는 넷째뇌실이 위치한다.

가쪽뇌실(측뇌실) Lateral ventricle 양쪽 대뇌반구의 속에 위치한 'C'자 모양의 불규칙한 공간이다. 두 개의 가쪽뇌실은 정중앙의 투명중격(투명사이벽, septum pellucidum)에 의해 분리되며, 각각의 가쪽뇌실은 **뇌실사이구멍**(뇌실간공, interventricular foramen)을 통하여 셋째뇌실과 통한다.

셋째뇌실 Third ventricle 양쪽 사이뇌 사이에서 수직적인 틈새 모양의 뇌실이다. 뒤쪽으로 **중(간)뇌수도관**(cerebral aqueduct)에 이어진다. 중(간)뇌수도관은 셋째뇌실이 중(간)뇌 부위로 아주 좁게 연장된 것으로, 아래로는 넷째뇌실과 연속된다. 길이는 대략 2cm 정도이며, 맥락얼기는 없다.

넷째뇌실 Fourth ventricle 다리뇌와 숨뇌 부위에 위치하며, 천장 부분은 텐트 모양의 큰 뇌실이다. 아래로 척수의 중심관(central canal)에 연속된다. 넷째뇌실과 수조(cistern) 사이에는 한 개의 **정중구멍**(median aperture)이 양쪽의 **가쪽구멍**(lateral aperture)을 통하여 연결되어 있다.

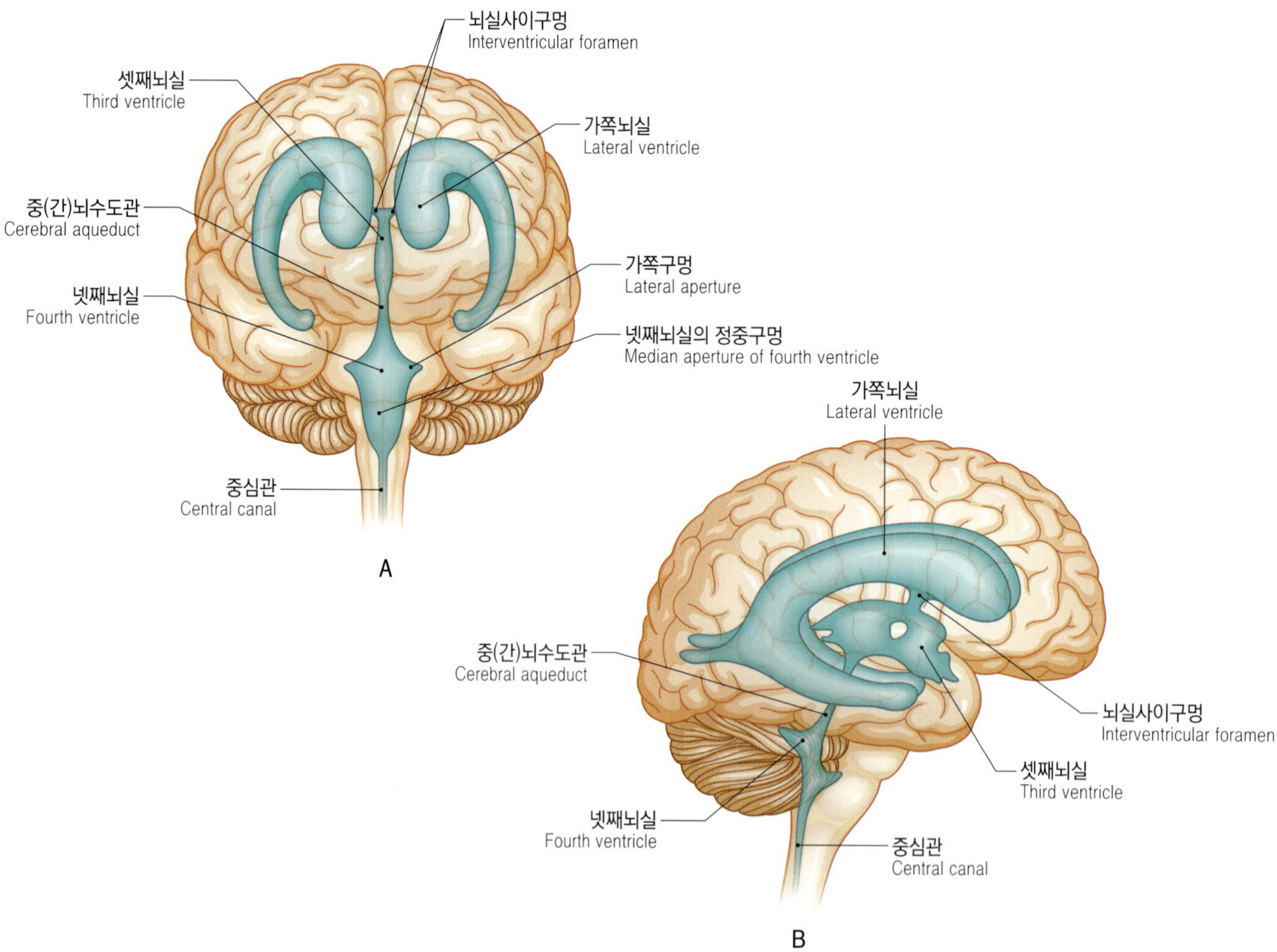

그림 5.65 뇌실. A: 앞면, B: 옆면

5.12 뇌실과 뇌척수액

학습목표 뇌척수액 순환에 대해 알 수 있다.

뇌척수액 Cerebrospinal fluid, CSF

혈장(plasma)에서 여과된 뇌척수액은 대부분 뇌실의 **맥락얼기**(맥락총, choroid plexus)에서 생산되어 뇌 안쪽의 네 개의 공간(한 쌍의 가쪽뇌실, 셋째뇌실, 넷째뇌실)을 순환하면서 윤활작용과 물리적 충격을 완충하고 세포외액의 내용물을 조절하는 역할을 한다. **뇌척수액**은 거미막밑공간을 순환하며 경막정맥굴인 위시상정맥굴(상시상정맥동, superior sagittal sinus)에 흡수되어 속목정맥으로 들어가 심장으로 유입된다. 뇌 안쪽의 공간인 가쪽뇌실(1쌍)에서 뇌실사이구멍(실간공, interventricular foramen)을 통해 시상의 양쪽 벽에 위치한 셋째뇌실과 연결되며, 셋째뇌실은 중(간)뇌수도관(cerebral aqueduct or mesencephalic aqueduct)을 통해 다리뇌와 숨뇌의 뒤쪽에 위치한 넷째뇌실과 연결된다. 뇌척수액이 넷째뇌실에서 빠져나와 중추신경계로 가기 위해 정중구멍(1개)을 통해 소뇌숨뇌수조(cisterna magna)와 가쪽구멍(2개)을 통해 큰대뇌정맥을 거쳐 거미막밑공간으로 빠져나간다.

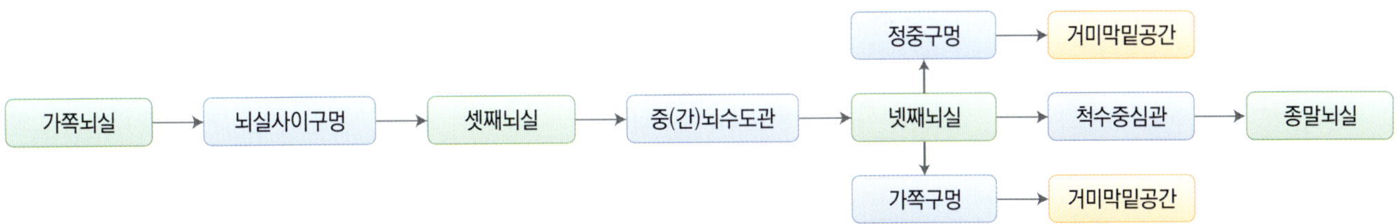

그림 5.66 뇌척수액 순환 모식도

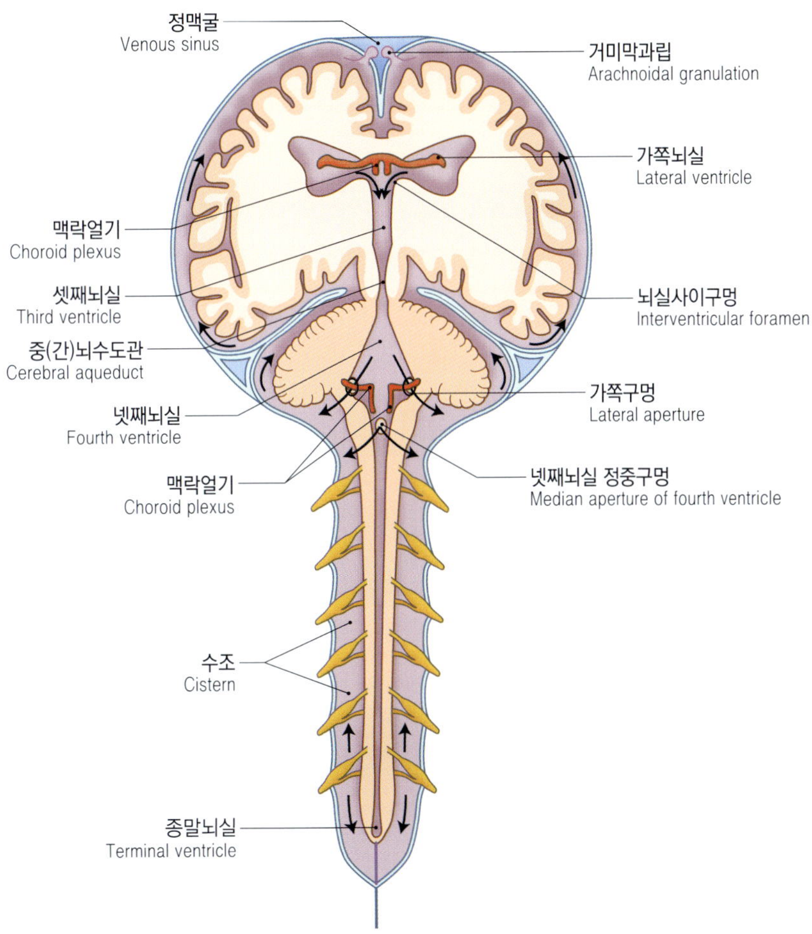

그림 5.67 뇌척수액 순환

5.13 중추신경계 혈관

학습목표 뇌의 혈관에 대해 알 수 있다.

뇌의 혈관 Blood vessel of brain

뇌의 동맥 Artery of brain 대동맥활(대동맥궁, aortic arch)에서 분지한 온목동맥(총경동맥, common carotid artery)의 분지인 속목동맥(내경동맥, internal carotid artery)과 빗장밑동맥(쇄골하동맥, subclavian artery)의 분지인 척추동맥(vertebral artery)의 분지가 연결(anastomosis)되어 뇌바닥에서 **대뇌동맥고리**(cerebral arterial circle; Willis circle)를 형성한다.

속목동맥 Internal carotid artery 속목동맥은 목동맥관을 통하여 머리뼈안 속으로 들어온 후 가쪽뇌실의 맥락얼기로 가는 **앞맥락동맥**(anterior choroid plexus artery), 대뇌반구 안쪽 표면에 분포하는 **앞대뇌동맥**(anterior cerebral artery, ACA), 뒤대뇌동맥과 중(간)대뇌동맥을 연결하는 **뒤교통동맥**(posterior communicating artery), 대뇌 가쪽고랑을 따라 위뒤쪽으로 주행하는 **중(간)대뇌동맥**(middle cerebral artery)을 분지한다.

척추동맥 Vertebral artery 척추동맥은 뒤통수뼈의 큰구멍을 통하여 머리뼈안으로 들어온 후 합쳐져서 **뇌바닥동맥**(뇌기저동맥, basilar artery)이 된다. 이어서 소뇌의 앞아랫면에 분포하는 앞아래소뇌동맥(전하소뇌동맥, anterior inferior cerebellar artery), 다리뇌가지(pontine rami), 소뇌 윗면으로 가는 위소뇌동맥(상소뇌동맥, superior cerebellar artery) 등을 분지하고, 다시 다리뇌의 앞모서리에서 왼 · 오른쪽의 **뒤대뇌동맥**(posterior cerebral artery, PCA)으로 나누어져 대뇌동맥고리의 형성에 관여한다.

뇌의 정맥 Vein of brain 일반 기관과 달리 동맥과의 주행 방향이 일치하지 않으며, 주로 머리뼈안에 경막정맥굴(경막정맥동, sinus of dura mater)을 형성하여 여기에 모인 정맥혈을 속목정맥으로 내보낸다.

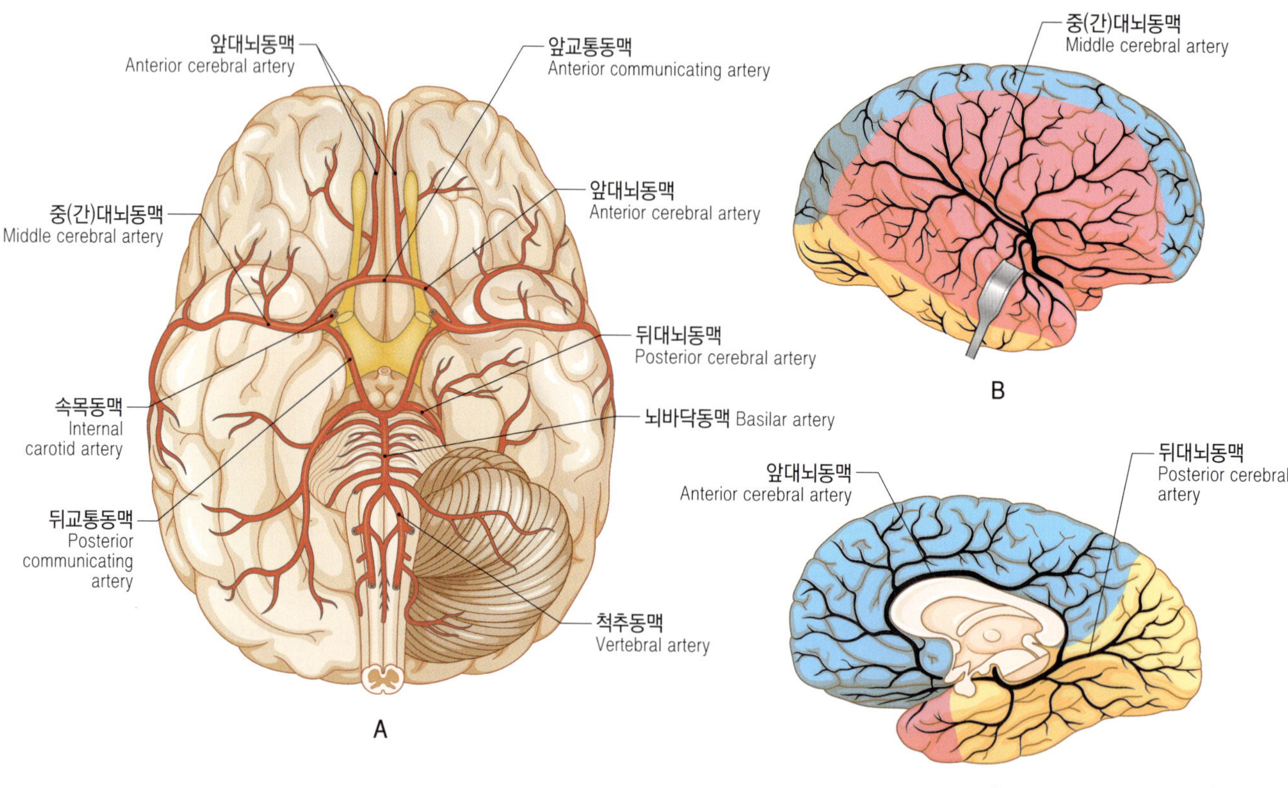

그림 5.68 뇌의 혈관분포. A: 아랫면, B: 가쪽면, C: 속면

5.13 중추신경계 혈관

학습목표 척수의 혈관에 대해 알 수 있다.

척수의 혈관 Blood vessel of spinal cord

척수의 동맥 Artery of spinal cord 척추동맥에서 분지된 세로로 길게 뻗은 세 개의 **척수동맥**(spinal artery)과 척추사이구멍(추간공, intervertebral foramen)을 빠져나와 척수의 뒤뿌리(posterior root)와 앞면에 분포하는 **뿌리동맥**(근동맥, radicular artery)에 의해 혈액을 공급받는다.

앞척수동맥 Anterior spinal artery 왼 · 오른쪽 척추동맥에서 각각 하나의 분지가 나와 형성되며 앞정중틈새를 따라 세로로 뻗어 있다. 앞정중격막을 따라 중심관까지 뻗어있는 앞정중틈새가지(sulcal branch)와 중심가지(central branch)는 척수내부에 분포한다.

뒤척수동맥 Posterior spinal artery 뒤가쪽고랑(posterolateral sulcus)을 따라 세로로 달리며 뒤아래소뇌동맥(후하소뇌동맥, posterior inferior cerebellar)이나 척추동맥에서 기원하며, 뒤섬유단(posterior funiculus)에 혈액을 공급한다.

뿌리동맥(소근동맥) Radicular artery 척추동맥 등 여러 동맥에서 기원되어 척수의 각 분절로 들어오는 분절동맥(segmental artery)의 연속으로 척추사이구멍을 통해 들어온 후 둘로 갈라져 앞뿌리동맥과 뒤뿌리동맥을 형성한다. 뿌리동맥과 척수동맥은 서로 연결(anastomosis)되어 속질 공급동맥(medullary feeder artery)이 되며, 또한 일부는 척수의 옆면과 뒷면에서는 서로 연결되어 동맥얼기(동맥총, arterial plexus)를 형성한다.

척수의 정맥 Vein of spinal cord 대체로 동맥과 나란히 주행한다. **척수의 앞면**에는 척수동맥과 동반되는 세로정맥(종정맥, longitudinal vein), 뿌리동맥과 동반되는 뿌리정맥(radicular vein)으로 이어진다. **뒷면**에는 뒤정중정맥(posterior medial vein)과 뒤중간정맥(posterior intermediate vein)이 있다. 앞 · 뒤 척수정맥(전 · 후 척수정맥, anterior · posterior spinal veins)은 서로 문합하여 척주관의 속척추정맥얼기(내추골정맥총, internal vertebral venous plexus)와 교통하고, 척추사이정맥을 통하여 바깥척추정맥얼기(외추골정맥총, external vertebral venous plexus)와 연결된다. 척수 속면에는 앞척수동맥에 동반되는 같은 이름의 정맥가지들이 있다.

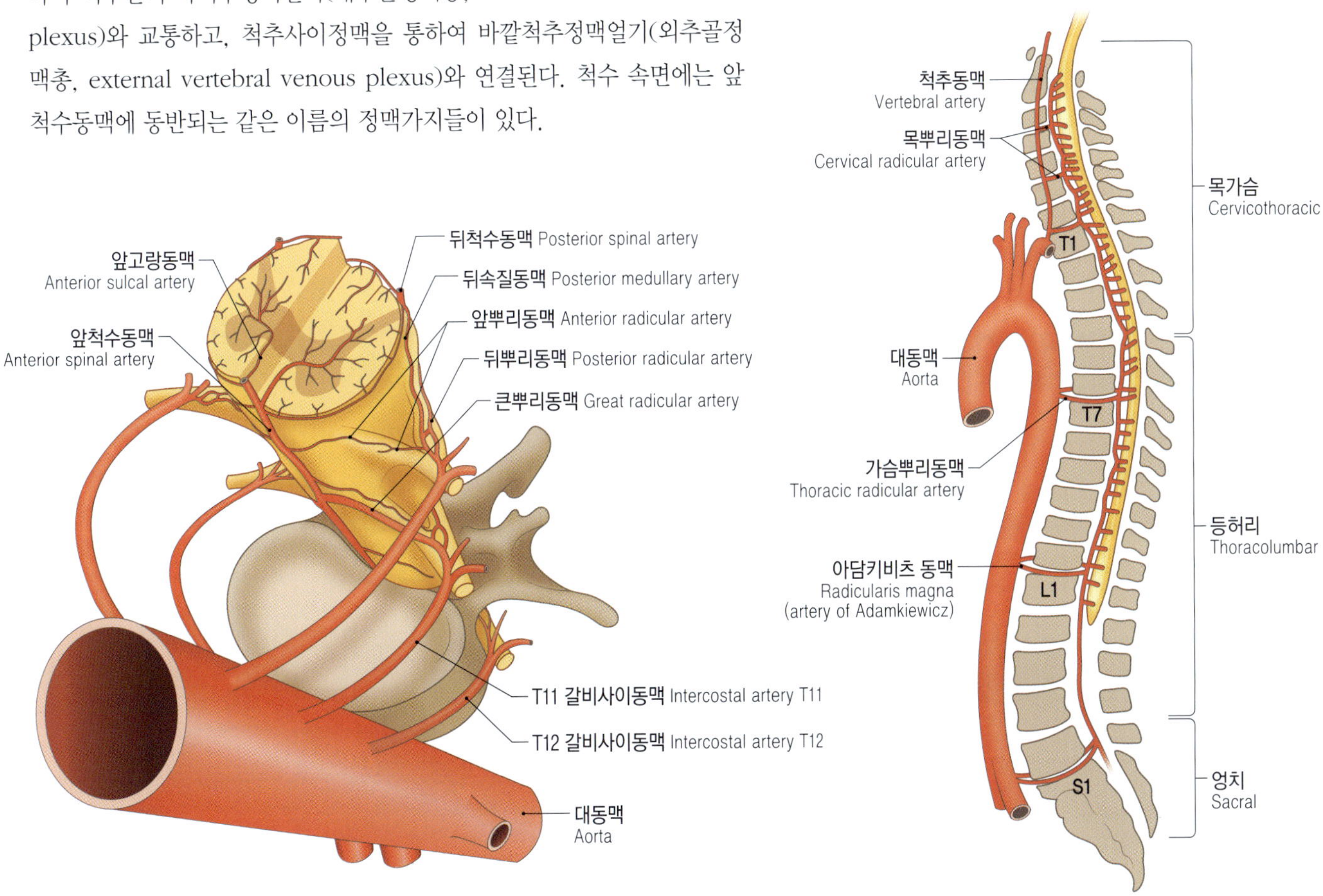

그림 5.69 **척수의 혈관.** 척수는 앞척수동맥, 뒤척수동맥, 분절척수동맥에 의해 혈액을 공급받는다.

관련 질환과 중재

척수손상 Spinal cord injury

완전척수손상은 척수가 완전히 절단되거나 척수혈관의 완전 파괴에 의해 손상 부위를 기점으로 오름 · 내림 신경로가 완전히 단절되는 것을 의미한다. 따라서 손상받은 척수 부위 이하의 완전한 운동이나 감각상실이 있다는 것을 의미한다. 불완전척수손상은 손상 부위 이하에서 운동 또는 감각기능이 부분적으로라도 남아있는 경우를 말하며 다음과 같이 분류할 수 있다.

앞척수손상증후군 Anterior cord syndrome 주로 허혈(ischemia) 및 굽힘손상(flexion injury)이나 외상에 의해 발생할 수 있다. 앞척수동맥의 차단으로 인해 척수의 앞쪽 2/3가 손상을 받는다. 증상으로는 병터 이하의 통각과 온도 감각 및 운동 조절 능력이 상실되나 뒤쪽의 신경로는 건재하므로 촉각, 압각, 진동감각 및 고유감각은 보존된다.

뒤척수손상증후군 Posterior cord syndrome 선택적으로 뒤섬유단이 손상된 경우로 뒤척수증후군과 상반되는 경우이다. 즉 손상받은 쪽의 식별촉각, 압각, 진동감각은 소실된다.

중심척수증후군 Central cord syndrome 척수공동증(syringomyelia)이라고도 하며, 이는 척수중심관에 관 형태의 팽대부가 발생하는 척수중심부의 질병이다. 목척수분절의 척추관협착증(spinal stenosis)이 있는 노인에게서 흔히 발생한다. 척수 중앙 부위에서 손상이 시작되어 점차 말초 부위로 확산되어 주변 신경조직을 파괴한다.

브라운세카르증후군 Brown-Sequard syndrome 척수의 한쪽 반이 절단되어 발생한다. 손상 부위 아래에서는 위운동신경세포 증후군과 손상받은 쪽의 식별촉각, 진동감각이 소실되지만 척수시상로는 척수 안에서 반대편으로 가로지르기 때문에 반대쪽에서 오는 통각과 온도감각이 소실되는 해리감각소실(dissociated sensory loss)이 발생한다.

앞뿔세포증후군 Ventral horn cell syndrome 척수회색질염 또는 회색질척수염(poliomyelitis)이 대표적 질환이며 앞뿔에 있는 운동신경세포만 선택적으로 손상되는 질환이므로 같은 쪽 앞뿔 손상이 일어난 부위에서만 분절의 마비가 일어난다.

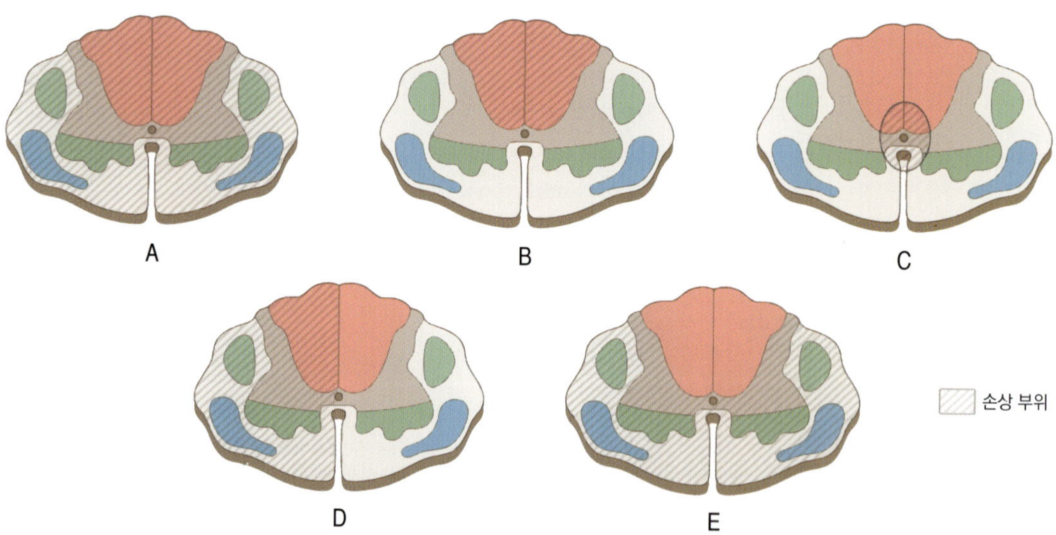

그림 5.70 척수손상의 유형. A: 완전척수손상, B: 뒤척수손상, C: 중앙척수손상, D: 브라운세카르증후군, E: 앞척수손상

핵심정리 및 문제 CORE ORGANIZATION & PROBLEM

1. 둘레계통은 둥근 둘레피질과 그 아래에 있는 피질밑핵군으로 구성되며, 본능적 행동과 정서반응을 주재하는 기구로서 행동의 의욕, 학습 및 기억과정에 관여한다.

2. 바닥핵은 꼬리핵, 조가비핵과 창백핵이며, 기능적으로 시상밑핵과 흑(색)질을 포함한다. 줄무늬체는 옛줄무늬체, 새줄무늬체로 나누고, 옛줄무늬체는 창백핵, 새줄무늬체는 꼬리핵과 조가비핵을 말한다. 조가비핵과 창백핵을 합하여 __________이라고 한다.

3. 사이뇌는 대뇌반구와 중(간)뇌 사이에서 셋째뇌실을 둘러싸고 있는 부분으로 시상을 중심으로 시상밑부, 시상상부 및 시상하부로 구분된다.

4. 시상은 셋째뇌실의 양측 벽에 있는 여러 핵들로 이루어진 큰 타원형의 회색질이며, 양쪽 시상은 시상사이붙음에 의해 연결되어 사이뇌 중에서 가장 큰 부분이다.

5. 시상상부는 시상의 뒤위쪽 부위에 위치하며, 셋째뇌실의 뒷벽을 이루며, 솔방울샘, 고삐핵 등으로 구성된다. 솔방울샘은 성기능과 생체리듬에 관여하는 멜라토닌(melatonin)을 분비하는 내분비샘이다.

6. __________는 셋째뇌실 바닥을 이루고, 수분 전해질균형, 음식물 섭취조절, 체온조절, 혈압조절, 수면 및 각성조절에 관여하고, 생체리듬을 유지시킨다.

7. 중(간)뇌는 대뇌와 다리뇌 및 소뇌를 연결하는 뇌줄기의 잘록한 곳으로, 여러 전도로의 통로와 중계소가 되며, 시각 및 청각의 반사중추와 안구운동과 동공수축의 운동중추가 있다. 눈돌림신경과 도르래신경의 신경핵이 위치한다.

8. 다리뇌는 중(간)뇌와 숨뇌 사이에 볼록하게 튀어나온 부위로 삼차신경, 갓돌림신경, 얼굴신경, 속귀신경의 신경핵이 위치한다.

9. __________는 뒤통수뼈 큰구멍 높이에서 명확한 경계 없이 척수와 연결되고, 생명유지에 필수적인 심장 · 호흡 및 소화 등에 관한 중요한 반사중추가 있다.

10. 소뇌는 다리뇌와 숨뇌의 뒤쪽에 위치함으로써 넷째뇌실의 지붕을 이룬다. 소뇌는 피부, 관절, 근육으로부터 감각 정보를 받아들이는 감각계통으로써의 기능과 움직임과 균형 간의 협응조절을 위해 근육의 긴장도와 타이밍 등을 조절하여 되먹임되는 운동계통으로써의 기능을 함께 수반한다.

11. 소뇌는 해부학적으로 뒤가쪽고랑을 중심으로 소뇌몸통과 타래결절엽으로 나눌 수 있으며, 소뇌몸통은 첫째틈새를 중심으로 앞엽과 뒤엽으로 나누고, 벌레를 중심으로 왼엽과 오른엽으로 나뉜다.

12. 소뇌의 피질은 3층 구조인 분자층, __________, 과립층으로 되어있고 조롱박세포층에서 날신경섬유를 소뇌핵으로 보낸다.

13. 소뇌의 깊은핵은 꼭지핵, 사이핵(마개핵, 둥근핵), 치(상)핵이 있으며 __________은 위소뇌다리를 통해 대뇌 의지운동에 관여한다.

14. 척수의 발생은 외투층에서 회색질로 분화되고, 가장자리층이 형성되어 백질로 분화한다.

15. 척수의 안쪽은 회색질로, 바깥쪽은 백질이며 31개의 분절(segment)로 구성된다.

16. 대표적인 감각신경로는 뒤기둥안쪽섬유띠로(DCML)와 통각을 전달하는 __________가 있다.

17. 내림신경로는 운동신경로로 __________와 추체외로로 나눌 수 있고, __________는 팔다리와 몸통의 뼈대근육의 움직임과 관련있는 피질척수로와 머리의 뼈대근육의 움직임과 관련있는 피질핵로로 나눌 수 있다. 추체외로는 추체로를 제외한 뼈대근육의 움직임이나 근긴장 등을 반사적으로 지배하는 신경로이며 적핵척수로, 그물척수로, 덮개척수로, 안뜰척수로 등이 있다.

18. 대뇌동맥고리는 뇌의 곁순환로로 속목동맥의 분지인 중(간)대뇌동맥(MCA), 앞대뇌동맥(ACA), 뒤교통동맥, 앞교통동맥과 빗장밑동맥의 분지인 뒤대뇌동맥(PCA)이 이루는 고리이다.

해답

2. 렌즈핵 6. 시상하부 9. 숨뇌 12. 조롱박세포층 13. 치(상)핵 16. 척수시상로 17. 추체로

주요 용어 설명 MAJOR TERM EXPLANATION

감각성실조(sensory ataxia) 운동성 대뇌피질과 말초신경 사이의 어느 지점에서 위치감각의 상실에 의한 운동실조

감마아미노뷰티르산(GABA) gamma-aminobutyric acid의 약자로 중추신경계에 존재하는 대표적인 아미노산 신경전달물질로 억제성 연접후전위를 일으킴

경막정맥굴(경막정맥동, sinus of dura mater) 뇌경막 두 층 사이에 정맥피가 흐르는 길

고립핵(solitary nucleus) 숨뇌 수질에 내장된 회색질의 수직의 신경원다발 줄기를 형성하는 내장감각핵으로 얼굴신경, 혀인두신경, 미주신경의 들신경섬유를 받아들임

그물체(reticular formation) 뇌줄기에 걸쳐있는 그물 모양의 구조로 신경세포와 신경섬유집단

뇌들보(뇌량, corpus callosum) 왼쪽과 오른쪽 대뇌반구 사이에 위치하여 양쪽 반구를 연결하는 활꼴 모양의 신경다발

도파민(dopamine) 카테콜아민(catecholamine)계열의 화학물질로서 도파민에 대한 수용기가 있는 뉴런은 그물계, 둘레계, 시상하부에 집중되어 있음

띠이랑(cingulate gyrus) 대뇌반구 안쪽 면에서 뇌들보를 둘러싸는 둥글고 긴 이랑

맥락얼기(맥락총, choroid plexus) 뇌실에서 뇌실막 세포층에 덮인 혈관얼기. 가쪽뇌실, 셋째뇌실, 넷째뇌실에 있으며 뇌척수액을 분비함

속섬유막(internal capsule) 대뇌반구의 깊은 부위에 있는 백질 부위로 투사섬유가 바닥핵과 시상 사이를 통과하여 지나가기 위해 모인 신경섬유다발

속섬유판(internal medullary lamina) 시상 속에 있는 'Y'자 모양의 백질층으로 시상을 앞부분, 안쪽부분 및 가쪽부분으로 나눔

의문핵(nucleus ambiguus) 아래소뇌다리 사이에 있는 혀인두신경, 미주신경, 더부신경의 기원 핵으로 언어와 삼킴에 중요한 핵

줄무늬체(선조체, corpus striatum) 조가비핵과 꼬리핵을 함께 일컫는 말로 바닥핵에서 주로 정보를 받아들이는 영역

척수분절(spinal segment) 척수의 왼쪽과 오른쪽에 붙어 있는 한 쌍의 잔뿌리를 포함하는 척수 구조

파킨슨병(Parkinson disease) 도파민 신경세포의 소실로 인해 발생하는 신경계의 만성 진행성 퇴행성 질환

편도체(amygdaloid body) 관자엽 안쪽에 있는 신경핵의 집합체로 둘레계통에 속하는 구조의 일부로 동기, 학습, 감정과 관련된 정보를 처리하는데 중요한 역할을 함

피부분절(dermatomere) 척수의 분절에 대응하는 피부지각영역이 머리쪽에서 꼬리쪽으로 향해 순차적 대상에 분포하는 분절성 분포

해마체(hippocampal formation) 관자엽에 위치하는 둘레피질의 일부 영역으로, 학습과 기억에 중요한 역할을 함

흑(색)질(substantia nigra) 중(간)뇌에 위치하는 검은 갈색의 큰 회색질로 뼈대근육의 무의식적 운동을 담당함

5.14 뇌신경

학습목표 뇌신경의 개관에 대해 알 수 있다.

뇌신경의 개관 Overview of cranial nerve

12 뇌신경(cranial nerve)은 뇌 앞쪽에서 나오는 순서에 따라 로마자 번호와 고유 명칭으로 명명되어 있다. 각각의 뇌신경은 **감각신경**(sensory nerve)과 **운동신경**(motor nerve) 또는 이 두 가지가 혼합된 **혼합신경**(mixed nerve)으로 구성되어 있다. 눈돌림신경(III), 혀인두신경(IX), 미주신경(X)은 **부교감신경섬유**를 포함하고 있다. 특히 미주신경은 머리와 목부위를 지배하는 다른 신경과 달리 배안과 가슴안의 장기를 지배한다.

12 뇌신경 중에 후각신경(I), 시(각)신경(II)은 전체가 머리뼈 안에서 앞뇌에 직접 붙어 있고 말초 구성성분이 없으므로 중추신경계통에 속하는 신경로에 해당하며, 나머지 뇌신경들은 뇌줄기에서 시작(origin)한다. 도르래신경(IV)은 뇌줄기 뒤쪽에서 나오는 유일한 신경이며 뇌신경 중 가장 작다. 더부신경(XI)은 뇌신경뿌리와 척수신경뿌리를 동시에 가진다. 팔다리와 몸통에 있는 말초 구조와 척수 사이를 연결하는 척수신경(spinal nerve)이 있는 것처럼 뇌신경은 머리의 감각, 운동 및 자율성 기능의 정보를 뇌줄기로 전달한다. 뇌신경의 자율성 기능으로는 침 분비, 민무늬근육 및 심장근육을 지배하는 부교감신경의 기능이 있다. 해부학적으로 볼 때 뇌신경의 세포체는 척수신경과 유사하게 위치한다. 뇌신경의 일차감각신경세포의 세포체는 뇌줄기 밖의 신경절(ganglion)에 위치하고 운동신경세포의 세포체는 뇌줄기 안에 위치한다.

12 뇌신경의 종류와 기본기능

- I번 뇌신경(후각신경, olfactory nerve/감각신경): 후각에 관여한다.
- II번 뇌신경[시(각)신경, optic nerve/감각신경]: 시각에 관여한다.
- III번 뇌신경[눈돌림신경(동안신경), oculomotor nerve/운동신경/부교감]: 안구의 움직임과 눈 반사에 관여한다.
- IV번 뇌신경[도르래신경(활차신경), trochlear nerve/운동신경]: 안구의 움직임과 눈 반사에 관여한다.
- V번 뇌신경(삼차신경, trigeminal nerve/혼합신경): 얼굴, 혀, 목구멍, 치아의 감각과 씹기근육 운동에 관여한다.
- VI번 뇌신경[갓돌림신경(외전신경), abducens nerve/운동신경]: 안구의 움직임에 관여한다.
- VII번 뇌신경[얼굴신경(안면신경), facial nerve/혼합신경/부교감]: 얼굴, 두피, 목, 혀 등의 감각과 운동에 관여한다.
- VIII번 뇌신경(안뜰달팽이신경, vestibulocochlear nerve/감각신경): 청각과 평형감각에 관여한다.
- IX번 뇌신경[혀인두신경(설인신경), glossopharyngeal nerve/혼합신경/부교감]: 침샘, 혀, 목동맥 등 혀와 인두에 분포한다.
- X번 뇌신경(미주신경, vagus nerve/혼합신경/부교감): 귀, 인두, 폐, 식도, 내장 등의 감각과 운동에 관여한다.
- XI번 뇌신경[더부신경(부신경), accessory nerve/운동신경]: 목 근육의 운동에 관여한다.
- XII번 뇌신경[혀밑신경(설하신경), hypoglossal nerve/운동신경]: 혀의 운동에 관여한다.

5.14 뇌신경

학습목표 뇌신경의 개관에 대해 알 수 있다.

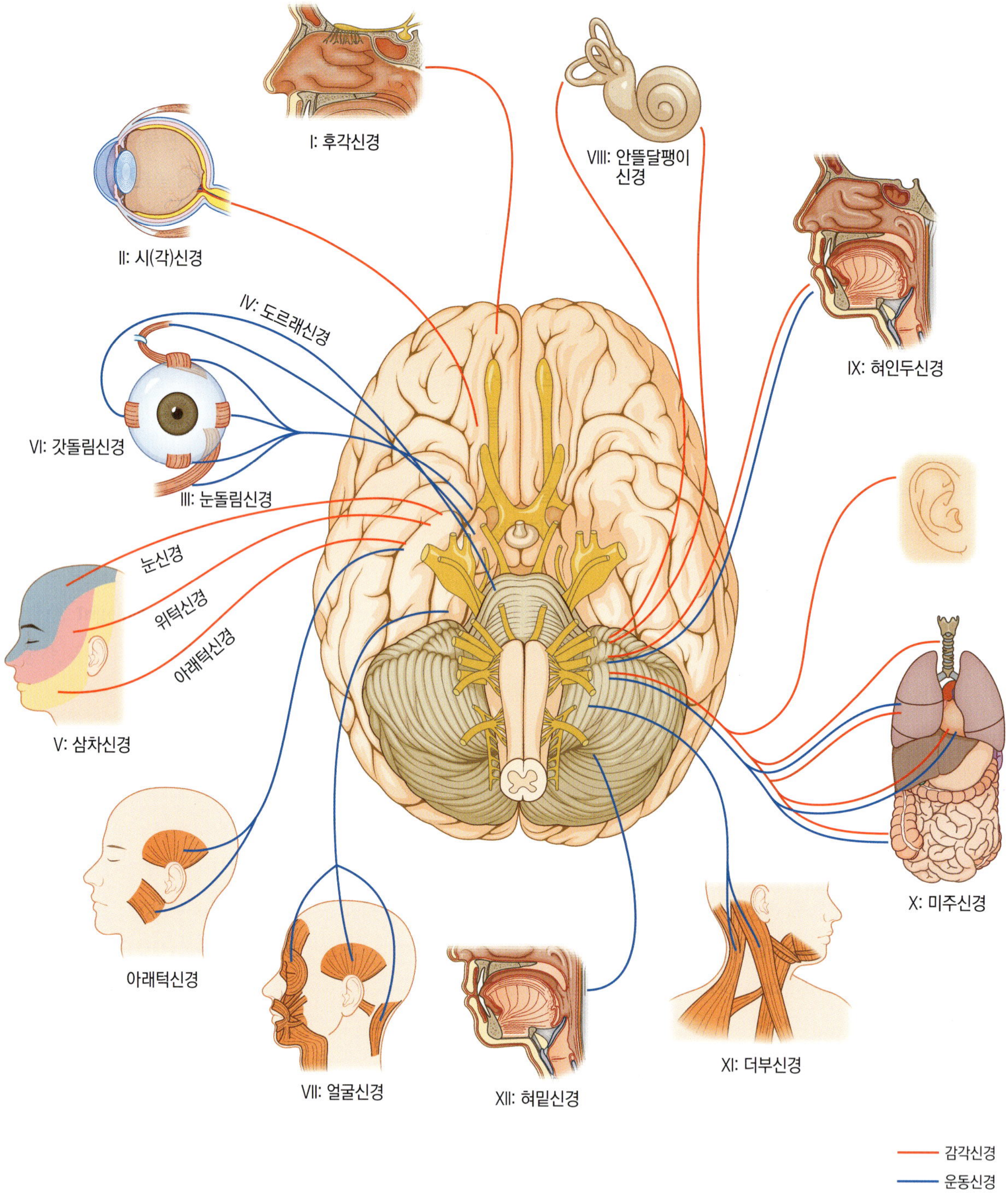

그림 5.71 뇌신경과 분포

5.14 뇌신경

학습목표 뇌신경핵과 신경성분에 대해 알 수 있다.

뇌신경핵과 뇌신경성분 Cranial nucleus and cranial nerve components

일반몸들신경성분(일반체구심성분) General somatic afferent, GSA 머리부위의 일반몸감각인 촉각(tactile sense), 통각(pain sense), 온도감각(thermal sense), 고유감각(proprioception)을 담당한다. 이러한 신경성분은 삼차신경에 존재하지만, 얼굴신경, 혀인두신경, 미주신경은 머리부위의 일부에서도 담당한다.

일반몸날신경성분(일반체원심성분) General somatic efferent, GSE 머리와 목의 뼈대근육에 분포하는 운동신경성분이다. 이러한 신경성분은 눈돌림신경, 도르래신경, 갓돌림신경, 더부신경, 혀밑신경에 존재한다.

일반내장들신경성분(일반내장원심성분) General visceral afferent, GVA 동맥압력의 변화를 감지하는 압력수용기(baroreceptor), 혈액 중의 산소 및 이산화탄소의 변화를 감지하는 화학수용기(chemoreceptor), 창자의 팽창, 내장의 통증 등을 담당한다. 이러한 신경성분은 혀인두신경, 미주신경에 존재한다.

일반내장날신경성분(일반내장원심성분) General visceral efferent, GVE 자율신경계에 관여하며, 민무늬근육과 심장근육의 운동신경성분이다. 이러한 성분은 눈돌림신경, 얼굴신경, 혀인두신경, 미주신경에 존재한다.

특수몸들신경성분(특수체구심성분) Special somatic afferent, SSA 특수감각인 청각 및 시각에 관여한다. 이러한 신경성분은 시(각)신경, 안뜰달팽이신경에 존재한다.

특수내장들신경성분(특수내장원심성분) Special visceral afferent, SVA 특수감각인 후각과 미각을 담당한다. 후각은 후각신경이 담당하고, 미각은 얼굴신경, 혀인두신경, 미주신경이 담당한다.

특수내장날신경성분(특수내장원심성분) Special visceral efferent, SVE 인두활(pharyngeal arch)에서 기원한 뼈대근육의 운동신경성분이다. 이러한 신경성분은 삼차신경, 얼굴신경, 혀인두신경, 미주신경에 존재한다.

더 알아보기

인두활에서 발생하는 뇌신경 Cranial nerve arising from the pharyngeal arch

인두활(pharyngeal arch)은 배아의 머리부위 및 목부위가 될 곳에 나타나는 네 개의 볼록한 굽이로, 어류의 **아가미활**에서 유래된 용어이다. 어류에서 아가미활로 발생하는 구조들은 사람에서는 머리와 목의 안쪽과 그 부근에서 다양한 구조로 분화된다. 인두활에서 발생한 가로무늬근육은 **아가미절근육**(branchiomeric muscle)이라 하고 인두, 후구, 턱과 얼굴근육이 여기에 속하는데 씹기근육, 턱목뿔근, 두힘살근(앞힘살), 고막긴장근, 입천장긴장근이 있으며 씹기, 삼킴, 발성 및 얼굴의 표정을 만든다. 조직학적으로 일반 뼈대근육과 같지만 이들 근육에 가는 운동신경세포는 뇌줄기의 일반몸날신경(GSE)과 다른 곳에 위치하고 내장몸 영역에 이어지는 입 주위에 집중되기 때문에 여기에서 나온 운동섬유들은 특수내장날신경(SVE) 섬유로 취급된다. 특수내장날신경 성분에는 V, VII, IX, X, XI번 뇌신경이 있다.

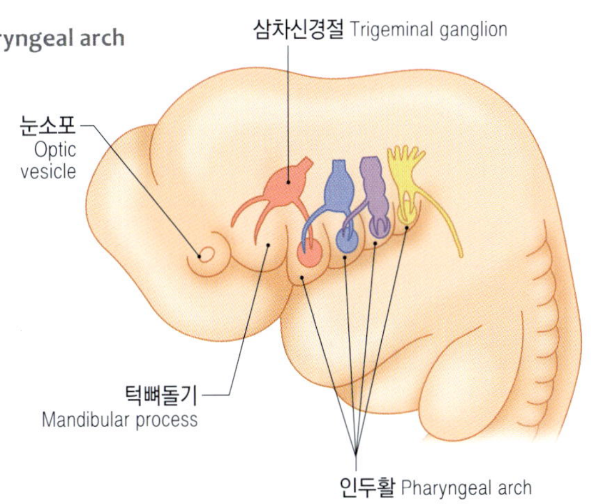

그림 5.72 발생 5주 배아의 머리와 목부분

인두활마다 고유한 뇌신경이 분포한다. 첫째인두활을 지배하는 삼차신경, 둘째인두활은 얼굴신경, 셋째인두활은 혀인두신경, 넷째인두활은 미주신경의 위후두신경, 다섯째인두활은 미주신경의 되돌이후두신경이 지배한다.

5.14 뇌신경

학습목표 뇌신경의 핵에 대해 알 수 있다.

뇌신경의 핵 Nucleus of cranial nerve

뇌신경핵은 뇌신경핵으로 들어오는 들신경섬유를 가진 **감각핵**(sensory nucleus), 뇌신경핵에서 나가는 운동섬유를 가진 **운동핵**(motor nucleus), 둘 다 가지고 있는 **혼합핵**(mixed nucleus)으로 되어 매우 복잡하다.

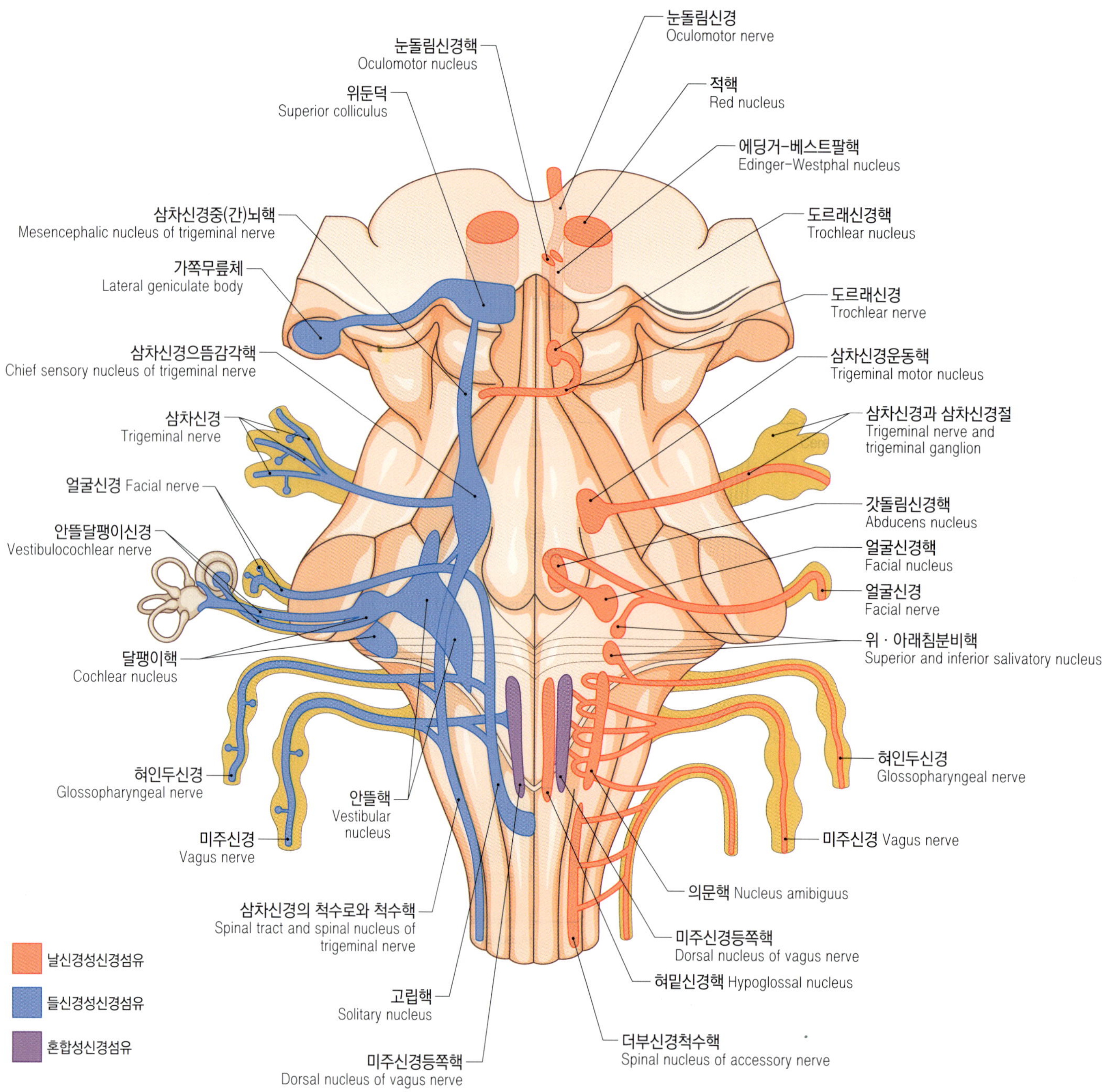

그림 5.73 뇌신경의 핵

5.14 뇌신경

학습목표 뇌신경의 부교감핵에 대해 알 수 있다.

부교감운동신경핵 세포기둥 Cellular column of parasympathetic motor neuron

인두내장의 민무늬근육과 분비샘으로 부교감신경섬유를 보내는 일반내장날신경성분(GVE)이며 눈돌림신경, 얼굴신경, 혀인두신경으로 축삭을 보내는 신경절전부교감신경세포들로 이루어진다. 머리쪽으로부터 에딩거-베스트팔핵, 위침분비핵, 아래침분비핵, 미주신경등쪽운동핵이 있다.

에딩거-베스트팔핵(덧눈돌림신경핵) Edinger-Westphal nucleus 중(간)뇌의 윗부분, **눈돌림신경핵** 안쪽에 위치하며 여기서 나온 축삭은 눈돌림신경의 운동신경과 나란히 나와 섬모체근과 동공조임근을 지배한다.

위침분비핵 Superior salivatory nucleus 다리뇌의 중간부위에 위치하며 여기서 나온 축삭은 **얼굴신경**을 이루어 턱밑샘, 혀밑샘, 눈물샘을 지배한다.

아래침분비핵 Inferior salivatory nucleus 입쪽 숨뇌 윗부위에 위치하며 여기서 나온 축삭은 **혀인두신경**을 이루어 귀밑샘을 지배한다.

미주신경등쪽핵 Dorsal nucleus of vagus 입쪽 숨뇌에 위치하며 여기서 나온 축삭은 **미주신경**을 이루어 가슴부위와 배부위 장기에 분포한다.

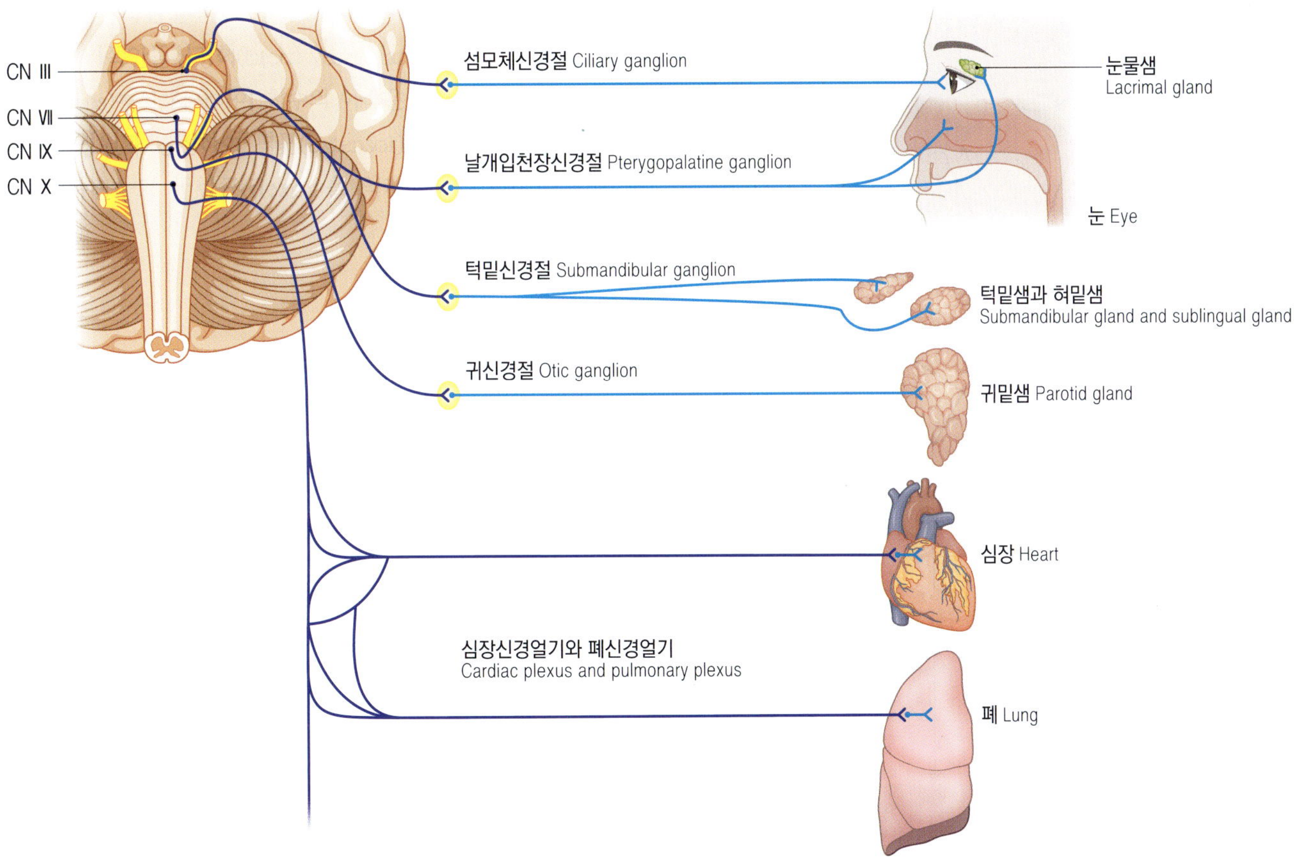

그림 5.74 뇌신경의 부교감신경핵

5.14 뇌신경

학습목표 후각신경(CN I)에 대해 알 수 있다.

후각신경(후신경) Olfactory nerve

기능적으로 특수몸들신경성분(SSA)으로 후각의 기능을 담당하는 **감각섬유**이다.

감각신경섬유 Sensory fiber 코안 윗부위의 점막 상피조직에 있는 **후각세포**(olfactory cell)에서 출발한 20여 개의 작은 신경다발이 벌집뼈의 **체판**(cribriform plate)에 뚫려 있는 작은 구멍을 지나 후각신경이 되어 체판 위에 있는 **후각망울**(olfactory bulb)로 들어간다. 이어서 **후각로**(olfactory tract)를 이루고 **후각로삼각**(olfactory trigone)을 거쳐 대뇌 **관자엽의 후각중추** 및 **편도주위피질**(periamygdaloid cortex)로 유입된다. 우리 몸의 감각은 거의 대부분 대뇌피질의 감각영역으로 가기 전에 시상을 거치지만, 후각은 시상을 거치지 않고 직접 후각중추로 들어가며, 피로(fatigue)에 가장 취약한 감각이다.

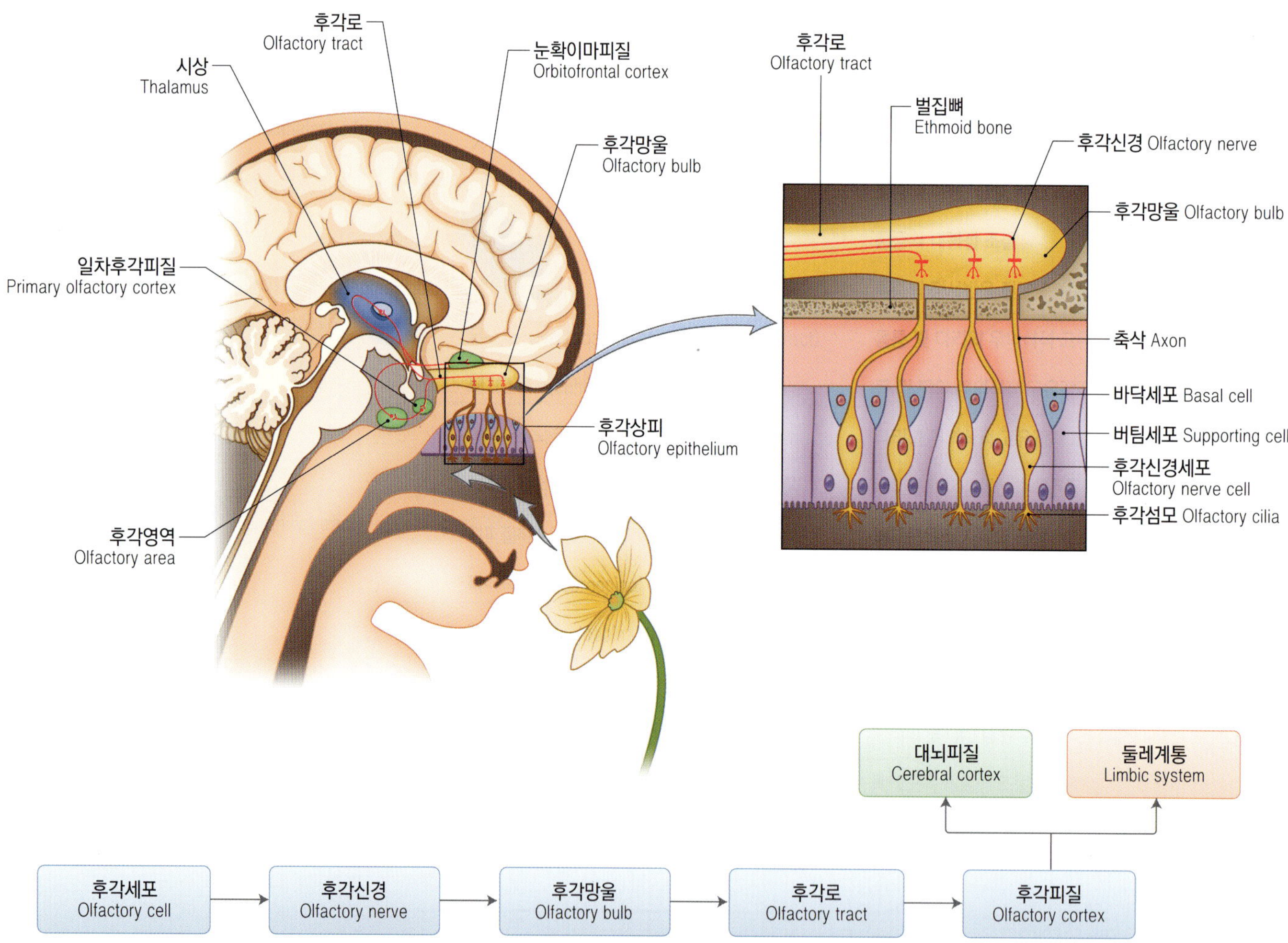

그림 5.75 후각신경

5.14 뇌신경

학습목표 시(각)신경(CN II)에 대해 알 수 있다.

시(각)신경 Optic nerve

기능적으로 특수몸들신경섬유(SSA)로 시각의 기능을 담당하는 **감각신경섬유**이다.

감각신경섬유 Sensory fiber **시각세포**(visual cell)에서 시작하여 **시신경관**(optic canal)을 지나 머리뼈안으로 들어가 약 절반 정도는 왼 · 오른쪽의 것이 만나 **시각교차**(optic chiasm)를 이루고, 나머지는 같은 쪽에서 각각 **시각로**(optic tract)를 형성한다. 일부는 중(간)뇌(midbrain)의 **위둔덕**(superior colliculus)에 들어가고, 대부분은 사이뇌의 **가쪽무릎체**(외측슬상체, lateral geniculate body)에 닿는다. 여기서 **시각부챗살**(optic radiation)이 되어 대뇌 뒤통수엽의 **새발톱고랑**(calcarine sulcus)을 거쳐 **시각피질**(브로드만 영역 17)에서 끝나며, 물체의 크기, 색깔 등을 인식하는 **시각연합영역**(브로드만 영역 18, 19)으로 투사된다.

일부 시각 정보는 양쪽 눈의 **에딩거-베스트팔핵**(Edinger-Westphal nucleus)에 연접하고, 이곳에서 나온 신경섬유는 섬모체신경절(ciliary ganglion)로 간다. 섬모체신경절에서는 동공조임근에 가는 신경섬유가 나온다. 이러한 이유로 한쪽 눈에 손전등으로 비추면 동공은 수축되고, 반대편 눈에도 동공의 수축이 일어나는데, 이를 **빛반사**(light reflex)라 한다. 시(각)신경은 이러한 반사를 일으키는 부교감신경핵인 에딩거-베스트팔핵을 가지고 있다.

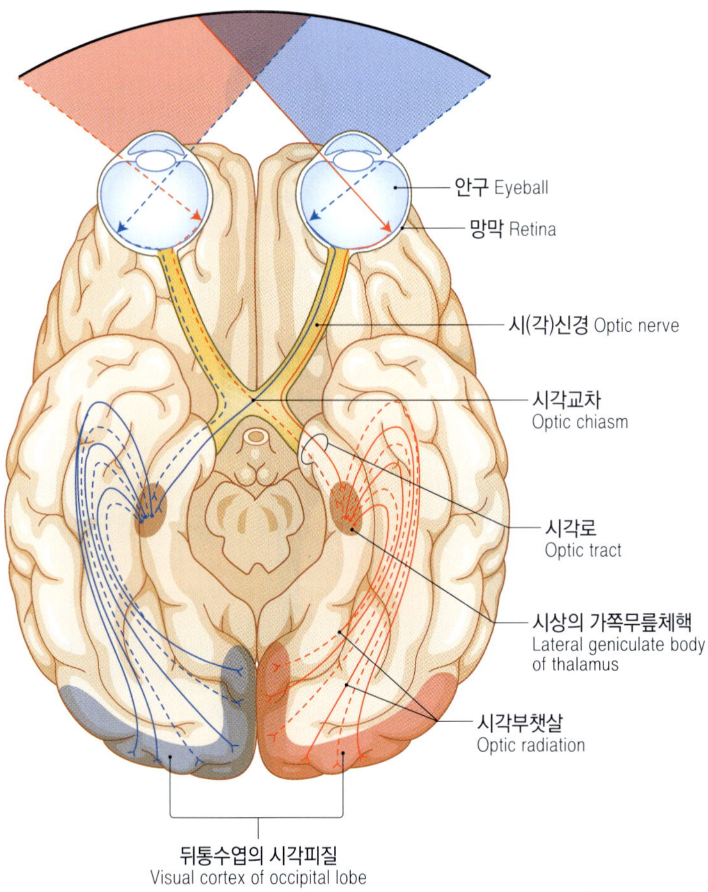

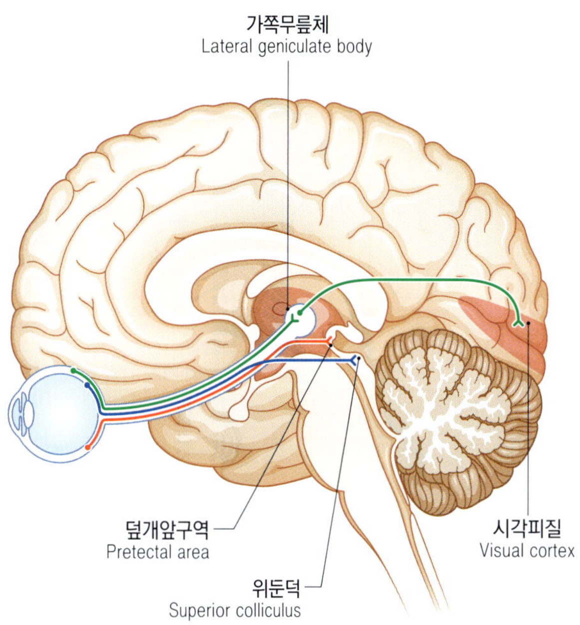

그림 5.76 시(각)신경

5.14 뇌신경

학습목표 눈돌림신경(CN Ⅲ)에 대해 알 수 있다.

눈돌림신경(동안신경) Oculomotor nerve

기능적으로 일반몸날신경섬유(GSE)와 일반내장날신경섬유(GVE)를 포함하는 **운동신경섬유**이다. 중(간)뇌의 **눈돌림신경핵**(oculomotor nucleus)에서 시작하여 **위눈확틈새**(상안와열, superior orbital fissure)를 통과한 후 눈확으로 들어와 분포한다.

운동신경섬유 Motor fiber 안구의 위곧은근(상직근, superior rectus muscle) 및 아래곧은근(하직근, inferior rectus muscle)과 안쪽곧은근(내측직근, medial rectus muscle), 아래빗근(하사근, inferior oblique muscle) 그리고 눈을 뜨게 하는데 관여하는 눈꺼풀올림근(안검거근, levator palpebrae superior muscle)에 분포한다.

부교감신경섬유 Parasympathetic fiber 눈돌림신경의 **에딩거-베스트팔핵**(덧눈돌림신경핵, Edinger-Westphal nucleus)에서 시작하는 부교감신경섬유이며, 이것은 눈돌림신경과 함께 눈확으로 들어와 섬모체신경절에 닿은 후, 신경절후신경섬유는 짧은섬모체신경을 이루어 동공조임근과 섬모체근에 분포하여 동공조절에 관여한다.

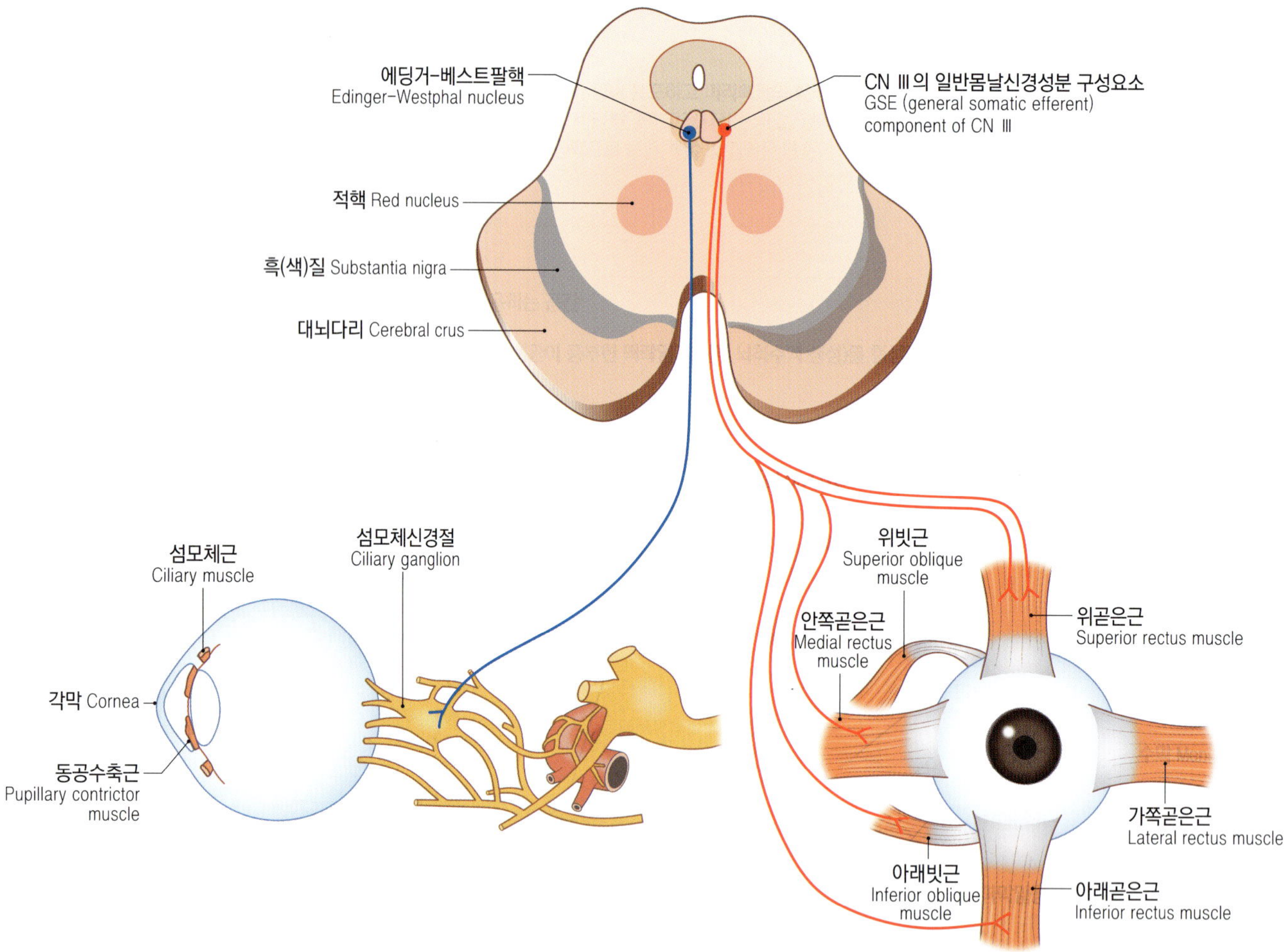

그림 5.77 눈돌림신경

5.14 뇌신경

학습목표 도르래신경(CN Ⅳ)과 갓돌림신경(CN Ⅵ)에 대해 알 수 있다.

도르래신경(활차신경) Trochlear nerve

도르래신경은 기능적으로 일반몸날신경섬유(GSE)로 **운동신경섬유**이다. 뇌신경 중 가장 작으며, 유일하게 뇌줄기의 뒤쪽에서 나오는 신경이다.

운동신경섬유 Motor fiber **중(간)뇌**에서 시작한 후 중(간)뇌수도관 주위를 돌아 위숨뇌천장(superior medullary velum)에서 교차한다. 교차된 신경섬유는 위눈확틈새를 지나 눈확(안와, orbit)으로 들어와 **위빗근**(상사근, superior oblique muscle)에 분포한다.

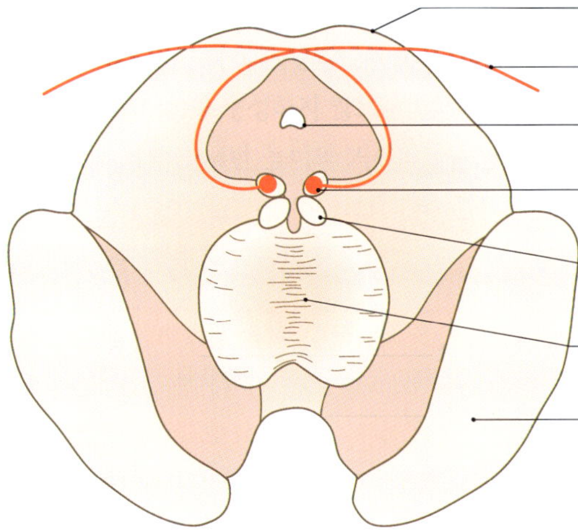

그림 5.78 도르래신경

갓돌림신경(외전신경) Abducens nerve

갓돌림신경은 기능적으로 일반몸날신경섬유(GSE)의 **운동신경섬유**이다. 눈돌림신경, 도르래신경과 함께 안구운동에 관여하는 순수 운동신경이다. 다리뇌(pons)의 뒤쪽 갓돌림신경핵(abducens nucleus)에서 시작한다.

운동신경섬유 Motor fiber **다리뇌**에서 배쪽을 지나 추체 경계부 사이로 나온다. 이후 해면정맥굴을 통과하여 나비뼈의 위눈확틈새를 거쳐 눈확으로 들어가 안구의 **가쪽곧은근**(외측직근, lateral rectus muscle)을 지배한다.

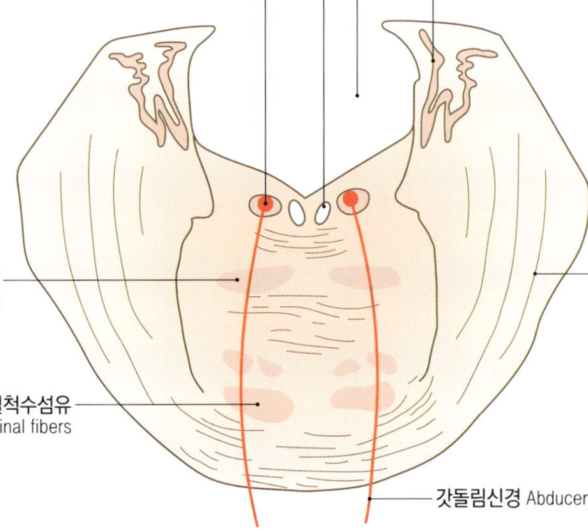

그림 5.79 갓돌림신경

5.14 뇌신경

학습목표 삼차신경(CN V)에 대해 알 수 있다.

삼차신경 Trigeminal nerve

기능적으로 일반몸날신경섬유(GSE)와 일반몸들신경섬유(GSA)로 혼합신경섬유이다. 다리뇌(교뇌, pons)의 가쪽부위에서 시작하는 **혼합신경**이며, 뇌신경 중 가장 큰 뇌신경이다.

운동신경섬유 Motor fiber 다리뇌의 뒤가쪽에 있는 작은 운동신경뿌리로 뇌신경핵과 연결된다. 가쪽 다리뇌 뒤판에 위치하는 **삼차신경 운동핵**(trigeminal motor nucleus)에서 나온 운동섬유들은 깨물근(masseter muscle), 턱목뿔근(mylohyoid muscle), 두힘살근의 앞힘살(anterior part of digastric muscle), 고막긴장근과 입천장긴장근을 지배한다.

감각신경섬유 Sensory fiber 얼굴, 앞 두피, 입안, 코안, 혀의 앞 2/3의 감각을 지배한다. 다리뇌의 뒤가쪽에 있는 큰 감각신경뿌리로 뇌신경핵과 연결되며 **눈신경**(opthalmic nerve, V1), **위턱신경**(maxillary nerve, V2), **아래턱신경**(mandibular nerve, V3)으로 나뉘어 머리와 얼굴감각(통각, 촉각, 의식적 및 무의식적 고유수용성감각, 운동감각 등)을 담당한다. 삼차신경의 들신경섬유 중 고유감각을 전달하는 신경섬유를 제외한 모든 신경섬유의 세포체들은 삼차신경절(trigeminal ganglion)에 위치한다. 이들 세포의 중추돌기들은 삼차신경감각핵에서 끝난다. **삼차신경감각핵**은 매우 큰 구조이며 뇌줄기 전체와 척수의 위쪽 목척수에 걸쳐 길게 세로로 위치한다. 삼차신경감각핵은 들어오는 감각성분의 종류에 따라 다음 세 가지로 구분한다.

- **삼차신경척수핵(spinal trigeminal nucleus)** 다리뇌에서 입쪽 목척수에 위치하는 매우 긴 핵으로 얼굴의 통각, 온도감각정보들이 중추가지에 전달되고 중추가지가 척수핵에 도달한다.
- **삼차신경다리뇌핵(pontine trigeminal nucleus)** 대부분 다리뇌 뒤판에 위치하고 얼굴의 피부와 입안점막, 치아 등에서 오는 촉각, 압각 정보들이 도달한다. 삼차신경으뜸핵이라고도 한다.
- **삼차신경중(간)뇌핵(mesencephalic trigeminal nucleus)** 주로 중(간)뇌에 위치하고 얼굴의 표정근, 씹기근, 눈바깥근의 근육방추에서 오는 고유감각정보들이 도달한다.

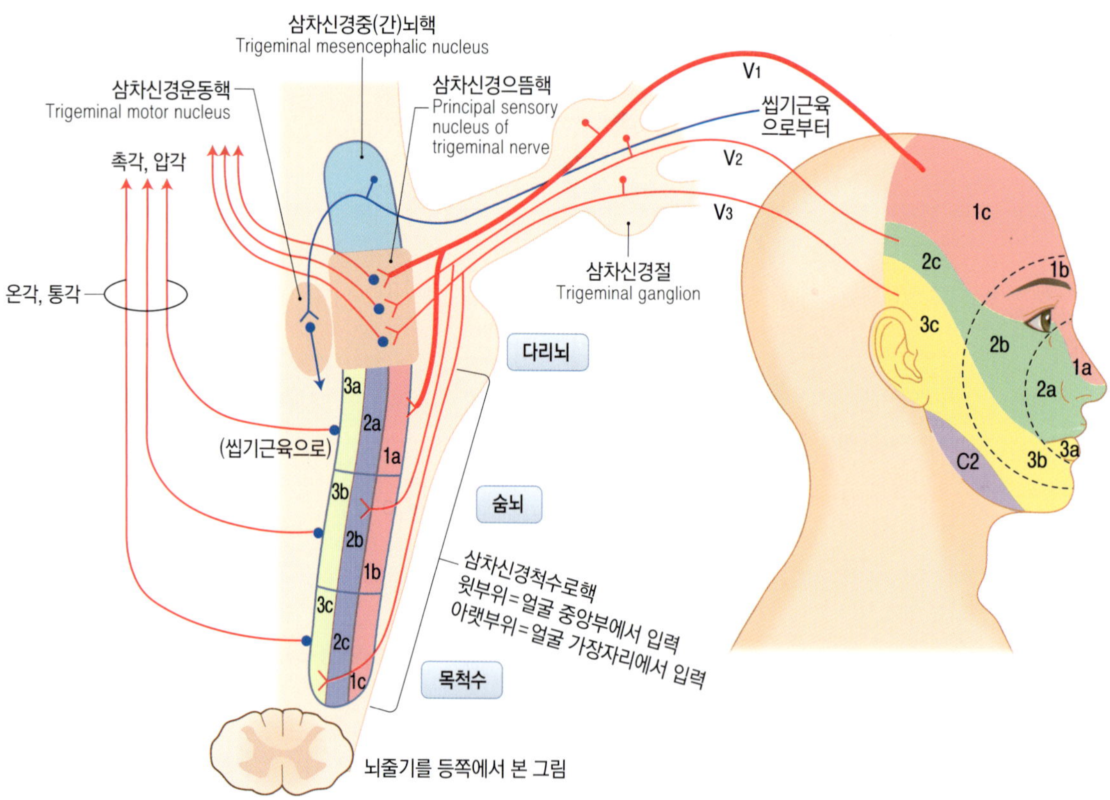

그림 5.80 삼차신경

5.14 뇌신경

학습목표 삼차신경(CN V)에 대해 알 수 있다.

삼차신경 Trigeminal nerve

눈신경(안신경) Ophthalmic nerve 삼차신경의 첫 번째 가지로 위눈확틈새를 지나 눈확으로 들어와 안구, 결막, 앞이마 및 코점막 등에 분포하는 **감각신경**이다. 눈신경 가지인 눈물샘신경(누선신경, lacrimal nerve)은 위눈확틈새를 통해서 눈신경 가지인 눈확으로 들어간 후 눈물샘(누선, lacrimal gland)에 분포하고, 이마신경(전두신경, frontal nerve)은 위눈확틈새를 통하여 눈확으로 들어가서 눈확위신경(안와위신경, supraorbital nerve)과 도르래위신경(활차위신경, supratrochlear nerve)으로 갈라진다.

위턱신경(상악신경) Maxillary nerve **감각신경**으로 삼차신경의 두 번째 가지이며, 삼차신경절에서 나와 나비뼈의 원형구멍(foramen rotundum)을 통하여 날개입천장오목(익구개와, pterygopalatine fossa)을 가로질러 아래눈확틈새(하안와열, inferior orbital fissure)를 거쳐 눈확의 바닥으로 들어가 눈확아래신경(안와아래신경, infraorbital nerve)이 되며, 위턱뼈의 눈확아래구멍(안와아래공, infraorbital foramen)을 통과하여 얼굴로 나와서 아래눈꺼풀과 윗니, 볼 부위, 입천장, 윗입술 및 위턱굴 등에 분포한다. 위턱신경 가지인 날개입천장신경(익구개신경, pterygopalatine nerve)은 얼굴신경에서 나온 큰귓바퀴신경과 함께 날개입천장신경절(pterygopalatine ganglion)을 형성한다.

아래턱신경(하악신경) Mandibular nerve 삼차신경의 세 번째 가지로, 운동과 감각섬유가 혼합된 **혼합신경**이다. 나비뼈의 타원구멍을 통하여 관자아래오목(측두하와, infratemporal fossa)으로 나온다. **운동섬유**는 씹기근육(저작근, muscles of mastication)과 목뿔위근(설골상근, suprahyoid muscle) 일부와 고막긴장근(고막장근, tensor tympani muscle) 및 입천장긴장근(구개범장근, tensor veli palatini muscle) 등에 분포하고, **감각섬유**는 관자부위와 바깥귀, 볼, 아랫입술, 턱, 이 등에 분포한다. 주요 가지인 혀신경(설신경, lingual nerve)은 얼굴신경에서 분지된 고실끈신경(chorda tympani nerve)과 결합하여 혀의 2/3 앞쪽의 미각과 턱밑샘과 혀밑샘의 분비작용을 지배하고, 턱뼈구멍(하악공, mandibular foramen)으로 들어간 아래이틀신경(하치조선경, inferior alveolar nerve)은 아랫니에 감각을 담당한다.

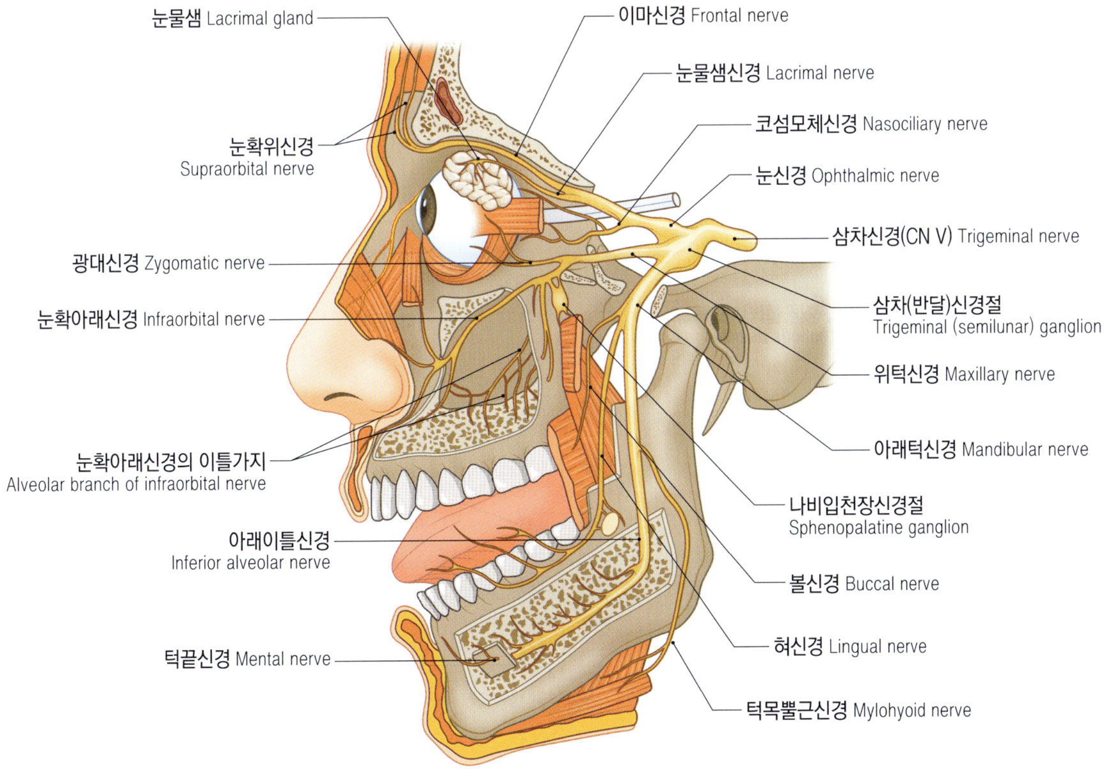

그림 5.81 삼차신경 세 개의 가지

5.14 뇌신경

학습목표 얼굴신경(CN Ⅶ)에 대해 알 수 있다.

얼굴신경(안면신경) Facial nerve

기능적으로 일반몸들신경섬유(GSA), 일반내장날신경섬유(GVE), 특수내장들신경섬유(SVA), 특수내장날신경섬유(SVE)로 **혼합신경섬유**이다.

얼굴신경은 얼굴의 표정근을 지배하는 운동섬유와 미각에 관여하는 감각섬유가 섞인 혼합신경이며, 턱밑샘과 혀밑샘 및 눈물샘에 분포하는 부교감신경섬유를 포함한다.

운동신경섬유 Motor fiber 다리뇌의 아랫면 가쪽의 얼굴신경핵에서 나와 속귀신경과 함께 속귀길을 통과하여 관자뼈의 얼굴신경관(안면신경관, facial canal) 속으로 들어가고, 그 말초가지는 붓꼭지구멍(경유돌공, stylomastoid foramen)을 지나 얼굴로 나온다. 얼굴에서 귀밑샘신경얼기(이하샘신경총, parotid plexus)를 만들고, 여기서 광대가지(zygomatic branch), 아래턱가지 및 목가지(cervical branch) 등을 분지하여 얼굴의 표정근을 지배한다.

감각신경섬유 Sensory fiber 혀로 가는 감각섬유와 침샘이나 눈물샘에 분포하는 분비섬유를 혼합하고 있는데, 이를 **중간신경**(intermediate nerve)이라고 하며, 내이도 바닥에서 **무릎신경절**(슬신경절, geniculate ganglion)을 형성한다. 무릎신경절의 종말가지인 **고실끈신경**(chorda tympani nerve)은 고실 속을 통과한 후 아래턱신경의 혀신경과 문합하여 혀의 2/3 앞쪽의 미각을 지배한다.

부교감신경섬유 Parasympathetic fiber 다리뇌의 **위침분비핵**(superior salivary nucleus)에서 시작한 눈물샘 분비신경인 큰궛바퀴신경은 날개입천장신경절을 형성하여 눈물샘에 분포하며, 감각섬유와 같은 경로를 거쳐 턱밑신경절(submandibular ganglion)을 형성한 후 분지를 내어 턱밑샘과 혀밑샘에 분포한다.

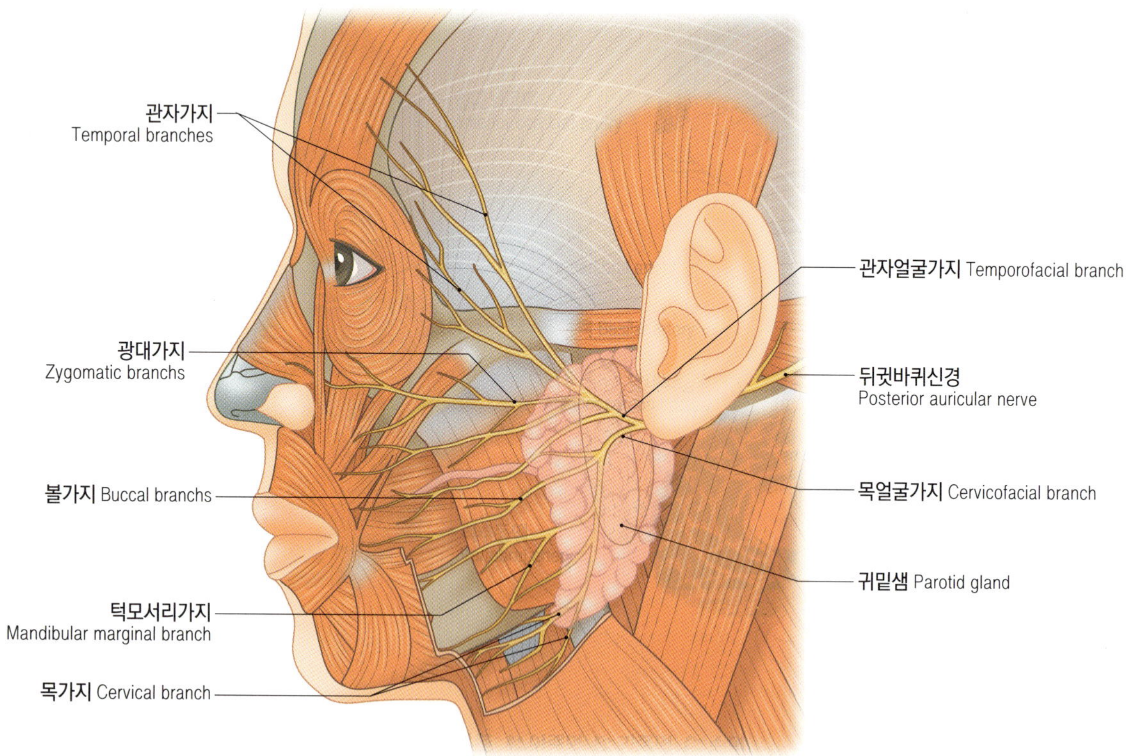

그림 5.82 얼굴신경

5.14 뇌신경

학습목표 안뜰달팽이신경(CN Ⅷ)에 대해 알 수 있다.

안뜰달팽이신경(전정와우신경) Vestibulocochlear nerve

기능적으로 특수감각인 청각과 평형감각을 지배하는 특수내장들신경섬유(SVA)로 **감각신경섬유**이다.

감각신경섬유 Sensory fiber 다리뇌와 숨뇌의 경계부근의 얼굴신경 가쪽에서 나와 속귀구멍(internal acoustic pore)을 통해 내이도(속귀길, internal acoustic meatus)에 들어가 달팽이신경(와우신경, cochlear nerve)과 안뜰신경(전정신경, vestibular nerve)으로 나누어진다. 이 신경을 **속귀신경**[청(각)신경]이라고도 한다. 청각을 전도하는 달팽이신경은 달팽이의 코르티기관에 연결된다.

- **달팽이신경(cochlear nerve)** 달팽이신경절(cochlear ganglion)을 거쳐 달팽이핵에 연접한 후 반대편으로 교차하여 뇌줄기를 거치면서 가쪽섬유띠(lateral lemniscus)를 형성하여 중(간)뇌의 아래둔덕(inferior colliculus)에 닿는다. 대부분은 시상의 안쪽무릎체(내측슬상체, medial geniculate body)를 거쳐 대뇌 관자엽에 전달된다.
- **안뜰신경(vestibular nerve)** 평형감각을 전도하는 안뜰신경은 반고리관의 팽대부능선과 타원주머니(난형낭, utricle)와 둥근주머니(구형낭, saccule)의 평형반(macula statica)에 있는 감각상피에 연결된다. 평형반의 털세포(hair cell)에서 안뜰신경절(vestibular ganglion)에 연접한 후 넷째뇌실 바닥에 있는 안뜰핵(vestibular nucleus)으로 들어가 안뜰소뇌를 거쳐 소뇌로 들어가 평형을 담당한다.

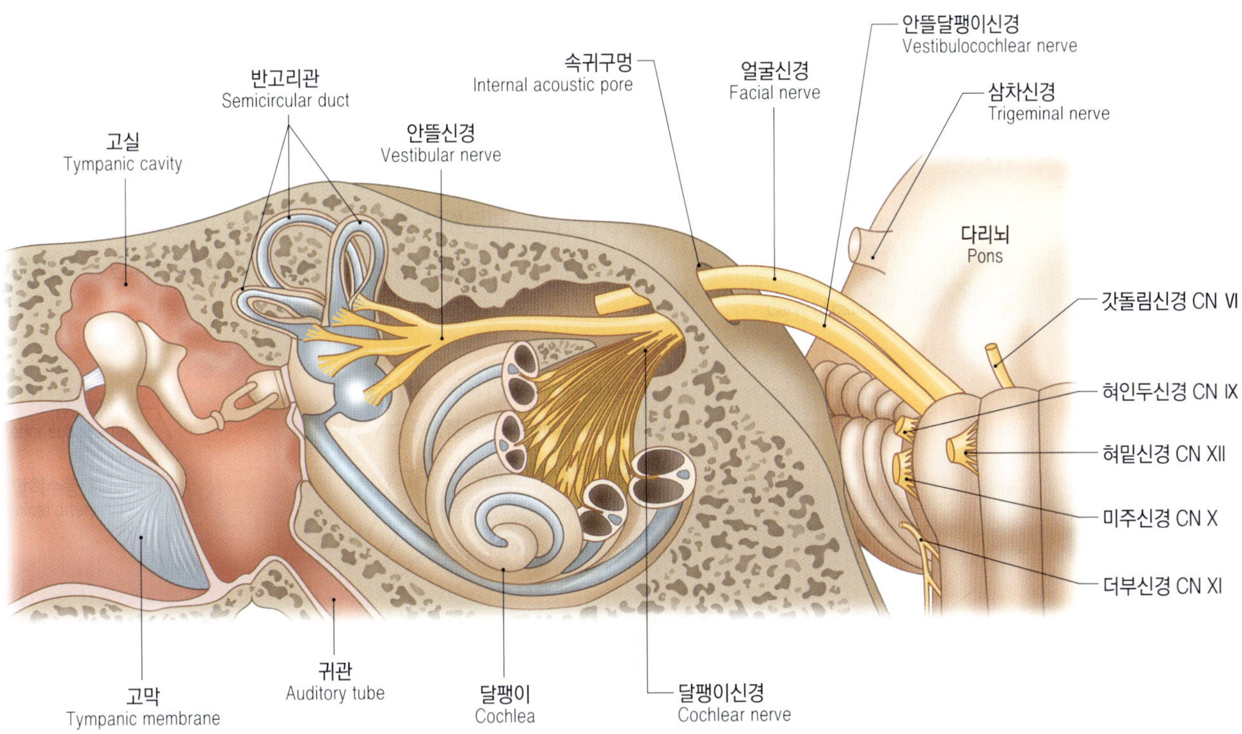

그림 5.83 안뜰달팽이신경

5.14 뇌신경

학습목표 혀인두신경(CN Ⅸ)에 대해 알 수 있다.

혀인두신경(설인신경) Glossopharyngeal nerve

기능적으로 일반몸들신경섬유(GSA), 일반내장들신경섬유(GVA), 특수내장들신경섬유(SVA), 특수내장날신경섬유(SVE), 일반내장날신경섬유(GVE)로 혀와 인두에 분포하여 감각과 운동을 지배하는 **혼합신경섬유**이다.

귀밑샘(이하샘, parotid gland)의 분비에 관여하는 부교감신경섬유를 포함하고 있다. 숨뇌의 올리브 뒤에서 나와서 목정맥구멍(jugular foramen)을 통해 머리뼈 밖으로 나와 속목동맥의 가쪽으로 내려가 혀가지(lingual branch)와 인두가지(pharyngeal branch)로 나뉜다.

운동신경섬유 Motor fiber 의문핵(nucleus ambiguus)에서 나와 삼킴작용에 관여하는 붓인두근(경돌인두근, stylopharyngeal muscle)을 지배한다.

감각신경섬유 Sensory fiber 인두와 목구멍편도 및 혀의 감각을 전도하는데, 특히 특수감각섬유인 혀가지는 혀의 뒤쪽 1/3의 점막에 분포하여 미각과 일반감각을 전도한 뒤 아래신경절(inferior ganglion)을 지나 고립핵(solitary nucleus)에 연접한다. 또한 목동맥팽대가지(carotid sinus branch)는 속목동맥 시작부위의 목동맥굴(carotid sinus)에 분포하여 미주신경과 함께 감압신경(depressor nerve)으로 반사적으로 혈압을 조절하는 기능을 가지고 있다.

부교감신경섬유 Parasympathetic fiber 숨뇌의 **아래침핵**(하타액핵, inferior salivatory nucleus)에서 시작하여 귀신경절(이신경절, otic ganglion)을 통해 귀밑샘에 분포한다.

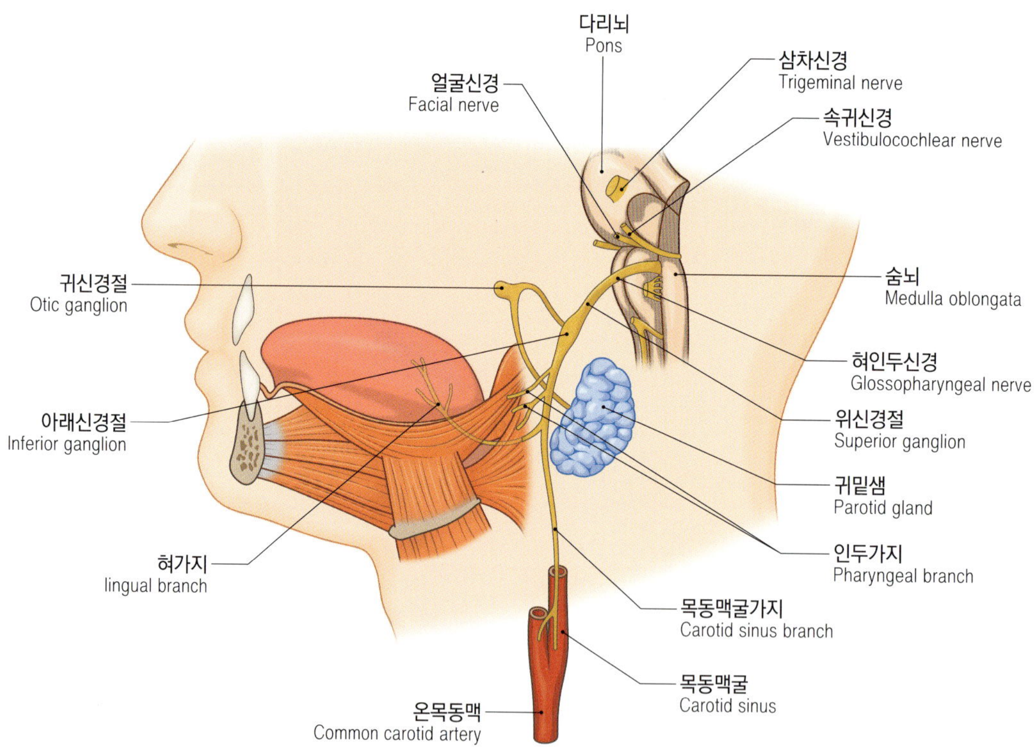

그림 5.84 혀인두신경

5.14 뇌신경

학습목표 미주신경(CN X)에 대해 알 수 있다.

미주신경 Vagus nerve

기능적으로 일반몸들신경섬유(GSA), 일반내장들신경섬유(GVA), 특수내장들신경섬유(SVA), 특수내장날신경섬유(SVE), 일반내장날신경섬유(GVE)로 목부위와 가슴부위 및 배부위의 내장에 분포하여 감각과 운동 및 분비를 조절하는 **혼합신경섬유**이다.

미주신경의 경로는 숨뇌의 가쪽에서 시작하여 목정맥구멍(jugular foramen)을 통해 머리뼈 바닥으로 나온다. 온목동맥과 속목동맥 사이를 하행하여 식도를 지나 가로막을 관통한 후 배안까지 주행한다. 주행 중에 미주신경은 다시 후두로 되돌아가는 **되돌이후두신경**(반회후두신경, recurrent laryngeal nerve)이 되어 후두에 분포하여, 후두근(laryngeal muscle)의 운동인 발성을 조절한다. **오른미주신경**은 오른빗장밑동맥(우쇄골하동맥, right subclavian artery)을 감고 돌아서 되돌아가고, **왼미주신경**은 대동맥활을 감고 돌아서 되돌아가 후두에 분포한다. 식도를 따라 내려가면서 왼미주신경은 식도의 앞면, 오른미주신경은 식도의 뒷면에 위치하여 식도구멍(esophageal hiatus)을 통해 배안으로 나와 각각 앞미주신경줄기(anterior vagal trunk)와 뒤미주신경줄기가 되고, 여기서 많은 가지를 내어 복강동맥 주위에 복강신경얼기(celiac plexus)를 비롯한 몇 개의 신경얼기를 형성하여 골반을 제외한 배안 내 장기인 위, 간, 비장, 췌장, 신장, 소장, 대장 등에 분포한다.

운동신경섬유 Motor fiber 의문핵(nucleus ambiguus)에서 나와 인두근과 후두근 일부를 지배한다.

감각신경섬유 Sensory fiber 후두(덮)개 부근의 미각은 고립핵(solitary nucleus)에 연접하여 아래신경절을 거쳐 뇌로 들어가고, 목과 머리의 일반감각섬유는 위신경절을 거쳐 삼차신경로에 합류한다.

부교감신경섬유 Parasympathetic fiber 숨뇌의 **미주신경등쪽핵**(dorsal nucleus of vagus nerve)에서 나와 목부위와 가슴안 및 배안에 있는 장기를 자율적으로 지배한다.

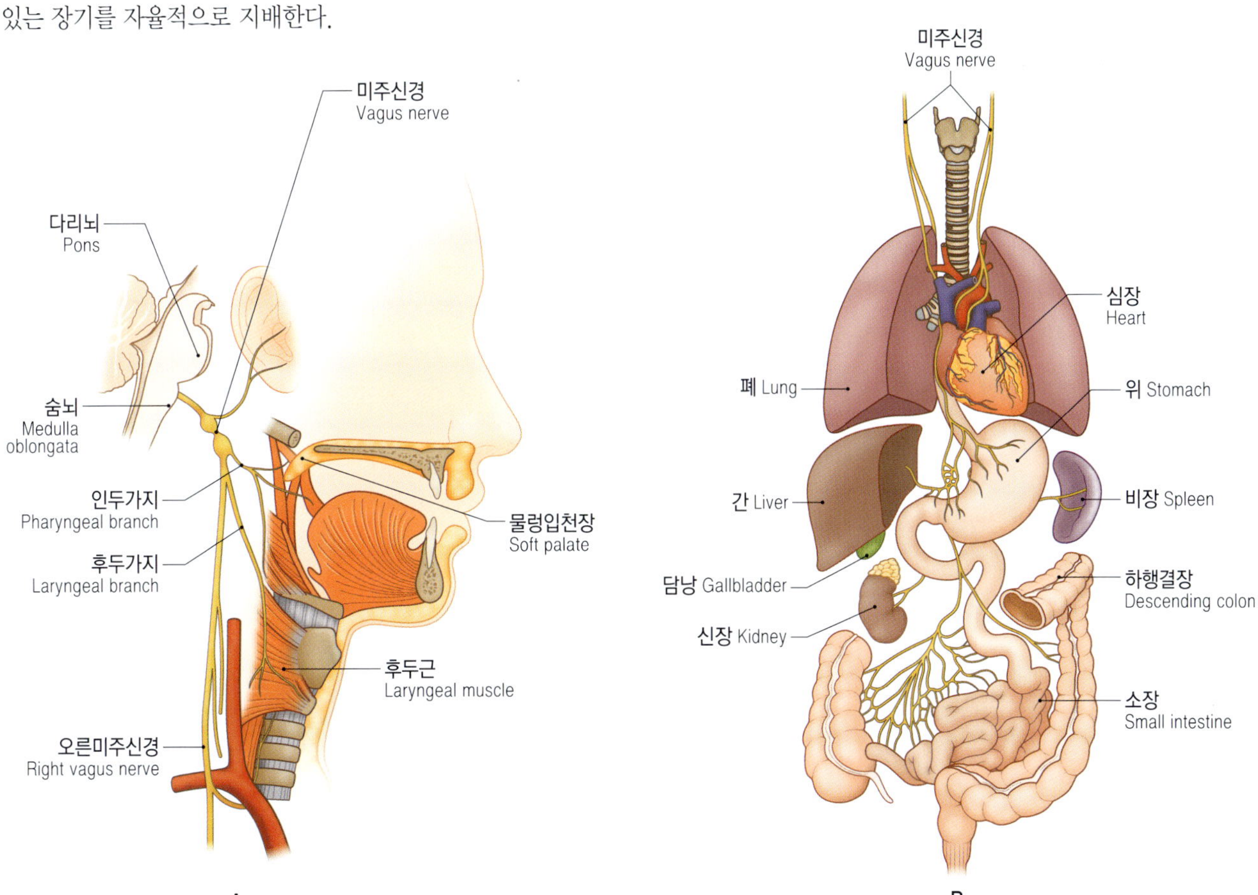

그림 5.85 미주신경. A: 머리와 목부위의 분포, B: 배부위와 내장부위의 분포

5.14 뇌신경

학습목표 더부신경(CN XI)과 혀밑신경(CN XII)에 대해 알 수 있다.

더부신경(부신경) Accessory nerve

기능적으로 특수내장날신경섬유(SVE)로 숨뇌에서 나오는 섬유와 척수에서 나오는 섬유가 한줄기가 되어 목정맥구멍을 지나가는 **운동신경섬유**이다.

운동신경섬유 Motor fiber

- **뇌신경뿌리(cranial root)의 신경섬유** 목정맥구멍을 나오면서 미주신경과 혼합하여 입천장근육과 인두근에 분포하는 분지가 된다.
- **척수신경뿌리(spinal root)의 신경섬유** 목척수분절(C1~C5)에서 시작하여 위로 올라가고, 뒤통수뼈 큰구멍(대공, foramen magnum)을 지나 머리뼈안으로 들어가 뇌뿌리와 합쳐진 후 목정맥구멍으로 나온다. 머리뼈안에서 나온 척수뿌리의 말초는 목빗근(흉쇄유돌근, sternocleidomastoid muscle)과 등세모근(승모근, trapezius muscle)에 분포한다.

혀밑신경(설하신경) Hypoglossal nerve

기능적으로 일반몸날신경섬유(GSE)로 **운동신경섬유**이다.

운동신경섬유 Motor fiber 숨뇌의 혀밑신경핵(설하신경핵, hypoglossal nucleus)에서 시작하는 10~15개의 섬유다발이다. 혀밑신경은 후두의 혀밑신경관(설하신경관, hypoglossal canal)을 통하여 머리뼈 밖으로 나오고, 속목동·정맥 사이를 지나 앞쪽아래쪽으로 주행하여 혀의 혀 밑면에서 여러 개의 분지를 혀근육에 내보내어 혀의 운동을 지배하는 신경이다.

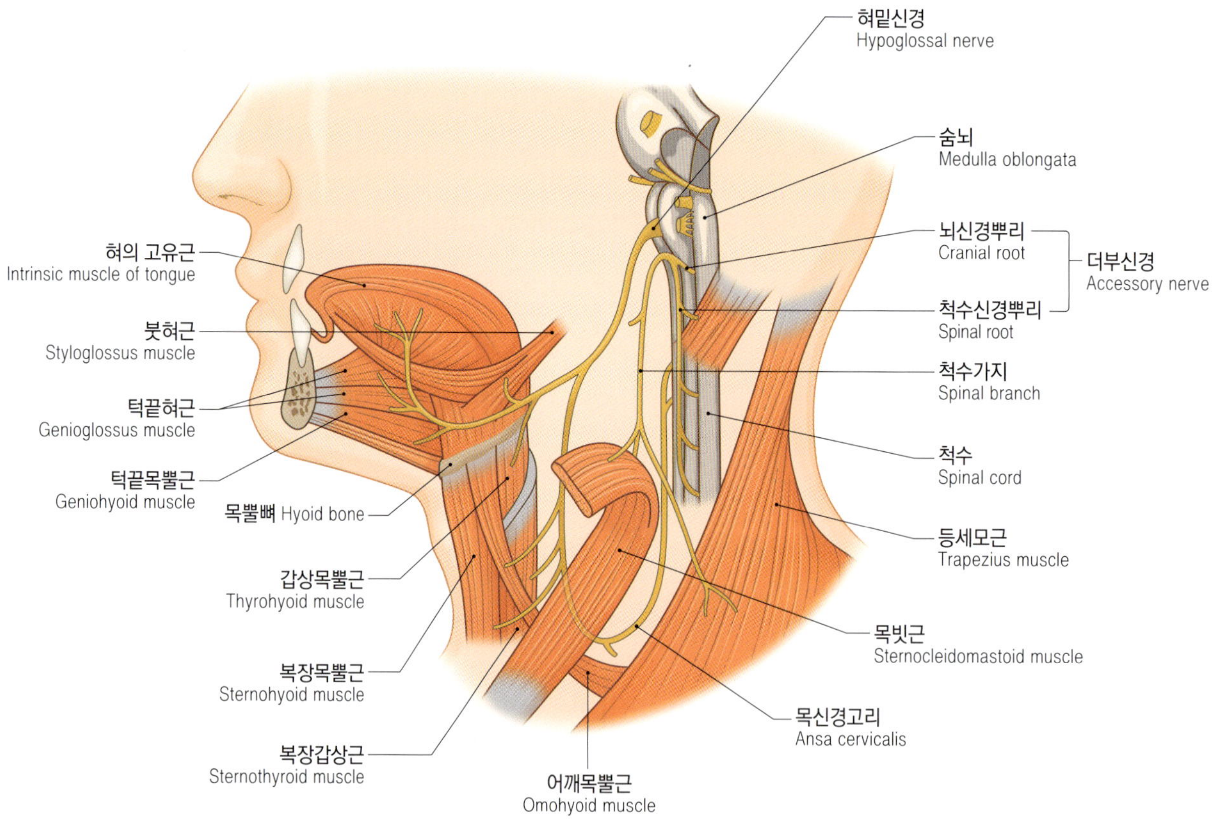

그림 5.86 더부신경과 혀밑신경

5.14 뇌신경

학습목표 뇌신경과 기능에 대해 알 수 있다.

표 5.8 뇌신경과 일반적인 기능 및 분포 요약

뇌신경		머리뼈 통과부위	신경이 들고나는 중추신경계 부위		신경섬유 성분		주요 신경분포
번호	이름						
I	후각신경 (olfactory nerve)	벌집뼈의 체판	앞뇌 (forebrain)	끝뇌 (telencephalon)	감각		코의 후각점막
II	시(각)신경 (optic nerve)	시신경구멍		사이뇌 (diencephalon)			눈의 망막
III	눈돌림신경 (oculomotor nerve)	위눈확틈새	중(간)뇌 (midbrain)		운동(부교감)		눈꺼풀올림근, 위곧은근, 아래곧은근, 아래빗근, 안쪽곧은근(홍채)
IV	도르래신경 (trochlear nerve)	위눈확틈새			운동		위빗근
V	삼차신경 (trigeminal nerve)	위눈확틈새	뇌줄기 (brainstem)	다리뇌 (pons)	혼합	운동근 (아래턱신경)	씹기근육
		원형구멍 타원구멍				감각근 (눈신경 위턱신경, 아래턱신경)	눈확, 이마감각, 혀의 앞 2/3 촉각, 압각
VI	갓돌림신경 (abducens nerve)	위눈확틈새		다리뇌-숨뇌 연결부	운동		가쪽곧은근
VII	얼굴신경 (facial nerve)	속귀구멍			혼합	운동근	표정근육
						중간신경(부교감) (intermediate nerve)	혀의 앞 2/3 미각 (턱밑샘, 혀밑샘)
VIII	안뜰달팽이신경 (vestibulocochlear nerve)	속귀구멍			감각		속귀의 코르티기관, 안뜰
IX	혀인두신경 (glossopharyngeal nerve)	목정맥구멍		숨뇌 (medulla oblongata)	혼합	운동근	붓인두근(삼킴작용)
						감각(부교감)	목동맥굴, 목동맥토리, 인두, 혀의 뒤 1/3 미각(귀밑샘)
X	미주신경 (vagus nerve)					운동근	인두수축근, 입천장근, 식도의 위 2/3
						감각(부교감)	혀의 뒤끝, 인두~기관지, 심장, 식도, 위(관상동맥, 심장)
XI	더부신경 (accessory nerve)		위쪽 척수 (superior spinal cord)		운동		목빗근, 어깨세모근
XII	혀밑신경 (hypoglossal nerve)	혀밑신경관	뇌줄기 (brainstem)	숨뇌 (medullaoblongata)	운동		혀근육

5.15 척수신경

학습목표 척수신경의 구성에 대해 알 수 있다.

척수신경 Spinal nerve

척수신경은 척수의 앞뿌리(anterior root)와 뒤뿌리(posterior root)가 합쳐져 이루어지고 등쪽의 뼈대근육과 민무늬근육, 샘 등의 신경절이후신경섬유를 이루는 **뒤가지**(posterior branch)와 몸벽, 팔, 다리의 뼈대근육과 민무늬근육, 샘 등의 신경절후신경섬유를 이루는 앞가지(anterior branch)로 나뉜다. **앞가지**는 말단으로 가기 전 서로 얽혀 목신경얼기(경신경총, cervicle plexus), 팔신경얼기(상완신경총, brachial plexus), 허리신경얼기(요신경총, lumbar plexus), 엉치신경얼기(천골신경총, sacral plexus), 꼬리신경얼기(미골신경총, coccygeal plexus) 등의 신경얼기(nerve plexus)를 이룬다.

교통가지(ramus communicans)는 첫째가슴신경(T1)에서 셋째허리신경(L3)까지의 일반내장신경이 교감신경절로 가는 교통가지를 백색교통가지(white ramus communicans)라 하고, 교감신경절에서 나와 척수신경으로 합류하는 2~3개의 교통가지를 회색교통가지(gray ramus communicans)라 한다.

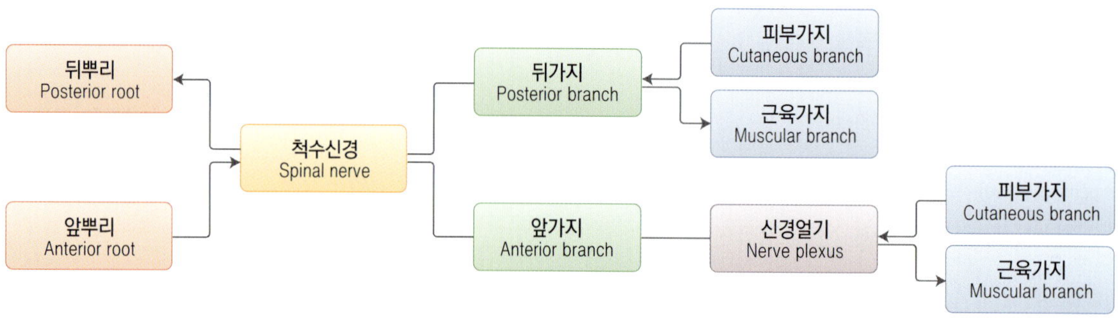

그림 5.87 척수신경의 분지

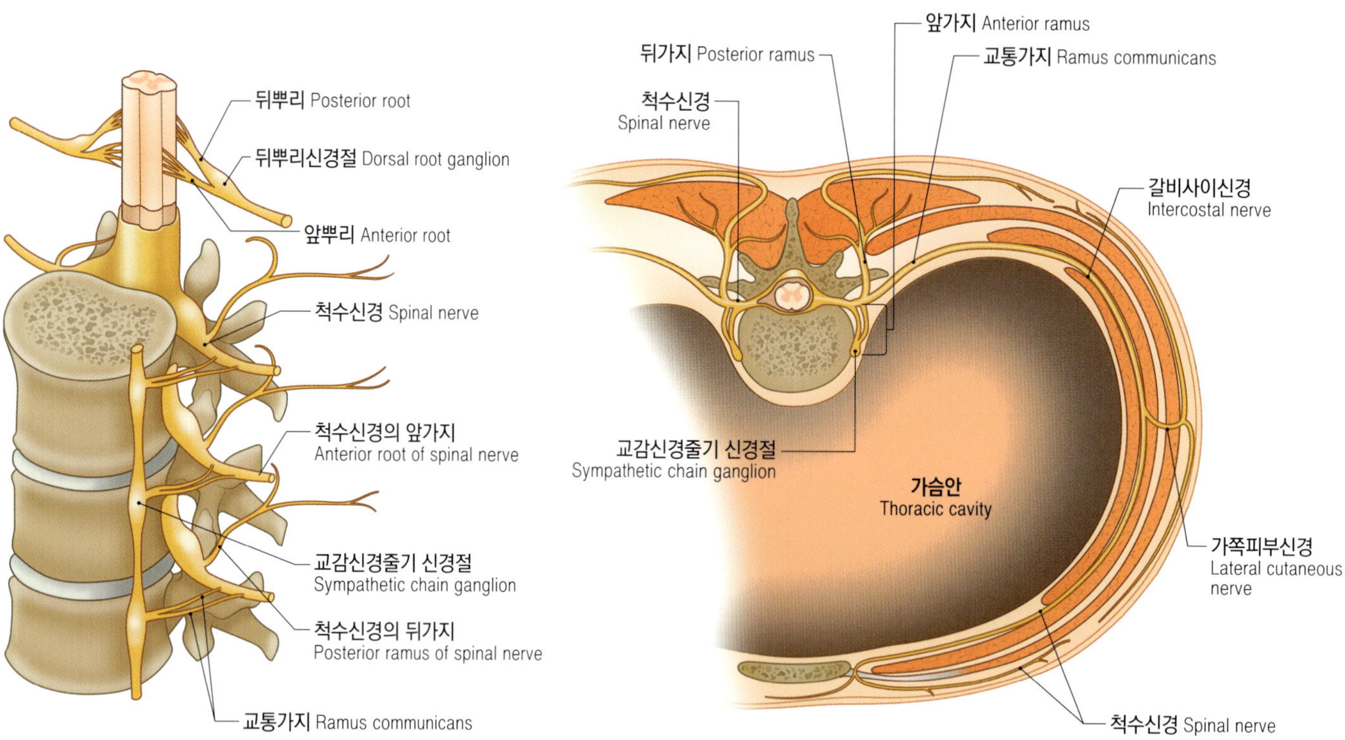

그림 5.88 척수신경가지와 신경절

5.15 척수신경

학습목표 척수신경의 앞가지와 뒤가지의 분포영역에 대해 알 수 있다.

척수신경의 앞가지 Anterior branch of spinal cord

앞가지(전지, anterior branch)는 대부분 뒤가지보다 크며, 그 분포 영역도 넓어서 목의 앞쪽 및 가쪽, 몸통의 앞쪽 및 가쪽, 팔과 다리 모든 부분의 피부와 근육에 분포하여 감각과 운동을 담당한다. **앞가지**는 척추사이구멍(추간공, intervertebral foramen)을 나온 후 다시 척주의 가쪽에서 서로 문합하여 **신경얼기**(신경총, nerve plexus)를 형성하며, 위치에 따라 목신경얼기(경신경총, cervical plexus; C1~C4), 팔신경얼기(상완신경총, brachial plexus; C5~T1), 허리신경얼기(요신경총, lumbar plexus; T12~L4), 엉치신경얼기(천골신경총, sacral plexus; L4~S4), 꼬리신경얼기(미골신경총, coccygeal plexus; S4~C0)로 구분된다. 대부분의 가슴신경(흉신경, thoracic nerves)의 앞가지는 신경얼기를 형성하지 않고 1번 가슴신경에서 11번 가슴신경까지는 갈비사이신경(늑간신경, intercostal nerves)이 되어 갈비뼈 사이를 빠져나간다. 12번 가슴신경을 갈비밑신경(늑하신경, subcostal nerve)이라 한다.

척수신경의 뒤가지 Posterior branch of spinal cord

일반적으로 앞가지보다 발달이 덜한 **뒤가지**(posterior branch)들은 가로돌기사이를 뒤로 나와 안쪽가지와 가쪽가지(내측 및 외측가지, medial and lateral branches)로 나뉜다. 주로 목의 뒤쪽, 몸통 뒤쪽의 피부와 뼈대근육에 분포하여 감각과 운동을 담당한다.

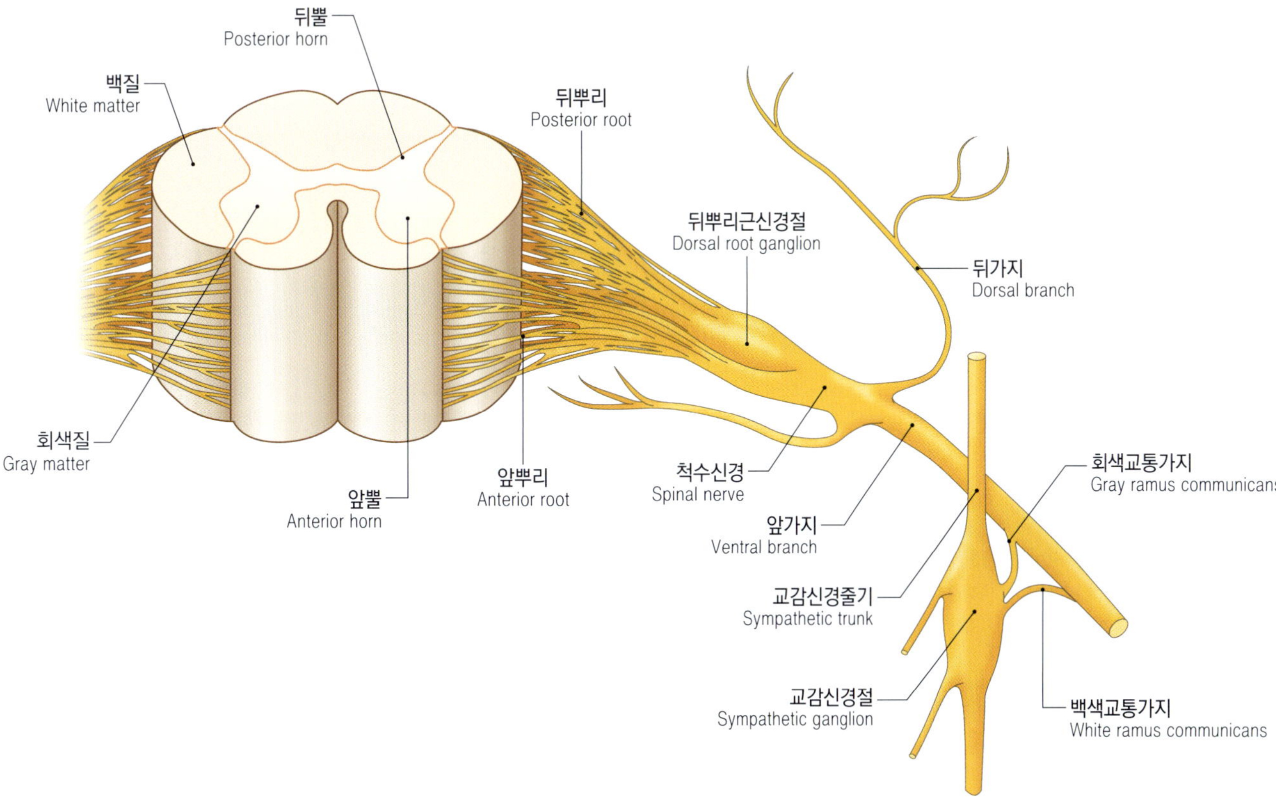

그림 5.89 척수신경의 분지

5.15 척수신경

학습목표 척수신경과 교감신경의 연결에 대해 알 수 있다.

척수신경과 교감신경계와의 관계 Relationship between spinal cord and sympathetic nerve

척수신경(spinal nerve)은 백색교통가지와 회색교통가지에 의해 교감신경절과 연결된다. 인체에서 교감신경계의 신경세포체가 위치하는 곳은 1번 가슴척수분절(thoracic spinal segment)에서 2번 허리척수분절(lumbar spinal segment) 사이의 척수의 가쪽뿔(lateral horn)이다.

백색교통가지 White ramus communicans 교감신경의 신경세포체에서 나온 신경절전교감신경섬유(절전교감신경섬유, preganglionic sympathetic fiber)가 교감신경절로 가는 신경섬유를 의미하며, 백색교통가지는 1번 가슴척수분절에서 2번 허리척수분절 사이의 척수에서만 관찰된다.

회색교통가지 Gray ramus communicans 교감신경절에서 시작된 신경절후교감신경섬유(절후교감신경섬유, postganglionic sympathetic fiber)가 척수신경으로가는 신경섬유를 의미하며, 회색교통가지는 모든 척수신경에서 관찰된다. 회색교통가지는 척수신경이 분포하는 영역에 동반되어 분포하며, 민무늬근육과 샘(gland) 등에 분포한다.

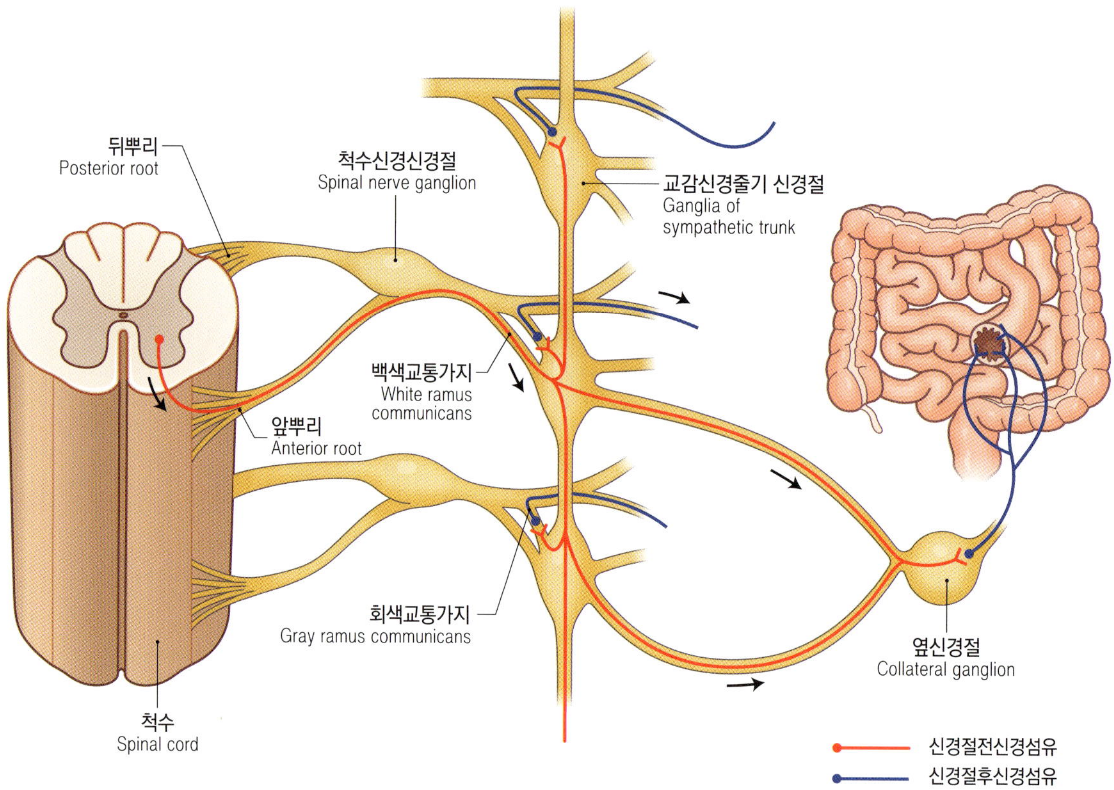

그림 5.90 교감신경의 분지

5.15 척수신경

학습목표 목신경얼기에 대해 알 수 있다.

목신경얼기(경신경총) Cervical plexus, C1~C4

위쪽의 목신경의 **앞가지(C1~C4)**는 목신경얼기를 형성한 후, 감각섬유인 피부가지와 운동가지인 근육가지(muscular branch)를 내보내어 피부와 근육에 분포한다.

피부가지 Cutaneous branch 감각을 전도하는 피부가지 중 작은뒤통수신경(소후두신경, lesser occipital nerve)은 귀 뒤쪽의 피부에 분포한다. 큰귓바퀴신경(대이개신경, greater auricular nerve)은 귀밑샘(이하샘, parotid gland) 부위의 피부와 꼭지돌기(유양돌기, mastoid process)의 피부에 분포한다. 가로목신경(경횡신경, transverse nerve of neck)은 목의 앞부위 및 가쪽부분의 피부에 분포한다. 빗장위신경(쇄골위신경, supraclavicular nerve)은 빗장뼈 아래부위, 어깨부위의 피부에 분포한다.

근육가지 Muscular branch 목신경고리(ansa cervicalis)는 갑상목뿔근(갑상설골근, thyrohyoid muscle), 어깨목뿔근(견갑설골근, omohyoid muscle), 복장목뿔근(흉골설골근, sternohyoid muscle), 복장갑상근(흉골갑상근, sternothyroid muscle)의 운동을 담당한다. 가로막신경(횡격막신경, phrenic nerve)은 가로막의 운동 및 감각을 담당하는 신경이다. 일부는 목의 중간부 근육과 깊은 근육, 즉 머리곧은근(두직근, rectus capitis muscle), 긴머리근(두장근, longus capitis muscle), 긴목근(경장근, longus colli muscle), 턱끝목뿔근(이설골근, geniohyoid muscle)에 분포한다.

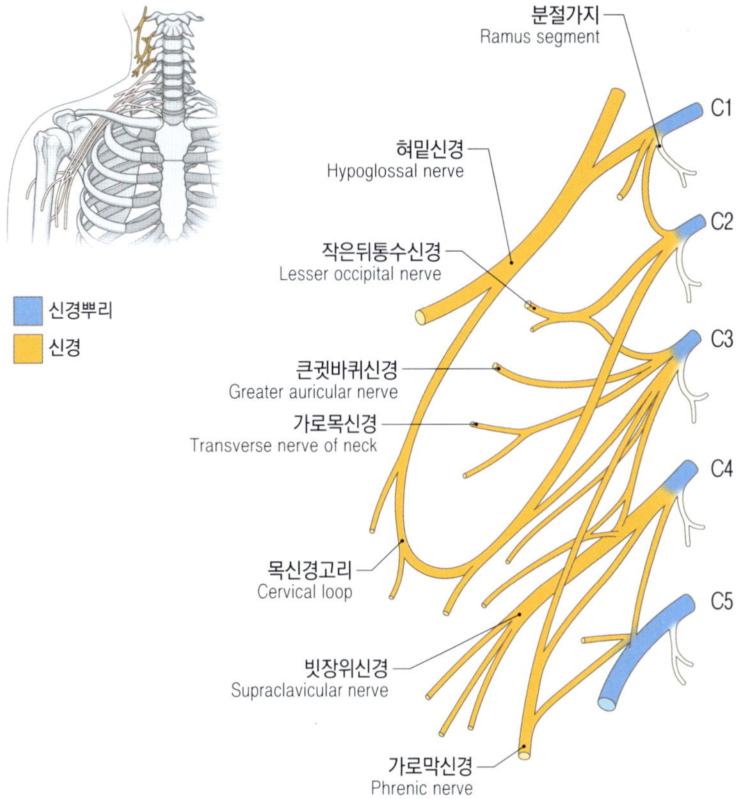

그림 5.91 목신경얼기

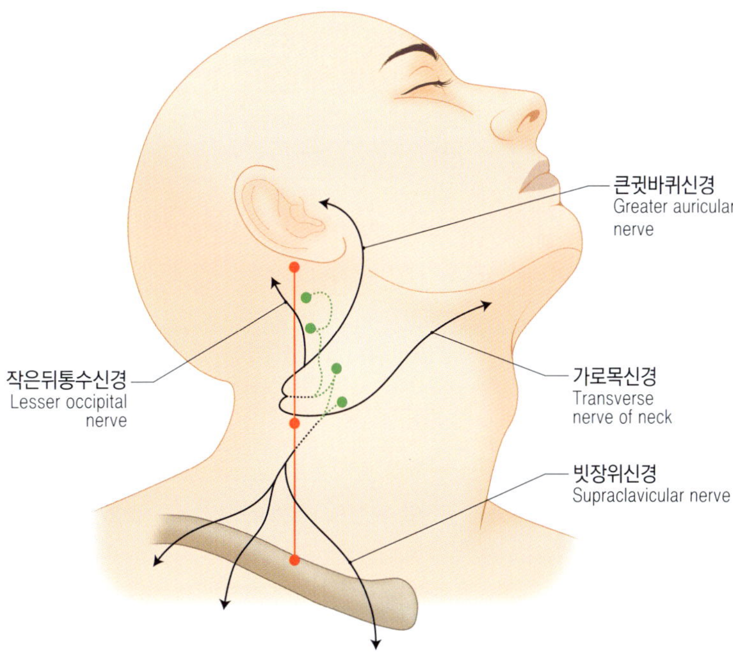

그림 5.92 목신경얼기의 가지 분포

5.15 척수신경

학습목표 팔신경얼기에 대해 알 수 있다.

팔신경얼기(상완신경총) Brachial plexus, C5~T1

팔 전체를 지배하는 큰 신경얼기이며 목의 가쪽에서 나와서 겨드랑(액와, axillary)을 거쳐 빗장밑동맥(쇄골하동맥, subclavian artery)과 겨드랑을 에워싸듯이 형성되어 있다.

팔신경얼기의 구분 Division of brachial plexus 목척수 C5에서 가슴척수 T1의 척수신경 앞가지들은 서로 합쳐졌다가 다시 나뉘면서 뿌리(root), 줄기(trunk), 갈래(분지, divisions), 다발(속, cord), 종말가지(terminal branch)로 구분된다.

C5와 C6의 **신경뿌리**(신경근, nerve root)가 합쳐져 위줄기(상신경간, superior trunk)를 이루고, C7의 신경뿌리는 그대로 연장되어 중간줄기(중신경간, middle trunk)가 된다. C8과 T1의 신경뿌리가 합쳐져서 아래줄기(하신경간, inferior trunk)를 형성한다. 이들 **신경줄기**는 각각 다시 앞갈래(전분지, anterior divisions)와 뒤갈래(후분지, posterior divisions)로 나누어진 후 서로 얽혀서 **신경다발**(신경속, fascicles)을 이룬다. 즉 신경뿌리 3개의 뒤가지가 합쳐져서 뒤다발(후신경속, posterior cord)을 형성하며, 그 **종말가지**로서 **노신경**(요골신경, radial nerve)과 **겨드랑신경**(액와신경, axillary nerve)을 분지하고, 위신경줄기와 중간신경줄기의 앞가지가 합쳐져서 이룬 가쪽다발(외측신경속, lateral cord)에서는 **근육피부신경**(근피신경, musculocutaneous nerve)이 분지한다.

또한 아래신경줄기의 앞가지는 안쪽다발(내측신경속, medial cord)을 만들어 종말가지인 **자신경**(척골신경, ulnar nerve)과 피부가지인 안쪽아래팔피부신경(내측전완피부신경, medial antebrachial cutaneous nerve of forearm) 및 안쪽위팔피부신경(내측상완피부신경, medial antebrachial cutaneous nerve)을 분지한다. 안 · 바깥쪽신경다발에서 나온 신경섬유들은 합쳐져서 **정중신경**(median nerve)이 된다.

관련 질환

팔신경얼기의 손상 Brachial plexus injury

에르프마비 Erb paralysis

분만 손상이나 외상에 의해 발생한다. 위줄기(C5, C6) 손상에 의해 생기기 때문에 위팔형이라 한다. 팔 근육의 운동마비가 발생하여 어깨관절 모음과 안쪽돌림이 일어나고, 팔꿈치관절의 폄과 아래팔의 엎침 자세인 일명 웨이터 팁 자세(weiter tip position)를 취한다. 치료는 비행기 부목(airplane splint)을 3~6개월간 실시한다.

클룸프케마비 Klumpke paralysis

몸통과 팔 사이에서 심한 견인에 의한 손상으로 발생하며 아래줄기(C8, T1) 손상에 의해 생기기 때문에 아래팔형이라 한다. 아래팔과 손의 근육약화와 위축이 심하며 손의 고유근과 손가락굽힘근의 마비가 있어 갈퀴손변형이 초래되고 자율신경 증상인 호너증후군(Horner syndroem)으로 동공축소, 안구함몰, 눈꺼풀처짐(안검하수) 증상을 보인다. 치료는 맞섬부목(opponens splint), 너클밴드(knuckle bender) 등의 보조기 처방과 엄지 맞섬 운동 등이다.

긴가슴신경손상 long thoracic nerve injury

긴가슴신경은 목신경(C5~C7)의 신경뿌리(nerve root)에서 일어나 앞톱니근(전거근, serratus anterior)을 지배한다. 무거운 물건을 어깨로 지거나 외상에 의해 손상될 수 있다. 물건을 멀리 밀기, 팔굽혀펴기 등 앞톱니근의 기능이 약화되거나 상실로 인해 어깨뼈가 뒤쪽으로 돌출되는 날개어깨뼈(익상견갑골, winged scapula) 증상을 나타낸다.

5.15 척수신경

학습목표 팔신경얼기에 대해 알 수 있다.

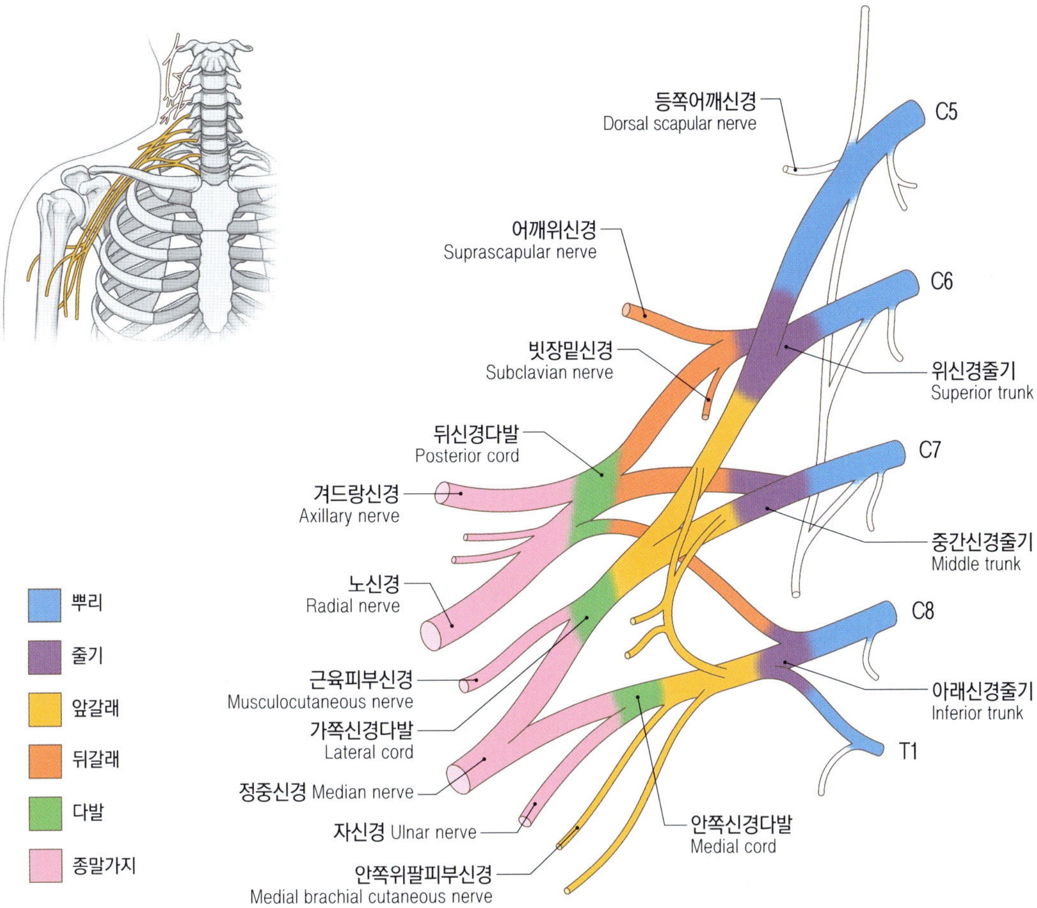

그림 5.93 팔신경얼기

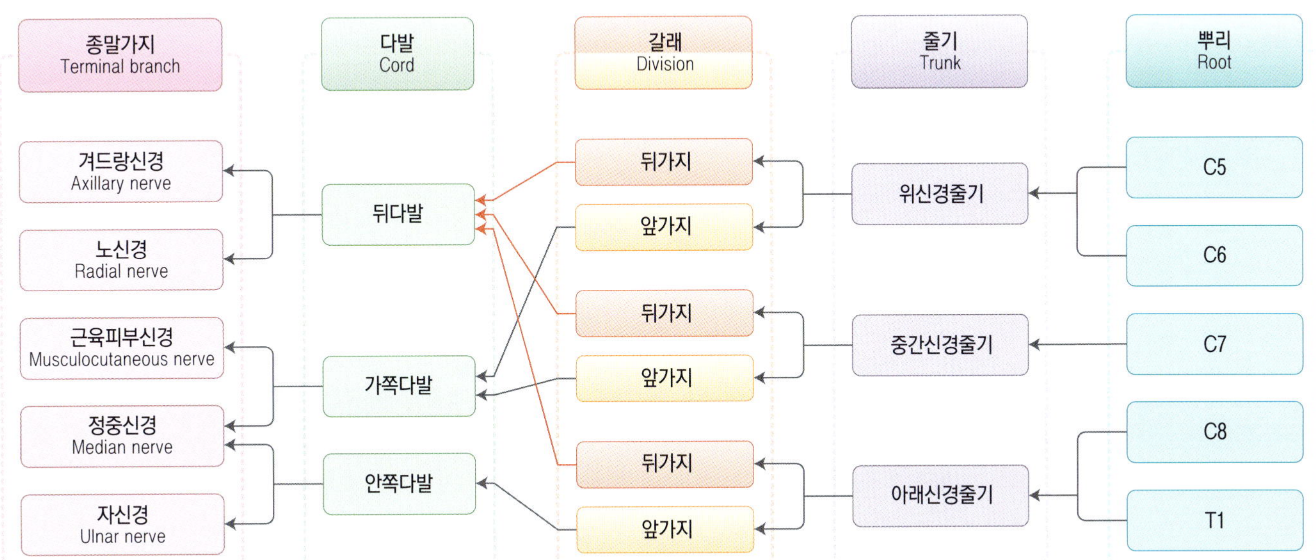

그림 5.94 팔신경얼기의 분지

5.15 척수신경

학습목표 팔신경얼기 중 종말가지 이전 분지에 대해 알 수 있다.

팔신경얼기의 종말가지 이전 분지 Terminal branch previous division of brachial plexus

종말가지가 나오기 이전에 팔신경얼기의 신경뿌리(nerve root)와 신경줄기(nerve trunk) 및 신경다발(fascicles)에서 다수의 신경들이 분지된다.

- **안쪽 · 가쪽가슴신경(내 · 외측흉신경, medial · lateral pectoral nerves; C5~C8)** 큰가슴근(대흉근, pectoralis major muscle)과 작은가슴근(소흉근, pectoralis minor muscle)을 지배한다.
- **긴가슴신경(장흉신경, long thoracic nerve; C5~C7)** 앞톱니근(전거근, serratus anterior muscle)을 지배한다(그림 5.95).
- **등쪽어깨신경(견갑배신경, dorsal scapular nerve; C5)** 어깨올림근(견갑거근, levator scapulae muscle)과 마름근(능형근, rhomboid muscle)을 지배한다.
- **어깨위신경(견갑상신경, suprascapular nerve; C5~C6)** 목갈비근(사각근, scalene)과 가시위근(극상근, supraspinatus muscle) 및 가시아래근(극하근, infraspinatus muscle)을 지배한다(그림 5.96).
- **어깨밑신경(견갑하신경, subscapular nerve; C5~C7)** 어깨밑근(견갑하근, subscapularis muscle)과 큰원근(대원근, teres major muscle)을 지배한다.
- **가슴등신경(흉배신경, thoracodorsal nerve; C6~C8)** 넓은등근(광배근, latissimus dorsi muscle)을 지배한다.
- **빗장밑신경(쇄골하신경, subclavian nerve; C5)** 빗장밑근(쇄골하근, subclavius muscle)을 지배한다.

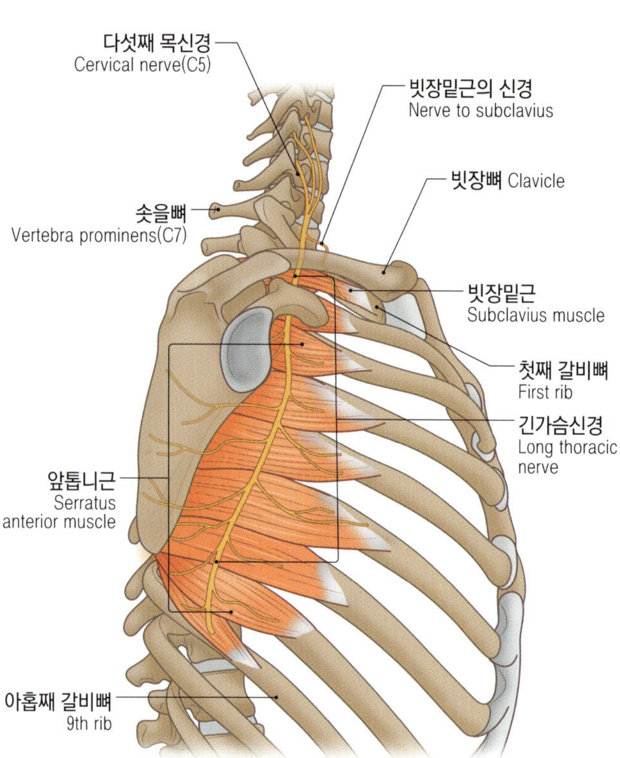

그림 5.95 긴가슴신경

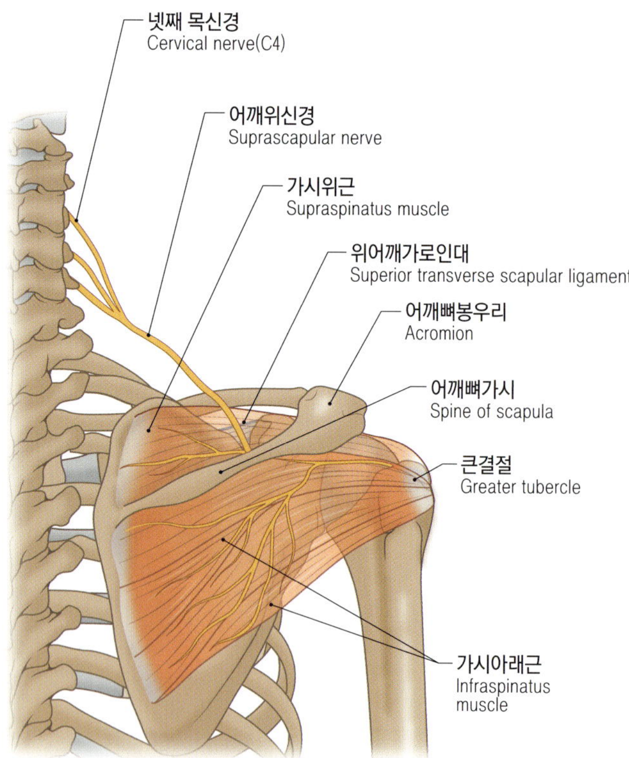

그림 5.96 어깨위신경

척수신경

학습목표 겨드랑신경과 노신경에 대해 알 수 있다.

주요 종말가지 Major terminal branch

뒤다발에서 분지되는 신경 Nerve that branch out of posterior cord

겨드랑신경(액와신경) Axillary nerve C5~C6 **근육가지**(muscular branch)는 어깨세모근(삼각근, deltoid muscle)과 작은원근(소원근, teres minor muscle)을 지배한다. **피부가지**(cutaneous branch)는 위가쪽위팔신경(상외측상완피부신경, superior lateral brachial cutaneous nerve)으로써 위팔 가쪽부위의 피부에 분포한다(그림 5.97).

노신경(요골신경) Radial nerve C5~T1 팔신경얼기에서 가장 큰 신경으로 뒤신경다발에서 종말가지로 나오며 위팔뼈의 노신경고랑(요골신경고랑, radial groove)을 따라서 위팔의 깊은 부위를 지나고, 아래팔의 가쪽을 따라 내려가 손등에 이른다. **근육가지**(muscular branch)는 팔의 모든 폄근(extensor)이나 펴는 작용 근육을 지배하는데, 노신경의 마비는 팔꿈치가 펴지지 않고 손목과 손가락이 구부러지며, 손목처짐(wrist drop)이 발생한다. **피부가지**(cutaneous branch)는 뒤위팔피부신경(후상완피부신경, posterior cutaneous nerve of arm)과 아래가쪽위팔피부신경(하외측상완피부신경, inferior lateral cutaneous nerve of arm) 및 뒤아래팔피부신경(후전완피부신경, posterior cutaneous nerve of arm)은 위팔 및 아래팔의 뒷쪽과 손등의 가쪽 1/2에 분포한다(그림 5.98).

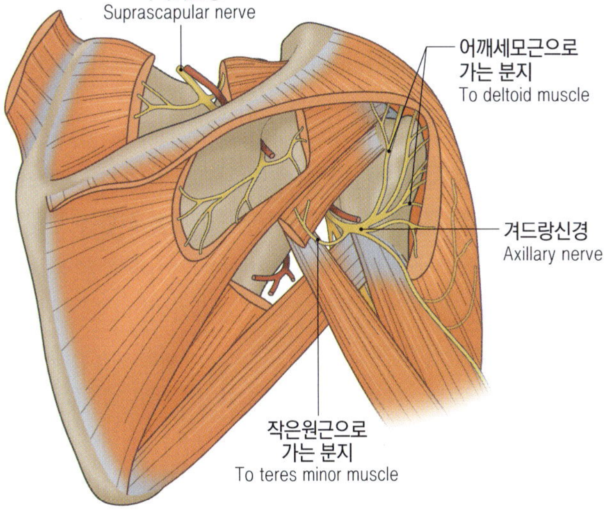

그림 5.97 겨드랑신경

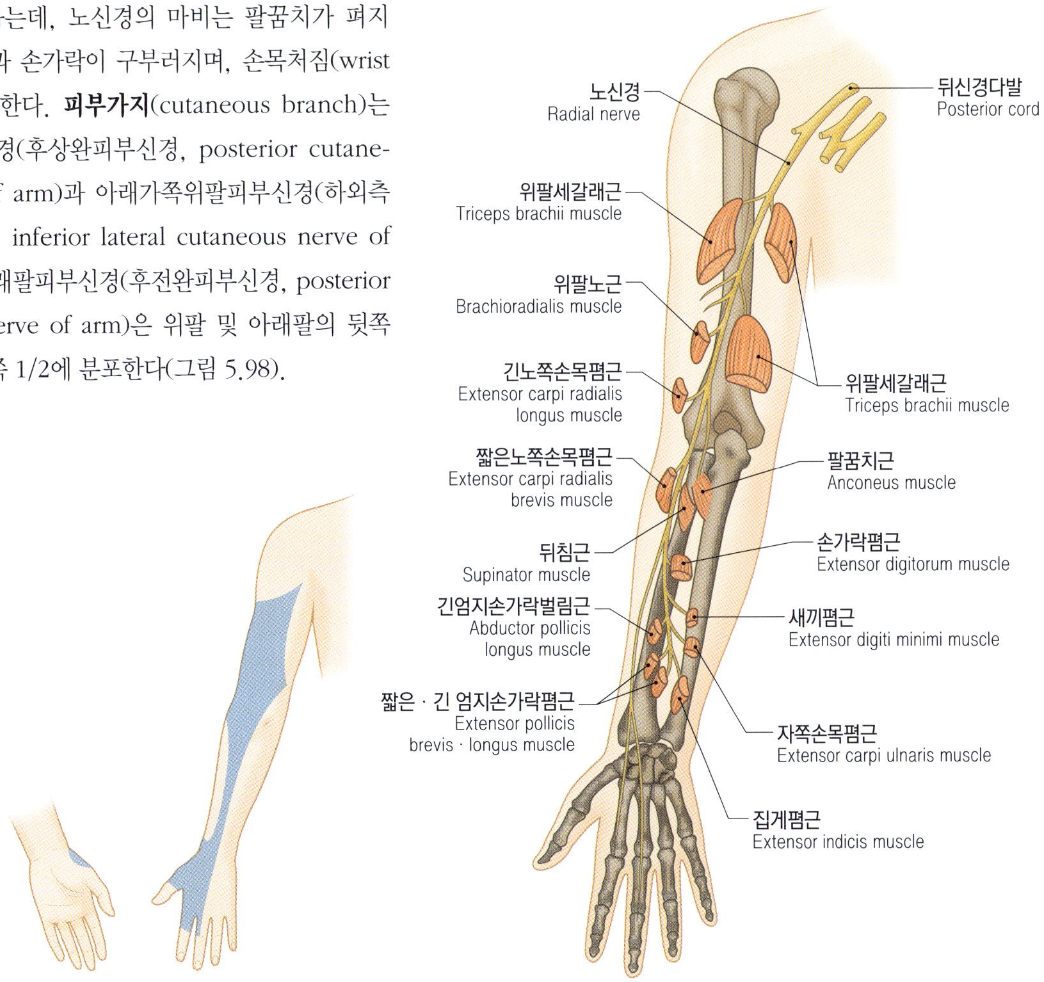

그림 5.98 노신경. A: 근육가지, B: 피부분포영역

5.15 척수신경

학습목표 근육피부신경과 자신경에 대해 알 수 있다.

가쪽다발에서 분지되는 신경 Nerve that branch out of lateral cord

근육피부신경(근피신경) Musculocutaneous nerve C5~C7 **근육가지**(muscular branch)는 위팔두갈래근(상완이두근, biceps brachii muscle)과 위팔근(상완근, brachialis muscle) 및 부리위팔근(오훼완근, coracobrachialis muscle) 등의 위팔의 굽힘근을 지배한다. **피부가지**(cutaneous branch)는 가쪽아래팔피부신경(외측전완피신경, lateral antebrachial cutaneous nerve)이 되어 아래팔의 가쪽피부에 분포하는데, 근육피부신경의 장애 시 팔꿈치관절(주관절, elbow joint)의 굽힘이 불가능해진다(그림 5.99).

안쪽다발에서 분지되는 신경 Nerve that branch out of medial cord

자신경(척골신경) Ulnar nerve C8~T1 위팔의 안쪽을 위팔동맥 및 정중신경과 함께 내려가며, 위팔의 아래끝에서 안쪽위관절융기(내측상과, medial epicondyle)의 뒤쪽에 있는 자신경고랑(척골신경고랑, groove for ulnar nerve)을 지나지만, 다시 아래팔 앞면의 양쪽을 내려가 손과 손가락에 이른다. **근육가지**(muscular branch)는 자쪽손목굽힘근(척측수근굴근, flexor carpi ulnaris muscle) 및 깊은손가락굽힘근(심지굴근, flexor digitorum profundus muscle) 등의 아래팔굽힘근과 손바닥의 새끼쪽 근육들을 지배한다. 손가락에서는 3개의 고유손바닥가지신경이 되어 세번째 손가락 중앙에서 다섯째 손가락까지 분포한다. 자신경 마비는 손가락 끝마디가 굽힘 위치가 되고, 손가락의 모음과 벌림이 불가능하게 되어 갈퀴손(claw hand)이 된다. **피부가지**(cutaneous branch) 손바닥과 손등의 안쪽 1/2에 분포한다(그림 5.100).

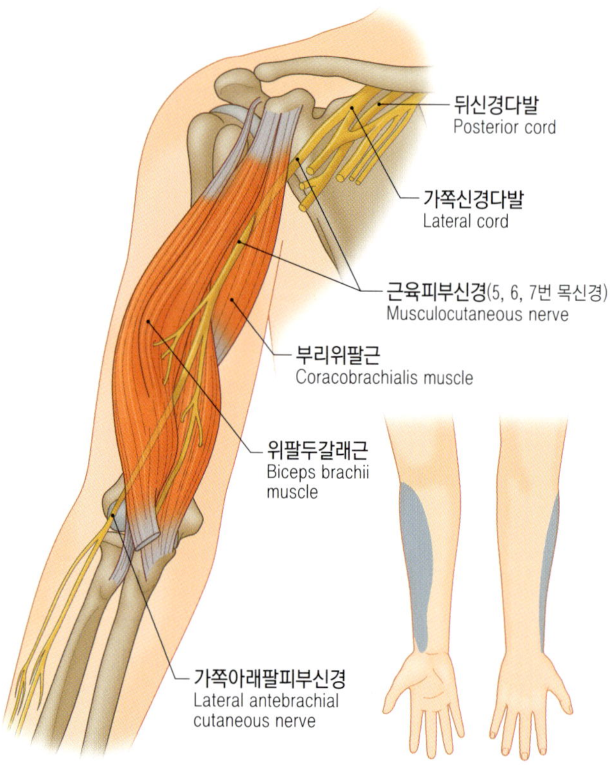

그림 5.99 근육피부신경

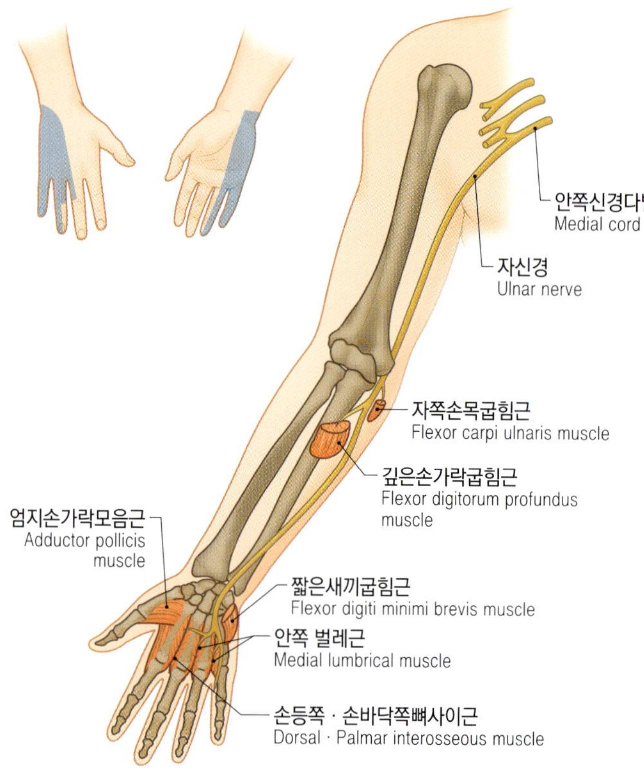

그림 5.100 자신경

5.15 척수신경

학습목표 정중신경에 대해 알 수 있다.

가쪽다발과 안쪽다발에서 분지되는 신경 Nerve that branch out of lateral and medial cord

정중신경 Median nerve C6~T1 위팔동맥(상완동맥, brachial artery)과 같이 위팔의 안쪽을 따라 내려가 팔(꿈치)오금(주관절와, cubital fossa)에 이른 후, 얕은손가락굽힘근(천지굴근, flexor digitorum superficialis muscle)의 밑을 지나 손바닥으로 나온다. **근육가지**(muscular branch) 아래팔굽힘근(flexor muscles of forearm)들과 엎침근(회내근, pronator muscle) 및 엄지손가락의 근육을 지배한다. 손가락에서는 7개의 고유바닥쪽 손가락신경(고유장측지신경, proper palmar digital nerves)이 되어 네번째 손가락 가쪽면에서부터 첫째~세번째 손가락까지 분포한다. 정중신경의 마비는 손의 엎침(pronation), 손목 및 손가락의 굽힘과 엄지손가락 벌림이 안 되는데, 이를 원숭이 손(ape hand)이라고 한다. **피부가지**(cutaneous branch) 손바닥 피부의 가쪽 1/2를 지배한다.

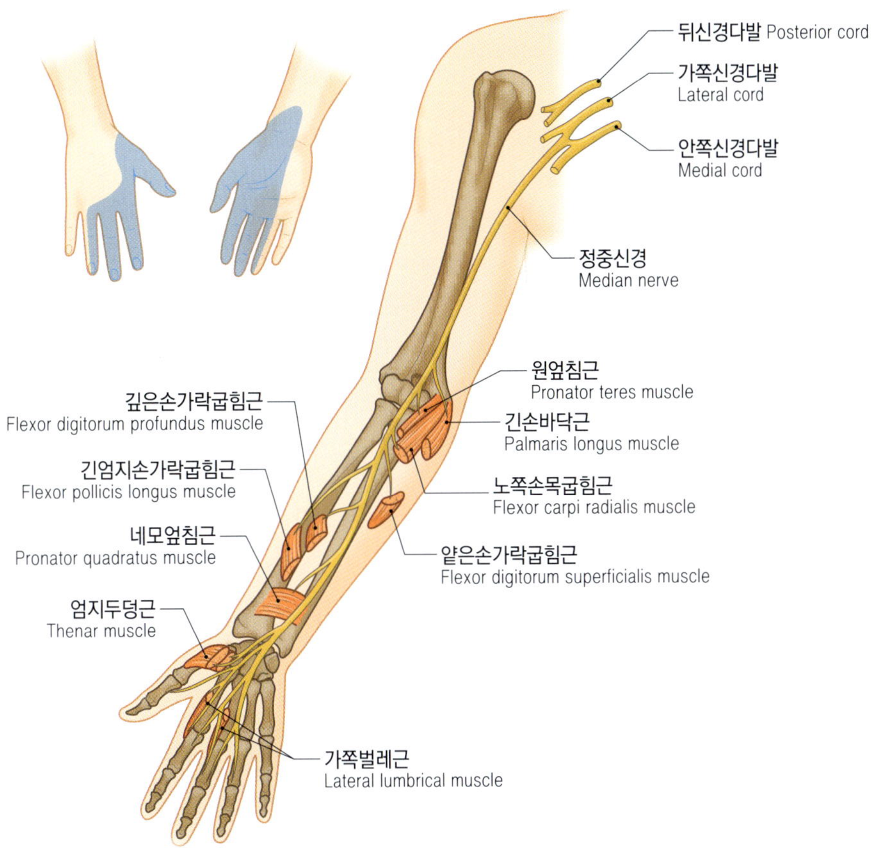

그림 5.101 정중신경

관련 질환

정중신경 손상 Median nerve injury

정중신경은 폴크만허혈성구축(Volkmann ischemic contracture), 원엎침근증후군(pronator teres syndrome), 콜리스 골절(colles fracture), 반달뼈의 앞쪽탈구(anterior dislocation of lunate), 손목굴증후군(carpal tunnel syndrome) 등의 원인에 의해 발생한다. 임상증상으로 원숭이 손(ape hand), 엄지두덩근 약화 및 위축, 아래팔 굽힘 상실, 티넬 징후(tinnel sign) 등이 있다. 중재방법으로 공집기 운동(grasping exercise), 꽉 쥐기 운동(squeezing exercise) 등과 맞섬부목(opponence splint)을 적용하여 엄지의 맞섬과 벌림, 손목관절 약간 굽힘, 손가락 약간 굽힘 자세를 취한다.

5.15 척수신경

학습목표 가슴신경에 대해 알 수 있다.

가슴신경(흉신경) Thoracic nerve

가슴신경은 신경얼기를 형성하지 않고 갈비사이신경이 되어 갈비뼈 사이를 빠져 나간다.

앞가지 Anterior branch 갈비사이신경(늑간신경, intercostal nerve)이 되어 갈비사이근(늑간근, intercostal muscle), 위 · 아래뒤톱니근(상 · 하후거근, serratus posterior superior · inferior muscle) 및 앞배벽근육(전복벽근, muscles of anterior abdominal wall)과 가슴부위의 피부에 분포하는데, 갈비사이신경은 갈비사이동 · 정맥(intercostal artery · vein)과 함께 뒤 · 아래에서는 갈비뼈의 아랫면을 따라 주행하지만, 앞쪽에서는 아래 갈비뼈가 만드는 갈비활(늑골궁, costal arch)의 주행에 관계없이 분절상으로 지배한다. 12번 갈비신경은 12번 갈비뼈 밑에 위치하므로 갈비밑신경(늑골밑신경, subcostal nerve)이라 한다.

뒤가지 Posterior branch 가슴의 뒷벽을 구성하는 고유등근육(intrinsic muscle of back)인 척주세움근(척주기립근, erector spinae muscle)들을 지배하며, 이와 같은 근육이 분포하는 피부의 영역까지 분포한다. 갈비밑신경의 피부가지는 앞톱니근을 따라 나오는 가쪽피부가지(lateral cutaneous branch)와 복장뼈모서리(sternal border)를 따라 나오는 앞피부가지(anterior cutaneous branch) 등이 있고, T2~T4에서는 젖샘에 분포하는 젖샘가지(유선지, mammary branch)가 나온다.

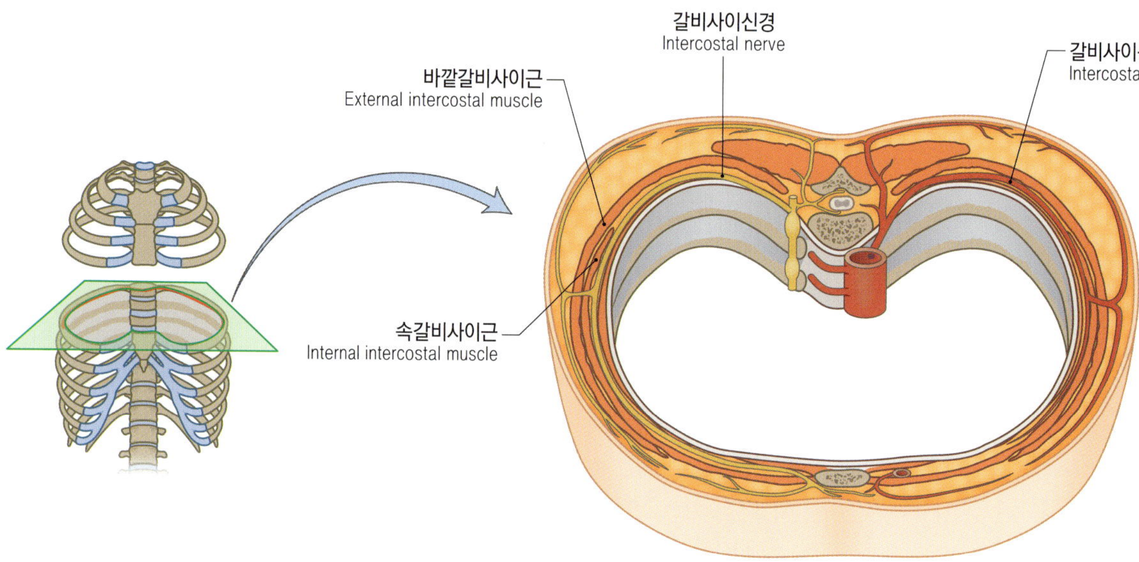

그림 5.102 가슴신경

5.15 척수신경

학습목표 허리신경얼기에 대해 알 수 있다.

허리신경얼기(요신경총) Lumbar plexus; T12~L4

T12~L4의 앞가지들의 신경뿌리가 얽혀 형성되며, 근육가지는 등근육의 아랫부위, 골반부위와 넓적다리 앞면근육과 안쪽근육에 분포한다. 피부가지는 회음, 외음부, 넓적다리의 앞면과 안쪽 및 종아리 안쪽에 분포한다. 엉덩아랫배신경, 엉덩고샅신경, 음부넓적다리신경, 폐쇄신경, 넓적다리신경 등이 있다.

허리신경얼기의 주요분지 Major division of lumbar plexus

- **엉덩아랫배신경(장골하복신경, iliohypogastric nerve; T12~L1)** 갈비밑신경과 나란히 앞아래쪽으로 주행하여 배부위의 근육과 피부, 엉덩부위 등에 분포한다.
- **엉덩고샅신경(ilioinguinal nerve; L1)** 엉덩아랫배신경 바로 밑을 주행하며 아래배부의 근육과 피부, 남성의 음낭과 여성의 대음순 등에 분포하여 외음부를 지배한다.
- **음부넓적다리신경(음부대퇴신경, genitofemoral nerve; L1~L2)** 여성의 경우에 자궁원인대(자궁원삭, round ligament of uterus)를 따라 음순에, 남자는 고환올림근(고환거근, cremaster muscle)을 따라 음낭 내에 분포하는 음부가지(genital branch)와 넓적다리 위쪽에 분포하는 넓적다리가지(대퇴지, femoral branch)로 갈라진다. 특히, 남성의 넓적다리 위 · 안쪽부위의 피부를 문지르면 고환이 올라가는 고환올림근반사(cremasteric reflex)가 있다.
- **가쪽넓적다리피부신경(외측대퇴피신경, lateral femoral cutaneous nerve; L2~L3)** 고샅인대(inguinal ligament)의 아래를 지나 넓적다리의 가쪽 피부에 분포하는 감각신경이다.

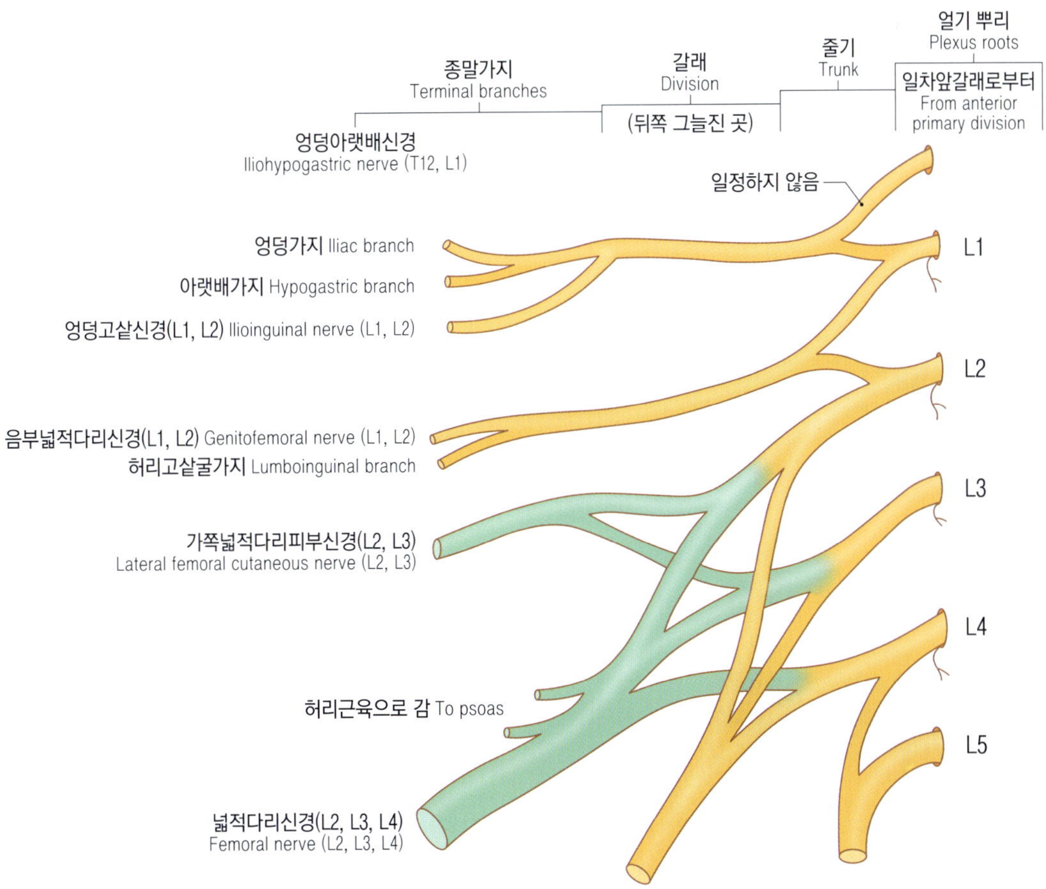

그림 5.103 허리신경얼기

5.15 척수신경

학습목표 넓적다리신경과 폐쇄신경에 대해 알 수 있다.

허리신경얼기의 주요분지 Major division of lumbar plexus

- **넓적다리신경(대퇴신경, femoral nerve; L1~L4)** 허리신경얼기의 분지 중 가장 큰 신경으로 피부가지(cutaneous branch)인 두렁신경(복재신경, saphenous nerve)은 두렁정맥(복재정맥, saphenous vein)과 함께 종아리 안쪽에서 발등 안쪽까지 내려가 분포한다. 근육가지(muscular branch)는 넓적다리 앞면부의 근육인 넓적다리네갈래근(대퇴사두근, quadriceps femoris muscle)과 넓적다리빗근(봉공근, sartorius muscle)을 지배한다(그림 5.104).
- **폐쇄신경(obturator nerve; L2~L4)** 폐쇄동 · 정맥과 함께 골반 안의 가쪽에서 폐쇄관(obturator canal)을 지나서 앞가지와 뒤가지로 나누어지며, 피부가지(cutaneous branch)는 넓적다리의 안쪽과 엉덩관절 부위의 피부에 분포하고, 근육가지(muscular branch)는 넓적다리의 모음근(adductor muscle)에 분포한다(그림 5.105).

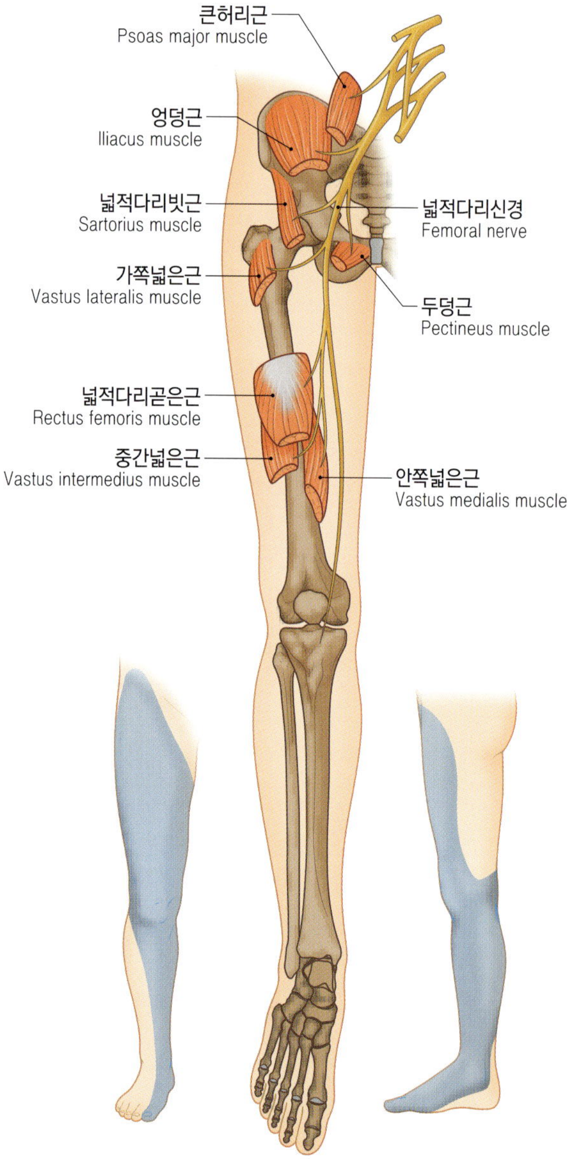

그림 5.104 넓적다리신경

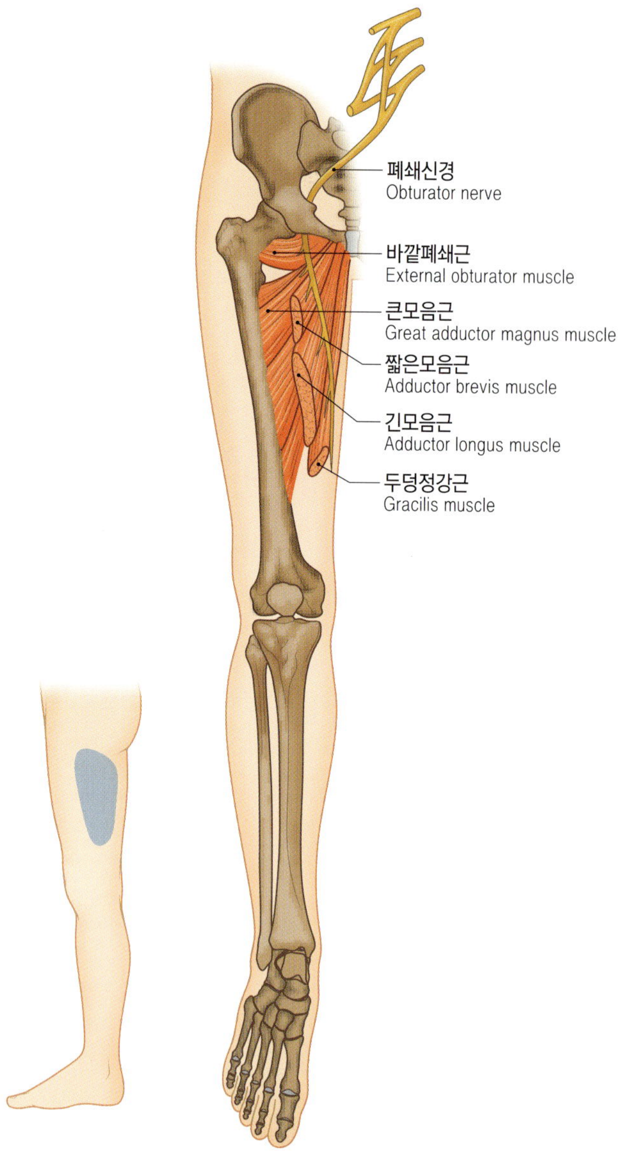

그림 5.105 폐쇄신경

5.15 척수신경

학습목표 엉치신경얼기에 대해 알 수 있다.

엉치신경얼기(천골신경총) Sacral plexus; L4~S3

L4~S3의 앞가지들의 신경뿌리가 얽혀 형성된다. 앞가지는 앞엉치뼈구멍을 통과하여 궁둥구멍의 구멍을 통해 골반의 뒷벽의 볼기부와 넓적다리 뒤쪽을 내려와 다리의 모든 부위에 분포하는 신경얼기이다. 위볼기신경, 아래볼기신경, 궁둥신경, 음부신경 등이 있다.

엉치신경얼기의 주요분지 Major division of sacral plexus

- **위볼기신경(상둔신경, superior gluteal nerve; L4~S1)** 궁둥신경과 함께 큰궁둥구멍을 나와 궁둥구멍근의 위구멍을 통해 중간볼기근(중둔근, gluteus medius muscle)과 작은볼기근(소둔근, gluteus minimus muscle) 및 넓적다리근막긴장근(대퇴근막장근, tensor fasciae latae muscle)에 분포한다.
- **아래볼기신경(하둔신경, inferior gluteal nerve; L5~S2)** 큰궁둥구멍을 나와 궁둥구멍근의 아래구멍을 통해 나와 큰볼기근(대둔근, gluteus maximus muscle)에 분포한다.
- **뒤넓적다리피부신경(후대퇴피신경, posterior femoral cutaneous nerve; S1~S3)** 아래볼기신경과 같이 큰궁둥구멍을 지나 큰볼기근 밑에서 피부 밑으로 나와 큰볼기근 주변, 회음, 음낭의 외부, 넓적다리, 무릎관절 뒤쪽의 피부에 분포한다.
- **음부신경(pudendal nerve; S2~S4)** 큰궁둥구멍(대좌골공, greater sciatic foramen) 나오지만 다시 작은궁둥구멍(소좌골공, lesser sciatic foramen)을 통하여 골반안의 가쪽에 위치한 궁둥항문오목(좌골항문와, ischioanal fossa) 속으로 들어가 항문부와 회음 및 외음부에 신경가지를 분지한다. 특히 음부신경마비는 항문조임근(anal sphincter muscle)의 폐쇄부전으로 대변실금(fecal incontinence)이 일어난다. 음부신경의 분지로는 하직장신경, 회음신경, 등쪽음경신경, 등쪽음핵신경 등이 있다.

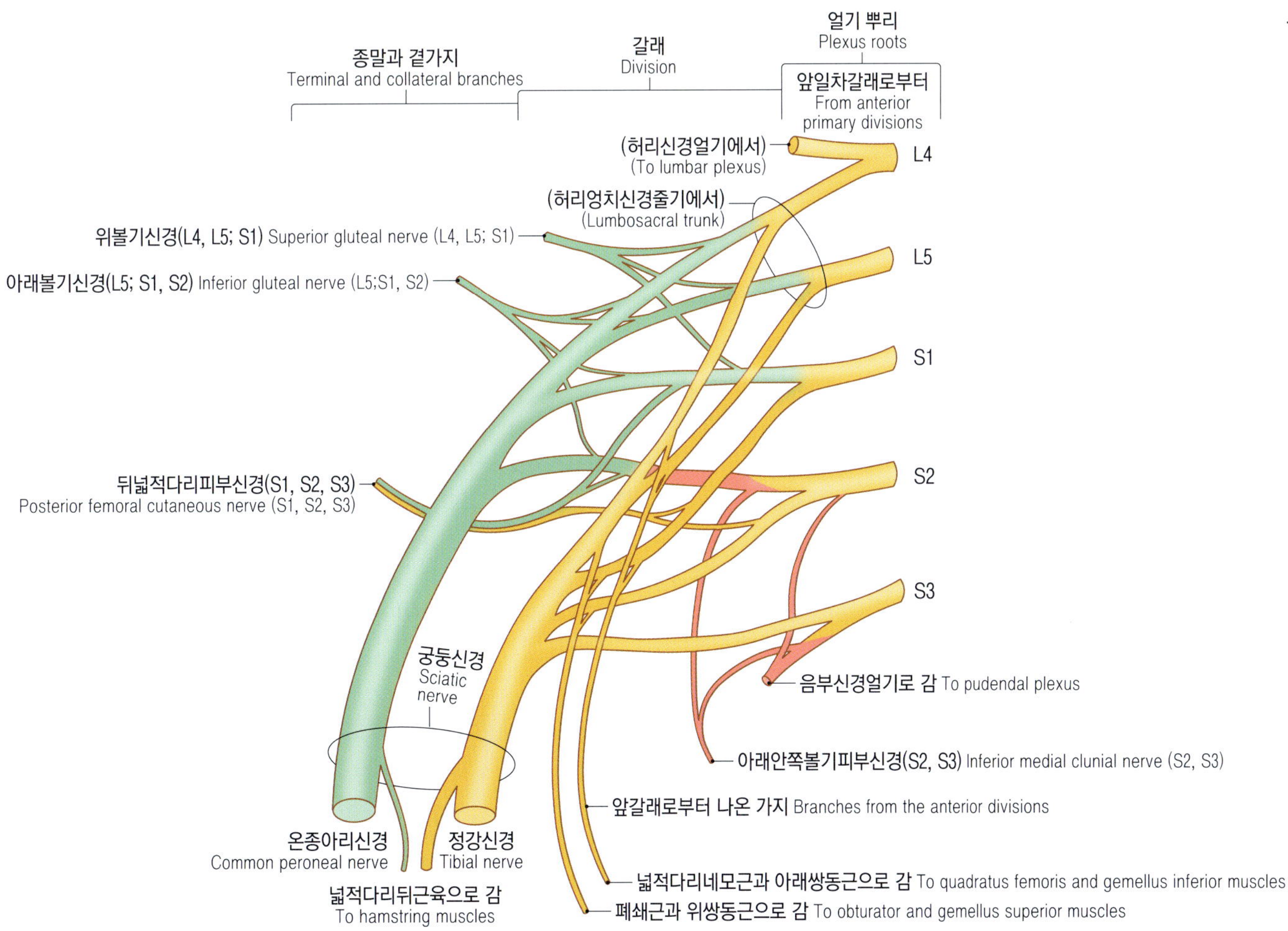

그림 5.106 엉치신경얼기

5.15 척수신경

학습목표 정강신경에 대해 알 수 있다.

엉치신경얼기의 주요분지 Major division of sacral plexus

- **궁둥신경(좌골신경, sciatic nerve; L4~S3)** 지름이 자신의 새끼손가락 정도이고, 길이는 약 1m나 되는 인체에서 가장 큰 말초신경이다. L4~S3로 구성된 **정강신경**(tibial nerve)과 L4~S2로 구성된 **온종아리신경**(총비골신경, common peroneal nerve)이 합쳐져서 이룬 섬유다발이다. 큰궁둥구멍을 지나 넓적다리 뒤쪽으로 나와서 넓적다리굽힘근에 일부 가지를 내보내고, 계속 내려가 (다리)오금(슬와, popliteal fossa)의 위쪽에 이르러 뒤쪽의 정강신경과 가쪽의 온종아리신경으로 갈라진다. 궁둥신경 마비에 의한 운동장애는 골반근과 넓적다리굽힘근들의 마비를 가져와 넓적다리의 벌림이나 무릎관절의 굽힘이 불가능하게 된다.
- **정강신경(경골신경, tibial nerve; L4~S3)** (다리)오금 중앙선을 따라 종아리로 내려가서 뒤정강동맥(후경골동맥, posterior tibial artery)과 같이 가자미근(soleus muscle)의 아래쪽을 지나고 안쪽복사(내측과, medial malleolus)의 뒤쪽을 거쳐 발바닥에 이르러 안쪽·가쪽발바닥신경(내·외측족저신경, medial·lateral plantar nerve)과 바닥쪽발가락신경(족저지신경, plantar digital nerves)으로 나뉜다. **피부가지**(cutaneous branch)는 온종아리신경의 피부가지와 종아리의 중앙에서 서로 교통하여 장딴지신경(비복신경, sural nerve)을 형성하여 종아리의 뒷면과 발의 가쪽면에 분포한다. **근육가지**(muscular branch)는 다리의 모든 굽힘근과 발바닥의 근육들을 지배한다. 정강신경 마비는 뒤정강근(후경골근, tibialis posterior muscle)과 종아리세갈래근(하퇴삼두근, triceps surae muscle) 및 긴발가락굽힘근(장지굴근, flexor digitorum longus muscle) 등의 통제 상실로 인해 발가락의 발바닥쪽굽힘(족저굴곡, plantar flexion)이 불가능하게 된다.

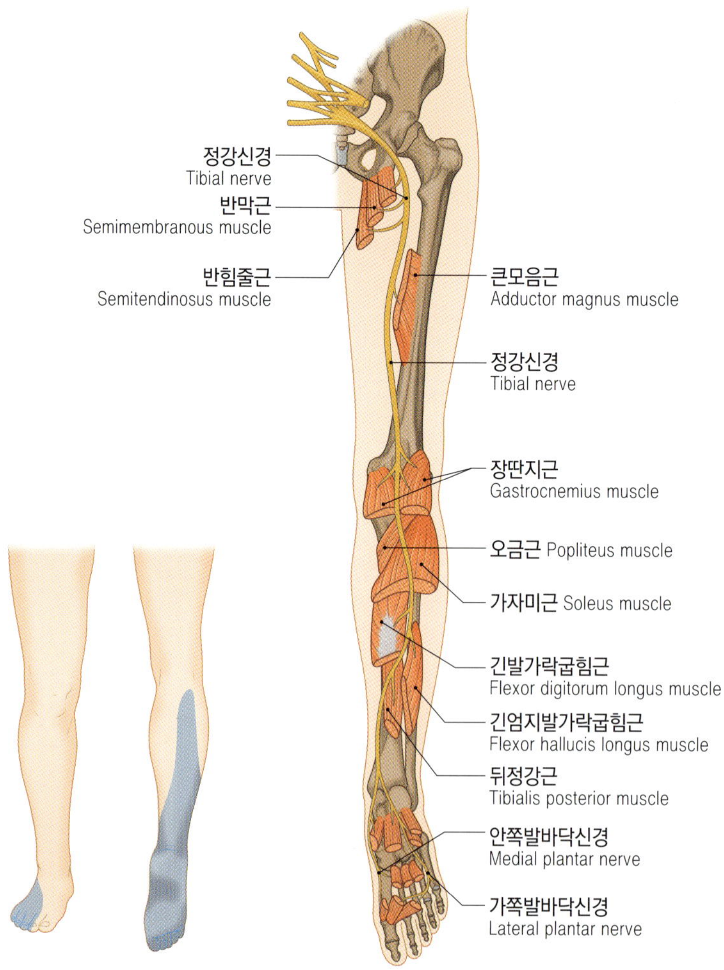

그림 5.107 정강신경

5.15 척수신경

학습목표 온종아리신경에 대해 알 수 있다.

엉치신경얼기의 주요분지 Major division of sacral plexus

- **온종아리신경(총비골신경, common peroneal nerve; L4~S2)** 종아리의 위가쪽에서 종아리뼈머리(head of fibula)를 돌아 나와서 얕은 · 깊은종아리신경(천비골신경과 심비골신경, superficial peroneal nerve and deep peroneal nerve)으로 갈라진다. **얕은종아리신경**은 종아리 가쪽의 종아리근(peroneal muscle)에 **근육가지**를 내보내고, 피부가지는 종아리 아래쪽의 **피부가지**에 분지하여 안 · 중간 발등피부신경(medial and intermediate dorsal cutaneous nerve)이 된다.

  깊은종아리신경은 종아리의 깊은 부분을 내려가 종아리 발등의 근육을 지배한다. 정강뼈에서 분지된 안쪽장딴지피부신경(내측비복피신경, medial sural cutaneous nerve)과 온종아리신경에서 분지된 가쪽장딴지피부신경(외측비복피신경, lateral sural cutaneous nerve)이 결합하여 장딴지신경(비복신경, sural nerve)이 된다. 장딴지신경의 마비는 앞정강근(전경골근, tiabialis anterior muscle)과 긴발가락폄근 및 종아리근 등의 마비로 발의 등쪽굽힘(배측굴곡, dorsiflexion)이 불가능하게 된다.

꼬리신경얼기(미골신경총) Coccygeal plexus; S5~Co

S5번 엉치신경과 꼬리신경섬유가 얽혀서 형성된 것으로 항문꼬리신경(anococcygeal nerve)이 일어나 꼬리뼈 부위의 피부에 분포한다.

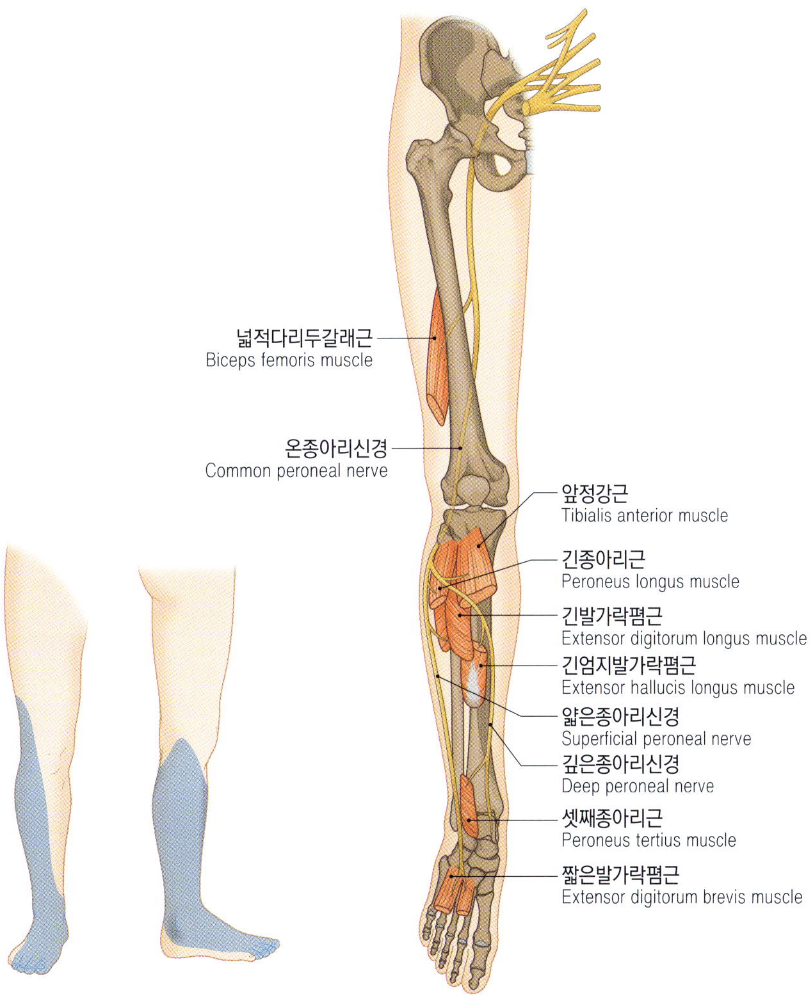

그림 5.108 온종아리신경

5.16 자율신경계

학습목표 자율신경계의 개관에 대해 알 수 있다.

자율신경계의 개관 Overview of autonomic nervous system

몸신경계(somatic nervous system, SNS)의 운동신경은 운동핵에서 나온 축삭이 직접 뼈대근을 수의적으로 지배하지만, 자율신경계(autonomic nervous system, ANS)는 자율신경핵에서 나온 축삭이 자율신경절을 거친 후에 효과기인 내장, 혈관 및 샘 등에 분포하며 이들 기관의 기능을 무의식 혹은 반사적으로 조절하여 일명 **식물신경계**(vegetative nervous system)라고도 한다.

자율신경계의 종류와 분포 Types and distributions of the autonomic nervous system

자율신경계는 **교감신경계**(sympathetic nerve system)와 **부교감신경계**(parasympathetic nervous system)로 구분한다. 교감신경의 신경세포체는 척수의 1번 가슴척수분절~2번 허리척수분절 사이의 가쪽뿔(lateral horn)에서 위치하기 때문에 가슴·허리신경(thoracolumbar division)이라 하고, 부교감신경의 신경세포체는 눈돌림신경과 얼굴신경, 혀인두신경 및 미주신경 그리고 척수신경인 2~4번 엉치신경에 위치하기 때문에 뇌·엉치신경(craniosacral division)이라 한다.

자율신경절 Autonomic ganglion 교감신경이나 부교감신경 모두 뇌와 척수에서 시작한 일차신경원의 축삭이 해당 장기에 가려면 반드시 도중에 위치하는 신경절(ganglion)에서 이차신경원으로 연접되어야 하는데, 신경절에 이르기 전의 신경섬유를 신경절전섬유(절전섬유, preganglionic fiber)라 한다.

- **교감신경 신경절(sympathetic ganglion)** 척주 양측을 따라 위·아래로 세로로 달리는 교감신경줄기(교감신경간, sympathetic trunk) 사이에 형성된 20여 개의 교감신경줄기신경절(교감신경간신경절, ganglion of sympathetic trunk)이 있다. 또한 교감신경줄기신경절보다 척추에서 멀리 떨어져 배대동맥의 가지 근처에 형성되어 있는 것을 **척추앞신경절**(prevertebral ganglion) 또는 **중간신경절**(intermediate ganglion)이라 한다. 척추앞신경절에는 **복강신경절**(celiac ganglion), **상장간막신경절**(위창자간막신경절, superior mesenteric ganglion) 및 **하장간막신경절**(아래창자간막신경절, inferior mesenteric ganglion)이 있다.
- **부교감신경 신경절(parasympathetic ganglion)** 부교감신경이 지배하는 장기 근처에 위치하는 **종말신경절**(terminal ganglion)에는 섬모체신경절(ciliary ganglion), 날개입천장신경절(익구개신경절, pterygopalatine ganglion), 턱밑신경절(submandibular ganglion), 귀신경절(이신경절, otic ganglion)이 있다.

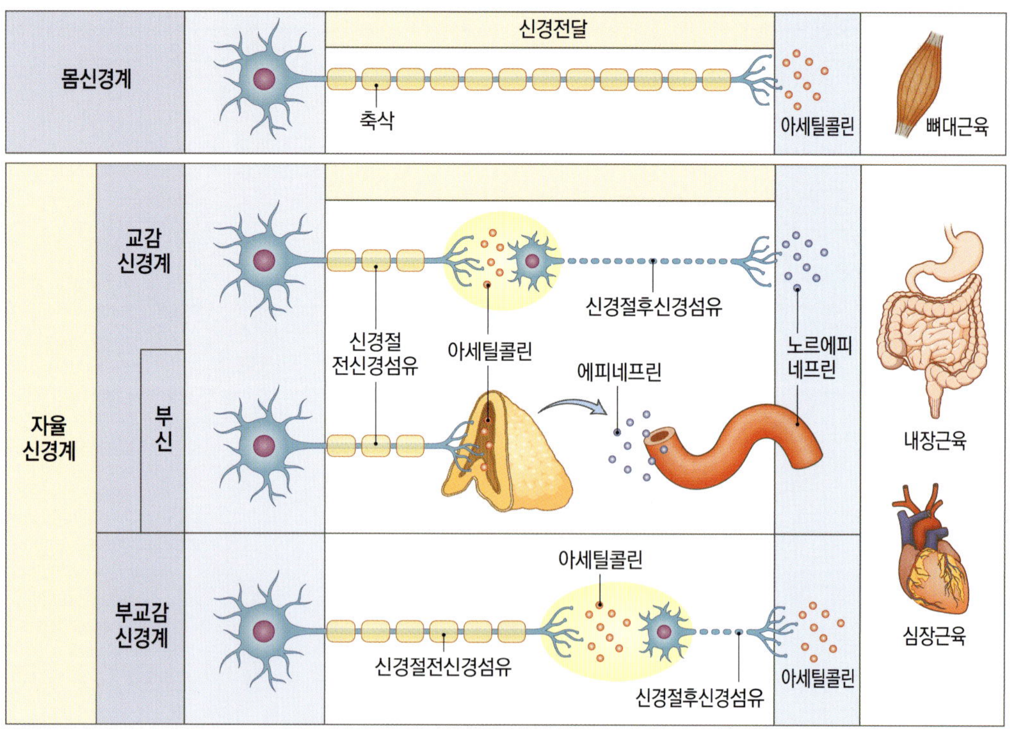

그림 5.109 몸신경계와 자율신경계의 비교

5.16 자율신경계

학습목표 교감신경계에 대해 알 수 있다.

교감신경계 Sympathetic nervous system

신경절전섬유 Preganglionic fiber 척수의 가쪽뿔에서 나온 신경절전섬유는 운동섬유인 앞뿌리(anterior root)와 같이 척수에서 나오며, 다시 교감신경 신경절전섬유들만 척수신경에서 분리되어 교감신경절로 들어가서 연접을 형성한다. 교감신경줄기신경절과 척추앞신경절이 있으며, 교감신경줄기신경절 혹은 척추앞신경절에서 한 번만 연접하며 척추앞신경절에서 연접하는 신경절전섬유는 척추앞신경절에서는 연접하지 않는다. 척추앞신경절에서 연접한 신경절전섬유는 주로 배안의 장기에 분포한다.

신경절후섬유 Postganglionic fiber 교감신경절에서 연접한 신경절후섬유는 부교감신경분지와 합쳐 자율신경얼기(autonomic plexus)를 만들면서 지배 장기로 향하고, 교감신경줄기신경절에서 나온 신경절후섬유는 그들과 상응하는 척수신경과 다시 만나 피부의 혈관, 털주머니 및 땀샘을 지배하게 된다.

교통가지 Communication branch 척수의 가쪽뿔에서 나와 교감신경줄기신경절과 연결되는 신경절전섬유는 말이집신경으로 구성되어 있어 희게 나타나므로 **백색교통가지**(white ramus communicans)라 하고, 교감신경줄기신경절에서 시작하여 척수신경과 다시 교통하는 신경절후섬유는 민말이집신경섬유로 구성되어 회색을 띄므로 **회색교통가지**(gray ramus communicans)라고 한다.

신경줄기 Nerve trunk

- **머리 · 목부위의 교감신경** 목의 가쪽 깊은 곳을 주행하며 위쪽에서는 속목동맥신경얼기가 되어 동맥과 함께 머리안으로 들어가고, 아래쪽에서는 가슴부의 교감신경줄기에 이어지는데, 이곳에서 3개의 **위 · 중간 · 아래목신경절**(superior · middle · inferior cervical ganglion)을 형성한다. 위목신경절은 3~4번, 중간목신경절은 6번, 아래목신경절은 7번 목뼈 높이에 위치하는데, 이들은 머리와 목부위의 샘과 민무늬근육에 분지하여 침샘, 눈물샘 등을 지배하며, 3개의 심장신경을 내보내어 심장신경절(cardiac ganglia)을 형성한 후 심장근육과 심장동맥에 분포한다.
- **가슴 · 배부의 교감신경** 가슴부 척주의 양측으로 내려가며 10~20쌍의 **가슴신경절**(thoracic ganglia)을 형성하여 기관과 폐, 식도, 심장 및 대동맥 등에 말초가지를 내보내는 한편, 큰 · 작은 내장신경이 분지되어 가로막을 관통하여 배안 내로 나와 복강신경얼기(celiac plexus)와 상장간막신경얼기로 들어간다. 이들 신경얼기에서 나온 신경절후섬유는 동맥을 따라 각 장기에 분포한다. 또한 배부의 교감신경줄기에 있는 4~5쌍의 **허리신경절**(요신경절, lumbar ganglion)의 분지들은 하장간막신경얼기와 아랫배신경얼기를 형성하여 배부 및 골반의 내장에 분포한다.
- **골반부의 교감신경** 엉치뼈 앞면에 4~5쌍의 **엉치신경절**(천골신경절, sacral ganglion)을 형성하고, 아랫끝은 양측의 교감신경줄기가 합쳐져 **홀신경절**(ganglion impar)이 된다. 말초가지는 부교감신경인 골반내장신경과 함께 직장과 방광 주변에서 **골반신경얼기**(pelvic plexus)를 형성하여 골반 내 장기 및 생식기 등에 분포한다.

5.16 자율신경계

학습목표 부교감신경계에 대해 알 수 있다.

부교감신경계 Parasympathetic nervous system

부교감신경과 관련된 뇌신경들은 눈돌림신경, 얼굴신경, 혀인두신경 및 미주신경과 척수신경인 2~4번 엉치신경 내에 혼합되어 있다. 뇌신경들의 부교감신경가지들은 중(간)뇌, 다리뇌, 숨뇌 및 척수의 엉치분절에서 시작하여 신경절전신경섬유를 형성하며, 부교감신경절은 지배 장기 근처에 위치기 때문에 신경절후섬유는 교감신경보다 좀 더 짧고, 신경절전섬유는 교감신경보다 좀 더 길다.

눈돌림신경(III) 중(간)뇌의 **에딩거-베스트팔핵**에서 시작한 신경절전섬유는 **섬모체신경절**을 형성하고, 신경절후섬유는 섬모체근육과 동공조임근에 분포한다.

얼굴신경(VII) 다리뇌의 **위침분비핵**에서 시작하여 두 갈래로 나누어지는데, 하나는 얼굴신경과 함께 얼굴신경관 앞에서 갈라져서 큰바위신경(대추체신경, greater petrosal nerve)이 되고, **날개입천장신경절**(익구개신경절, pterygopalatine ganglion)을 형성하여 눈물샘, 코안, 입천장 및 인두의 점막에 분포한다. 다른 하나는 고실끈신경(chorda tympani nerve)이 되어 고실 내를 관통한 후에 **턱밑신경절**(submandibular ganglion)을 형성하며 턱밑샘과 혀밑샘에 분포한다.

혀인두신경(IX) 숨뇌의 **아래침분비핵**에서 시작하여 작은바위신경(소추체신경, lesser petrosal nerve)이 되고 **귀신경절**(otic ganglion)을 이룬 후 귀밑샘에 분포한다.

미주신경(X) 숨뇌의 **미주신경등쪽핵**(dorsal motor nucleus of vagus nerve)에서 시작하여 목부위와 가슴부 및 배부의 내장에 분포한다.

엉치신경 Sacral nerve 엉치분절의 **엉치자율신경핵**(sacral autonomic nucleus)에서 나오는 신경절전섬유가 앞뿌리를 지나 2~4번 엉치뼈 속으로 들어가서 **골반내장신경**(pelvic splanchnic nerve)이 되어 하행결장과 구불결장, 직장, 방광, 생식기 등 골반내장에 분포하여 주로 분비를 촉진시키고 생식기의 발기와 흥분을 일으킨다.

표 5.9 자율신경계통의 기능

장기, 장관 또는 계통		교감신경 자극 효과	부교감신경 자극 효과
눈	동공	동공확대(멀리 떨어진 구조물의 정확도를 증가시키기 위해 빛의 양을 증가시킴)	동공수축(지나치게 밝은 빛으로부터 동공 보호)
	섬모체		섬모체근을 수축하여 수정체를 두껍게 조절
피부	털세움근	털을 세움(소름, 닭살)	효과 없음(도달하지 않음)
	말초혈관	혈관수축(피부 · 입을 희게, 손가락 끝을 푸르게함)	효과 없음(도달하지 않음)
	땀샘	땀분비 증가	효과 없음(도달하지 않음)
다른 샘	눈물샘	분비가 약간 감소	분비증진
	침샘	분비량 감소, 진하고 좀 더 끈적이게 함	분비량 증가, 묽은 분비물 분비 촉진
심장		심장박동수와 수축력 증가; 부교감신경의 효과를 억제하여 심장혈관 이완	심장박동수와 수축력 감소(에너지 보존); 심장혈관 수축
폐		부교감신경계통이 효과를 억제하여 기관지확장, 분비 감소, 기체교환 극대화	기관지수축(에너지 보존)과 기관지분비 증가
소화기관		꿈틀운동 억제, 소화관의 혈관 축소로 뼈대근육의 혈류 원활; 속항문조임근을 수축하여 배변 억제	꿈틀운동과 소화액분비 자극 직장 수축, 속항문조임근 수축을 억제하여 배변 유도
간, 담낭		당원을 포도당으로 분해 촉진(증가된 에너지를 위해)	당원 생성과 보존 촉진; 담즙분비 증가
비뇨기관		신장혈관의 수축으로 요형성 지연; 방광의 속조임근 수축으로 배뇨 억제	방광의 수축억제, 방광벽근육 수축으로 배뇨 유발
생식기계통		사정과 혈관수축으로 발기 완화	외부생식기관의 발기 유발
부신수질		아드레날린을 혈액으로 분비	효과 없음(신경분포 없음)

5.16 자율신경계

학습목표 자율신경계의 기원과 분포에 대해 알 수 있다.

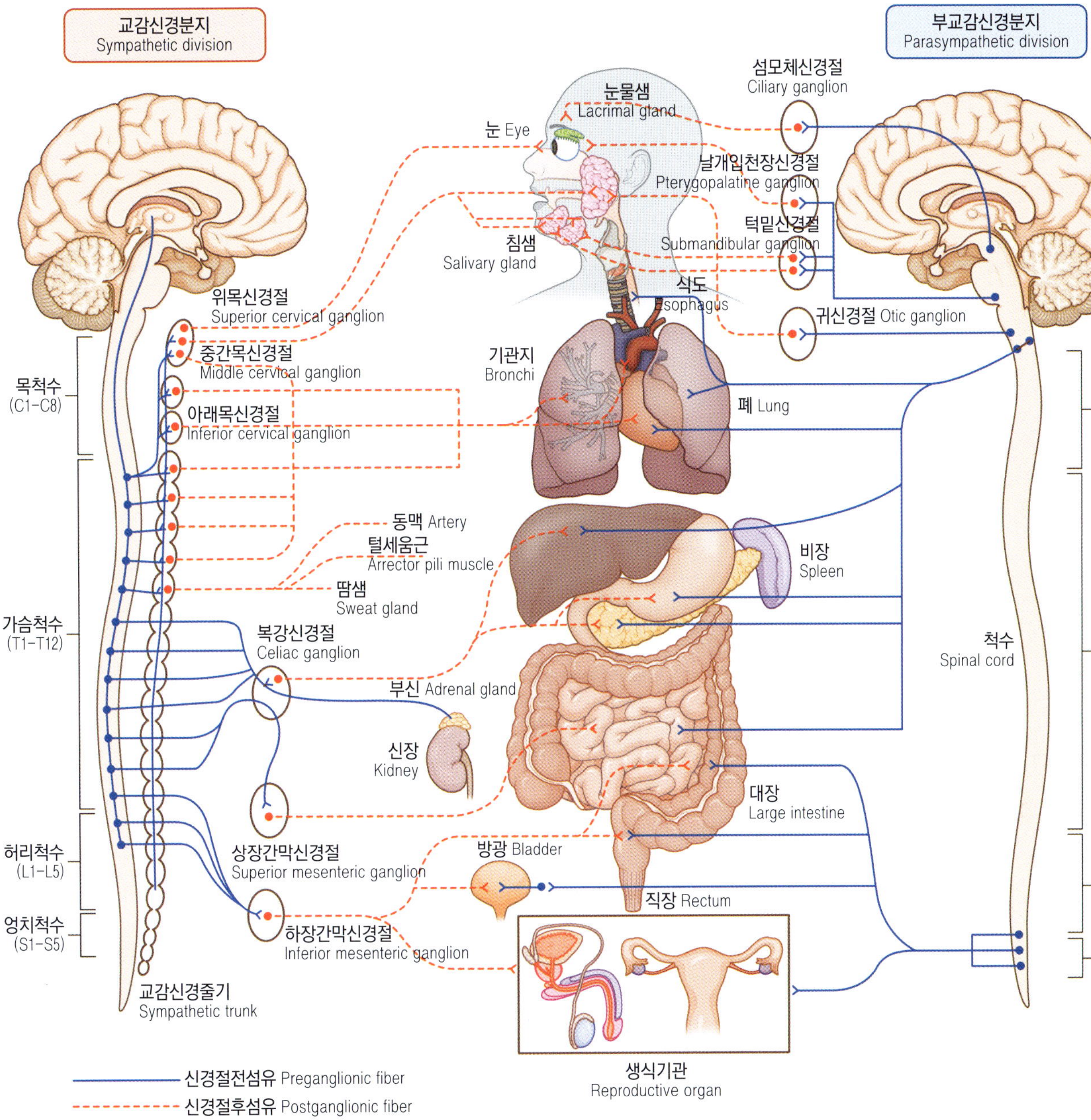

그림 5.110 자율신경계의 기원과 신경분포

더 알아보기

자율신경기능장애 Autonomic dysfunction

정상적인 경우 시상하부(hypothalamus)의 조절 하에 자율신경계는 상호보완작용에 의해 신체의 항상성을 조절하며, 내부 장기들을 불수의적(involuntary)으로 통제한다. 그러나 가슴척추 6번 이상의 척수손상(spinal cord injury)이 발생하면 자율신경계의 상호보완작용이 일어나지 않아 **자율신경기능장애**(autonomic dysfunction)이 일어난다. 교통사고나 산업재해 등의 외상이나 기타 척수손상 환자의 합병증으로 인해 사망하는 경우가 많다.

자율신경기능장애의 증상은 갑작스런 혈압상승과 얼굴홍조, 동공확대, 창백해짐, 두통, 심장박동의 불규칙과 느린 맥박, 실신 등의 자율신경계 집단반사 반응(mass reflex reaction)을 일으키는 일종의 교감신경계의 반사기능부전증을 말한다. 가장 일반적인 원인은 장 팽창과 카테터가 막히거나 요도조임근의 조절 이상에 의한 방광팽창이며 그 밖에 혈전증, 폐색전증, 욕창, 골절, 약물중독 등이 있다. 발생기전은 방광의 비정상적 팽창과 통각자극 등 유해자극이 척수로 전달되고 이것과 연결된 내장(splanchnic)에서 맥관 수축을 일으키고 자율신경조절 실패와 심혈관계의 부적응이 발생한다.

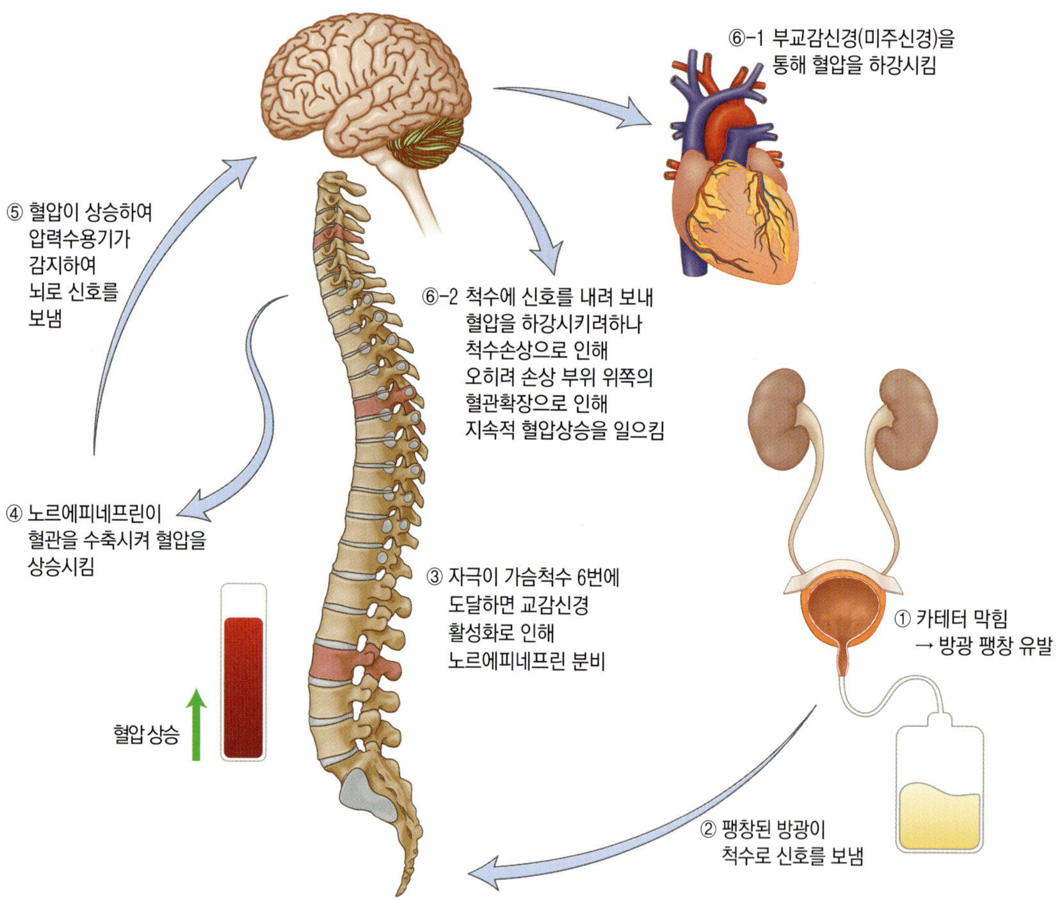

그림 5.111 자율신경기능장애

핵심정리 및 문제 CORE ORGANIZATION & PROBLEM

1. 말초신경계는 31쌍의 ____________과 12쌍의 뇌신경으로 구분할 수 있다.
2. I번 뇌신경(후각신경, olfactory nerve/감각신경)–후각에 관여한다.
3. II번 뇌신경[시(각)신경, optic nerve/감각신경]–시각에 관여한다.
4. III번 뇌신경(눈돌림신경, oculomotor nerve/운동신경/부교감)–안구의 움직임과 반사에 관여한다.
5. IV번 뇌신경(도르래신경, trochlear nerve/운동신경)–뇌줄기 뒤쪽에서 나오며, 가장 작은 뇌신경, 안구의 움직임에 관여한다.
6. V번 뇌신경(____________, trigeminal nerve/혼합신경)–가장 큰 뇌신경으로 얼굴, 혀, 이의 감각과 씹기근육 운동에 관여한다.
7. VI번 뇌신경(갓돌림신경, abducens nerve/운동신경)–안구의 움직임에 관여한다.
8. VII번 뇌신경(얼굴신경, facial nerve/혼합신경/부교감)–얼굴, 두피, 목, 혀 등의 감각과 운동에 관여한다.
9. VIII번 뇌신경(안뜰달팽이신경, vestibulocochlear nerve/감각신경)–청각과 평형감각을 조절한다.
10. IX번 뇌신경(혀인두신경, glossopharyngeal nerve/혼합신경/부교감)–침샘, 혀, 목동맥 등 혀와 인두에 분포한다.
11. X번 뇌신경(____________, vagus nerve/혼합신경/부교감)–가장 긴 뇌신경으로 배부로 내려가는 유일한 신경이며, 귀, 인두, 폐, 식도, 내장 등의 감각과 운동에 관여한다.
12. XI번 뇌신경(더부신경, accessory nerve/운동신경)–목 근육의 운동에 관여한다.
13. XII번 뇌신경(혀밑신경, hypoglossal nerve/운동신경)–혀의 운동에 관여한다.
14. 척수와 연결된 뒤뿌리와 앞뿌리가 합쳐 척수신경이 되고 척수신경은 뒤가지와 앞가지로 나누며 배쪽과 팔 · 다리로 가는 앞가지는 ____________를 이루어 피부가지와 근육가지가 된다.
15. 척수신경은 백색교통가지와 회색교통가지에 의해 교감신경절과 연결된다.
16. 목신경얼기(cervical plexus; C1~C4)의 피부가지는 귀 뒤쪽, 귀밑샘부위 목의 앞부위 및 가쪽부 빗장뼈 아래부위 등에 분포하고 근육가지는 목의 중간부 근육과 깊은부 근육과 가로막의 운동 및 감각을 담당한다.
17. 팔신경얼기(brachial plexus; C5~T1)는 팔 전체를 지배하는 큰 신경얼기로 목의 가쪽에서 나와서 목척수 5번에서 가슴척수 1번의 척수신경의 앞가지들은 서로 합쳐졌다가 다시 나뉘어 뿌리(root), 줄기(trunk), 갈래(divisions), 다발(cord), 종말신경(terminal nerve)으로 구분된다.
18. 팔신경얼기의 뒤다발에서 분지되는 ____________의 근육가지는 어깨세모근과 작은원근을 지배하고, 피부가지는 가쪽 위팔피부신경으로서 위팔 가쪽 부위의 피부에 분포한다. 노신경은 팔신경얼기 중에서 가장 큰 신경으로 위팔뼈의 노신경고랑을 따라서 위팔의 깊은 부위를 지나고, 아래팔의 가쪽을 따라 내려가 손등에 이르며, 근육가지는 팔의 모든 폄근이나 펴는데 작용하는 근육을 지배하는데, 피부가지는 위팔 및 아래팔의 뒤쪽 그리고 손등의 가쪽 1/2에 분포한다.
19. 팔신경얼기의 가쪽다발에서 분지되는 ____________의 근육가지는 위팔의 굽힘근을 지배한다. 피부가지는 가쪽아래팔피부신경이 되어 아래팔의 가쪽 피부에 분포한다.

해답

1. 척수신경 6. 삼차신경 11. 미주신경 14. 신경얼기 18. 겨드랑신경 19. 근육피부신경

핵심정리 및 문제 CORE ORGANIZATION & PROBLEM

20. 팔신경얼기의 안쪽다발에서 분지되는 ___________은 위팔의 안쪽을 위팔동맥 및 정중신경과 함께 내려가며, 위팔의 아래끝에서 안쪽위관절융기의 뒤쪽에 있는 자신경고랑을 지나 아래팔 앞면의 안쪽을 내려가 손과 손가락에 이른다. 근육가지는 아래팔굽힘근과 손바닥의 새끼쪽의 근육들을 지배하며, 피부가지는 손바닥과 손등의 안쪽 1/2에 분포한다.

21. 팔신경얼기의 가쪽다발과 안쪽다발을 합친 것에서 분지되는 ___________은 위팔동맥과 같이 위팔의 안쪽을 따라 내려가 팔오금에 이른 후, 얕은손가락굽힘근의 밑을 지나 손바닥으로 나온다. 피부가지는 손바닥 피부의 가쪽 1/2을 지배하고, 근육가지는 아래팔굽힘근들과 엎침근 및 엄지손가락의 근육을 지배한다. 손가락에서는 네번째손가락의 가쪽면에서부터 첫째~셋째손가락까지 분포한다.

22. ___________은 신경얼기를 형성하지 않고 갈비사이신경이 되어 갈비뼈 사이를 빠져나간다.

23. 허리신경얼기(lumbar plexus; T12~L4)는 12번 가슴신경~4번 허리신경의 앞가지들이 신경얼기를 형성한다. 피부가지는 회음부, 외음부, 넓적다리 앞면과 안쪽, 종아리의 안쪽에 분포하고, 근육가지는 배부위의 아랫부위, 골반근, 넓적다리의 앞면과 안쪽의 근육을 지배한다. 주요분지로 넓적다리신경과 폐쇄신경이 있다.

24. ___________은 허리신경얼기의 분지 중 가장 큰 신경으로 피부가지는 넓적다리의 피부에 분포하는데, 특히 두렁신경은 종아리 안쪽에서 발등 안쪽까지 내려가 분포한다. 근육가지는 넓적다리의 앞면부의 근육인 넓적다리네갈래근과 넓적다리빗근을 지배한다.

25. 폐쇄신경은 골반 안의 가쪽에서 폐쇄관을 지나서 앞 · 뒤가지로 나누진다. 피부가지는 넓적다리의 안쪽과 엉덩관절부위의 피부에 분포하고, 근육가지는 넓적다리의 모음근들에 분포한다.

26. 엉치신경얼기(sacral plexus; L4~S4)는 4번 허리신경~4번 엉치신경의 앞가지들이 엉치신경얼기를 형성하고, 넓적다리의 앞면을 제외한 다리 전체에 분지를 낸다. 주요 분지는 중간볼기근과 작은볼기근 및 넓적다리근막긴장근 등에 분포하는 위볼기신경, 큰볼기근에 분포하는 아래볼기신경, 궁둥항문오목 속으로 들어가는 음부신경이 있다.

27. ___________은 가장 큰 말초신경으로 큰궁둥구멍을 지나 넓적다리 뒤쪽으로 나와서 넓적다리 굽힘근군에 일부 가지를 내고, 계속 내려가 (다리)오금의 위쪽에 이르러 안쪽의 정강신경과 가쪽의 온종아리신경으로 갈라진다.

28. 정강신경은 (다리)오금 중앙선을 따라 종아리로 내려가서 가자미근의 아래쪽을 지나고 안쪽복사의 뒤쪽을 거쳐 발바닥에 이르러 안 · 가쪽발바닥신경과 발바닥가지신경으로 나누어진다. 피부가지는 장딴지신경을 형성하여 종아리의 뒷면과 발의 가쪽면에 분포하고, 근육가지는 다리의 모든 굽힘근과 발바닥의 근육들을 지배한다.

29. ___________은 종아리의 위가쪽에서 종아리뼈머리를 돌아 나와서 얕은종아리신경과 깊은종아리신경으로 갈라진다. 얕은종아리신경은 종아리 가쪽의 종아리근에 근육가지를 내보내고, 피부가지는 종아리 아래쪽의 피부에 분지하여 안쪽 · 중간발등신경이 된다. 깊은종아리신경은 종아리의 깊은 부분을 내려가 종아리와 발등의 근육을 지배한다.

30. 자율신경계는 자율신경핵에서 나온 축삭이 자율신경절을 거친 후에 효과기인 내장, 혈관 및 샘 등에 분포하며 이들 기관의 기능을 무의식 혹은 반사적으로 조절한다.

해답

20. 자신경 21. 정중신경 22. 가슴신경 24. 넓적다리신경 27. 궁둥신경(sciatic nerve) 29. 온종아리신경

핵심정리 및 문제 CORE ORGANIZATION & PROBLEM

31. 자율신경계는 교감신경계와 부교감신경계로 구분하는데, 교감신경의 신경세포체는 척수의 1번 가슴척수분절~2번 허리척수분절 사이의 가쪽뿔에서 위치하기 때문에 ____________이라고 하고, 부교감신경의 신경세포체는 뇌신경 III, VII, IX, X과 척수신경인 엉치신경(S2~S4)에 위치하기 때문에 머리 · 엉치부분이라 한다.

32. 교감신경신경절에는 척주 양측을 따라 아래위로 달리는 교감신경줄기 사이에 형성된 20여 개의 교감신경줄기 또는 척추옆신경절, 척추앞신경절, 중간신경절이 있으며, 척추앞신경절에는 복강신경절, 상장간막신경절 및 하장간막신경절이 있다.

33. 부교감신경신경절은 부교감신경이 지배하는 장기 근처에 위치하는 종말신경절에는 섬모체신경절, 날개입천장신경절, 턱밑신경절, 귀신경절이 있다.

34. 자율신경계의 특징 요약

구분		교감신경	부교감신경
이는 곳		가슴분절(T1~T2), 허리분절(L1~L3)	뇌신경(III, VII, IX, X), 엉치분절(S2~S4)
신경절		교감신경줄기신경절, 중간신경절	종말신경절
신경절전섬유	섬유길이	짧다	길다
	신경전달물질	아세틸콜린	34-2. ____________
신경절후섬유	섬유길이	길다	짧다
	신경전달물질	34-1. ____________	아세틸콜린
효과기		민무늬근육, 심장근육, 각종 샘	민무늬근육, 심장근육, 각종 샘
효과기 수용체		α, β	무스카린

35. 자율신경의 주요 장기 자극효과

기관	교감신경	부교감신경
땀샘	분비 촉진	분비 억제
털세움근	수축	수축 억제
동공	35-1. ____________	35-2. ____________
눈물샘	미량 분비	다량 분비
침샘	분비 억제	분비 촉진
기관지	확대	축소
심장	박동 증가	박동 감소
내장근육	운동 억제	운동 촉진
소화샘	분비 억제	분비 촉진
방광	이완	수축
생식기	사정	발기

해답

31. 가슴 · 허리부분 34-1. 노르에피네프린 34-2. 아세틸콜린 35-1. 확대 35-2. 축소

주요 용어 설명 MAJOR TERM EXPLANATION

가쪽무릎체(외측슬상체, lateral geniculate body) 시상의 뒤 아랫면에 두 개의 솟은부분 중에서 가쪽 것으로 시각을 중계하는 신경핵

가쪽뿔(lateral horn) 척수의 가로단면에서 보이는 가쪽의 작은 회색기둥으로 교감신경계가 시작됨

고실끈신경(chorda tympani nerve) 얼굴신경의 가지로, 혀에서 맛을 느끼는 감각신경과 턱밑샘과 혀밑샘에 분포하는 부교감신경을 포함한 신경

고환올림근반사(cremasteric reflex) 넓적다리의 안쪽이나 앞쪽의 피부를 가볍게 문지를 때 같은 쪽의 고환이 위로 올라가는 현상

교통가지(ramus communicans) 말초신경에서 신경의 줄기나 가지 사이를 연락하는 신경가지로 신경섬유의 상호 교통을 가능하게 함

근육가지(muscular branch) 근육에 분포하는 신경이나 혈관의 가지

날개입천장신경(익구개신경, pterygopalatine nerve) 날개입천장오목에 있는 부교감신경절로 여기서 일어나는 신경절후섬유는 눈물샘, 코샘, 입천장샘에 분포함

삼차신경절(trigeminal ganglion) 삼차신경의 감각신경 세포체가 모여 있는 초승달 모양의 신경절

새발톱고랑(calcarine sulcus) 뒤통수엽의 안쪽 부위에 있는 고랑으로 일차시각피질이 위치하는 곳

신경절(ganglion) 말초신경계의 구성 요소로서 신경세포체의 집합으로 정보를 통합함

신경절전섬유(preganglionic fiber) 자율신경에서 척수나 뇌줄기의 자율신경핵에 세포체가 위치하는 신경섬유

에딩거-베스트팔핵(덧눈돌림신경핵, Edinger-Westphal nucleus) 중(간)뇌에 존재하는 신경세포 집단에서 빛반사, 반사조절 및 동공빛반사를 조절하는 부교감신경핵으로 눈돌림신경과 연접함

위숨뇌천장(superior medullary velum) 넷째뇌실의 천장에서 위쪽 부분. 양쪽 위소뇌다리 사이에 뻗어 있는 얇은 백색질의 판

자율신경성반사기능장애(자율신경과반사, autonomic dysreflexia) 가슴척수 6번 이상의 척수레벨의 손상을 받은 환자에서 유해한 자극을 받아서 교감신경 반사가 급격히 일어나는 경우에 발생하는 증상

팔신경얼기(상완신경총, brachial plexus) 목신경 5~8번 앞가지와 가슴신경 1번 앞배쪽가지의 대부분으로 형성되는 신경뿌리 또는 말초신경이 복잡하게 연결해서 형성하는 신경섬유집

평형반(macula statica) 속귀의 둥근주머니와 타원주머니의 벽에 감각수용체가 있는 두꺼운 부분으로 안뜰신경이 분포하여 있고 평형 유지에 관여함

피부가지(cutaneous branch) 피부에 분포하는 신경이나 혈관의 가지

감각계통

SENSORY SYSTEM

CHAPTER 6

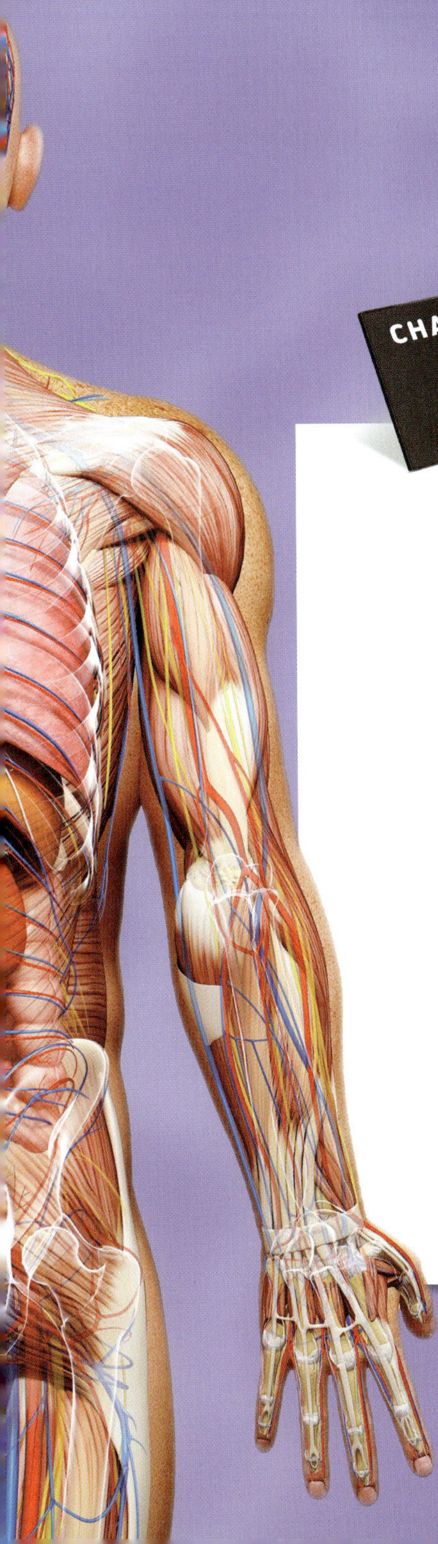

6.1 감각계통의 개관

학습목표 감각계통을 분류할 수 있다.

감각의 개관 Overview of sensory

감각계통은 외부에서 오는 물리적 · 화학적인 자극을 수용하는 기관으로 외피(common integument)와 시각, 청각 · 평형, 후각, 미각기관으로 구분한다. 감각은 외부환경에서 오는 자극을 수용하여 몸을 보호하는 역할을 하며 자극원(stimulus source)과 자극을 받아들이는 수용체(receptor)의 성질에 따라 일반감각과 특수감각으로 나눌 수 있다(표 6.1).

일반감각 General sense

우리 몸의 모든 부위에서 느낄 수 있는 감각으로 촉각(tactile sense), 통각(pain sense), 온도감각(thermal sense) 그리고 고유감각(proprioception) 등이 있다. 촉각은 식별촉각과 비식별촉각으로 나누는데, 식별촉각은 자극계에 대한 위치와 강도를 알 수 있는 촉각을 말한다. 고유감각은 근육방추(muscle spindle), 힘줄방추(tendon spindle), 관절수용기(joint receptor) 등에서 오는 감각이며, 근육의 길이 및 장력과 관절의 위치를 감지한다.

일반감각은 일반몸감각과 일반내장감각으로 나뉜다. 일반몸감각들신경(general somatic afferent, GSA)은 피부, 근육, 관절의 상태를 감지하며, 일반내장감각들신경(general visceral afferent, GVA)은 내장의 상태를 감지한다. 가령, 음식물을 먹었을 때 위가 늘어난 정도, 방광에 오줌이 차 있는 정도를 말한다.

특수감각 Special sense

우리 몸의 특정부위에서 느낄 수 있는 감각이며 시각, 청각, 평형감각, 후각 그리고 미각이 있다. 시각, 청각, 평형감각은 특수몸감각들신경(special somatic afferent, SSA)이며, 후각과 미각은 특수내장감각들신경(special visceral afferent, SVA)이다.

감각기관의 분류 Classification of sensory organs

감각기관은 일반감각기관과 특수감각기관으로 구분한다. **일반감각기관**(general sense organ)은 온몸에 광범위하게 분포하는 매우 작은 크기의 수용체로, 통각이나 촉각 등의 자극을 감지한다.

특수감각기관(special sense organ)은 눈과 같이 크고 복잡한 장기의 형태로 나타나기도 하고, 코점막(nasal mucosa)이나 혀의 국한된 영역에 무리지어 나타나는 특수감각수용기(special sense receptor)의 형태로 나타나기도 한다. 맛(taste)과 냄새(smell)를 감지하는 수용체는 화학자극에 의해 활성화되고(화학수용기, chemoreceptor), 눈의 망막(retina)에 있는 수용체는 빛을 감지한다(빛수용기, photoreceptor). 그 외에도 물리적 손상이나 상해(통각수용기, nociceptor), 온도변화(온도수용기, thermoreceptor) 또는 기계적 자극(기계적수용기, mechanoreceptor)에 반응하는 수용기가 있다.

표 6.1 감각의 종류와 수용기

감각			수용기
일반감각	피부감각	촉각 압각 통각, 온도감각	마이스너소체 파치니소체(층판소체) 자유신경종말
	고유감각	관절운동 근육의 길이 근육의 장력	관절주위의 수용기 근육방추 힘줄방추
	내장감각	혈압 폐포 혈액의 CO_2 분압 혈액의 O_2 분압 혈액삼투압 혈당치	목동맥굴과 대동맥굴의 압력수용기 폐포벽 목동맥토리, 대동맥토리 숨뇌의 들숨중추 시상하부 시상하부, 췌장의 β세포
특수감각	시각 청각 후각 미각 평형감각		망막의 막대세포와 원뿔세포 속귀의 나선기관(코르티기관) 코점막의 후각세포 혀의 맛봉오리 속귀의 반고리관, 타원주머니 · 둥근주머니

6.2 외피

학습목표 외피를 구분할 수 있다.

외피 Common integument

외피는 동물의 몸 표면을 둘러싸고 있는 구조로 체중의 약 18%를 차지한다. 외부의 자극으로부터 몸을 보호하고 자극을 수용하여 전달하거나 흡수, 분비, 조절 및 비타민 D 저장 등의 기능을 하며, **피부**(skin)와 **부속기관**(appendage)으로 구분할 수 있다. 피부는 바깥층의 표피(epidermis)와 속층의 진피(dermis) 및 피부밑조직(피하조직, hypodermis)으로 되어 있다. 부속기관은 털, 손톱, 발톱, 땀샘(한선, sweat gland), 기름샘(피지샘, sebaceous gland), 젖샘(유선, mammary gland) 등이 있다.

표 6.2 외피의 구분

구분				
외피(common integument)	피부(skin)	표피(epidermis)	각질층(horny layer)	
			투명층(clear layer)	
			과립층(granular layer)	
			종자층(germinative layer)	가시층(spinous layer)
				바닥층(basal layer)
		진피(dermis)	유두층(papillary layer)	
			그물층(reticular layer)	
		피부밑조직(hypodermis)		
	부속기관(appendage)	털, 손톱, 발톱, 피부샘(땀샘, 기름샘, 젖샘)		

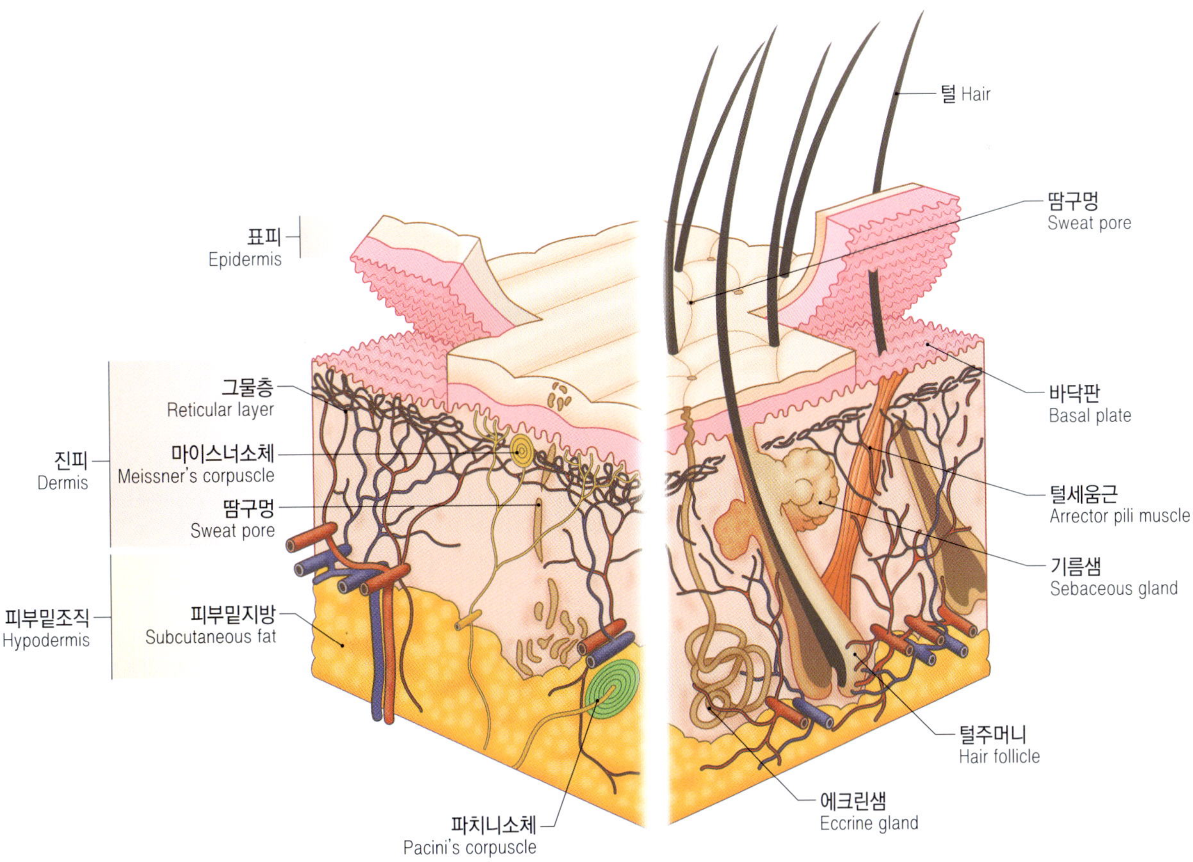

그림 6.1 외피

6.2 외피

학습목표 피부의 층에 대해 알 수 있다.

피부 Skin

4층의 표피와 2층의 진피 및 피부밑조직으로 구성되어 있다.

표피 Epidermis 피부의 가장 바깥층으로 피부의 3개의 층 중 가장 얇은 층(~100μm)으로 바깥쪽에서부터 안쪽으로 핵이 없는 각질층, 투명층, 과립층과 핵이 있는 종자층의 순서이다.

- **각질층(horny layer)** 가장 바깥에 위치하며, 바닥층에서 점차 각질층으로 세포가 이동되어 핵이 없어지면서 생명력을 잃고 표면에서 각질세포(horny cell)가 되어 박리 · 박탈된다.
- **투명층(clear layer)** 손바닥과 발바닥에서만 볼 수 있으며, 반유동성 엘라이딘(elaidin)으로 차있다.
- **과립층(granular layer)** 투명층 아래에 위치하고, 각화유리질(keratohyalin)이 존재한다.
- **종자층(germinative layer)** 윗층인 **가시층**(spinous layer)과 아래층인 **바닥층**(기저층, basal layer)으로 나뉜다. 특히 바닥층은 단층원주상피로 되어 있고 세포분열로 인해 피부의 재생을 일으키는 곳으로 **멜라닌색소**(melanin pigment)를 함유하고 있어 뇌하수체 중간엽의 멜라닌색소호르몬(MSH)의 자극을 받아 피부의 색을 결정하는 층이다.

진피 Dermis 표피 바로 아래에 있는 유두층과 그물층으로 나누며, 결합조직(connective tissue)이 불규칙하고 치밀하게 배열되어 있고 신경과 혈관이 풍부하게 분포되어 있다.

- **유두층(papillary layer)** 진피의 얕은층으로 혈관이 풍부한 혈관유두(vascular papillary)와 감각신경종말이 풍부한 신경유두(nerve papilla)로 나눈다. 손 · 발바닥에서 유두가 일정한 모양으로 배열되어 있고 이에 따라 융기선이 특수한 무늬를 낸다. 이를 손가락에서는 **지문**(fingerprint), 손바닥에서는 **손금**(palmar crease), 발바닥에서는 **족문**(발자국, footprint)이라 한다.
- **그물층(reticular layer)** 진피의 깊은 층으로 피부 분할선(line of cleavage)인 **랑거선**(Langer line)이 있다. 이는 아교질섬유다발의 주행방향이 각 부위의 기능에 맞도록 위치에 따라 각각 다른 주름을 형성하기 때문에 생긴 선이다.

피부밑조직(피하조직) Hypodermis 성긴결합조직(loose connective tissue)이 그물 모양을 이루는 층으로 다량의 지방세포(adipose cell)가 분포한다.

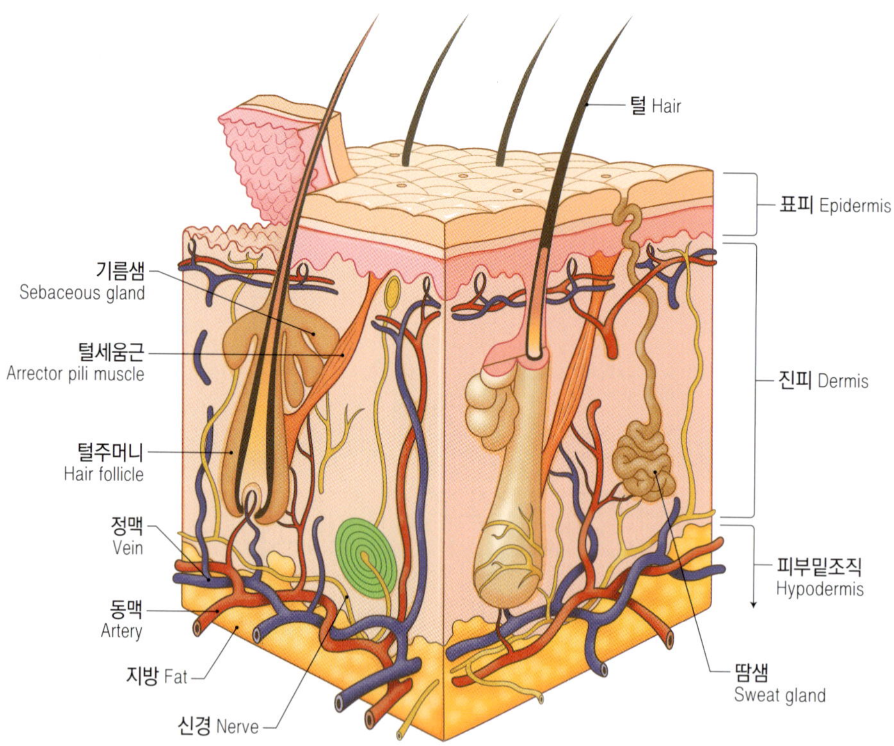

그림 6.2 피부

6.2 외피

학습목표 피부의 부속기관에 대해 알 수 있다.

피부의 부속기관 Appendage of skin

표피의 각화물로 털, 손 · 발톱, 피부샘인 땀샘, 기름샘, 젖샘 등이 있다.

털 Hair 외부 환경으로부터 피부를 보호하고 노폐물을 배출하며 체온조절과 감각(통각, 촉각)을 전달하는 기능을 한다. 입술, 손과 발바닥, 귀두, 소음순, 젖꼭지 등을 제외한 피부를 덮고 있는 경단백질인 각질(keratin)로 구성되어 있다. 일반적으로 외부에서 보이는 부분을 **털줄기**(hair shaft)라 하고, 진피의 털주머니(모낭, follicle)까지 이어지는 부분을 **털뿌리**(root of hair)라 한다. 털뿌리는 털주머니 속에 박혀있으며, 털뿌리의 아래쪽 끝이 볼록하게 팽대된 부분을 **털망울**(hair bulb)이라 하고, 털망울의 아래 끝이 오목하게 들어가 있는 부분은 **털유두**(hair papillary)로 모세혈관이 분포하여 털의 영양을 공급한다. 털유두 위쪽에는 유사분열로 인해 털의 성장이 일어나는 **털바탕질**(hair matrix)이 있다. 털의 성장과정에서 오래된 세포는 표면으로 밀려올라가 영양 공급과 멀어지게 되어 결국 죽게 되고 각질화 과정을 거친다. 털주머니는 관 모양으로 함몰된 구조로 표피와 진피의 연속이며 기름샘(피지샘, sebaceous gland)과 **털세움근**(입모근, arrector pili muscle)이 있어 털세움근이 수축하면 기름샘을 압박하여 피지(sebum)가 방출하게 된다.

털의 중심부는 **털속질**(medullar of hair), 이를 둘러싼 **털겉질**(cortex of hair), 겉질 바깥에서 겉질을 둘러싸고 있는 **털껍질**(hair cuticle)로 되어 있다.

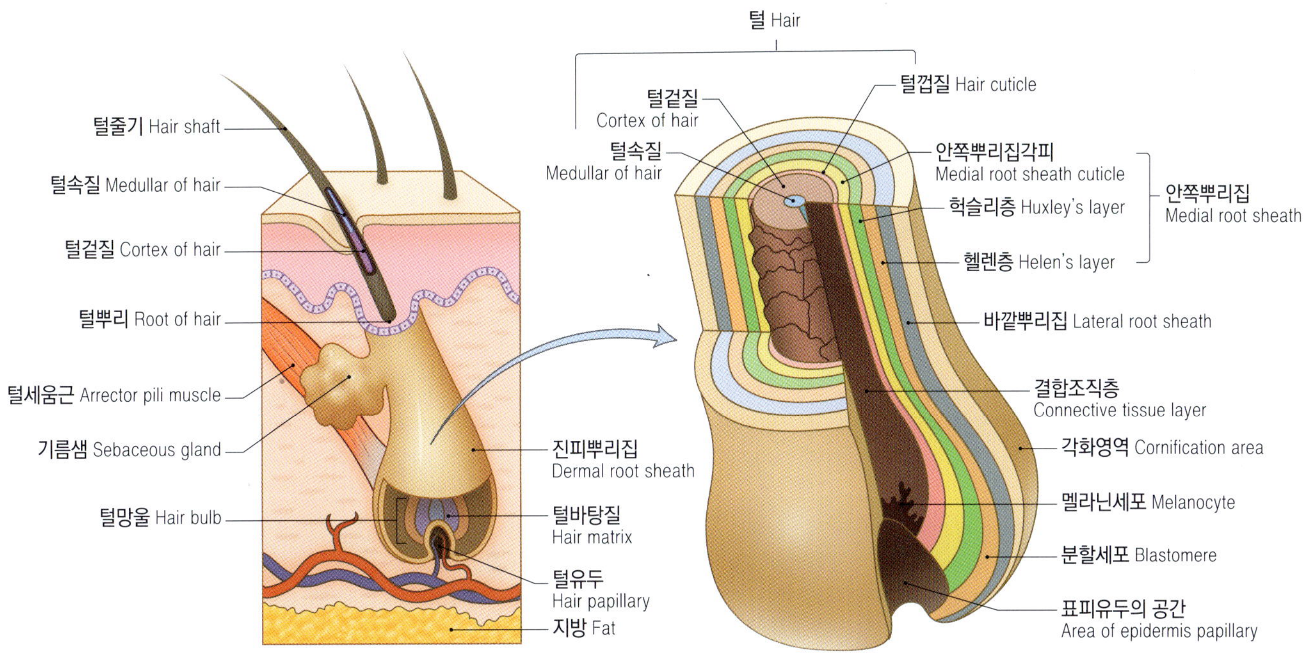

그림 6.3 털

더 알아보기

흰머리카락이 나는 이유는? Why do I have white hair

머리카락 색은 털주머니 속의 멜라닌색소가 결정하는데 나이가 들수록 멜라닌을 합성한 멜라닌 세포의 수가 줄어들고 그 기능도 떨어지기 때문이다. 스트레스도 흰머리카락의 원인이 될 수도 있다. 스트레스는 아드레날린 호르몬을 분비하여 털뿌리의 혈관을 수축시켜 영양분 공급을 방해하기 때문에 흰머리카락이 생기는 원인이 되지만 직접적인 연관성은 밝혀지지 않았다.

6.2 외피

학습목표 피부의 부속기관에 대해 알 수 있다.

손·발톱 Nail

손 · 발톱에서 밖으로 노출된 부분은 **손 · 발톱몸통**(nail body)이라 하고, 피부 속에 묻혀 있는 부분을 **손 · 발톱뿌리**(nail root)라고 하며, 이들을 받치고 있는 **손 · 발톱바닥**(nail bed)으로 구성된다. 손 · 발톱의 몸통 부분은 손 · 발톱의 맨 끝을 자유모서리(free border) 중간부위의 몸통(body of nail), 손 · 발톱의 표면을 향해 퍼지는 표피의 허물인 **손발톱위허물**(eponychium)로 구성된다. 손발톱위허물 앞에 몸통과 뿌리의 경계부위에 있는 반달 모양의 형태를 손 · 발톱반달(lunula)이라 한다. 라틴어로 작은 달을 의미하는 반달은 손 · 발톱의 모양을 특정하는 부위로 반달 밑에는 피부층이 두껍고 혈관분포도 적어 희게 보이는데, 반달의 크기와 색깔에 따라 영양상태나 질병을 가늠할 수 있다. 손 · 발톱의 뿌리 부분의 아래층은 손 · 발톱의 성장과 재생에 관여하는 **손 · 발톱 바탕질**(nail matrix)이 있다(그림 6.4).

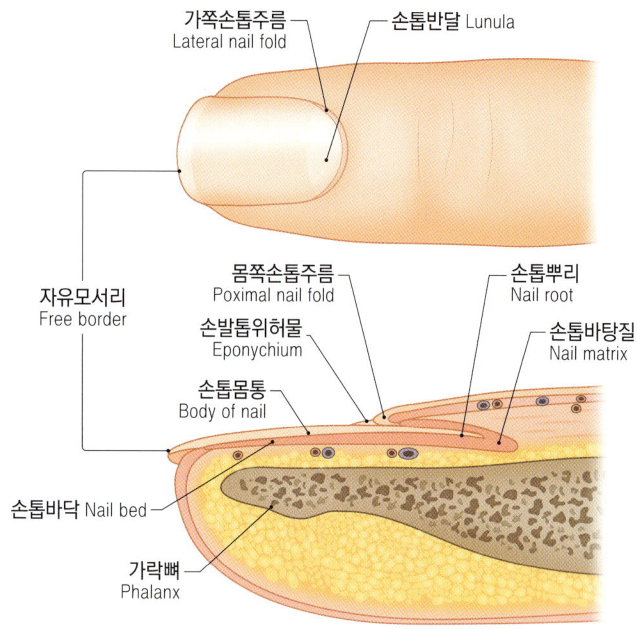

그림 6.4 손톱

땀샘(한선) Sweat gland

땀샘은 체온이 상승하면 시상하부를 통해 교감신경계를 자극하여 땀 분비를 촉진시키는 체온조절 역할을 한다. 하루에 약 700~900g의 땀이 도관을 통해 땀구멍(pore)으로 수분과 기름, 염분 및 노폐물을 배출한다. 땀샘은 온몸에 약 200~400만 개 정도로 진피 층에 실타래처럼 엉켜있으며, 주위에 모세혈관이 둘러싸고 있다. 땀샘의 종류는 온몸에 분포하는 일반적인 땀샘을 **에크린샘**(eccrine gland)과 젖꽃판, 음부, 겨드랑, 항문주위 등에서 관찰되는 **아포크린샘**(부분분비샘, apocrine gland)이 있다. 아포크린샘은 에크린샘보다 커서 **큰땀샘**이라고도 하며, 털주머니와 연결되어 있어 분비물의 특유한 냄새가 나기도 한다(그림 6.5).

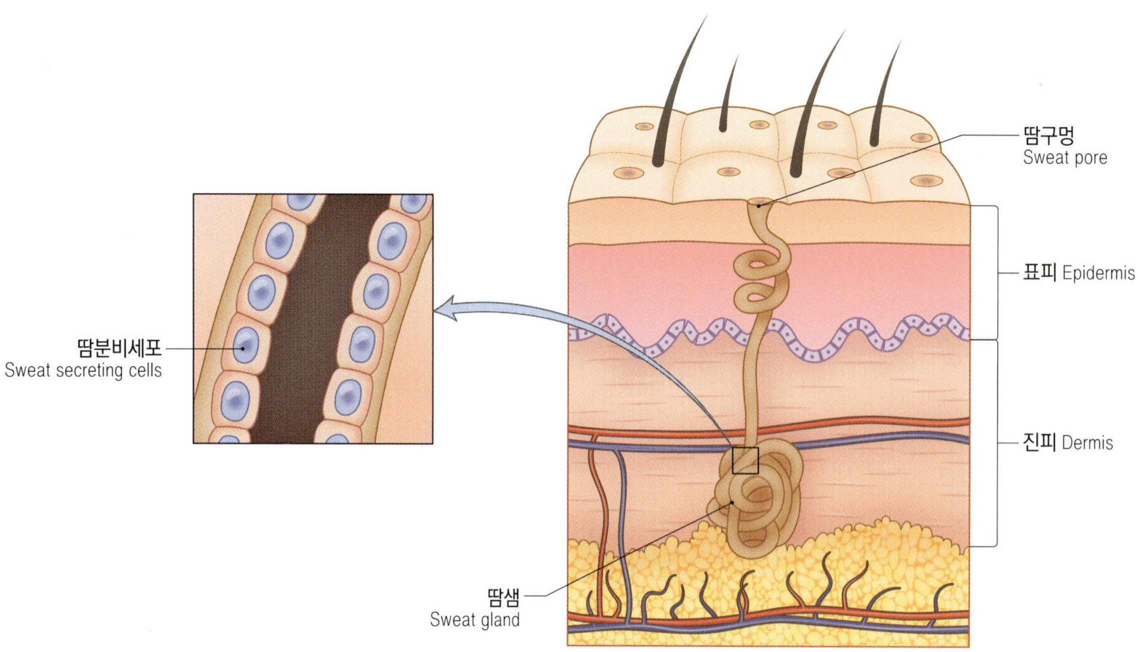

그림 6.5 땀샘

6.2 외피

학습목표 피부의 부속기관에 대해 알 수 있다.

기름샘(피지샘) Sebaceous gland

손과 발바닥을 제외한 온몸에 걸쳐 400~900/cm^2개 정도 분포한다. 기름샘은 진피의 그물층에 있으며, 털과 연관되어 있어 털주머니 윗부분에 열린 구멍을 통해 피부표면으로 나와 기름(sebum)을 분비한다. 땀샘에서 분비되는 땀과 유화되어 피부표면에 산성막을 형성하여 피부를 보호하며, 수분 증발을 억제하고 알칼리성 자극에 대한 피부자극을 중화시키는 역할을 한다(그림 6.6).

출생 후 퇴화하다가 일차성징 시 기능이 성숙하여 청소년기에 활발하고, 60세 전후에 다시 퇴화된다. 기름샘의 기능이 약화되면 피부건성화로 인해 기름막이 형성되지 않아 이물질의 침입이 쉬워지고 알레르기 반응이 일어나며, 건성모발로 변화될 수도 있다. 기름샘 과잉 시 지성피부 및 지루성피부, 여드름이 나타날 수 있다.

젖(유방) Breast

복장뼈의 가쪽 경계에서 겨드랑사이의 큰가슴근에 얹혀 있으며, **젖샘**(유선, mammary gland)은 피부밑조직 내에 변형된 부분분비 땀샘으로 젖꼭지를 중심으로 15~25개의 지방조직과 결합조직으로 된 엽이 부챗살 모양으로 퍼져 있는 구조이다. 젖꼭지(유두, nipple)를 둘러싸고 있는 부분을 **젖꽃판**(유륜, areola)이라 한다. 임신기에는 젖샘관(유관, lactiferous duct)으로 나온 도관들이 증식하여 소엽들을 형성하여 팽창한다. 출산 후에는 호르몬에 의해 젖이 배출된다(그림 6.7).

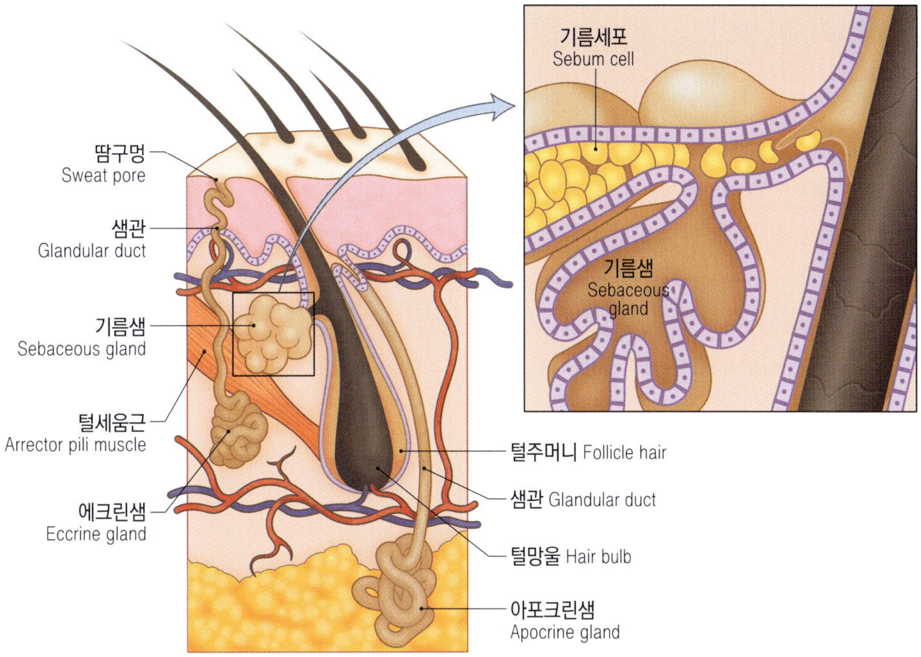

그림 6.6 기름샘

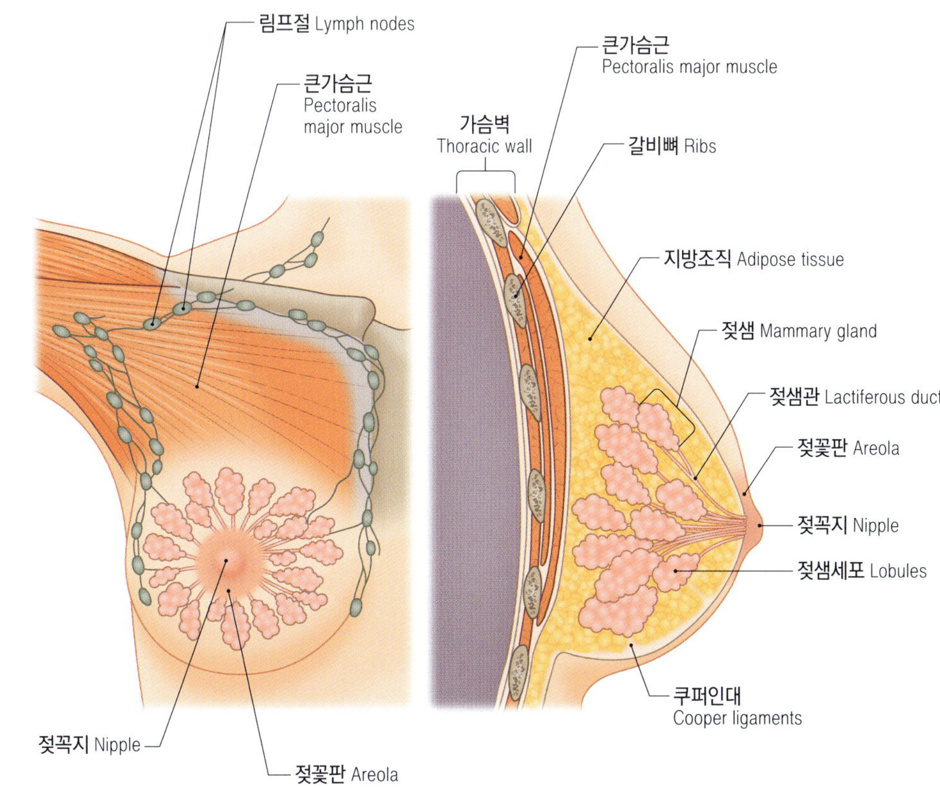

그림 6.7 젖샘

관련 질환

화상 Burn

외부환경으로부터 보호 역할을 하는 피부조직은 광선, 열, 화학물질, 전기 등에 의해 상해를 입게 되는데, 이를 화상이라고 한다. 화상으로 인해 호흡장애나 혈류량 감소와 같은 현상이 나타날 수 있으며, 감염에 의해 패혈증이 나타나기도 한다.

화상의 분류 Classification of burn

- **1도 화상(first degree burn)** 강한 태양 광선에 노출되거나 가스폭발 또는 뜨거운 액체에 순간적으로 노출되었을 때 발생한다. 피부 발적이 나타나며 수일이 경과한 후 흔적 없이 회복된다.
- **2도 화상(second degree burn)** 주로 열탕화상이나 가벼운 화염에 의해 나타난다. 수포와 물집이 생기고 피부밑조직에 부종과 심한 통증이 동반된다. 2~4주 후 얇은 흉터를 남기면서 회복된다.
- **3도 화상(third degree burn)** 피부의 피부밑조직까지 모든 층이 손상받는 경우이다. 피부색은 흰색, 타버린 갈색이나 검은색으로 변하고 통증을 느낄 수 없다.
- **4도 화상(fourth degree burn)** 피부의 모든 층과 함께 근육, 힘줄, 신경과 뼈 조직까지 손상받는 가장 심한 경우이다.

표 6.3 화상의 분류와 침범부위

분류		침범부위					원인 및 증상	회복기간
		표피	진피	피부밑지방	근육	신경, 뼈대		
1도							일광화상 시, 홍반과 충혈	5~10일
2도	얕은						열탕이나 가벼운 화염에 의함, 수포형성	14~28일
	깊은						심한 통증 및 경우에 따라 피부이식	~수주
3도							화염, 고압전기, 화학물질에 의해 발생, 피부괴사, 가피형성, 피부이식	~수개월
4도							가장 심한 손상, 피부가 검은색으로 변함, 괴사, 피부이식, 사망 가능	~평생

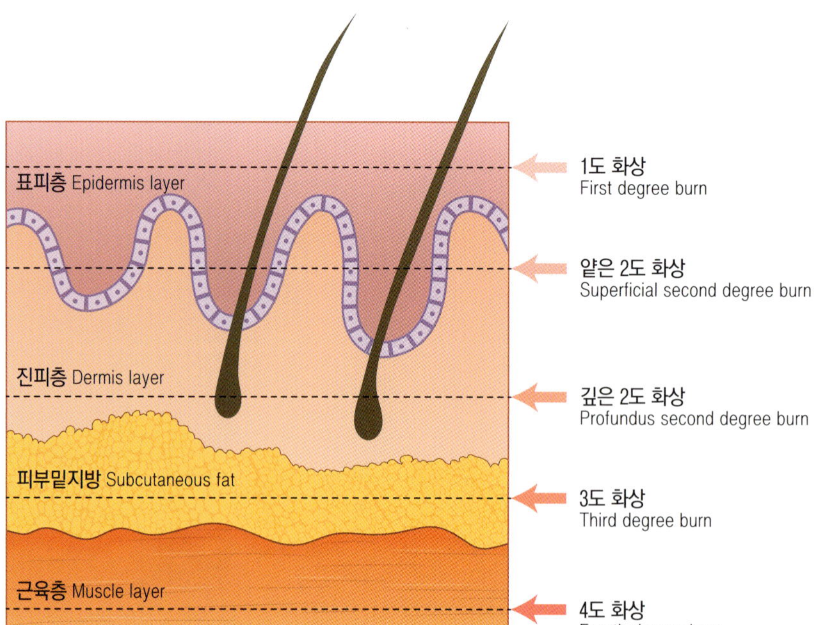

그림 6.8 화상의 분류

관련 질환

화상의 진단 Diagnosis of burn

9의 법칙 Rule of nine

피부 화상의 면적을 계측하는 방법으로 체표면적을 각 구분마다 9% 또는 18%로 나누어 표시하는데 머리와 목을 합쳐 9%, 몸통의 앞면과 뒷면을 각각 18%, 팔 9%, 다리 18%, 회음부 1%를 합쳐 100%로 한다. 성인과 아동, 영아의 몸 표면에 40% 이상의 화상을 입게 되면 합병증에 의해 사망할 수 있다.

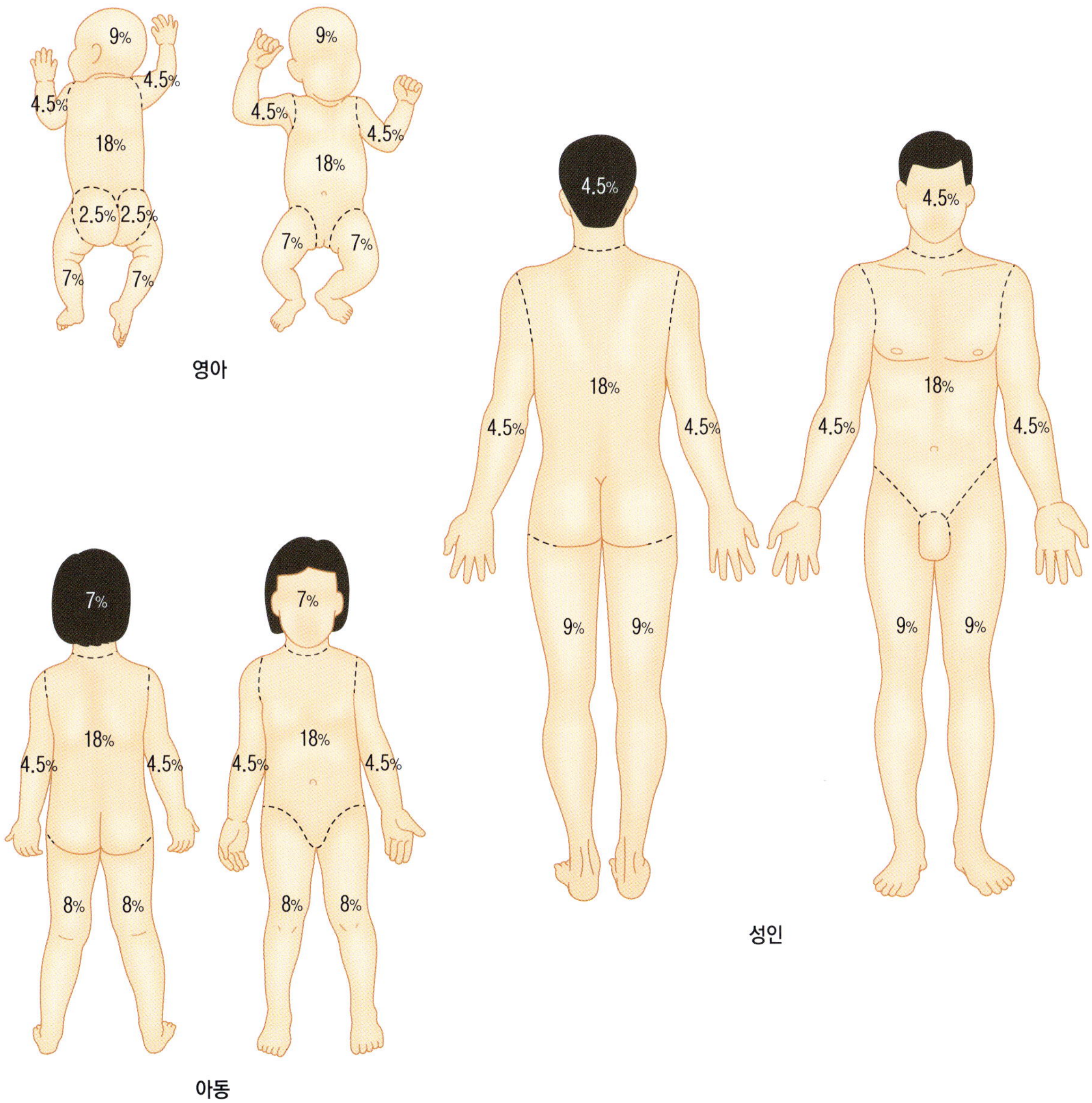

그림 6.9 연령에 따른 화상 범위(9의 법칙)

6.3 일반감각기

학습목표 피부감각에 대해 알 수 있다.

피부감각기 Cutaneous receptor

몸의 표면인 피부에서 느끼는 감각으로 얕은감각이라고 하며, 촉각, 압각, 통각, 온도감각 등 기계적 자극을 감지하는 감각이 여기에 속한다. 피부감각은 접촉수용기(cutaneous receptor)에 의해 감지하여 뇌로 전달된다. **피부수용기**의 종류는 표 6.4와 같다.

수용체에서 감지한 감각은 활동전압을 일으켜 감각신경로를 통하여 뇌로 전달되는데, 촉각과 압각은 뒤기둥안쪽섬유띠로(내측모대, dorsal column medial lemniscus, DCML)를 통해 대뇌로 전달되고 통각과 온도감각은 척수시상로(spinalthalamic tract)를 통해 대뇌로 전달되어 지각하게 된다.

표 6.4 피부수용기

수용기	위치	분포	감지
자유신경종말(free nerve ending)	표피와 진피	광범위하게 분포	통각, 온도감각, 가려움
마이스너소체(Meissner corpuscle)	진피 유두층	손 · 발바닥, 젖꼭지, 생식기	가벼운 촉각
파치니소체(층판소체, Pacinian corpuscle)	표피와 진피 사이	(윤)활막, 손 · 발바닥, 생식기	진동감각, 압각
루피니소체(망울소체, Ruffini corpuscle)	진피와 피부밑조직	관절주머니	온각, 지속적인 압력
크라우제끝망울(Krause end bulb)	점액층	혀의 점막, 입술, 결막	냉각, 약한 압력과 진동, 촉각

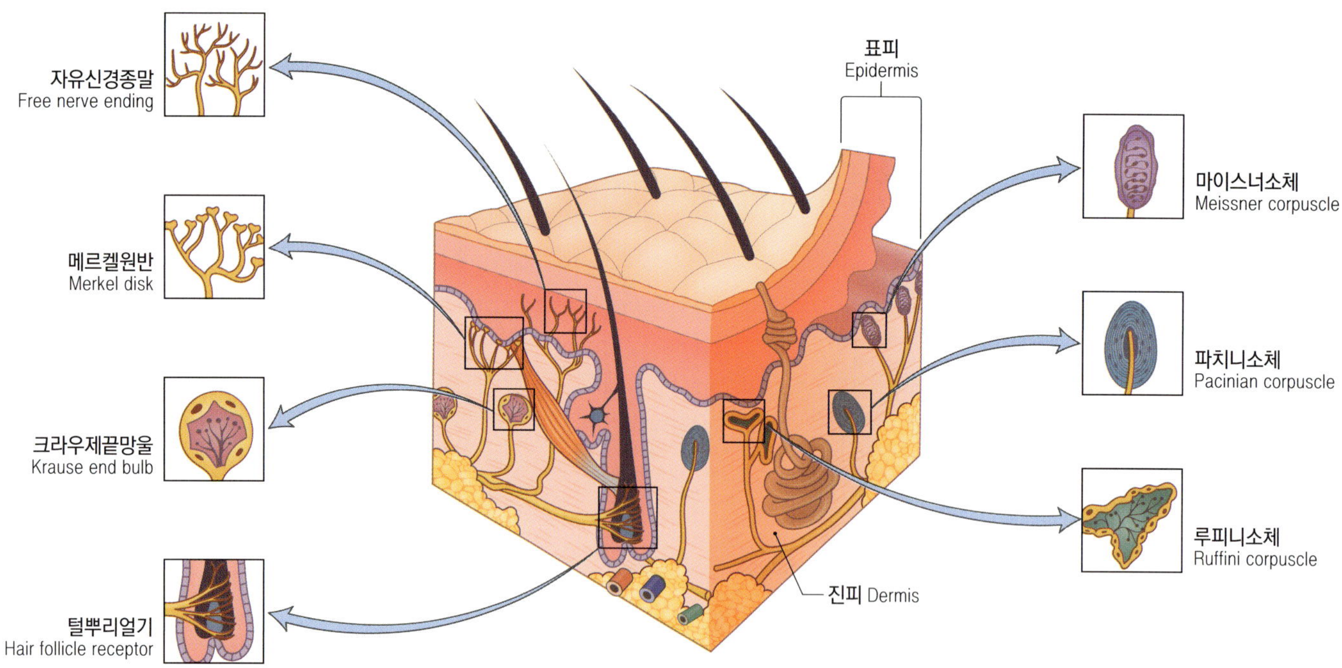

그림 6.10 피부감각 수용기

6.3 일반감각기

학습목표 고유감각에 대해 알 수 있다.

고유감각기 Proprioceptor

고유감각기는 눈으로 직접 보지 않고도 움직임과 위치 및 자세에 대한 피드백을 제공하는 내부수용기이다. 운동감각이 의식적인 기전과 관계있다면 고유감각은 자극에 반응함으로써 자세와 움직임을 조절하는 무의식적 기전과 관계있다. **근육방추**(muscle spindle)는 Ia 섬유나 II 섬유를 통해 척수에 근육의 길이나 속도에 관한 정보를 제공하고, **힘줄방추**(건방추, tendon spindle)는 Ib 섬유를 통해 척수에 근장력에 관한 정보를 제공하며, **관절수용기**(joint receptor)는 관절의 움직임을 척수에 전달한다. 고유감각기는 근육의 길이나 속도, 근장력, 관절위치에 의한 정보를 제공함으로써 몸의 각 부분이 어디에 있는지, 어떻게 움직이는지를 뇌에 전달한다. 고유감각수용기는 표 6.5와 같다.

표 6.5 고유감각기

수용기	위치	구성	감지
근육방추(muscle spindle)	근육 내	핵주머니섬유, 핵사슬섬유	근육의 길이와 속도
힘줄방추(tendon spindle)	힘줄 내	감각신경	근장력
관절수용기(joint receptor)	관절 내	마이스너소체, 루피니소체, 파치니소체, 크라우제끝망울 등	관절의 움직임과 위치

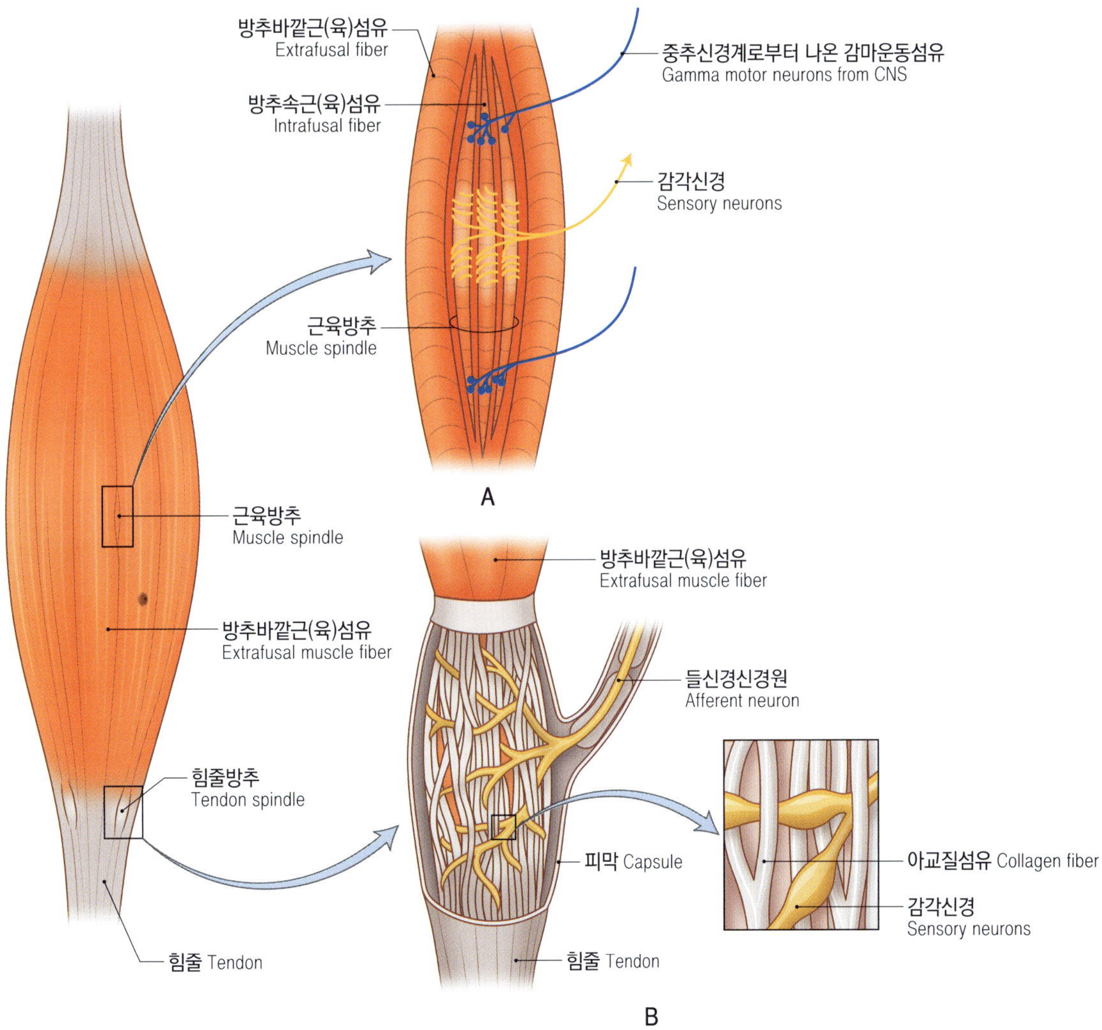

그림 6.11 고유감각기. A: 근육방추, B: 힘줄방추

6.3 일반감각기

학습목표 내장감각에 대해 알 수 있다.

내장감각기 Visceral sensor

내장이나 혈관의 수축과 압력을 감지하는 수용체가 있어 내장통증이나 두통을 느끼기도 하나 이들 부위는 수용기가 치밀하게 분포되어 있지 않고 무감각하여 불분명한 경향이 있다. 또한 **연관통증**(referred pain)처럼 통증 자극이 생긴 곳이 아닌 다른 곳에서 통증을 인지하는 경우가 있는데, 이는 내장감각이 전달하는 신경원과 피부감각이 전달하는 신경원이 척수의 같은 장소를 통해 대뇌로 전달되기 때문에 일어나는 것으로 대뇌 인식이 잘못되어 나타나는 현상이라 할 수 있으나 질병을 진단하는데 매우 중요한 정보를 제공하기도 한다. 예를 들어 협심증(angina pectoris)은 가슴과 왼쪽 팔 안쪽에서 새끼손가락까지 통증이 뻗치는 경우이다(그림 6.12).

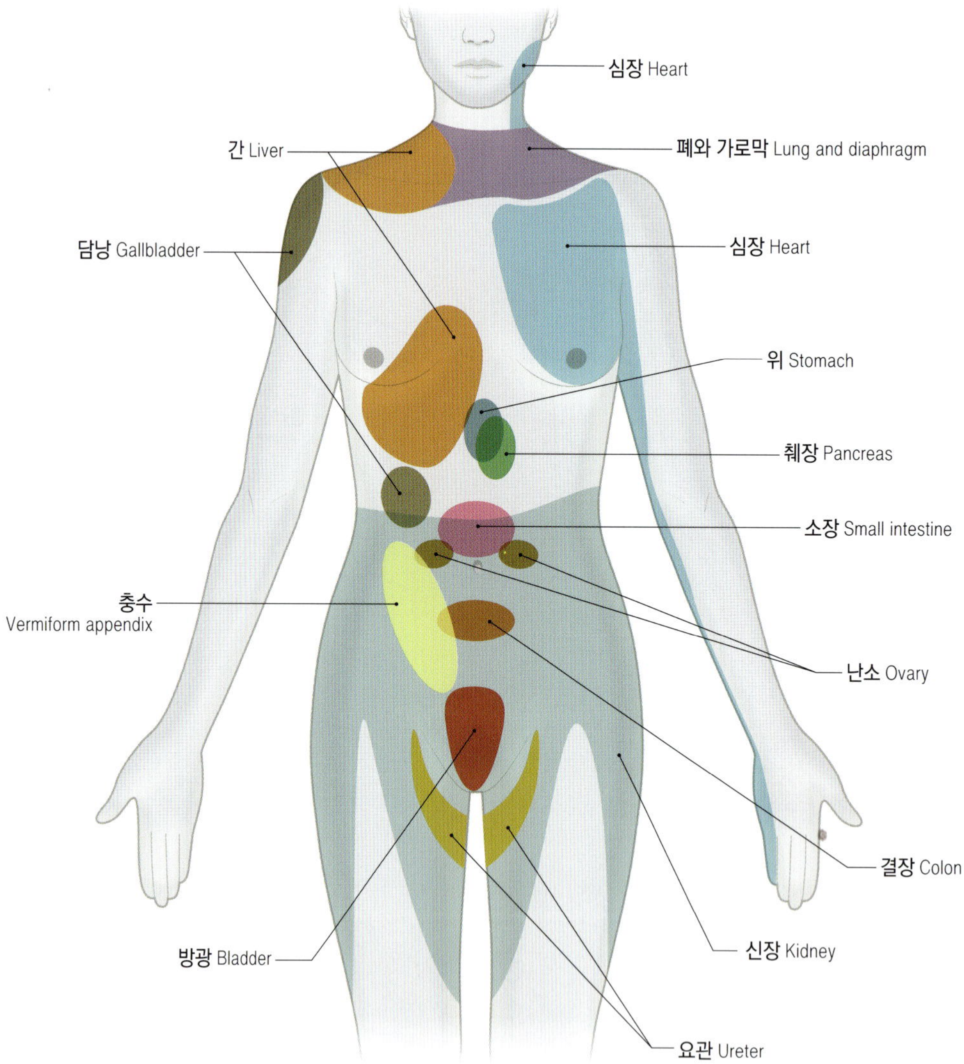

그림 6.12 연관통증

6.4 특수감각기-시각기

학습목표 눈의 구조에 대해 알 수 있다.

시각기의 구성요소 Component of visual organ

시각(visual sense)은 안구(eye ball)를 통해 빛에 반응함으로써 형태, 모양, 색깔 등의 감지가 가능하다. 안구벽의 신경막에 있는 빛 수용기인 **막대세포**(rod cell)와 **원뿔세포**(cone cell)가 빛에 노출되면 화학적 에너지가 전기적 에너지로 변하여 국소전압을 일으켜 활동전압에 의해 대뇌의 뒤통수엽(occipital lobe)에 전달되어 일차적으로 인지한다. 안구는 눈확(orbit)에 의해 둘러싸여 있으며, 안구벽(coat of eyeball)은 바깥에서부터 **섬유막**(fibrous coat), **혈관막**(vascular coat), **신경막**(nervous coat)으로 구성되고 **굴절질**(refracting media)은 빛을 모으거나 분산시키는 정도인 굴절력을 조절하여 초점거리를 맞추는 역할을 한다.

표 6.6 안구

구분			세부 구조	특징
안구벽	바깥막	섬유막	각막(cornea)	빛을 받아들이는 창문 역할, 섬유막의 1/6 차지
			공막(sclera)	흰자위, 안구의 형태유지, 섬유막의 5/6 차지
	중간막	혈관막	홍채(iris)	빛의 양을 조절, 가운데 공간을 동공이라 함
			섬모체(ciliary body)	홍채 조절 및 수정체의 굴절률 조절
			맥락막(choroid)	암실역할, 영양공급 및 광선 흡수
	속막	신경막	망막(retina)	황반(중심오목)에 상이 맺힘
굴절질	방수(aqueous humor)			홍채와 수정체 사이의 액체, 영양과 압력 유지
	수정체(lens)			빛의 초점이 망막에 맺히도록 굴절률 조절
	유리체(vitreous body)			내부 망막에 싸여 있는 젤리, 안압 유지

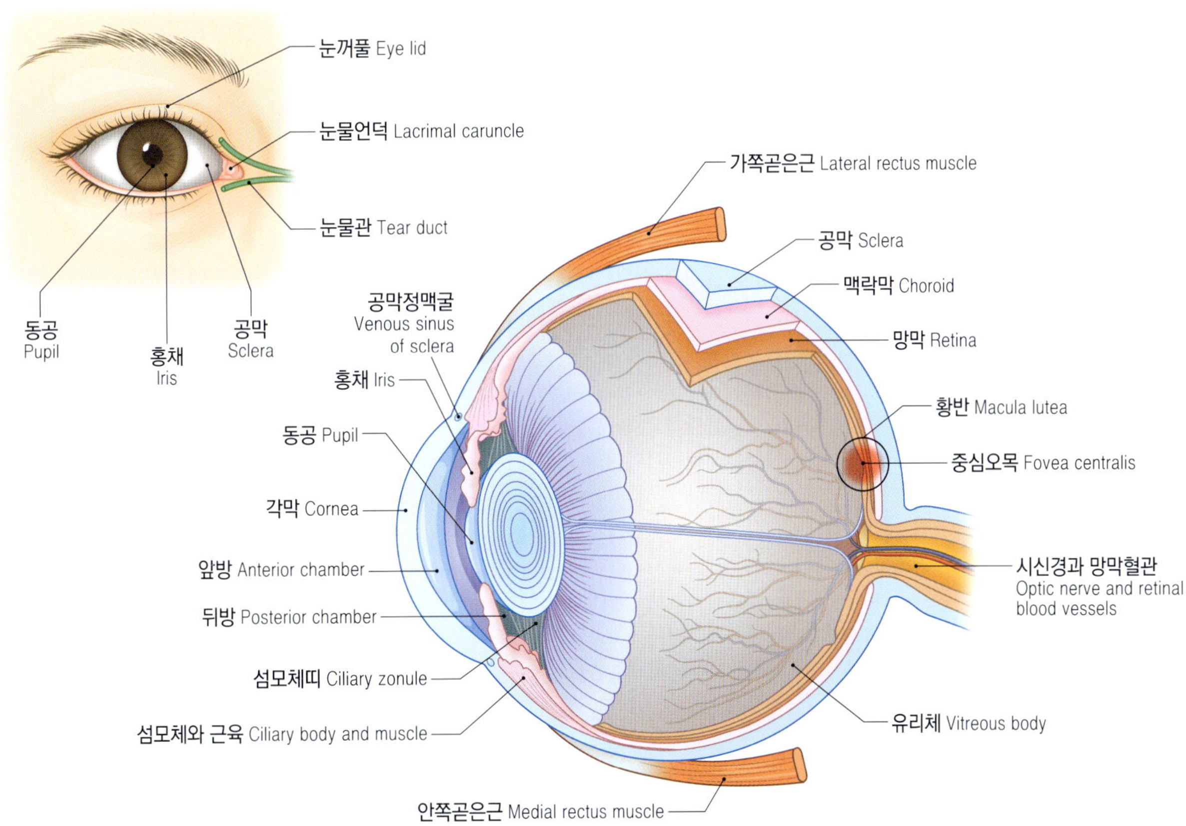

그림 6.13 안구

6.4 특수감각기-시각기

학습목표 안구벽의 구조에 대해 알 수 있다.

안구벽의 구조 Structure of eyeball wall

안구벽은 가장 바깥층인 섬유막, 중간층인 혈관막, 속층인 신경막으로 이루어진다.

섬유막 Fibrous coat 안구의 가장 바깥층을 이루는 피막이며, 탄력성이 있어 안구의 형태 유지와 내용물을 보호하는 역할을 담당하고 있는데, 안구의 앞면을 싸고 있는 부분을 각막(cornea)이라 하고, 뒤부위를 싸고 있는 부분을 공막(sclera)이라 한다.

각막 Cornea 빛의 굴절기구로 안구의 앞쪽 1/5을 이루는 투명한 막으로 혈관분포가 없어 이식이 가능한 장기이다. 각막의 표면이 고르지 못하면 **난시**(astigmatism)가 유발된다.

공막 Sclera 안구 뒤쪽 4/5를 이루는 단단한 결합조직성의 흰자위(백막)로 안구근육들이 부착되어 있고, 각막 경계 부위에 **공막정맥굴**(공막정맥동, scleral venous sinus: 슐렘관, canal of Schlemm)이 있어 방수가 흡수된다.

혈관막 Vascular coat 섬유막과 신경막인 망막 사이에 있는 층으로 앞쪽의 섬모체 및 홍채와 뒤쪽의 맥락막으로 구분한다. 혈관 분포와 멜라닌색소가 풍부하여 안구의 암실을 만들고, 광선의 투과량을 조절하는데 기여한다.

섬모체 Ciliary body 맥락막의 앞쪽에 비후된 곳인 **섬모체돌기**(ciliary process)에 수정체와 연결되는 가느다란 섬유인 **섬모체띠**(섬모소구역, ciliary zonule)와 **걸이인대**(지지인대, suspensory ligament)가 있다. 섬모체 속에는 민무늬근육인 **섬모체근**이 있어 수정체의 만곡을 조절하는 역할을 한다. 부교감신경에 의해 섬모체근육이 수축되면 섬모체띠의 장력이 약해져서 수정체는 볼록하게 되어 가까이 있는 물체가 선명하게 보인다.

홍채 Iris 색소성 결합조직으로 수정체 앞면에 있는 원판상의 기관이며, 중앙에 있는 빈 틈새를 **동공**(pupil)이라고 한다. 이 멜라닌색소의 함유량 차이로 종족과 개인에 따라 눈 색깔이 달라진다. 또한 각막과의 사이에 **앞방**(anterior chamber), 수정체 사이에 **뒤방**(posterior chamber)을 이룬다(그림 6.15). 홍채의 수축과 이완에 의해 빛의 양이 조절된다.

맥락막 Choroid 공막의 내면을 덮고 있는 막으로 혈액과 멜라닌색소가 다량으로 함유되어 있으며, 망막의 색소 상피층과 밀착되어 있어 망막에 상이 맺힐 수 있도록 암실을 만드는 역할을 한다. 플래쉬를 터트리며 사진을 찍을 때 간혹 눈이 빨갛게 보이는 **적목현상**(red eye effect)이 나타난다. 동공(pupil)은 빛이 통과하는 구멍으로 둘레에 2종의 민무늬근육, 즉 둘레 모양의 **동공조임근**(축동근, sphincter pupillae muscle)과 부채꼴 모양의 **동공확대근**(산동근, dilator pupillae muscle)이 있어서 동공의 크기가 조절되어 광선의 투과량이 결정된다. 부교감신경의 자극에 의해 두른 모양의 동공조임근이 수축되어 동공이 작아진다.

6.4 특수감각기-시각기

학습목표 안구벽의 구조에 대해 알 수 있다.

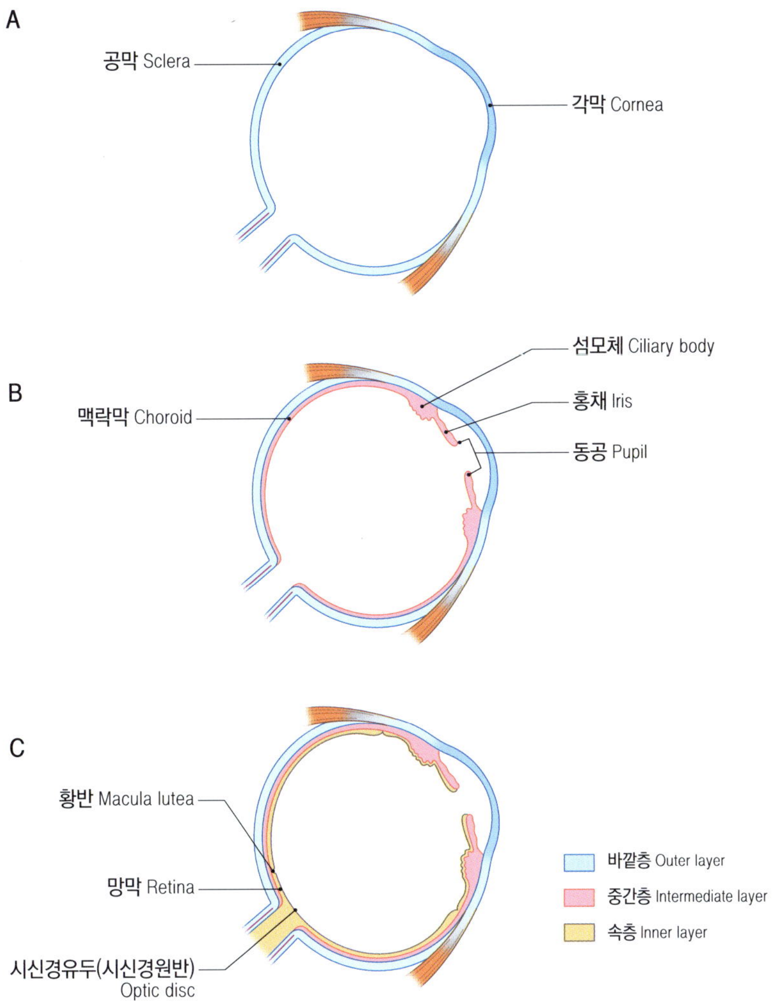

그림 6.14 안구벽. A: 섬유막, B: 혈관막, C: 신경막

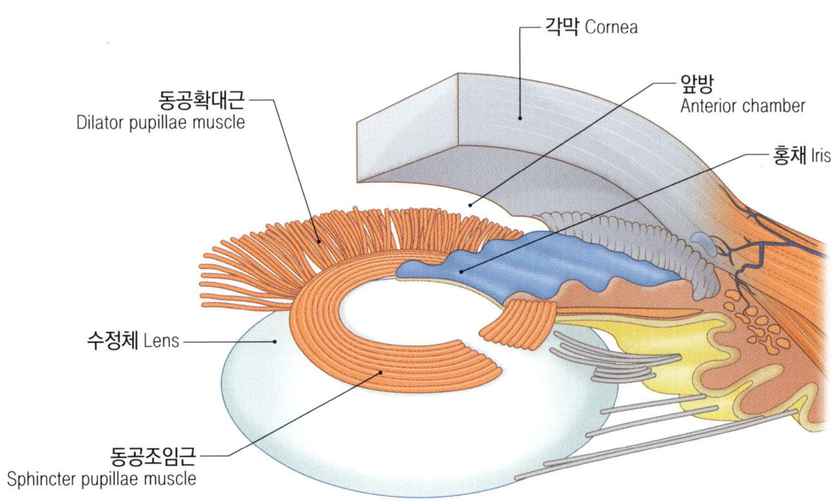

그림 6.15 홍채

6.4 특수감각기-시각기

학습목표 안구벽의 구조에 대해 알 수 있다.

신경막 Nervous coat

망막의 구성 층 Layer of retina 신경막은 빛의 감수기인 망막으로 10층 구조이다. 멜라닌색소과립을 함유한 색소상피층(pigmented layer), 광선을 수용하는 **막대세포**(간상세포, rod cell)와 **원뿔세포**(cone cell)로 이루어진 신경상피층(photoreceptor layer), 작은 구멍들이 있는 그물 모양의 바깥경계막(external limiting membrane), 시각세포(visual cell)의 핵으로 이루어진 바깥핵층(outer nuclear layer), 시각세포의 축삭이나 평형세포 등이 이루는 바깥그물층(outer plexiform layer), 주로 두극세포의 핵으로 구성된 속핵층(inner nuclear layer), 두극세포의 축삭이나 무축삭세포 등이 이루는 속그물층(inner plexiform layer), 신경절세포의 핵이 있는 신경절세포층(ganglionic layer), 신경섬유들로 이루어진 신경섬유층(layer of nerve fiber) 그리고 망막 안쪽면의 초자양막인 안쪽경계막(internal limiting membrane) 순서로 되어 있다(그림 6.16).

신경상피층에는 빛수용기인 막대세포와 원뿔세포가 있다. 막대세포는 **로돕신**(시홍, rhodopsin)을 함유하고 있으며, 가시광선 파장에 예민하여 색조감각이 없어 밤눈보기에 적응되어 있다. 로돕신은 레티날(retinal)과 스코톱신(scotopsin)이 결합된 것이다. 밝은 곳에서 작용하며 색조를 인식하는 원뿔세포는 **아이오돕신**(요오돕신, iodopsin)이 있으며 낮 눈보기에 적응되어 있다. 아이오돕신은 레티날과 포톱신(photopsin) 단백질이 결합된 것이다.

감각상피세포층에는 제1신경원(primary neuron), 막대세포와 원뿔세포로부터 흥분을 받아 시신경세포층에 보내는 역할을 하는 두극세포층인 제2신경원(secondary neuron), 세포들의 축삭들이 망막을 지나 시신경원반에 모여 시신경을 이룬 다음 뇌로 이어지는 시신경세포층인 제3신경원(third neuron)으로 배열되어 있다(그림 6.17).

망막의 구분 Division of retina 맥락막 안쪽면을 덮고 있는 위부위는 감각상피가 있기 때문에 **시각부분**(visual part)이라 하고 이를 망막이라 한다. 망막은 톱니둘레(거상연, ora serrata)를 경계로 앞뒤로 구분된다. 앞부분은 감각상피가 없기 때문에 상이 맺히지 않아 **비 시각부분**(nonvisual part)이라 하고, 뒷부분은 감각상피가 있어 상이 맺히므로 시각부분이라 한다.

시각부분의 모든 부분에서 상이 맺히는 것은 아니며 신경과 혈관의 통로인 **시신경원반**(optic disc)은 감각상피가 없어 상이 맺히지 않아 **맹점**(blind spot)이라 한다(그림 6.18). 이에 비해 물체의 상이 가장 잘 맺히는 곳은 **황반**(macula lutea)의 **중심오목**(중심와, fovea centralis)이다. 황반은 원뿔세포로 구성되고, 나머지 망막에는 막대세포로 구성된다.

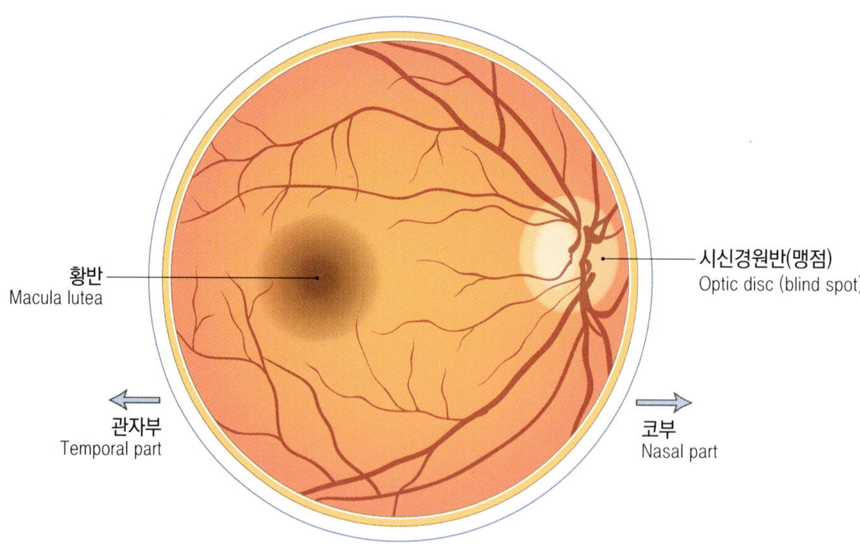

그림 6.16 시신경원반과 황반

6.4 특수감각기-시각기

학습목표 안구벽의 구조에 대해 알 수 있다.

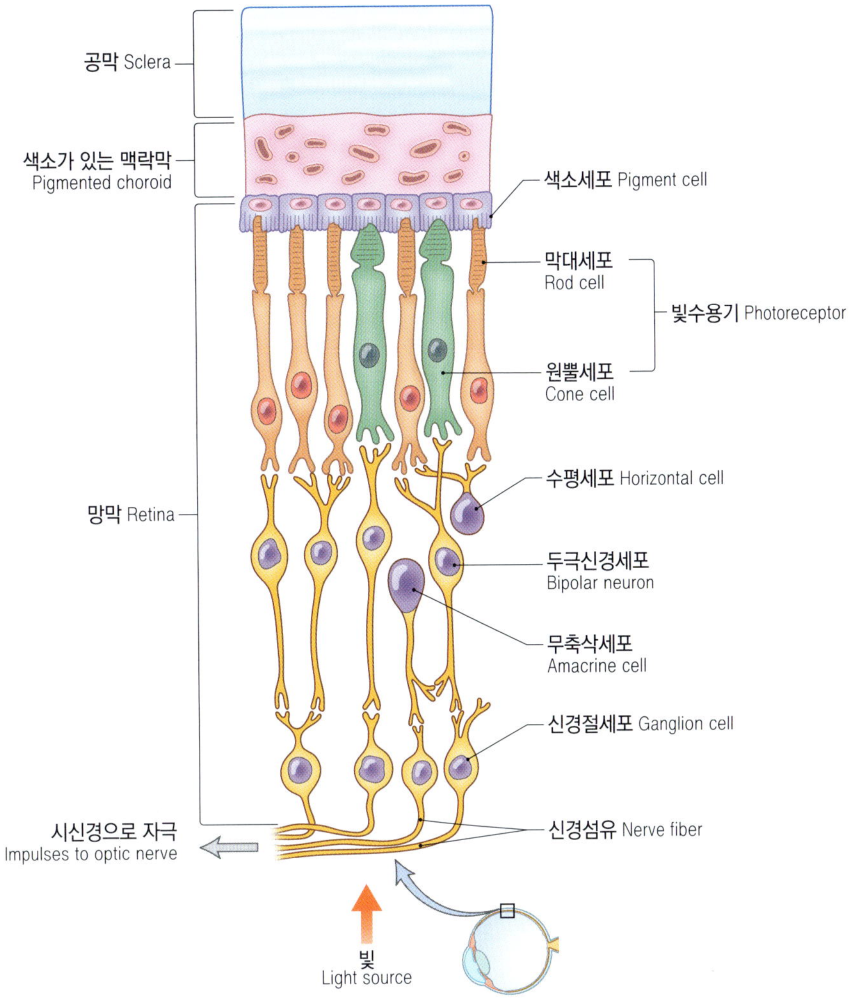

그림 6.17 망막의 신경상피층과 빛수용기

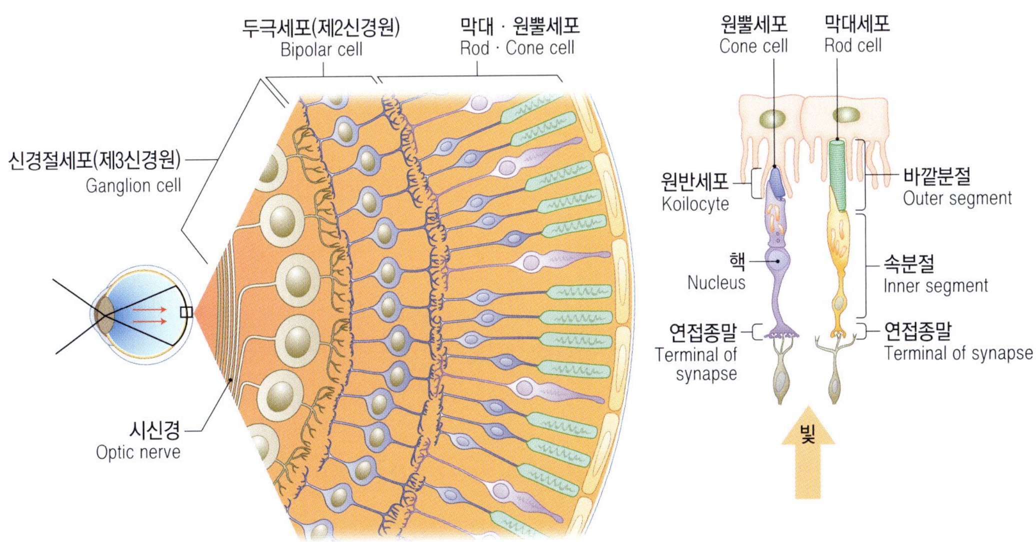

그림 6.18 망막의 감각상피세포층

6.4 특수감각기-시각기

학습목표 안구의 굴절질에 대해 알 수 있다.

굴절질 Refracting media

빛이 망막에 도달하기 위해서는 각막을 지나 안구의 내용물인 방수(aqueous humor) → 수정체 → 유리체를 통과하면서 각각의 굴절률에 따라 굴절된다.

방수 Aqueous humor 각막과 홍채 사이 및 홍채와 수정체 사이를 가득 채운 투명한 액체이며, 림프의 일종으로 섬모체돌기에서 분비되어 **뒤방**(후방, posterior chamber) → **앞방**(전방, anterior chamber) → **홍채각막구석공간**에 이르고, 이어서 각막공막 결합부에 있는 **공막정맥굴**(공막정맥동, venous sinus of sclera)에 흡수되어 정맥에 유입된다. 방수의 순환장애로 인하여 방수가 증가하면 안압이 상승하여 **녹내장**(glaucoma)이 발생한다.

수정체 Lens 투명한 볼록렌즈 모양의 구조물로 주변부에 섬모체돌기에서 나온 섬모체띠(섬모소구역, ciliary zonule)가 부착되어 있기 때문에 섬모체근의 수축과 이완에 의하여 **굴절률**(refractive index)이 조절된다. 젊은 사람들의 수정체는 투명하고 유연하지만 나이가 들면서 그 중심부로부터 혼탁해지고 두께도 얇아지는데, 혼탁이 심하여 시력장애가 발생되는 경우를 **백내장**(cataract)이라 한다.

유리체 Vitreous body 수정체와 망막 사이의 넓은 공간을 채우며, 안구 용적의 70% 정도를 차지한다. 안구 안압을 유지하는 투명한 젤리 상의 조직으로 대부분은 수분으로 되어 있으나 약간의 섬유와 세포도 포함되어 있다.

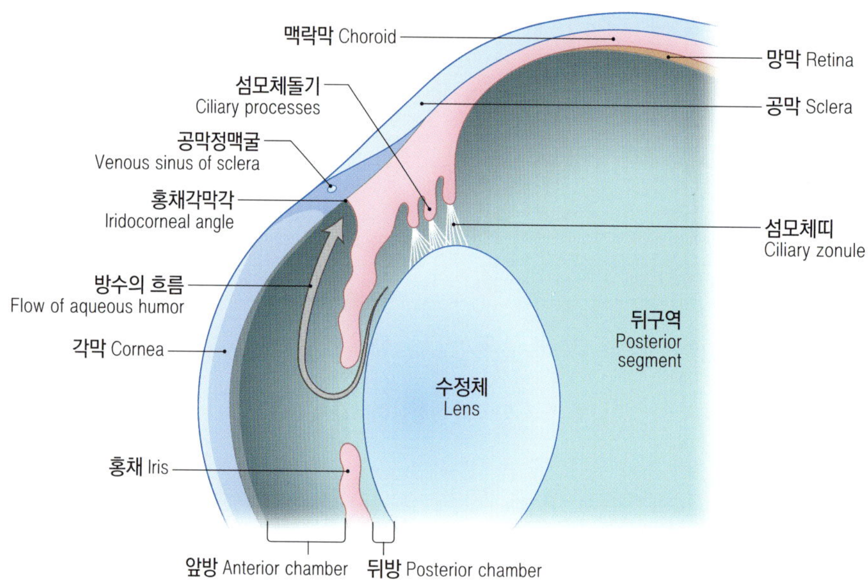

그림 6.19 방수의 흐름

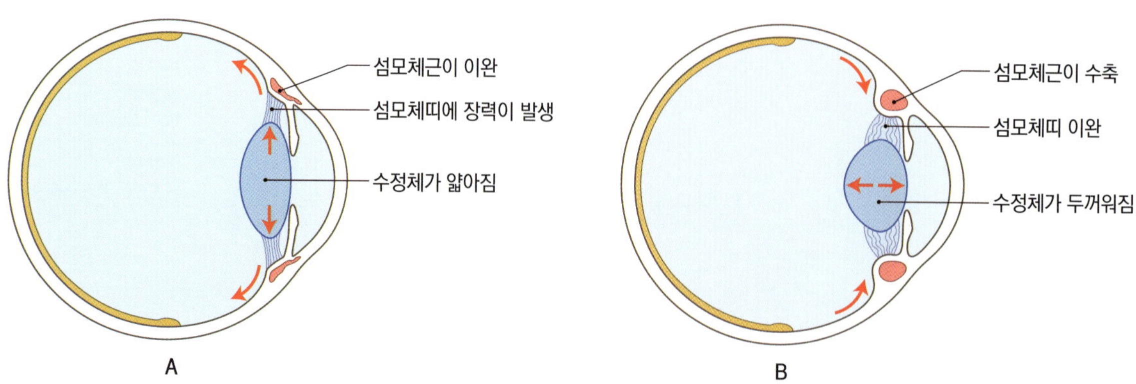

그림 6.20 수정체의 조절. A: 먼 곳을 볼 때, B: 가까운 곳을 볼 때

6.4 특수감각기-시각기

학습목표 시각의 전도 경로에 대해 알 수 있다.

시각의 전도 Conduction of visualization

시각(vision)은 자궁 속에서 자극을 받지 못하는 유일한 감각이다. 신생아는 겨우 20cm 안의 물체만 흐릿하게 보다가 신경회로가 형성됨에 따라 6개월이 되면 물체의 깊이나 색을 구분하고, 생후 1년경에는 시력조정이 끝나 3차원의 세계가 완성된다.

시각의 전도 경로 Neural pathway of vision 망막의 시신경 세포층에서 나온 시신경이 시각교차(optic chiasm)를 거친 후 → 시각로(optic tract)를 거쳐 → 사이뇌의 가쪽무릎체(외측슬상체, lateral geniculate body)에 들어간다. → 시각부챗살(optic radiation)을 통해 → 대뇌피질의 뒤통수엽의 새발톱고랑(calcarine sulcus)과 주변에 있는 시각영역(visual area)에 닿는다. 이런 경로를 통하여 망막에 맺혀진 상이 시각전도로를 거쳐서 대뇌피질에 전달되고, 대뇌는 양쪽 눈에 맺혀진 상을 분석하여 물체를 인식하게 된다.

보이는 영역인 시야(visual field)는 왼쪽과 오른쪽 시야가 있다. 각각 **관자부분**(temporal part)과 **코부분**(nasal part)으로 나뉜다. 각 시야는 왼 · 오른쪽, 위 · 아래가 뒤집혀 맺힌다. 예를 들어, 오른쪽 시야의 코부분은 오른쪽 망막의 관자부분에 맺힌다. 각 망막에 맺힌 이미지 중에서 망막의 코부분, 즉 시야의 관자부분은 시각교차에서 교차하여 반대쪽 가쪽무릎체로 가고, 망막의 관자부분, 즉 시야의 코부분은 교차하지 않고 같은 쪽 가쪽무릎체로 간다. 한편, 시신경의 일부는 시각로를 거치는 동안 중(간)뇌(midbrain)의 위둔덕(상구, superior colliculus)으로도 들어가 **시각반사**(visual reflex)에 관여한다.

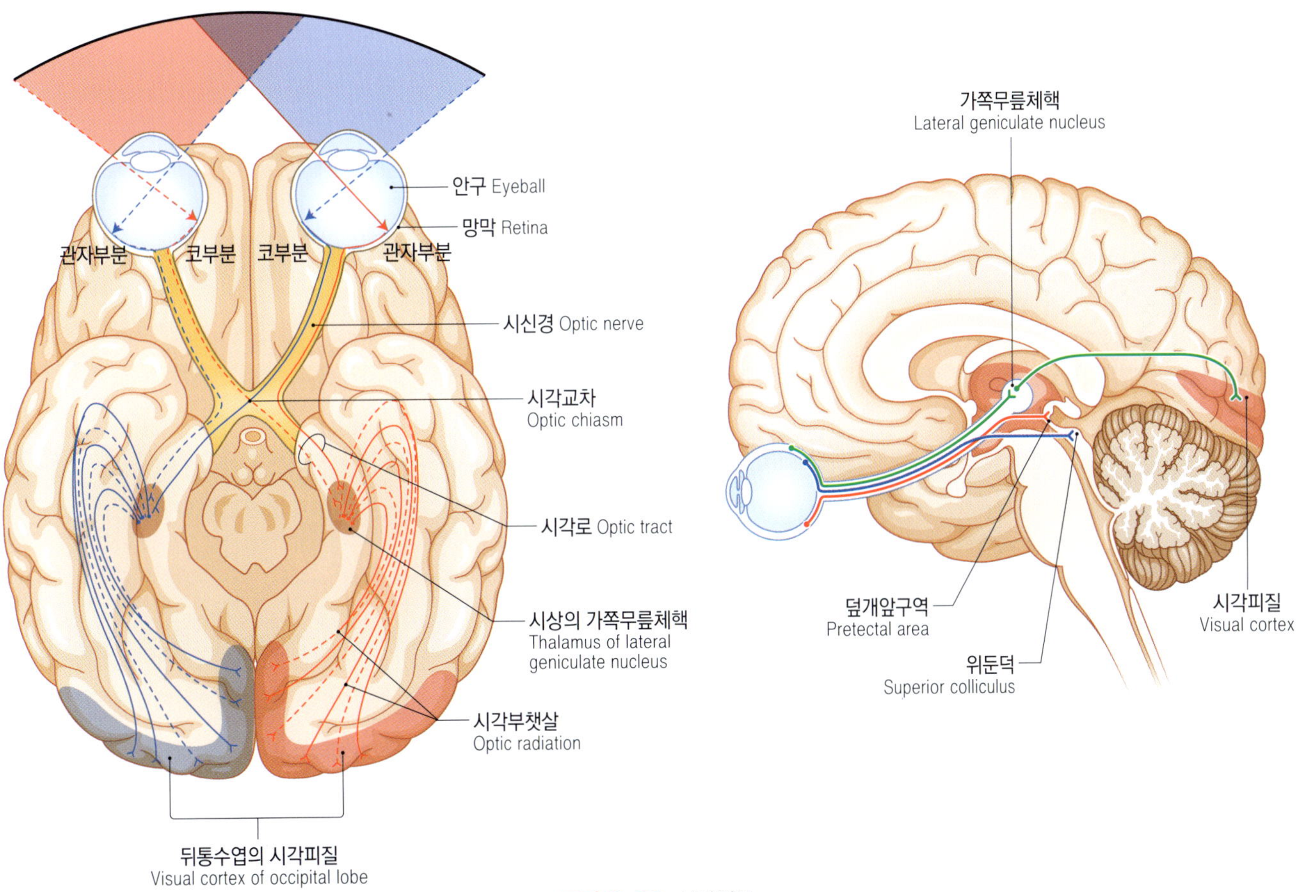

그림 6.21 시각경로

6.4 특수감각기-시각기

학습목표 안구의 부속기관에 대해 알 수 있다.

안구의 부속기관 Appendage of the eyeball

안구의 운동에 관여하는 안구근육과 안구를 보호하는 눈꺼풀, 결막 및 눈물기관 등이 있다.

안구근육 Eyeball muscle 위곧은근(상직근, superior rectus muscle)과 아래곧은근(하직근, inferior rectus muscle), 안쪽곧은근(내측직근, medial rectus muscle), 가쪽곧은근(외측직근, lateral rectus muscle), 위빗근(상사근, superior oblique muscle) 및 아래빗근(하사근, inferior oblique muscle)으로 **6개의 근육**과 위눈꺼풀을 올리는 데 관여하는 **눈꺼풀올림근**(안검거근, levator palpebrae superioris muscle)을 합하여 안구근육이라 한다. 위곧은근과 아래곧은근, 안쪽곧은근, 가쪽곧은근, 위빗근은 뒤쪽의 시신경관(optic canal)을 둘러싼 돌림 모양의 힘줄인 온힘줄고리(common tendinous ring)에서 시작하여 공막의 가장자리 부근에 닿는데, 위빗근은 도르래(trochlea)에 의해 방향이 바뀐다. 아래빗근은 이들과는 달리 눈확의 아래바닥에서 시작한다. 위빗근은 도르래신경의 지배를 받고 가쪽곧은근은 갓돌림신경의 지배를 받고 있으며, 나머지는 모두 눈돌림신경의 지배를 받는다. 또한 윗눈꺼풀을 올리는 데 관여하는 눈꺼풀올림근도 눈돌림신경의 지배를 받는다.

표 6.7 안구근육의 움직임

근육	운동					
	올림	내림	모음	벌림	안쪽돌림	가쪽돌림
위곧은근(superior rectus muscle)	○		○		○	
아래곧은근(inferior rectus muscle)		○	○			○
안쪽곧은근(medial rectus muscle)			○			
가쪽곧은근(lateral rectus muscle)				○		
위빗근(superior oblique muscle)		○		○	○	
아래빗근(inferior oblique muscle)	○			○		○

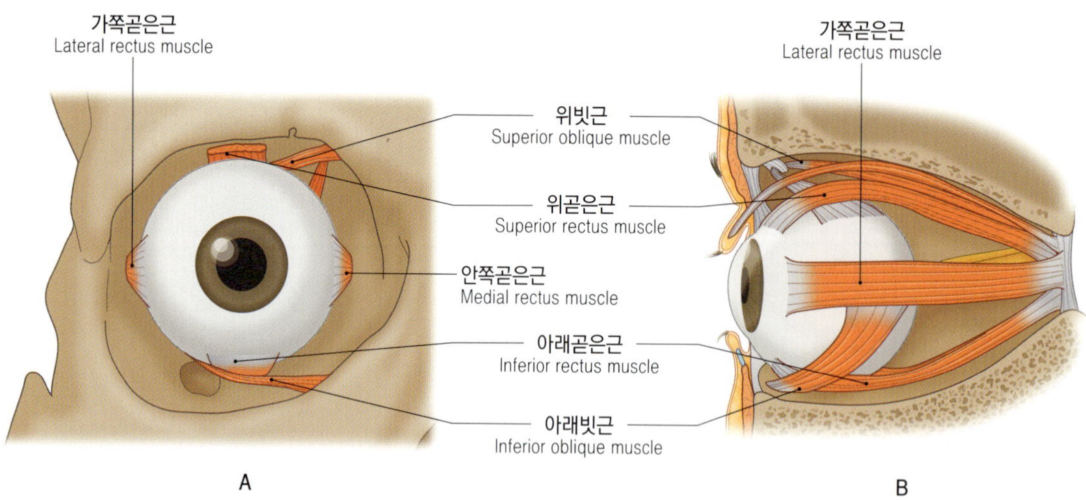

그림 6.22 안구의 근육. A: 앞면, B: 가쪽면

6.4 특수감각기-시각기

학습목표 안구의 부속기관에 대해 알 수 있다.

눈꺼풀(안검) Eyelid or palpebra 안구의 앞면을 덮는 위 · 아래눈꺼풀(상 · 하안검, upper · lower eyelid)이 있고, 이들 사이의 틈을 눈꺼풀틈새(안검열, lid fissure)라 한다. 눈꺼풀은 움직이는 주름으로 속은 눈꺼풀결막으로 덮여 있어 외상이나 강한 광선으로부터 눈을 보호하며, 눈물을 넓게 퍼뜨림으로써 각막의 건조를 방지한다. 눈꺼풀올림근의 일부는 민무늬근육으로 구성되어 교감신경의 지배를 받는다. 이러한 이유로 교감신경의 손상 시 눈꺼풀이 처지게 된다(**호너증후군**, Horner syndrome). 눈꺼풀의 자유면에는 속눈썹(eyelashes)이 있고 눈꺼풀의 안쪽면에는 눈물유두(lacrimal papilla)가 있어 눈물은 코눈물관(비루관, nasolacrimal duct)으로 연결되어 코안(비강, nasal cavity)으로 흐른다. **눈꺼풀판**(tarsus)은 치밀한 결합조직으로 된 반달모양의 판으로 눈꺼풀판샘(마이봄샘, tarsal or Meibomian gland)이라는 큰 기름샘이 세로로 배열되어 있는데, 이 샘의 염증을 **다래끼**(맥립종, stye)이라 한다.

결막 Conjunctiva 눈꺼풀의 뒷면과 공막의 앞면을 덮고 있는 얇고 투명하나 혈관 분포가 풍부한 막으로 눈꺼풀을 덮고 있는 부분을 눈꺼풀결막(palpebral conjunctiva), 안구를 덮고 있는 부분을 안구결막(bulbar conjunctiva)이라 한다.

눈물기관(누기) Lacrimal apparatus 눈물을 분비하는 눈물샘(lacrimal gland)과 눈물을 코안으로 운반하는 작은 관들을 말한다. 눈물(tears)은 약알칼리성 액체로 탈수를 방지하고 각막 표면을 고르게 하며 눈물속의 용균효소(lysozyme)는 살균작용도 한다.

눈물샘(누선) Lacrimal gland 눈확의 위관자부에 위치하는 납작한 타원형의 장액샘으로 6~12개의 배설관을 통하여 눈물길에 연결된다. 눈물길(누도, lacrimal passage)은 눈물이 지나가는 통로로 눈물샘에서 분비된 눈물은 눈물점(lacrimal point)으로 흘러들어 가고, 여기서 위 · 아래눈물소관(상 · 하 누소관, superior · inferior lacrimal canaliculus)으로 되어 눈물주머니(누낭, lacrimal sac)에 개구한다. 눈물주머니는 코눈물관이 되어 내려가 코안의 아래콧길(하비도, inferior nasal meatus)에 열린다.

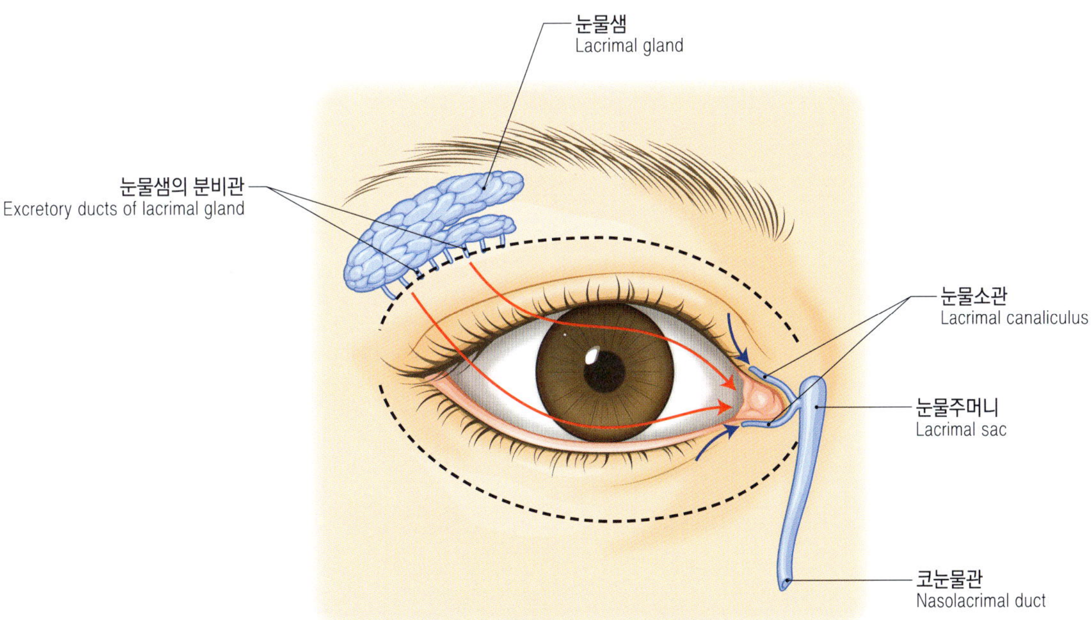

그림 6.23 눈물기관

관련 질환

백내장 Cataract

백내장은 수정체가 여러 가지 원인에 의해 구성 단백질의 변성, 섬유의 종창 및 괴사 등을 일으켜 혼탁(opaqueness)해져 시력이 떨어지는 것을 말한다. 선천성 백내장은 유전적 소인에 의한 것과 임신초기 모체의 풍진 감염에 의한 것이 있으나, 가장 흔한 원인은 노인성 백내장이며, 그 밖에 당뇨, 포도막염, 외상 등 다양한 원인에 의해 나타난다(그림 6.24). 증상은 시야가 안개가 낀 듯 흐리게 보이는 듯 시력감소가 나타난다. 치료방법은 백내장적출(cataract extraction)과 인공수정체삽입(intraocular lens implantation)이 흔한 수술 방법이다.

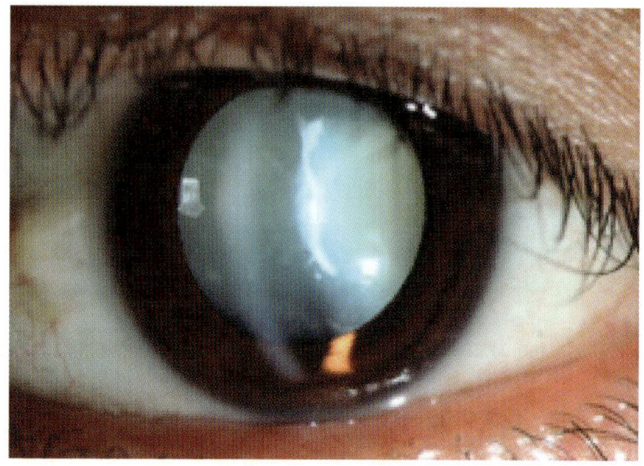

그림 6.24 백내장

녹내장 Glaucoma

방수(aqueous humor)의 순환장애로 인해 안압이 상승(보통은 21mmHg 이상)하여 시각신경 유두의 함몰과 시야결손이 나타나는 것을 말한다. 보통은 가족력이 있거나 고혈압, 당뇨, 심혈관질환 및 높은 안압에 의해 발생한다. 녹내장의 한 종류인 폐쇄각녹내장(closed angle glaucoma)은 홍채와 각막 사이의 유착으로 앞방과 주위의 배수관으로 연결되는 앞안방 각도가 좁아져 발생한다. 이와 달리 개방각 녹내장(open-angle glaucoma)은 앞방 각은 정상이나 배수관 자체가 막혀 방수의 흐름이 차단되어 생긴다. 녹내장의 10% 정도에 해당하는 급성 녹내장은 급속도로 안압이 높아지면서 충혈, 구토, 시력감소 등이 나타나지만, 만성녹내장인 경우 시신경이 높은 안압에 의해 서서히 파괴되므로 지각 증상이 없다(그림 6.25). 만성녹내장의 종류에 따라 레이저 치료, 수술치료 등을 시행하여 안압을 낮추고 더 이상의 시신경 파괴를 막고자 하는 것이 목적이다.

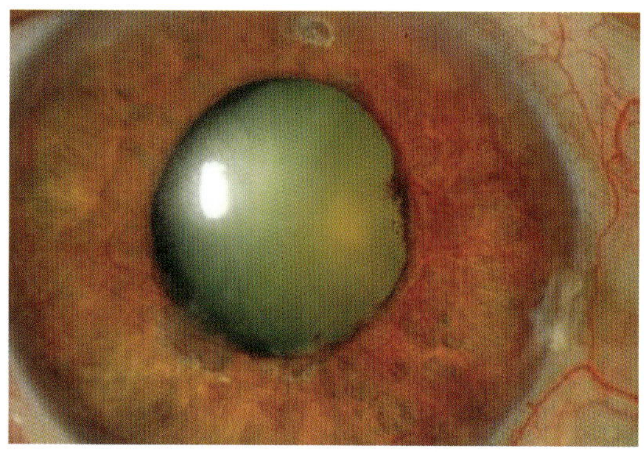

그림 6.25 녹내장

호너증후군 Horner syndrome

스위스 쯔리히 대학의 안과의사인 요한 호너의 이름을 딴 병명으로 교감신경줄기(sympathetic trunk)의 신경전도가 차단되어 발생하는 질환이다. 증상은 동공의 동공수축(축동, miosis), 눈꺼풀처짐(안검하수, ptosis), 안구함몰(enophthalmos), 혈관확장(vasodilation), 땀없음증(무한증, anhydrosis), 섬모체 반사소실 등이며. 병인은 척수공동증, 다발경화증, 뇌염, 뇌종양, 숨뇌의 가쪽증후군, 갑상샘암, 클룸프케마비, 가슴대동맥류, 해면정맥굴염 등이다(그림 6.26).

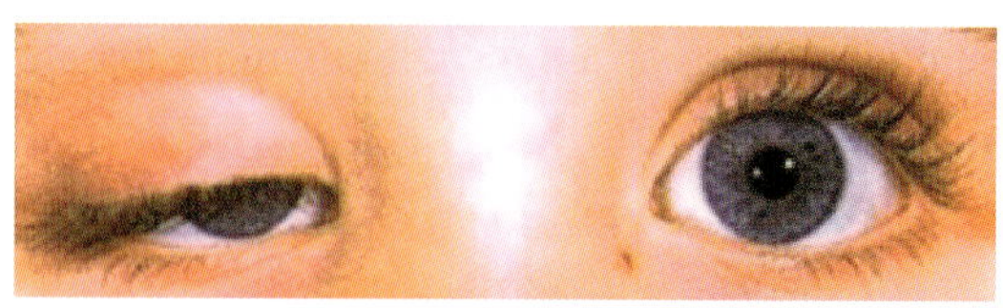

그림 6.26 호너증후군

핵심정리 및 문제 CORE ORGANIZATION & PROBLEM

1. 감각은 신체의 모든 부위에서 느끼는 일반감각과 특정 부위에서 느끼는 특수감각으로 나눈다.
2. 일반감각은 피부감각, 고유감각, 내장감각이며, 특수감각은 시각, 청각, 후각, 미각, ____________이다.
3. 외피는 피부와 부속기관으로 구분한다.
4. 피부는 표피, 진피, 피부밑조직으로 구분한다.
5. 표피는 바깥에서부터 각질층 → 투명층 → 과립층 → 종자층 순서로 배열된다. 종자층은 가시층과 바닥층으로 나뉘며, ____________은 피부의 재생과 피부색을 결정한다.
6. 진피는 지문과 족문을 형성하는 유두층과 피부 분할선인 랑거선이 있는 그물층으로 나눈다.
7. 피부의 부속기관은 손 · 발톱, 털, 땀샘, 기름샘, 젖샘 등이 있다.
8. 손 · 발톱의 ____________은 손 · 발톱의 재생에 관여하며, 손톱반달은 몸통과 손톱뿌리 경계부위에 있다.
9. 땀샘은 에크린샘과 아포크린샘으로 나누며, 아포크린샘은 큰땀샘으로 털주머니와 연결된다.
10. 안구는 3층의 안구벽과 굴절질로 나누며 굴절질은 방수, ____________, 유리체 등이 있다.
11. 안구벽의 가장 바깥막인 섬유막은 1/6의 각막과 5/6의 공막으로 나뉘는 경계는 공막정맥굴이다.
12. 섬유막과 신경막의 중간에 있는 혈관막은 홍채, 섬모체, 맥락막으로 나눈다.
13. ____________는 빛의 양을 조절하며, 각막과 수정체 사이에 있어 앞방과 뒤방을 이룬다.
14. 섬모체근은 굴절질인 수정체의 만곡을 조절한다. 수정체가 얇아지면 오목렌즈를 만들고 수정체가 두꺼워지는 볼록렌즈를 만든다.
15. 맥락막은 망막에 상이 맺히는 역할을 하며 적목현상과 관련이 있다.
16. 신경막은 10층 구조의 망막으로 신경상피층에 밤눈보기에 적응되어 있는 ____________와 낮눈보기에 적응되어 있는 원뿔세포가 있다.
17. 막대세포는 레티날과 스코톱신이 결합한 로돕신으로 구성되고 황반 주위에 분포한다.
18. 원뿔세포는 레티날과 포톱신이 결합한 요돕신으로 구성되고 황반에 분포한다.
19. 물체의 상이 가장 선명하게 맺히는 곳을 황반이라고 하며 그 중심부는 오목하게 들어가 있어 ____________이라고 한다.
20. 빛이 망막에 도달하기 위해 각막 → 방수 → 홍채사이구석공간 → 수정체 → 유리체를 통과하면서 굴절된다.
21. 방수는 섬모체돌기에서 분비되어 뒤방 → 앞방 → 공막정맥굴(슐렘관)로 흡수되며, 순환장애로 인해 녹내장(glaucoma)이 발생한다.
22. 수정체가 얇아지고 혼탁해지는 시력장애를 백내장(cataract)이라고 한다.
23. 시각의 전도는 각막 → 방수 → 홍채사이구석공간 → 수정체 → 유리체 → 망막(중심오목) → 시각세포 → 시신경 → 시각교차 → 시각로 → 중(간)뇌의 위둔덕 → 사이뇌의 가쪽무릎체 → 대뇌 ____________의 시각영역에서 인식한다.
24. 안구의 부속기관으로 6개의 안구근육과 눈꺼풀, 결막, 눈물기관 등이 있다
25. 안구근육은 눈돌림신경의 지배를 받는 위곧은근, 아래곧은근, 안쪽곧은근, 아래빗근과 도르래신경의 지배를 받는 위빗근, 갓돌림신경의 지배를 받는 가쪽곧은근이 있다.
26. 눈물기관은 눈물샘과 소관들로 이루어져 있고, 눈물샘은 눈물길 → 눈물점→ 위 · 아래눈물소관 → 눈물주머니 → 코안의 아래콧길에 연결된다.

해답

2. 평형감각 5. 바닥층 8. 손 · 발톱바탕질 10. 수정체 13. 홍채 16. 막대세포 19. 중심오목 23. 뒤통수엽

6.4 특수감각기-청각 및 평형감각기

학습목표 귀의 구조와 외이에 대해 알 수 있다.

청각기의 구성요소 Component of auditory organ

귀(ear)는 관자뼈 안에 수용되어 있는 청각과 평형감각을 감지하는 기관으로 **외이**(바깥귀, external ear)와 **중이**(가운데귀, middle ear) 및 **내이**(속귀, inner ear)로 구분하며 청각기관은 앞부분에, 평형기관은 속귀의 뒷부분에 위치한다.

표 6.8 청각을 위한 귀의 구성과 특징

구분			특징
외이	귓바퀴(auricle)		음파를 모아 바깥귀길로 전달
	외이도(external acoustic meatus)		음파를 고막까지 전달하는 통로
중이	고막(tympanum)		외이와의 경계막, 소리를 증폭시킴
	고실(tympanic cavity)		귓속뼈가 없는 빈 공간
	귓속뼈(auditory ossicle)		소리를 전달하는 뼈, 망치뼈-모루뼈-등자뼈 순서로 놓임
	귀관(auditory tube)		귀인두와 연결, 양쪽 기압 유지, 배설물의 통로 역할
내이	안뜰창(fenestra ovalis)		등자뼈와 연결되고 안뜰계단의 림프액을 진동시켜 안뜰계단으로 전달
	달팽이(cochlea)	안뜰계단	음파를 중간계단으로 전달
		중간계단	음파를 코르티기관의 털세포에서 감지
		고실계단	잔여 음파를 둥근창에 전달
	달팽이창(fenestra cochleae)		음파를 흡수함

귀의 구조 Structure of ear

외이(바깥 귀) External ear

귓바퀴(이개) Auricle or pinna 외이도를 싸고 있는 부분으로 내부는 탄력연골로 구성되며, 외부는 피부로 덮여 있다. 귓바퀴의 테두리를 귀둘레(이륜, helix)라고 하며, 귓바퀴 아래쪽을 귓불(earlobe)이라 한다. 귓바퀴 뒷면 안쪽에서 귓불과 평행하는 융기를 맞둘레(antihelix), 맞둘레 안쪽의 깊은 도랑은 귀조가비(auricular concha)라고 하며 바깥귓구멍에 이어진다. 앞쪽은 귀구슬(tragus)과 맞구슬(antitragus)이라는 융기부에 의해 경계를 이룬다.

외이도(바깥귀길) External acoustic meatus 외이도에서 고막까지 이어지는 약 2.5cm의 관으로 가쪽 1/3은 연골성 외이도이고, 안쪽 2/3는 골성 외이도로 구성된다. 연골성 외이도에는 털과 기름샘 그리고 귀지샘(ceruminous gland), 커다란 땀샘이 있어 귀지(cerumen)의 주성분을 분비한다.

6.4 특수감각기-청각 및 평형감각기

학습목표 귀의 구조와 외이에 대해 알 수 있다.

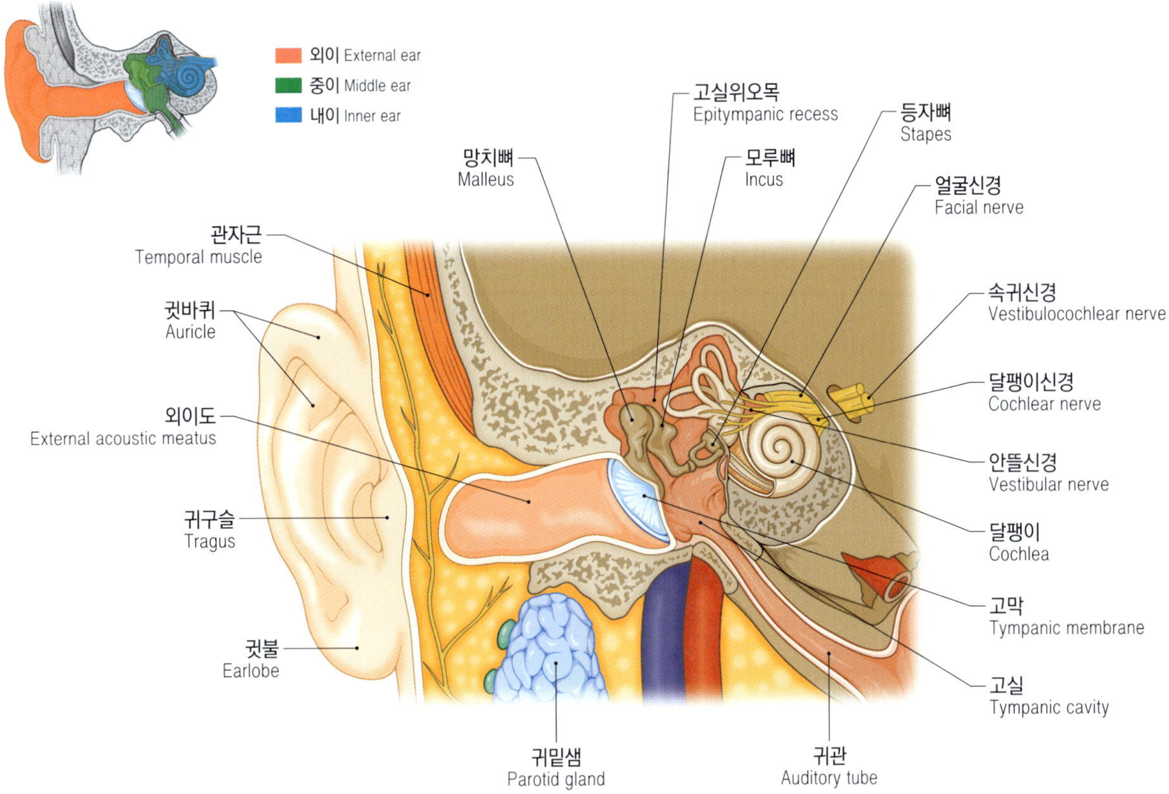

그림 6.27 귀의 구조

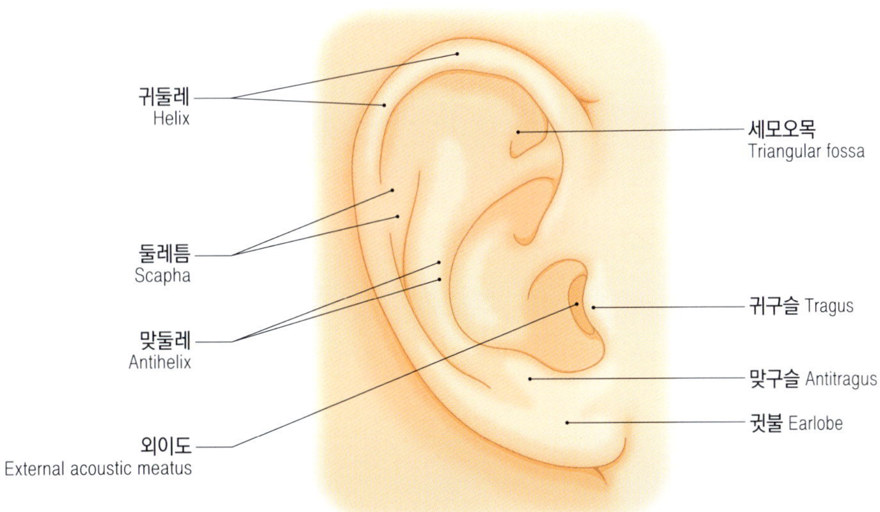

그림 6.28 외이

6.4 특수감각기-청각 및 평형감각기

학습목표 중이에 대해 알 수 있다.

중이(가운데귀) Middle ear

외이에서 오는 소리를 증폭하여 속귀로 전달하는 부분으로 외이와 경계를 이루는 고막, 3개의 귓속뼈, 귓속뼈가 없는 빈 공간인 고실, 인두와 중이를 연결해주는 귀관으로 구성된다.

고막 Tympanic membrane or tympanum 타원형의 은백색 진동판으로 이완부와 긴장부로 구분할 수 있다. 망치줄(추골조, malleolar stria)의 윗부분은 **이완부분**(flaccid portion)이라 하며, 나머지 대부분은 **긴장부분**(tense portion)이라 한다. 중심부가 안쪽으로 약간 들어간 오목한 부분을 고막배꼽(고막제, tympanic umbo)이라 하고, 그 아래부분에는 반사경 역할을 하는 **광추면**(cone of light)이 있다. 고막의 속면에서 망치줄은 고막의 진동을 전달하고, 진동수를 조절하는 역할을 한다(그림 6.29).

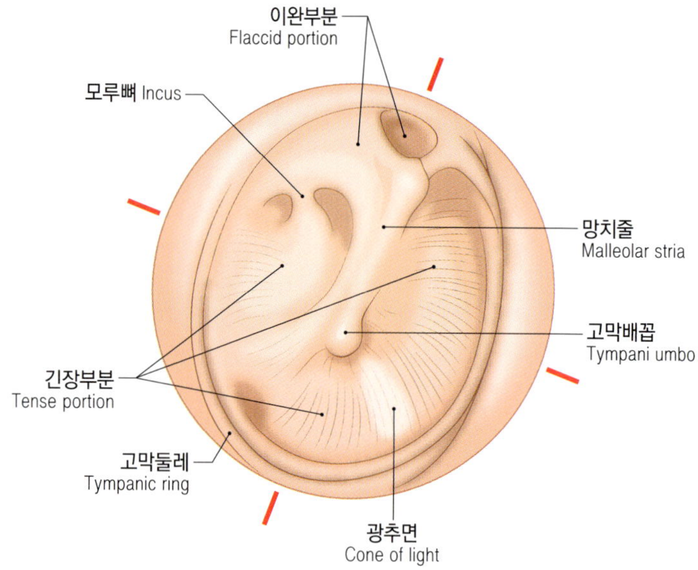

그림 6.29 고막

고실 Tympanic cavity 중이의 속 공간을 의미하며, 관자뼈에 위치한 작은 공간으로 마름모 모양의 상자 형태이며 천장, 바닥부, 가쪽벽, 안쪽벽, 앞벽, 뒤벽으로 구성되어 있다(그림 6.30). 천장은 얇은 뼈판인 고실천장(tegmen tympani)으로 구성된다. 가쪽벽은 고막에 의해 외이도와 경계된다. 안쪽벽은 원형의 융기부인 고실곶(promontory), 고실곶의 윗부위에는 안뜰창(타원창, fenestra ovalis), 고실곶의 아랫부위에는 달팽이창(둥근창, fenestra cochleae)이 위치한다.

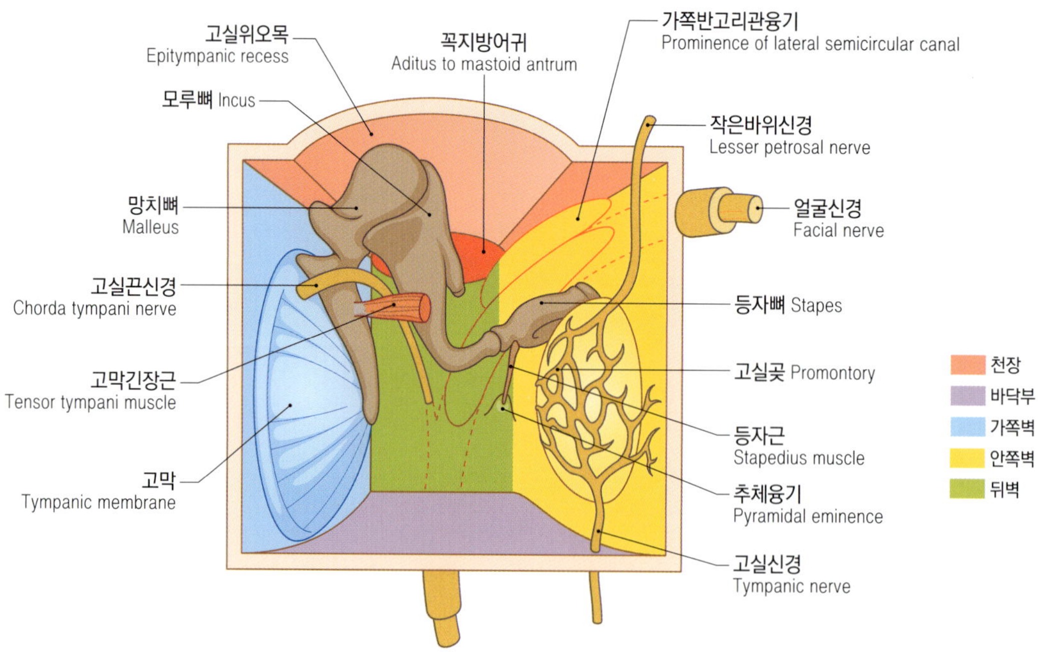

그림 6.30 고실

6.4 특수감각기-청각 및 평형감각기

학습목표 중이에 대해 알 수 있다.

귓속뼈(이소골) Auditory ossicle 고막에서 안뜰창까지 고실을 가로지르는 3개의 뼈로 **망치뼈**(추골, malleus)는 고막에 붙어있으며, 고막긴장근(고막장근, tensor tympani muscle)이 부착되어 있다. 망치뼈의 머리 부위는 고실위오목에 위치하며, 목 부위는 고막의 이완부분에 붙어 있다. 고막긴장근은 고막을 팽팽하게 하여 고막의 떨림을 감소시켜 소리 전달을 억제한다. 망치뼈에 붙은 등자근(등골근, stapedius muscle)은 등자뼈를 잡아당겨서 등자뼈의 지나친 운동을 억제한다. **모루뼈**(침골, incus)는 대장간에서 성형물을 올려놓는 작업대와 같이 생겼다고 하여 붙여진 이름으로, 망치뼈와 등자뼈를 연결한다. **등자뼈**(등골, stapes)는 안뜰창(타원창, fenestra ovalis)에 연결된다. 안뜰창은 귓속뼈가 증폭한 진동을 속귀의 달팽이 속에 있는 안뜰계의 바깥림프에 전달하는 구실을 한다. 고실곶(promontory)의 뒤아래쪽에 위치한 달팽이창(둥근창, fenestra cochleae)은 섬유로 된 제2고막(secondary tympanic membrane)으로 막혀 있어 소리를 흡수한다.

귀관(이관) Auditory tube **유스타키오관**(Eustachian tube)이라고도 하며, 인두와 고실을 연결하는 길이 약 4cm의 관으로 인두의 귀인두관인두구멍(pharyngeal orifice of auditory tube)에서 시작하여 귀인두관고실구멍(tympanic orifice of auditory tube)을 통하여 고실의 앞벽에 열린다. 귀관은 속공간이 넓은 인두쪽의 2/3의 연골부(cartilaginous part)와 속공간이 좁은 고실쪽의 1/3은 뼈 부분(bony part)으로 나눌 수 있다. 귀관은 고실 내의 기압을 유지하고 인두와 연결되어 배설물의 통로 역할을 한다.

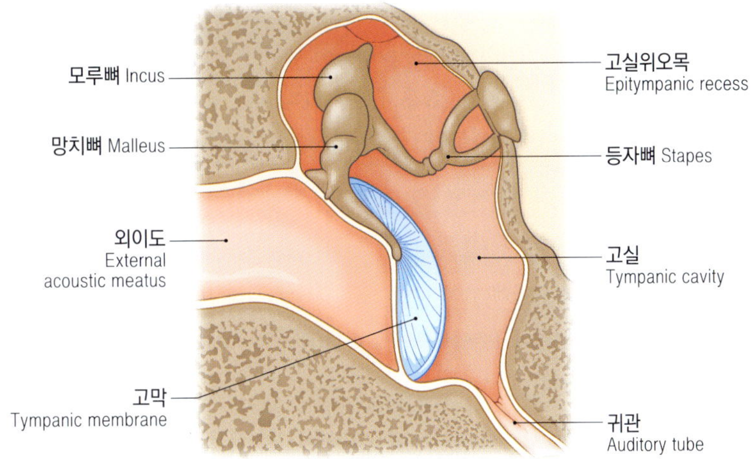

그림 6.31 귓속뼈

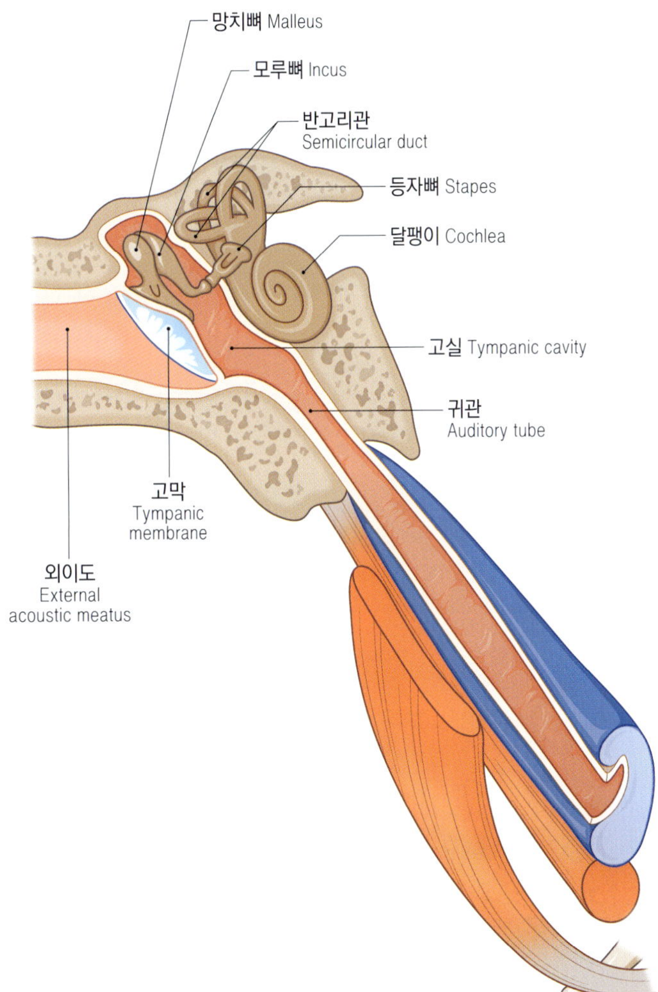

그림 6.32 귀관

6.4 특수감각기-청각 및 평형감각기

학습목표 내이에 대해 알 수 있다.

내이(속귀) Inner ear

관자뼈(측두골의 바위부위, petrous portion) 내부에 있는 평형감각과 청각을 감수하는 곳으로 그 구조가 매우 복잡하여 미로(labyrinth)라 하며, 가쪽부분의 뼈미로와 내부의 막미로로 구분한다. **막미로**는 뼈미로에 떠있는 형태로 존재하며, 뼈미로와 막미로 사이의 틈을 바깥림프공간(외림프공간, perilymphatic space)이라고 하여 바깥림프액(perilymph)으로 차 있고, 막미로 안에는 속림프액(endolymph)이 채워져 있다.

뼈미로(골미로) Bony labyrinth 안뜰, 뼈반고리관 및 달팽이의 세 부분으로 구분한다.

- **안뜰(전정, vestibule)** 미로의 중앙부로 앞쪽에 달팽이, 뒤쪽에는 반고리관이 위치한다. 안뜰의 가쪽벽에는 안뜰창과 달팽이창이 있어 고실과 연락하며 속에는 둥근주머니(구형낭, saccule)와 타원주머니(타원낭, utricle)가 있고, 그 안쪽면에 **평형반**(macula statica)이 위치한다.
- **뼈반고리관(골반규관, semicircular canal)** 안뜰의 뒤위쪽에 위치한 3개의 반원 모양으로 앞 · 뒤 · 가쪽반고리관(anterior · posterior · lateral semicircular duct)으로 구성된다. 반고리관의 끝은 부풀어 올라 팽대(ampulla)를 형성하여 안뜰에 개구한다. 이들 내부에는 같은 모양의 막반고리관이 들어 있다.
- **달팽이(와우, cochlea)** 안뜰의 앞아래쪽에 위치한 달팽이 껍질 모양의 뼈속질공간(골수강, marrow cavity)으로 달팽이축(와우축, modiolus) 주위를 2.5회 회전하는 나선관(spiral canal) 형태를 이루고 있다.

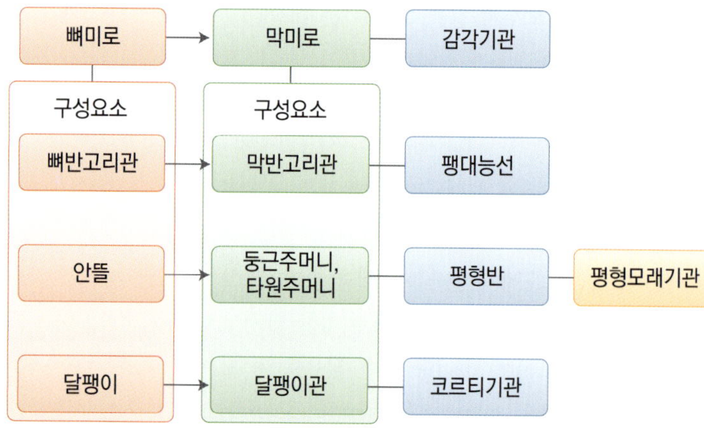

그림 6.33 뼈미로와 막미로의 구성

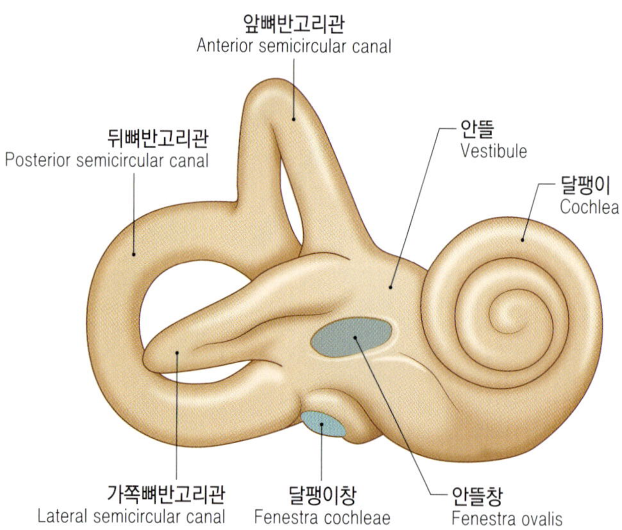

그림 6.34 뼈미로

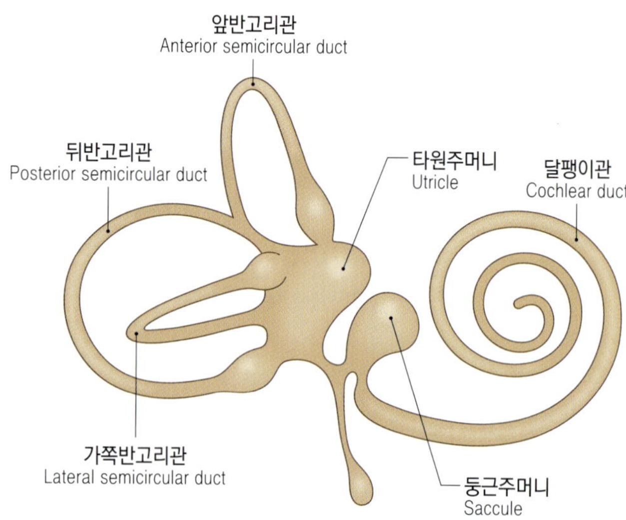

그림 6.35 막미로

6.4 특수감각기-청각 및 평형감각기

학습목표 내이에 대해 알 수 있다.

막미로 Membranous labyrinth 뼈미로 속에 막으로 이루어진 폐쇄관이다. 뼈미로의 안뜰에 해당하는 부위로 2개의 주머니 모양인 둥근주머니와 타원주머니, 뼈미로의 뼈반고리관에 해당하는 막미로의 막반고리관, 뼈미로의 달팽이에 해당하는 달팽이관으로 이루어져 있다(그림 6.35).

- **둥근주머니(구형낭, saccule)와 타원주머니(타원낭, utricle)** 둥근주머니와 타원주머니는 타원주머니이음관(타원구형낭관, utriculosaccular duct)에 의하여 서로 교통하고 있으며, 속에는 속림프액이 차 있다. 이들의 속면에는 평형감각 감수에 관여하는 신경상피로 구성된 **평형반**(macula statica)이 있다. 평형반 내부에는 특수한 감각세포인 평형모래기관(otolithic apparatus)이 있으며, 속에는 탄산석회의 결정으로 된 **평형모래**(평형사/이석, otolith/statolith)가 들어 있다. 평형모래는 평형반에 압력의 변화에 따라 머리가 기운 쪽으로 압력에 변화가 일어나면 털세포(유모세포, hair cell)가 자극 · 흥분되어 안뜰신경(전정신경, vestibular nerve)에 전달됨으로써 몸의 위치나 머리운동에 관한 평형감각을 감지하게 된다. 평형반은 가만히 있을 때 평형모래가 중력에 의해 가라앉아 평형감각을 자극시킨다.

- **막반고리관(semicircular duct)** 막미로 속에 들어 있는 3개의 막성관인 막반고리관에는 림프액이 수용되어 있으며, 안쪽면에는 감각상피가 비후된 **팽대능선**(ampullary crest)이 안뜰신경에 연결되어 있어 몸이나 머리의 급격한 회전을 감지하는 평형감각의 수용기가 된다.

- **달팽이관(cochlea duct)** 뼈달팽이(골와우, bony cochlea)를 가로 절단면에서는 3개의 관이 관찰된다. 위에 있는 관을 안뜰계단(전정계단, scala vestibuli), 중간부위에는 중간계단(scala media), 아래의 관을 고실계단(scala tympani)이라 한다. 이들 중 안뜰계단과 고실계단 속에는 바깥림프액이 차 있고, 중간계단에는 속림프액이 차 있다.

  안뜰계단은 등자뼈와 연결된 안뜰창에서 시작되어 달팽이 속을 나선상으로 올라가 고실계단으로 이행되며, **고실계단**은 다시 나선상을 그리면서 내려가 제2고막인 달팽이창에 이른다. 가로단면상의 달팽이관은 삼각형을 이루고 있는데, 안뜰계단의 막과 다르게 고실계단은 비교적 두꺼운 바닥막(basilar membrane)으로 경계를 이루며, 이 바닥막에 청각기의 본체인 **코르티기관**(organ of Corti)이 위치한다. 나선기관에는 청각에 관여하는 감각상피인 털들이 달려 있는 **털세포**가 덮개막(tectorial membrane)에 덮여 나열되어 있다. 털세포의 바닥면에 **달팽이신경**(와우신경, cochlear nerve)이 연결되어 있고, 자유면에는 청각 털(auditory hair)이 속림프에 돌출되어 음파뿐만 아니라 음파의 진동도 감지하게 된다.

6.4 특수감각기-청각 및 평형감각기

학습목표 내이에 대해 알 수 있다.

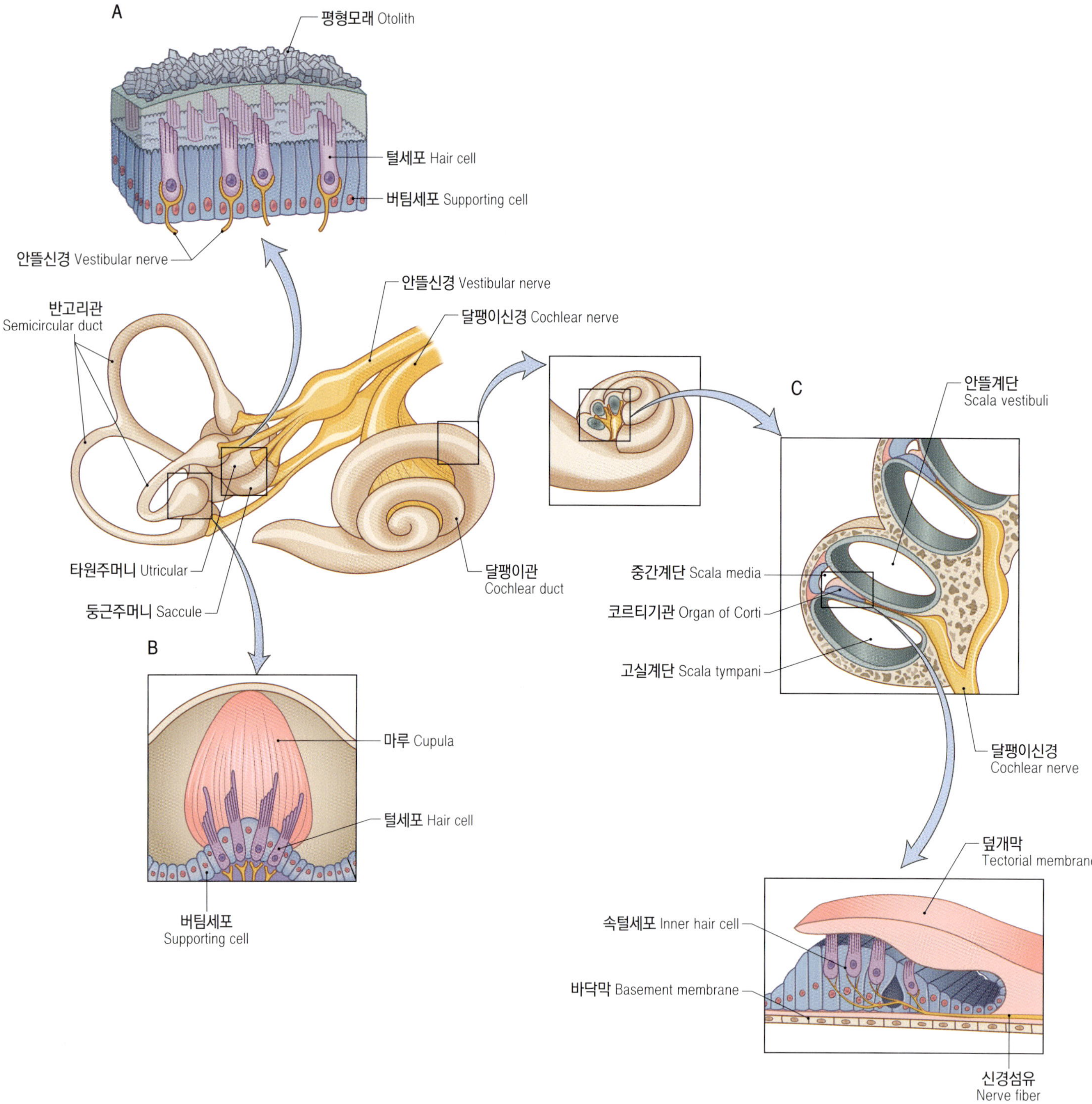

그림 6.36 막미로의 속 구조

A: 반고리관의 평형대능선에서는 회전운동에 대해 림프액의 진동으로 평형에 관여한다. B: 둥근주머니와 타원주머니 속면의 평형반의 직선운동에 대한 평형에 관여한다. C: 중간계단의 덮개막의 진동에 의해 코르티기관이 소리를 수용하여 전달한다.

더 알아보기

청각의 전도 Conduction of hearing

청각(hearing sense)의 전도는 음파에 의하여 일어나는 → 고막의 진동에 따라 고막과 연결된 → 귓속뼈(망치뼈–모루뼈–등자뼈)에 의하여 22배 정도로 증폭되어 → 안뜰창에 전달되고 → 안뜰계단에 들어있는 바깥림프액이 진동을 일으키게 된다. → 곧이어 달팽이관과의 경계인 안뜰막을 진동시켜 달팽이관 내의 속림프를 흔들리게 한다. 안뜰계단의 이런 진동은 달팽이구멍(와우공, helicotrema)을 통하여 → 고실계단의 바깥림프에 전달되어 나선기관이 있는 바닥막과 제2고막도 진동하게 된다. 결국, 속림프액의 진동으로 일어나는 덮개막의 운동과 바깥림프의 진동에 의해 일어나는 바닥막의 운동이 → 털세포를 자극한다. 이 흥분이 달팽이신경을 통하여 → 뇌줄기의 아래둔덕을 거쳐 → 시상과 관자엽의 청각중추에 전달됨으로써 소리를 감지하게 된다. 일반적으로 사람에 있어서는 20cps의 낮은 소리로부터 20,000cps의 높은 소리까지 들을 수 있는데, 높은 소리는 달팽이의 바닥부에서, 낮은 소리는 달팽이의 꼭대기에서 감지된다(그림 6.37).

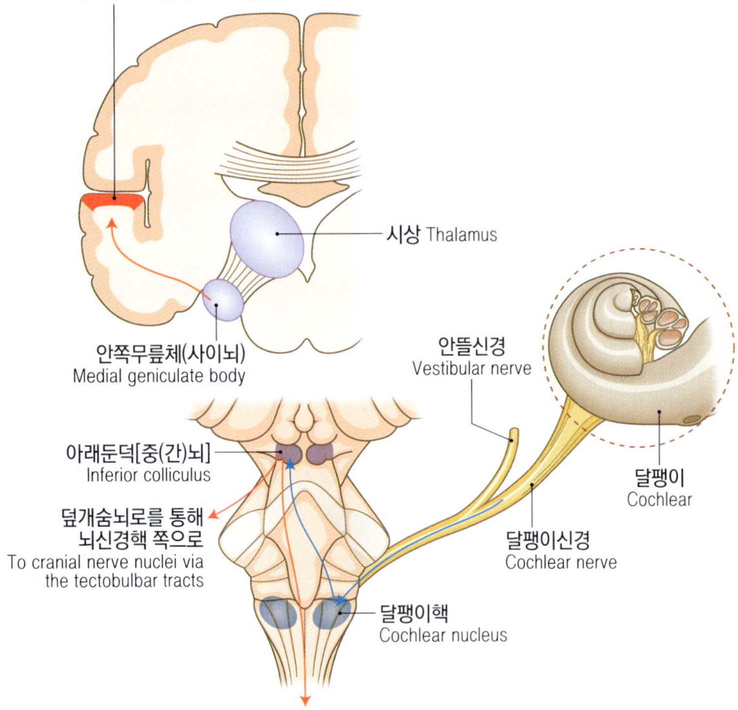

그림 6.37 청(각)신경로

평형감각의 전도 Conduction of equilibrium

평형감각(equilibrium sense)은 직선운동이나 회전운동의 가속도에 대한 감각으로 안뜰감각(전정감각, vestibular sense)이라 한다. 감지기관은 반고리관(semicircular duct)과 안뜰기관이다. 회전운동은 반고리관의 3곳의 팽대부에는 팽대능선(ampullary crest)이 있어 회전운동을 감지한다. 반고리관은 3개의 반원형관으로 내부는 림프로 채워져 있고, 팽대능선에는 털세포(hair cell)가 있다. 털세포들의 털이 인체의 위치 변화나 머리부위의 회전운동으로 일어나는 속림프액의 흐름에 따라 자극된다. 털세포 위에 평형모래가 놓여있어 직선운동 시 평형모래(이석, otolith)가 관성에 의해 털세포의 털을 중력방향으로 기울여 중력에 대해 머리의 상태를 감지할 수 있게 한다. 여기서 발생된 전기신호가 속귀신경의 분지인 안뜰신경을 통하여 안뜰핵에 전달되어 뇌줄기, 척수, 소뇌, 중추신경 등으로 연결되어 안뜰반응(vestibular reaction)을 유발한다(그림 6.38).

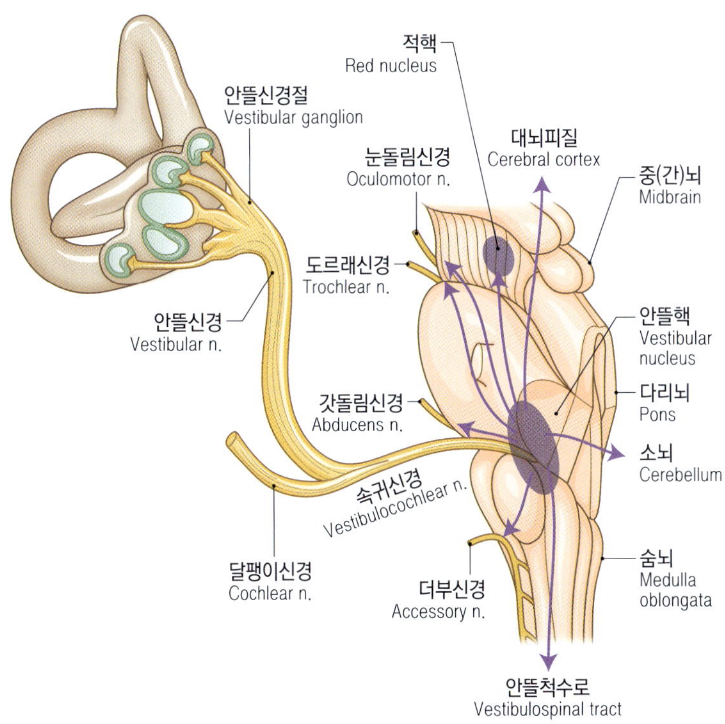

그림 6.38 평형감각신경로

6.4 특수감각기-후각기

학습목표 후각에 대해 알 수 있다.

후각 Olfaction

후각은 공기 중에 있는 화학물질을 감지하여 냄새로 구별하는 것을 말한다. **후각상피세포**(olfactory epithelial cell)에 의해 감지되어 **후각망울**을 거쳐 **후각로**(olfactory tract)를 통해 관자엽으로 들어온 뒤 **대뇌피질**이나 **둘레계통**(변연계, limbic system)에서 인식하게 된다. 후각은 미각에 비해 역치가 낮기 때문에 낮은 농도로 냄새를 감지하며, 피로현상이 빠르다. 시간이 지나면 냄새에 순응(adaption)하여 자극에 둔감해진다.

한꺼번에 여러 냄새를 맡을 수 없는 이유는 냄새를 유발한 물질이 후각세포의 섬모에 닿으면 수용기 단백질과 결합하는데 이때 다른 후각자극 물질에 반응을 하지 않는다. 또한 어떤 것은 좋은 향기로 인식되고 어떤 것은 나쁜 냄새로 인식되는가는 후각이 감정과 정서 중추인 둘레계통과 편도체(amygdaloid body)에 연결되어 있기 때문이다. 이를테면, 자신의 아기 변 냄새도 향기로울 수도 있으며, 냄새의 질에 따라 즐거움과 역겨움이 유발될 수도 있다. 냄새의 자극이 편도체를 통해 욕망 중추인 시상하부(hypothalamus)나 자율신경핵(autonomic nucleus)으로 투사되면 침을 분비하거나 각성 작용이 일어난다.

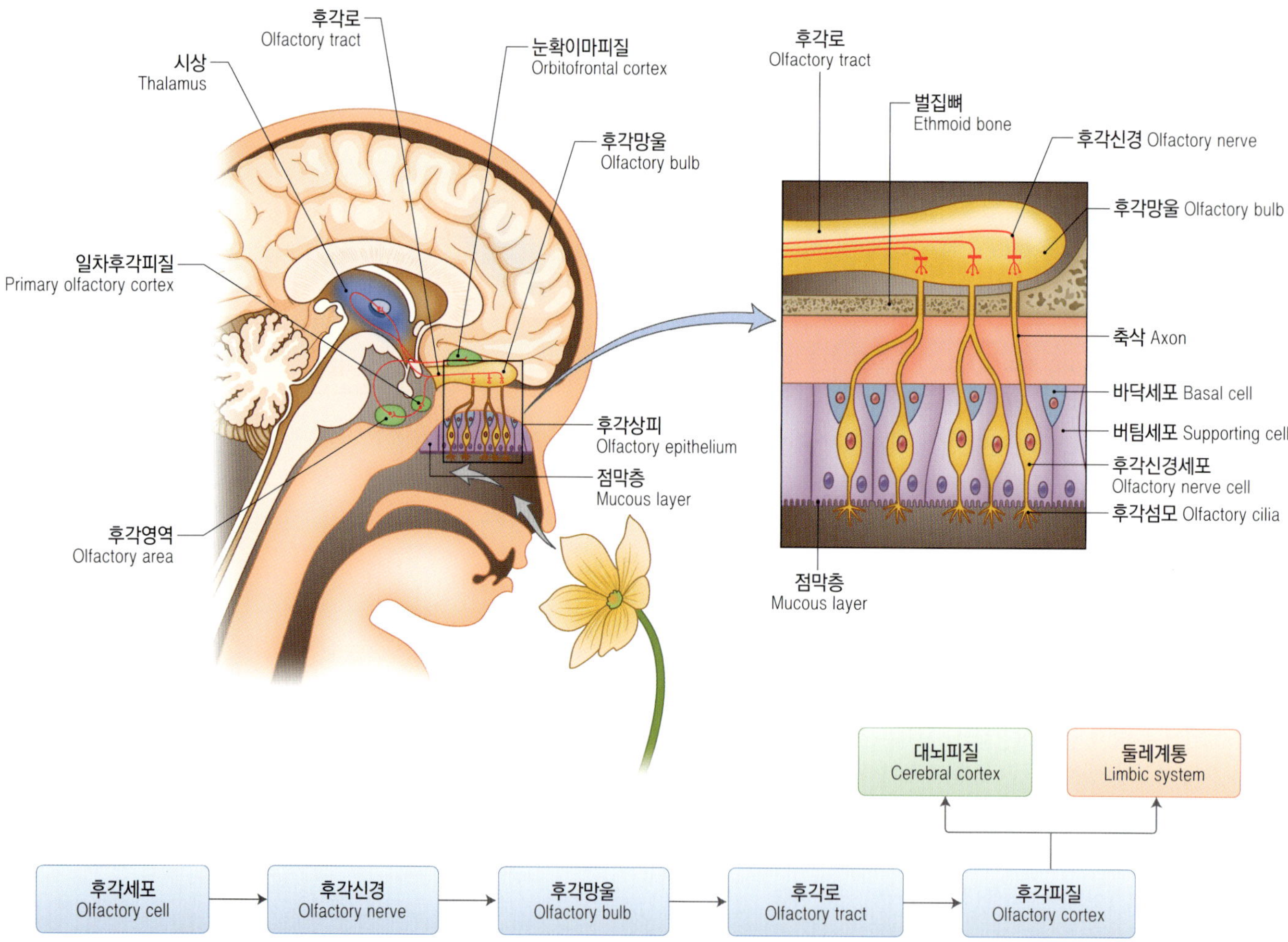

그림 6.39 후각의 전달경로

6.4 특수감각기-미각기

학습목표 미각에 대해 알 수 있다.

미각 Taste

혀의 **맛봉오리**(미뢰, taste bud)에서 감지되는 화학적 반응이다. 혀에서 감지되는 맛은 단맛(sweet), 짠맛(salt), 신맛(sour), 쓴맛(bitter) 4가지 맛과 최근에는 통각의 일부인 매운맛과 맛좋음(감칠맛, umami) 등이 포함된다. 맛봉오리는 혀의 **분계고랑**(terminal sulcus) 앞쪽의 **성곽유두**(vallate papillae)는 약 3,000개의 맛봉오리가 있어 가장 많이 분포되어 있다. 맛봉오리의 종류는 표 6.9에 나타나 있다. **미각의 전달경로**는 뇌신경 중 얼굴신경은 혀 앞쪽 2/3, 혀인두신경은 혀 뒤쪽 1/3의 미각을 담당하고 인두, 후두(덮)개 부위에는 미주신경에 의해 숨뇌로 중계되어 시상을 거쳐 대뇌의 마루엽과 뇌섬엽(insular lobe)에서 감지하게 된다.

표 6.9 미각 수용기

종류	분포	특징
실모양유두(filiform papilla)	혀의 표면	맛봉오리 없음, 미각에 관여하지 않음
잎새유두(foliate papilla)	혀의 뒷부분 가쪽면	약 1,200여 개의 맛봉오리
버섯유두(fungiform papilla)	혀의 옆면과 끝면	약 1,600여 개의 맛봉오리
성곽유두(vallate papilla)	분계고랑 앞쪽	약 3,000여 개의 맛봉오리, 가장 많음

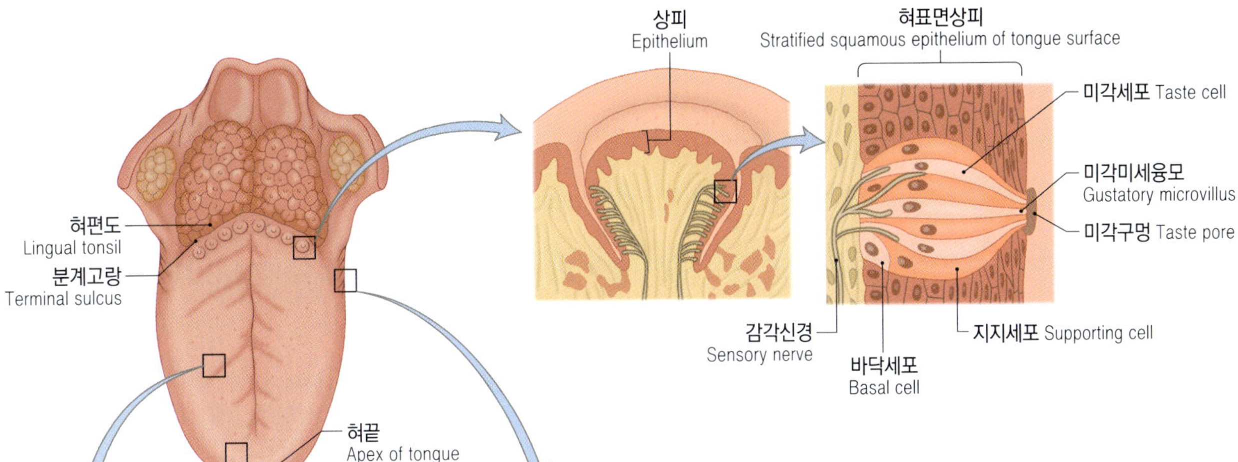

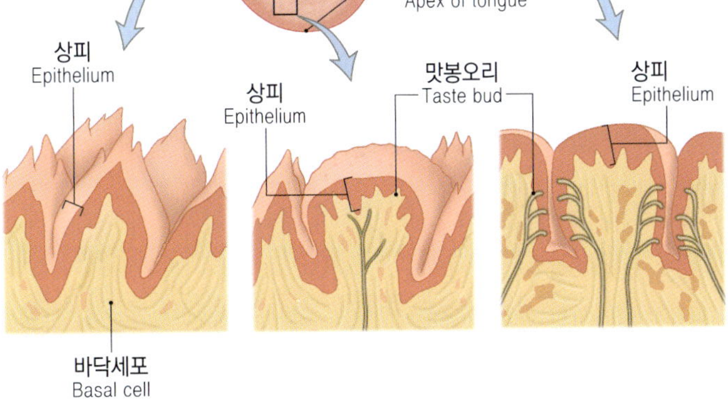

그림 6.40 혀의 감각 수용기

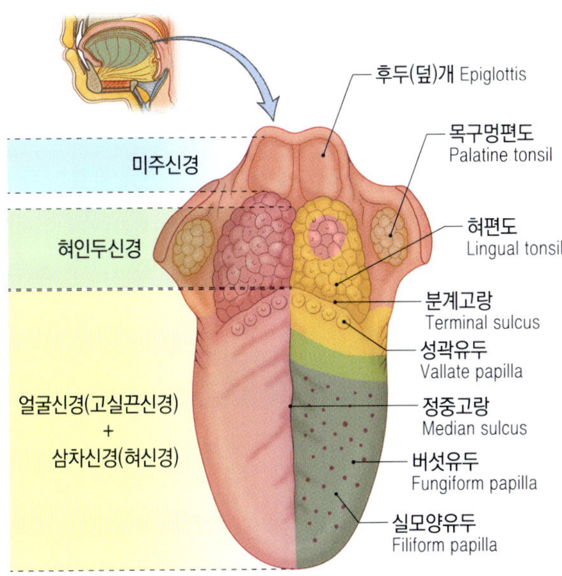

그림 6.41 혀의 신경지배

핵심정리 및 문제 CORE ORGANIZATION & PROBLEM

1. 청각기관은 외이, 중이, 내이로 구성된다.

2. 중이는 고막, 고실, 귓속뼈, 귀관으로 구성된다.

3. ___________은 외이와 중이의 경계이며, 소리를 22배 증폭시킨다. ___________의 내면에 있는 망치줄은 고막의 진동을 전달하고, 진동수를 조절하는 역할을 한다.

4 ___________은 귓속뼈를 제외한 중이의 속공간이며 속귀의 안뜰창과 달팽이창에 연결되어 있다.

5. 귓속뼈는 한쪽에 3개씩 6개로, 고막에 연결된 망치뼈와 중간의 모루뼈, 안뜰창과 연결된 등자뼈로 구성된다.

6. ___________은 유스타키오관이라고도 하며 고실 내의 기압을 유지하고, 배설물의 통로 역할을 한다. 귀관은 귀인두관과 연결된다.

7. 내이는 뼈미로와 막미로로 구분하고 뼈미로 안쪽면에 막미로가 있다.

8. 뼈미로의 뼈반고리관은 막미로의 막반고리관에 해당하고 감각세포로 팽대능선이 있다.

9. 뼈미로의 안뜰은 막미로의 둥근주머니, 타원주머니에 해당하고 감각기관으로 평형반이 있고 안쪽에 평형모래막 기관이 있다.

10. 뼈미로의 달팽이는 막미로의 달팽이관으로 청각을 감지하는 수용기인 ___________이 있다.

11. 평형감각은 평형반과 반고리관의 팽대부에서 감지하여 안뜰신경을 통해 안뜰핵에 전달되고 소뇌 및 중추신경으로 연결되어 안뜰반응을 유발한다.

12. ___________은 머리와 몸통의 위치와 자세변화에 대해 감지하고, 팽대능선은 회전운동을 감지한다.

13. 청각은 고막의 진동으로 귓속뼈에 전달되고 안뜰창을 통해 중간계단의 청각수용체인 코르티기관에 전달되어 달팽이신경을 통해 중(간)뇌의 아래둔덕을 거쳐 시상에 도달하고 대뇌의 관자엽에서 인식한다.

14. 후각은 후각세포에서 감지하여 후각신경을 통해 후각망울에 이르러 후각로를 통해 대뇌의 관자엽에서 인식한다.

15. 미각은 ___________에서 감지하여 고립로를 지나 고립핵에 이르고 시상의 뒤안쪽배쪽핵을 거친 후 대뇌의 관자엽의 미각중추에서 인식한다.

해답

3. 고막 4. 고실 6. 귀관 10. 코르티기관 12. 평형반 15. 맛봉오리

주요 용어 설명 MAJOR TERM EXPLANATION

고유감각기(proprioceptor) proprioception이라는 단어는 one's own을 의미하는 라틴어 proprius와 perception의 합성어. '고유'라는 단어는 '본디부터 지니고 있다'는 의미로, 고유감각은 자기 자신에 대한 감각이라는 의미

굴절률(refractive index) 서로 다른 매질의 경계면을 통과하는 파동의 굴절되는 정도

근육방추(근방추, muscle spindle) 적절한 근육길이를 유지시켜 주는 기능을 하는 특수한 근섬유의 집합체

기름샘(피지샘, sebaceous gland) 지질을 만들어 내는 분비샘으로 분비액을 피부에서 만들어 낸다고 하여 '기름샘'이라고 함

난시(astigmatism) 각막이나 수정체 등 안광학계의 굴절이상으로 눈 안에 입사하는 평행광선이 초점을 만들지 못하는 상태

로돕신(시홍, rhodopsin) 눈의 망막에서 붉은색의 빛을 감지하는 단백질

막미로(membrane labyrinth) 바깥림프에 의해 뼈 속의 빈 부분에서 분리된 속귀

발적(redness) 급성염증 시에 나타나는 징후의 하나로, 국소의 소동맥, 모세혈관의 충혈에 의해서 피부 및 점막이 빨간빛을 띠는 것

뼈미로(골미로, bony labyrinth) 내이를 담고 있는 관자뼈 속의 공간을 통틀어 이르는 말

수용기(receptor) 세포에 존재하며 세포외 물질 등을 신호로 하여 선택적으로 수용하는 물질을 통틀어 이르는 말

연관통증(referred pain) 내장질환의 경우에 신체의 일정한 피부 부위에 투사되어 느껴지는 통증

엘라이딘(elaidin) 피부의 투명층에 있는 반유동성 단백질로 수분 저지막 역할을 하여 피부가 수분의 침투를 막아주는 역할을 함

자극원(stimulus source) 반응을 일으키는 외부의 자극

적목현상(red eye effect) 어두운 곳에서 플래시를 이용해 사진을 찍을 때 동공 부분이 붉게 나타나는 현상

적출(extraction) 어떠한 병터나 장기 전체를 잘라내는 수술

초자양막(hyaline membrane) 유리질 막, 폐포, 세기관지의 내면을 덮고 있는 호산성 초자양 물질의 층

평형반(macula statica) 내이의 둥근주머니와 타원주머니의 벽에 감각수용체가 있는 두꺼운 부분

팽대능선(ampullar crest) 반고리관 팽대의 속공간으로 솟은 능선

심장 · 순환계통

CARDIOCIRCULATION SYSTEM

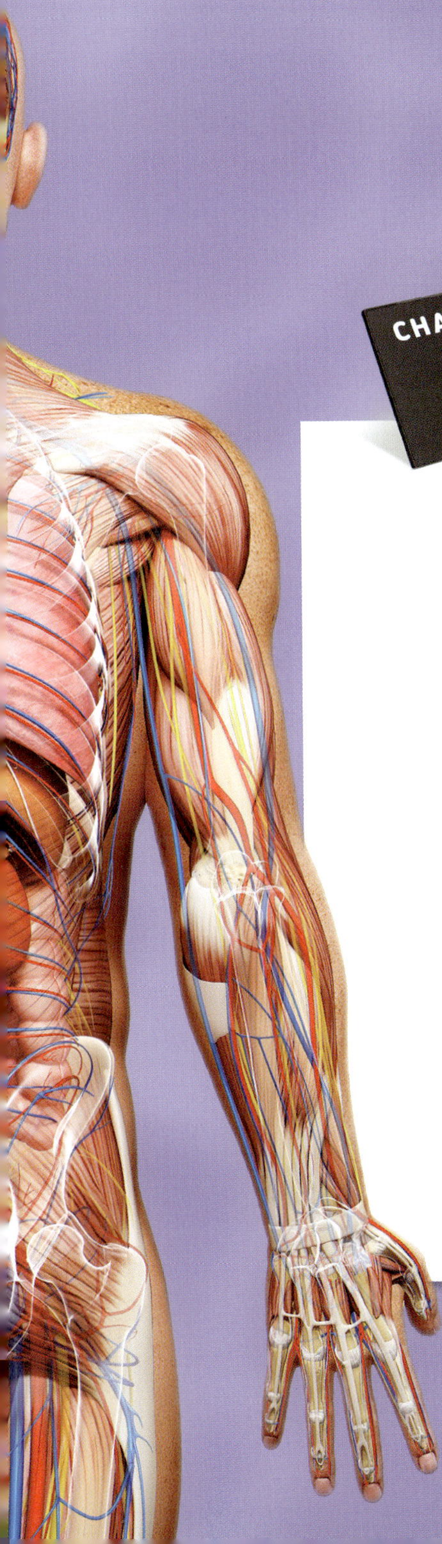

CHAPTER 7

7.1 심장 · 순환계통의 개관

학습목표 심장 · 순환계통의 개관에 대해 알 수 있다.

심장 · 순환계통의 개관 Overview of cardiocirculation system

순환계통(circulation system)은 몸 전체의 혈액을 순환시켜 영양분과 산소를 공급하고, 이산화탄소 및 노폐물을 배출하는 체계이다. 이러한 물질을 운반하기 위해 일정한 관(duct)을 통해 액체를 순환시키는데, 심장과 혈액을 운반하는 혈관계통과 림프를 운반하는 림프계(통)으로 구분할 수 있다.

심장 Heart 혈액을 펌프작용을 통해 온몸으로 내보내어 영양과 산소를 공급하는 역할을 한다.

혈관계통 Vascular system 영양분과 산소를 조직세포에 공급하는 **동맥**(artery), 동맥과 정맥을 연결하여 혈액과 조직사이에 물질교환이 이루어지는 **모세혈관**(capillary), 조직세포의 이산화탄소와 노폐물을 운반하는 **정맥**(vein)으로 구성된다.

림프계(통) Lymphatic system 조직액과 순환계를 연결하는 림프계통은 **림프**(lymph)를 운반하는 **림프관**(lymphatic duct)과 림프를 걸러 이물질을 제거하는 **림프절**(lymph node)로 구성된다. 림프계통은 지방을 운반하거나 이온 균형을 유지하는 역할을 한다.

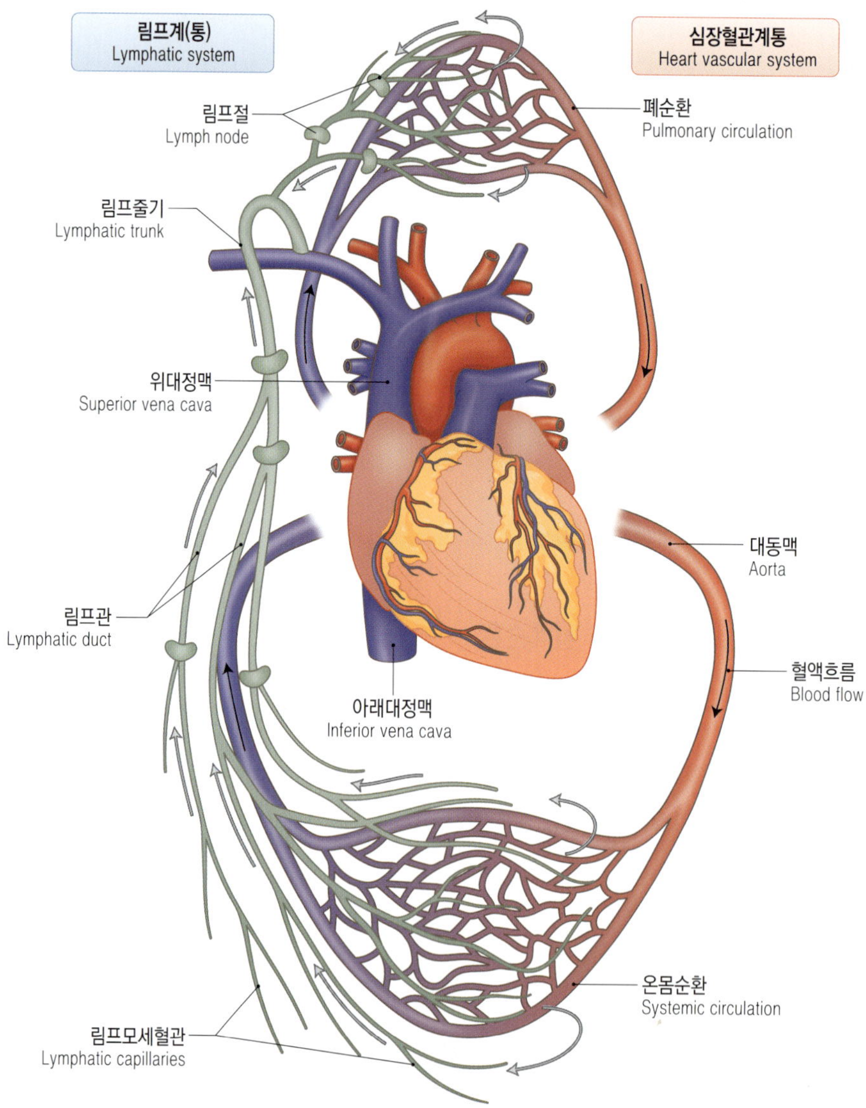

그림 7.1 순환계통

7.2 심장

학습목표 심장의 위치와 형태에 대해 알 수 있다.

심장의 위치와 형태 Location and shape of the heart

심장의 위치 Location of the heart 심장은 뭉툭한 원뿔 모양으로 크기는 자신의 주먹만 한 속빈장기로 세로칸(종격, mediastinum) 안에 위치한다. 구체적으로 왼쪽과 오른쪽 폐 사이, 가로막 위쪽, 식도 앞, 복장뼈 및 갈비뼈 뒤에 위치하며 왼쪽으로 약간 치우쳐 있으며, 위 · 아래로는 셋째에서 여섯째 갈비연골 사이에 있다(그림 7.2).

심장의 형태 Shape of the heart 심장의 윗부분인 넓은 부분을 심장바닥(base of heart)이라 하고, 아래쪽 좁은 부분을 심장꼭대기(심첨, apex of heart)라 한다. 심장꼭대기는 왼쪽 빗장뼈 중간을 지나는 세로선과 다섯째~여섯째 갈비뼈의 가로선이 만나는 부위에 위치한다. 심장의 오른쪽 부분, 특히 우심실은 대부분 앞면에서 보인다. 심장 표면에서 심방(atrium)과 심실(ventricle)은 방실사이고랑(관상고랑, coronary groove)에 의해 분리되고, 좌심실과 우심실은 심실사이고랑(심실간고랑, interventricular sulcus)에 의해 분리된다.

심장의 기능 Function of herat 발생 3주 이내에 기능이 시작되어 일생을 두고 약 30억 번 정도 쉼 없이 수축을 하여 혈액을 온몸으로 흐르게 하는 역할을 한다. 이를 통해 혈액에 있는 산소와 영양분을 공급하며, 대사작용의 결과로 생긴 몸속의 이산화탄소와 노폐물 등을 심장과 폐로 이동시켜 제거하고, 산소와 영양분을 재공급한다. 이처럼 심장은 혈액이 한 방향으로 온몸을 순환할 수 있도록 하는 강력한 펌프작용으로 인해 생명을 유지하는 원동력이 된다.

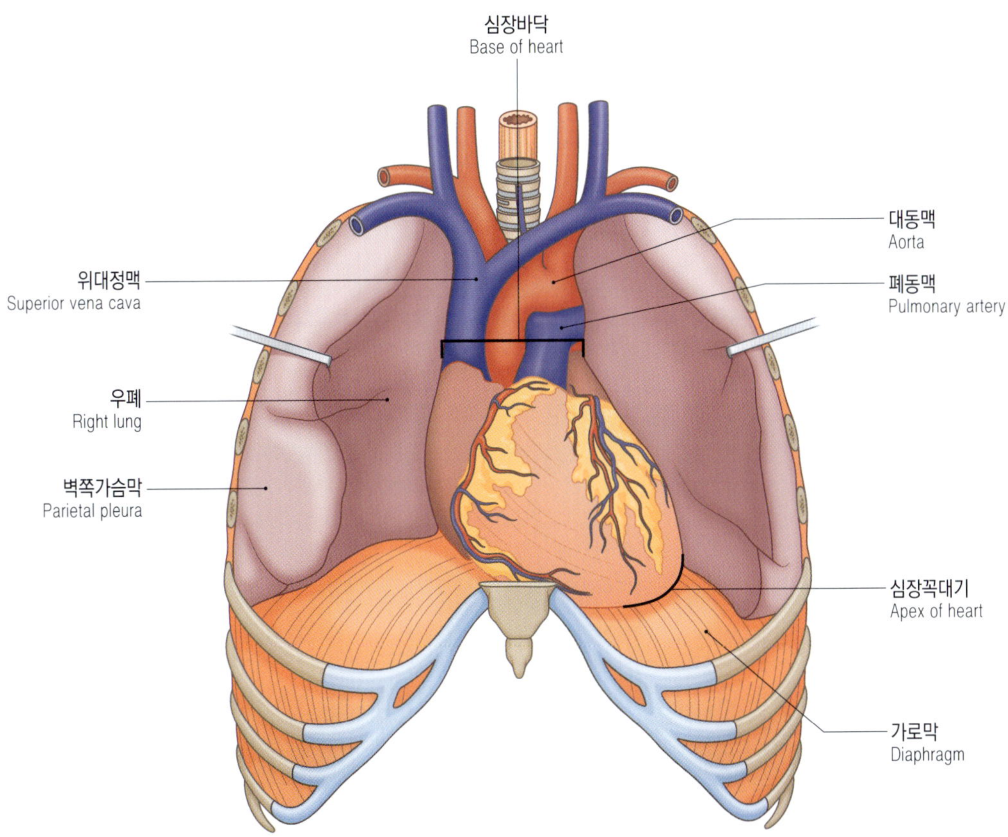

그림 7.2 심장의 위치와 형태

7.2 심장

학습목표 심장벽의 구조에 대해 알 수 있다.

심장벽의 구조 Structure of heart wall

심장벽 Heart wall

심장벽은 속막, 근육층, 바깥막이라는 3개의 층으로 구성된다.

심장속막(심내막) Endocardium 심장벽의 가장 안쪽의 부드러운 표면으로 성긴결합조직(loose connective tissue)과 내피(endothelium)로 구성되어 혈액이 심장 속에서 잘 이동할 수 있도록 한다.

심장근육층(심근층) Myocardium 심장속막과 심장바깥막 사이에 위치하는 두꺼운 중간층이다. 심장근육으로 이루어져 있어 심장의 주 기능인 펌프작용을 담당한다. 심장근육섬유는 가로무늬의 불수의근으로 뼈대근육처럼 수축과 이완을 할 수 있다. 왼심실은 매우 두꺼운 근육층을 가지는 이유는 고리 또는 나선형으로 배열된 층으로 저항을 이기고 온 몸으로 혈액을 보내야 되기 때문이다.

심장바깥막(심외막) Epicardium 심장은 2층의 심장막(심막, pericardium)으로 둘러싸여 있다. 가장 바깥은 질긴 **섬유심장막**(fibrous pericardium)과 안쪽의 **장막심장막**(serous pericardium)이다. 장막심장막은 두 층이 연결되어 있는데, 바깥쪽은 벽심장막(parietal pericardium)이라 하고, 안쪽은 내장심장막(visceral pericardium)이라 한다. 내장심장막이 심장벽 중 가장 바깥인 **심장바깥막**에 해당한다. 벽심장막과 내장심장막은 각각 성긴결합조직과 중피(mesothelium)로 되어있다. 두 장막심장막 사이에는 작은 공간은 **심장막안**(심낭, pericardial cavity)이라 하며, 그 속에는 **심장막액**(pericardial fluid)이라는 (윤)활액이 있어 심장이 마찰하지 않고 운동할 수 있도록 도와준다.

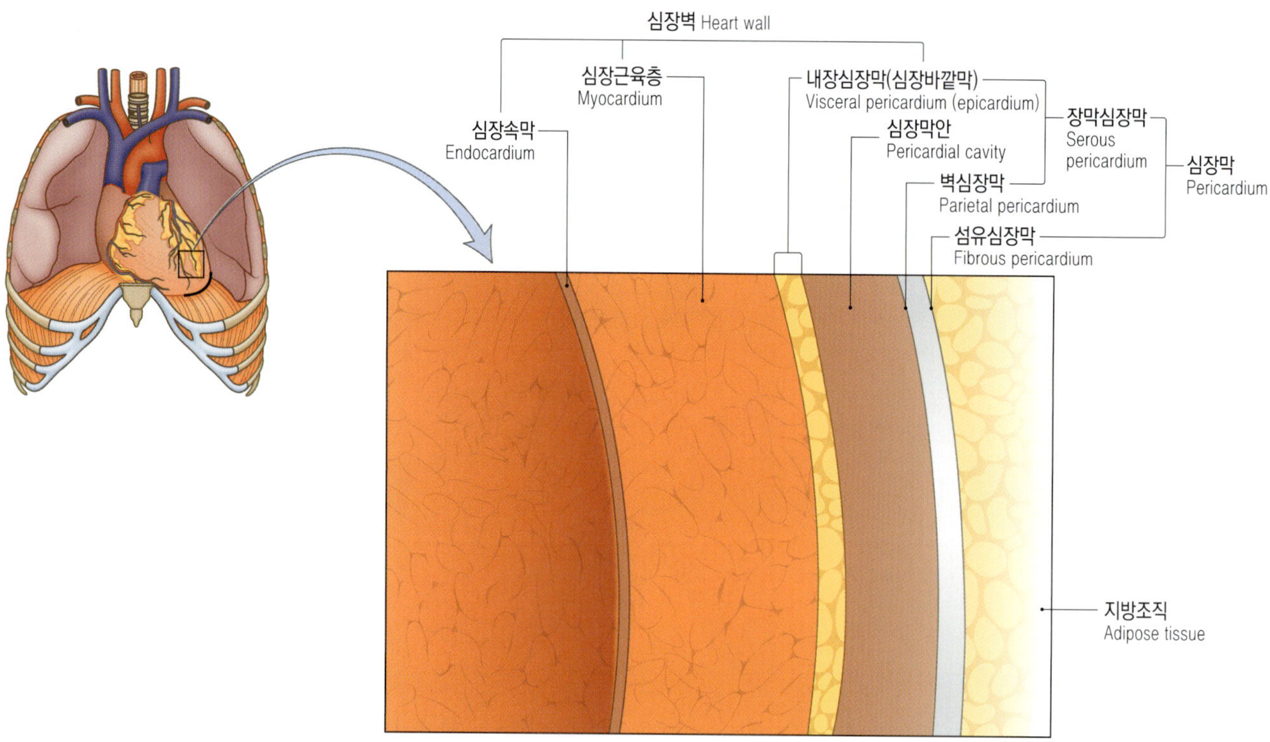

그림 7.3 심장벽과 심장막

7.2 심장

학습목표 심장의 바깥 모양에 대해 알 수 있다.

심장의 바깥 모양 External structure of the heart

심장은 뭉툭한 원뿔 모양으로 위쪽은 넓은 심장바닥(base of heart)으로 혈관의 출입구이며, 아래쪽은 뾰족한 심장꼭대기(apex of heart)이다.

심장바닥 Base of heart 심장의 뒷면 위쪽 넓은 부분으로 온 몸에서 들어오는 대정맥(vena cava)과 온몸으로 나가는 대동맥(aorta)과 폐에서 들어오거나 나가는 폐동 · 정맥(pulmonary artery · vein)이 개구한다.

심장꼭대기 Apex of heart 왼쪽 빗장뼈 가운데를 세로로 이은 가상의 선과 다섯째~여섯째 갈비뼈를 가로로 이은 선이 만나는 부위에 위치하며, 좌심실에 치우쳐 있다.

심방귀 Atrial auricle 심장의 수축과 이완 시 충격을 완충하기 위해 오른쪽과 왼쪽에 귓바퀴 모양의 돌출부로 우심방의 위앞쪽에 있는 우심방귀(right auricle)가 좌심방귀(left auricle)보다 크다.

방실사이고랑 Atrioventricular groove 심장 자체의 혈액을 공급하기 위해 관상동 · 정맥(coronary artery · vein)이 놓여있는 고랑이다.

심실사이고랑 Interventricular groove 심장의 앞면에서 좌 · 우 심실의 경계가 되는 고랑으로 관상동 · 정맥이 놓인 고랑이다.

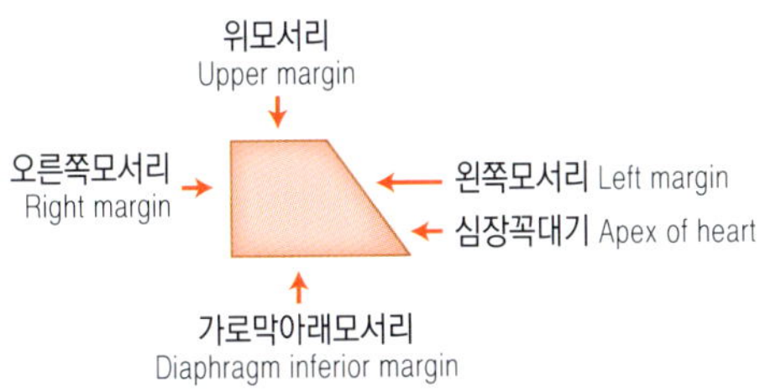

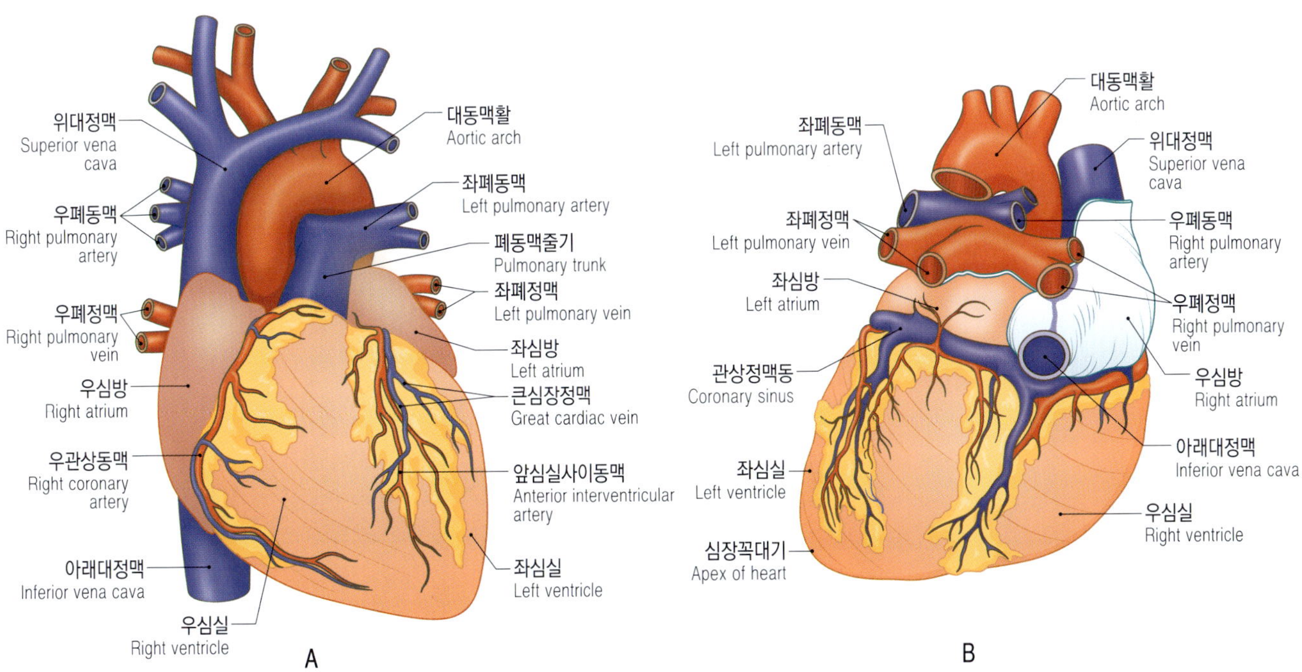

그림 7.4 심장의 바깥 모양. A: 앞면, B: 뒷면

7.2 심장

학습목표 심장의 속 모양에 대해 알 수 있다.

심장의 속 모양 Internal structure of the heart

심장은 경계가 분명한 4개의 방(chamber)으로 구성된다. 심방(atrium)의 벽은 얇고 매끄러우며, 심실의 벽은 매우 두꺼운 근육기둥으로 되어 있다. 심장의 오른쪽에 있는 구조로 우심방은 온몸의 혈액을 모아 우심실로 보내며, 우심실은 이산화탄소를 제거하고 산소를 얻기 위해 폐로 혈액을 보낸다. 왼쪽에 있는 구조로 좌심방은 폐로부터 오는 혈액을 왼심실로 보내며, 좌심실은 대동맥을 통해 온몸으로 혈액 내보낸다. 위쪽 2개의 심방은 심장으로 들어오는 혈액을 받아 아래쪽 2개의 방인 심실로 보내는 **내부펌프**이며, 오른쪽과 왼쪽 아래쪽에 있는 심실은 혈액을 폐와 온몸으로 내보내는 심장의 **외부펌프**이다. 심장은 외부로 혈액을 보내기도 하지만, 심장 자체적으로 혈액이 순환되는 것을 **관상순환**(심장순환, coronary circulation)이라 하고 심실이 이완할 때 일어난다.

우심방 Right atrium 머리와 팔의 혈액은 **위대정맥**(상대정맥, superior vena cava)을 통해 우심방으로 들어오고, 몸통과 다리의 혈액은 **아래대정맥**(하대정맥, inferior vena cava)을 통해 들어오며, 관상정맥은 관상정맥동(coronary sinus)으로 모여 들어온다. 우심방의 혈액은 온몸의 기관에서 가스교환을 위해 심장으로 흘러 들어오는 산소분압이 낮고 이산화탄소분압이 높은 정맥혈(venous blood)이다. 심방에 있는 빗살근(즐상근, pectinate muscle)은 심방귀에서 속면으로 빗살처럼 솟은 근육층이다.

우심실 Right ventricle 우심방에서 들어온 혈액이 가스교환을 위해 **폐동맥**(pulmonary artery)을 거쳐 폐(lung)로 들어간다. 폐동맥은 폐에서 가스교환이 일어나기 이전이므로 산소분압이 낮고 이산화탄소 분압이 가장 높은 정맥혈이다.

좌심방 Left atrium 폐에서 **폐정맥**(pulmonary vein)과 연결되어 좌심방으로 들어온 혈액은 가스교환을 한 산소가 풍부한 동맥혈(arterial blood)이다.

좌심실 Left ventricle 좌심방에서 들어온 혈액을 **대동맥**과 연결하여 온몸으로 내보내는 가장 강력한 수축과 이완이 일어나는 곳이다. 심실에 있는 유두근(꼭지근, papillary muscle)은 심실벽으로부터 심실속으로 돌출되어 있는 원기둥모양의 근육으로 힘줄끈이 일어나 판막과 연결되어 있다.

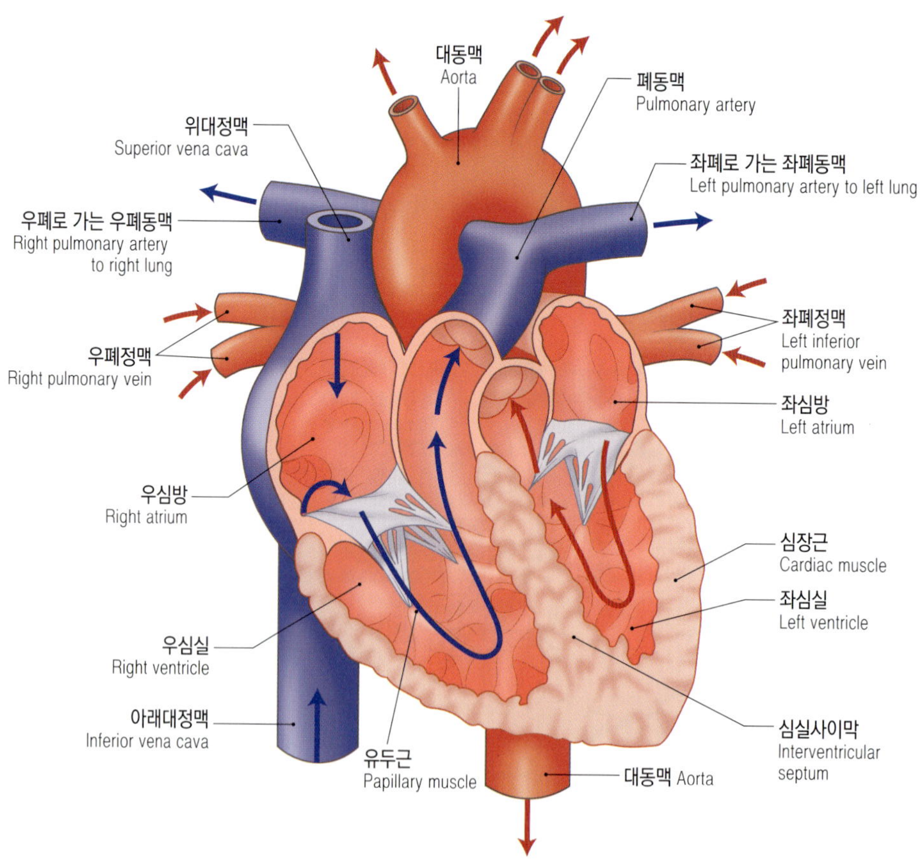

그림 7.5 심장의 속 모양과 순환

7.2 심장

학습목표 심장의 판막에 대해 알 수 있다.

심장의 판막 Valve of heart

심장의 판막은 역류를 방지하고 일정한 방향으로 흐를 수 있게 한다.

방실판막 Atrioventricular valve 방실판막은 심방과 심실 사이에 위치한다. 좌심방과 좌심실 사이의 좌방실판(왼심방실판막, left atrioventricular valve)은 2개의 삼각형 모양의 첨판으로 되어 있어 **이첨판(막)**(bicuspid valve) 또는 **승모판(막)**(mitral valve)이라 한다. 우심방과 우심실 사이에는 우방실판(오른방실판막, right atrioventricular valve)이 있고, 3개의 삼각형 모양의 첨판으로 되어 있어 **삼첨판(막)**(tricuspid valve)이라 한다.

방실판막의 첨판은 힘줄끈(건삭, chordae tendineae)이라는 질긴 섬유와 연결되고 그 끝은 유두근(꼭지근, papillary muscle)과 결합한다. 꼭지근의 수축에 의해 힘줄끈이 긴장하여 첨판들이 서로 만나 판막이 닫히면 혈액이 심방으로 역류되는 것을 막아준다.

반달판막 Semilunar valve 반달판막은 반달 모양으로 볼록한 면이 심실 방향으로 된 3개의 판막으로 구성된다. 좌심실과 대동맥 사이에는 **대동맥판(막)**(aortic valve)과 우심실과 폐동맥 사이에는 **폐동맥판**(허파동맥판막, pulmonary valve)이 있다. 이들은 심실에서 동맥 방향으로 혈액이 흐르도록 조정한다. 심실 수축 시 혈류의 압력으로 반달판막이 열리게 되고, 심실 이완 시 반달판막이 닫혀 혈액이 심실로 역류되는 것을 방지한다.

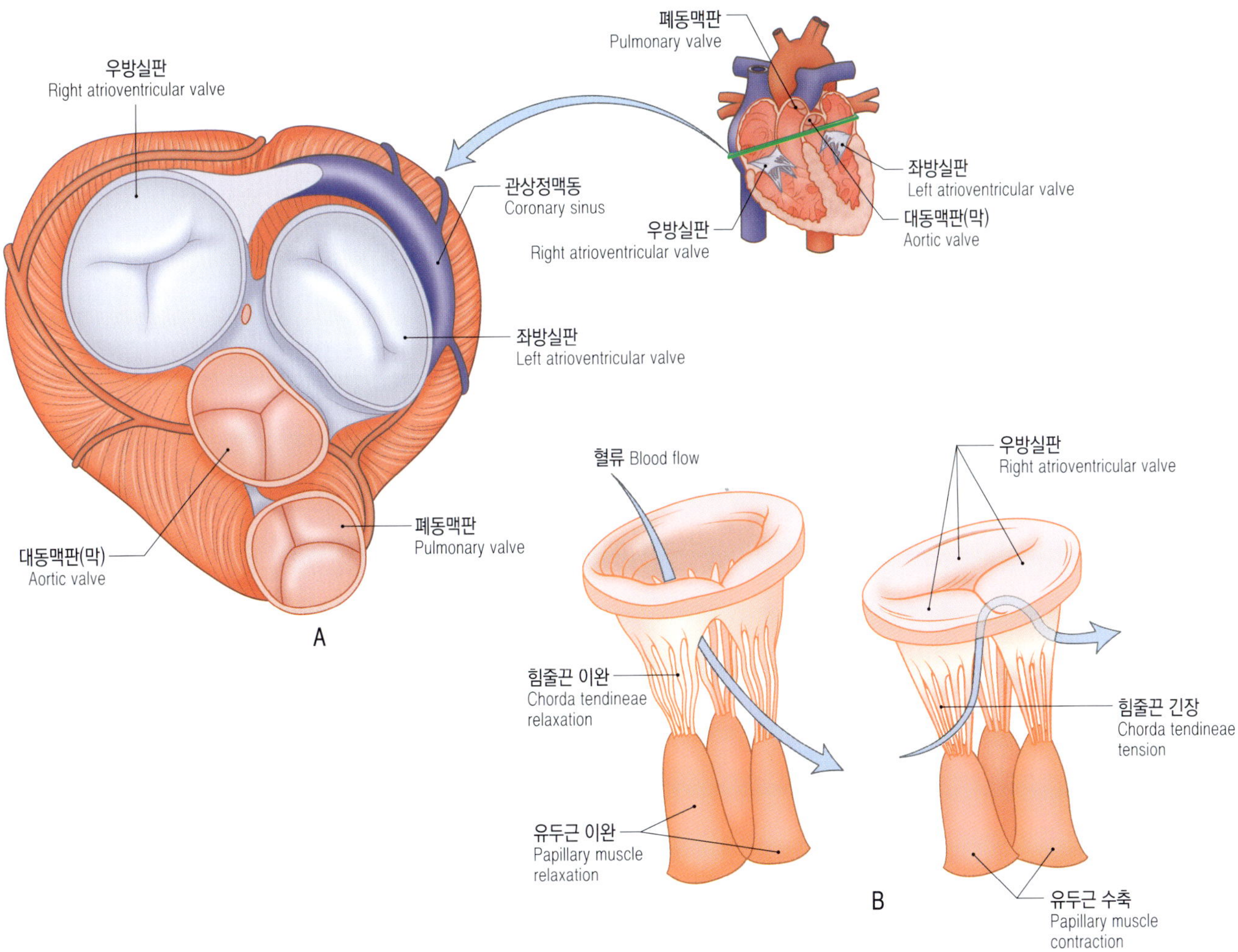

그림 7.6 판막. A: 구조, B: 열림과 닫힘

7.2 심장

학습목표 심장의 혈관에 대해 알 수 있다.

심장의 혈관 고리 Cardiac vascular ring

심장의 혈관은 대표적으로 **관상동맥**(심장동맥, coronary artery)과 **관상정맥**(심장정맥, coronary vein)으로 구성된다.

관상동맥(심장동맥) Coronary artery

관상동맥은 대동맥의 첫 번째 가지로 심장근육층과 바깥층에 혈액을 공급한다. 오름대동맥에서 분지한 좌 · 우관상동맥의 고리에 의해 심장에 산소와 영양을 공급한다.

좌관상동맥 Left coronary artery 좌관상동맥은 오름대동맥의 대동맥굴(aortic sinus)에서 나와 좌심방 아래에서 앞심실사이가지(전실간지, anterior interventricular artery)와 휘돌이가지(회선지, circumflex branch)로 나뉜다. **앞심실사이가지**[임상에서는 왼내림가지(left anterior descending brach LAD)로 쓰고 있음]는 앞심실사이고랑으로 내려와 좌심실이 있는 심장꼭대기를 거쳐 심장의 아래모서리에서 우관상동맥의 뒤심실사이가지와 연결된다. 앞심실사이가지는 양쪽심실에 혈액을 공급하고 가쪽가지(lateral branch)로 나뉜다.

휘돌이가지는 왼쪽 심장모서리를 돌아 방실고랑을 타고 심장의 뒷면과 연결된다. 왼모서리가지(left marginal branch)는 심장의 왼모서리를 따라 내려와 좌심실에 혈액을 공급한다.

- **좌관상동맥 혈액을 공급하는 부위:** 좌심방, 좌심실 대부분, 우심실 일부, 심실사이벽 대부분, 방실결절 일부 등이다.

우관상동맥 Right coronary artery 우관상동맥은 우대동맥굴에서 나와 방실사이고랑 위를 달린다. 우관상동맥이 시작하는 바로 근처에 **굴심방결절가지**[동(심)방결절가지, sinoatrial node branch]가 갈라져 나와 굴심방결절에 혈액을 공급한다. 이어서 심실사이고랑을 따라 흐르다가 우심실과 심장사이막 일부에 혈액을 공급하는 **오른모서리가지**(right marginal branch)와 양쪽 심실 뒷벽에 혈액을 공급하는 **뒤심실사이가지**(후실간지, posterior interventricular branch)로 나뉘며 뒤심실사이가지는 심실벽을 관통하여 심실사이벽가지(심실중격지, interventricular septal branch)를 낸다.

- **우관상동맥 혈액을 공급하는 부위:** 우심방, 우심실의 대부분, 좌심실 일부, 심실사이벽 일부, 굴심방결절, 방실결절 등이다.

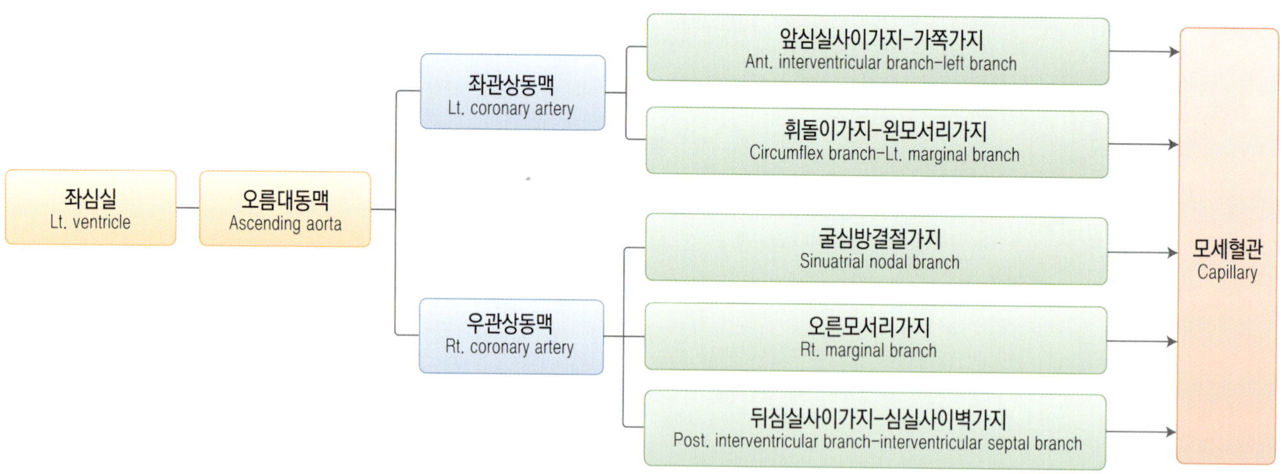

그림 7.7 심장의 동맥분지

7.2 심장

학습목표 심장의 혈관에 대해 알 수 있다.

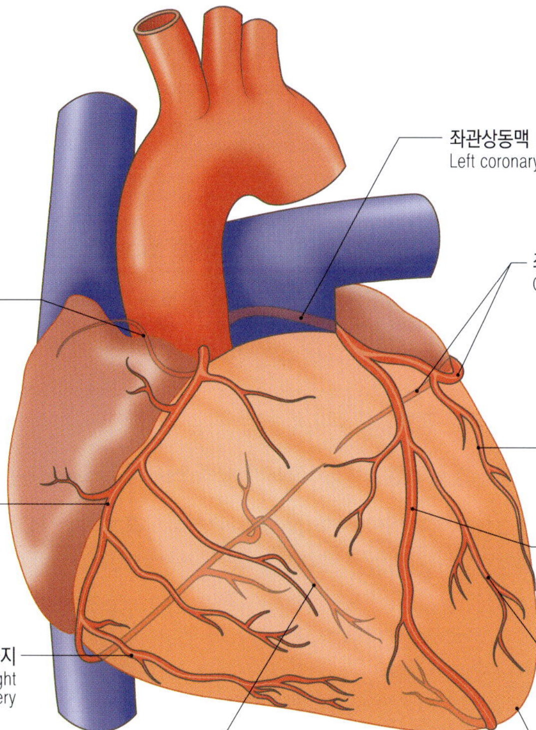

그림 7.8 심장의 동맥(앞쪽)

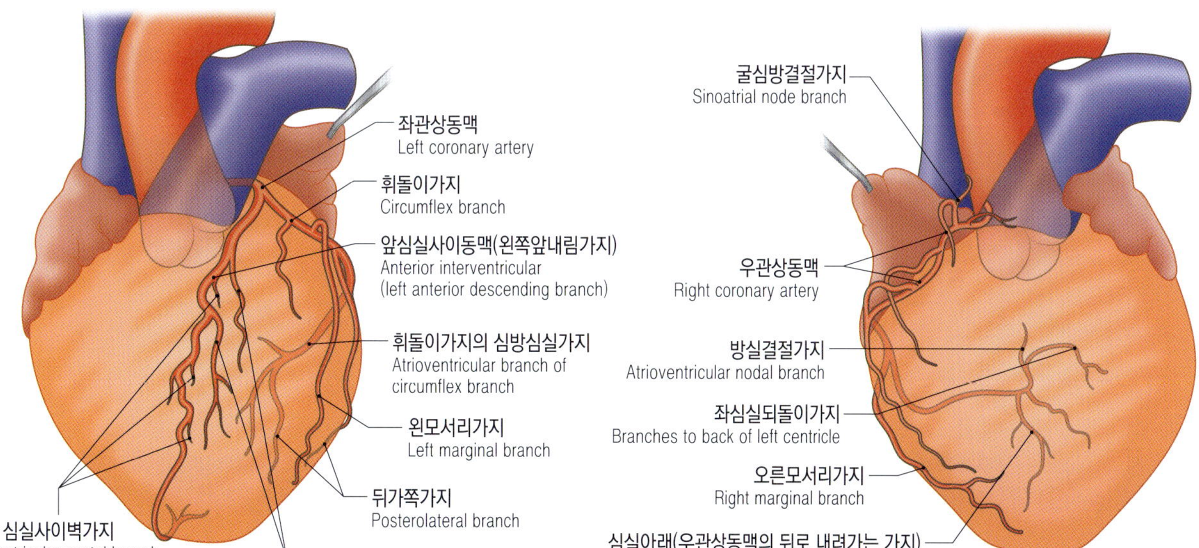

그림 7.9 심장의 동맥(뒤쪽). A: 좌관상동맥, B: 우관상동맥

7.2 심장

학습목표 심장의 혈관에 대해 알 수 있다.

심장의 정맥 Coronary vein

심장정맥은 심방과 심실의 경계인 방실고랑(coronary sulcus)을 따라 달리는 넓은 정맥의 통로인 **관상정맥동**(심장정맥굴, coronary sinus)으로 모여 우심방으로 들어가는 큰심장정맥, 중간심장정맥, 작은심장정맥이 있다. 일부 작은 정맥들인 앞심장정맥과 최소심장정맥은 직접 우심방으로 들어간다.

관상정맥동으로 들어간 뒤 우심방으로 들어가는 정맥

큰심장정맥 Great cardiac vein 앞심실사이정맥(anterior interventricular vein)으로 좌관상동맥의 앞심실사이가지를 따라 올라온다.

중간심장정맥 Middle cardiac vein 뒤심실사이정맥(posterior interventricular vein)으로 우관상동맥의 뒤심실사이가지와 나란히 달린다.

작은심장정맥 Small cardiac vein 우관상동맥의 오른모서리가지와 나란히 달린다.

관상정맥동에 들어가지 않고 직접 우심방으로 들어가는 정맥

앞심장정맥 Anterior cardiac vein 우심실의 앞면에서 방실고랑을 가로질러 우심방으로 직접 들어간다.

최소심장정맥 Smallest cardiac vein **또는 테베시우스정맥** Thebesian veins 모세혈관에서 시작하여 3~4개의 구멍을 통하여 우심방에 직접 유입되는 혈관이다.

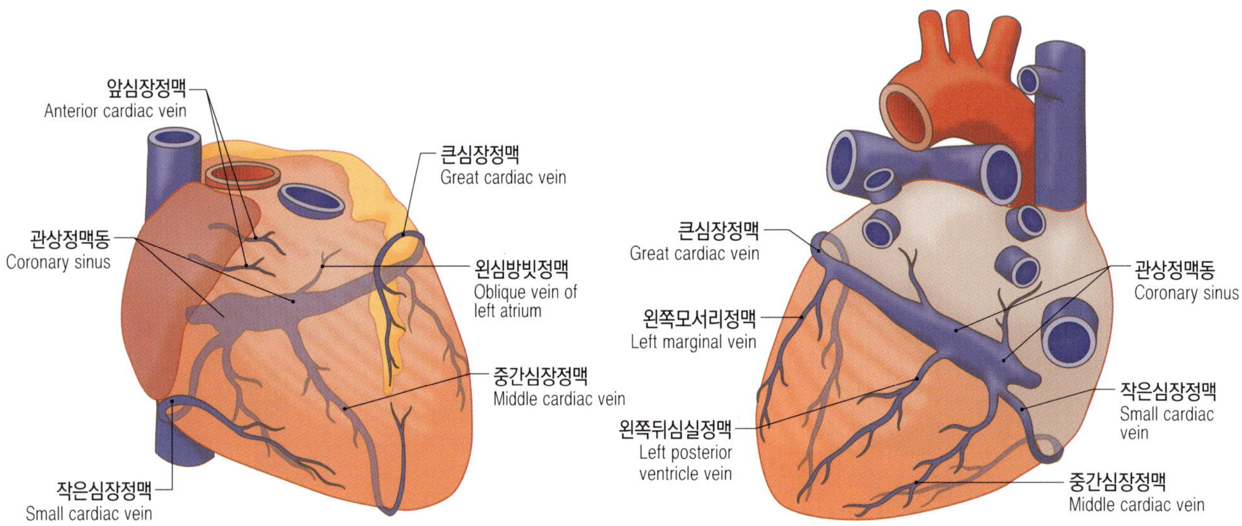

그림 7.10 심장의 정맥. A: 앞면, B: 뒤아랫면

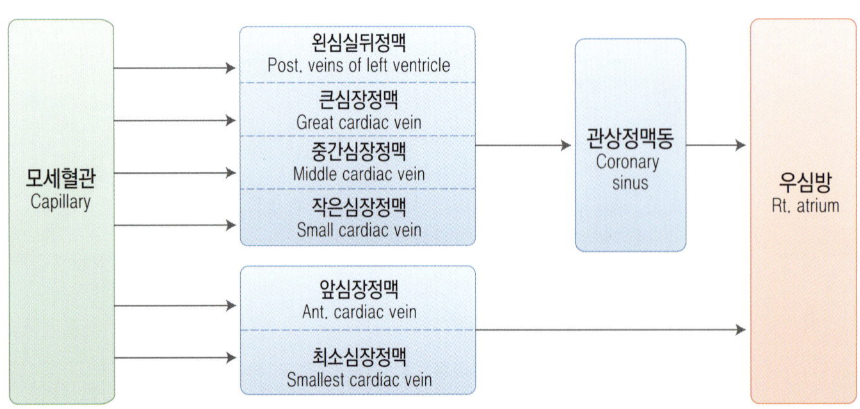

그림 7.11 심장의 정맥흐름

7.2 심장

학습목표 심장을 통과하는 혈류에 대해 알 수 있다.

심장을 통과하는 혈류 Blood flow through the heart

온몸 순환 후 이산화탄소 함유량이 많은 정맥혈(venous blood)은 위대정맥(상대정맥, superior vena cava)과 아래대정맥(하대정맥, inferior vena cava)을 통하여 우심방으로 들어온다. 이 정맥혈은 우심방 수축에 의하여 우방실판[삼첨판(막)]을 통과한 후 우심실로 흐른다. 우심실에 혈액이 충만해져 압력이 올라가고, 우심방 수축에 이어 우심실 수축이 일어나면 닫혀있던 폐동맥판이 열려 혈액이 폐동맥으로 흘러간다(그림 7.12).

우폐동맥과 좌폐동맥으로 나뉘어 폐에 도착한 정맥혈은 산소와 이산화탄소 교환을 통하여 산소 함유량이 많은 동맥혈(arterial blood)로 바뀐다. 이 동맥혈은 2개씩의 우폐정맥과 좌폐정맥을 통하여 좌심방으로 들어오고, 좌심방 수축에 의하여 좌방실판[이첨판(막)]을 통과한 후 좌심실로 흐른다. 좌심실에 혈액이 충만해져 압력이 올라가고, 좌심방 수축에 이어 좌심실 수축이 일어나면 닫혀있던 대동맥판(막)이 열려 혈액이 대동맥으로 흘러간다. 대동맥을 통하여 온몸으로 혈액이 공급된다.

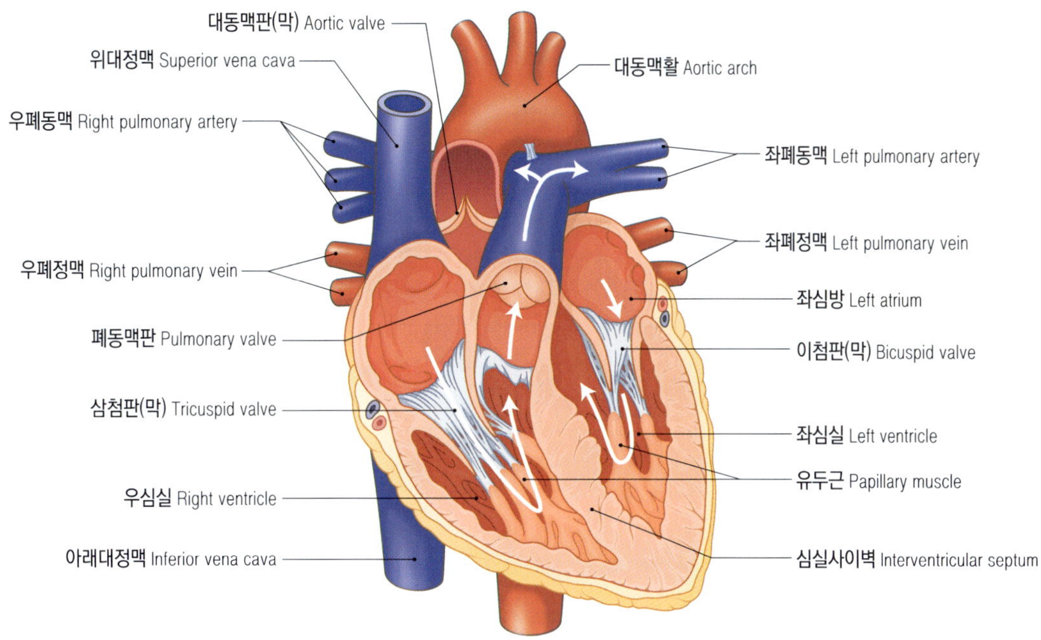

그림 7.12 심장의 혈액순환

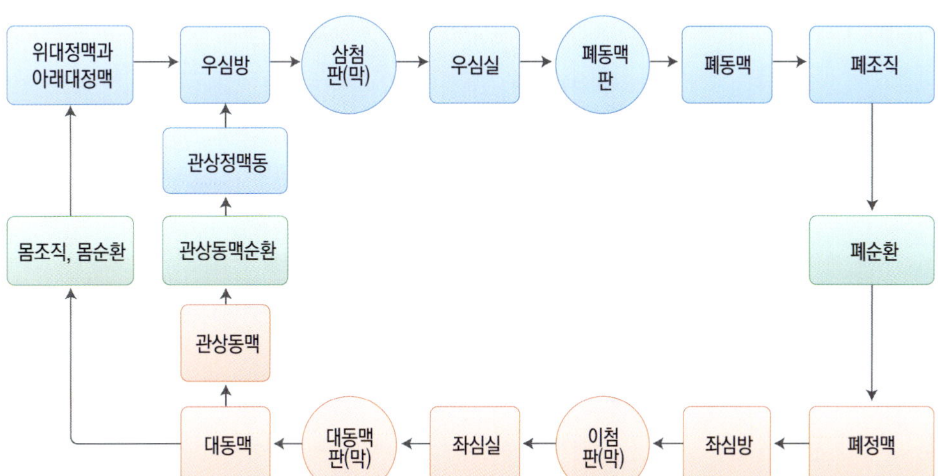

그림 7.13 심장혈액의 흐름

7.2 심장

학습목표 심장의 자극전도계에 대해 알 수 있다.

심장의 자극전도계 Impulse conducting system of heart

심장은 신경자극 없이 자체적으로 심방과 심실을 수축시킬 수 있는 박동조율기와 그 자극을 전달할 수 있는 전도로를 가지고 있다. 심장벽의 특수한 근육세포에 의한 흥분은 다음 순서에 따라 전달된다(그림 7.14).

굴심방결절[동(심)방결절] Sinoatrial node; SA node 우심방의 위 · 뒤 벽쪽인 위대정맥이 열린부위에 위치한다. 이곳에서 시작한 흥분은 좌 · 우심방을 수축시킨다. 심장의 수축을 시작하고 심장박동수를 결정하는 곳으로 **심장박동조율기**(cardiac pacemaker) 역할을 한다.

방실결절 Atrioventricular node; AV node 심장막 사이의 관상정맥동 앞에 위치하여 굴심방결절에서 온 흥분을 이어 받는다.

방실다발 Atrioventricular bundle; **히스다발** His bundle 방실결절에서 온 흥분이 지나가는 길이다. 심실사이벽에서 우방실다발(right bundle)과 좌방실다발(left bundle)로 나뉘어져 심장꼭대기 쪽으로 흥분이 내려간다.

푸르키네섬유 Purkinje fiber 방실다발이 가늘어져서 왼쪽과 오른쪽 심실근육 전체에 분포하는 **푸르키네섬유**는 심장꼭대기 부근에서 심실근육을 따라 위쪽으로 올라가며 흥분을 빠르게 전달한다.

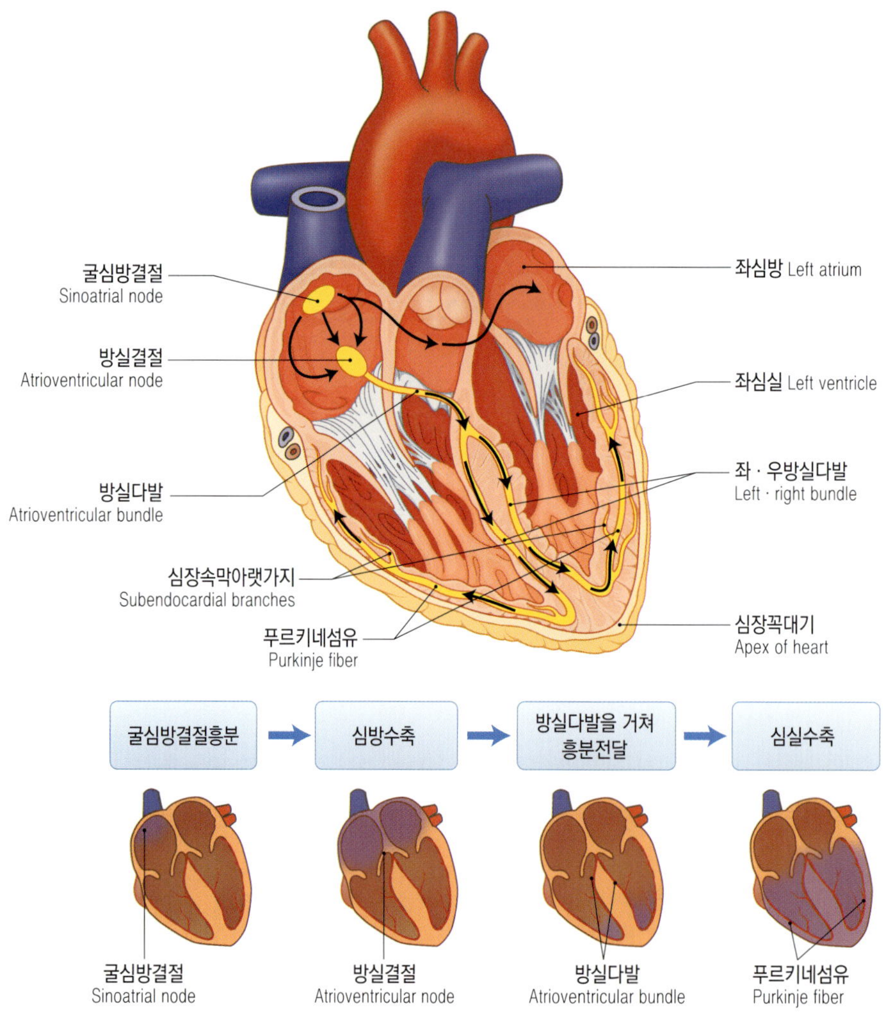

그림 7.14 심장의 자극전도계

더 알아보기

심전도 Electrocardiogram, EKG

심장에 흐르는 활동전위는 전류를 생산하여 몸 표면에서 전기자극을 감지할 수 있다. 전극을 피부에 붙이고 기록 장치를 연결하면 심장에서의 미세한 전류가 기록기에 보내져 만들어지는데, 이러한 심근 활동전류의 변화를 기록한 것을 심전도라고 한다(그림 7.15). 정상 심전도는 P파, QRS 복합파, T파라고 하는 3가지 파형을 나타낸다.

P파 P wave **굴심방결절**(동방결절, SA node)로부터 나온 흥분파가 심방에 퍼져나가며 그려지는 것으로 **심방의 탈분극**(depolarization)을 나타낸다.

QRS 복합파 QRS complex wave Q파, R파, S파가 조합된 형태이고, **방실결절 → 방실다발 → 심장전도근육섬유**를 따라 심실근육에 차례로 전달되는 과정에서 그려지는 것으로 **심실의 탈분극**을 나타낸다. 심장에서 심실이 근육량이 많고, 많은 전류를 발생시키기 때문에 R파는 P파보다 더 큰 파형을 나타낸다.

T파 T wave **심실의 재분극**으로 그려지는 것으로 심실의 이완이 일어난다. 심방의 재분극은 QRS 복합이 발생하는 동안 발생하기 때문에 심전도에서 관찰되지 않는다.

심전도의 각 파형은 시간, 전압 높이 등이 정해져 있어, 파형의 변형 및 편향은 전도 이상, 부정맥, 심근경색 등 심장의 건강상태에 대한 중요한 지표가 된다.

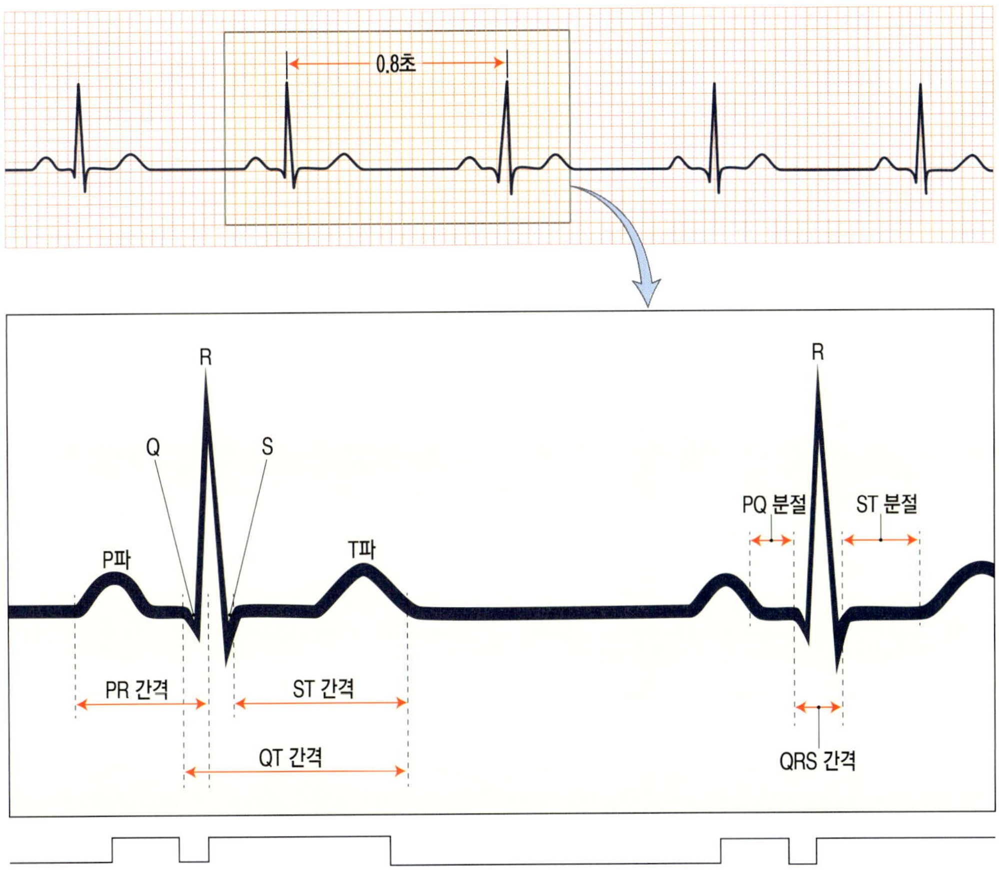

그림 7.15 심전도

7.2 심장

학습목표 심장의 신경지배에 대해 알 수 있다.

심장의 신경지배 Nerve innervation of heart

심장조절은 숨뇌(연수, medulla oblongata)에서 조절된다. 교감신경과 부교감신경은 상호 보완작용을 하는 자율신경계(ANS)로 숨뇌의 심장촉진중추(cardioacceleratory center)의 지배를 받는 **교감신경**은 굴심방결절과 방실결절에 작용하여 심실의 수축력을 증대시켜 심장박동에 촉진적으로 작용하고, 숨뇌의 심장억제중추(cardioinhibitory center)의 지배를 받는 **부교감신경**은 심장을 억제적으로 작용한다.

부교감신경은 교감신경과 서로 얽혀 대동맥활(aortic arch) 근처에서 심장신경얼기(cardiac plexus)를 형성하며 여기에서 나온 신경섬유가 굴심방결절과 방실결절 및 심방의 깊은 층에 분포하여 심장의 기능을 억제적으로 조절하는 반면, 교감신경은 척수로 내려와 교감신경줄기를 통해 굴심방결절과 방실결절 및 심실에 작용하여 심실의 수축력을 증대시켜 심장박동에 촉진적으로 작용한다. 목동맥팽대(경동맥동, carotid sinus)의 혀인두신경과 대동맥활의 미주신경을 통해 목동맥과 대동맥의 압력을 감시하여 숨뇌로 정보를 전달하고, 숨뇌의 심장조절 중추에서에서 부교감신경은 미주신경을 통해 혈압에 대해 억제적으로 작용한다.

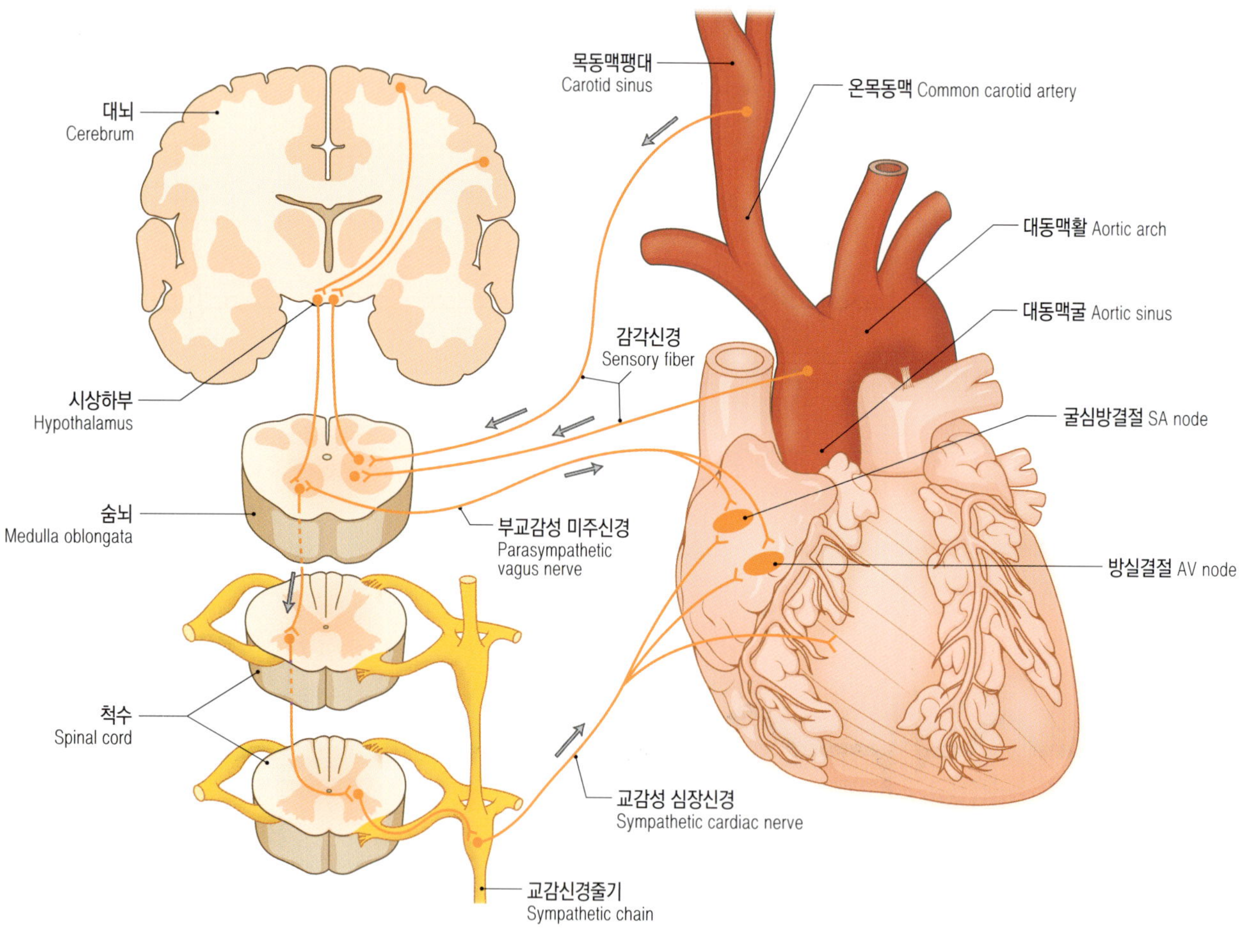

그림 7.16 심장의 신경지배

관련 질환

협심증 Angina pectoris

가장 흔한 관상동맥 질환 중 하나로, 심장에 혈액을 공급하는 관상동맥이 좁아져 심장근육에 혈액공급이 충분하지 않아 발생한다. 증상은 갑작스러운 가슴통증이 가장 흔하고 가슴이 답답해지고, 식은 땀, 심계항진 등이 동반될 수 있다. 협심증은 어느 정도의 관상동맥 순환이 유지되기 때문에 운동과 같은 산소 요구량이 증가되는 상황에서 증상이 나타나고, 안정 시에는 대개 5분 이내에 증상이 사라지는 특징을 가진다. 가슴통증은 니트로글리세린을 혀 밑에 투여할 경우 통증이 사라지는 경우가 많다(그림 7.17).

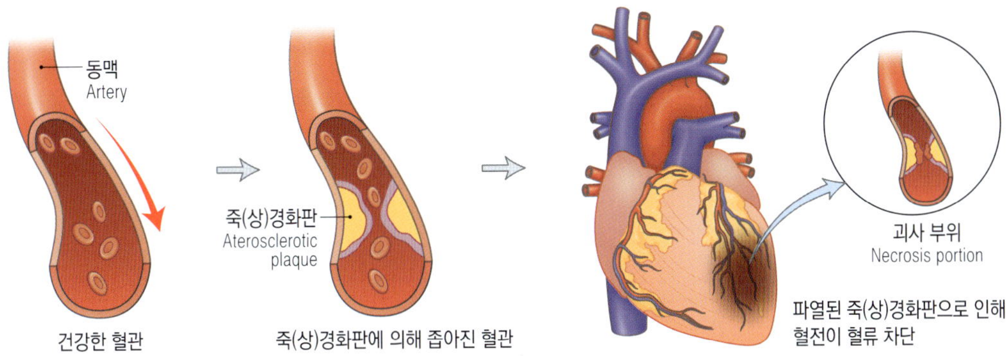

그림 7.17 협심증의 진행과정

심근경색증 Myocardial infarction

심장에 혈액을 공급해 주는 관상동맥이 완전히 폐쇄되어 심장근육이 손상되어 괴사하는 것을 심근경색증이라 한다. 왼쪽 팔로 방사되는 가슴통증, 가슴 답답함, 호흡곤란, 메스꺼움, 어지러움 등의 증상을 보인다. 증상이 협심증과 유사하지만 갑작스럽고 심한 가슴통증이 더 오래 지속되고, 나이트로글리세린을 투약하여도 완화되지 않는다는 특징이 있다. 부정맥이 동반되기도 하는 등 치료 시간을 지연할 경우 생명이 위험할 수도 있다. 통증 완화를 위하여 진통제를 투여하고, 산소 공급이 필요하며 심장으로 가는 혈류를 복원시키기 위한 관상동맥우회술이나 관상동맥성형 등의 중재가 이루어져야 한다(그림 7.18).

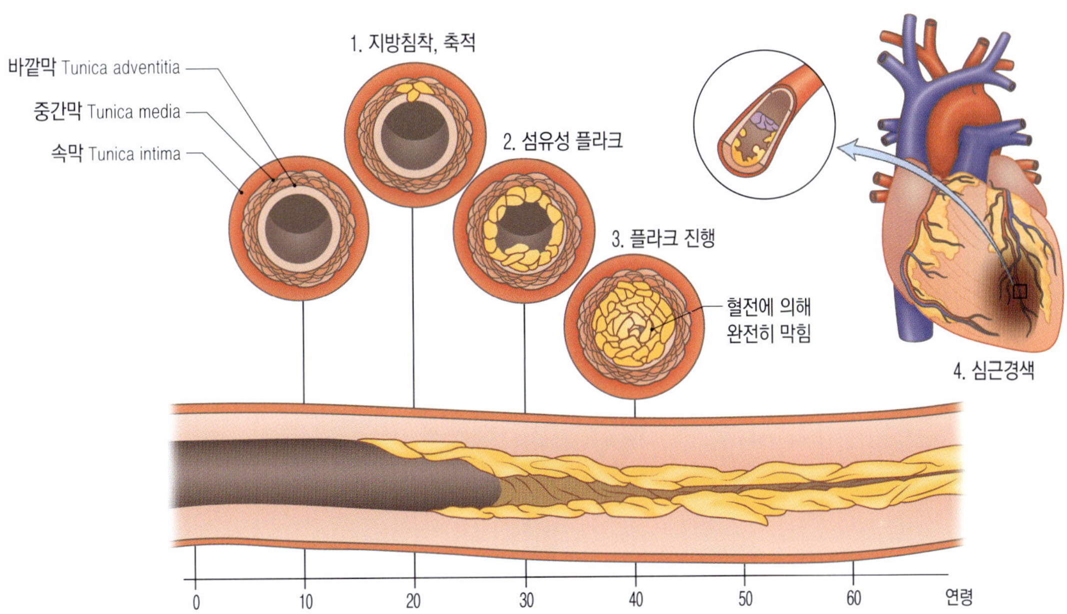

그림 7.18 심근경색의 진행과정

7.3 혈관

학습목표 혈관의 종류에 대해 알 수 있다.

혈관의 종류 Type of vessel

동맥 Artery 심장에서 나가 말초 방향으로 흐르는 혈액을 운반하는 혈관이다. 심장박동에 의하여 뿜어져 나온 강한 혈압을 견뎌내기 위하여 동맥의 혈관벽은 두껍고, 탄력섬유가 발달하여 탄력성이 매우 좋으며, 특히 중간막은 근육조직이 발달되어 있다.

모세혈관 Capillary 동맥과 정맥을 연결하는 혈관으로 혈관벽이 한 층의 내피로만 구성되어 있어 매우 얇아 혈액과 조직들 사이의 물질교환이 이루어져 **교환혈관**(exchange vessel)이라 한다.

정맥 Vein 말초에서 심장 방향으로 흐르는 혈액을 운반하는 혈관이다. 정맥은 혈압이 낮은 혈액을 운반하기 때문에 동맥에 비하여 혈관벽이 얇고, 탄력섬유 및 근육조직의 양도 적다. 이에 정맥은 혈액 용량에 따라 쉽게 팽창할 수 있고 속공간이 넓으며, 혈액의 역류를 방지하기 위한 **판막**(valve)이 있다.

표 7.1 혈관의 구분

구분	직경(mm)	두께(mm)	단면적(㎠)	압력(mmHg)	혈액량(%)
대동맥(aorta)	25	2	2.5	100	6
동맥(artery)	4	0.8	20	90	13
세동맥(arteriol)	0.3	0.02	40	60	2
모세혈관(capillary)	0.008	0.001	2,500	30	5
세정맥(venule)	0.02	0.002	250	20	5
정맥(vein)	5	0.5	80	15	20
대정맥(vena cava)	30	1.5	28	10	49

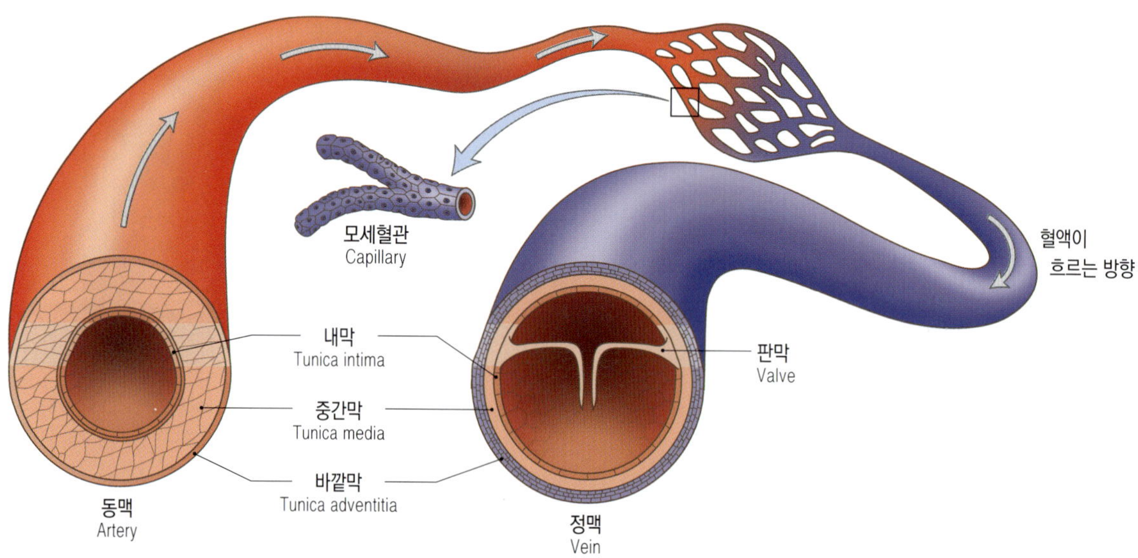

그림 7.19 혈관의 구분

7.3 혈관

학습목표 혈관의 연결과 혈관벽에 대해 알 수 있다.

혈관의 연결 Connection of vessel

혈관은 온몸에 나뭇가지처럼 분포하고 서로 연결되어 교통(communicating)하고 있다. 직경에 따라 거의 같은 작은 혈관들이 서로 연결되어 있는 상태를 **연결**(문합, anastomosis)이라 한다. 이와 달리 혈관들이 서로 연결을 이루지 않고 조직에 직접 분포하는 동맥을 **끝동맥**(end or terminal artery)이라 한다. 끝동맥은 뇌의 피질, 망막, 갑상샘, 비장, 간, 신장 등에서 볼 수 있으며 이들 기관의 순환장애가 발생하면 조직손상이 일어기 쉽다. 심장에 분포하는 동맥들은 연결을 이루지만 기능적으로 혈액을 충분히 공급하기에 부족한 구조를 가지는데, 이를 **기능적 끝동맥**(functional end artery)이라 한다. 심장에서 먼쪽 부분인 손가락이나 발가락에서는 세동맥과 세정맥이 직접 연결되는 형태인 **세동정맥연결**(동정맥문합, arteriovenous anastomosis)을 볼 수 있다.

조직의 순환장애가 발생될 경우 돌아가는 통로가 되는 비교적 굵은 혈관들의 연결을 **곁순환로**(collateral circulation)라고 하며, 대표적으로 대뇌동맥고리(circle of Willis)를 들 수 있다. 또한 신장의 사구체는 혈관그물을 이루는데 이를 **세동정맥그물**(rete mirabile)이라고 한다.

혈관의 벽 Wall of vessel

동맥과 정맥은 보통 내막, 중간막, 바깥막이라는 3개의 층으로 구성된다(그림 7.20).

내막 Tunica intima 혈관의 가장 안쪽 막으로 혈액에 노출되어 있고 **내피세포**(endothelium cell)와 결합조직인 **바닥판**(basal lamina)으로 이루어져 있다. 내피는 혈류 중 물질들이 나가고 들어오는 선택적 투과장벽 역할을 하고, 혈구들이 혈관벽에 붙는 것을 막아준다.

중간막 Tunica media 혈관의 중간층으로 **민무늬근육**(평활근, smooth muscle), **탄력조직**, **아교질**(collagen)을 포함하고 있다. 혈관의 수축과 확장을 통하여 혈관의 지름이 변화되도록 하고, 혈압에 의한 혈관 파열을 막아준다.

바깥막 Tunica adventitia 혈관의 가장 바깥층으로 **성긴결합조직**으로 이루어져 있다. 바깥막은 주변의 조직들과 섞이고 다른 혈관에 통로 역할을 한다.

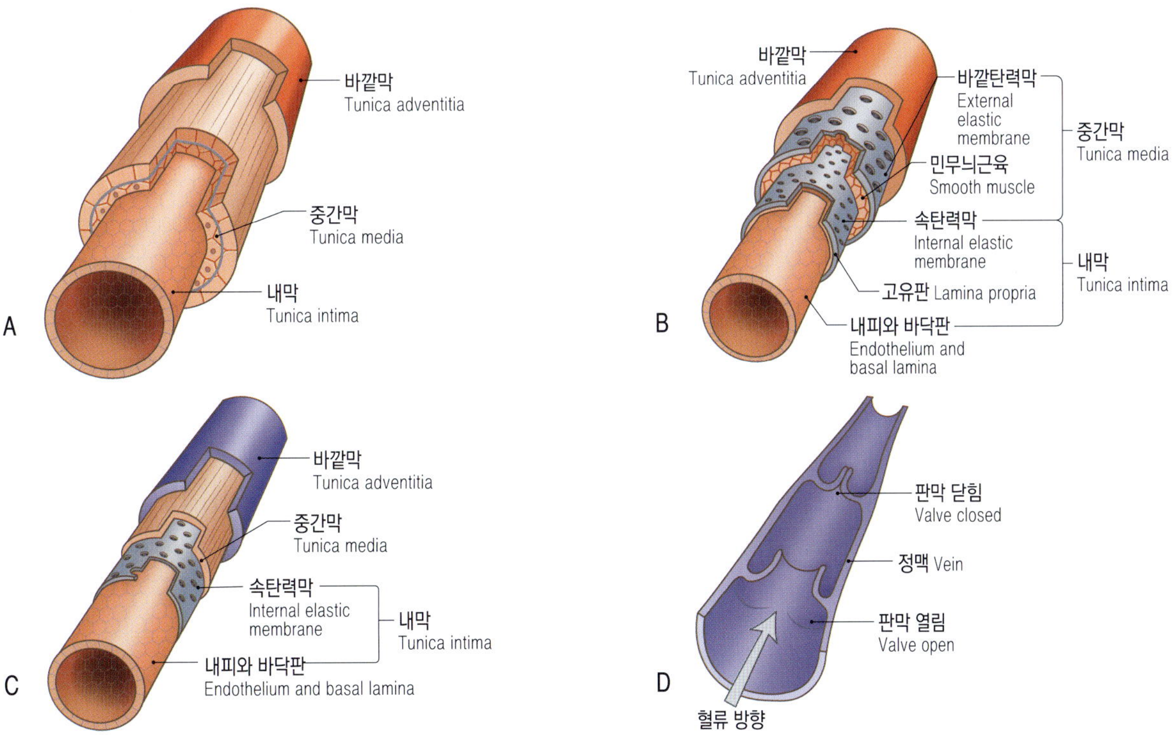

그림 7.20 혈관벽의 구조. A: 큰동맥, B: 동맥, C: 정맥, D: 정맥판막

7.3 혈관

학습목표 동맥의 종류와 구조에 대해 알 수 있다.

동맥의 종류와 구조 Type and structure of artery

탄력동맥 Elastic artery 크고 중간막에 탄력섬유가 많아 탄력성이 풍부하며, 중간 크기의 동맥에 전도하므로 일명 **전도동맥**(conducting artery)이라고 한다. 대동맥, 팔머리동맥줄기, 빗장밑동맥 등이 여기에 속한다. 심장수축에 의한 혈압 변화에 따라 혈관이완 시 탄력반동이 있어 급격한 혈압하강을 예방한다(그림 7.21A).

근육동맥 Muscular artery 중간막 대부분이 민무늬근육(평활근, smooth muscle)으로 되어 있는 대부분의 동맥이 속한다. 민무늬근육의 수축과 이완에 의한 혈관수축과 이완이 일어나며 혈류를 조절하고 세동맥으로 분배하는 역할을 하므로 **분배동맥**(distributing artery)이라 한다(그림 7.21B).

세동맥 Arteriole 크기가 가장 작은 동맥으로, 근육동맥의 혈액을 모세혈관과 연결하여 이동시키고, 각종 자극에 민감하게 반응하여 강한 수축성을 내기 때문에 **저항혈관**(resistance vessel)이라고도 한다. 중간막은 민무늬근육이 1~2층 밖에 되지 않고, 지름은 0.3mm 이하로 작고 벽의 두께도 얇다. 모세혈관으로 가는 혈액의 혈류를 조절한다(그림 7.21C).

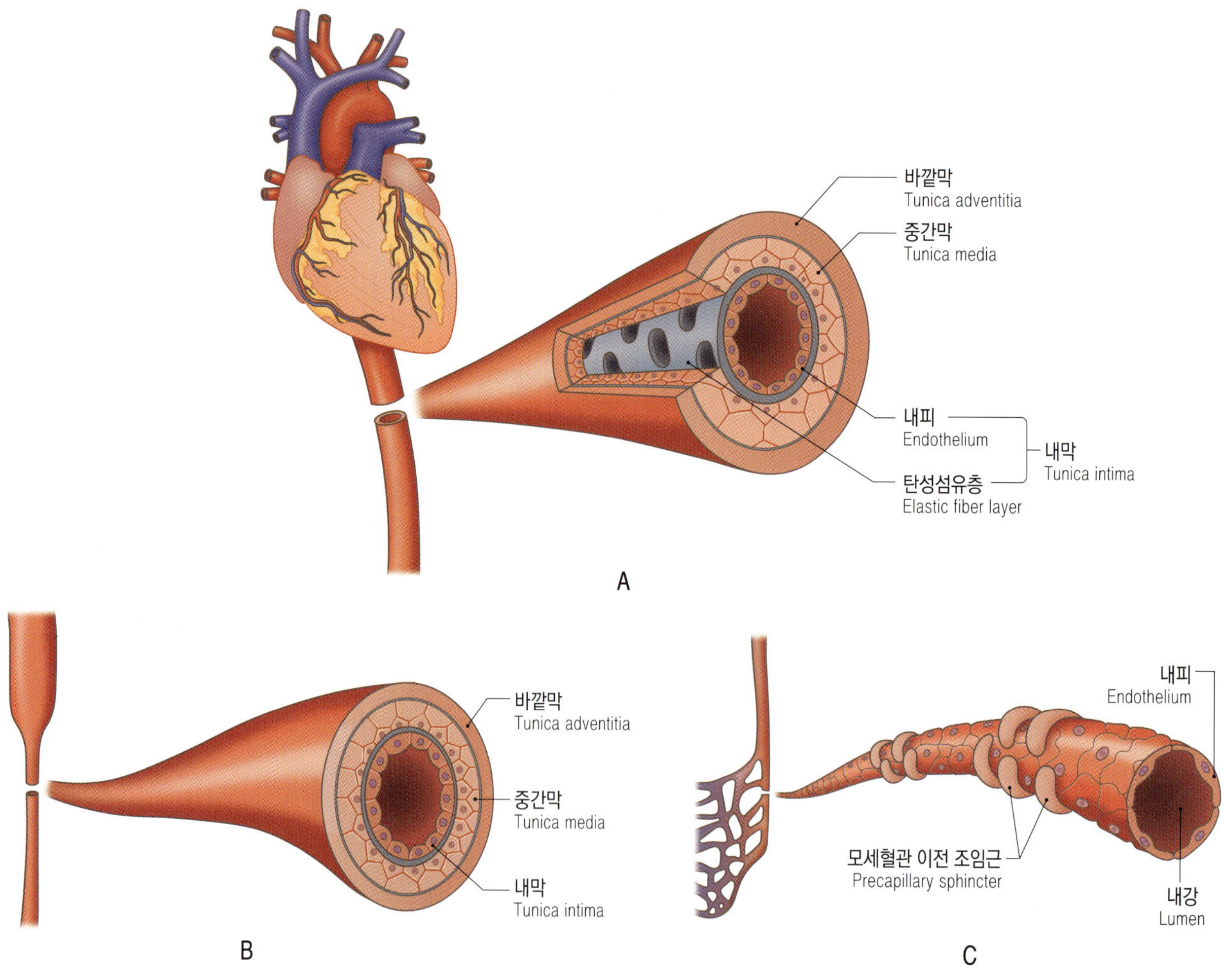

그림 7.21 동맥의 종류. A: 탄력동맥, B: 근육동맥, C: 세동맥

7.3 혈관

학습목표 모세혈관과 정맥의 종류 및 구조에 대해 알 수 있다.

모세혈관의 종류와 구조 Type and structure of capillary

굴모세혈관 Sinusoidal capillary 많은 **창문**(fenestra)과 **내강**(luman)이 넓어 높은 투과성으로 인해 물질교환이 쉽게 일어날 수 있는 혈관으로 간, 비장, 골수 등에서 볼 수 있다(그림 7.22A).

창(문)모세혈관 Fenestrated capillary 다양한 크기의 극히 미세한 구멍으로 되어 있는 혈관으로 혈액과 조직 사이의 물질교환이 활발하고 구멍을 통해 거대 분자들이 이동한다. 신장의 사구체(glomerulus), 창자의 융모, 내분비샘 등에서 볼 수 있다(그림 7.22B).

연속모세혈관 Continuous capillary 모세혈관벽에 내피세포가 완전히 연속 배열되어 창문이 없으므로 물질의 이동이 어렵다. 뇌의 **혈액 뇌장벽**(bloodbrain barrier, B.B.B)에서 볼 수 있다(그림 7.22C).

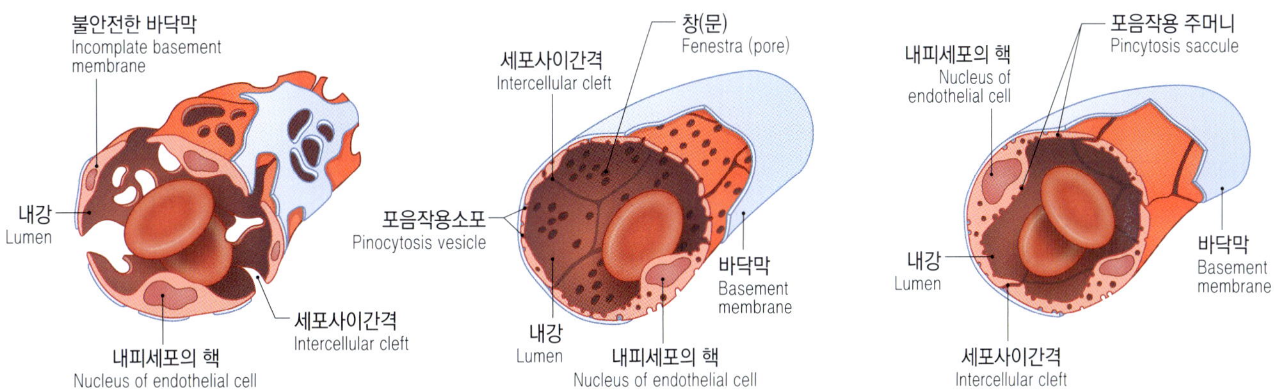

그림 7.22 모세혈관의 종류. A: 굴모세혈관, B: 창(문)모세혈관, C: 연속모세혈관

정맥의 종류와 구조 Type and structure of vein

세정맥 Venule 모세혈관과 바로 연결되는 정맥으로, 혈액과 조직들 사이의 물질교환이 이루어진 후 모세혈관이 흘러들어오는 곳이다.

중간정맥 Medium vein 세정맥보다 민무늬근육이 많으나, 근육동맥에 비하면 매우 적고 대부분의 정맥이 이에 속한다. 많은 중간정맥들은 중력을 거슬러 혈액을 심장 방향으로 흐르도록 하기 위해 **정맥판막**(venous valve)을 가지고 있는데, 특히 다리부위의 정맥에 많다. 정맥은 뼈대근육 사이를 지나가면서 뼈대근육의 수축과 이완에 따라 혈액이 심장 방향으로 흐르는 것이 가능하다.

큰정맥 Large vein 지름이 1cm 이상인 정맥으로 판막이 없다. 대정맥(vena cava), 폐정맥(pulmonary vein), 신(장)정맥(renal vein) 등이 여기에 속한다.

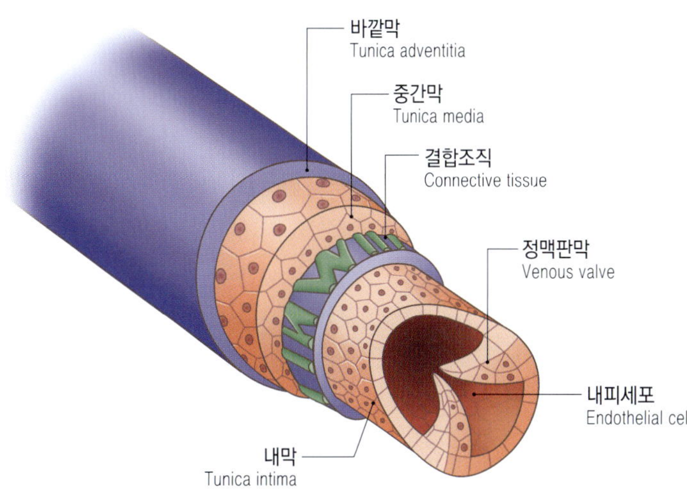

그림 7.23 정맥

7.4 혈액순환

학습목표 온몸순환과 폐순환에 대해 알 수 있다.

혈액순환 Blood circulation

혈액순환은 크게 온몸순환과 폐순환으로 구분된다(그림 7.24).

온몸순환(전신순환) Systemic circulation 좌심실에서 펌프 작용으로 뿜어져 나온 혈액이 신체의 모든 부분에 공급된 후 우심방으로 돌아오는 경로이다. 온몸순환으로 산소 함량이 많은 동맥혈이 신체의 모든 부분에 공급되고, 조직에서 만들어진 이산화탄소 함량이 많은 정맥혈은 우심방으로 운반된다. 온몸순환을 **대순환**이라고도 한다. 경로는 좌심실 → 대동맥 → 동맥 → 세동맥 → 모세혈관 → 세정맥 → 중간정맥 → 대정맥 → 우심방으로 들어온다. 머리, 가슴, 팔 등 상반신을 순환한 혈액은 위대정맥을 통해 우심방으로 되돌아오고 배, 골반, 다리 등 하반신을 순환한 혈액은 아래대정맥을 통해 우심방으로 되돌아온다.

폐순환(허파순환) Pulmonary circulation 온몸을 순환한 후 우심방으로 돌아온 산소 함량이 적은 정맥혈을 폐로 보내어 동맥혈로 교환한 후 산소가 풍부한 혈액을 좌심방으로 보내는 경로이다. 폐순환을 **소순환**이라고도 하며 경로는 우심실 → 폐동맥 → 폐 → 폐정맥 → 좌심방으로 들어온다. 혈관 이름과 달리 심장에서 나가는 폐동맥에는 정맥혈이, 심장으로 들어오는 폐정맥에는 동맥혈이 들어 있다.

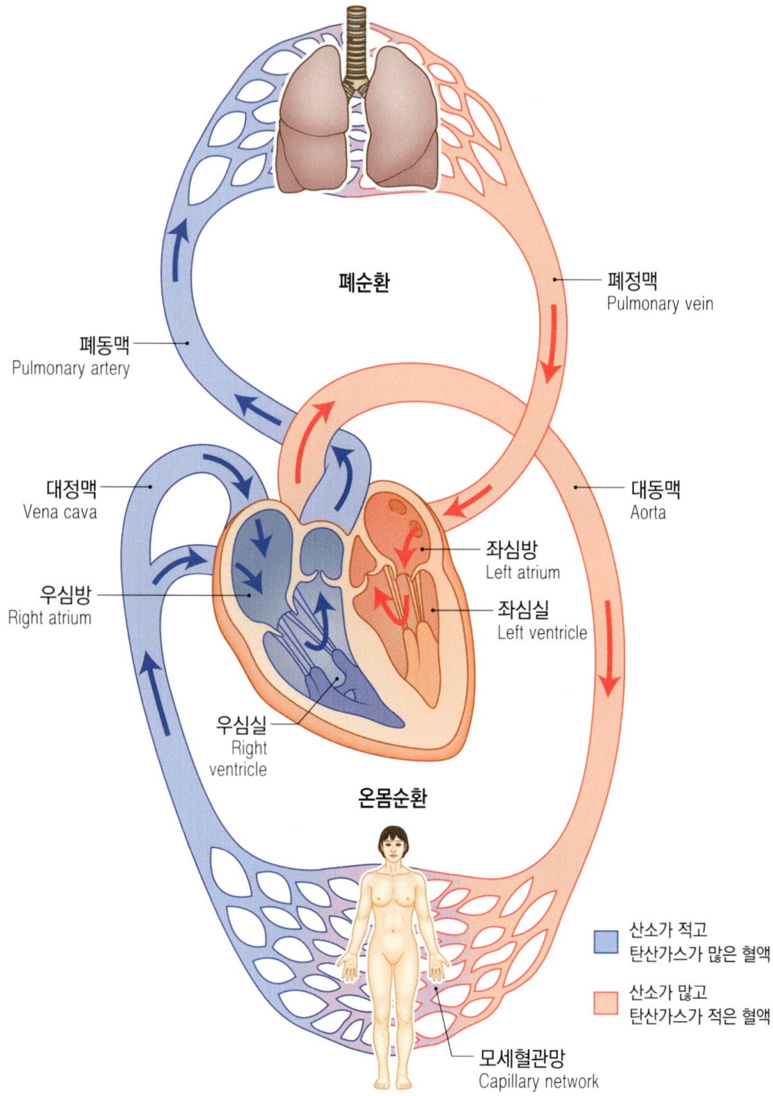

그림 7.24 혈액순환

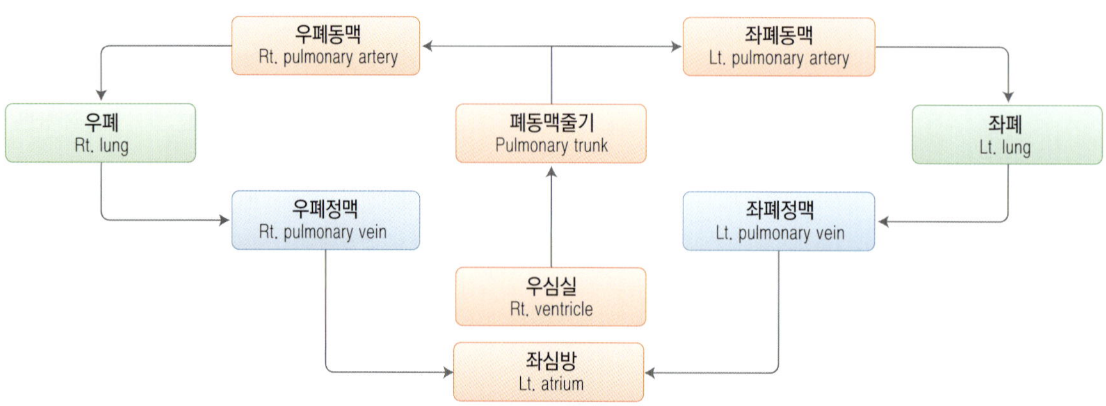

그림 7.25 심장순환의 흐름

7.4 혈액순환

학습목표 온몸의 동맥에 대해 알 수 있다.

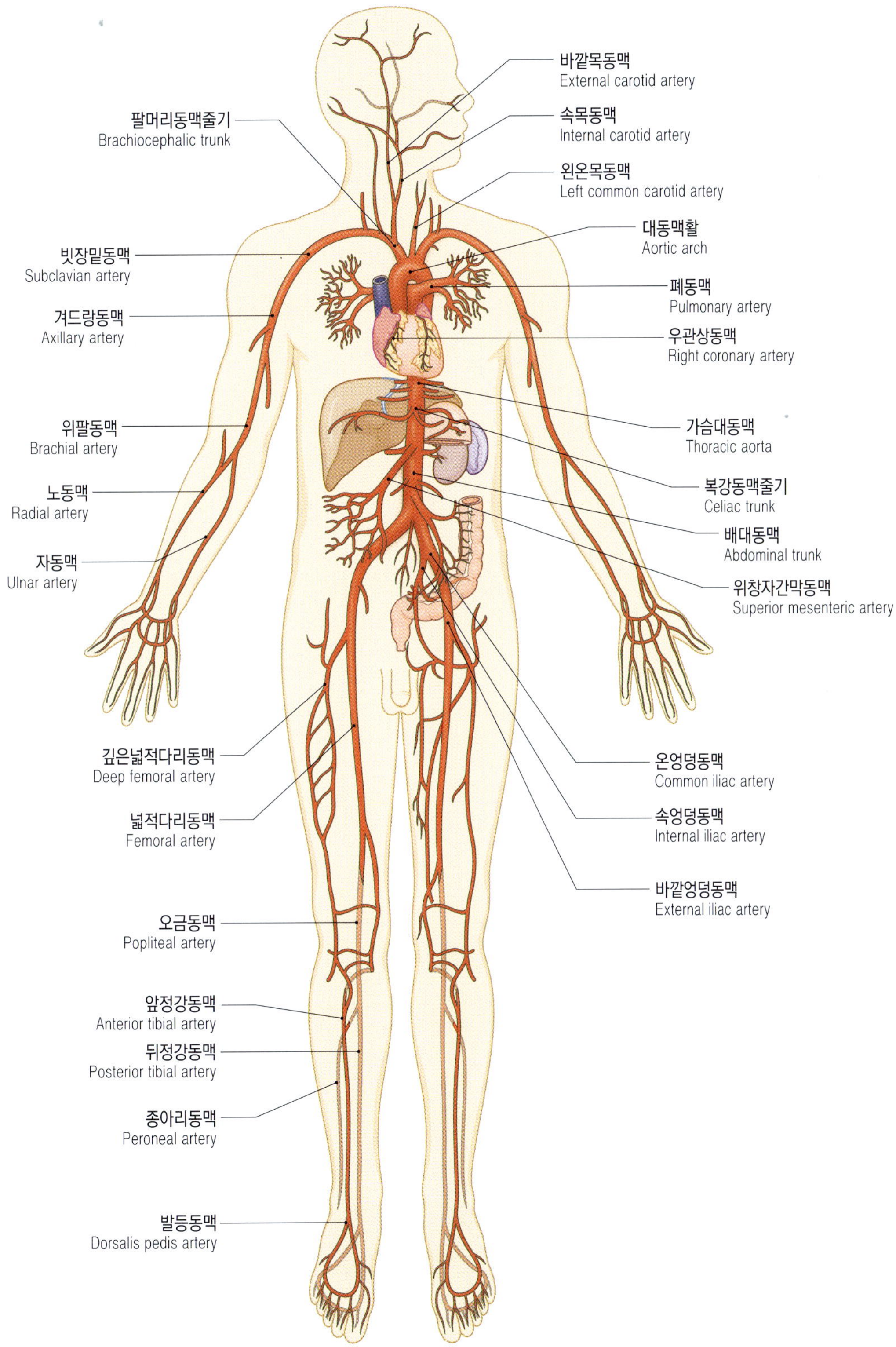

그림 7.26 주요 동맥계통

7.4 혈액순환

학습목표 대동맥의 분지에 대해 알 수 있다.

대동맥의 분지Division of aorta

인체에서 크고 주요한 동맥으로 세 부분으로 나뉜다. **오름대동맥**은 좌심실에 위쪽으로 올라가는 짧은 부분이고, **대동맥활**은 오름대동맥에 이어 활 모양으로 휘어지는 부분이다. **내림대동맥**은 대동맥활을 지나 아래방향으로 주행하는 대동맥의 가장 긴 부분이며 등뼈 12번 높이의 대동맥구멍(aortic hiatus)을 기준으로 가슴대동맥과 배대동맥으로 나뉜다. 대동맥에서는 동맥 가지들이 분지된다(그림 7.27).

오름대동맥(상행대동맥)Ascending aorta 좌심실에서 일어나 대동맥활로 이어지는 길이 약 5cm의 혈관이며, **좌 · 우 관상동맥**이 분지된다.

대동맥활(대동맥궁)Aortic arch 오름대동맥과 내림대동맥을 이어주는 활 모양으로 굽은 대동맥을 말하며, 둘째 갈비연골에서 뒤쪽 깊숙한 곳으로 굽어 넷째 등뼈 높이에 이른다. 대동맥활의 분지는 왼 · 오른쪽이 다르다. 대동맥활의 오른쪽 첫 번째 분지는 **팔머리동맥줄기**(brachiocephalic trunk)이며, 왼쪽 첫 번째 분지는 **왼온목동맥**(좌총경동맥, left common carotid artery)과 **왼빗장밑동맥**(좌쇄골하동맥, left subclavian artery)이다. 팔머리동맥줄기는 짧게 주행하다가 바로 오른쪽 머리와 팔로 혈액을 공급하는 **오른온목동맥**(우총경동맥, right common carotid artery)과 **오른빗장밑동맥**(우쇄골하동맥, right subclavian artery)으로 분지한다.

내림대동맥(하행대동맥)Descending aorta 가로막(횡격막, diaphragm)을 기준으로 위쪽은 **가슴대동맥**(흉부대동맥, thoracic aorta), 아래쪽은 **배대동맥**(복대동맥, abdominal aorta)으로 나뉜다.

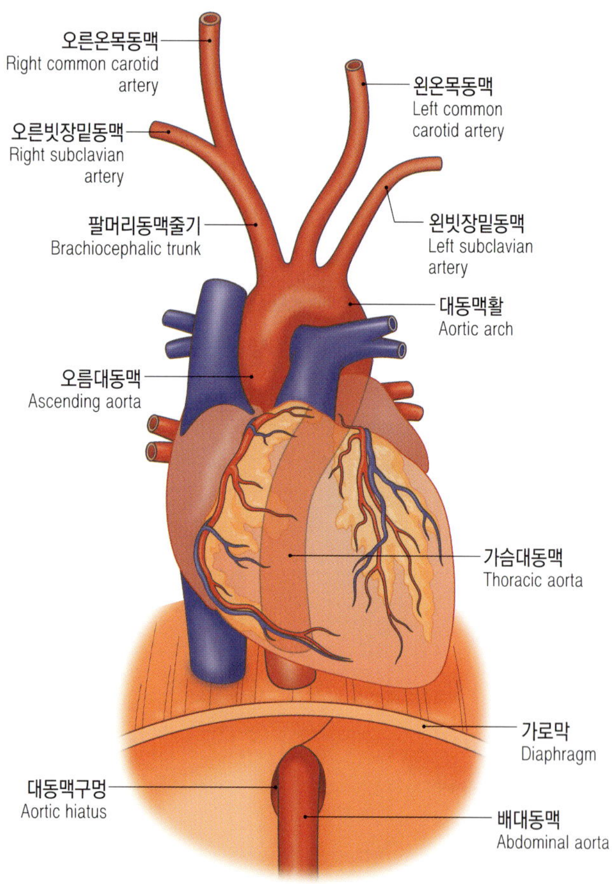

그림 7.27 대동맥의 분지

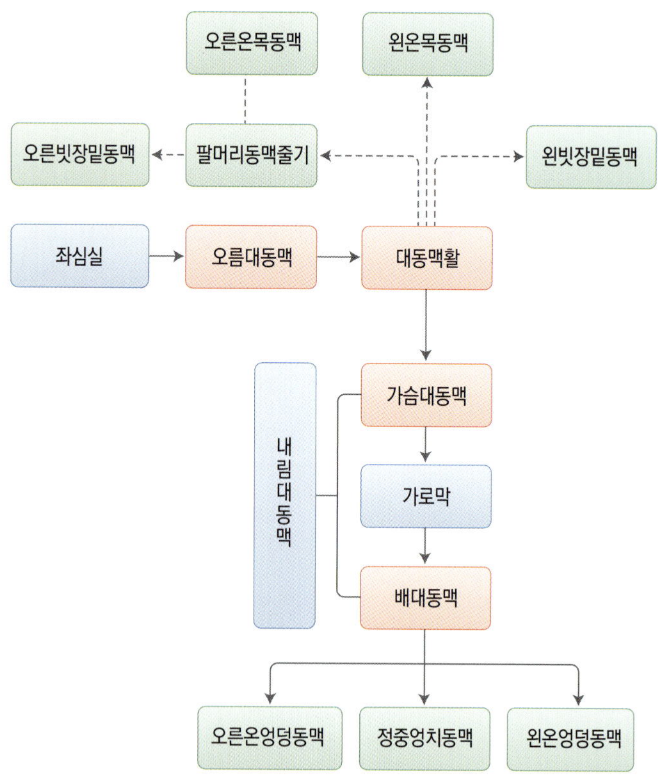

그림 7.28 대동맥의 흐름

7.4 혈액순환

학습목표 온목동맥의 분지에 대해 알 수 있다.

온목동맥의 분지 Branch of common carotid artery

온목동맥은 머리뼈 바깥에 있는 바깥목동맥과 뇌실질로 들어가는 속목동맥으로 나뉜다.

바깥목동맥(외경동맥) External carotid artery 바깥목동맥은 눈을 제외한 얼굴과 머리 대부분에 혈액을 공급하는 위갑상동맥(superior thyroid artery), 혀동맥(설동맥, lingual artery), 얼굴동맥(안면동맥, facial artery), 오름인두동맥(상행인두동맥, ascending pharyngeal artery), 뒤통수동맥(후두동맥, occipital artery), 뒤귓바퀴동맥(posterior auricular artery), 얕은관자동맥(표재측두동맥, superficial temporal artery), 위턱동맥(상악동맥, maxillary artery)으로 분지된다.

속목동맥(내경동맥) Internal carotid artery 속목동맥은 목동맥관(경동맥관, carotid canal)을 지나 머리뼈 안으로 들어가 주로 뇌, 안구, 이마 부위에 혈액을 공급한다. 속목동맥의 분지는 안구와 눈물샘에 분포하는 **눈동맥**(안동맥, ophthalmic artery), 가장 큰 분지인 **중(간)대뇌동맥**(middle cerebral artery), **앞대뇌동맥**(전대뇌동맥, anterior cerebral artery), **뒤교통동맥**(후교통동맥, posterior communicating artery)이다. 중(간)대뇌동맥은 줄무늬체, 속섬유막에 분포하여 뇌출혈과 관련 깊은 혈관이며, 앞대뇌동맥은 뇌들보를 따라가면서 이마엽과 마루엽의 안쪽면 피질에 분포한다. 뒤교통동맥은 뒤대뇌동맥과 연결된다.

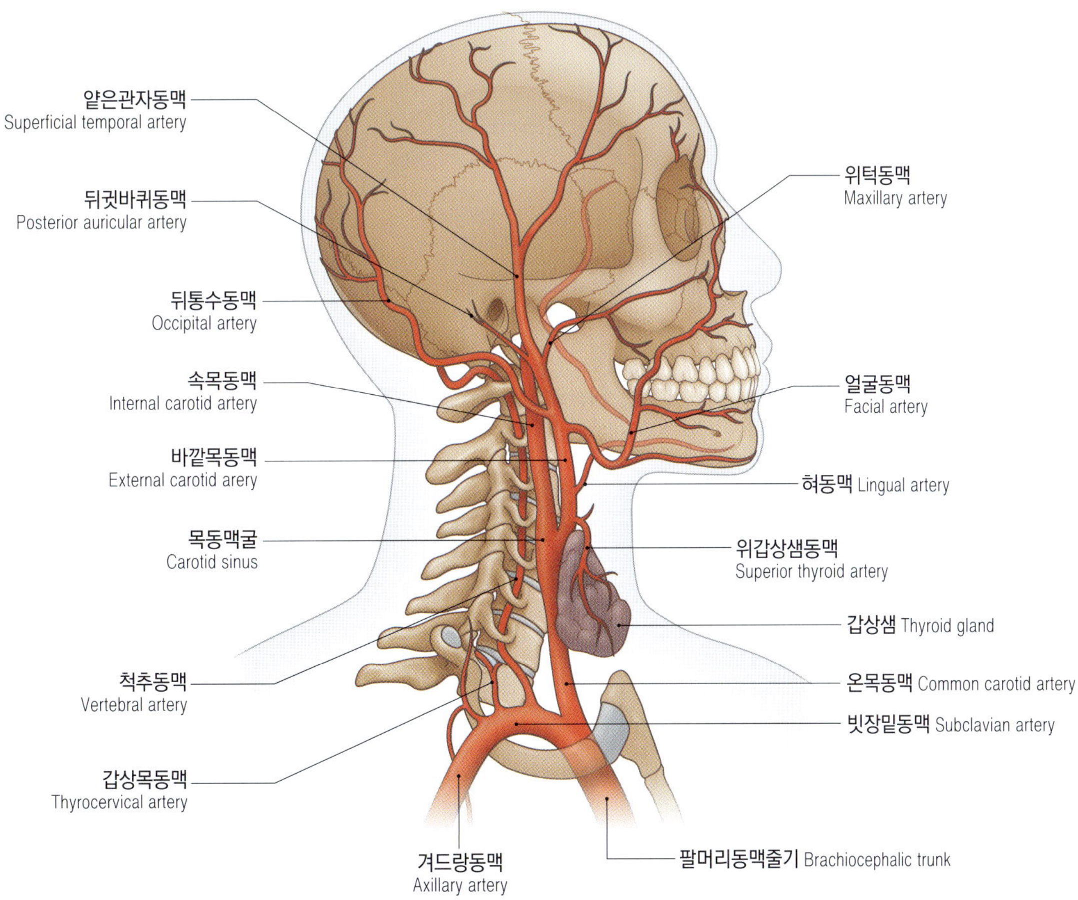

그림 7.29 온목동맥의 분지

더 알아보기

압력수용기와 화학수용체 Baroreceptor & Chemoreceptor

압력수용기 Baroreceptor

압력수용기 반사는 혈관 내의 압력변화를 감지하여 혈압을 정상범위로 유지하려는 조절 기전이다. 압력을 감지하는 수용기는 **대동맥궁**과 **목동맥궁**에 있다.

동맥 내 혈압이 증가하면 동맥벽이 늘어나 압력수용기가 자극되고 활동전위가 감각신경섬유를 통해 혈관운동중추와 심장혈관중추인 숨뇌로 전해져 혈압을 감소시키기 위한 반응이 유발된다.

부교감신경활동을 자극하여 심박동수와 심장 수축력을 감소시키고, 말초저항을 감소시켜 혈관 확장으로 인해 혈압이 낮아지게 한다. 반대로, 동맥 내 혈압이 감소하면 압력수용기의 활동전위가 감소되어 혈압 증가를 위한 반응이 유발된다. 심장에 교감신경활동을 자극하여 심박동수와 심장 수축력을 증가시키고, 혈관을 수축시키며 말초저항을 높여 혈압이 올라가도록 한다. 압력수용기반사는 혈압변화 시 단시간에 혈압을 정상으로 되돌려주는 반응이다.

화학수용체 Chemoreceptor

화학수용체 반사는 혈액 속의 산소 농도, 이산화탄소 농도, pH 수치 변화를 감지하여 혈압을 정상범위로 유지하려는 조절 기전이다. 산소나 이산화탄소의 분압을 감지하는 수용기는 **대동맥소체**와 **목동맥소체**에 있다. 혈액 내의 산소 농도와 pH가 감소하거나 이산화탄소 농도가 증가하면 화학수용체가 자극되어 활동전위가 혈관운동중추와 심장혈관중추인 숨뇌로 전해져 심장의 교감신경을 자극하여 심박동수와 심장 수축력을 증가시켜 혈압을 높이고 조직으로의 혈액 공급을 향상시킨다. 이에 따라 폐로 가는 혈류 또한 증가되어 호흡이 활성화되며 혈액의 산소 농도가 높아지고 이산화탄소 농도는 낮아진다. 이러한 화학수용체 반사는 호흡 기능에 심한 장애가 있거나 혈압이 많이 떨어져 혈액의 산소 농도가 매우 낮거나 이산화탄소 농도가 매우 높을 때에만 강력한 영향을 미친다.

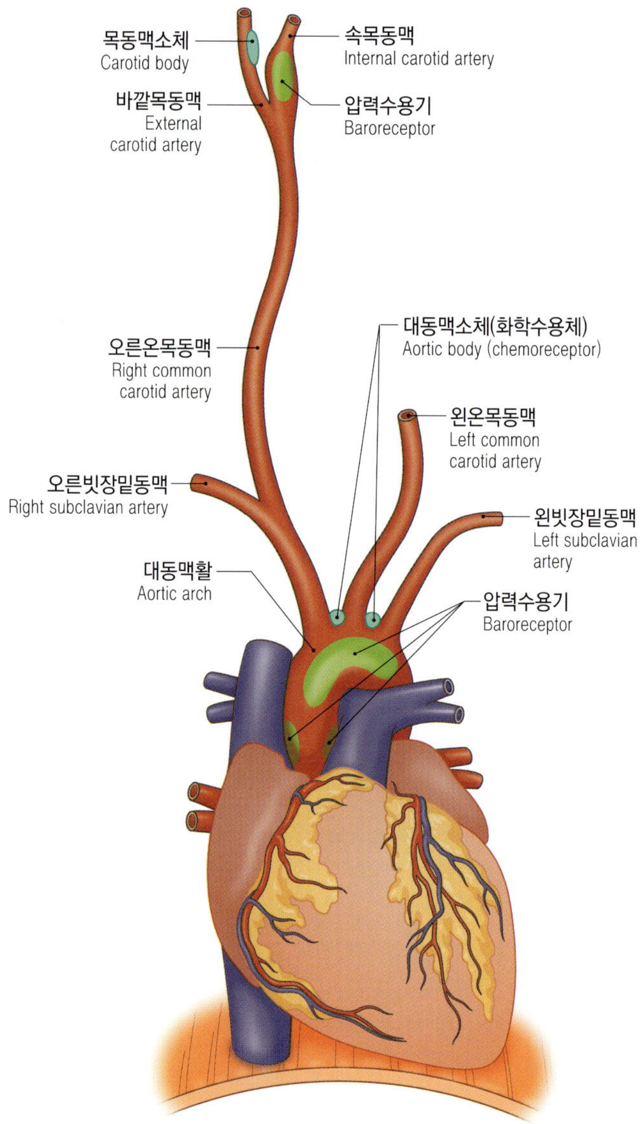

그림 7.30 압력수용기와 화학수용체

7.4 혈액순환

학습목표 대뇌동맥고리에 대해 알 수 있다.

대뇌동맥고리(윌리스고리) Cerebral arterial circle or Circle of Willis

뇌의 혈액공급은 뇌하수체를 둘러싼 혈관고리에 의해서 이루어진다. 뇌 안으로 들어온 속목동맥과 척추동맥의 가지들이 뇌바닥에서 서로 연결되어 **대뇌동맥고리**를 이룬다. **속목동맥**(내경동맥, interal carotid artery, ICA)은 머리뼈 바닥에서 **앞대뇌동맥**(전대뇌동맥, anterior cerebral artery)과 **중(간)대뇌동맥**(middle cerebral artery)으로 분지되고, 분지된 앞대뇌동맥은 **앞교통동맥**(전교통동맥, anterior communicating artery)과 연결된다. **척추동맥**(vertebral artery)은 **빗장밑동맥**(쇄골하동맥, subclavian artery)에서 분지하여 뒤통수뼈의 큰구멍(대공, foramen magnum)을 지나 머리뼈 안으로 들어간다. 왼 · 오른척추동맥이 머리뼈안에서 합쳐져 **뇌바닥동맥**(뇌기저동맥, basilar artery)이 되어 뇌줄기를 따라 흐르다 대뇌의 뒷부분에 혈액을 공급하는 왼 · 오른쪽의 **뒤대뇌동맥**(후대뇌동맥, posterior cerebral artery)으로 분지되고, 속목동맥의 분지인 **뒤교통동맥**(후교통동맥, posterior communicating artery)과 연결된다. 이러한 혈관고리에 의해 어떤 한 곳이 막히더라도 다른 동맥들을 통하여 뇌에 혈액공급이 될 수 있도록 **곁순환**(collateral circulation)이 이루어진다.

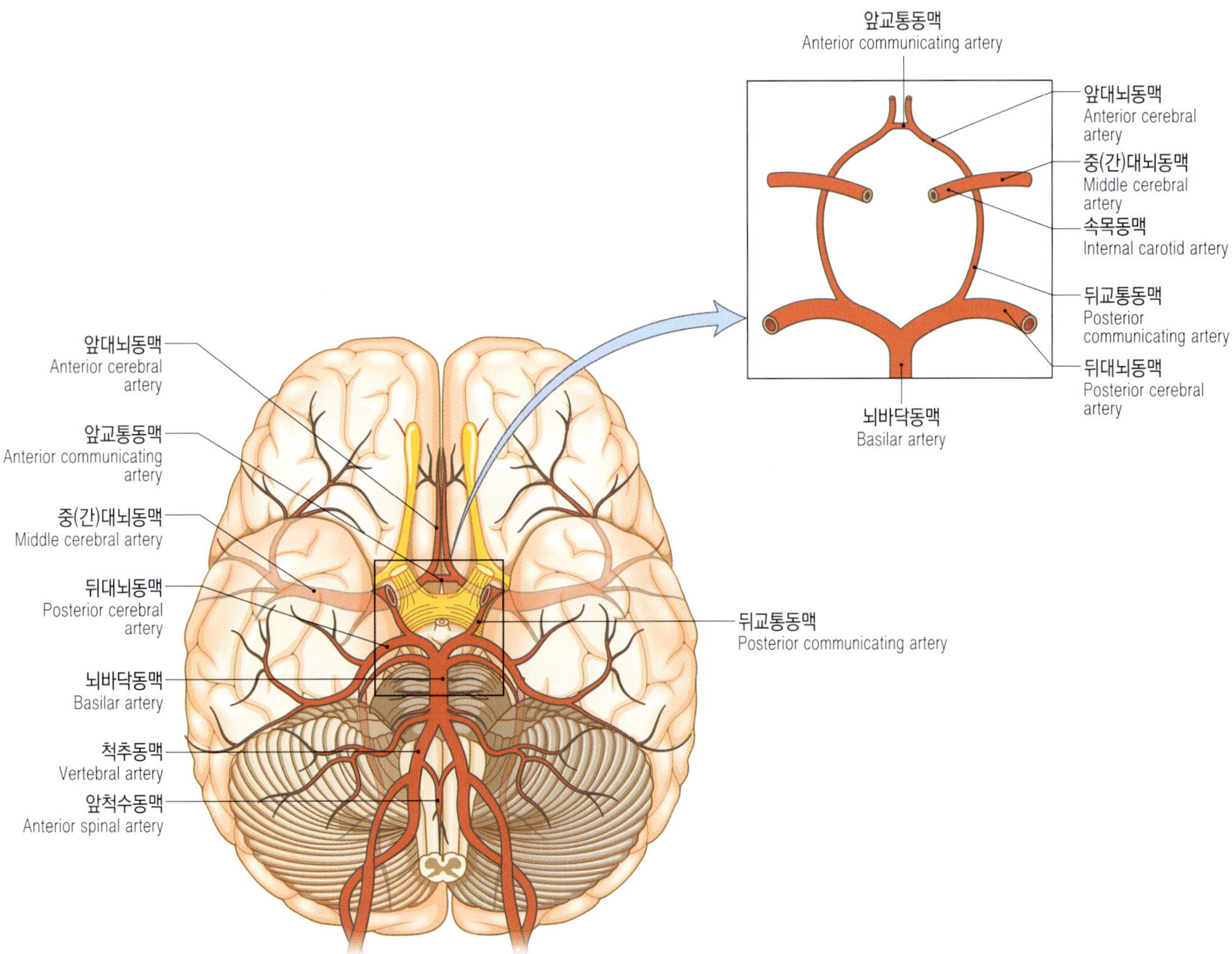

그림 7.31 대뇌동맥고리

7.4 혈액순환

학습목표 팔부위의 동맥분지에 대해 알 수 있다.

팔부위의 동맥분지 Arterial branch in the upper limb

팔부위 동맥은 분지하지 않더라도 혈액이 지나가는 신체 부위에 따라 이름이 바뀐다.

대동맥활의 오른쪽은 팔머리동맥줄기에서 분지한 오른빗장밑동맥(쇄골하동맥, subclavian artery)과 대동맥활에서 직접 분지한 왼빗장밑동맥은 왼쪽과 오른쪽의 팔로 가기 위해 가지를 낸다. 빗장밑동맥 → 겨드랑동맥 → 위팔동맥 → 노동맥은 깊은손바닥동맥활에서 바닥쪽손가락동맥으로, 자동맥은 얕은손바닥동맥활에서 등쪽손가락동맥으로 이어진다.

각 동맥의 가지는 다음과 같다.

빗장밑동맥 Subclavian artery 빗장밑동맥의 분지인 **척추동맥**(vertebral artery)은 여섯째~첫째 목뼈의 가로구멍을 통해 위로 올라가 다리뇌 바닥에서 왼쪽과 오른쪽이 합쳐져 짧은 뇌바닥동맥(뇌기저동맥, basal artery)이 되고 이후 중(간)뇌와의 경계부분에서 왼 · 오른쪽의 뒤대뇌동맥으로 나뉘어 속목동맥의 분지인 뒤교통동맥과 연결되어 대뇌동맥고리를 이룬다. **속가슴동맥**(내흉동맥, internal thoracic artery)은 가슴벽의 앞쪽과 유방에 혈액을 공급하며, 복장뼈의 양옆으로 배꼽까지 내려가는 동맥이다. 갑생샘과 어깨에 분포하는 **갑상목동맥**(thyrocervical artery)이 있다. **목갈비동맥줄기**(costocervical trunk)은 갈비사이근공간에 분포하다가 위갈비사이동맥과 깊은 목동맥으로 나뉜다.

겨드랑동맥(액와동맥) Axillary artery 빗장밑동맥이 겨드랑 부위에서 겨드랑동맥이 되어 어깨세모근과 가슴근육에 분포하는 **가슴봉우리동맥**, 가슴벽 안쪽에 분포하는 **가쪽가슴동맥**(외측흉동맥, lateral thoracic artery), 가슴우리 뒷벽에 분포하는 **어깨밑동맥**(견갑하동맥, subscapular artery), 위팔뼈 외과목의 앞뒤로 돌며 서로 연결되어 어깨관절 주위에 분포하는 **앞 · 뒤위팔휘돌이동맥**(전 · 후상완회선동맥, anterior · posterior humeral circumflex artery)으로 분지된다. 겨드랑동맥에서 체온을 측정할 수 있다.

위팔동맥(상완동맥) Brachial artery 겨드랑동맥이 위팔 부위에 연속하며 위팔동맥이 된다. 위팔동맥은 임상에서 혈압측정 시 자주 이용된다. 위팔동맥은 팔오금(주와, cubital fossa) 부위에서 **노동맥**(요골동맥, radial artery)과 **자동맥**(척골동맥, ulnar artery)으로 나뉜다.

위팔동맥의 주요분지는 팔꿈치관절동맥그물(cubital articular network)을 형성하는 **깊은위팔동맥**(심상완동맥, deep brachial artery)과 **위 · 아래자쪽곁동맥**(상 · 하척측측부동맥, superior · inferior ulnar collateral artery)으로 분지된다.

노동맥(요골동맥) Radial artery 노동맥은 위팔노근의 안쪽을 따라 손목까지 내려가 해부학코담배갑(anatomical snuffbox)을 지나 손바닥에서 **엄지으뜸동맥**(princeps pollicis artery)과 **깊은손바닥동맥활**(심부수장궁동맥, deep palmar arch)로 나뉘며, 팔꿈치관절동맥그물을 형성하는 노쪽되돌이동맥(요측회귀동맥, radial recurrent artery), 얕은손바닥동맥활을 형성하는 얕은손바닥가지(표재수장지, superficial palmar branch), 손가락에 분포하는 등쪽손목가지(배측수근지, dorsal carpal branch)에 가지를 낸다. 노동맥은 자동맥과 달리 노쪽손목굽힘근 힘줄 사이에서 피부 밑으로 나오기 때문에 맥박촉지에 이용된다.

자동맥(척골동맥) Ulnar artery 자동맥은 손목뼈인 콩알뼈 가쪽을 지나 손바닥에서 **얕은손바닥동맥활**(표재수장궁동맥, superficial palmar arch)을 형성하며 자쪽되돌이동맥(척측회귀동맥, ulnar recurrent artery)과 온뼈사이동맥(총골간동맥, common interosseous artery)이 된다.

7.4 혈액순환

학습목표 팔부위의 동맥분지에 대해 알 수 있다.

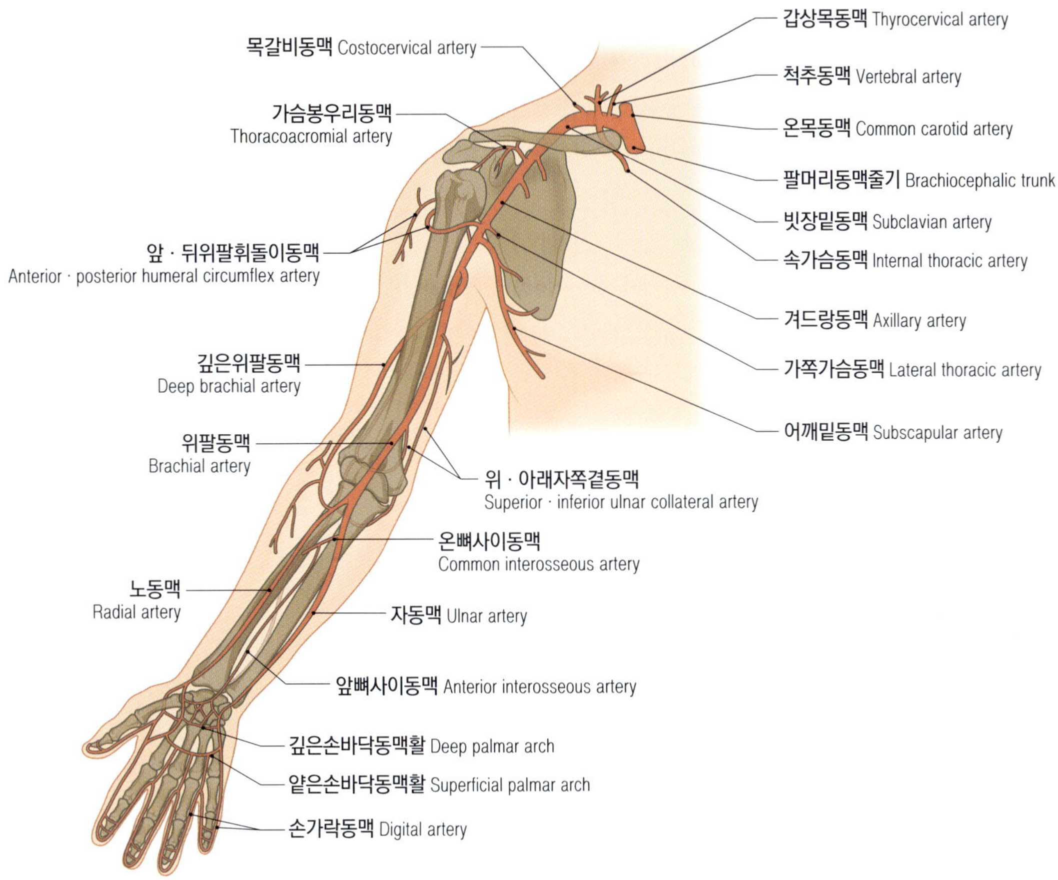

그림 7.32 팔의 동맥

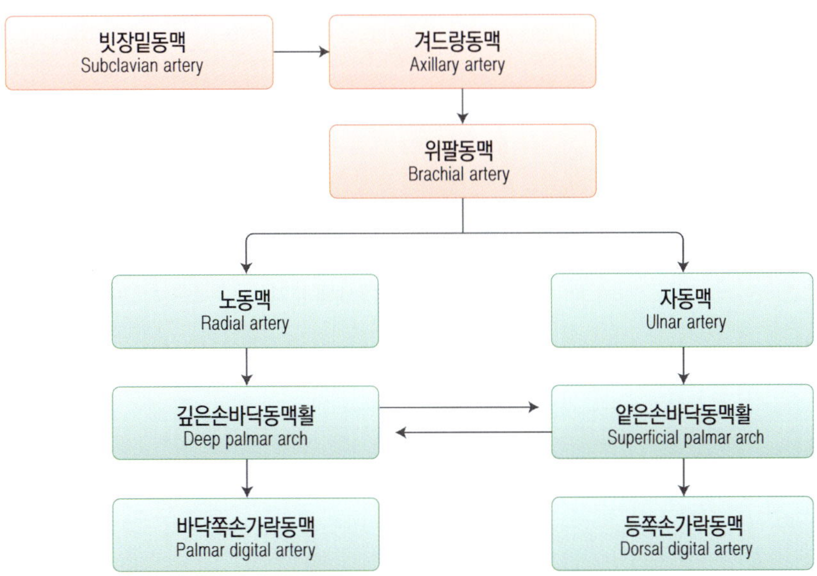

그림 7.33 팔의 동맥 흐름

7.4 혈액순환

학습목표 가슴대동맥의 분지에 대해 알 수 있다.

가슴대동맥의 분지 Branch of thoracic aorta

가슴동맥(흉부대동맥, thoracic aorta)은 넷째 등뼈 높이에서 가로막의 대동맥구멍에 이르는 큰 혈관으로 가슴안의 장기에 분포하는 내장쪽가지와 가슴벽에 분포하는 벽쪽가지로 나눈다.

내장쪽가지(장측지) Visceral branch 가슴안(흉강, thoracic cavity) 장기에 혈액을 공급하는 심(장)막동맥(pericardial artery), 기관지와 허파에 분포하는 **기관지동맥**(bronchial artery), 식도에 분포하는 **식도동맥**(esophageal artery) 등의 가지를 낸다.

벽쪽가지(벽측지) Parietal branch 갈비사이근과 등쪽근육 등에 혈액을 공급하는 **뒤갈비사이동맥**(후늑간동맥, posterior intercostal artery)과 가로막에 혈액을 공급하는 **위가로막동맥**(상횡격동맥, superior phrenic artery)에 가지를 낸다.

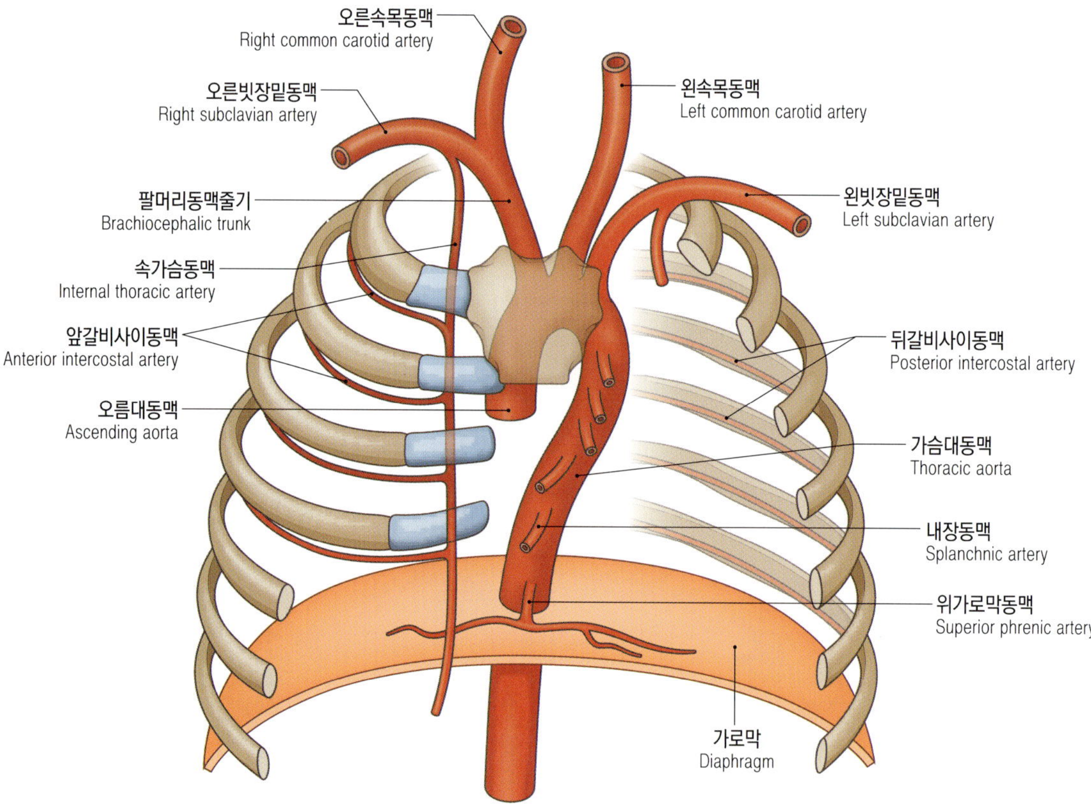

그림 7.34 가슴대동맥의 분지

7.4 혈액순환

학습목표 배대동맥의 분지에 대해 알 수 있다.

배대동맥의 분지 Branch of abdominal aorta

배대동맥(복대동맥, abdominal aorta)은 가로막의 열두번째 등뼈 높이의 대동맥구멍에서 넷째 허리뼈 높이까지 왼 · 오른온엉덩동맥으로 나누기 전이다. 배대동맥의 가지 중 **복강동맥줄기**(celiac trunk)는 배대동맥의 첫 번째 분지로 위, 췌장, 비장, 간, 십이지장에 혈액을 공급하는 좌위동맥, 비장동맥, 총간동맥으로 나뉜다. **좌위동맥**(왼위동맥, left gastric artery)은 위의 작은굽이와 식도 아래에 분포하고 **비장동맥**(지라동맥, splenic artery)은 복강동맥줄기 중 가장 큰 혈관으로 췌장과 비장, 위의 큰굽이(대만)에 분포한다. **총간동맥**(온간동맥, common hepatic artery)은 위십이지장동맥(gastroduodenal artery), 우위동맥(right gastric artery), 고유간동맥(proper hepatic artery)으로 나뉜다. 배대동맥의 **벽쪽가지**는 가로막에 혈액을 공급하는 아래가로막동맥(하횡격동맥, inferior phrenic artery), 허리뼈와 등근육에 혈액을 공급하는 **허리동맥**(요동맥, lumbar artery), 엉치뼈와 꼬리뼈에 혈액을 공급하는 **정중엉치동맥**(정중천골동맥, median sacral artery)이 있다. **내장쪽가지**는 소장과 대장에 혈액을 공급하는 **상장간막동맥**(위창자간막동맥, superior mesenteric artery)과 하행결장, 구불결장, 직장에 혈액을 공급하는 **하장간막동맥**(아래창자간막동맥, inferior mesenteric artery), 쌍을 이루는 **신(장)동맥**(콩팥동맥, renal artery), **부신동맥**(suprarenal artery), **고환동맥**(testicular artery), **난소동맥**(ovarian artery)이 있다.

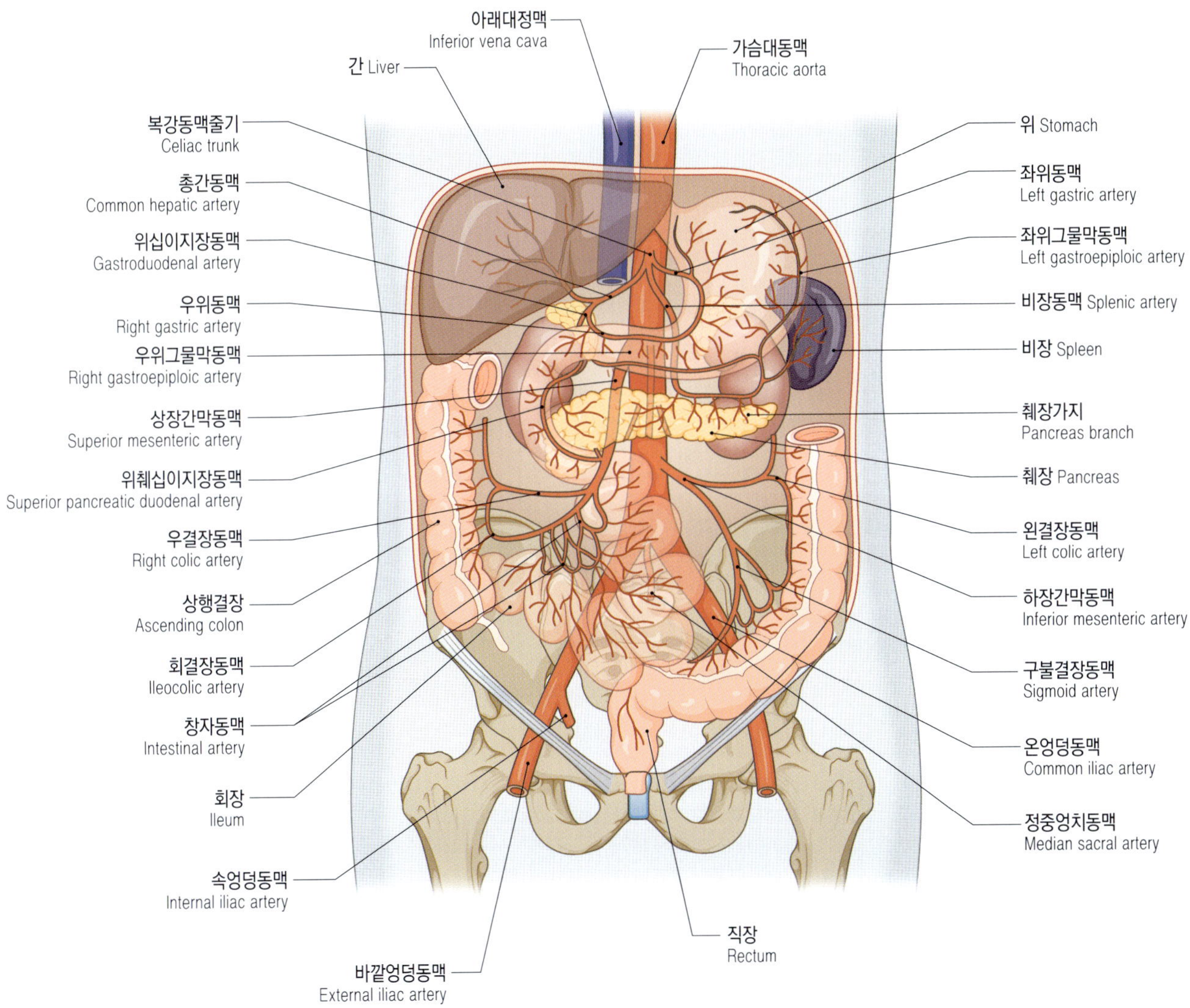

그림 7.35 배대동맥

더 알아보기

복강동맥줄기의 혈관분포 Vascular distribution of celiac trunk

복강동맥줄기(celiac trunk)는 배대동맥으로부터 갈라지는 짧고 굵은 혈관으로 총간동맥, 좌위동맥, 비장동맥으로 나뉜다. **총간동맥**(온간동맥, common hepatic artery)은 우위동맥과 고유간동맥으로 나뉘고, **비장동맥**(지라동맥, splenic artery)은 복강동맥줄기 중 가장 길고 굵은 혈관으로 췌장과 비장에 분포하며 **좌위동맥**은 위의 작은굽이의 왼쪽과 식도에 분포한다.

위의 혈관 분포 총간동맥의 분지인 우위그물막동맥과 우위동맥, 비장동맥에서 분지한 좌위그물막동맥, 복강동맥줄기에서 직접 분지한 좌위동맥이 분포한다. 우위그물막동맥과 좌위그물막동맥은 위의 왼쪽인 큰굽이에서 연결되어 있고 우위동맥과 좌위동맥은 위의 오른쪽 작은굽이에서 연결되어 있다.

비장의 혈액분포 비장동맥은 비(장)신장인대 앞에서 큰췌장동맥(major pancreatic artery), 뒤췌장동맥(dorsal pancreatic artery), 췌장꼬리동맥(caudal pancreatic artery) 등 5개 이상으로 갈라지며, 비장정맥은 비장문을 빠져나온 정맥이 모여 하장간막정맥과 합류하여 간문맥(portal vein)을 형성한다.

췌장의 혈액분포 위십이지장동맥(gastroduodenal artery)의 가지에 의해 연속활(arcade)을 형성한다.

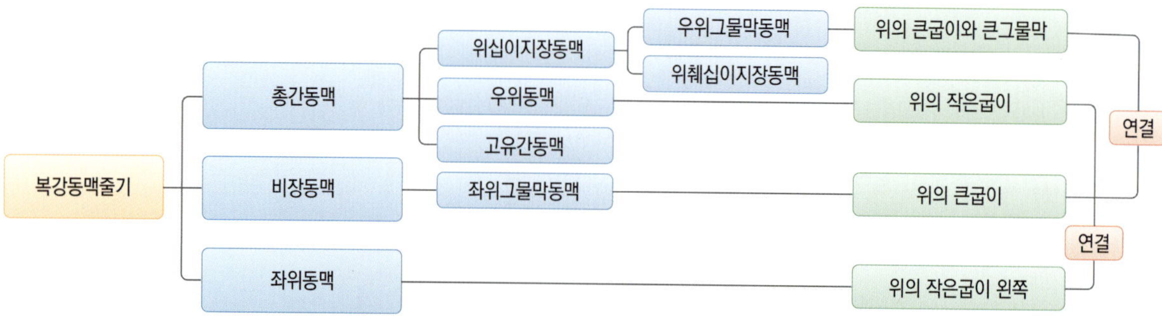

그림 7.36 위의 혈관분포

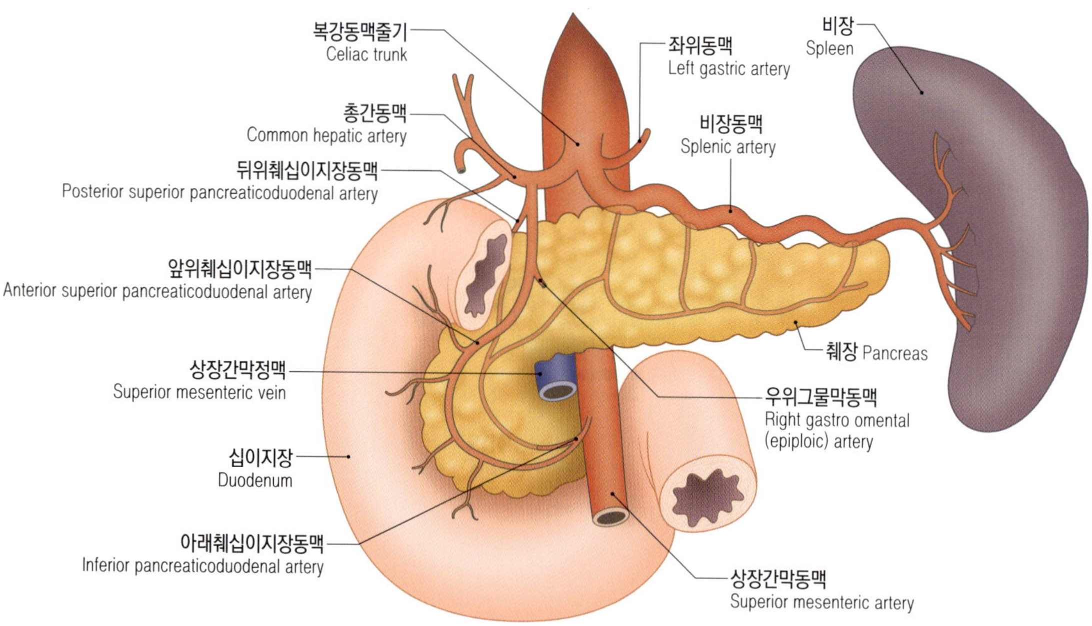

그림 7.37 비장과 췌장의 혈관분포

7.4 혈액순환

학습목표 온엉덩동맥에 대해 알 수 있다.

온엉덩동맥의 분지 Branch of common iliac artery

배대동맥의 배꼽부위인 넷째 허리뼈 높이에서 왼 · 오른온엉덩동맥(좌 · 우총장골동맥, left · right common iliac artery)으로 나뉘고 엉치엉덩관절 앞면에서 속엉덩동맥과 바깥엉덩동맥로 나뉜다.

속엉덩동맥(내장골동맥) Internal iliac artery 엉치엉덩관절 앞면에서 골반으로 들어가 골반벽 바깥음부 및 골반안의 여러 장기에 분포한다. 골반벽에 분포하는 혈관은 골반벽의 속면과 바깥면에 분포하는 **폐쇄동맥**(obturator artery), 회음부위와 남성의 음낭과 요도해면체 및 음경해면체 및 여성의 대음순과 질어귀, 질, 음핵 등에 분포하는 **속음부동맥**(internal pudendal artery), 큰골반 뒷벽에 분포하는 엉덩허리동맥(장요동맥, iliolumbar artery), 자궁몸통에 분포하는 **자궁동맥**(uterine artery), 질의 아랫부위에 분포하는 **질동맥**(vaginal artery), 방광의 아랫벽에 분포하는 **아래방광동맥**(하방광동맥, inferior vesical arteries), 방광의 윗면과 정관에 분포하는 **배꼽동맥**(umbilical artery) 등이 있다.

바깥엉덩동맥(외장골동맥) External iliac artery 골반의 분계선을 따라 진행하다가 고샅인대 바로 앞에서 아래배벽동맥(inferior epigastric artery)으로 갈라지고 고샅인대 중간부에서 **넓적다리동맥**(대퇴동맥, femoral artery)으로 이어져 다리로 내려간다.

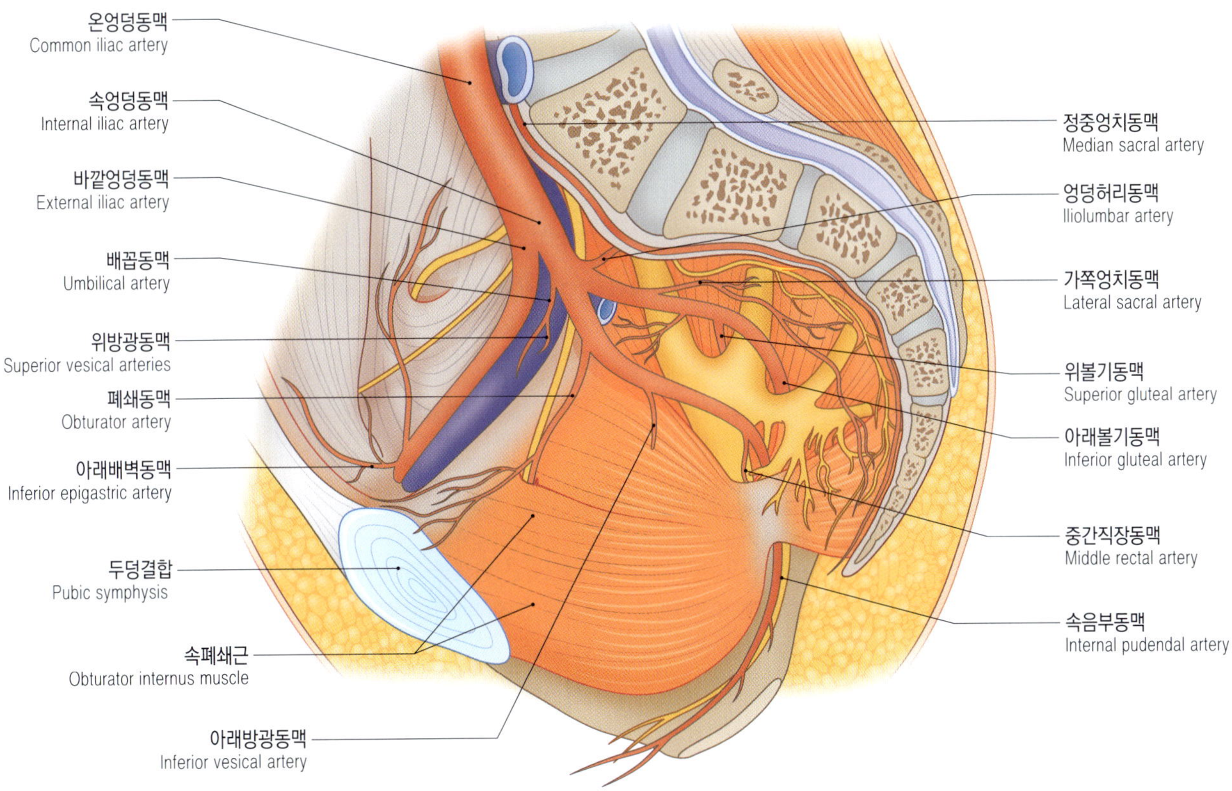

그림 7.38 온엉덩동맥의 분지

7.4 혈액순환

학습목표 다리부위의 동맥분지에 대해 알 수 있다.

다리부위의 동맥분지 Arterial branch in the lower limb

다리부위 동맥 역시 팔부위 동맥처럼 많이 분지하지 않더라도 혈액이 지나가는 신체부위에 따라 이름이 바뀐다. 바깥엉덩동맥은 넓적다리부위에서 넓적다리동맥(대퇴동맥, femoral artery)이 되고 무릎 부위에서 → 오금동맥(슬와동맥, popliteal artery)이 된다. 오금동맥은 → 앞정강동맥(전경골동맥, anterior tibial artery)과 뒤정강동맥(후경골동맥, posterior tibial artery)으로 나뉘고, 앞정강동맥은 발등동맥(족배동맥, dorsalis pedis artery)으로, 뒤정강동맥은 종아리동맥(비골동맥, peroneal artery)으로 이어진다.

각 동맥의 가지는 다음과 같다.

넓적다리동맥 Femoral artery 바깥엉덩동맥의 연속으로 큰모음근과 안쪽넓은근이 만든 모음근굴(내전근관, adductor canal)을 지나 (다리)오금(popliteal fossa)에 이른다. 중요한 가지는 **얕은배벽동맥**(천복벽동맥, superficial epigastric artery), 바깥음부에 분포하는 **바깥음부동맥**(external pudendal artery), 가장 큰 가지인 **깊은넓적다리동맥**(심부대퇴동맥, deep femoral artery) 등이 있다.

오금동맥 Popliteal artery 넓적다리동맥의 연속으로 오금근 아랫면에서 **앞 · 뒤정강동맥**(anterior · posterior tibial artery)으로 나뉜다.

앞정강동맥 Anterior tibial artery 오금동맥으로부터 갈라져 나와 종아리뼈사이막의 구멍을 통해 종아리 앞면에서 정강뼈를 비스듬히 가로질러 목말뼈 쪽의 발등에 이르러 **발등동맥**(족배동맥, dorsalis pedis artery)이 되고 이어서 **활꼴동맥**(arcuate artery)이 되어 발가락에 분포하는 **등쪽발가락동맥**(배측지동맥, dorsal digital arteries)이 된다.

뒤정강동맥 Posterior tibial artery 오금동맥의 가지로 오금근 아래모서리에서 시작되어 정강뼈의 안쪽복사 뒤쪽으로 내려가 발바닥에서 안쪽 · 가쪽발바닥동맥(내 · 외측족척동맥, medial · lateral plantar artery)으로 나누어진다. **안쪽발바닥동맥**은 발바닥 안쪽으로 내려가 엄지발가락에 분포하고, **가쪽발바닥동맥**은 발바닥 가쪽을 내려가 다섯째발허리뼈로 진행하다가 발바닥의 발허리뼈 부근에서 발등동맥 가지와 교통하여 **발바닥동맥활**(족저동맥궁, plantar arch)을 이룬다.

종아리동맥(비골동맥) peroneal artery 뒤정강동맥의 시작부위에서 갈라져 종아리뼈를 따라 내려가다가 발꿈치 가쪽에 분포하는 혈관이다.

더 알아보기

인체의 맥박점 Pulse points of the human body

맥박(pulse, heart rate)은 심장박동으로 생긴 주기적인 진동에 의해 생긴 변화를 말하며, 통상적으로 1분당 주기적인 동맥의 수축과 이완을 얼마나 반복했는지를 측정한다. 다른 말로 심박수라고 할 수 있다. 맥박점(pulse point)은 비교적 몸 표면 가까이 있는 동맥에서 촉지할 수 있다. **인체의 맥박점**은 머리와 목부위는 얕은관자동맥, 얼굴동맥, 뒤통수동맥, 온목동맥이며 팔부위는 겨드랑동맥, 위팔동맥, 노동맥이며, 다리부위는 넓적다리동맥, 오금동맥, 발등동맥, 뒤정강동맥이다.

7.4 혈액순환

학습목표 다리부위의 동맥분지에 대해 알 수 있다.

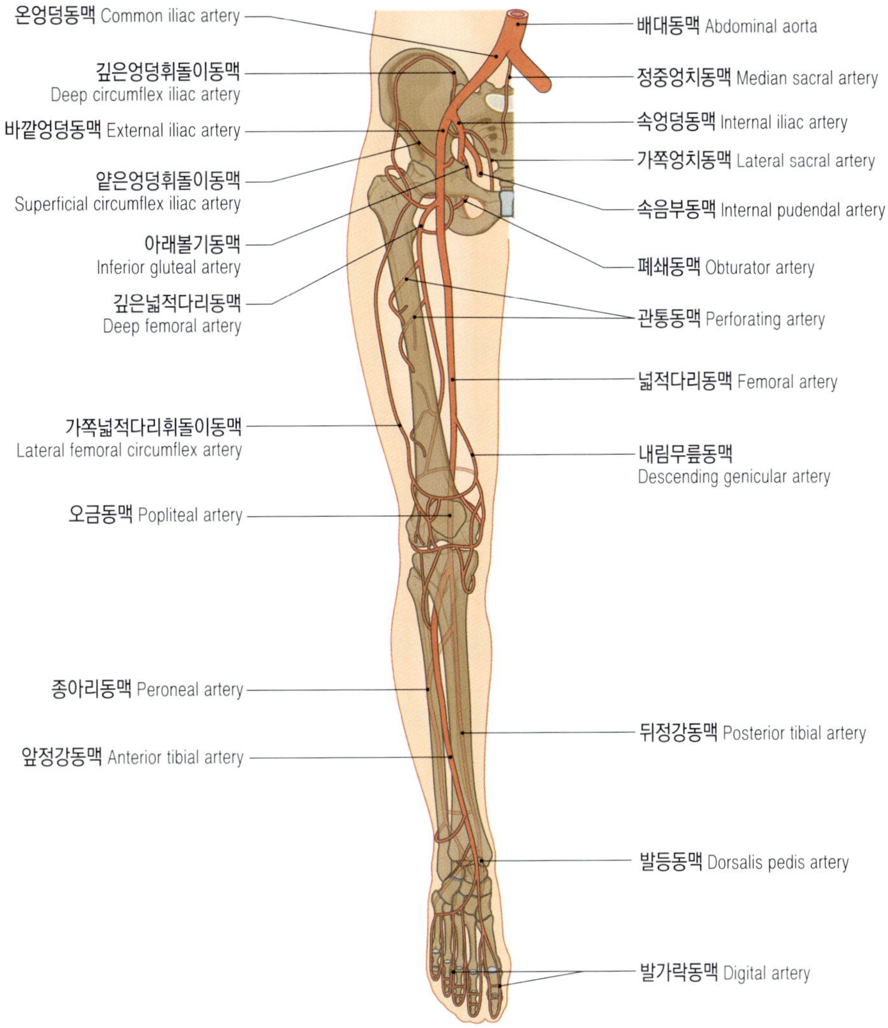

그림 7.39 다리의 동맥

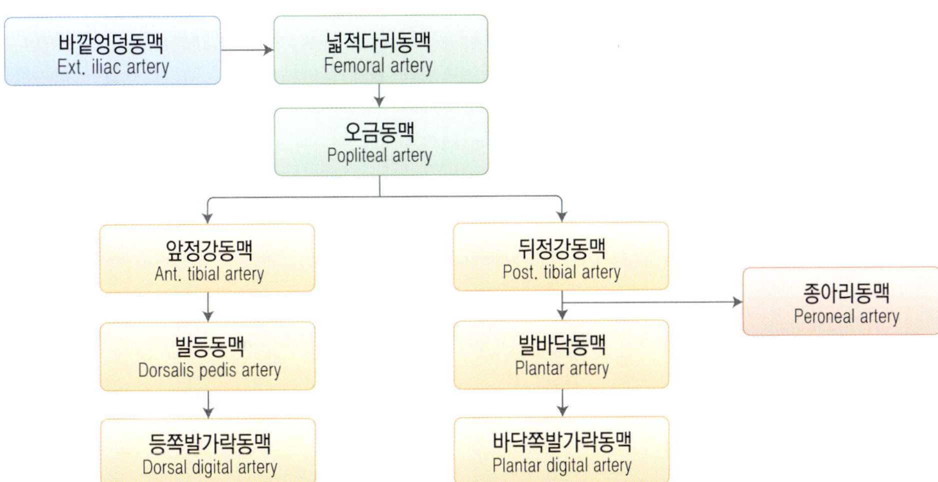

그림 7.40 다리의 동맥 흐름

7.4 혈액순환

학습목표 온몸의 정맥에 대해 알 수 있다

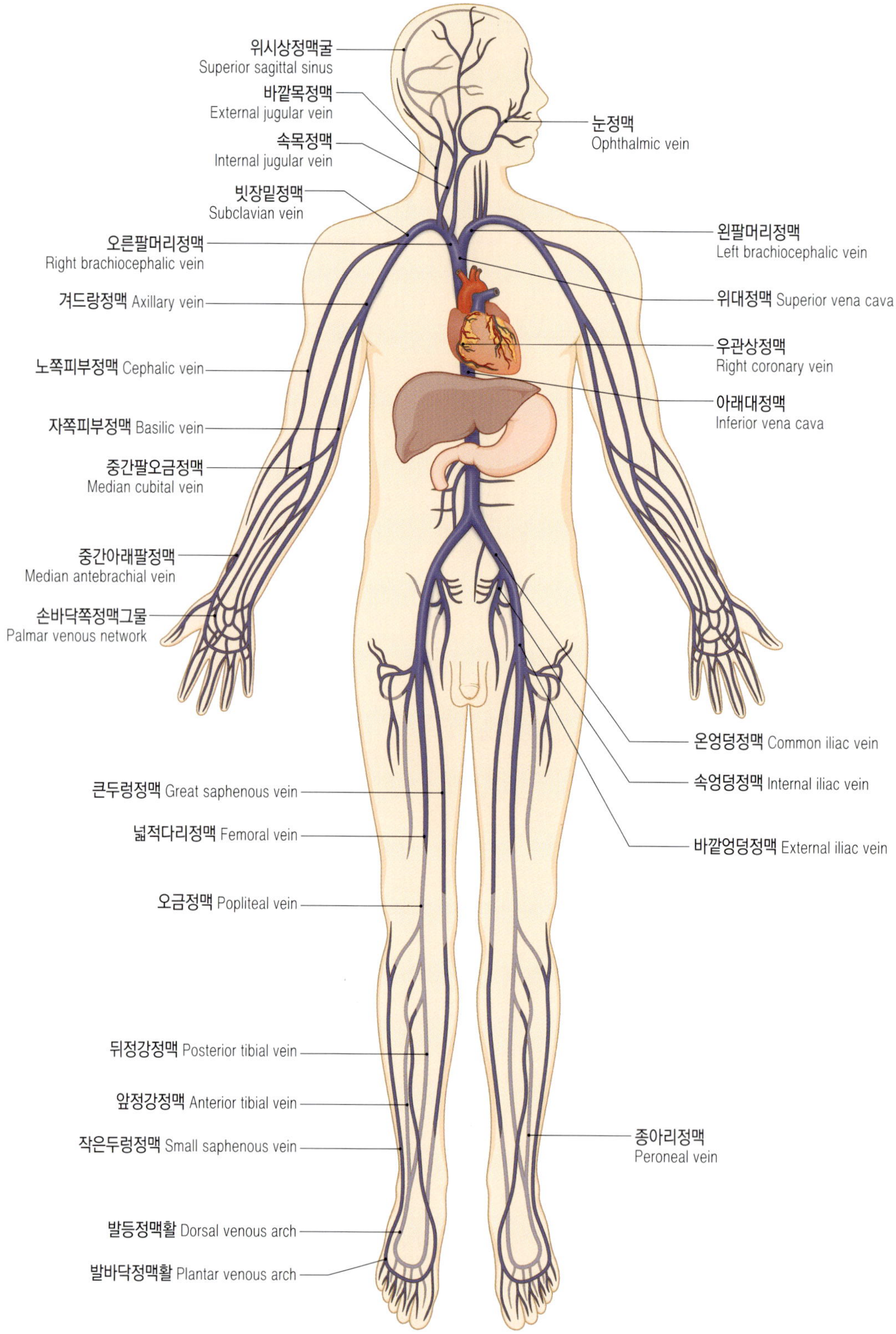

그림 7.41 주요 정맥계통

7.4 혈액순환

학습목표 머리와 목부위의 정맥에 대해 알 수 있다.

정맥계통 Venous system

온몸을 순환한 후 산소 함유량이 적은 정맥혈은 위대정맥과 아래대정맥을 통하여 오른심방으로 되돌아온다. 정맥 대부분은 **깊은정맥**(심부정맥, deep vein)으로 동맥과 가까이 위치하여 인체의 깊은 부위를 흘러 동맥과 같은 명칭을 가지는데, 일부에서는 동맥 양 옆쪽에 쌍으로 나타나기도 하여 이를 **동반정맥**(accompanying vein)이라고도 한다. 그 외의 정맥은 **얕은정맥**(표재정맥, superficial vein)으로 동맥과 관계없이 피부 밑에 발달된 정맥그물에서 시작하여 독자적으로 주행하기 때문에 이를 **피부정맥**(cutaneous vein)이라 하는데, 몸 표면의 혈액을 가져오고 쉽게 관찰되며, 거의 같은 명칭이 없다.

머리부위의 정맥 Vein of head

뇌막이나 머리뼈와 관계있는 정맥들이다.

수막정맥 Meningeal vein 뇌의 경막의 정맥혈을 운반하는 혈관으로 이 중 가장 큰 중(간)수막정맥(median meningeal vein)은 중(간)수막동맥과 나란히 달리는 동반정맥으로 날개근의 정맥얼기에 유입된다.

판사이정맥(판간정맥) Diploic vein 머리뼈 중 납작뼈는 치밀뼈-해면뼈-치밀뼈 순서로 배열되어 있는데 바깥쪽과 안쪽에 있는 치밀뼈를 각각 겉판과 속판이라 하고, 중간의 해면뼈를 판사이층(판간층, diploe)이라 한다. 해면뼈에 그물처럼 형성되어 있는 혈관을 판사이정맥이라 한다. 판사이정맥은 머리뼈 중 납작뼈인 이마뼈, 관자뼈 뒤통수뼈에 발달되어 있다.

이끌정맥(도출정맥) Emissary vein 머리뼈의 크고 작은 많은 구멍들과 관을 통해 머리의 안팎의 정맥을 연결하는 짧은 정맥이다.

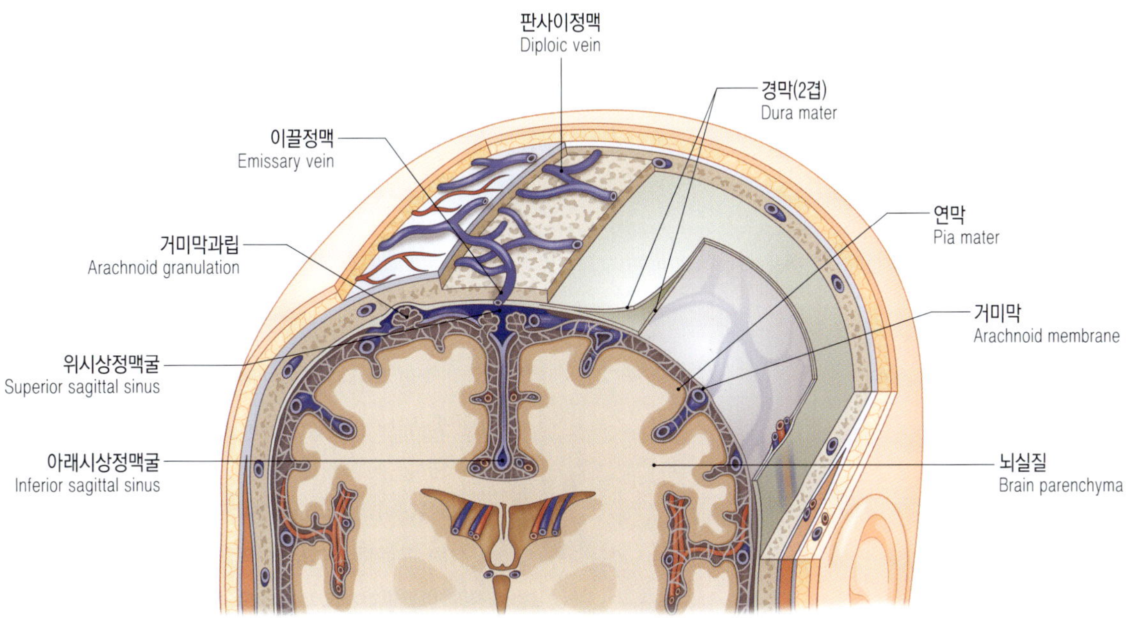

그림 7.42 머리부위의 정맥

7.4 혈액순환

학습목표 머리와 목부위의 정맥에 대해 알 수 있다.

머리와 목부위의 정맥 Vein of head & neck

두피, 얼굴, 목의 얕은 부위의 혈액은 바깥목정맥(외경정맥, external jugular vein)으로 들어와 **빗장밑정맥**(쇄골하정맥, subclavian vein)으로 유입된다. 뇌와 머리부위 및 목부위의 깊은부위의 혈액은 바깥목정맥보다 큰 속목정맥으로 들어와 빗장밑정맥과 합쳐져 **팔머리정맥**(완두정맥, brachiocephalic vein)이 되고, 팔머리정맥은 **위대정맥**(superior vena cava)으로 이어진다.

속목정맥(내경정맥) Internal jugular vein 머리뼈안의 대부분의 정맥이 유입되는 혈관으로 빗장밑정맥과 합류하여 팔머리정맥이 된다.

바깥목정맥(외경정맥) External jugular vein 머리덮개, 목 뒤쪽과 얼굴 깊은 부분에서 내려오는 정맥이 만나 이루며, 귓바퀴 뒤에서 빗장뼈 중간으로 얕게 달리는 정맥으로 빗장밑정맥에 합류된다.

척추정맥(추골정맥) Vertebral vein 뒤통수뼈의 큰구멍 주위에 형성되어 있는 정맥얼기와 뒤통수밑정맥얼기에서 시작하여 척추관을 빠져나와 목뼈의 가로구멍을 따라 척추동맥과 나란히 달리다가 팔머리정맥으로 유입된다.

팔머리정맥(완두정맥) Brachiocephalic vein 머리와 목의 정맥혈을 모아 위대정맥으로 운반하는 혈관으로 속목정맥과 빗장밑정맥이 복장빗장관절 뒤쪽에서 합류하여 이루어진 정맥이다. 특히 속목정맥과 빗장밑정맥이 합류되는 부위를 **정맥각**(venous angle)이라고 한다. 동맥과 달리 왼쪽과 오른쪽에 모두 존재하며, 왼팔머리정맥이 오른팔머리정맥보다 2배 정도 긴 6~7cm이다.

위대정맥(상대정맥) Superior vena cava 상반신의 정맥혈을 모아 오른심방으로 운반하는 직경 약 2cm, 길이 약 7cm 정도의 정맥계의 본줄기로 왼쪽과 오른쪽의 팔머리정맥이 합류하는 정맥이다.

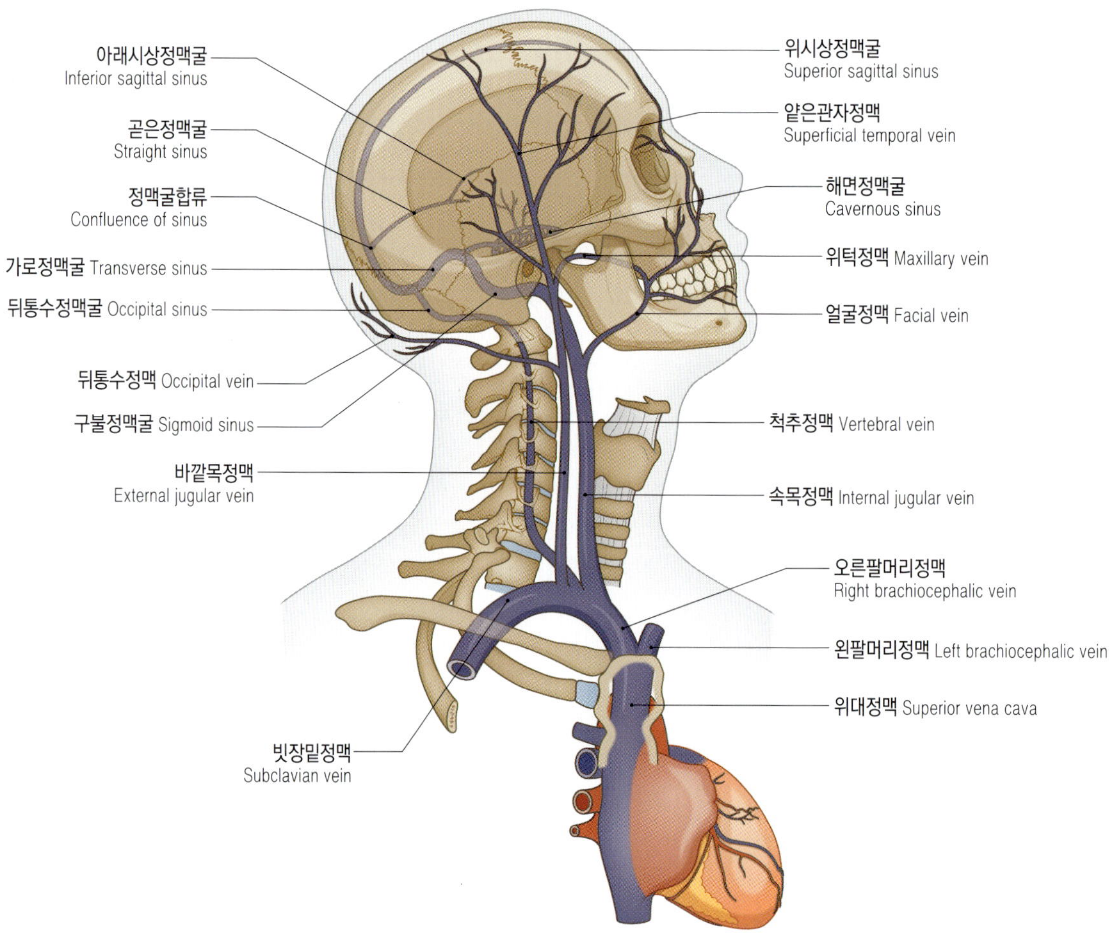

그림 7.43 머리와 목부위의 정맥

7.4 혈액순환

학습목표 머리와 목부위의 정맥에 대해 알 수 있다.

경막정맥굴Dural venous sinus

경막정맥굴(경막정맥동, dural venous sinus)은 뇌경막 두 층 사이에 형성되어 있는 정맥피가 흐르는 길로, 뇌의 정맥혈을 모아 경막정맥굴로 들어가 경막정맥구멍을 거쳐 속목정맥(내경정맥, internal carotid artery)으로 보낸다.

위시상정맥굴Superior sagittal sinus 대뇌낫 윗면에 형성되어 있는 정맥굴로 이마부위에서 시작하여 시상면을 따라 뒤로 주행하여 정맥굴합류로 유입되고, 머리뼈안의 안과 밖을 연결하는 이끌정맥(도출정맥, emissary vein)과 판사이정맥(판간정맥, diploic vein)에 연결된다. 뇌척수액을 흡수하는 거미막과립이 있다.

아래시상정맥굴Inferior sagittal sinus 대뇌낫 아랫면에 형성되어 곧은정맥굴로 유입된다.

곧은정맥굴Straight sinus 소뇌텐트 이음부에 연결되어 있으며 정맥굴합류로 합류된다.

정맥굴합류Confluence sinus 위시상정맥굴, 곧은정맥굴, 뒤통수정맥굴이 합류되는 지점이다.

해면정맥굴Cavernous sinus 나비뼈 뇌하수체오목에 형성되어 스펀지 모양 같은 정맥굴이다. 뇌신경 III, IV, V, VI번과 속목정맥이 통과하여 눈정맥(opthalmic vein)과 얼굴정맥(facial vein)과 연결되어 있기 때문에 감염이 뇌막으로 전파될 소지가 높은 곳이다.

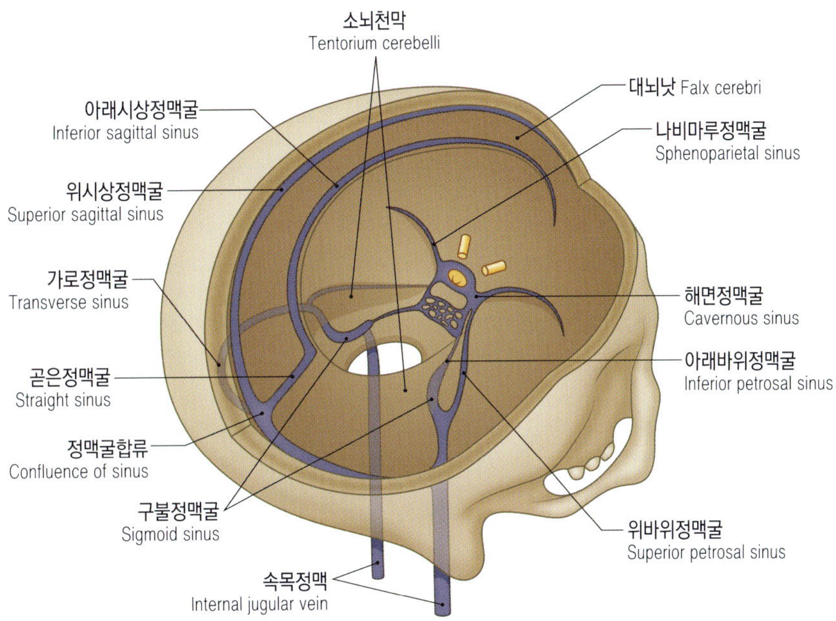

그림 7.44 경막정맥굴(일부)

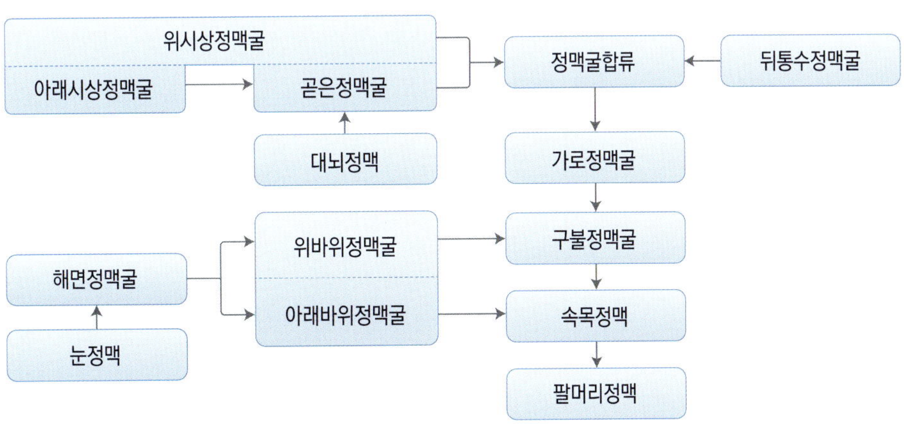

그림 7.45 경막정맥굴의 흐름

7.4 혈액순환

학습목표 팔의 정맥분지에 대해 알 수 있다.

팔의 정맥 Vein of upper limb

동맥과 반대로 나란히 주행하는 깊은정맥과 채혈부위로 이용되는 얕은정맥으로 구성된다.

깊은정맥(심정맥) Deep vein 손가락정맥(지정맥, digital vein) → 얕은 · 깊은손바닥정맥활(표재 · 심부수장정맥궁, superficial · deep palmar venous arch) → 노 · 자정맥(요 · 척골정맥, radial · ulnar vein)은 팔꿈치 부위에서 합쳐져 → 위팔정맥(상완정맥, brachial vein)을 형성하고 → 겨드랑정맥(액와정맥, axillary vein) → 빗장밑정맥(쇄골하정맥, subclavian vein)으로 이어진다.

얕은정맥(천정맥) Superficial vein **노쪽피부정맥**(두정맥, cephalic vein)은 위팔의 피부정맥 중 하나로 어깨부위에서 겨드랑정맥으로 유입되는 아치 모양의 부분을 말한다. **자쪽피부정맥**(기저정맥, basilic vein)은 팔의 안쪽을 따라 올라와 위팔의 중간쯤에서 근막을 뚫고 깊이 들어가 위팔정맥에 유입된다. **중간아래팔정맥**(전완정중정맥, median antebrachial vein)은 아래팔 앞면의 정중앙부위를 올라가다가 팔오금 가까이에서 중간팔오금정맥이 된다. **중간팔오금정맥**(정중주와정맥, median cubital vein)은 노쪽피부정맥과 자쪽피부정맥을 연결하는 정맥으로 'M'자 모양을 이루고 정맥의 채혈부위로 자주 이용된다. 이들 세 정맥은 모두 겨드랑정맥으로 유입된다.

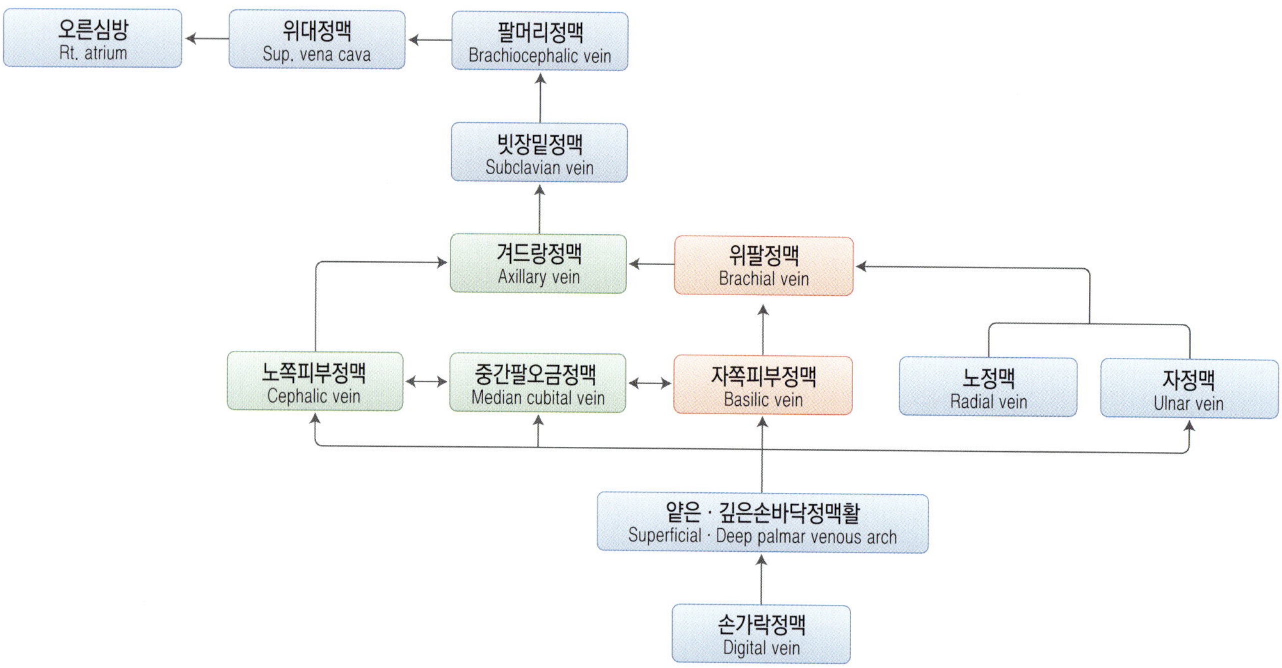

그림 7.46 팔의 정맥 흐름

7.4 혈액순환

학습목표 팔의 정맥분지에 대해 알 수 있다.

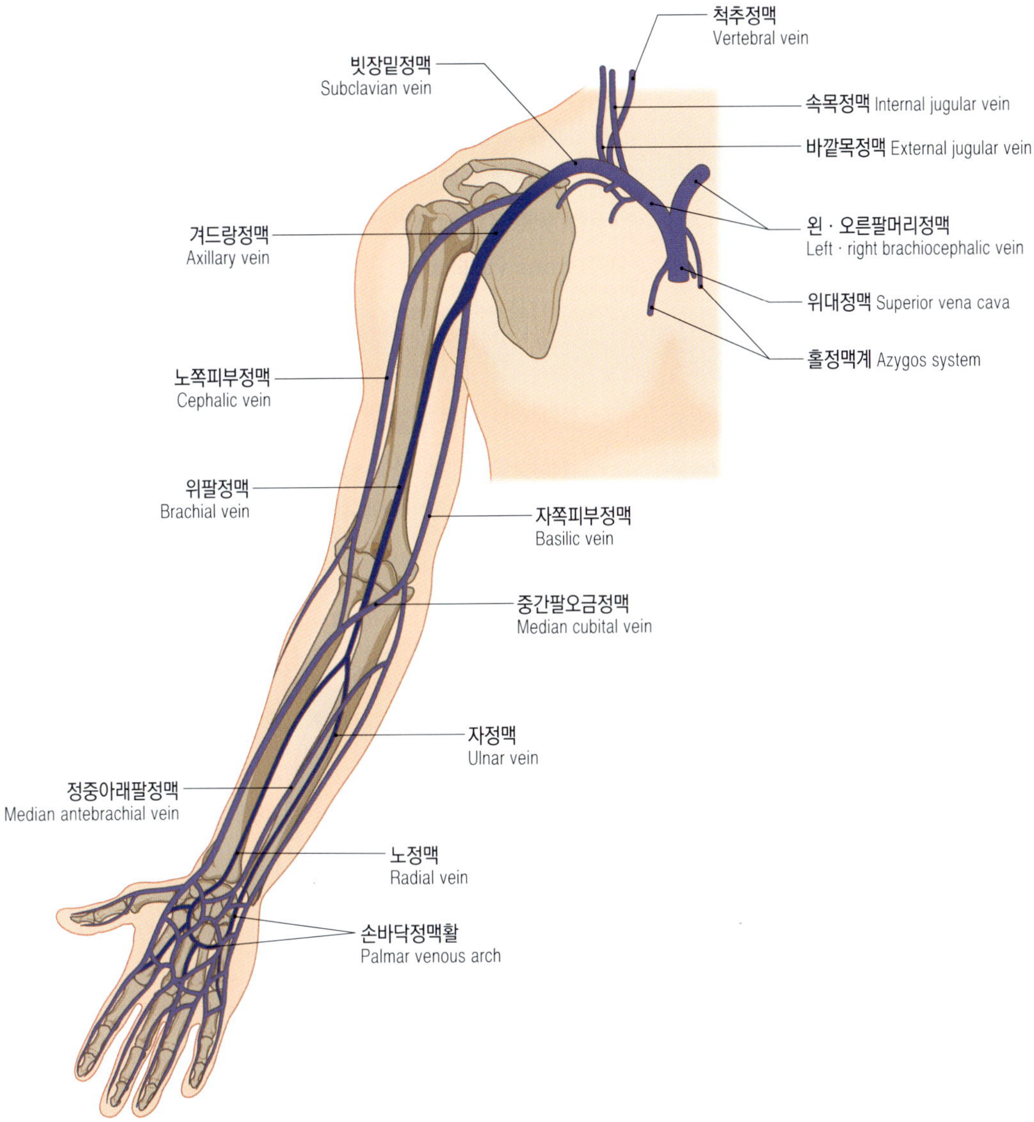

그림 7.47 팔의 정맥

7.4 혈액순환

학습목표 몸통의 정맥분지에 대해 알 수 있다.

아래대정맥 Inferior vena cava

아래대정맥은 가로막 이하의 하반신의 혈액이 모이는 정맥의 원줄기로 하반신에서 올라오는 2개의 큰 온엉덩동맥이 모여 이루어지고 5번째 허리뼈 높이에서 시작하여 간을 지나 머리부위와 상반신의 혈액이 모이는 위대정맥과 함께 우심방으로 운반하는 인체의 정맥혈관 중 가장 큰 정맥이다. 아래대정맥은 허리정맥(요정맥, lumbar vein), 고환정맥(testicular vein) 또는 난소정맥(ovarian vein), 신(장)정맥(renal vein), 부신정맥(suprarenal vein), 아래가로막정맥(하횡격정맥, inferior phrenic vein), 간정맥(hepatic vein)이 합류한다(그림 7.48).

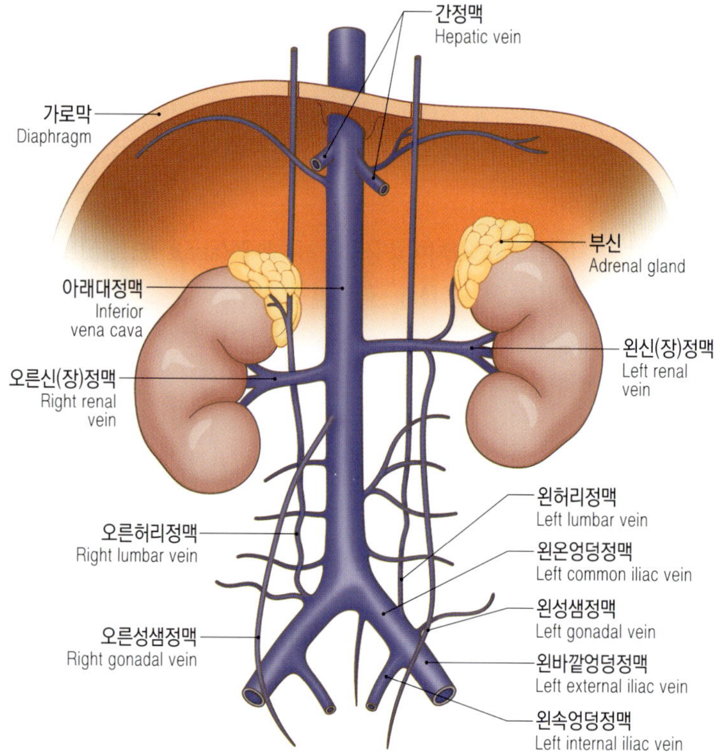

그림 7.48 배부위의 정맥

홀정맥계(기정맥계) Azygos system

홀정맥계는 위대정맥과 아래대정맥을 연결하는 배부의 **곁순환로**(collateral circulation)이다. 오른쪽에 있는 것을 **홀정맥**(기정맥, azygos vein)이라 하고 왼쪽의 것은 아홉번째 등뼈 높이에서 오른쪽의 홀정맥으로 유입되는 혈관을 **덧반홀정맥**(부반기정맥, accessory hemiazygos vein)이라 하며, 여덟번째 등뼈 이하에서 홀정맥으로 유입되는 혈관을 **반홀정맥**(반기정맥, hemiazygos vein)이라 한다(그림 7.49). 홀정맥은 오른오름허리정맥(right ascending lumbar vein)으로부터 시작되어 뒤쪽 가슴벽의 오른쪽으로 올라와 가로막의 대동맥구멍(aortic hiatus)을 지나 가슴안에 들어가 위대정맥으로 유입된다.

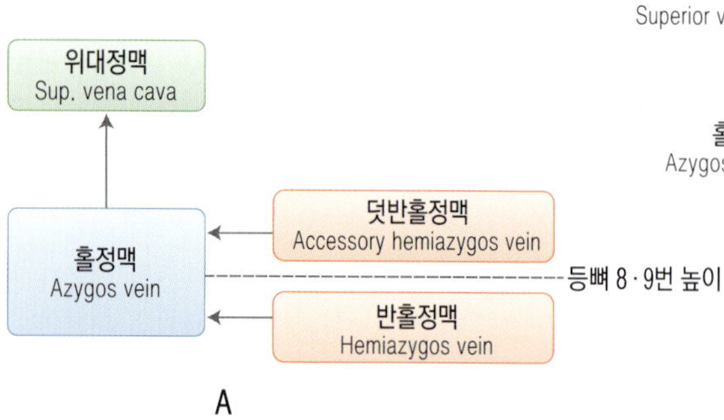

A

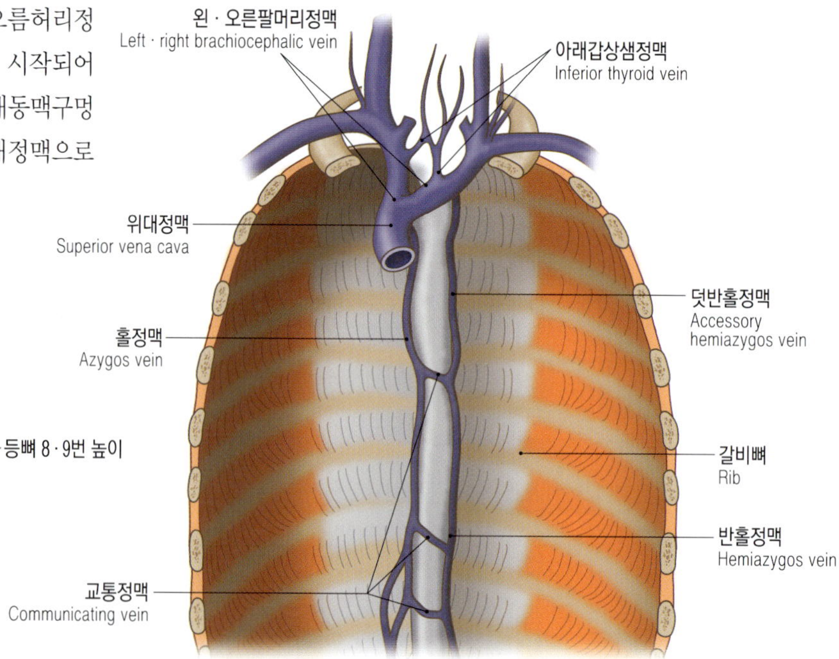

B

그림 7.49 홀정맥계. A: 흐름, B: 구성과 위치

7.4 혈액순환

학습목표 몸통의 정맥분지에 대해 알 수 있다.

문맥계(통) Portal system

배부에 있는 특수정맥으로, 배안 내 소화기관인 위, 췌장, 비장, 담낭, 소장, 대장의 정맥혈은 **간문맥**(portal vein)이라는 곳을 통해 간을 거친 후 간정맥이 되어 아래대정맥으로 유입되는 경로를 따른다. 소화기관의 모세혈관을 거친 정맥들이 바로 심장으로 들어가지 않고 간에 있는 모세혈관으로 다시 들어가 모세혈관 그물을 두 번 거치게 되어 **문맥계(통)**(Portal system)라 한다. 상장간막정맥(위창자간막정맥, superior mesenteric vein), 하장간막정맥(아래장간막정맥, inferior mesenteric vein), 비장정맥(지라정맥, splenic vein), 위정맥(gastric vein)은 문맥을 통하여 간으로 이동되어 흡수한 물질들이 저장되거나 해독작용 등의 처리과정을 거치게 된다.

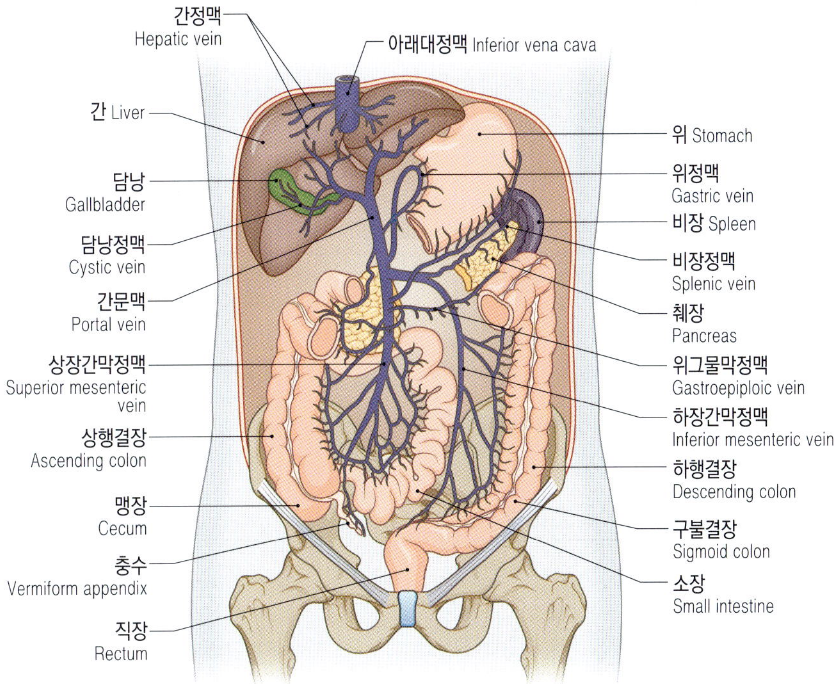

그림 7.50 문맥계(통)

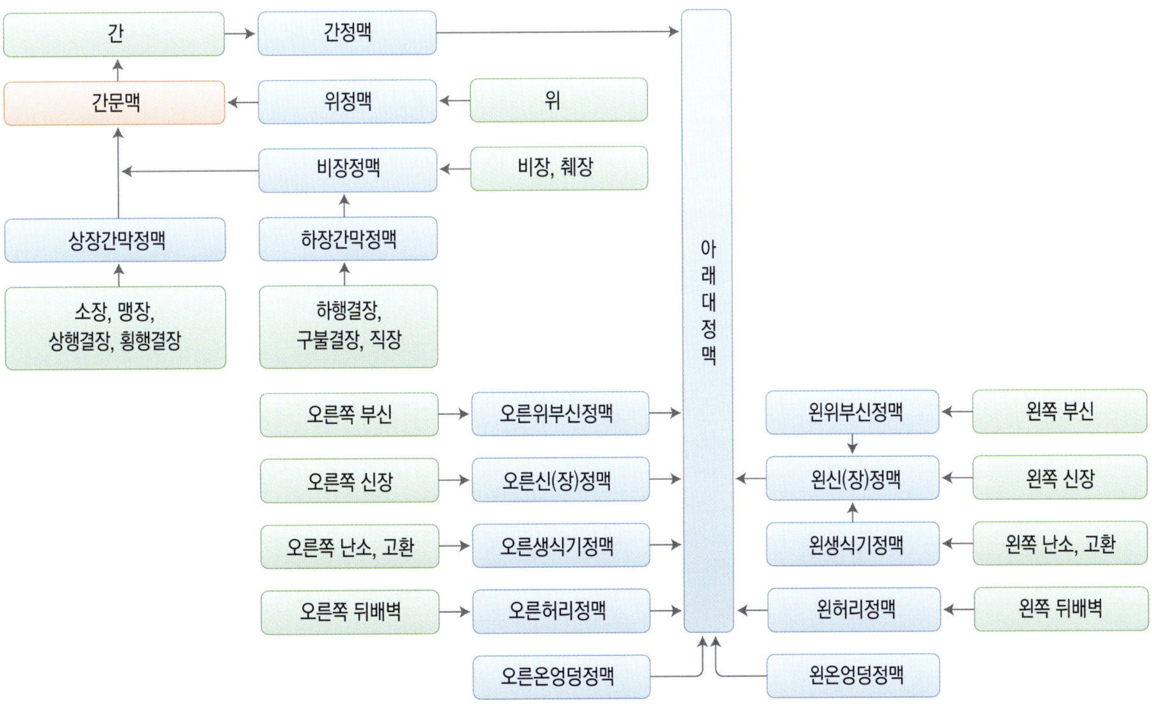

그림 7.51 배부위의 주요 정맥 흐름

7.4 혈액순환

학습목표 다리의 정맥분지에 대해 알 수 있다.

다리의 정맥 Vein of lower limb

다리부위는 팔부위와 같이 동맥과 나란히 놓인 깊은정맥과 피부정맥이라고 하는 얕은정맥으로 나눌 수 있다.

깊은정맥(심정맥) Deep vein 발등의 발등정맥활(족배정맥궁, dorsal venous arch)에서 시작된 **앞정강정맥**(전경골정맥, anterior tibial vein)과 발바닥의 발바닥정맥활(족저정맥궁, plantar venous arch)에서 안쪽 · 가쪽발바닥정맥(내 · 외측족저정맥, medial · lateral plantar vein)에서 시작된 **뒤정강정맥**(후경골정맥, posterior tibial vein), 발의 가쪽에서 시작되어 뒤정강정맥과 합쳐지는 **종아리정맥**(비골정맥, peroneal vein)은 (다리)오금부위에서 합쳐져 **오금정맥**(슬와정맥, popliteal vein)을 형성하여 **넓적다리정맥**(대퇴정맥, femoral vein)으로 이어진 후 **바깥엉덩정맥**(외장골정맥, external iliac vein)이 되어 배안 안으로 들어가 **속엉덩정맥**(내장골정맥, internal iliac vein)과 합쳐진다.

얕은정맥(천정맥) Superficial vein 큰두렁정맥(대복재정맥, great saphenous vein)과 작은두렁정맥(소복재정맥, small saphenous vein)이 있다. **큰두렁정맥**은 인체에서 가장 긴 정맥으로 발등과 발목 안쪽에서 시작하여 종아리와 넓적다리부위 안쪽 부위를 따라 흐르다 오금정맥과 합쳐지지 않고 바로 넓적다리정맥과 합쳐진다. **작은두렁정맥**은 발등과 발목 가쪽에서 시작하여 오금정맥과 합쳐진 후 넓적다리정맥으로 이어진다.

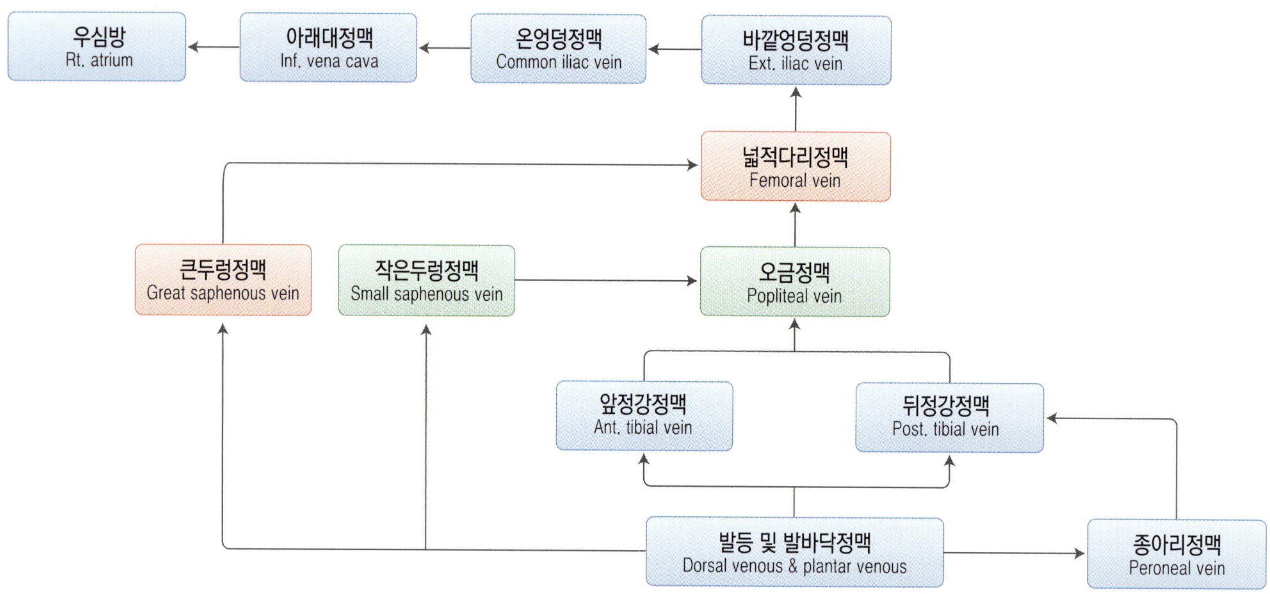

그림 7.52 다리의 정맥 흐름

7.4 혈액순환

학습목표 다리의 정맥분지에 대해 알 수 있다.

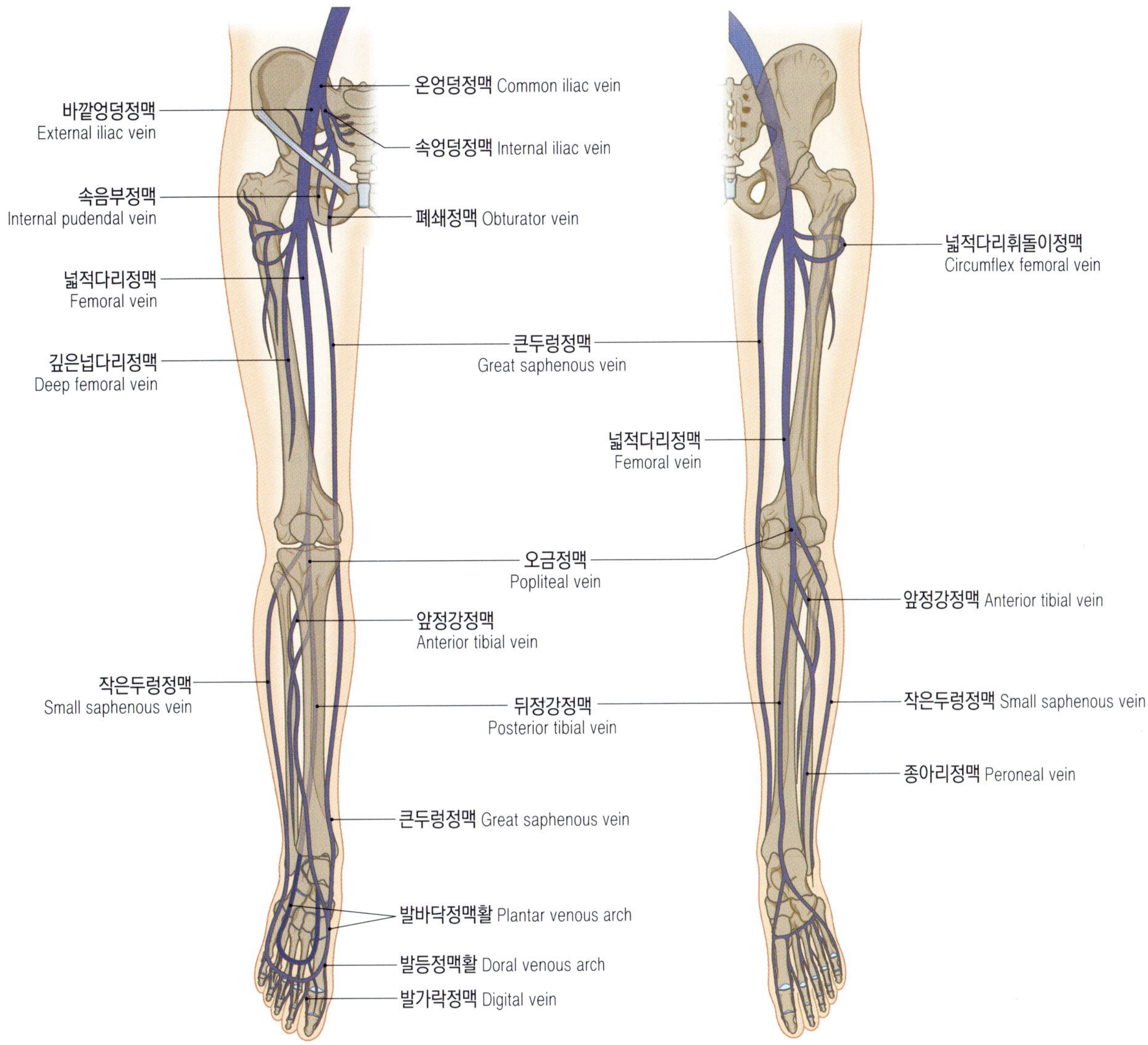

그림 7.53 다리의 정맥

7.4 혈액순환

학습목표 태아순환에 대해 알 수 있다.

태아순환 Fetal circulation

태아는 성인과 달리 폐와 내장기의 직접적인 활동이 없기 때문에 산소공급과 노폐물의 배설은 모체의 태반(placenta)에서 이루어진다. 태아순환의 가장 큰 특징은 태아의 모든 혈액은 혼합혈이고, 유일한 동맥혈은 배꼽정맥이다.

배꼽정맥(umbilical vein)은 태반에서 태아의 몸으로 동맥혈을 운반하는 한 가닥의 혈관으로 태아의 몸 속에서 간의 아랫면에서 2개로 갈라져 하나는 정맥관에서 아래대정맥에 연결되고, 다른 하나는 간문맥으로 들어가 산소와 영양분을 공급한다. **배꼽동맥**(umbilical artery)은 배대동맥을 통해 정맥혈을 태반으로 보내는 두 가닥의 혈관이다.

태아순환에서 아래대정맥으로 연결하는 관인 **정맥관**(ductus venosus or Arantiu duct)과 폐동맥과 대동맥활 사이를 연결하는 관인 **동맥관**(ductus arteriosus or Botallo duct)을 뚫어 직접 연결시키기도 한다. 태아순환에 필요한 구조물들은 출생 후 퇴화되어 흔적을 남기는데(그림 7.55), 특히 타원구멍(타원공, foramen ovale)이 폐쇄되지 않으면, 정맥혈인 우심방의 혈액이 직접 좌심방으로 들어가 온몸으로 순환하게 되므로 산소공급이 모자라 **청색증**(cyanosis)을 일으킨다.

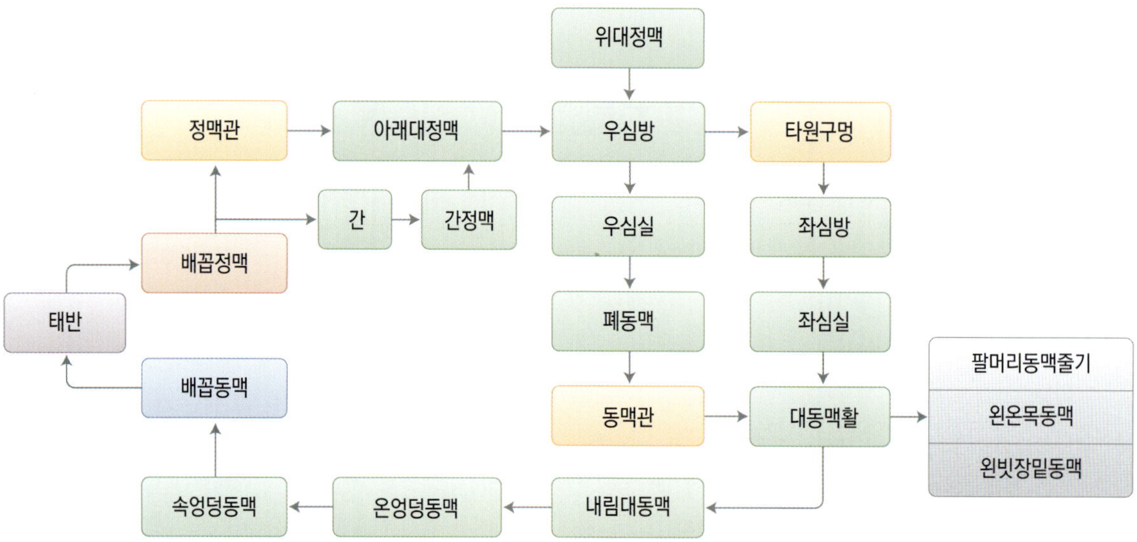

그림 7.54 태아순환의 흐름

태아순환구조	출생 후 변화
타원구멍	타원오목
동맥관	동맥관인대
정맥관	정맥관인대
배꼽동맥	배꼽동맥인대
배꼽정맥	원인대

그림 7.55 태아순환과 출생 후 변화

7.4 혈액순환

학습목표 태아순환에 대해 알 수 있다.

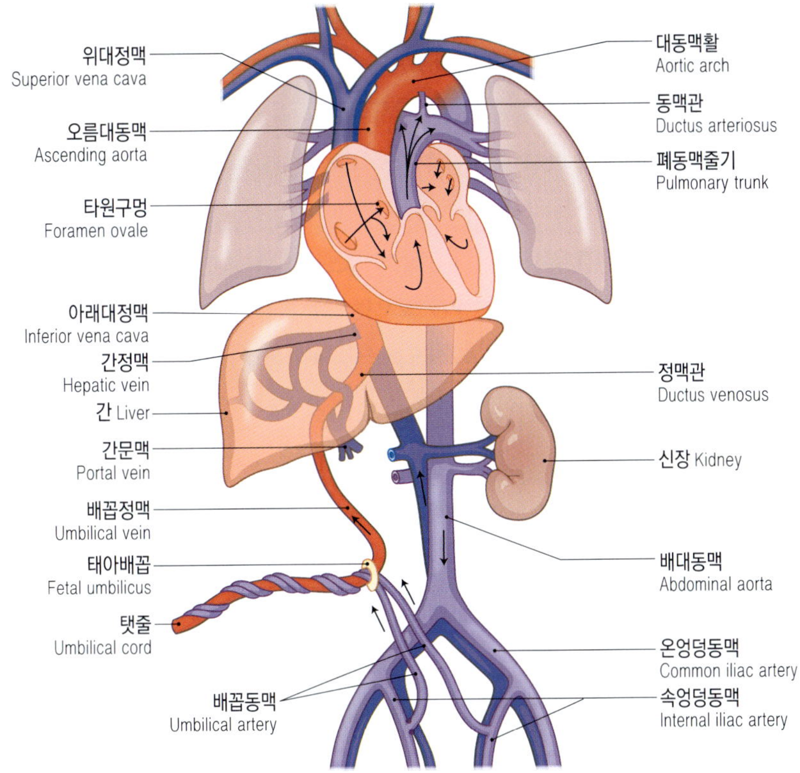

그림 7.56 태아순환

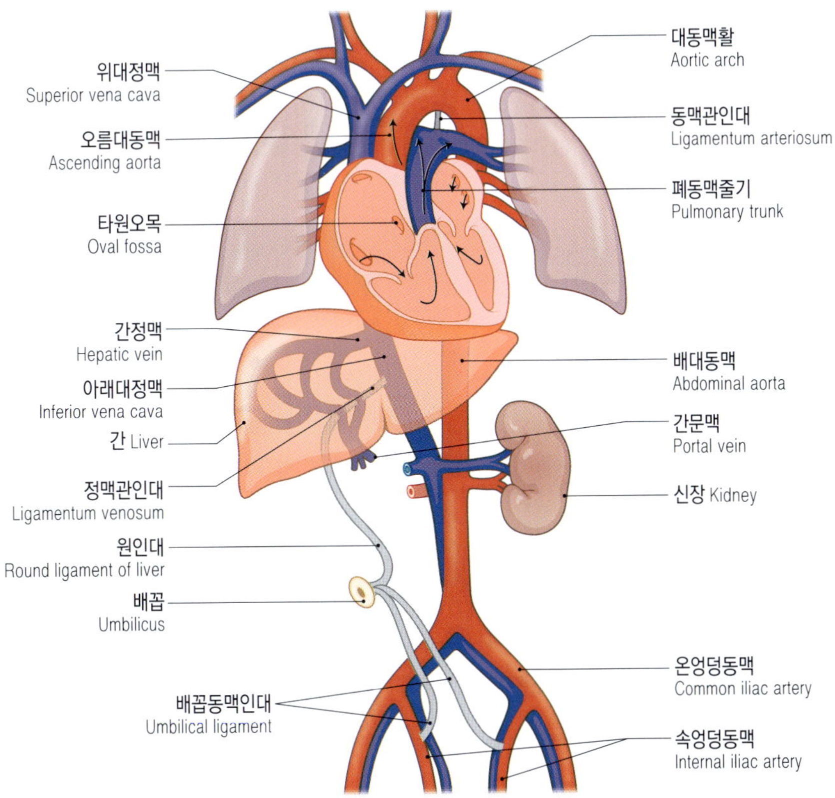

그림 7.57 출생 후 순환

관련 질환과 중재

동맥경화증[죽(상)경화증] Atherosclerosis

혈관 내막에 콜레스테롤 등이 쌓여 혈관 내벽이 두꺼워지면서 혈관이 좁아지는 질환이다. 즉 혈관 내벽의 침착물이 혈액의 흐름을 방해하여 혈액 공급이 부족하게 된다. 특히 중요한 심장이나 뇌 등에 혈액 공급이 부족하게 되면 심근경색증이나 뇌졸중 등과 같은 심각한 응급 질환을 일으키며, 말초로 가는 혈관들에 영향을 미칠 경우 말초혈관질환을 초래하고 영구적인 세포 손상으로 괴사가 진행되기도 한다. 그러므로 죽(상)경화증을 예방하기 위하여 혈중 콜레스테롤 양을 조절하여야 하고 고혈압, 당뇨병 등의 위험 요인들을 조기에 발견하여 관리하고 규칙적인 운동 및 식이조절 등이 병행되어야 한다(그림 7.58).

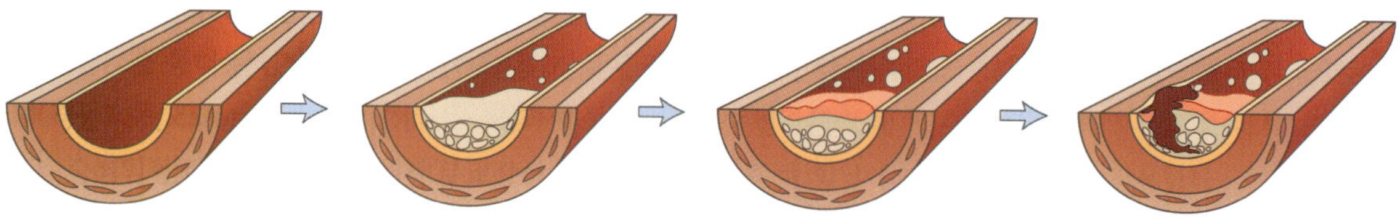

그림 7.58 죽(상)경화증의 진행과정

정맥류 Varicose veins

정맥에 있는 판막의 기능 장애로 혈액이 역류되고 계속적으로 정맥압이 상승하게 되면 얕은정맥들이 비정상적으로 부풀어 올라 꼬불꼬불하게 구부러져 있는 모습이 육안으로 보인다. 외관상의 문제도 있지만 정맥기능 부전으로 다리 통증, 무거움, 화끈거림, 피로감 등의 증상들이 나타날 수 있다. 심각한 증상이 없다면 압박 스타킹 착용, 장시간 서있는 생활 변경 등의 보존적인 치료로 증상 호전을 경험할 수 있다. 미용적인 목적이나 심각한 정맥 부전 증상들이 동반된다면 경화요법, 정맥제거, 정맥폐쇄 등의 적극적인 치료가 필요하다(그림 7.59).

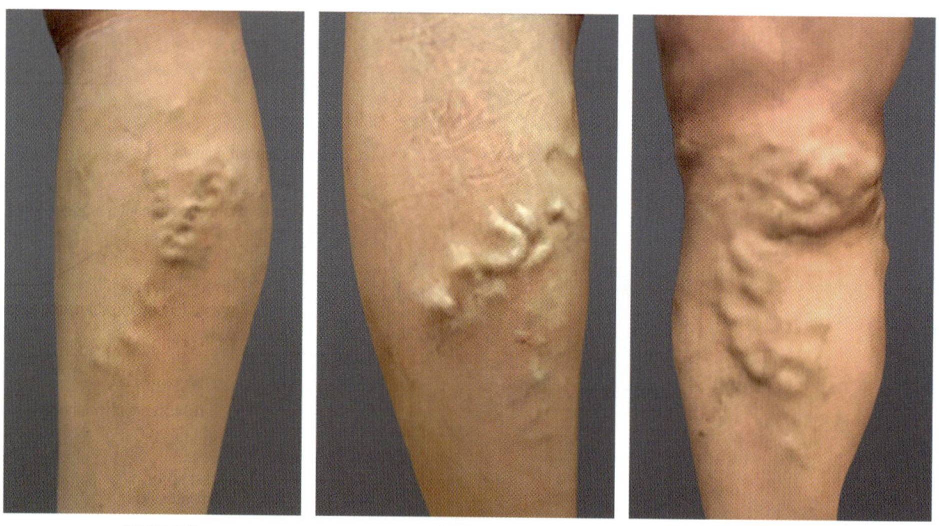

그림 7.59 정맥류의 진행과정

핵심정리 및 문제 CORE ORGANIZATION & PROBLEM

1. 심장의 위치는 양쪽 폐사이, 가로막 윗쪽, 셋째~여섯째 갈비연골 사이에 있다.
2. 심장은 좌심방, 좌심실, 우심방, 우심실이라는 2개의 심방과 2개의 심실로 구성된다.
3. 혈액이 역류하지 않고 한쪽 방향으로 잘 흐를 수 있도록 삼첨판(막)(우심방과 우심실사이), 이첨판(막)(좌심방과 좌심실 사이), 폐동맥판, 대동맥판(막)이라는 4개의 판막이 있다.
4. 심장벽은 심장속막, 심장근육, 심장바깥막이라는 3개의 층으로 구성된다.
5. 두 층의 심장막은 가장 바깥의 섬유심장막과 그 안의 장막심장막으로 둘러싼다. 이중 장막심장막은 바깥쪽은 벽심장막과 안쪽은 심장바깥막에 해당하는 ___________이 있다.
6. 심장은 ___________(SA node)이라는 박동조율기와 그 자극을 전달하는 방실결절(AV node), 방실다발, 푸르키네섬유라는 전도섬유가 있다.
7. 정상 심전도(EKG)는 크게 P파(심방탈분극), QRS파(심실탈분극), T파 세 가지 파형이 있다.
8. 대정맥을 통하여 우심방으로 들어온 정맥혈은 우심방 → 삼첨판(막) → 우심실 → 폐동맥에서 폐로 흘러가 산소와 이산화탄소 교환을 통하여 동맥혈로 바뀐다.
9. 폐정맥을 통하여 ___________으로 들어온 동맥혈은 좌심방 → 이첨판(막) → 좌심실 → 대동맥판(막)을 지나 대동맥을 통하여 온몸으로 혈액이 공급된다.
10. 혈관의 종류는 크게 동맥, 정맥, 모세혈관이 있다.
11. 동맥은 탄력동맥 · 근육동맥 · 세동맥으로, 정맥은 세정맥 · 중간정맥 · 대정맥으로 분류할 수 있다.
12. 동맥벽은 내막, 중간막, 바깥막의 3층으로 구성되며, 그중 ___________은 탄력섬유와 민무늬근육으로 되어 있다.
13. ___________은 내피세포와 바닥판으로 구성되고, 단면적이 가장 넓으며 다음으로 정맥, 동맥 순서이다.
14. 혈액순환은 크게 온몸순환(좌심실 → 온몸 → 우심방)과 폐순환(우심방 → 폐 → 좌심방)으로 구분된다. 관상순환은 심장벽에 혈액을 공급하는 것을 말한다.
15. 뇌의 혈액공급은 대뇌동맥고리(circle of Willis)라는 결순환에 의해 이루어진다.
16. 대뇌동맥고리는 속목동맥의 분지인 앞대뇌동맥, 앞교통동맥, 중(간)대뇌동맥, 뒤교통동맥과 빗장밑동맥의 분지인 뒤대뇌동맥으로 형성된다.
17. 문맥계(통)는 배안 내 소화기관인 위, 췌장, 비장, 담낭, 소장, 대장의 정맥혈이 간문맥을 통해 간으로 들어가 아래대정맥으로 유입되는 경로이다.
18. ___________는 배대동맥의 첫 번째로 분지하는 혈관으로 총간동맥, 좌위동맥, 비장동맥이 분지된다.
19. 팔과 다리로 가는 동맥은 각각 빗장밑동맥과 바깥엉덩동맥이다.
20. 노쪽피부정맥은 위팔정맥을 거치지 않고 겨드랑정맥으로 바로 유입된다.
21. ___________은 오금정맥을 거치지 않고 넓적다리정맥으로 바로 유입된다.
22. 경막정맥굴은 뇌경막의 두 층 사이에 형성되어 있는 정맥피가 흐르는 길로, 뇌의 정맥혈을 모아 속목정맥으로 보낸다.
23. 위시상정맥굴은 뇌척수액 흡수에 관여하는 거미막과립이 있다.
24. 이끌정맥은 머리뼈의 많은 구멍들과 관을 통해 머리의 안팎의 정맥을 연결하는 짧은 정맥이다.
25. 홀정맥계는 배부위의 결순환로로 위대정맥과 아래대정맥을 연결한다.
26. 태아순환의 가장 큰 특징은 태아의 모든 혈액은 혼합혈이며, 유일한 동맥혈은 배꼽정맥이다.
27. 배꼽정맥은 퇴화되어 원인대가 되고 원인대는 간을 왼엽과 오른엽으로 나누는 낫인대로 연장된다.

해답

5. 내장심장막 6. 굴심방결절 9. 좌심방 12. 중간막 13. 모세혈관 18. 복강동맥줄기 21. 큰두렁정맥

7.5 림프계(통)

학습목표 림프계(통)에 대해 알 수 있다.

림프계(통) Lymphatic system

세포 사이에 존재하는 사이질액(interstitial fluid)은 모세혈관을 통하여 순환한다. 이때 모세혈관으로 완전히 흡수되지 않은 사이질액을 혈액순환계로 일방 통행하도록 운반하는 역할을 하는 것이 림프계(통)이다. 림프계(통)은 림프(액)가 모세림프관, 림프관, 림프절, 림프조직을 지나 정맥으로 흘러 들어가는 일련의 계통이다(그림 7.60).

림프(액) Lymph 림프관 내에 흐르는 액체로 림프액 성분은 혈장 성분이 단백질 성분보다 많으나 기관에 따라 성분이 다르다. 장관 및 간에서 생성된 림프액은 단백질 함량이 높고, 소장벽에서 생성된 림프액은 지방성분이 높다. 모세혈관을 통해 하루에 약 20L 가량 유출되는 조직액 중 3L 정도는 다시 림프관을 통해 유입되어 정맥으로 회수된다. 림프의 흐름은 매우 느려 1~2mL/분으로 하루에 3L 정도이다.

림프관 Lymphatic duct 끝이 막혀있는 **초기림프관**(initial lymphatics)으로부터 시작하여 좀 더 큰 관인 림프관을 형성하여 거의 모든 조직에 퍼져있다. 오른쪽 팔과 오른쪽 몸통에 걸쳐 림프관 여러 개가 모여 **오른림프관**(우림프관, right lymphatic duct)을 형성하고, 양쪽 다리와 왼쪽 팔 및 왼쪽 몸통에 퍼져있는 림프관이 모여 **가슴림프관**(흉관, thoracic duct)을 형성한다. 두 개의 림프관은 각각 빗장밑정맥과 속목정맥이 만나는 **정맥각**(venous angle)으로 들어가 팔머리정맥을 거쳐 우심방으로 유입된다. **림프모세관**(lymphatic capillary)은 한쪽 끝이 막혀있는 맹관으로 모세혈관보다 구멍이 많고 내피세포로만 구성되어 있어 분자량이 큰 단백질과 같은 물질을 쉽게 유입할 수 있다. 이 모세림프관을 흐르는 액체를 **림프**(lymph)라 한다.

림프관의 역할은 단백질을 혈관내로 되돌리는 역할뿐 아니라 분자량이 큰 지방을 이동시키는 통로의 역할을 한다. 모세림프관이 합쳐져서 림프관(lymphatic duct)이 되는데 림프관에는 판막이 있어 림프가 역류되는 것을 방지해 준다. 만일 림프관의 이상에 의해 림프관이 폐쇄되면 혈장의 단백질농도가 떨어져 혈장콜로이드삼투압이 낮아지므로 **부종**(edema)을 일으킬 수 있다.

림프절 Lymph node 림프절은 림프관 곳곳에 완두콩 모양으로 길이는 약 2.5cm 이내로 피질(cortex)과 수질(medulla)로 나눌 수 있다. **피질**에는 소포(follicle)가 있으며 소포들의 종자중심(배중심, germinal center)에는 항체를 생산하는 B-세포들이 있다. **수질**에는 림프구와 큰포식세포(대식세포, macrophage)가 드문드문 있어 림프액을 여과하며 미생물과 이물질을 파괴하며, 림프속의 미생물과 이물질에 의해 림프구 생산이 자극되어 림프구를 생산하는 역할을 한다. 여러 개의 **들림프관**(afferent lymphatic vessel)을 통해 림프액이 림프절로 유입되고, **날림프관**(efferent lymphatic vessel)으로 림프액이나 림프구가 유출된다.

림프절의 림프도관에 있는 그물내피세포(reticuloendothelial cell)가 포식작용을 하고 림프절 조직은 림프구(lymphocyte)로 구성된다. 코, 입술, 치아의 림프액은 턱끝밑림프절(이하림프절, submental lymph node), 턱밑림프절(submandibular lymph node)을 통해 배출되고, 목과 머리부위의 림프액은 목림프절(cervical lymph node), 팔과 가슴, 등은 겨드랑림프절(axillary lymph node), 다리와 외부생식기는 고샅림프절(inguinal lymph node)을 통해 배출된다.

따라서 **림프절의 기능**을 정리하면, 림프도관에 있는 그물내피세포에 의해 탐식작용을 하고 림프조직은 림프구, 단핵구(monocyte), 형질세포(plasma cell)를 생성한다. 종자중심에 있는 B 세포들은 면역세포를 형성한 뒤 분화하여 형질세포와 기억 B림프구(memory B lymphocyte)가 되어 체액성면역에 관여한다.

7.5 림프계(통)

학습목표 림프계(통)에 대해 알 수 있다.

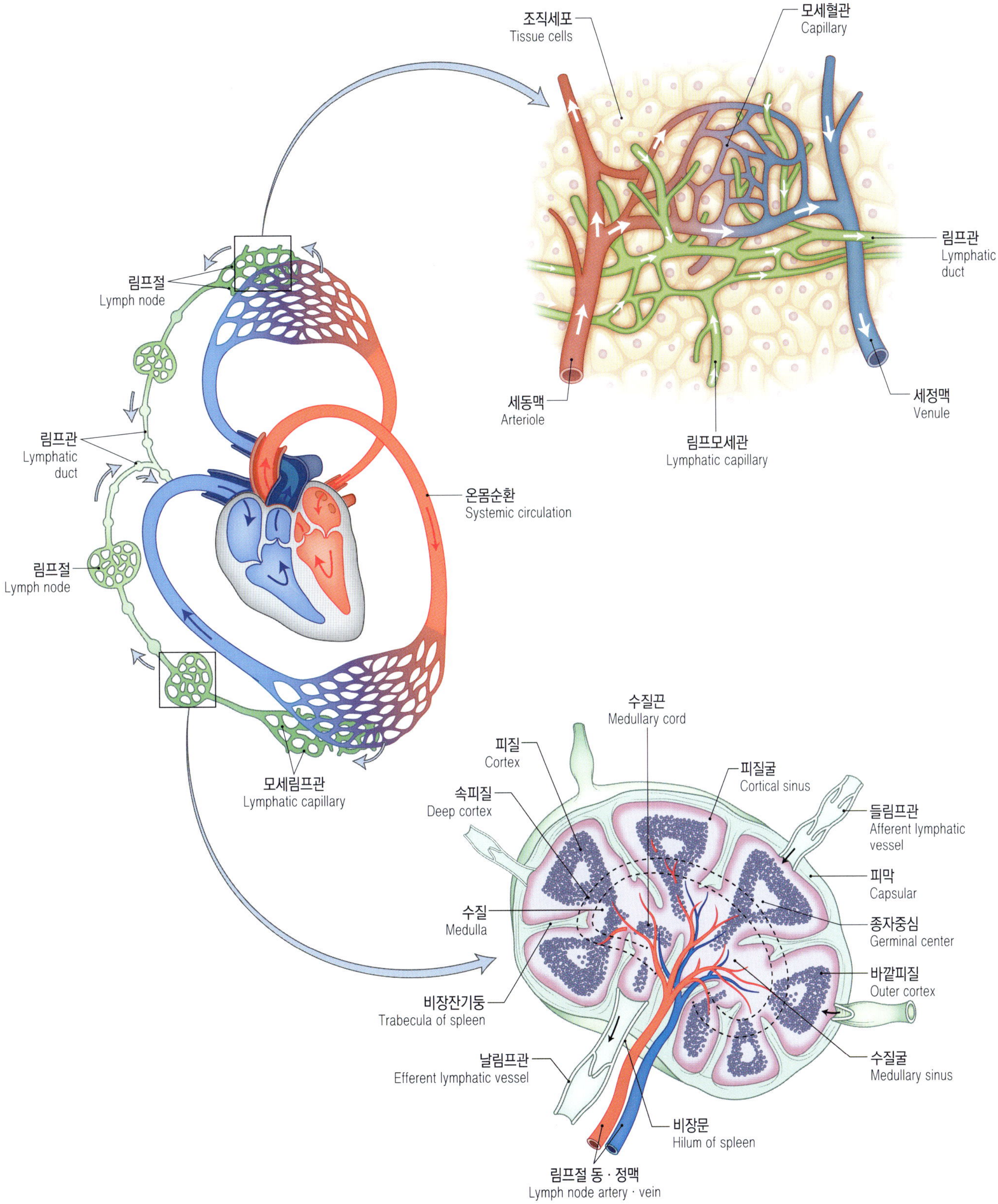

그림 7.60 림프계(통)과 림프절

7.5 림프계(통)

학습목표 림프절의 분포에 대해 알 수 있다.

림프절의 분포 Distribution for lymph node

림프절은 일정한 부위에 모여 집단을 이루고 있는데 주요 림프절은 다음과 같다.

머리 · 목부위 림프절 머리와 목에서 생성된 림프액은 바깥목정맥을 따라 분포하는 **얕은목림프절**(천경부림프절, superficial cervical lymph node)과 속목정맥을 따라 분포하는 **깊은목림프절**(심경부림프절, deep cervical lymph node)에 모였다가 **목림프줄기**(jugular trunk)로 유입된다.

팔 부위 림프절 팔에서 생성된 림프액은 **겨드랑림프절**(axillary lymph node)에 모였다가 **빗장밑림프줄기**(subclavian trunk)로 유입된다.

가슴안 림프절 가슴안에서 생성된 림프액은 **왼 · 오른기관지세로칸림프절**(좌 · 우기관지종격림프절, left · right bronchomediastinal lymph node)에 모였다가 왼쪽 것은 **가슴림프관**(흉관, thoracic duct)으로 유입되고, 오른쪽 것은 **오른림프관**(우림프관, right lymphatic duct)으로 유입된다.

배안 및 골반 림프절 위나 췌장에서 생성된 림프는 **복강림프절**(celiac lymph node)에 모였다가 장림프줄기(창자림프줄기, intestinal trunk)를 거쳐 **가슴관팽대**로 유입된다. 골반이나 배벽, 신장의 림프는 **온엉덩림프절**(총장골림프절, common iliac lymph node) 등에 모였다가 허리림프줄기(lumbar trunk)를 거쳐 **가슴림프관팽대**(흉관팽대, cisterna chyli)로 유입된다.

다리 림프절 고샅인대 아래쪽의 4~10개의 **얕은고샅림프절**(superficial inguinal lymph node)은 넓적다리정맥을 따라 분포된 3~5개의 **깊은고샅림프절**(deep inguinal lymph node)에 모였다가 **허리림프줄기**(lumbar trunk)로 유입된다.

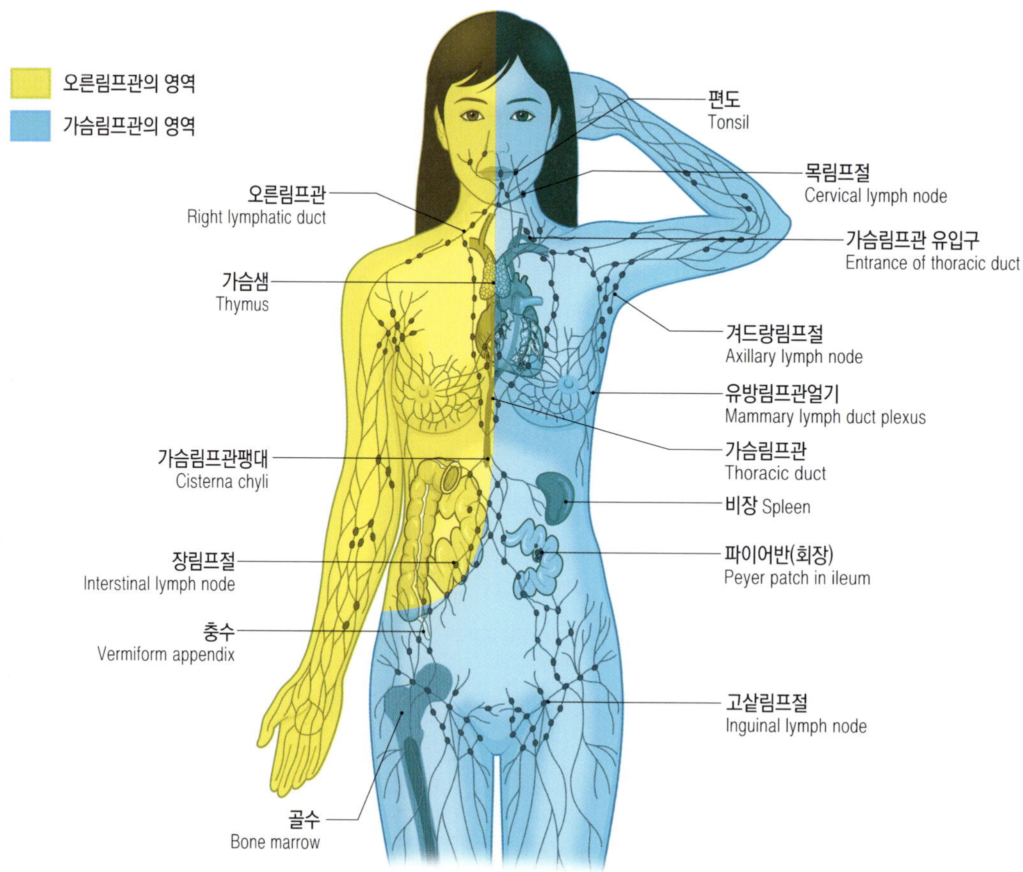

그림 7.61 림프절의 분포

7.5 림프계(통)

학습목표 림프기관에 대해 알 수 있다.

림프기관 Lymphoid organ

항원이 들어왔을 때 면역반응을 시작하고 활성화하기 위해서는 림프구뿐만 아니라 이와 관련된 세포들이 한 부위에 집중적으로 모이게 되는데, 이를 림프기관이라고 한다. 림프기관은 림프구가 만들어지고 성숙되는 **일차림프기관**과 림프구가 항원에 대해 면역반응을 작동하는 **이차림프기관**으로 구분된다. 이차림프기관은 대표적 점막면역조직인 림프소절, 편도, 지라가 있다.

일차림프기관 Primary lymphatic organ 골수와 가슴샘이 여기에 속한다. **골수**(bone marrow)는 B림프구가 성숙하는 곳으로 B림프구를 직접 공급하지만, 가슴샘에서는 림프구모세포의 형태의 T림프구를 공급하게 한다.

가슴샘(흉선) Thymus 복장뼈자루 바로 뒤쪽에 위치한 2개의 엽으로 되어 있으며 구획으로 나뉜다. 백리향의 잎사귀 모양을 닮아 thymus라고 이름이 붙여진 가슴샘은 크기와 발육정도가 나이에 따라 달라 태어나면서부터 사춘기까지 계속 자라다가 청년기 이후에 줄어들어 60세가 되면 사춘기의 반 정도인 10~15g이 된다.

가슴샘의 소엽은 조밀한 결합조직의 피막으로 덮여 있으며, 피막으로부터 많은 돌기들이 나와 다수의 소엽으로 구분된다. 가슴샘의 조직은 외부영역인 **피질**(cortex)은 **T림프구**가 차 있고, 내부영역인 **수질**(medulla)에는 상피성세포인 **가슴샘소체**[하샐소체, thymic (Hassall) corpuscle]가 있다.

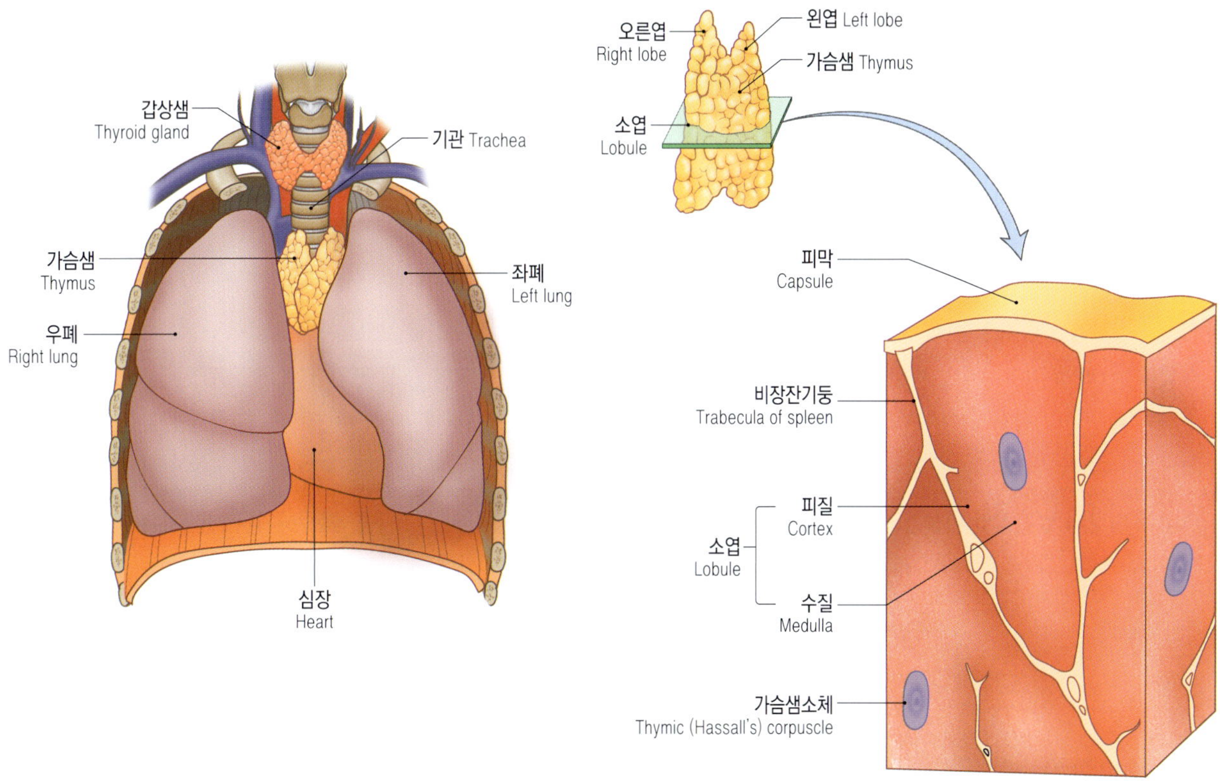

그림 7.62 가슴샘

7.5 림프계(통)

학습목표 림프기관에 대해 알 수 있다.

이차림프기관 Secondary lymphatic organ

일차림프기관에서 성숙한 면역적격세포이다.

림프소절 Lymphatic nodule 식도, 위, 소장, 대장 등의 위창자관을 따라서 점막에 림프조직이 위치하고 있다. 형태적으로는 개개로 독립되어 있는 **홑림프소절**(단일림프소절, solitary lymphatic nodule)과 특히 소장의 회장 점막에는 림프소절이 집단으로 모여 반점 모양으로 나타나 있는 **무리림프소절**(집합림프소절, aggregated lymphatic nodule) 또는 파이어반(Peyer patch)이라고 하는 대표적인 장점막림프기관이 있다. 이들은 림프구를 생성하여 방어역할을 한다.

편도 Tonsil 목안, 코 뒷부분에 위치한 림프기관으로 편평상피층으로 이루어진 점막이 덮고 있는 구조이다. 편도는 위치에 따라 입안 뒤쪽 혀뿌리에 있는 1쌍의 **혀편도**(lingual tonsil), 혀편도 양쪽에 있는 1쌍의 **목구멍편도**(구개편도, palatine tonsil), 코와 목구멍 사이의 코인두 뒷벽에 위치하며 아데노이드라고 부르는 **인두편도**(pharyngeal tonsil), 인두편도가 가쪽으로 연장되어 귀관인두구멍 주위에 있는 **귀관편도**(이관편도, tubal tonsil)가 있다(그림 7.63). 이들 편도는 소아 때 가장 발달하여 청소년기인 15세 전후에 위축되는데 목구멍편도는 가장 크고 감염이 빈번히 일어나며, 가장 일찍 퇴화된다.

비장(지라) Spleen 사람의 비장은 무게 약 170g의 자신의 주먹만 한 크기로 가장 큰 림프기관이다. 비장의 위치는 위의 아래왼쪽에서 가로막에 접하고 있는 배안의 장기로 볼록한 가쪽면과 오목한 안쪽면으로 되어있다. 볼록한 가쪽면은 가로막과 접하여 가로막면(diaphragmatic surface)이라 하고, 오목한 안쪽면은 위, 신장, 결장 등에 접하여 내장면(visceral surface)이라 하며, 내장면에는 비장동 · 정맥의 통로인 비장문(지라문, hilum of spleen)이 있다. 림프절이 림프를 걸러주는 곳이라면 비장은 혈액의 성분을 걸려주는 곳으로 두꺼운 결합조직성 주머니인 피막(capsule)에 싸여 있다(그림 7.64).

비장의 실질은 표면의 피막으로부터 뻗어 나온 **비장잔기둥**(trabecula of spleen)에 의해 그물조직으로 이루어진 구획으로 구분된다. 이들 그물조직의 혈액세포들의 집단을 **비장속질**(splenic pulp)이라고 하며 색깔에 따라 백색속질과 적색속질로 구분되며, 분리되지 않은데 뒤섞여 있고 비장 전체에 분포하고 있다.

- **백색속질(white pulp)** 림프성 조직으로 대개는 비장의 혈관을 둘러싸고 있다. 혈장세포, 림프구, 여포(follicle)라고 부르는 림프성 요소를 포함하고 있어 혈류속의 미생물 및 다른 항원들에 대해 반응한다.
- **적색속질(red pulp)** 정맥성 비장동과 림프조직 이외에 많은 적혈구로 구성되어 붉게 보인다. 혈액으로 차 있는 도관들의 그물망으로 대부분의 혈액이 걸려지는 여과작용 이외에도 모세혈관인 비장동(지라굴, splenic sinus)은 적혈구를 파괴하는 역할을 한다.

따라서 **비장의 일반적인 기능**은 혈액속의 이물질을 제거하고 항체를 생산하며, 적혈구를 저장하거나 파괴하는 역할을 한다.

7.5 림프계(통)

학습목표 림프기관에 대해 알 수 있다.

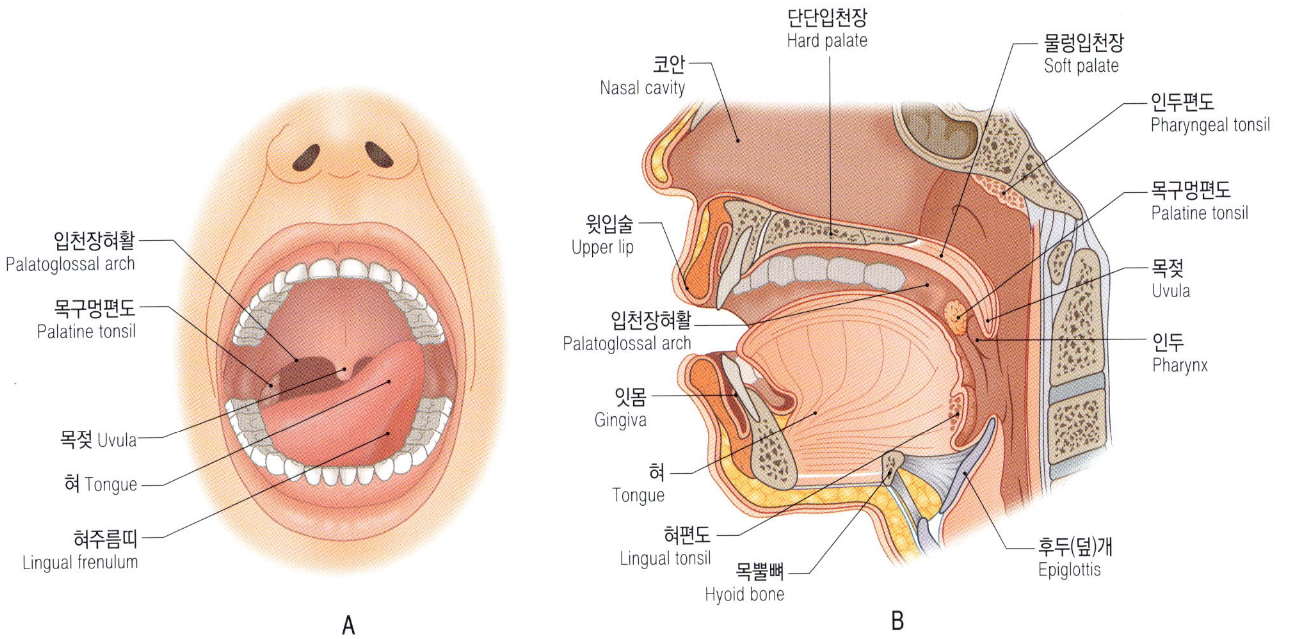

그림 7.63 편도. A: 앞면, B: 시상면

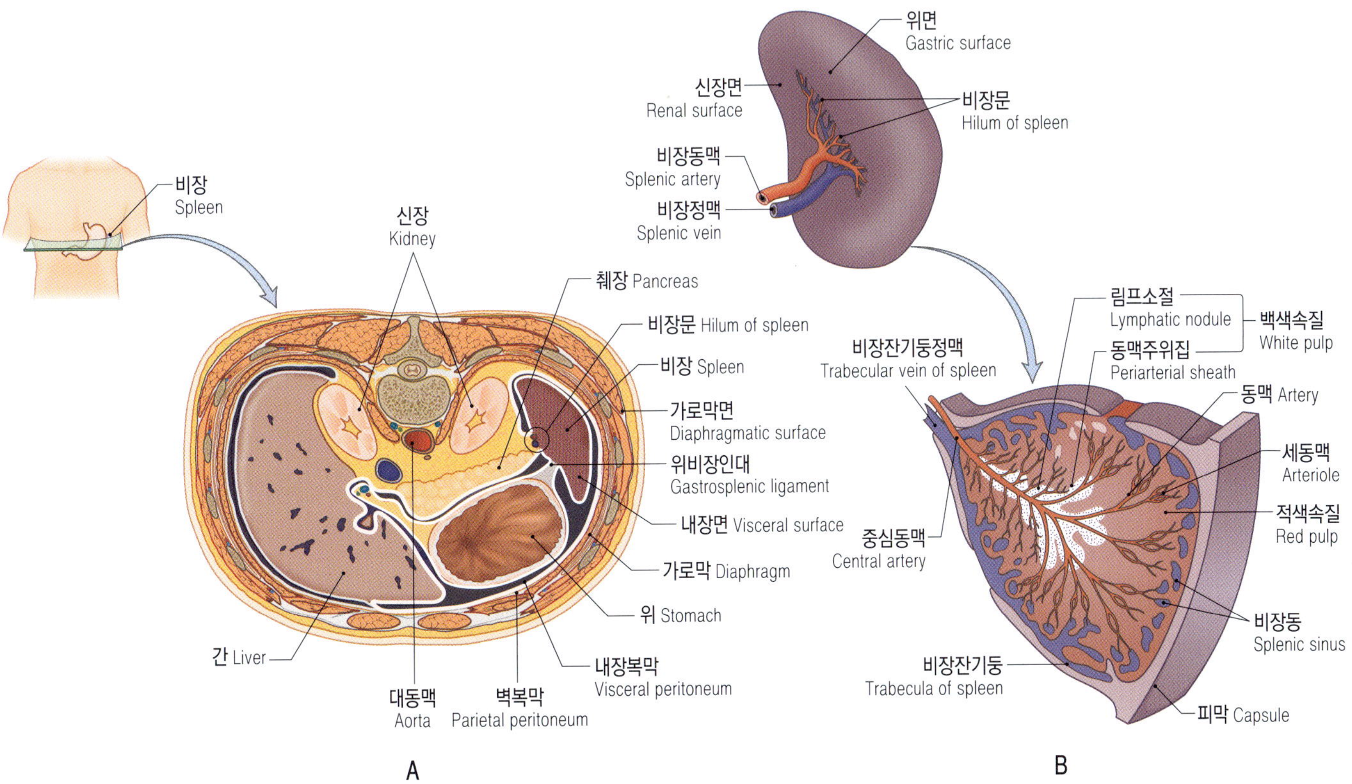

그림 7.64 비장. A: 위치, B: 구조

7.6 혈액

학습목표 혈액의 기능과 혈액의 성분에 대해 알 수 있다.

혈액의 일반적인 기능 General function of blood

혈액은 골수(bone marrow)에서 생산되고 대부분은 간과 비장(지라, spleen)에서 파괴된다. 우리 몸의 생명의 근원인 혈액은 신체가 필요로 하는 산소, 영양분, 호르몬 등을 운반하거나 세포의 신진대사에 의해 발생하는 이산화탄소와 노폐물을 회수하는 역할을 담당하고 있는 재생 가능한 역동적인 결합조직이다. 혈액의 구성요소로는 세포 성분인 혈구와 액체 형태의 혈장성분으로 구성되어 있다.

혈액의 성분 Component of blood

혈액은 액체성 결합조직으로, 물보다 점성이 4배 정도 높다. 혈액량은 체중의 약 8% 정도로 성인 남성의 경우 5~6L, 여성인 경우 4~5L 정도 된다. 혈액을 원심분리기(centrifuge)를 이용하여 분리하면 밀도가 높은 **유형성분**(formed element)인 혈액세포(blood cell)는 아래로 가라앉고, 밀도가 낮은 **혈장**(plasma)성분은 위로 상승한다(그림 7.66). 혈액의 유형성분은 **적혈구**(erythrocyte, red blood cell), **백혈구**(leukocyte, white blood cell)와 **혈소판**(thrombocyte, platelet)으로 구분되며, 전체 혈액의 40~45%를 차지한다. 유형성분의 대부분은 골수(bone marrow)에서 생성되어 새로운 세포로 대치될 때까지 며칠 또는 몇 달 동안만 혈류 내에 생존하며 수명 주기를 다한 경우 분해된다.

원심분리에 의해 분리된 혈액의 3가지 구성을 살펴보면 혈액의 가장 아래층에 있는 적혈구는 핵과 소기관이 없고 전체 혈액 중 거의 45%를 차지하고, 유형성분 중 99%를 차지한다. 혈액 중 적혈구가 차지하는 용적 비율을 **적혈구용적률**(hematocrit)은 임상에서 사용되는 중요한 지표 중의 하나이다. 연한 회색의 **연층**(buffy layer)은 중간층으로 백혈구와 혈소판으로 구성되어 있으며 전체 혈액의 1% 이하를 차지한다. 세포의 일부가 떨어져 나와 만들어진 **혈장**(plasma)은 가장 위층의 볏짚색 액체로 전체 혈액의 약 55%를 차지하며, **혈청**(serum)과 **섬유소원**(fibrinogen)으로 나눌 수 있다.

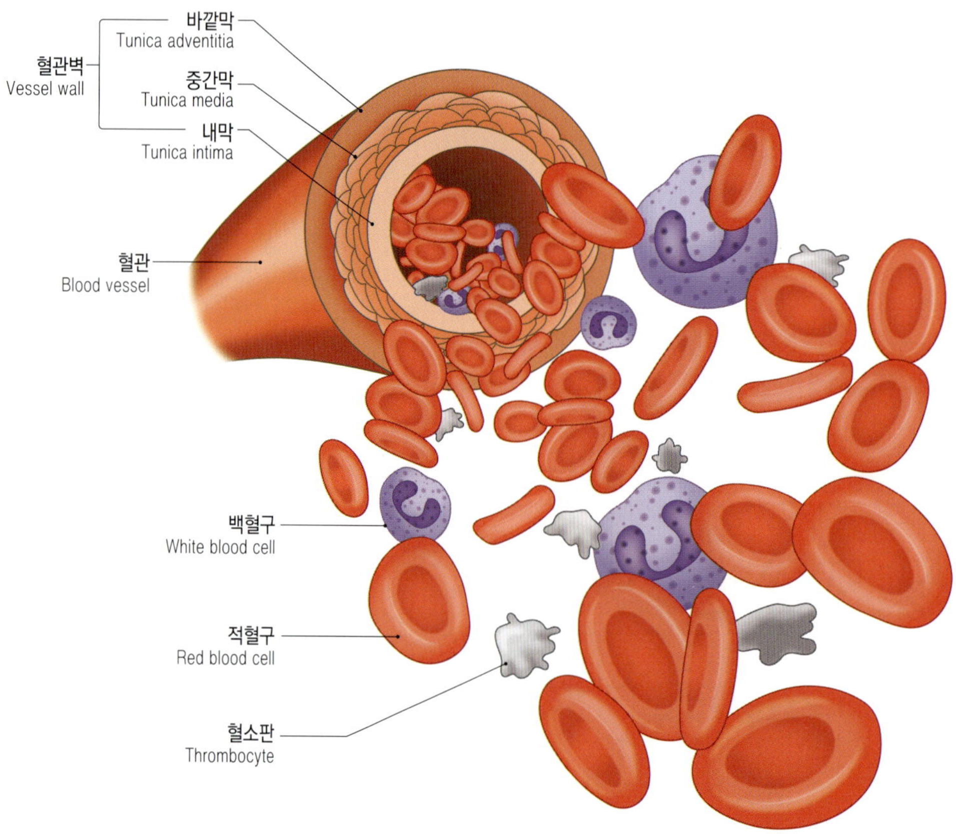

그림 7.65 혈액

7.6 혈액

학습목표 혈액의 성분에 대해 알 수 있다.

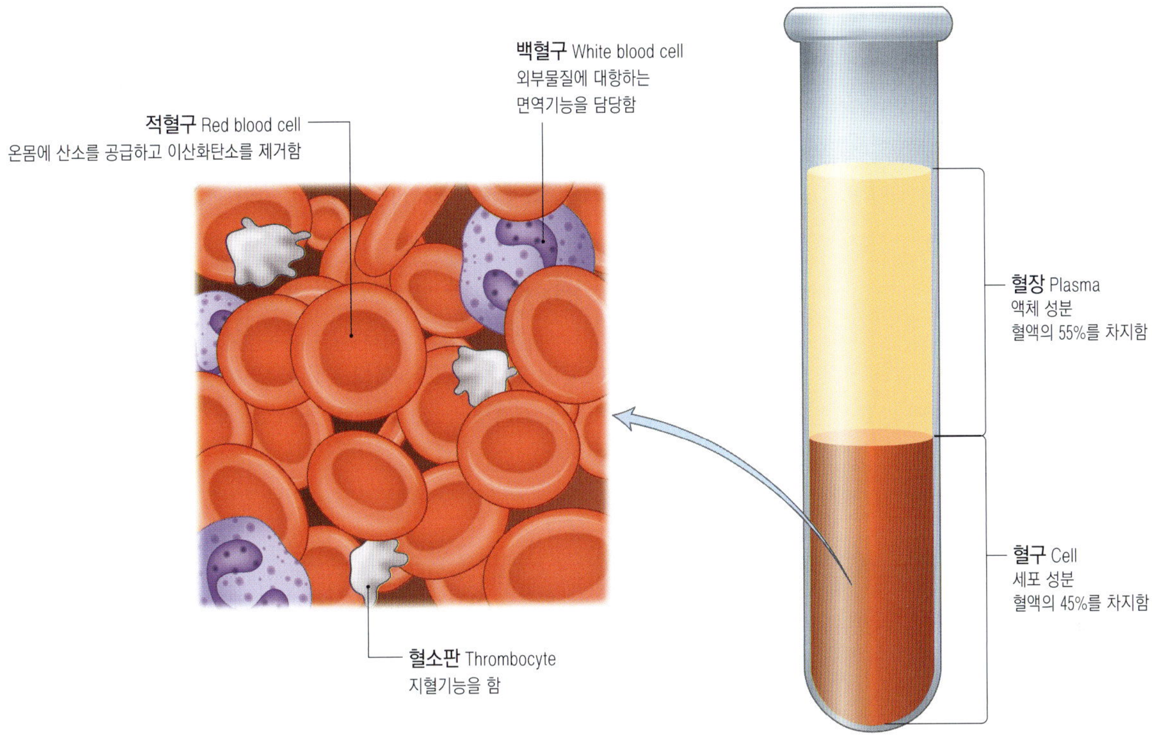

그림 7.66 혈액의 구분

표 7.2 혈관의 성분

구성과 기능					
혈액(blood)	혈장(plasma) 42~45%	혈청(serum)	알부민(albumin)		삼투질 농도 조절
			글로불린(globulin)		면역기능, 물질운반
		섬유소원(fibrinogen)	혈액 응고		
	혈구(cell) 55~58%	적혈구(erythrocyte)	산소운반		
		백혈구(leukocyte)	과립(granular)	중성구	강한 포식작용(급성염증)
				호산구	알레르기반응, 특정 감염
				호염기구	헤파린, 히스타민 합성
			무과립(agranular)	림프구	항체생산, 면역작용
				단핵구	강한 포식작용(만성염증)
		혈소판(thrombocyte)	지혈 및 혈액응고		

7.6 혈액

학습목표 적혈구에 대해 알 수 있다.

적혈구 Erythrocyte, red blood cell

적혈구는 직경 약 7.5μm, 두께 약 2.5μm이며, 핵이 없고 위 · 아래가 오목한 원반 모양으로 동일한 용적의 구형세포보다 산소가 빠르게 확산되어 들어오고 나갈 수 있어 가스를 운반하기에 적합하다. 혈액에서 적혈구가 차지하는 유형성분의 용적 백분율을 **적혈구용적률**(hematocrit)이라 하며, 적혈구가 운반할 수 있는 산소의 양을 결정한다. 정상적인 적혈구용적률 수치는 개인의 성별과 나이에 따라 약간 다를 수 있지만, 성인 남성은 42~56%인 반면, 성인 여성은 38~46%이다. 적혈구의 가장 중요한 기능은 폐에서 조직으로 풍부한 산소와 세포의 대사산물인 이산화탄소를 운반하는 기능이다.

적혈구의 성분은 **혈색소**(헤모글로빈, hemoglobin)가 대부분이다. 혈색소는 철이 함유된 헴(heme)과 4개의 단백질사슬 글로빈(globin)으로 구성되어 있다. 글로빈은 2개의 알파사슬(α-chain)과 베타사슬(β-chain) 2개로 구성되는데, 글로빈사슬에는 헴(heme)이라는 비단백질 성분이 있으며, 그 중심에 철이온(Fe^{2+})이 들어 있다. 산소는 혈색소 내의 철에 결합하기 때문에 혈색소 1개당 4개의 산소 분자를 운반하고 이산화탄소는 혈색소의 글로빈에 의해 운반된다. 여성의 정상적인 혈색소 농도는 12~16g/dL이며, 남성은 13~18g/dL이다.

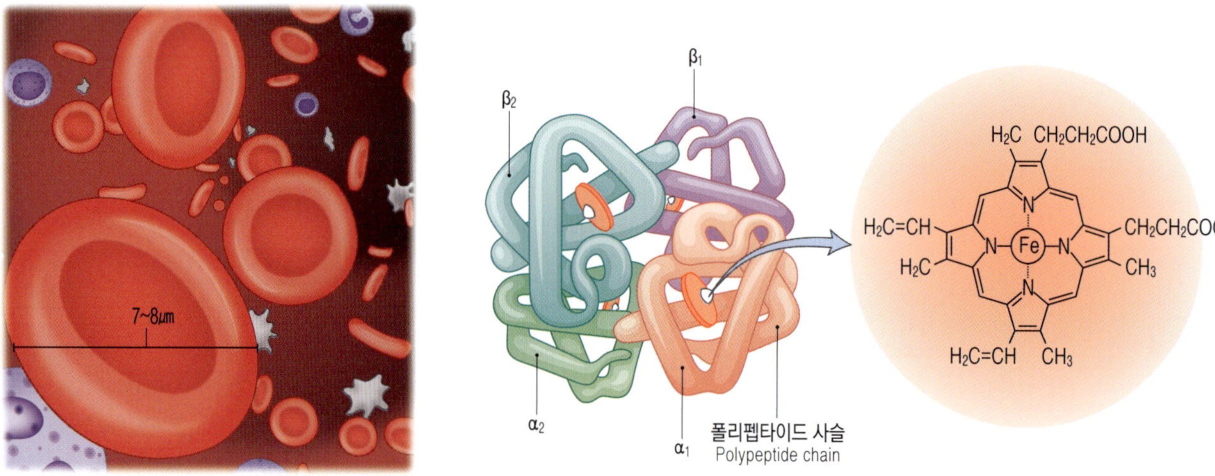

A B

그림 7.67 적혈구. A: 모양, B: 혈색소

> **관련 질환**
>
> **빈혈 Anemia**
>
> 빈혈(anemia)은 혈색소량(10gm/dL 이하) 또는 적혈구 수의 감소(400만 개/mm^3 미만)로 인해 산소운반 능력이 감소된 상태를 말한다. 빈혈의 종류는 다음과 같다.
>
> - 출혈성 빈혈(hemorrhagic anemia): 급격한 혈액소실에 의해 혈액량의 감소가 원인이다.
> - 재생불량성 빈혈(aplastic anemia): 방사선 노출 등에 의한 혈구생산 세포의 파괴가 원인이다.
> - 철결핍성 빈혈(iron deficiency anemia): 혈색소 생성에 필요한 철의 결핍이 원인이다.
> - 악성빈혈(pernicious anemia): 적혈구가 성숙하기 위해서는 DNA합성에 필요한 비타민 B12와 엽산이 필요하다. 비타민 B12의 흡수와 관련된 위의 벽세포(parietal cell)의 손실로 인해 적혈구가 미성숙되어 발생한다.

7.6 혈액

학습목표 백혈구에 대해 알 수 있다.

백혈구 Leukocyte

전체 유형성분 중 0.01%를 차지하며 5,000~10,000/mm^3개 정도로 적혈구보다 약간 큰 불규칙한 구형 모양이다. 적혈구와 다르게 뚜렷한 핵을 가지고 있고 아메바 운동을 통하여 혈관 밖으로 나와 용해소체를 통해 외부에서 침입한 병원체, 이물질을 분해하거나 항체를 생성하여 질병으로부터 방어하는 역할을 한다. 백혈구는 세포질 내의 과립 유무에 따라 과립백혈구(granular leukocyte)와 무과립백혈구(agranular leukocyte)로 나뉜다. **과립백혈구**는 중성구(neutrophil), 호산구(eosinophil), 호염기구(basophil)로 나누고, **무과립백혈구**는 림프구(lymphocyte)와 단핵구(monocyte)로 나눈다.

표 7.3 백혈구의 구성과 기능

구분		도해	수명	비율(%)	기능
과립	중성구	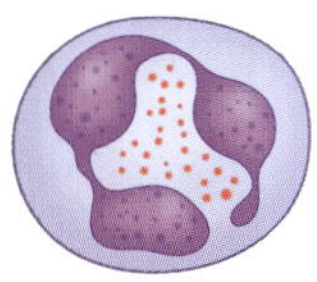	6시간~수일	60~70	• 에오신 염색 시 분홍색으로 염색 • 세균감염, 암세포에 의한 화학적 신호에 의해 염증반응 개시, 면역반응 • 고름(농, pus)형성
	호산구	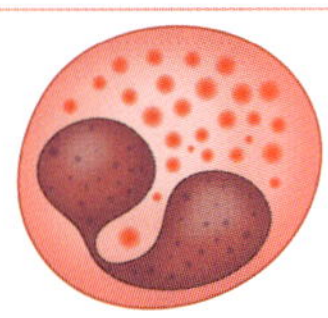	8~12일	2.3	• 에오신 염색 시 빨간색으로 염색 • 알레르기 반응, 기생충에 대한 면역반응
	호염기구	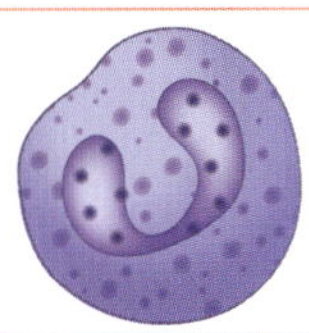	수시간~수일	0.4	• 에오신 염색 시 어두운 파란색으로 염색 • 히스타민을 분비하여 혈관을 확장하여 알레르기 반응과 항원에 대한 반응
무과립	림프구	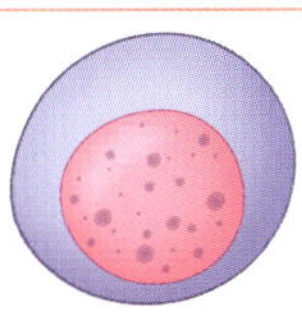	기억세포는 수년, 그 외는 수주	30	• T림프구: 바이러스감염세포나 종양세포에 직접작용, 면역반응 • B림프구: 병원체에 반응하여 항체생성
	단핵구	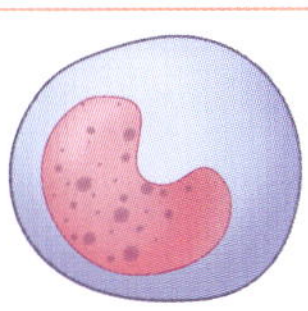	수시간~수일	5.3	• 중성구와 기능이 비슷함 • 혈류 → 조직으로 이동하여 큰포식세포로 분화

관련 질환

백혈구증가와 백혈구감소 Leukocytosis & Leukopenia

- **백혈구증가(leukocytosis)**: 백혈구감소와 마찬가지로 병명이 아니라 증상명이다. 일반적으로 전체 백혈구 수가 보통 혈액 10,000~11,000/㎕개 이상이거나 평균값보다 2배 이상 증가한 경우를 말한다. 원인은 감정적인 흥분, 통증, 염증이나 중독과 같은 질병 시 증가하며, 백혈구 자체 질환인 급성 및 만성 백혈병도 백혈구증가에 속한다.
- **백혈구감소(leukopenia)**: 백혈구의 총 수가 생리적 동요치(혈액 중 5천~1만 개/1mm^3) 이하로 감소된 상태를 말하며, 백혈구증가보다 적기 때문에 진단적 가치가 크며, 백혈구 수의 증가를 보여야 할 질환에서 감소를 나타내면 예후는 매우 나쁘다.

7.6 혈액

학습목표 혈소판과 혈장에 대해 알 수 있다.

혈소판 Thrombocyte, platelet

전체 유형성분의 1% 이내를 차지하며, 유형성분 중 가장 작은 크기로 적혈구의 1/4 이하이다. 모양은 핵이 없고 불규칙적이며, 적색골수의 **거대핵세포**(megakaryocyte)로부터 세포질 일부가 떨어져 나온 세포 조각으로 직경은 2~4μm이며, 20만~30만 개/mm^3 정도 존재한다. 혈소판은 염색 시 보라색의 작은 먼지처럼 보이고, 수명은 약 7일 정도이다. 주된 작용은 **프로트롬빈활성화효소**(thrombokinase)를 함유하고 있어 혈액응고 및 지혈에 관여한다.

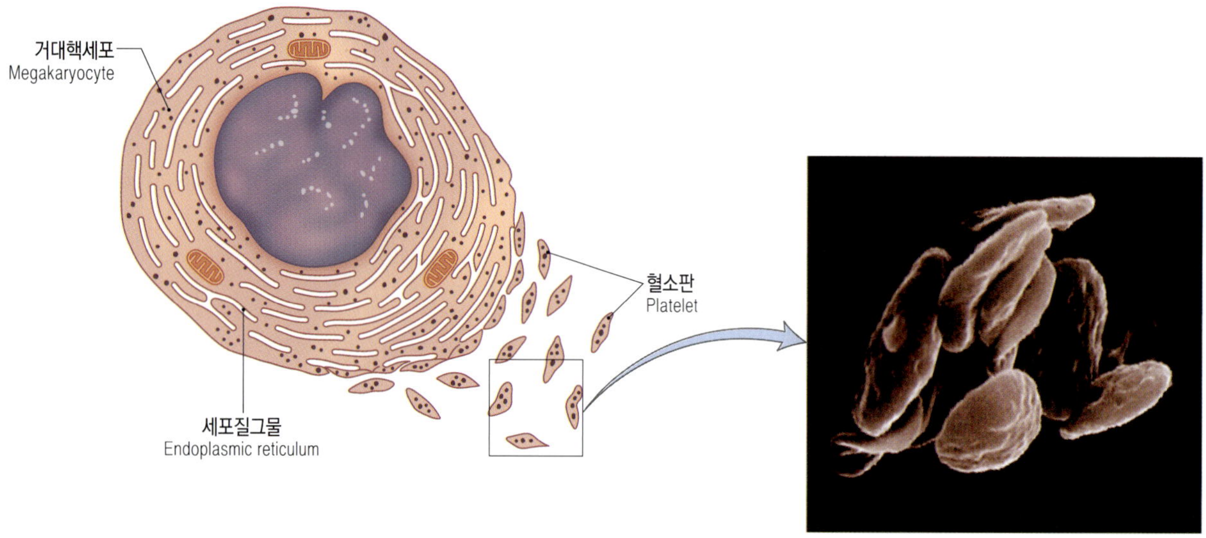

그림 7.68 혈소판

혈장 Plasma

혈액 중 혈구를 제외한 액체성분으로 전체 혈액의 약 55%를 차지한다. 혈장의 성분 대부분은 물이 차지하며, 혈장단백질과 포도당, 무기염류, 요소 등이 포함되어 있다(표 7.4).

혈장단백질은 간에서 생성되는 **알부민**(albumin)과 **글로불린**(globulin)이 있으며, 혈액응고에 관여하는 **섬유소원**(fibrinogen)이 포함되어 있다. 알부민은 혈장단백질 중 60%를 차지하며, 삼투질농도에 관여하고, 글로불린은 혈장단백질 중 36%를 차지하고 알파(α), 베타(β), 감마(γ)글로불린으로 나누며, 면역기능과 특수물질 운반에 관여한다.

표 7.4 혈장의 성분

성분		혈장농도(%)	오줌농도(%)
물		92	95
단백질	알부민(albumin)	7	0
	글로불린(globulin)		
	섬유소원(fibrinogen)		
포도당(glucose)		0.1	0
무기염류(inorganic salt)		0.37	0.6
요소(carbamide)		0.03	2

더 알아보기

ABO 혈액형과 Rh혈액형

ABO 혈액형 혈액의 적혈구의 표면에는 50여 가지의 항원성 물질(항체를 형성할 수 있는 물질)이 있으며, 혈장에는 항체(antibody)가 존재하기 때문에 다른 혈액형이 유입되면 항원은 항체와 반응하여 **응집**(agglutination) 반응이 유발될 수 있다. 예를 들어 A형의 적혈구 표면에는 A-자기항원(autoantigen: 자가 항체의 형성을 자극하는 자기의 조직이나 구성성분)과 혈장 속에는 B-항체가 존재한다. B형의 적혈구 표면에는 B-자기항원이 있으며, 혈장 속에는 A-항체가 존재한다. AB형의 적혈구 표면에는 A-자기항원과 B-자기항원 모두 있으며, 혈장 속에는 A-항체, B-항체 모두 존재하지 않는다. 반면에 O형의 적혈구 표면에는 A-자기항원과 B-자기항원 모두 없으며, 혈장 속에는 A-항체, B-항체 모두 존재한다.

수혈(blood transfusion)은 부족한 혈액의 혈구성분과 혈장성분을 타인에게 공급받아 보충하는 과정으로 응집반응이 일어나지 않아야 한다. 즉 O형은 A항원과 B항원이 모두 없기 때문에 누구에게나 혈액을 줄 수 있는 **만능공혈자**(universal donor)라고 하며, AB형의 혈장 속에는 항체가 존재하지 않기 때문에 어떤 혈액이든지 받을 수 있는 **만능수용자**(universal recipient)라고 한다.

Rh혈액형 원숭이의 혈액에서 처음으로 발견된 적혈구 막의 D항원이 존재하는 Rh+와 D항원이 존재하지 않는 Rh-로 분류된다. Rh-형은 Rh+형에게 수혈할 수 있지만, Rh+형은 Rh-형에게 수혈할 수 없다. Rh 응집원이 없는 Rh-형은 Rh+형의 혈액을 수혈 받을 경우 2~4개월 후에 Rh 응집원에 대한 응집소 델타(δ)가 생겨, 나중에 다시 Rh+형 혈액을 수혈받을 경우, 응집 반응에 의해 적혈구가 파괴되는 용혈 현상이 일어나 생명이 위험해지기 때문이다.

표 7.5 혈액형과 수혈관계

혈액형	A형	B형	AB형	O형
적혈구 종류	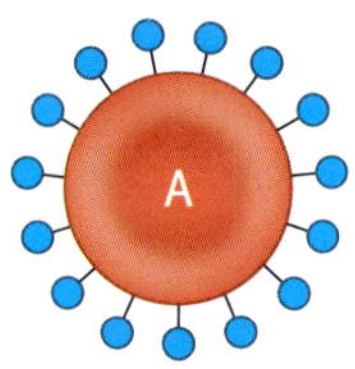	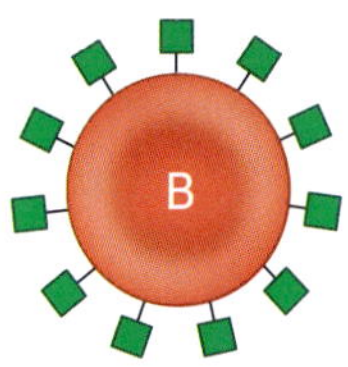	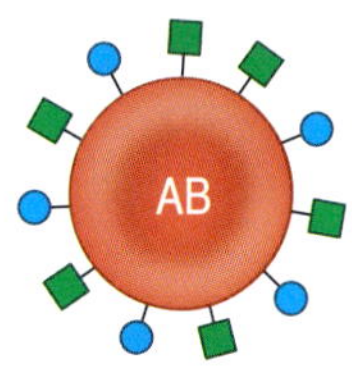	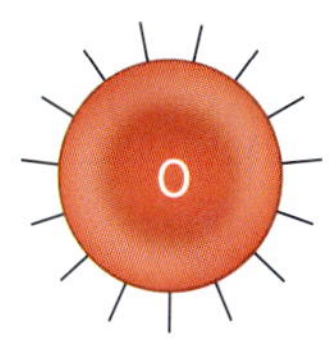
응집소 (항체)	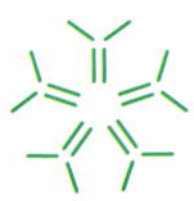 β 응집소	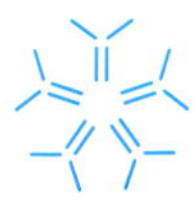 α 응집소	없음	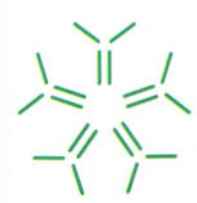 β응집소 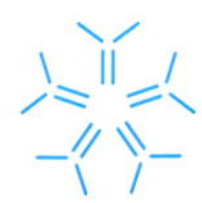 α응집소
응집원 (항원)	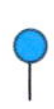 A 응집소	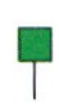 B 응집소	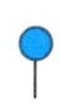 A 응집소 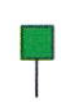 B 응집소	없음
수혈 혈액형	A, O	B, O	A, B, AB, O	O
공급 혈액형	A, AB	B, AB	AB	A, B, AB, O

핵심정리 및 문제 CORE ORGANIZATION & PROBLEM

1. 림프계(통)는 제 2의 순환계로 림프, 림프관, 림프절로 구성된다.
2. 오른쪽 팔과 오른쪽 몸통에 걸쳐 림프관 여러 개가 모여 오른림프관을 형성하고, 양쪽 다리와 왼쪽 팔 및 왼쪽 몸통에 퍼져있는 림프관이 모여 ___________을 형성한다. 두 개의 림프관은 각각 빗장밑정맥과 속목정맥이 만나는 정맥각으로 유입되고 팔머리정맥을 거쳐 우심방으로 유입된다.
3. 항원이 들어왔을 때 면역반응을 시작하고 활성화하기 위한 림프기관은 일차림프기관인 가슴샘과 이차림프기관인 림프소절, 편도, 비장이 있다.
4. 가슴샘은 T림프구로 차 있다. 소장의 공장에는 홑림프소절, 회장에는 ___________이 있다. 편도 중 목구멍편도는 가장 크고 가장 빠르게 위축된다. 비장은 혈액성분을 걸러주는 곳으로 그물조직의 혈액세포 집단인 속질은 백색속질과 적색속질로 구성된다.
5. 혈액은 유형성분이라 불리는 혈구세포와 혈장으로 구성된다.
6. 전체 혈액 중 적혈구가 차지하는 용적 비율을 ___________이라 하며 45% 정도이다.
7. 혈액은 인체의 항상성을 유지하며 신체 내에서 운반, 방어기전, 전해질 및 수분조절, 혈액응고 등 다양한 기능을 수행한다.
8. 혈장단백질은 혈장 용적의 7%를 차지하며 혈액응고, 방어기전 역할을 담당한다.
9. 혈장단백질 중 알부민은 혈액 내 삼투압을 조절한다.
10. 감마글로불린(γ-globulin)은 면역항체로서 세균이나 독소로부터 방어하는 단백질이다.
11. ___________은 혈장 속에 있는 응고인자로 혈액응고에 관여한다.
12. 적혈구의 성분은 대부분 혈색소이며, 혈색소는 철이 함유된 헴(heme)과 4개의 단백질사슬 글로빈(globin)으로 구성된다.
13. 산소는 헤모글로빈 내의 철에 결합하기 때문이며 혈색소 1개당 4개의 산소 분자를 운반하고, 이산화탄소는 혈색소의 글로빈에 의해 운반된다.
14. 적혈구의 표면에는 여러 항원이 존재하며 대표적인 항원은 ABO식 혈액형으로 적혈구 표면에 A항원과 B항원의 존재에 따라 혈액형이 결정된다.
15. A형 혈액형인 사람이 B형 혈액을 수혈을 받으면 A형 환자의 항-B항체가 B형 적혈구를 공격하게 되어 응집반응을 유발된다. Rh항원은 적혈구 표면에 있는 항원이다. O형은 응집원이 없어 만능공혈자이며, AB형은 응집소가 없으므로 만능수용자이다.
16. 백혈구는 조혈모세포에서 분화되어 중성구, 호산구, 호염기구로 성숙과정을 거친다.
17. 백혈구 중 ___________는 식작용을 하며, 전체 60%로 가장 많다.
18. 호산구(eosinophil)는 기생충 감염과 알레르기 반응 시 증가한다.
19. 호염기구(basophil)는 항염작용, 알레르기 반응, 혈액응고를 막는 역할을 한다.
20. 무과립 백혈구인 림프구(lymphocyte)는 기능에 따라 T림프구와 B림프구로 구분한다.
21. 단핵구(monocyte)는 말발굽형태로 포식하여 청소역할을 한다.
22. 지혈(hemostasis)은 혈관연축, 혈소판플러그 형성, 혈액응고 등의 3단계 과정을 거쳐 진행된다.
23. ___________은 적혈구와 같이 핵이 없고 불규칙적이며, 주된 작용은 프로트롬빈활성화효소(thrombokinase)를 함유하고 있어 혈액응고 및 지혈에 관여한다.
24. 혈액응고는 간과 혈소판에서 만들어진 다수의 응고인자가 관여한다.

해답

2. 가슴림프관 4. 무리림프소절 6. 적혈구용적률 11. 섬유소원 17. 중성구 23. 혈소판(thrombocyte)

주요 용어 설명 MAJOR TERM EXPLANATION

간문맥(portal vein) 장과 간 사이의 혈관으로 간에 영양을 공급해주는 정맥계의 큰 혈관

곁순환(collateral circulation) 혈관의 일부분이 콜레스테롤 침착이나 동맥경화 등에 의하여 폐색 또는 협착이 일어나면, 문합 가지를 통하여 혈액을 흐르게 하는 것

관상동맥(심장동맥, coronary artery) 심장근육에 산소와 영양분을 공급하는 동맥혈관으로 우관상동맥과 좌관상동맥으로 구성됨

관상정맥동(심장정맥굴, coronary sinus) 대부분 심장의 정맥을 받는 짧은 정맥줄기. 이것은 심방과 심실 사이의 경계인 방실고랑의 뒷부분으로 달리며 우심방으로 열림

동맥혈(arterial blood) 산소가 풍부한 선홍색의 혈액. 몸순환계에 있어서 동맥, 또는 폐순환계에서의 정맥 속을 흐름

되돌이동맥(반회동맥, recurrent artery) 동맥에서 일어난 후 기원이 된 동맥의 경로와 반대쪽으로 휘어서 달리는 동맥

림프절(lymph node) 림프관을 따라 간격을 두고 나타나는 작은 이차림프기관

림프소절(lymphatic nodule) 소림프구가 모여서 둥근 모양 또는 타원체 모양으로 밀집되어 집중된 형태로 분포하는 것

심장박동조율기(cardiac pacemaker) 심장의 박동이 비정상일 때, 심장에 주기적인 전기자극을 주어 심장박동을 정상으로 유지하게 하는 장치

자극전도계(conducting system) 심장이 자율적으로 율동적인 운동을 하면서 일정한 흥분을 심근에 전달하는 계통

작은두렁정맥(소복재정맥, small saphenous vein) 발의 가쪽 면에서 일어나 발꿈치힘줄의 가쪽에 접하여 올라가다 오금정맥으로 들어가는 정맥

저항혈관(resistance vessel) 세동맥 부위의 긴장에 의하여 혈관의 안쪽 지름이 현저하게 작아지게 되는 혈관저항이 높은 세동맥의 부위

적혈구용적률(hematocrit, Hct) 혈액 중 적혈구가 차지하는 용적 비율

정맥각(venous angle) 속목정맥과 빗장밑정맥의 합류점

정맥류(varicose veins) 정맥의 압력이 높아지는 경우 정맥벽이 약해지면서 판막이 손상되면 심장으로 가는 혈액이 역류하여 늘어난 정맥이 피부 밖으로 보이게 되는 것

재분극(repolarization) 일단 탈분극한 흥분성막이 본래의 분극된 상태로 되돌아가는 것

탈분극(depolarization) 세포막의 분극 상태의 막전위가 감소하는 현상. 즉, 세포의 막전압에 변화가 일어나 더 작은 음의 절대값을 가지게 되는 것

큰두렁정맥(대복재정맥, great saphenous vein) 발등에서 시작하여 안쪽복사의 앞, 무릎의 뒤쪽 그리고 넓적다리부위의 안쪽으로 근막 표면에서 올라가는 얕은정맥

팔머리정맥(brachiocephalic vein) 왼 · 오른쪽 속목정맥과 빗장밑정맥이 합해져 이루어지는 정맥. 복장뼈 뒤쪽에 위치하며, 팔에서 오는 정맥혈을 모아 위대정맥으로 운반함

혈액 뇌장벽(blood brain barrier) 혈액 속의 물질 중 선택된 일부 물질만이 뇌 속으로 이동할 수 있도록 하는 중추신경계통의 미세혈관의 구조적 특성. 혈관과 조직이 매우 촘촘하게 그물을 형성하여 해로운 물질이 뇌로 도달하는 것을 막음

힘줄끈(건삭, tendinosus cords) 심실에 있는 꼭지근과 방실 사이 판막에 많이 붙어 있는 가느다란 끈

호흡계통

RESPIRATORY SYSTEM

CHAPTER 8

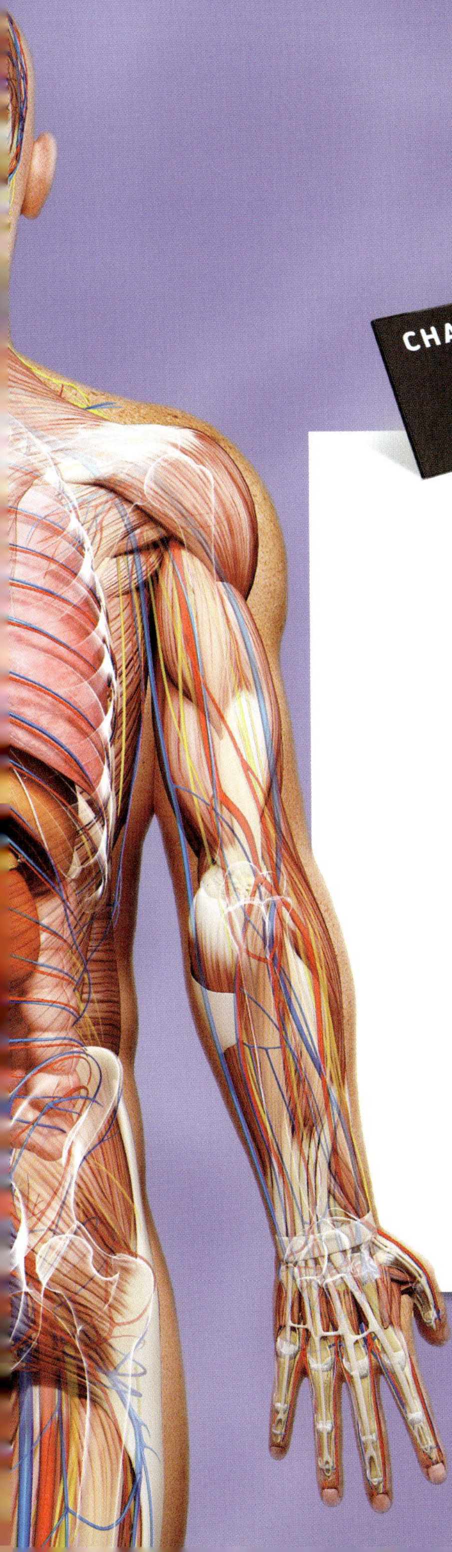

8.1 호흡계통의 개관

학습목표 호흡계통의 개관에 대해 알 수 있다.

호흡계통의 개관 Overview of respiratory system

호흡계통(respiratory system)은 코, 코안(비강, nasal cavity), 부비동(코곁굴, paranasal sinus), 공기와 음식물의 통로인 인두, 발성에 관여하는 후두 및 기관, 기관지, 세기관지, 폐포낭(꽈리주머니, alveolar sac)로 이루어져 있다(그림 8.1). 구조적으로는 코, 코안, 인두는 **상부 호흡기도**를 이루고 후두, 기관, 기관지, 세관지, 폐포관, 폐포는 **하부 호흡기도**를 이루며, 전도부와 호흡부로 나누어진다. **전도부**(conducting division)는 공기가 흐르는 통로 역할을 하며, 코안에서 종말세기관지(terminal bronchiole)까지를 말한다. **호흡부**(respiratory region)는 폐에서 가스교환이 실제로 이루어지는 부분으로 호흡세기관지, 폐포관(꽈리관, alveolar duct), 폐포낭, 폐포(허파꽈리, alveolus)로 이루어진다.

호흡(respiration)은 내호흡과 외호흡으로 나뉜다. **외호흡**(external respiration)은 외부의 공기와 폐포 내 공기를 교환하는 과정인 환기(ventilation), 즉, 가스분압 차이에 의한 폐포와 혈관 사이에서 가스교환 과정이며, **내호흡**(internal respiration)은 온몸의 모세혈관과 각 조직의 세포 사이에서 이루어지는 호흡을 말한다. 외부의 공기를 대기압과 가슴안내압 및 폐포내압의 차이에 의해 폐포 안으로 산소를 흡입시켜 혈액으로 전달하는 **들숨**(흡기, inspiration)과 조직에서 혈액으로 운반된 이산화탄소를 공기 중으로 내보내는 **날숨**(호기, expiration)이 있다.

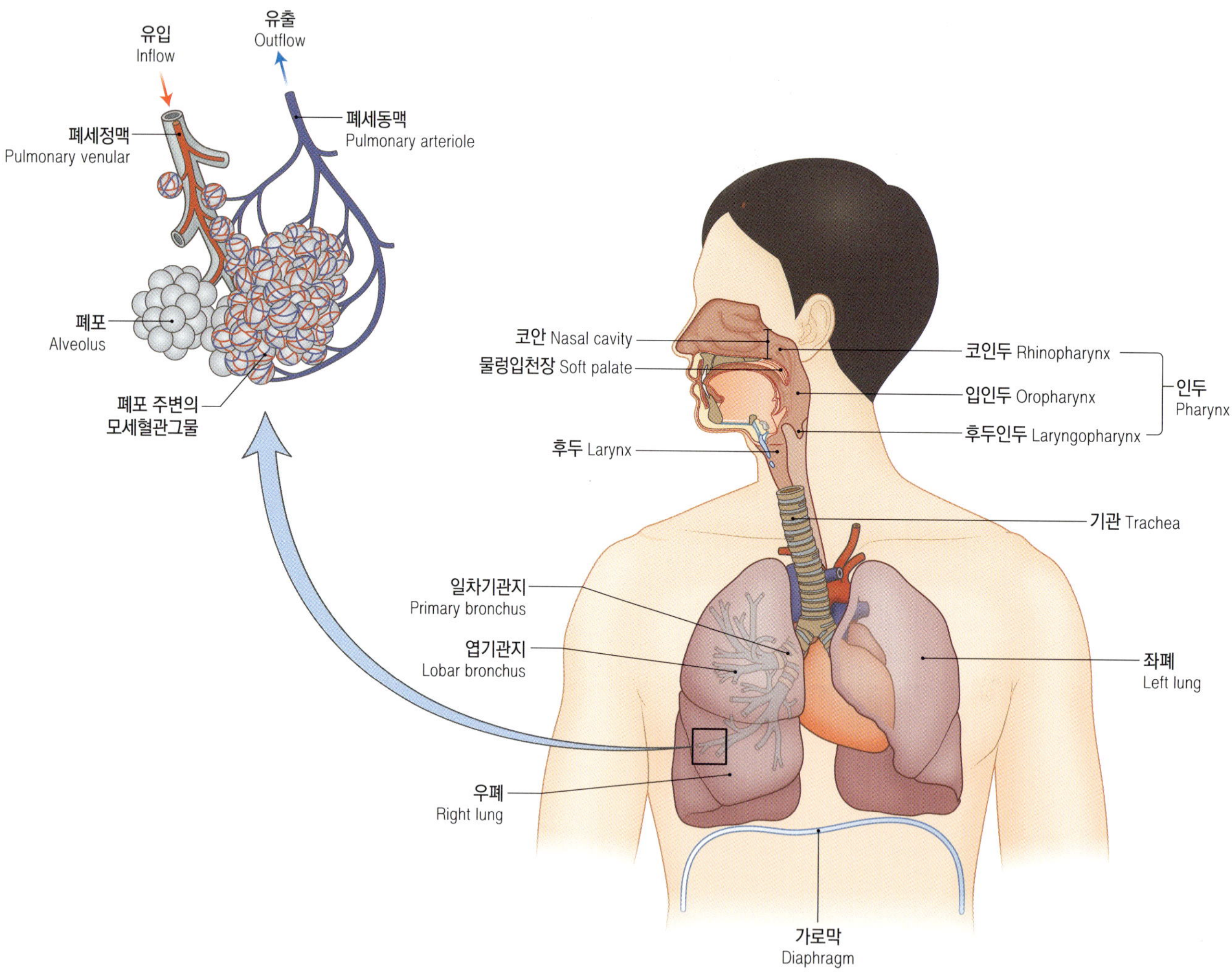

그림 8.1 호흡계통

8.2 상부 호흡기도

학습목표 코와 코안에 대해 알 수 있다.

코 Nose

코는 호흡을 위한 공기의 통로일 뿐만 아니라, 냄새를 맡고 목소리를 증폭시킬 수 있는 공명 장소이며, 바깥코(외비, external nose)와 코안(비강, nasal cavity)으로 나뉜다.

바깥코(외비) External nose 뼈와 연골로 이루어진 코의 윗부위는 안쪽으로 한 쌍의 코뼈와 가쪽으로 위턱뼈(상악골, maxilla)로 이루어져 있으며, 아래부위는 가쪽연골(lateral cartilage)과 작은콧방울연골(소비익연골, lesser alar cartilages)로 이루어져 있다. 코의 아래끝을 콧방울(비익, ala nasi)이라고 하며 작은콧방울연골과 치밀결합조직으로 이루어져 있다(그림 8.2).

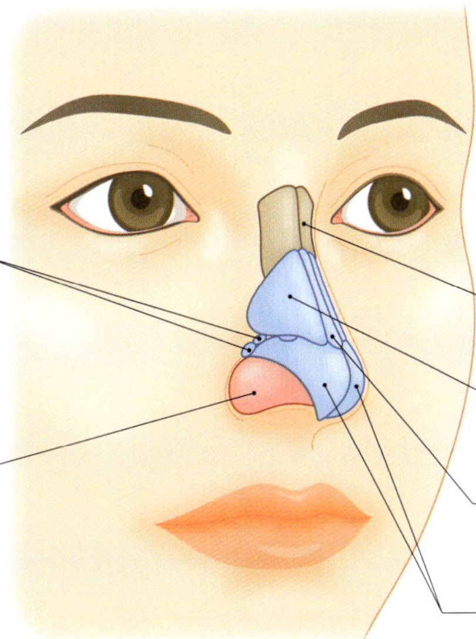

그림 8.2 바깥코

코안(비강) Nasal cavity

구분 Division 코중격(코사이벽, nasal septum)에 의해 왼 · 오른쪽으로 나뉘는 부위를 **코오목**(비와, nasal fovea)이라 한다. 보습뼈(서골, vomer)는 코중격의 아랫부위를 형성하고, 벌집뼈의 수직판은 윗부위를 형성하며, 코중격연골(코사이벽연골, nasal septal cartilage)은 앞부위를 형성한다. 바깥콧구멍에서 코안으로 들어오는 입구 부위인 **코안뜰**(비전정, nasal vestibule)은 이물질을 걸러내기 위해 코털(vibrissae)이 많이 분포해 있다. 코안뜰의 뒤쪽 코안은 더 넓어져 세 겹의 주름을 형성하는데, 이것을 **위코선반**(상비갑개, superior nasal concha), **중간코선반**(중비갑개, middle nasal concha), **아래코선반**[하비갑개, inferior nasal concha (turbinates)]이라 하며 코중격을 향해 옆으로 튀어나와 있다(그림 8.3). 각 아래코선반 아래쪽 길은 공기가 지나가는 좁은 통로이다. 아래코선반에 의해 형성된 협소한 공간과 소용돌이는 공기가 점막과 접촉하여 대부분의 이물질을 점액에 붙게 만들며, 공기를 가온, 가습시킨다. 냄새는 코오목의 천장과 코중격의 인접 부위와 위코선반을 덮고 있는 후각상피(olfactory epithelium)의 감각세포가 담당한다. 코안뜰을 제외한 코안의 나머지 부분은 호흡상피(respiratory epithelium)로 싸여 있다. 호흡상피의 섬모는 움직일 수 있으며, **술잔세포**(goblet cell)에서 분비한 점액을 인두 쪽으로 이동시킨다.

코점막 Tunica mucosa nasi 상피조직 아래에 있는 결합조직 층인 고유판(lamina propria)에 점액샘을 가지고 있어 술잔세포에서 생산되는 점액을 보충하는 역할을 한다. 각종 이물질은 점액에 붙어 소화관을 따라 이동되며, 림프구와 형질세포가 풍부해서 방어작용에 관여한다. 코선반에는 발기조직[erectile tissue (swell body)]이라고 불리는 광범위한 정맥얼기(venous plexus)가 분포되어 있다.

8.2 상부 호흡기도

학습목표 부비동에 대해 알 수 있다.

부비동(코곁굴) Paranasal sinus

부비동은 코안을 형성하고 있는 뼈 속에 공기가 들어 있는 공간으로 위턱굴(상악동, maxillary sinus), 이마굴(전두동, frontal sinus), 벌집굴(사골동, ethmoidal sinus) 및 나비굴(접형동, sphenoidal sinus)이 있다. 이들은 코안과 서로 교통하고, 호흡 시 공기를 가온 · 가습하고, 발성 시 공명작용에 관여하며 머리뼈의 무게를 감소시키는 역할을 한다(그림 8.3).

부비동의 안쪽면은 섬모상피를 가진 점막으로 덮여 있는데, 이곳에 염증으로 인하여 고름(농, pus)이 생기는 질환을 **굴염**(부비동염, paranasal sinusitis) 혹은 **축농**(empyema)이라 하며, 위턱굴에서 빈발한다. **위턱굴**은 가장 큰 부비동으로 중간콧길(중비도, middle nasal meatus)에 열리며 염증 시 배농이 쉽지 않다. 이마굴은 중간콧길에 열린다. **벌집굴**은 코안의 위가쪽벽을 형성하는 벌집굴 내부에 있는 3~18개의 벌집 같은 작은 빈공간인 벌집(사골봉소, ethmoidal cell)으로 눈확(안와, orbit) 윗부분까지 퍼져 있는데, 앞 부위에 위치한 것은 중간콧길에 열리고, 뒷부분에 위치한 것은 위콧길(상비도, superior nasal meatus)에 열린다. **나비굴**은 위콧길에 열린다.

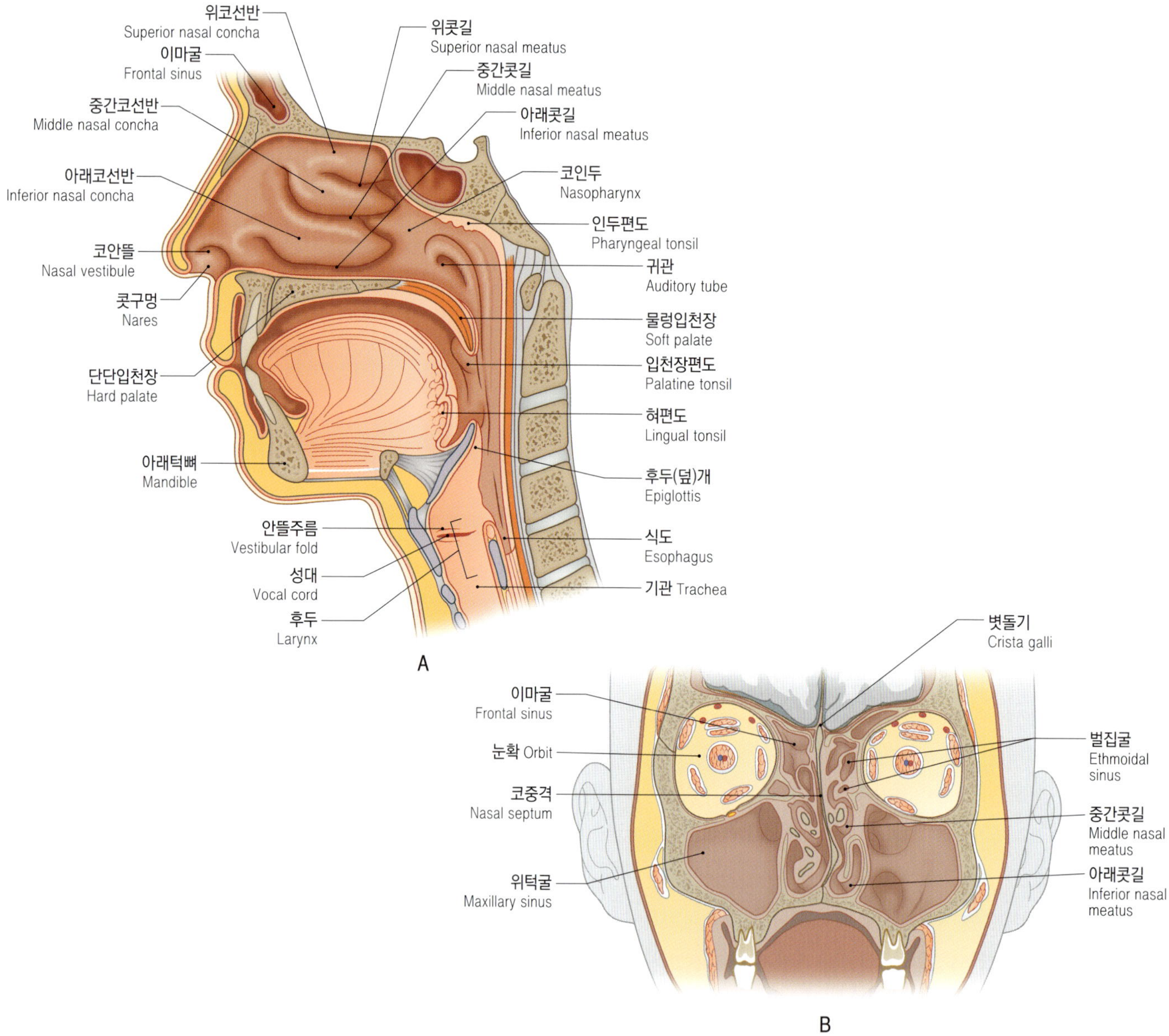

그림 8.3 코안과 부비동. A: 시상단면, B: 관상단면

8.2 상부 호흡기도

학습목표 인두에 대해 알 수 있다.

인두 Pharynx

뒤콧구멍에서부터 후두(larynx) 이전까지 이르는 13cm 정도 길이의 깔때기 모양의 근육으로 코인두, 입인두, 후두인두로 나뉜다(그림 8.4). 인두는 공기를 코안에서 후두로 보내고 음식물과 액체를 입안에서 식도로 보내는 역할을 한다. 인두의 윗부분은 입안과 코안, 귀인두관(유스타키오관)과 교통하고 아래부분은 후두와 식도와 교통하여 총 5군데와 교통한다(그림 8.5).

코인두 Nasopharynx 공기의 통로로만 이용되고, 머리뼈바닥에서 물렁입천장(연구개, soft palate) 높이까지이며, 귀관(이관, auditory tube)과 교통한다.

입인두 Oropharynx 공기와 음식물의 공통통로로 물렁입천장에서 목뼈 3번 높이까지로 앞쪽은 입안과 연결되어 있다.

후두인두 Laryngopharynx 목뿔뼈에서 반지연골에 이르는 부위로 후두의 뒤쪽에 해당하며 후두의 뒤쪽에 위치하고, 공기가 지나가는 통로로만 이용된다. 코인두의 뒷벽에는 림프양 조직인 **인두편도**(pharyngeal tonsil)가 있는데, 이것이 병적으로 비대된 것을 **샘증**(adenosis)이라 한다.

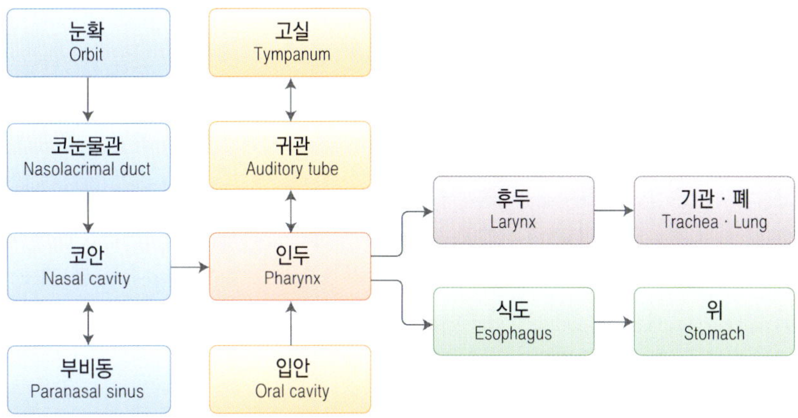

그림 8.4 인두와의 교통관계

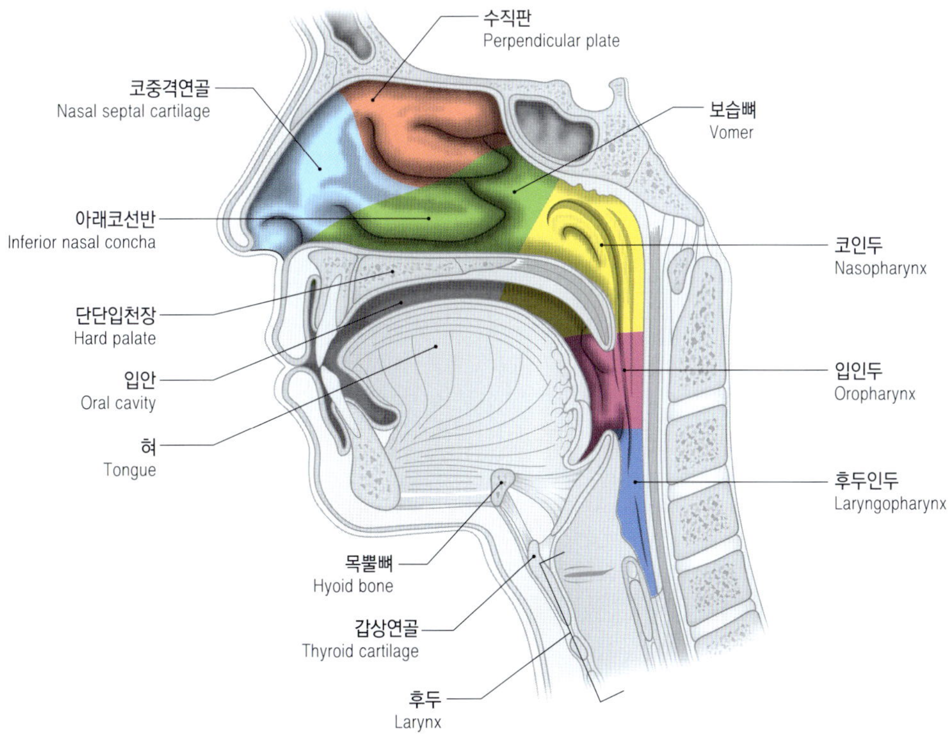

그림 8.5 인두

8.3 하부 호흡기도

학습목표 후두에 대해 알 수 있다.

후두 Larynx

발성기관으로 목뼈 4~6번 사이에 위치한다. 위로는 후두인두와 연결되어 있으며, 아래로는 기관과 연결되어 있다. 후두의 기능은 발성과 공기통로, 소화기와 호흡기의 교차점으로 여닫이 역할을 한다.

후두연골 Larynx cartilage 후두에는 6종 9개의 연골이 있다. 후두연골의 종류로는 갑상연골, 반지연골 및 후두(덮)개연골(epiglottis cartilage)은 1개로 구성되고, 모뿔연골, 잔뿔연골, 쐐기연골은 1쌍으로 구성된다.

후두에서 가장 큰 연골인 **갑상연골**(방패연골, thyroid cartilage)은 후두의 앞면과 가쪽면을 넓게 싸고 있다. 후두융기(laryngeal prominence)로 불리는 'Adam apple'은 갑상연골의 앞면에서 가장 튀어나온 부분을 말한다. 남성호르몬이 후두융기의 성장을 자극하므로 여성보다 남성이 더 큰데 사춘기 때 후두융기의 갑작스러운 성장으로 성대틈새가 좁아져 목소리가 변성되기도 한다. 갑상연골의 아래에 목뼈 6번 높이의 **반지연골**(윤상연골, cricoid cartilage)은 후두와 기관을 연결한다. 갑상연골과 반지연골은 발성 공간을 형성하는 데 필수적이며, 뒤쪽의 나머지 연골은 더 작고, 2개씩 짝을 이루고 있다. 갑상연골의 뒤쪽에 있는 1쌍의 **모뿔연골**(arytenoid cartilage)의 윗부분은 1쌍의 **잔뿔연골**(소각연골, corniculate cartilage)에 부착되어 있다. 모뿔연골과 잔뿔연골은 발성과 관련이 있다. 1쌍의 **쐐기연골**(설상연골, cuneiform cartilage)은 모뿔연골과 후두(덮)개연골 사이의 물렁조직을 지지한다. 후두의 아홉 번째 연골인 혀의 바닥부에서 후두입구 쪽으로 돌출된 주걱 모양의 **후두(덮)개**(epiglottis)는 탄력연골이며, 거의 모든 부분이 점막으로 덮여 있다. 음식을 삼킬 때 후두(덮)개가 후두의 입구를 막아줌으로써 음식물이 후두로 유입되는 것을 방지하는데, 이물질이 후두에 유입되면 즉시 **기침반사**(cough reflex)가 일어난다.

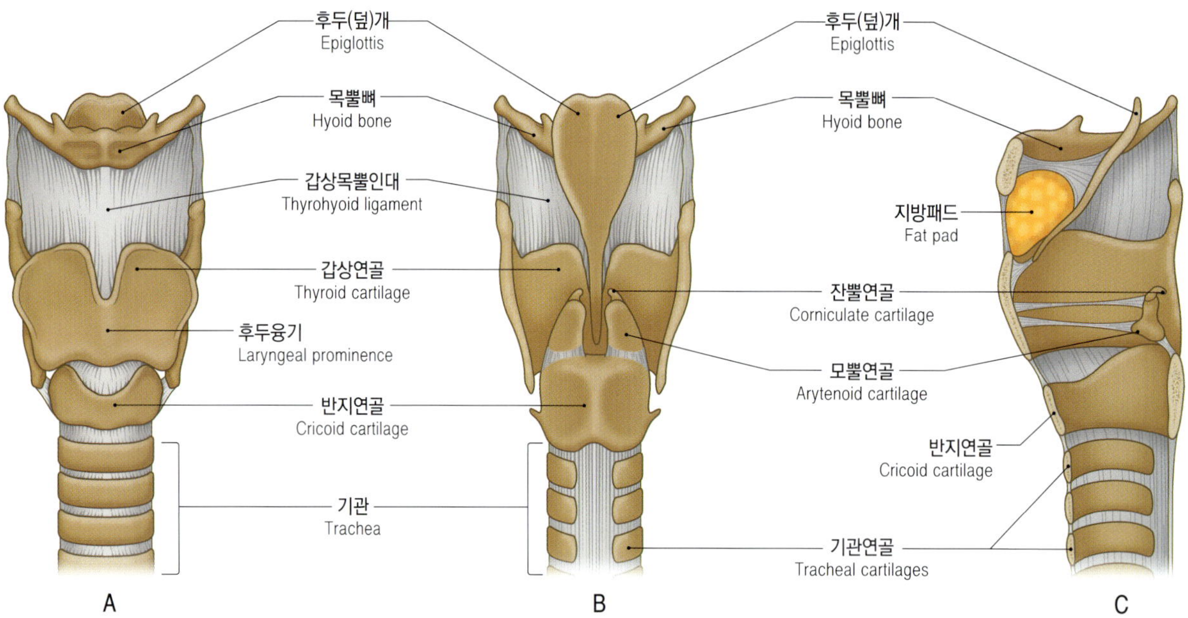

그림 8.6 후두. A: 앞면, B: 뒷면, C: 가쪽면

8.3 하부 호흡기도

학습목표 성대와 발성에 대해 알 수 있다.

성대의 구조 Structure of vocal cord 후두 양쪽 아랫벽에 있는 2개의 주름은 앞쪽의 갑상연골에서부터 뒤쪽의 모뿔연골까지 뻗쳐 있고, 위쪽의 **안뜰주름**(전정대, vestibular fold)은 발성에는 관여하지 않아 **거짓성대**(가성대, false vocal cord)라 하며, 삼킴 작용을 할 때 후두를 닫는다. 아래쪽의 **성대주름**(vocal fold)은 공기가 지나갈 때 발성에 관여하여 **참성대**(진성대, true vocal cord)라 한다. 후두안에서 가장 좁은 부위인 왼·오른쪽 성대주름 사이의 안쪽 구멍을 **성대틈새**(rima glattidis)라 하고, 이 성대틈새와 성대주름을 합쳐서 **성(대)문**(glottis)이라 한다(그림 8.7).

후두의 윗부위에 있는 상피세포는 중층편평상피로 되어 있고, 성대주름 아래에 있는 거짓중층상피(pseudostratified epithelium)는 상피의 섬모가 인두 방향으로 강하게 움직여서 먼지를 잡은 점액을 허파에서 위쪽으로 계속해서 이동시켜 후두 쪽으로 배출시킨다.

발성Phonation 발성은 성(대)문의 열고 닫음과 공기의 간헐적인 배출에 의하여 일어난다. 이러한 과정은 모뿔연골의 움직임에 따라 달라지는 성대주름의 길이와 성대틈새의 크기에 의해 이루어진다(그림 8.8). 성대주름의 길이와 장력의 변화에 따라 음의 높이가 변화한다. 모아진 성대 사이로 유입된 공기는 진동하면서 성대 사이가 좁으면 고음이 발생하고, 성대 사이가 넓으면 저음이 발생한다.

남성은 성대가 두껍고 길며 느리게 진동하기 때문에 여성보다 낮은 소리가 발생한다. 성대틈새 바로 위에 있는 **후두실**(laryngeal ventricle)은 1차 공명을 일으키는 곳이다.

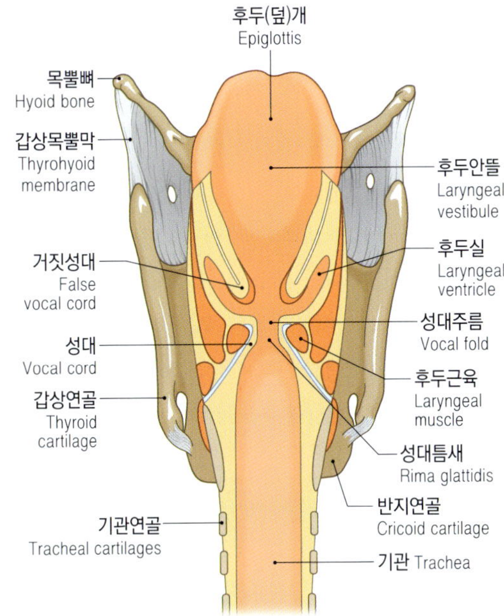

그림 8.7 후두(관상단면)

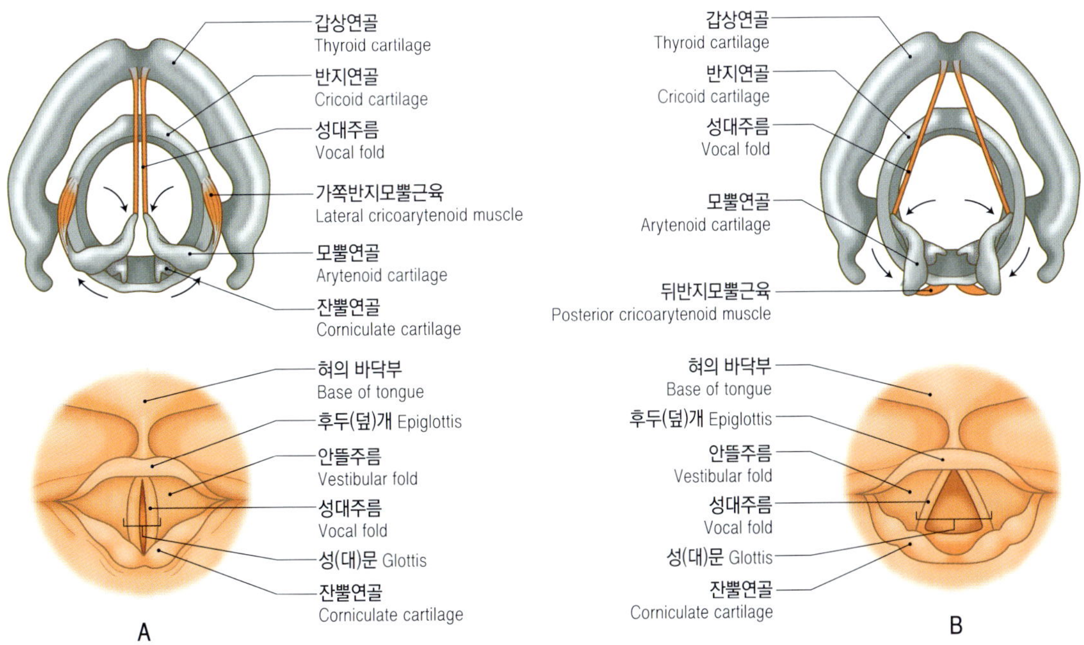

그림 8.8 성대와 후두근육의 작용. A: 성대의 모음, B: 성대의 벌림

8.3 하부 호흡기도

학습목표 기관과 기관지에 대해 알 수 있다.

기관 Trachea

기관은 식도 앞에 있으며, 반지연골(목뼈 6번 높이)의 아래모서리에서 기관갈림(bifurcation of trachea)에 이르는 관으로 길이는 약 10~12cm, 직경은 약 2.5cm이다. 기관은 15~20개의 C자형 고리 모양의 기관연골에 의해 지지되며, 기관연골 고리는 기관을 강화시켜주어 들숨 때 허탈을 방지한다. C자형 뒤쪽의 구멍은 민무늬근육인 기관근육(tracheal muscle)에 의해 연결되어 있으며, C자형에서 연결되지 않은 틈은 음식물이 통과할 때 식도가 확장할 수 있도록 공간을 허용한다. 기관 내부는 점액을 분비하는 술잔세포, 섬모세포, 줄기세포(stem cells)는 거짓중층원주상피로 싸여 있다. 점액이 흡입된 물질을 둘러싸면 섬모가 물결운동을 통해 이물질을 인두 쪽으로 이동시키고 삼킨다. 이러한 이물질 제거기전을 **점액섬모기전**(mucociliary mechanism)이라 한다.

기관지 Bronchus

기관지는 등뼈 4~5번 높이의 기관갈림에서 약 70°의 각도를 이루면서 왼 · 오른쪽 기관지(bronchus)로 갈라져 폐로 들어간다. **일차기관지**(primary bronchus)는 기관갈림에서 갈라지는 왼기관지와 오른기관지이다. **이차기관지**(엽기관지, secondary bronchus)는 **폐문**(허파문, pulmonary hilum)을 통해 폐로 들어간 후, 왼엽(2엽)과 오른엽(3엽)으로 갈라지는 기관지이다. **삼차기관지**(구역기관지, third bronchus)는 왼엽과 오른엽의 각 구역으로 들어가는 구역기관지를 가리킨다. 기관에서 분기된 오른기관지는 왼기관지에 비해 굵고, 길이는 짧으며(약 2~3cm), 정중선과 약 24°로 급한 경사를 이루면서 분지하여 오른쪽 폐문으로 들어가 위 · 중간 · 아래엽으로 분지한다. 왼기관지는 오른기관지에 비해 가늘고 길이는 약 45~46cm이며, 정중선과 약 46°로 완만한 경사를 이루어 분지하여 왼쪽 폐문으로 들어가 위 · 아래엽으로 분지한다.

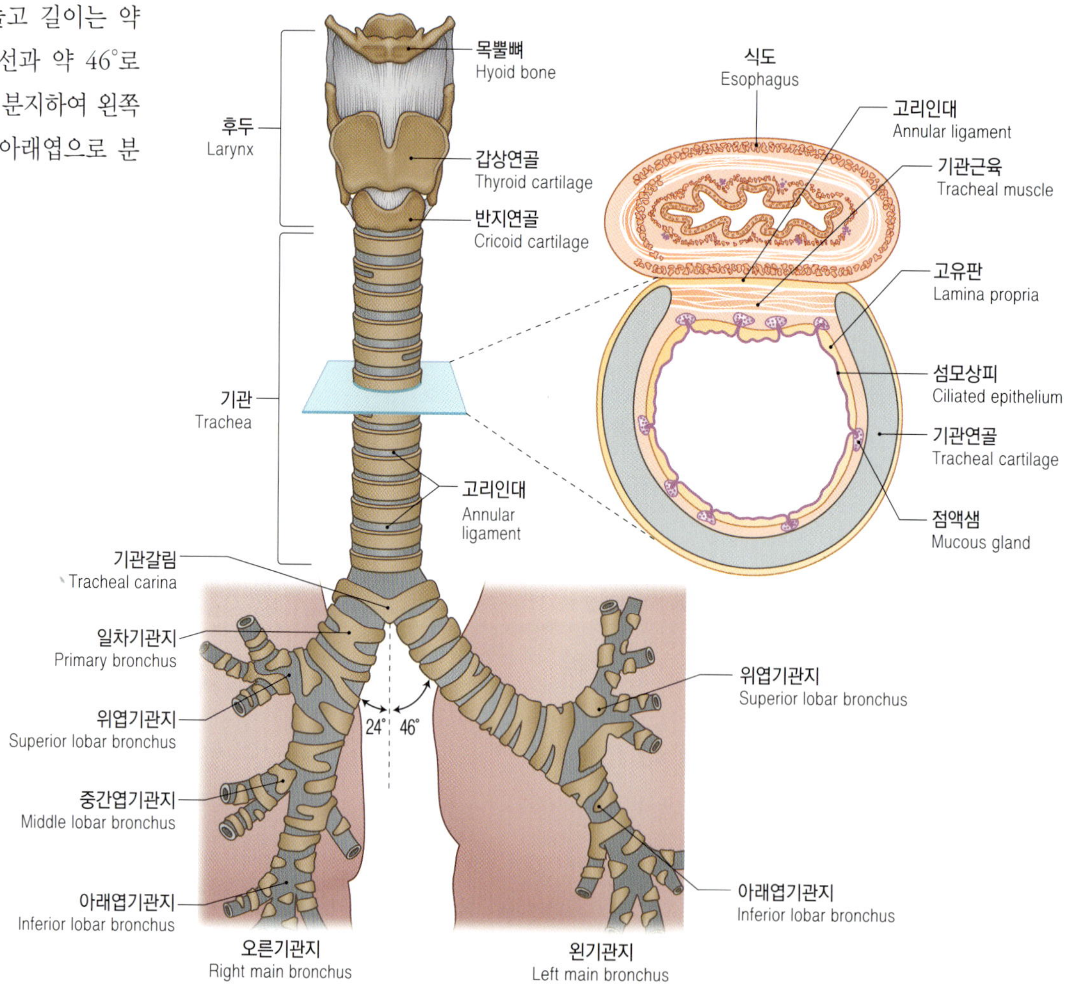

그림 8.9 기관과 기관지

8.3 하부 호흡기도

학습목표 기관지나무에 대해 알 수 있다.

기관지나무 Brachial tree

기관지나무는 호흡기에서 기관지가 나무 모양으로 계속 나누어진 구조를 말한다. 기관지가 폐 속으로 들어가면서 많은 가지로 분지되기 때문에 기관지가 나누어지는 지점에 따라 세대(generation) 별로 명칭이 붙는다. **일차기관지**(primary bronchus)는 기관갈림에서 갈라진 왼쪽과 오른쪽의 기관지이며 1세대 기관지이다. **이차기관지**(엽기관지, secondary bronchus)는 폐문을 통하여 폐로 들어온 기관지는 좌 · 우폐에서 폐엽으로 분지되는 2세대 기관지이다. 이차기관지는 다시 폐구역으로 분포하는 **삼차기관지**(구역기관지, third bronchus)로 분지되는데, 폐의 왼엽의 구역(8구역), 오른엽의 구역(10구역)으로 들어가는 3세대 기관지이다. 이들은 다시 폐소엽으로 들어가는 세기관지(bronchiole)가 된다. 소엽 내에서 세기관지는 분지를 거듭하여 **종말세기관지**(terminal bronchiole)가 되고 **호흡세기관지**(respiratory bronchiole)로 이어진다. 호흡세기관지는 다시 몇 개의 **폐포관**(꽈리관, alveolar duct)으로 분지되는데, 여기에 폐포낭(꽈리주머니, alveolar sac)과 폐포(허파꽈리, alveolus)가 부착된다. 폐포낭은 방(atrium)이라고 하는 중심공간 주위에 무수히 많이 배열되어 있는 폐포군으로 포도송이 같은 모습을 띠고 있다.

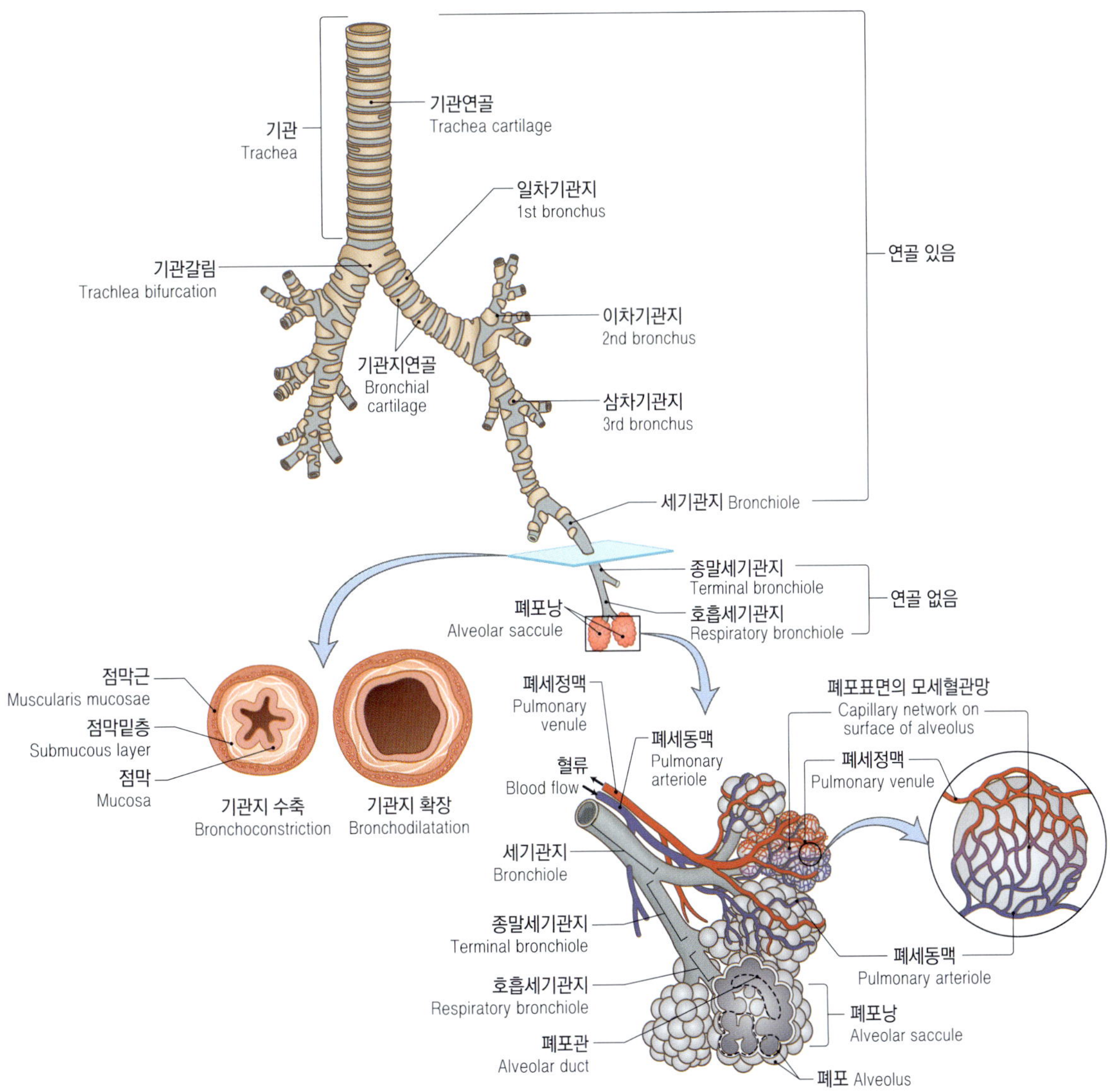

그림 8.10 기관지나무

8.4 폐

학습목표 폐의 구조에 대해 알 수 있다.

폐(허파) Lung

폐는 원뿔형의 기관으로, 아래의 넓은 바닥부(base of lung)와 폐꼭대기(허파꼭대기, apex of lung)라고 하는 뾰족한 부위가 있다(그림 8.11, 8.12). 폐의 표면은 갈비뼈와 접하는 갈비면(늑골면, costal surface), 가로막과 접하는 가로막면(횡격면, diaphragmatic surface), 좌폐와 우폐가 마주보는 안쪽면은 세로칸면(종격면, mediastinal surface)으로 구성된다. 좌폐와 우폐의 중앙에는 **폐문**(허파문, pulmonary hilum)이라고 하는 작은 틈이 있는데, 이곳을 통해 기관지, 폐동맥과 정맥, 림프관, 신경이 들어간다. 이들은 결합조직으로 싸여 있어 **폐뿌리**(pulmonary root)라 한다.

우폐(오른허파) Right lobe 위엽(superior lobe), 중간엽(middle lobe), 아래엽(inferior lobe)의 3엽으로 되어 있고, **수평틈새**(수평열, horizontal fissure)라 하는 깊은 홈이 위엽과 중간엽을 분리하며, **빗틈새**(경사열, oblique fissure)는 중간엽과 아래엽을 분리한다.

좌폐(왼허파) Left lobe **빗틈새**에 의해 위엽과 아래엽으로 구분된다. 한편 심장이 가슴안(thoracic cavity) 안에서 왼쪽으로 튀어나와 있기 때문에 좌폐가 우폐보다 조금 작고 심장을 수용하기 위한 자국인 **심장자국**(cardiac impression)이 있다.

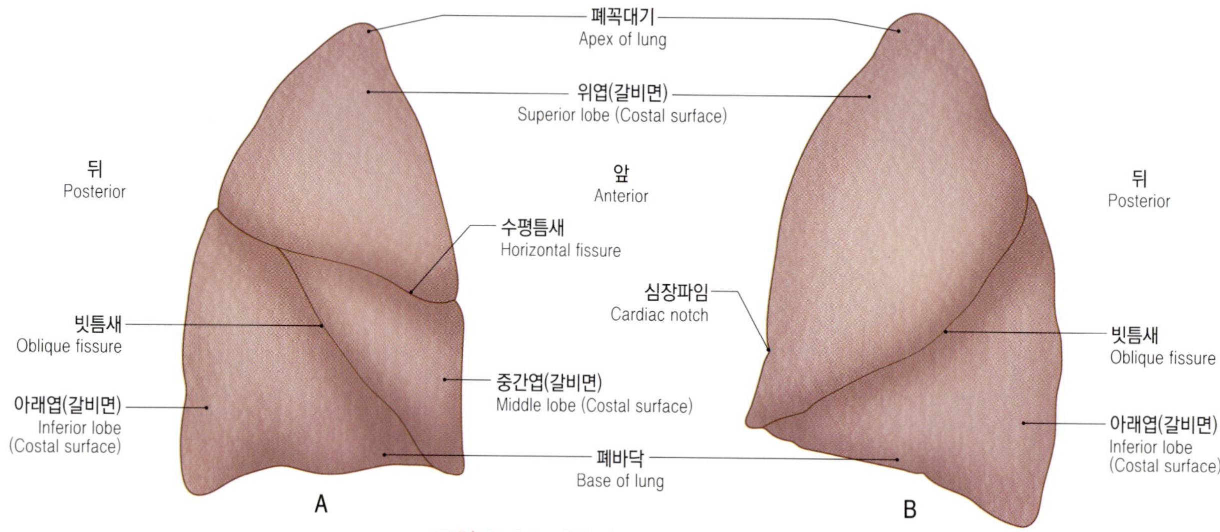

그림 8.11 폐의 가쪽면. A: 우폐, B: 좌폐

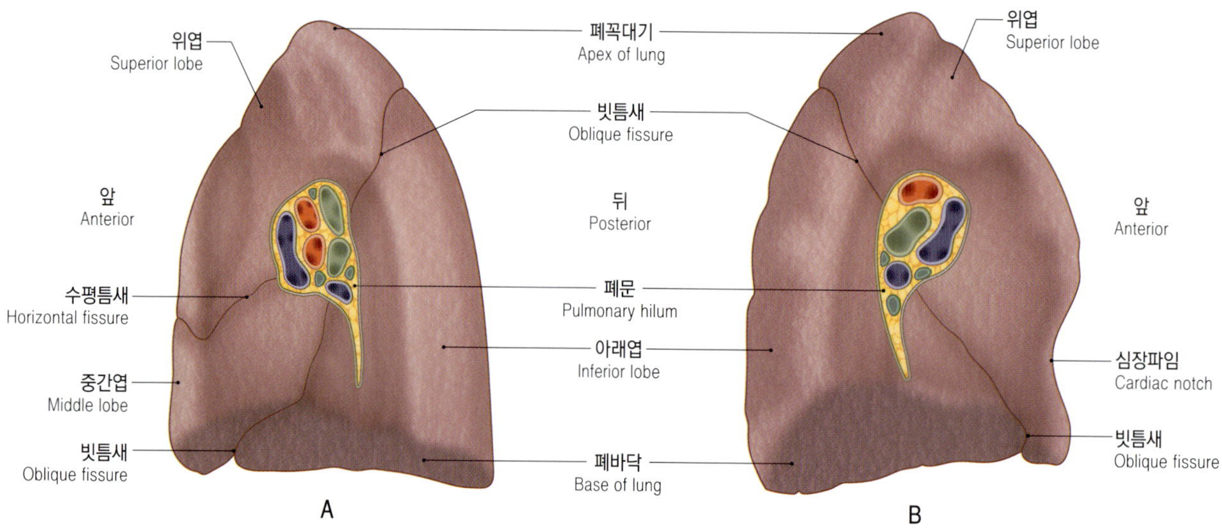

그림 8.12 폐의 안쪽면. A: 우폐, B: 좌폐

8.4 폐

학습목표 폐구역에 대해 알 수 있다.

폐구역 Pulmonary segments

폐의 각 엽의 기능적인 단위인 폐구역(pulmonary segment)은 폐의 각 엽 속의 암청색 선으로 나타나는 소엽사이결합조직에 의한 다각형의 둔덕이다. 이들 구역은 결합조직에 의해 서로 분리되어 있을 뿐만 아니라, 구역마다 각각의 동맥, 정맥과 기관지가 있어 혈액 공급과 가스 유입이 개별화되어 있다. 우폐는 위엽 3구역, 중간엽 2구역, 아래엽 5구역, 모두 10개 구역으로 나뉘고, 좌폐는 위엽 4구역, 아래엽 5구역 9개 구역 또는 8개 구역으로 구분하기도 한다. 좌폐는 발생학적으로 가슴안 내 장기인 심장이 폐 발생에 지장을 주어 좌폐구역이 감소된다.

폐구역은 segment이므로 'S'라는 약자로 표기하고, 구역기관지는 bronchus이므로 'B'로 표기한다. 구역, 구역기관지를 나타내는 분차수의 표기 방식을 여기서는 'S^1'로 표기하기로 한다. 좌폐는 우폐에 비해 S^1과 S^2가 하나로 되어있고, S^4, S^5는 중간엽을 형성하지 않고, 위엽 속에 포함되며, S^7이 없다.

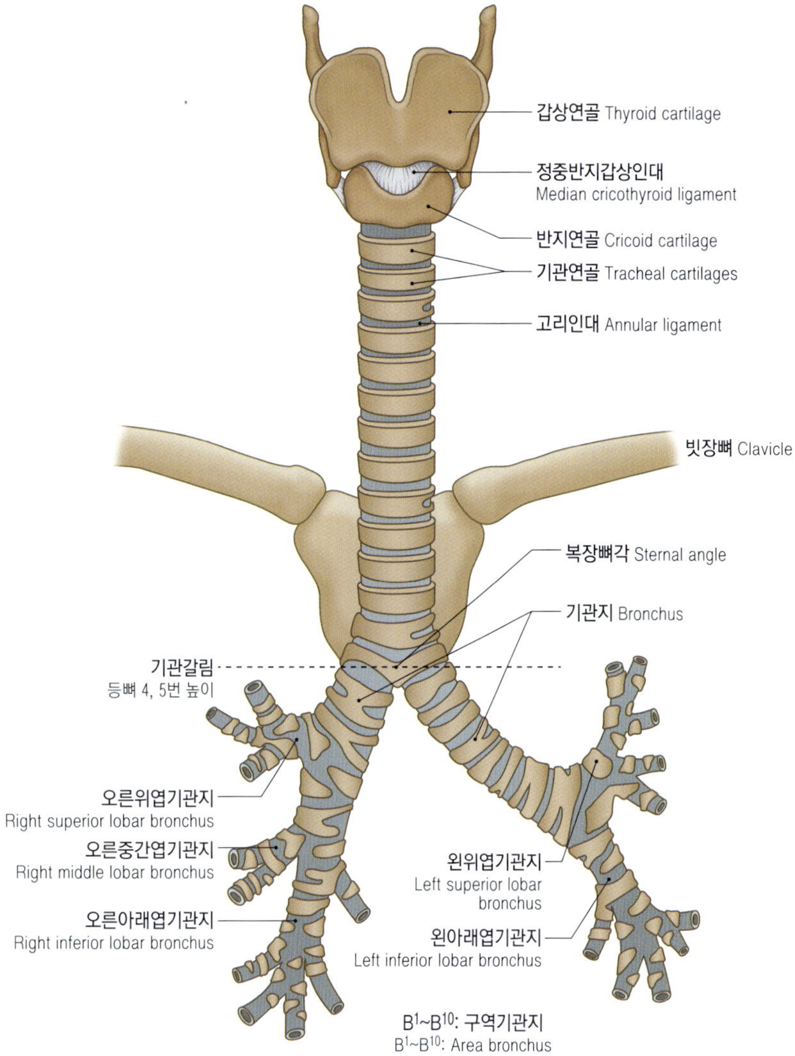

그림 8.13 구역기관지(B^1~B^{10})

표 8.1 폐의 구역

구분	우폐	구역	기관지	좌폐	구역	기관지
위엽 (superior lobe)	꼭대기구역 뒤구역 앞구역	S^1 S^2 S^3	B^1 B^2 B^3	꼭대기뒤구역 앞구역 위혀구역 아래혀구역	S^{1+2} S^3 S^4 S^5	B^{1+2} B^3 B^4 B^5
중간엽 (middle lobe)	가쪽구역 안쪽구역	S^4 S^5	B^4 B^5			
아래엽 (inferior lobe)	위구역 안쪽바닥구역 앞쪽바닥구역 가쪽바닥구역 뒤쪽바닥구역	S^6 S^7 S^8 S^9 S^{10}	B^6 B^7 B^8 B^9 B^{10}	위구역 앞바닥구역 가쪽바닥구역 뒤바닥구역	S^6 S^8 S^9 S^{10}	B^6 B^8 B^9 B^{10}

8.4 폐

학습목표 폐구역에 대해 알 수 있다.

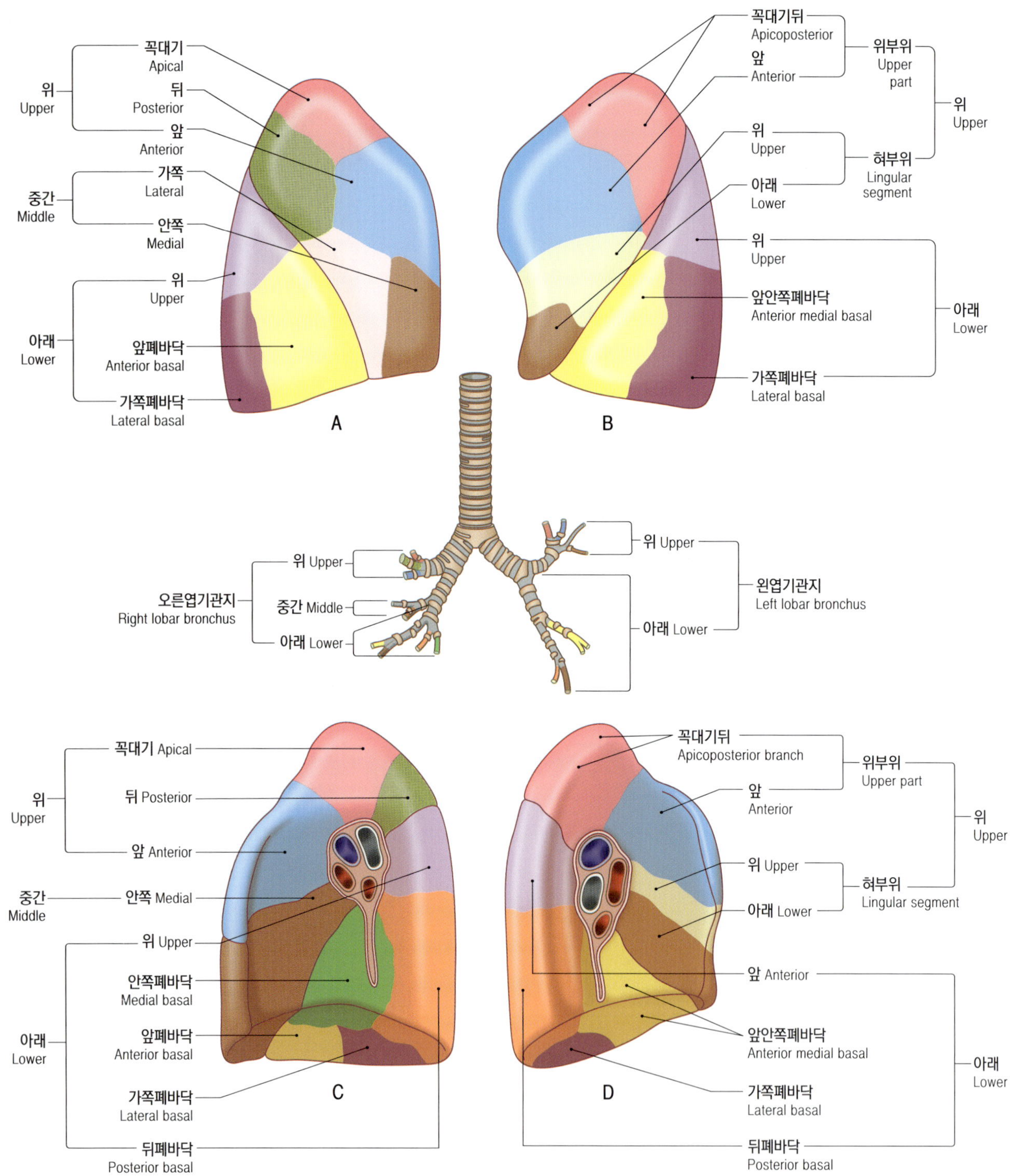

그림 8.14 폐구역. A: 우폐 가쪽면, B: 좌폐 가쪽, C: 우폐 안쪽면 D: 좌폐 안쪽면

8.4 폐

학습목표 폐구역에 대해 알 수 있다.

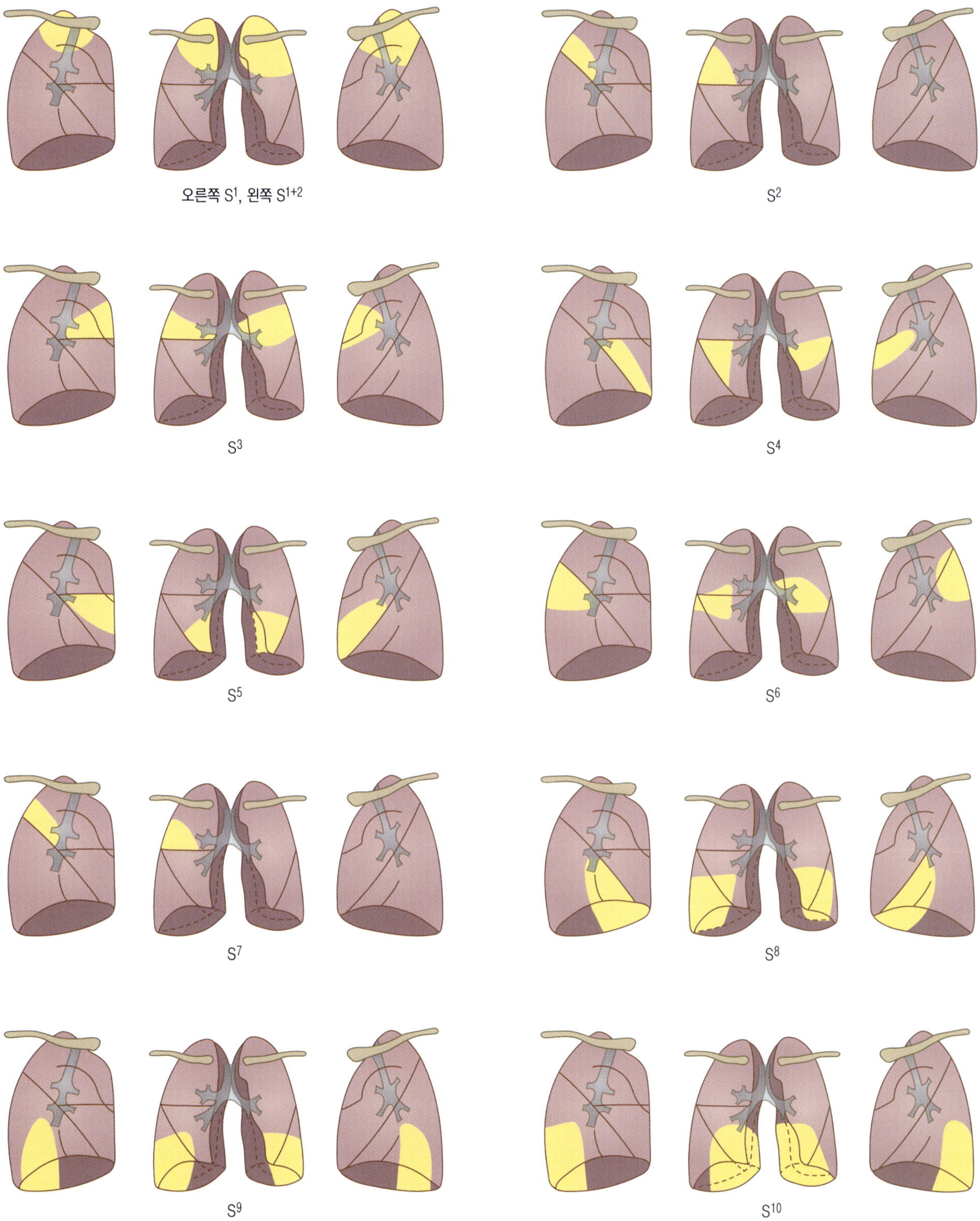

그림 8.15 폐구역(S^1~S^{10})

8.4 폐

학습목표 폐포에 대해 알 수 있다.

폐포의 혈관Vessel of alveolus

인체에는 산소와 영양분을 공급하는 영양혈관과 정화와 해독에 관여하는 기능혈관을 가진 기관은 간(liver)과 페이다. 폐의 **영양혈관**(nutritional vessel)은 **기관지동맥**(bronchial artery)과 **기관지정맥**(bronchial vein)이며 **기능혈관**(functional vessel)은 **폐동맥**(허파동맥, pulmonary artery)과 **폐정맥**(허파정맥, pulmonary vein)이다. 기관지동맥은 가슴대동맥의 내장 쪽 가지 중의 하나로 기관지를 따라서 기관지벽에 분포하고 폐문으로 기관지와 함께 폐 속으로 들어가 폐의 실질에 분포한 다음 기관지정맥이 되어 오른쪽 것은 홀정맥(기정맥, azygos vein)으로, 왼쪽 것은 덧반홀정맥(부반기정맥, accessory hemiazygos vein)으로 유입된다.

오른심실에서 시작된 폐동맥줄기(pulmonary trunk)는 네 번째 등뼈 높이에서 왼 · 오른쪽 폐동맥으로 나누어져 폐정맥 및 폐의 왼쪽의 2엽과 오른쪽의 3엽으로 들어간다.

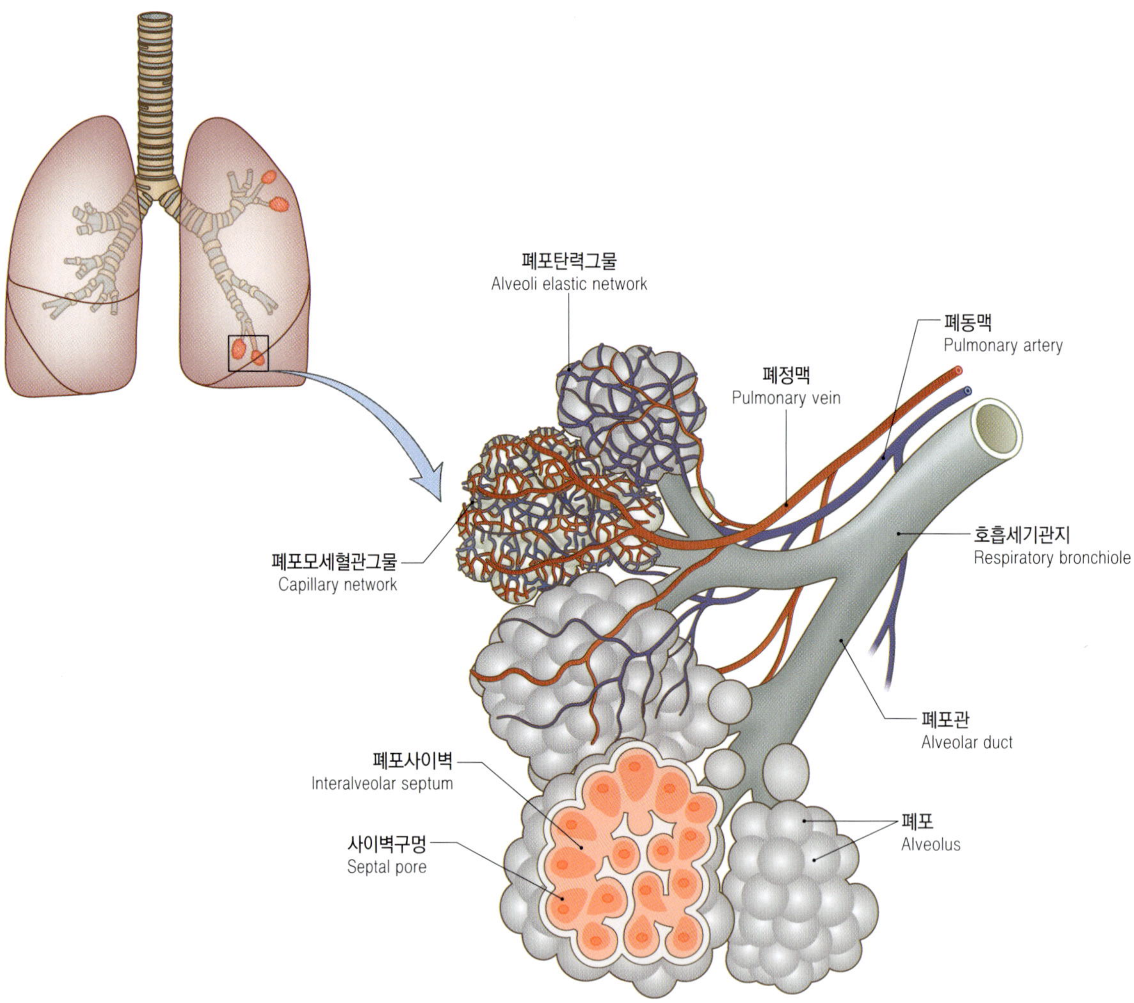

그림 8.16 폐포의 혈관

8.4 폐

학습목표 폐포에 대해 알 수 있다.

폐포(허파꽈리) Alveolus

폐포는 폐의 기능적 단위로 폐는 3억 개 정도의 폐포로 이루어져 있다. 가스교환을 할 수 있는 폐포의 평균면적은 총 140m^{2}이며, 지름은 약 0.2mm 정도이다. 이는 인체표면의 면적보다 약 40배가 넘는 크기로 테니스코트 1/2 정도의 크기이다.

폐포의 세포 Cell of alveolus 각 폐포의 벽은 I형 **폐포세포**(허파꽈리세포, pneumocyte, types I)라고 하는 호흡상피로, 단층의 편평상피세포로 되어 있다. 폐포 표면의 95%를 차지하고 있으며 공기와 혈액 사이에 가스교환이 일어난다. 나머지 5%를 차지하고 있는 **II형 폐포세포**(pneumocyte, types II)는 I형 폐포세포가 손상되었을 때 폐포상피를 복구하고, 인지질과 단백질의 복합물질인 **표면활성물질**(surfactant)을 분비해서 폐포와 호흡세기관지를 둘러쌈으로써 숨을 내쉴 때 폐포가 허탈되는 것을 방지하는 기능을 한다. 표면활성물질이 없으면 찌그러진 폐포 벽이 서로 붙어서 들숨(inspiration) 시 폐포 내로 공기가 유입되기 어렵다. 폐포 내 폐포대식세포(alveolar macrophage)인 **먼지세포**(dust cell)는 폐포의 속공간과 결합조직 사이를 돌아다니면서 상부기도에서 분비된 점액으로 둘러싸인 먼지를 포식함으로써 폐포 안을 깨끗하게 유지하며, 감염되거나 출혈이 있는 폐내에서 세균이나 손상된 적혈구를 포식한다.

호흡막 Respiratory membrane 폐포는 폐동맥에서 분지된 작은 혈관에 의해 공급되는 모세혈관이 거미줄처럼 뒤엉켜 있다. I형 세포, 모세혈관의 벽과 이들의 바닥막이 **호흡막**(respiratory membrane)을 형성하는데, 이곳에서 폐포와 혈액 사이의 산소와 이산화탄소의 교환이 일어난다. 공기는 막의 한쪽 면으로 보내지고 얇은 막을 통해 쉽게 이동한다. 산소는 폐포에서 혈액 안으로, 이산화탄소는 혈액에서 공기가 가득 찬 폐포 안으로 이동하게 된다(그림 8.17).

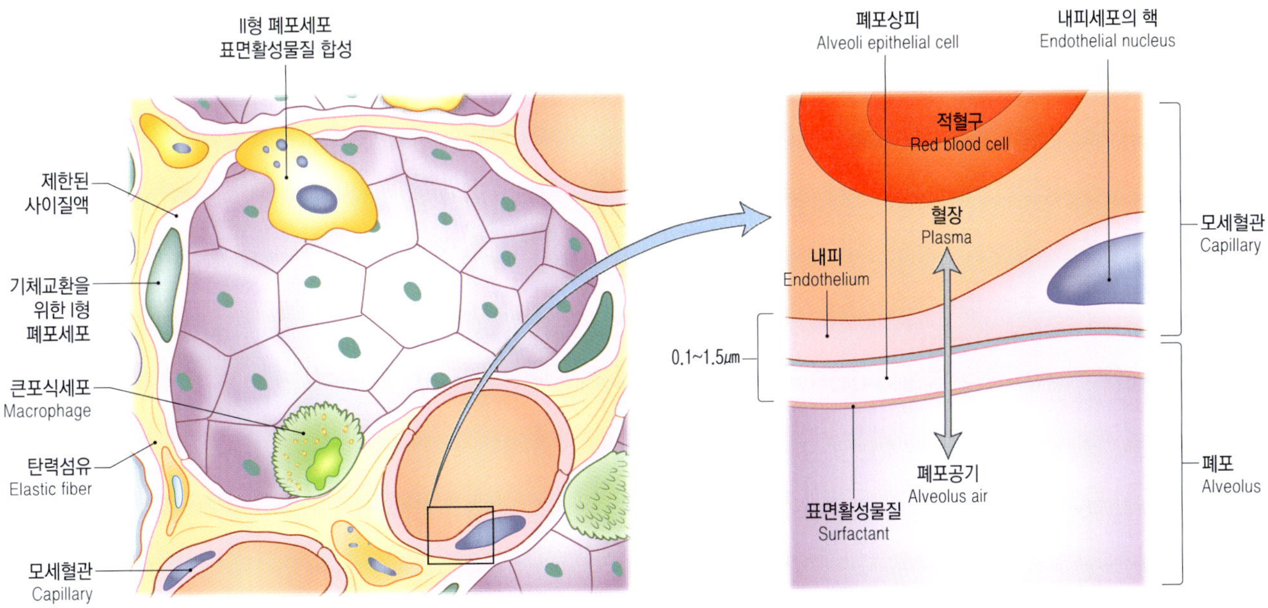

그림 8.17 폐포와 호흡막

8.5 가슴막

학습목표 가슴막에 대해 알 수 있다.

가슴막의 구조와 기능 Structure and function of pleura

가슴막(흉막) Pleura 폐를 싸고 있는 두 겹의 얇은 장막으로 폐의 표면과 접촉하는 **내장가슴막**(visceral pleura)과 일반적으로 가슴막이라고 하는 **벽가슴막**(parietal pleura)으로 구성된다. 내장가슴막과 벽가슴막 사이의 공간을 **가슴막안**(흉막강, pleural cavity)이라 하며, **가슴막삼출액**(흉막액, pleural fluid)이라는 액체가 있어 호흡 시 폐가 가슴막과 마찰 없이 운동할 수 있도록 가슴막 사이에서 윤활제 역할을 한다. 가슴막은 마치 유리판 두 장 사이에 물이 있어 표면장력으로 인해 서로 분리하기가 힘든 상태와 같이 밀착되어 있다. 병리적 상태에서는 가슴막 안에 공기나 혈액이 차기도 한다. 가슴막과 가슴막삼출액의 윤활제 역할에 의해 최소한의 마찰로 폐를 확장 또는 수축시킨다. 가슴막 공간 내의 압력은 대기압(756mmHg)보다 항상 4mmHg 낮은 음압(752mmHg)을 이루고 있어 들숨 시 폐를 확장시킨다. 가슴막, 중격(septum), 심장막은 가슴안 기관의 구획을 지어 다른 인접기관으로 감염이 확산되는 것을 방지한다.

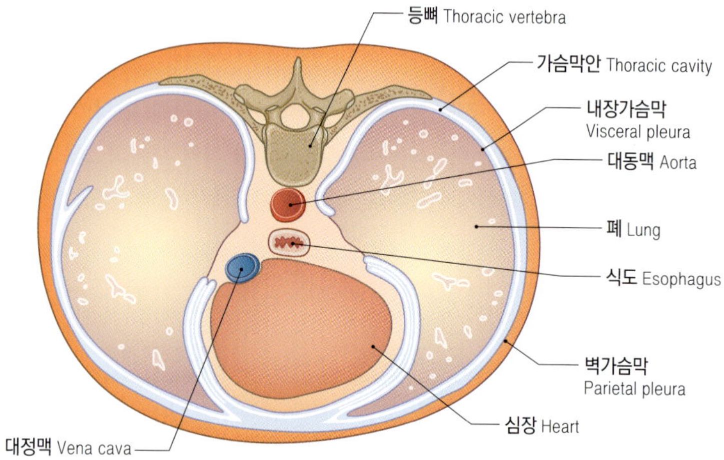

A

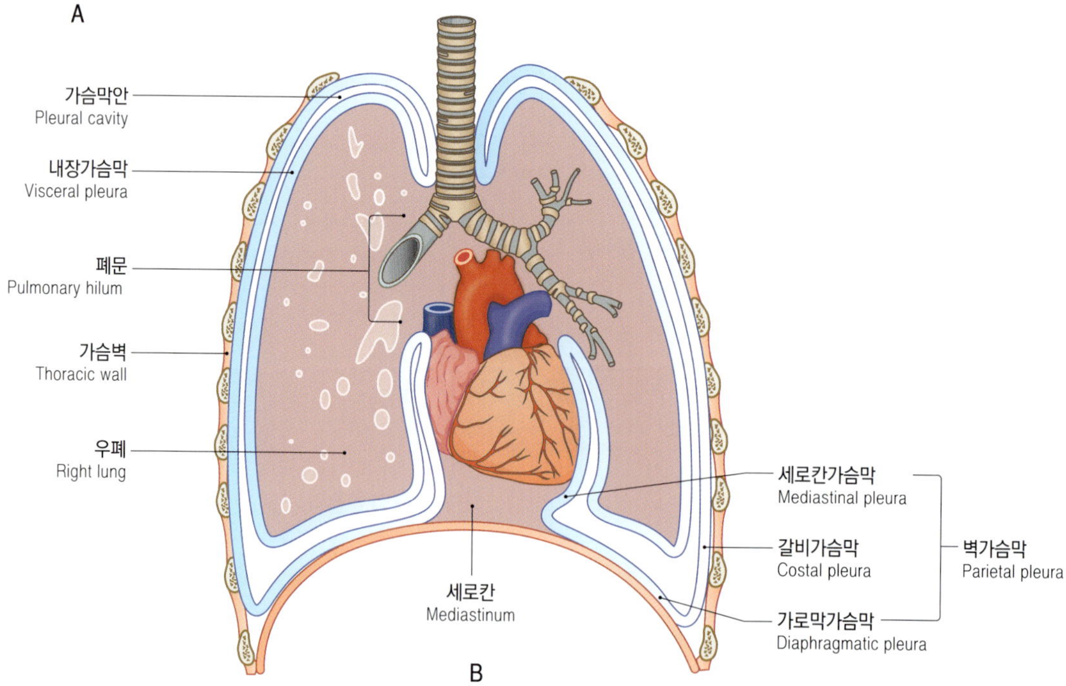

B

그림 8.18 가슴막. A: 수평면, B: 이마면

더 알아보기

외부공기 유입과정과 가스교환 External air intake process and gas exchange

외부공기의 유입: 코안~폐포까지 공기가 지나가는 통로의 처음 부분을 전도영역이라 한다. 전도영역에는 폐포가 포함되지 않으며 벽이 두꺼워 혈액과의 사이에 산소나 이산화탄소를 교환할 수 없다. 전도영역은 코안 → 인두 → 기관 → 주기관지 → 엽기관지 → 구역기관지 → 세기관지 → 종말세기관지까지를 말한다. 다음 분지 부위부터 호흡영역이 시작되며, 모든 부위의 벽에 폐포를 가지고 있거나 폐포 그 자체로 가스교환을 한다. 호흡영역은 호흡세기관지 → 폐포관 → 폐포방 → 폐포이다.

가스교환: 폐포~조직까지 **외호흡**은 외부의 공기와 폐포 내 공기를 교환하는 환기(ventilation) 과정과 폐포 내 공기(PO_2=100mmHg, PCO_2=40mmHg)와 혈액 사이의 가스분압 차이에 의한 가스교환(gas exchange)이 있으며, **내호흡**은 말초모세혈관 내 혈액과 조직 사이의 가스교환인 세포호흡(cell respiration)이 있다. 말초모세혈관 내 산소분압은 40mmHg이며, 이산화탄소분압은 45mmHg이다. 말초혈관 내 산소(PO_2= 40)가 조직으로 공급되고, 이산화탄소(PCO_2=45)가 다시 모세혈관으로 흡수되어 심장을 거쳐 폐동맥으로부터 폐로 들어와 폐환기(alveolar ventilation)를 일으킨다. **이산화탄소의 운반 방법**은 다음의 3가지로 요약할 수 있다. 첫째, 용해된 이산화탄소(전체의 10%) 둘째, 혈색소(Hb)와 결합되어 운반되는데 이때 이산화탄소를 카르바미노헤모글로빈이라고 한다. 셋째, 물과 결합한 이산화탄소는 탄산탈수효소에 의해 탄산이 되고 탄산이 분해되어 중탄산이온(HCO_3^-)이 된다. 중탄산이온은 염소이온(Cl^-)과 교환됨으로써 운반된다고 할 수 있다.

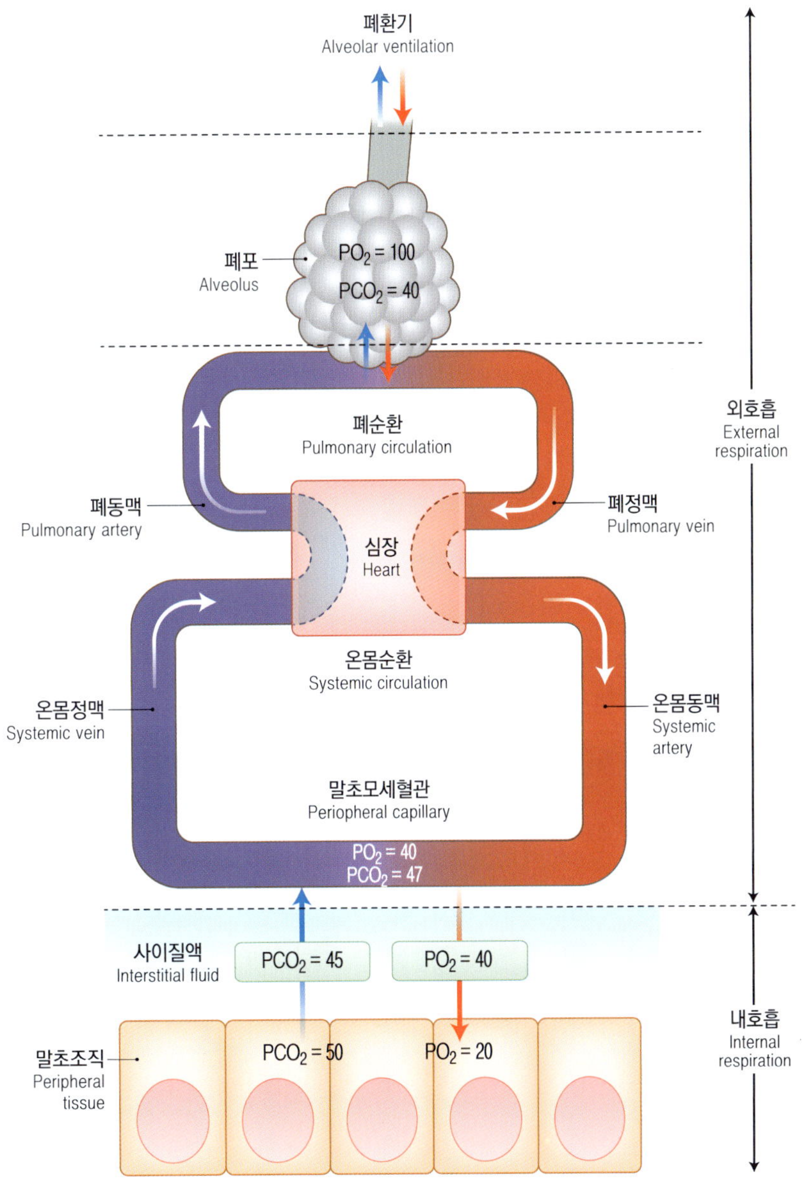

그림 8.19 가스교환

관련 질환과 중재

만성폐쇄폐질환 Chronic obstructive pulmonary disease, COPD

장기간 공기 흐름이 막혀서 폐환기가 감소되는 질환이다. 주요 만성폐쇄폐질환은 만성기관지염과 공기증이다. 이 두 질환은 흡연에 의해 초래되지만, 공기오염이나 공기매개 자극제에 노출되었을 때도 발생한다. 공기증(폐기종, emphysema)은 폐포벽이 파괴되며 폐가 확장되지만 폐포의 수는 감소하므로 가스교환에 유용한 호흡막의 수가 현저하게 감소한다. 폐는 섬유화되고 탄력성이 떨어진다. 기도는 들숨 시에는 정상으로 열리지만, 날숨 시에는 닫히고 허탈된다. 그러므로 공기는 폐에 갇히게 되어, 오랜 경과 후 술통형가슴(barrel chested)이 나타난다.

급성호흡곤란증후군 Acute respiratory distress syndrome, ARDS

원인은 손상, 감염, 화상, 구토 시 흡인, 유해가스의 흡입 등으로 인한 폐포 손상과 급성 폐감염으로 폐포 손상은 심각한 폐부종과 출혈, 섬유증으로 인한 점진적인 폐조직 파괴 등을 수반한다.

폐렴 Pneumonia

원인은 바이러스, 곰팡이, 원충동물을 들 수 있지만, 대부분은 *Streptococcus pneumoniae*에 의한 하부호흡기 감염으로 폐포에 물과 죽은 백혈구가 가득 차고 호흡막이 두꺼워져 가스교환을 방해하고 호흡곤란이 초래된다.

결핵 Tuberculosis, TB

공기, 혈액, 림프액을 통해 폐로 침입하는 *Mycobacterium tuberculosis*가 원인이 되어 나타나는 폐감염으로 폐에서 결핵이라 불리는 세균 주변의 섬유성 결절을 형성하도록 자극한다. 점진적인 섬유화는 탄력성 반동과 폐환기를 감소시키는데, 위생환경이 나쁜 노숙자들 사이에서 일반적으로 나타나며 AIDS 환자들에게서 증가하는 추세이다.

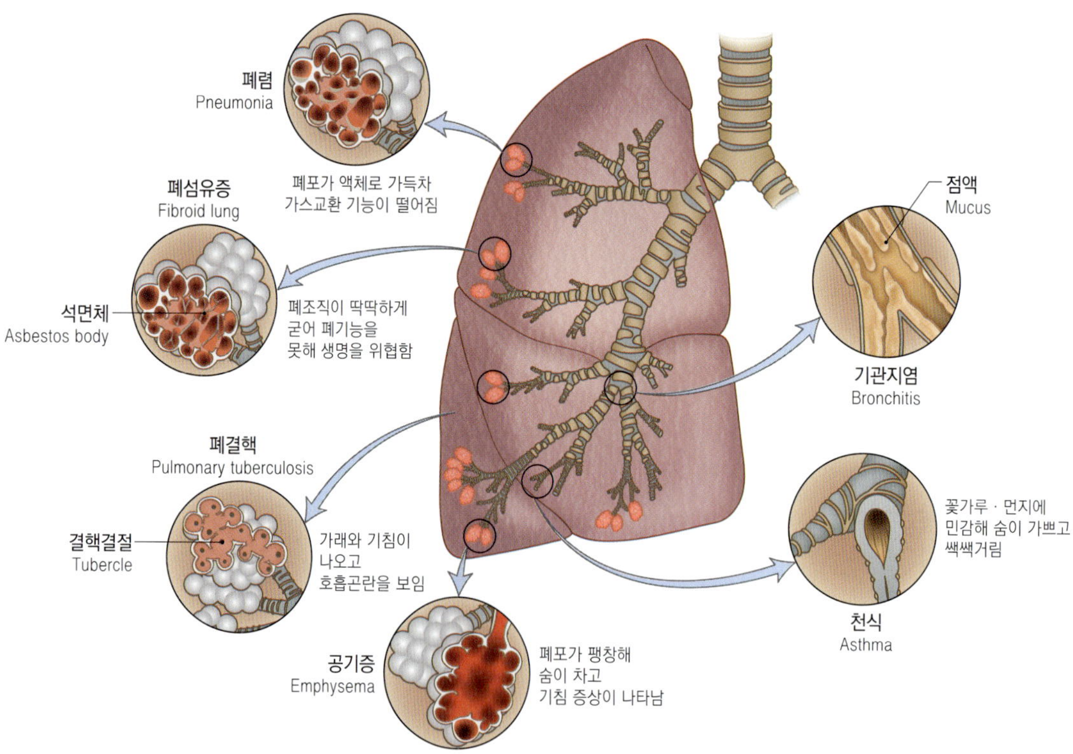

그림 8.20 여러 가지 폐질환

핵심정리 및 문제 CORE ORGANIZATION & PROBLEM

1. 호흡계통은 보온, 가습, 여과기능을 하는 전도부와 가스교환이 일어나는 호흡부로 나뉜다.
2. 외호흡은 외부의 공기와 폐포 내 공기를 교환하는 과정인 환기(ventilation), 즉 가스분압 차이에 의한 폐포와 혈관 사이에서 가스교환이 되는 과정이며, ___________은 몸의 모세혈관과 각 조직의 세포 사이에서 이루어지는 호흡을 말한다.
3. 코와 부비동은 호흡을 위한 통로이며, 후각수용체를 가진다.
4. 바깥코는 뼈와 연골로 구성되어 있다. 공기를 와류시키는 아래코선반은 가쪽벽에 위치하며, 부비동의 분비물은 코안으로 배출된다.
5. 바깥콧구멍에서 코안으로 들어오는 입구 부위가 코안뜰이다. 코안뜰 뒤쪽 코안 세 겹의 주름을 ___________라 한다. 코선반과 좁은 공간을 점액에 붙게 만들며, 공기를 가온 · 가습시킨다.
6. 코안을 형성하고 있는 뼈 속에 공기가 들어 있는 빈 공간으로 위턱굴(가장 큼), 이마굴, 벌집굴, 나비굴이 있다. 이들은 코안과 서로 교통하고, 호흡 시 공기를 가온 · 가습하고, 발성 시 공명작용에 관여하며 머리뼈의 무게를 감소시키는 역할을 한다.
7. ___________은 중간콧길에 열리며 염증 시 배농이 쉽지 않다. 이마굴은 중간콧길에 열리며, 벌집굴은 앞 부위에 위치한 것은 중간콧길에 열리고, 뒷부분에 위치한 것은 위콧길에 열린다. 나비굴은 위콧길에 열린다.
8. 인두는 코인두(귀관과 교통), 입인두, 후두인두로 나뉘며, 5군데와 교통한다.
9. 후두는 기관과 하부 호흡기관의 입구이다. 앞쪽의 갑상연골, 반지연골, 뒤쪽 1쌍의 모뿔연골, 잔뿔연골, 쐐기연골과 후두(덮)개로 구성되어 있다.
10. ___________는 하부기관 통로로 들어가는 음식, 액체를 막기 위한 뚜껑 역할을 한다. 후두의 성대주름은 날숨 시 성대주름을 진동시켜 소리를 만든다.
11. 성대주름은 모뿔연골에서 갑상연골까지 앞쪽으로 펼쳐져 있다. ___________을 움직이는 근육이 소리의 음조를 변화시키기 위해 성대주름의 장력을 변화시킨다.
12. 기관은 15~20개의 C자형 기관연골로 구성되었으며, 4~5번 등뼈 높이에서 왼 · 오른쪽기관지로 분지된다. 점막은 술잔세포가 발달되어 있다.
13. 오른쪽과 왼쪽 일차기관지는 폐로 들어간다. 폐 안으로 엽으로 가는 이차기관지(엽기관지), 기관지 폐구역으로 가는 삼차기관지(구역기관지)로 나눠지며, 세기관지와 종말세관지로 분지된다.
14. 공기의 전도부는 코안 ~ ___________이며, 호흡부는 호흡세기관지, 폐포관, 폐포낭이다.
15. 가스교환은 폐포의 ___________에서 일어난다. 호흡막은 바닥막과 모세혈관의 상피세포로 된 I형 폐포세포로 구성된다.
16. 폐포에는 표면활성물질(surfactant)을 분비하는 II형 폐포세포가 있고, 폐포에 도달한 먼지 입자를 제거하는 큰포식세포가 있다.
17. 우폐는 세 개의 엽, 좌폐는 두 개의 엽으로 구성된다. 엽은 구역기관지로 분지하는 기관지폐구역으로 나뉘는데 좌폐는 8구역, 우폐는 10구역으로 나뉜다.
18. 가슴막은 장막으로 벽가슴막과 내장가슴막 사이의 틈새에는 장액이 얇게 있는 가슴막안이 있다.

해답

2. 내호흡 5. 코선반 7. 위턱굴 10. 후두(덮)개 11. 모뿔연골 14. 종말세기관지 15. 호흡막

주요 용어 설명 MAJOR TERM EXPLANATION

거짓성대(가성대, false vocal cord) 성대 위쪽에 있는 점막 주름. 소리를 내는 것과는 관계가 없으며, 해부학에서는 안뜰주름이라고 함

고유판(lamina propria) 점막상피 아래에 있는 결체조직 구조

기침반사(cough reflex) 기도 또는 상부기도 점막에 기계적 자극이나 아황산가스와 같은 화학물질 흡입에 따른 자극을 주면 반사적으로 일어나는 폐 안 공기의 폭발적 호흡운동

림프양 조직(erectile tissue) 돌기가 있는 여러 세포가 그물처럼 연결된 결합 조직. 편도, 림프샘, 가슴샘 등에서 볼 수 있음

발성(phonation) 날숨에 의해 성대를 진동시켜 음성을 만들어내는 생리현상

분압(partial pressure) 혼합 기체의 압력은 이것을 구성하고 있는 각 성분기체가 각각 단독으로 표시하고 있는 압력의 합과 같다고 간주하였을 때 각 성분기체가 나타내는 압력

술잔세포(goblet cell) 소화관이나 기도에 보이는 점막상피 중에 있으며, 단독으로 분비기능을 영위하는 키가 큰 샘세포(gland cell)

정맥얼기(정맥총, venous plexus) 정맥이 많이 연결되어 그물처럼 얽혀 있는 부분

참성대(진성대, true vocal cord) 후두의 성대근육을 덮는 점막의 주름으로서 후두실의 아래경계를 형성함

폐구역(bronchopulmonary segments) 폐를 이루는 부분. 오른쪽에 10개 구역, 왼쪽에 9개 구역이 있음

폐근(허파뿌리, pulmonary root) 폐문을 통하여 드나드는 기관지, 동맥, 정맥, 림프관, 신경이 가슴막에 둘러싸여 이룬 다발

폐문(허파문, pulmonary hilum) 폐의 안쪽 가운데 부분의 폐동맥, 폐정맥, 기관지 등이 출입하는 부위

표면활성물질(surfactant) 묽은 용액 속에서 계면에 흡착하여 표면장력을 감소시키는 물질

환기(ventilation) 외부의 공기와 폐포 내 공기를 교환하는 과정

호흡기도(respiratory tract) 코에서 인두, 후두, 기관, 기관지를 거쳐 폐포에 이르는 공기의 통로

후두실(laryngeal ventricle) 후두의 성대주름과 안뜰주름 사이에서 가쪽으로 주머니처럼 뻗은 부분

소화계통

DIGESTIVE SYSTEM

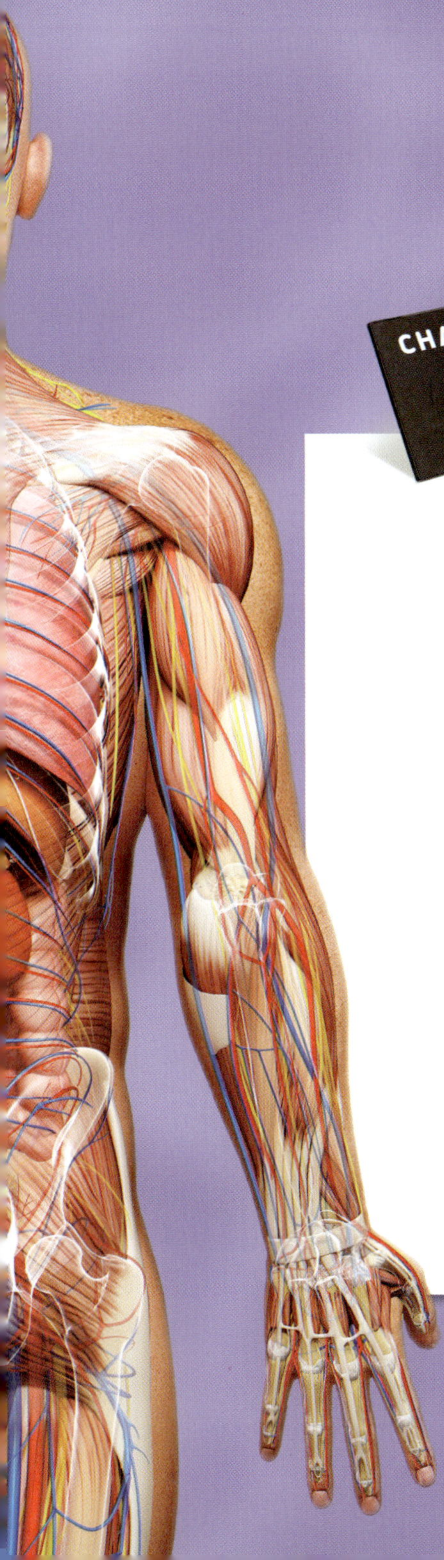

CHAPTER 9

9.1 소화계통의 개관

학습목표 소화계통의 개관에 대해 알 수 있다.

소화계통의 개관 Overview of digestive system

인간의 활동과 생명유지를 위해 음식물을 섭취하여 영양분 흡수를 통해 에너지를 생성하고, 찌꺼기는 분비를 통해 배설한다. 소화계통(digestive system)은 **소화관**(gastrointestinal tract)과 소화 **부속기관**(accessory organ)으로 이루어져 있다. 소화관은 입안에서부터 인두, 식도, 위, 소장, 대장, 항문으로 구성되고, 부속기관은 이, 혀, 침샘, 담낭, 간, 췌장 등과 수많은 소화샘으로 구성된다(그림 9.1).

소화작용은 소화, 흡수, 운동, 분비라는 네 가지 작용에 의해 일어난다. 큰 분자의 음식물을 소화관의 점막을 통해 흡수될 수 있도록 분해하는 것을 **소화**(digestion)라 하며, 또한 잘게 부서진 저분자의 영양소들이 소화관의 점막을 통해 혈액이나 림프로 운반되는 것을 **흡수**(absorption)라 한다. **운동**(mobility)은 섭취, 씹기, 삼키기, 꿈틀운동(연동운동, peristalsis), 분절운동(segmentation)으로 입에서 항문까지 음식물이 이동하는 것을 말한다. **분비**(secretion)는 흡수된 영양분을 제외한 찌꺼기가 창자로 흡수되어 제거되는 과정을 말한다. 소화작용에 대한 **대사**(metabolism)는 생명유지에 필요한 복잡한 화학반응 과정으로 영양소나 열을 에너지로 전환하는 과정이다.

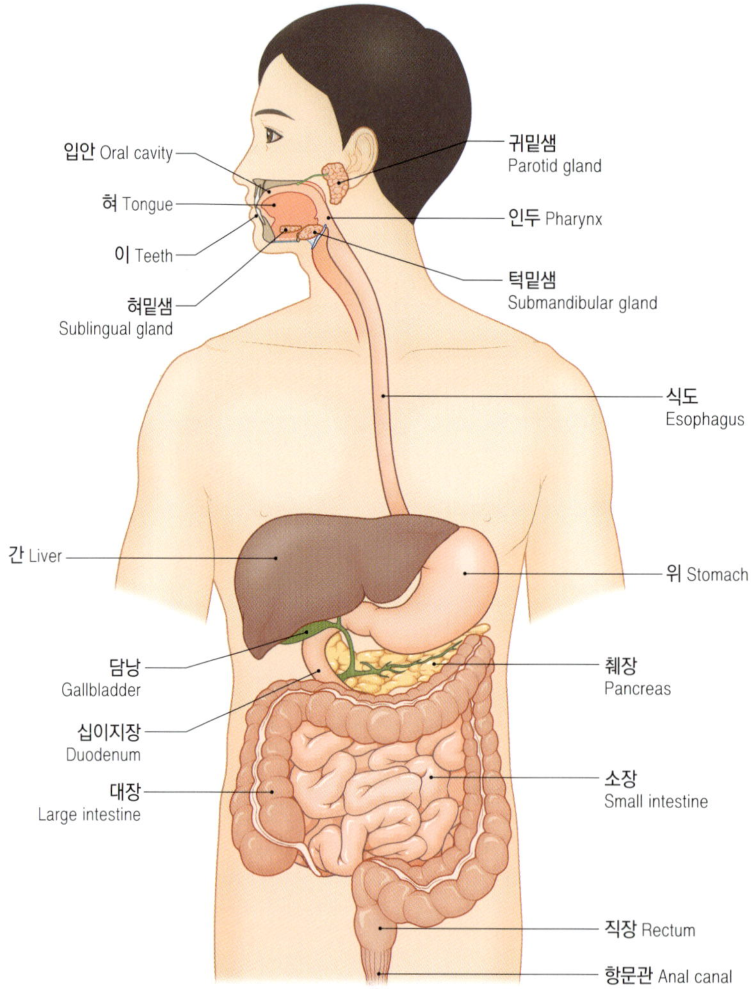

그림 9.1 소화계통

9.2 소화기관의 벽

학습목표 소화기관의 벽에 대해 알 수 있다.

소화기관의 벽 Wall of digestive organ

소화기관의 벽은 일반적으로 4개의 층으로 이루어져 있다. 안쪽부터 점막층, 점막밑층, 근육층 그리고 가장 바깥층은 장막층으로 구성된다.

점막 Mucosa 가장 안쪽 층으로, 부드러운 융모 또는 주름(fold)으로 이루어져 있다. 점막층은 안쪽 **점막상피**, 성긴결합조직(loose connective tissue)의 **점막고유판**(lamina propria mucosa), 민무늬근육(smooth muscle)의 얇은 층인 **점막근육판**(lamina muscularis mucosa)이라는 3층 구조로 이루어져 있다. 점막상피에는 단층원주상피로 된 위샘이 발달되어 있다.

점막밑층 Submucosa 점막층보다 두꺼운 성긴결합조직층으로 혈관, 림프관, 점막밑신경얼기(submucosal plexus), 점액샘을 포함한다. 소장의 공장(빈창자, jejunum)과 회장(돌창자, ileum)에는 각각 **홑림프소절**(단일림프소절, solitary lymphatic nodule)과 **무리림프소절**(집합림프소절, aggregated lymphatic nodule)이 있어 미생물 침투를 막는다.

근육층 Muscular coat 점막밑층 주위를 둘러싼 두꺼운 근육조직층으로 안쪽은 **돌림민무늬근**(circulation smooth muscle), 바깥층은 **세로민무늬근**(longitudinal smooth muscle)으로 이루어져 있다. 이러한 구조는 소화작용과 관련된 운동을 원활하게 해 준다.

장막 Serous membrane 소화관 벽의 가장 바깥층 벽으로 단층편평상피와 성긴결합조직으로 이루어져 있고, 소화관의 바깥막으로 복막을 이루는 층이다(그림 9.2). 장막은 바깥막(adventitia)이라는 섬유성결합조직에 의해 인접한 다른 기관의 결합조직과 연결된다.

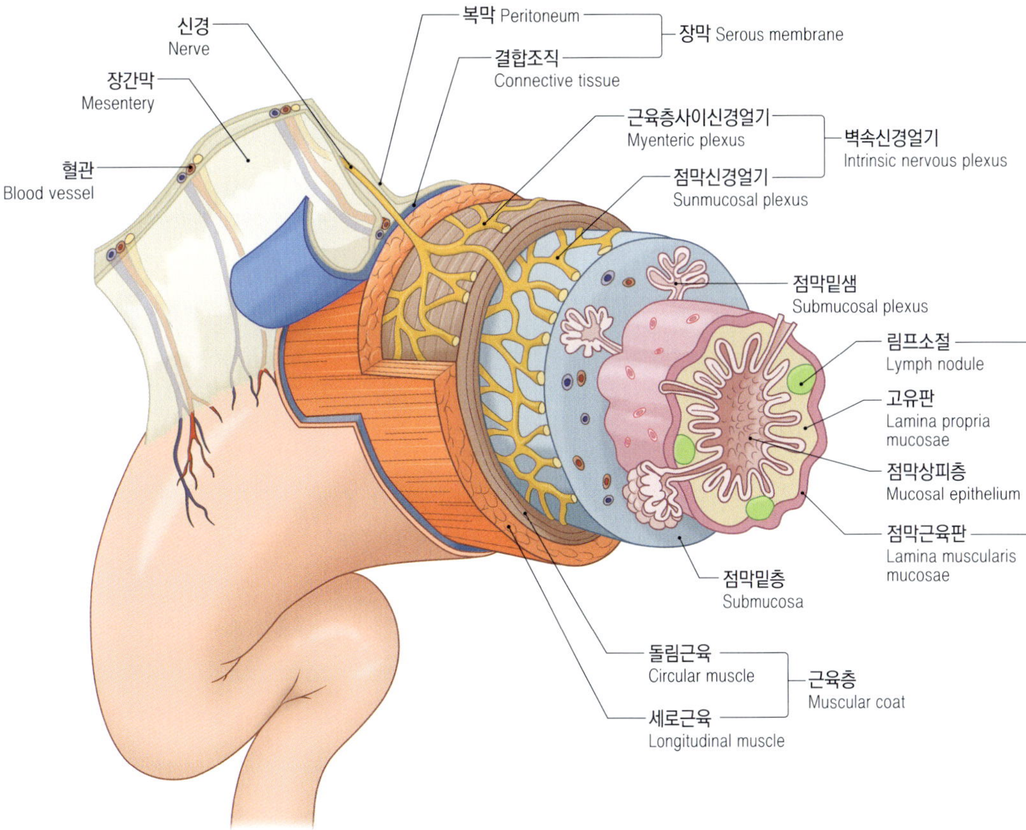

그림 9.2 소화기관의 벽

9.3 소화관

학습목표 입안에 대해 알 수 있다.

입안(구강) Oral cavity

소화기관이 시작되는 첫 관문으로 음식물을 섭취, 소화하며 발성 및 미각기관으로의 역할을 담당한다. 입은 **입술**(lip)에서 **목구멍**(throat)까지로 내부 공간 전체를 입안이라 한다.

입술(구순) Lip

입안안뜰(구강전정, buccal cavity)의 앞벽을 이루는 부분으로, 외부는 피부로 내부는 점막으로 덮여 있다. 위 · 아래 입술(upper, lower lip)은 입둘레근(구륜근, orbicularis oris muscle)으로 구성되며, 위 · 아래 입술이 만나는 가쪽 끝을 입꼬리(oral angle)라 한다. 윗입술(상순, upper lip)의 바깥 중앙에 위 · 아래로 주행하는 고랑을 **인중**(philtrum)이라 한다.

혀 Tougue

입안의 바닥부위에 위치하는 혀는 근육 기관으로 표면은 점막이 덮고 있다. 길이는 약 7cm 정도로 **혀끝**(설첨, apex of tongue), **혀몸통**(설체, body of tongue), **혀뿌리**(설근, root of ton gue)로 구성된다. 혀의 정중고랑(정중구, median sulcus)은 혀몸통을 왼 · 오른쪽으로 대칭적으로 나누고, '∧'자 형태의 **분계고랑**(terminal sulcus)에 의해 혀뿌리와 혀몸통으로 나눈다. 혀의 윗부위는 **혀등**(설배, dorsum tongue)이라고 하며, 혀등의 많은 수의 작은돌기를 **혀유두**(설유두, lingual papilla)라 한다(그림 9.4).

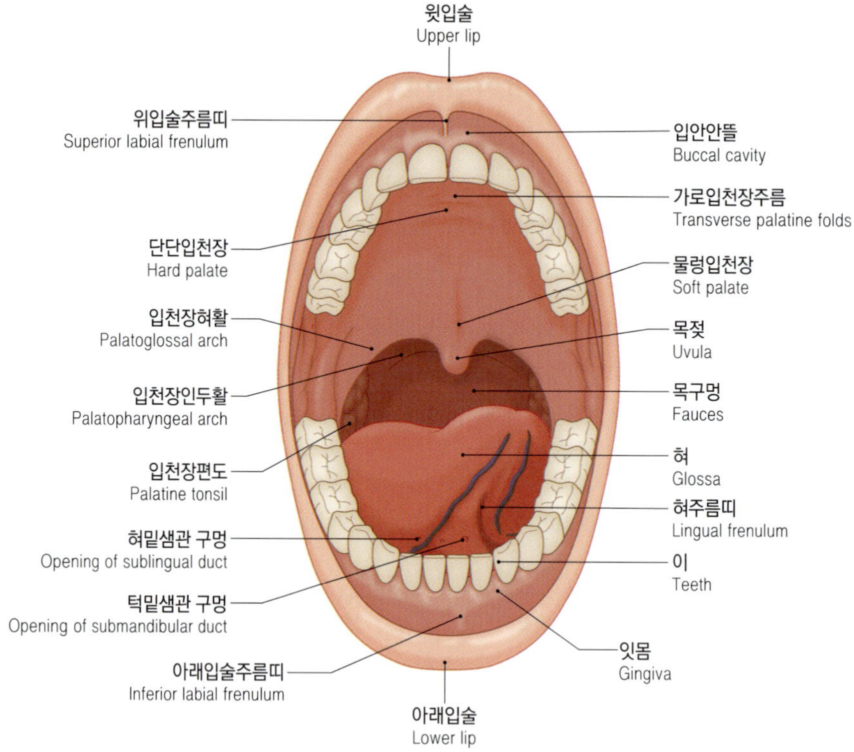

그림 9.3 입안

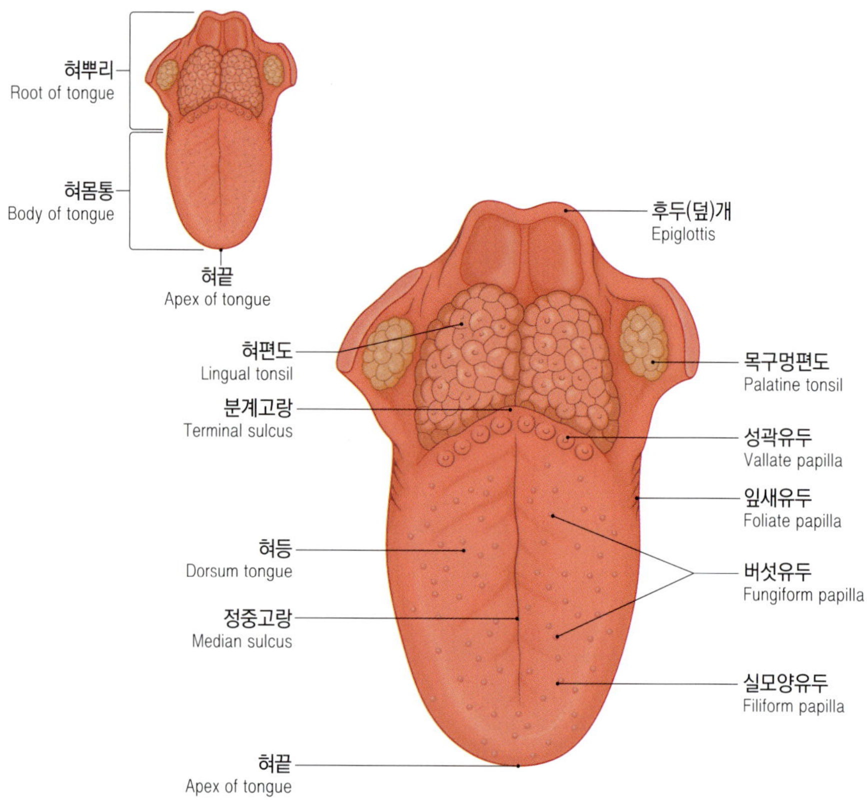

그림 9.4 혀(등쪽 표면)

9.3 소화관

학습목표 인두에 대해 알 수 있다.

인두 Pharynx

입안 뒤에 있는 공간인 인두는 나비뼈 바닥에서 목뼈 6~7번 높이에 있고, 코안에서 후두, 입안에서 식도로 이어지는 교차부를 이루는 길이 약 12cm 정도의 쌈지 모양의 복잡한 관이다. 인두는 세 부분으로 나뉜다.

코인두 Nasopharynx 앞쪽으로 뒤콧구멍(후비공, choana)을 통하여 코안과 교통하고, 양쪽으로는 **귀관인두구멍**(pharyngeal opening of auditory tube)을 통해 고실(tympanic cavity)과 교통한다. 물렁입천장(연구개, soft palate) 위쪽에 위치하며, 코안과 교통하여 공기의 통로 역할을 한다.

입인두 Oropharynx 입안의 뒤쪽에 위치하며, 음식물이 입안에서 아래로 넘어가는 통로이며, 입과 식도를 연결한다. 음식물이 넘어갈 때 **목젖**(uvula)과 물렁입천장은 입안의 음식이 코로 넘어가는 것을 방지하고, **후두(덮)개**(epiglottis)는 기도를 차단하여 음식이 식도로 이동하게 한다.

후두인두 Laryngopharynx 입안인두의 바로 아래에 위치하며 후두(덮)개의 위쪽 경계 부위에서부터 반지연골까지로 중층편평상피로 이루어져 있으며 식도로 이어지는 통로이다(그림 9.5). 인두는 코안, 입안, 귀관, 후두, 식도 등 5곳과 교통하고 있으며, 꿈틀운동(연동운동, enterokinesia)을 통해 음식물을 식도 쪽으로 이동시킨다.

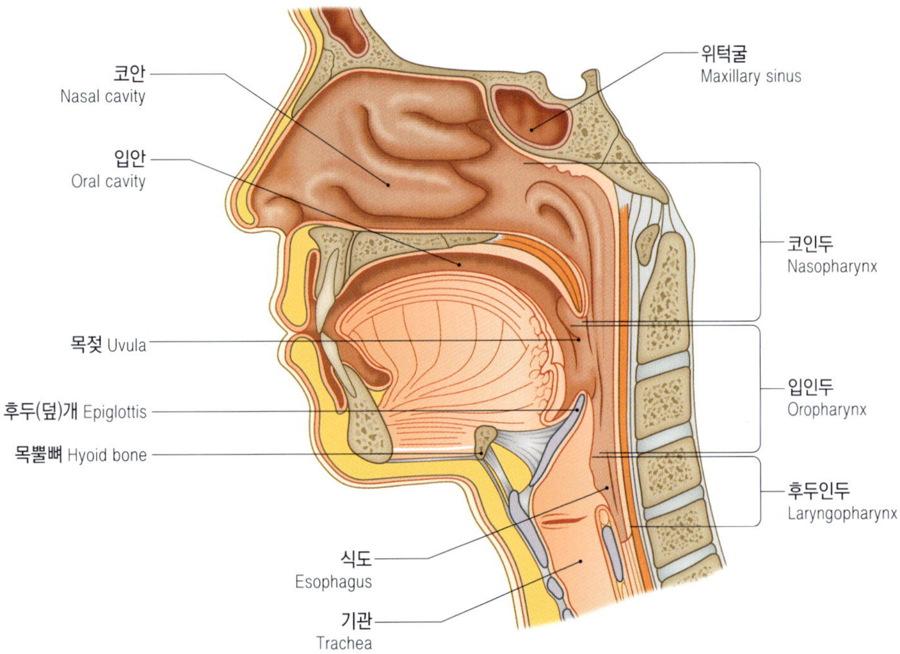

그림 9.5 인두

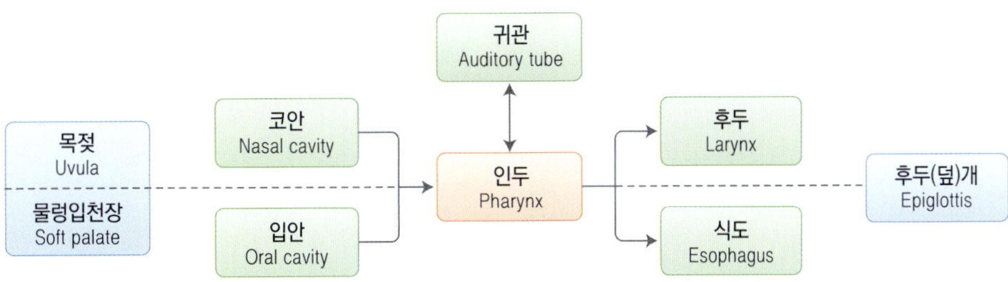

그림 9.6 인두의 연결

9.3 소화관

학습목표 식도에 대해 알 수 있다.

식도 Esophagus

식도는 인두와 위(stomach)를 연결하며, 목뼈 6번 높이의 후두인두에서 시작되어 가로막(횡격막, diphragm)의 식도구멍(esophageal hiatus)을 지나 등뼈 11번 높이에 있는 위의 들문까지 이어지는 약 25cm의 근육관이다. 기관과 심장 뒤쪽에 위치하며, 음식물의 통로로, 이를 위(stomach)로 보낸다. 음식물이 통과하지 않을 때에는 관이 서로 붙어 납작하며 속 벽에는 세로로 주행하는 주름이 만들어진다. 식도의 굵기는 일정하지 않으나 세 군데에서 생리적으로 잘록해지는 부분이 생기며 나머지 부분은 긴 방추형이다.

식도의 구분 식도는 세 부분의 잘록부로 나뉜다. **첫째 잘록부**(1st narrowing)는 식도가 시작하는 부위로, 반지연골 뒤의 목뼈 6번 높이이다. **둘째 잘록부**(2nd narrowing)는 기관갈림으로 기관이 왼쪽과 오른쪽 기관지로 갈라지는 부위이며, 등뼈 4번과 5번 사이에 해당된다. **셋째 잘록부**(3rd narrowing)는 가로막을 관통하는 부위인 식도구멍이며, 등뼈 10번에 해당된다. 첫째 잘록부에서 둘째 잘록부 사이는 가로무늬근육이 분포하고, 둘째 잘록부에서 셋째 잘록부 사이는 가로무늬근육과 민무늬근육이 혼재되어 있으며, 셋째 잘록부 가까이에서는 민무늬근육만 존재한다. 이들 잘록부위는 이물질이 걸리기 쉽고 암 발생이 빈번한 곳이다. 특히 셋째 잘록부를 지나 위와 이어지는 가로막 아래 부위의 식도 바깥막의 대부분은 복막으로 덮여 있고, 결합조직의 섬유막이 아닌 S자 모양의 경사가 있고, 모세혈관이 밀집해 있어 위내시경(gastroscope) 시 유의해야 한다.

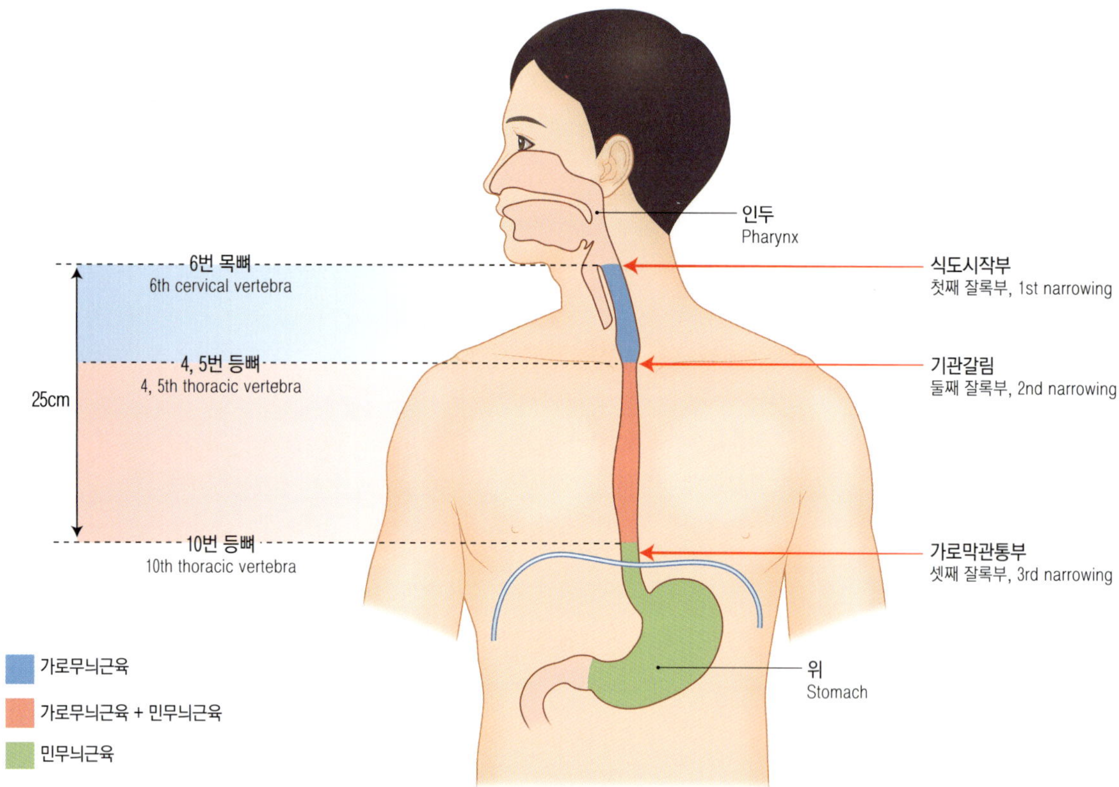

그림 9.7 식도

9.3 소화관

학습목표 위에 대해 알 수 있다.

위 Stomach

위는 식도와 십이지장 사이에 있으며, 길이는 약 25~30cm이다. 가로막 바로 아래 왼쪽에 위치한 유연성이 있는 J자 모양의 소화관으로 음식물이 소화되는 동안 민무늬근육의 수축에 의해 다양한 형태로 바뀐다. **위의 용량**은 비어있을 때는 약 50mL, 일반 용량은 1.0~1.5L이며, 최대로 4L까지 늘어날 수 있다. 위의 오른쪽 굽이는 **작은굽이**(소만곡, lesser curvature)로, 작은굽이의 가장자리는 식도로부터 안쪽을 따라 위쪽면의 십이지장까지 짧은 거리(약 10cm)에 펼쳐져 있고 간과 마주보고 있다. 작은굽이에서 날문(유문, pylorus)으로 이어지는 부위의 **모파임**(각파임, angular notch)은 경사도가 심해 위궤양(gastric ulcer)이 빈발한다. 위의 왼쪽 굽이는 **큰굽이**(대만곡, greater curvature)이며, 더 긴 가장자리(약 40cm)는 식도로부터 바깥쪽에서 아랫면의 십이지장까지이다(그림 9.8).

섭취한 음식물을 일시적으로 저장하고 위벽 운동에 의한 기계적 작용과 분비되는 위액의 화학적 작용이 일어난다. 위는 알코올과 아스피린 같은 일부의 물질만을 흡수하고, 나머지는 십이지장으로 보낸다.

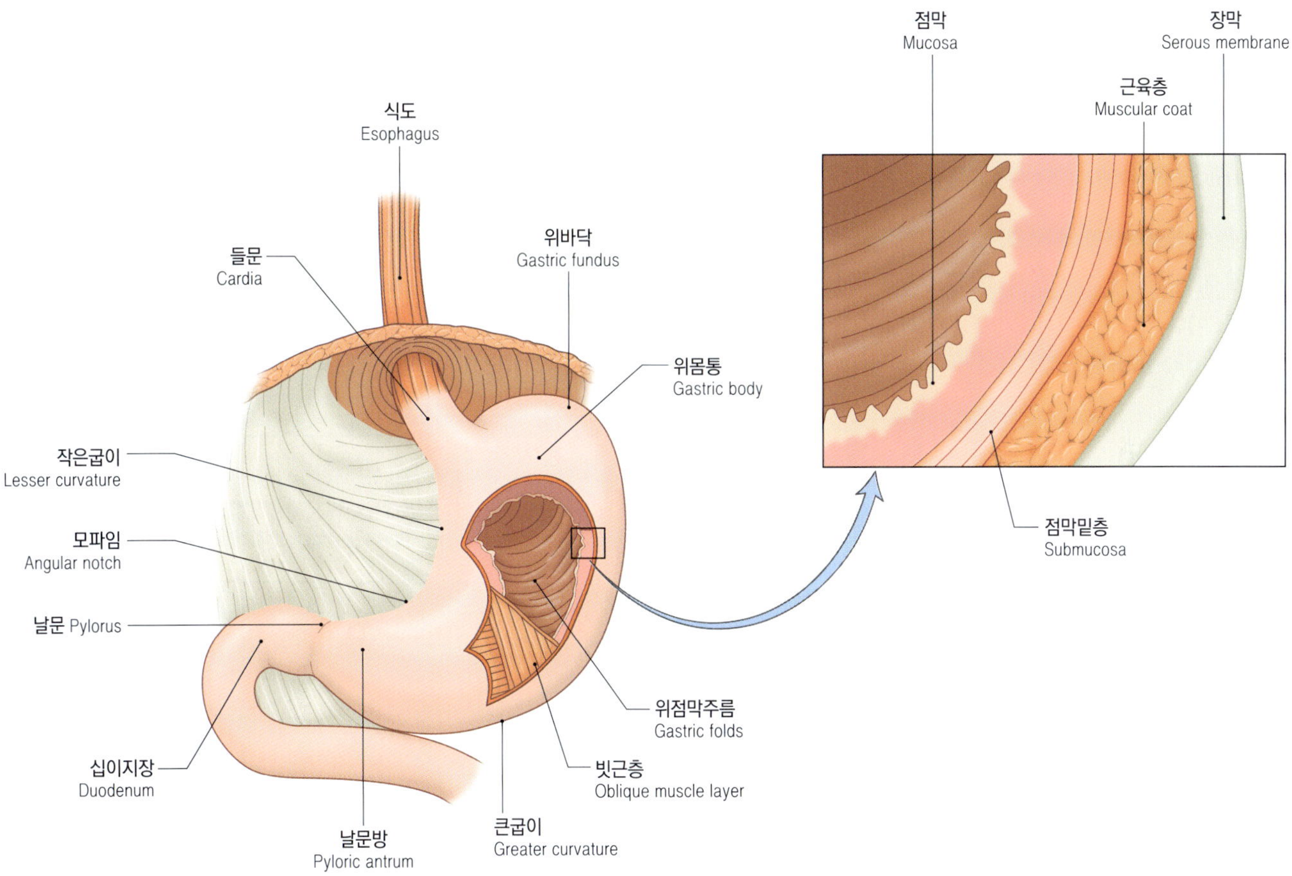

그림 9.8 위

9.3 소화관

학습목표 위의 4구역과 위벽의 구조에 대해 알 수 있다.

위의 4구역 Four area of stomach

들문(분문) Cardia 위가 식도에 접하는 위의 입구로 **들문조임근**(cardiac sphincter)이 있어 음식물을 위 안으로 들여보내는 것을 조절한다.

위바닥 Gastric fundus 들문에서 왼쪽 위부위에 둥근 천장 모양으로 불룩한 부분이다.

위몸통 Gastric body 위바닥 오른쪽 아래 넓은 부분이며, 위몸통은 위의 대부분을 차지하는 팽대된 곳이다. 위바닥과 위몸통에 걸쳐있는 **위바닥샘**(fundic gland)은 소화와 관련된 효소와 점액 등을 분비하는 곳으로 펩시노젠(pepsinogen)을 분비하는 **으뜸세포**(chief cell), 염산(HCl)과 비타민 B12 흡수에 필요한 내인(인)자(intrinsic factor)를 분비하는 **벽세포**(parietal cell), 강한 산성(pH 2)인 위 안을 보호하기 위해 점액(mucous)을 분비하는 **목점액세포**(mucous neck cell), 세로토닌(serotonin), 히스타민(histamine), 자가분비조절물질(autocrine regulator)을 분비하는 **은친화세포**(argentaffin cell)로 구성된다. 특히 벽세포는 적혈구 성숙에 필요한 비타민 B12의 흡수에 관여하는 내인(인)자를 생성한다. **악성빈혈**(pernicious anemia)은 벽세포 파괴로 인한 내인(인)자의 결핍으로 인해 발생할 수 있다.

날문(유문) Pylorus 위의 아래쪽으로 십이지장과 이어지는 부분이다. 날문에는 **날문조임근**(pyloric sphincter)이 있어 음식물이 십이지장으로 배출되는 것을 조절하고 위쪽으로 역류되는 것을 막으며 십이지장 안으로 유미즙이 통과하는 것을 조절한다(그림 9.9). 또한 날문에서 위몸통으로 이어지는 부위를 **날문방**(pyloric autrium)이라 한다.

위벽의 구조 Structure of stomach wall

위벽은 안쪽에서부터 점막층, 점막밑층, 근육층, 장막층의 4개의 층으로 되어 있으며, 근육층과 점막층은 독특한 구조로 되어 있다. 근육층의 바깥층은 세로근(종주근, longitudinal muscle), 중간층은 돌림근(circular muscle), 안쪽층은 빗근(oblique muscle)의 3층 구조이다. 점막층은 불규칙한 위점막주름(gastric folds) 사이의 특징적인 함몰 부위를 **위오목**(gastric pit)이라고 하며, 여기에 수많은 관 모양의 **위샘**(gastric gland)이 있고 위샘에서는 위액을 분비한다.

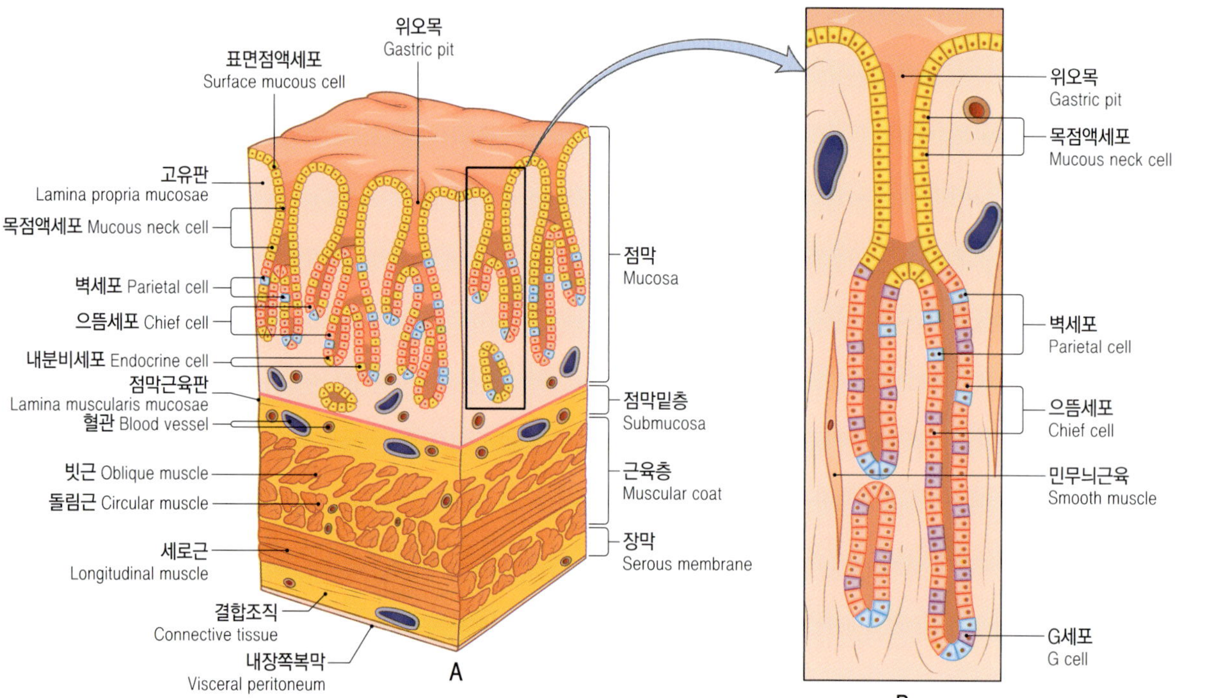

그림 9.9 위벽. A: 구조, B: 위바닥샘의 구성세포

9.3 소화관

학습목표 소장에 대해 알 수 있다.

소장(작은창자) Small intestine

위(stomach)의 날문에서부터 대장의 맹장과 경계를 이루는 길이 6~7m의 긴 원통형 창자이며 **십이지장**, **공장**, **회장**의 세 부분으로 구분된다(그림 9.10).

십이지장(샘창자) Duodenum 위의 날문조임근에서 시작하여 허리뼈 1번에서 3번 사이의 오른쪽으로 굽어진 직경 5cm, 길이 25~30cm 정도의 **C자형의 장기**로 상부, 하행부, 하부, 상행부로 나뉜다. **하행부**에는 총담관(온쓸개관, common bile duct)과 췌관(이자관, pancreatic duct)이 개구하는 **대십이지장유두**(major duodenal papilla)가 있는데, 팽대조임근(sphincter muscle of ampulla)이라 하는 **오디조임근**(sphincter of Oddi)은 담즙과 췌액의 분비량을 조절한다. 대십이지장유두 위쪽으로 2~3cm 지점에는 소십이지장유두(minor duodenal papilla)가 있고, 이곳으로 부췌관(덧이자관, accessory pancreatic duct)이 열린다. 안쪽벽은 돌림주름(circular fold)이라고 하는 10mm 높이의 가로축이 나선 모양으로 배열되어 있다. 이러한 구조는 유미즙을 느리게 진행시켜 점액과 접촉을 유도하고 점액을 따라 나선 통로 위를 흐르게 하며 충분한 혼합과 소화 그리고 영양흡수를 일으키게 한다.

공장(빈창자) Jejunum 십이지장과 회장 사이의 연결구조로 길이 약 2.5m로 소장의 40%를 차지하며 전형적으로 비어있는 것에서 유래한 명칭이다. 공장은 배의 왼쪽 사분원 안에서 시작하고 대부분 배꼽구역의 안쪽에 위치한다. 돌림주름은 크고 높으며 밀접한 간격이 있어 대부분의 소화와 영양소 흡수가 일어난다. 공장에는 림프기관인 림프소절(lymphatic nodule)이 산재해 있는 **홑림프소절**(단일림프소절, solitary lymph nodule)이 있다.

회장(돌창자) Ileum 공장과 대장의 맹장 사이에 있는 약 3.5m의 가장 긴 창자로 주로 아랫배부위와 골반안의 일부를 차지한다. 회장의 벽은 공장과 비교하면 더 얇고 근육이 적으며 혈관도 적어 엷은 분홍색으로 보인다. 공장과 다르게 돌림주름의 발달은 미약하나 림프소절이 모여 형성한 **무리림프소절**(집합림프소절, aggregated lymphatic nodule)인 파이어반(Peyer patch)이 있으며, 염증과 탈장(hernia)의 호발부위로 **메켈곁주머니**(회장곁주머니, Meckel diverticulum)가 있다.

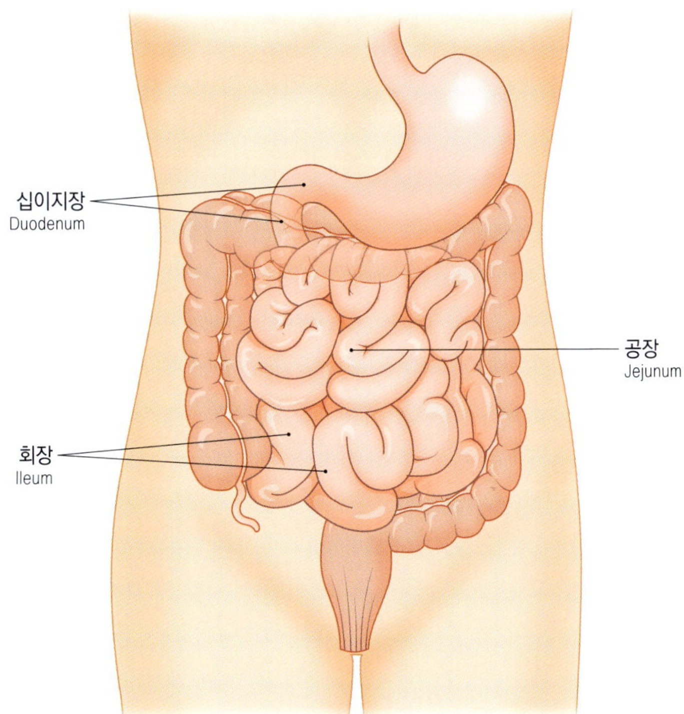

그림 9.10 소장

9.3 소화관

학습목표 소장의 벽에 대해 알 수 있다.

소장의 벽 Wall of small intestine

소장은 우리 몸에서 가장 긴 기관으로 폭은 2.5cm에 불과하지만, 소장의 안쪽 벽에는 수많은 주름으로 이루어져 있고, 그 주름마다 손가락 모양의 돌기인 수백만 개의 **융모**(villus)가 빽빽하게 나 있어 우리 몸이 필요로 하는 영양분을 흡수한다. 융모의 모세혈관 사이에 림프관이 들어있어 모세혈관으로는 탄수화물과 단백질이 흡수되고, 암죽관(chyle duct)으로는 지방이 흡수된다.

소장의 벽에 나 있는 융모를 전자현미경으로 확대해 보면, 융모 하나에 천 개나 되는 **미세융모**(microvillus)들이 붙어 있어 융모가 영양분을 최대한 흡수할 수 있도록 표면적을 넓혀주는 역할을 한다.

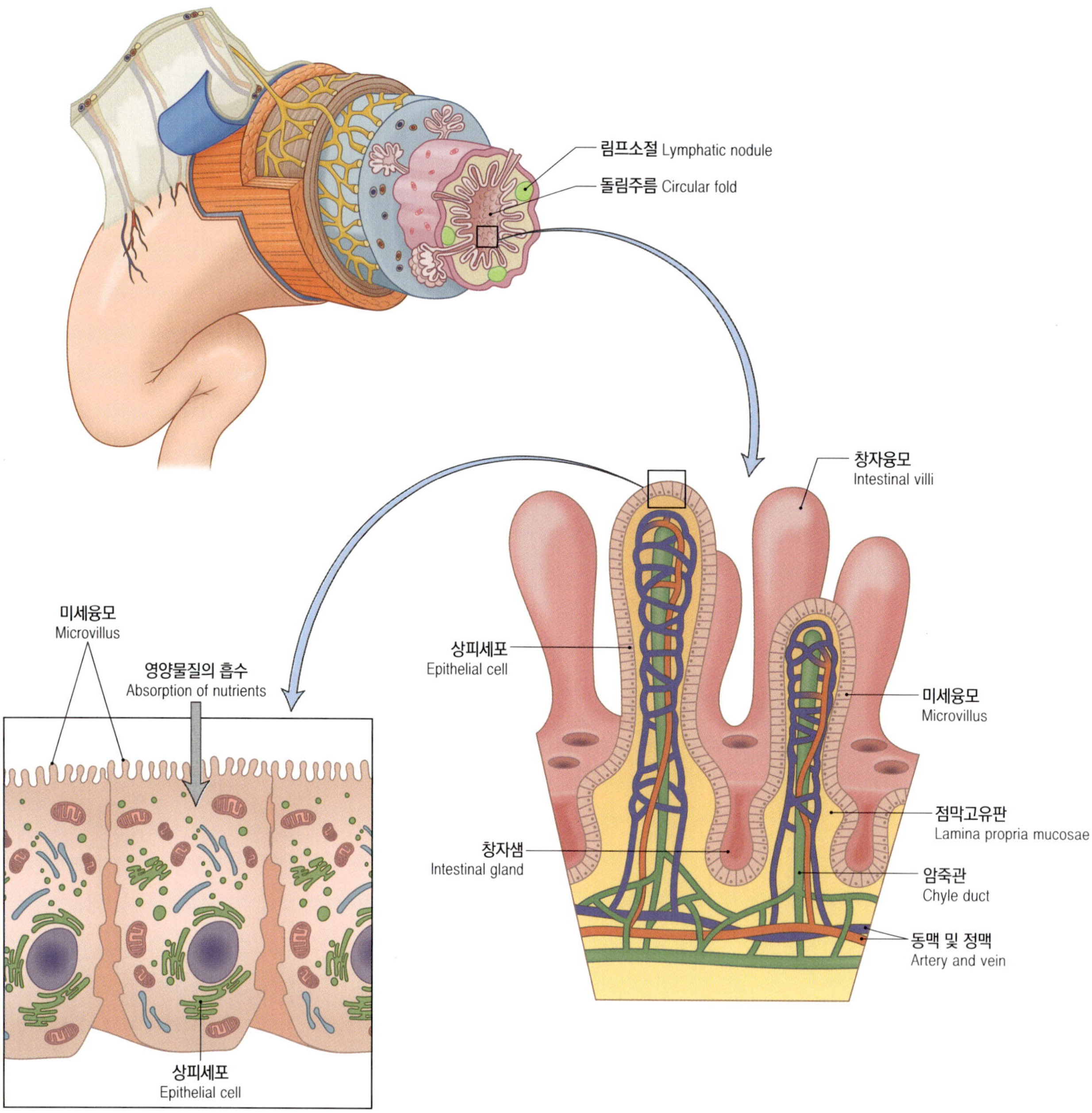

그림 9.11 소장의 벽과 융모

9.3 소화관

학습목표 대장에 대해 알 수 있다.

대장(큰창자) Large intestine

길이는 약 1.5m의 소화관의 끝 부분으로 식물성 섬유, 물, 소금, 전해질을 흡수하고 비타민 B와 비타민 K를 합성하며 음식물을 부패시켜 대변을 만든다. 대장은 **맹장**(막창자, cecum), **충수**(막창자꼬리, vermiform appendix), **결장**(잘록창자, colon), **직장**(곧창자, rectum), **항문관**(anal canal)으로 구성되는데, 배안의 오른쪽 아랫부위에서 맹장으로 시작하여 위쪽으로 올라갔다가 왼쪽으로 가로로 주행하여 배안의 왼쪽에서 다시 내려가고 골반안으로 내려와 직장과 항문으로 연결된다(그림 9.12).

대장의 3대 특징은 결장팽대(잘록창자팽대, haustrum), 복막주렁(epiploic appendage), 결장끈(잘록창자띠, tenia coli)이다. **결장팽대**는 결장끈에 의해 마디를 지어 볼록하게 튀어나온 부분이다. **복막주렁**은 지방이 들어 있는 노란색 복막의 주머니로 그물막띠와 자유띠에 매달려 있어 배부 팽창 시 마찰을 줄여주는 역할을 하는 것으로 여겨진다. **결장끈**은 대장벽의 세로근육층이 세 곳에서 밀접하여 이룬 띠로 앞쪽을 그물막띠(tenia omentalis)라고 하며, 뒤쪽 2개를 간막띠(tenia mesocolica)와 자유띠(tenia libera)라 한다.

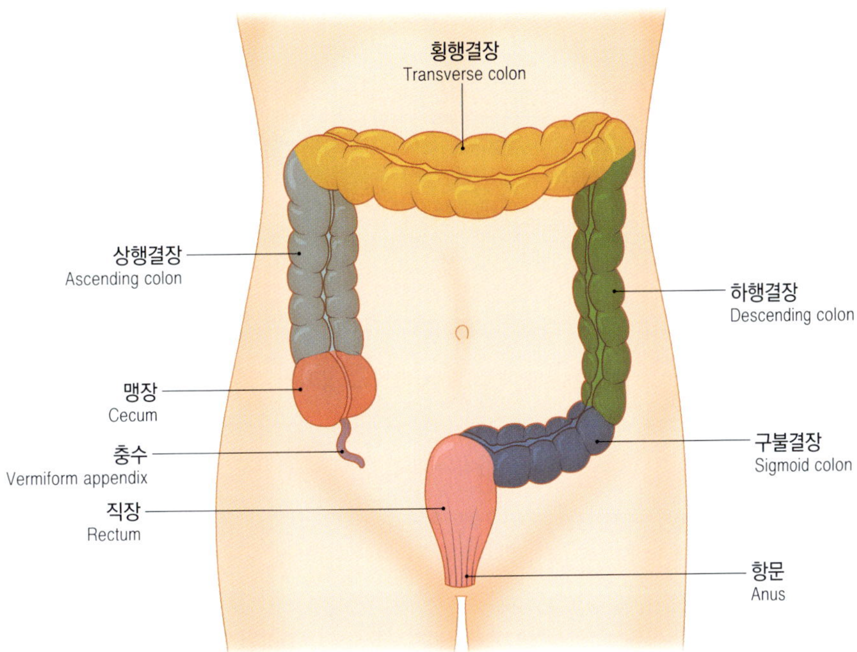

그림 9.12 대장

더 알아보기

충수(막창자꼬리) Vermiform appendix

충수(막창자꼬리, vermiform appendix)는 대장의 시작부인 맹장 끝에 있는 꼬리 모양의 근육질의 좁은 관으로 굵기는 0.5~1cm, 길이는 6~7cm로 맹장 쪽에는 열려있고 반대쪽은 막혀있다. 충수는 소화기능은 없으며 림프조직이 많은데, 입구가 막히거나 내용물을 맹장으로 보내지 못하여 충수염(appendicitis)이 발생하게 된다. 초기에는 위배부의 미미한 통증으로 시작해 점차 오른쪽 아래배부로 국한된 통증이 발생한다. **맥버니점**(McBurney point)은 충수 부위의 바닥부로 충수염 시 압통이 나타나기 때문에 매우 유용한 진단 기준이 되는데, 배꼽과 오른쪽 위앞엉덩뼈가시(anterior superior iliac spine, ASIS) 사이를 잇는 가상선상의 엉덩뼈(ilium)쪽 1/3 지점에 있다.

9.3 소화관

학습목표 대장(맹장, 결장, 직장)과 항문에 대해 알 수 있다.

맹장(막창자) Cecum 대장이 시작되는 부분으로 회장과 연결되는 회맹장구멍(돌막창자구멍, ileocecal ostium)보다 약간 아래쪽에 매달린 창자이다. 길이는 5~6cm이며 끝이 막힌 주머니와 같다. 회장과 맹장은 거의 직각으로 연결되며, 경계 부분인 회맹장구멍의 내부에는 2개의 판막으로 형성된 **회맹판막**(돌막창자판막, ileocecal valve)이 있어 대장의 내용물이 소장으로 역류되는 것을 막아준다. 회맹판막은 맹장의 속에서 보면 점막의 주름이 두터운 입술처럼 솟은 것 같이 보이며, 이 주름 속에는 돌림근육층 섬유가 포함되어 있다. 맹장의 아래 끝에 붙어 있는 가느다란 관 모양의 돌기인 충수(막창자꼬리, vermiform appendix)가 있다.

결장(잘록창자) colon 상행결장, 횡행결장, 하행결장, 구불결장으로 나뉜다.

상행결장[오름(잘록)창자] Ascending colon 오른쪽에 세로로 위치하며 간의 아래쪽 경계까지 위로 올라온다. 왼쪽으로 굽어지는 우결장굴곡(오른창자굴곡, right colic flexure)까지로 길이는 20cm로 결장 중에서 가장 짧고 복막은 앞면만 덮여 있어 운동이 제한되어 있다.

횡행결장[가로(잘록)창자] Transverse colon 상행결장에 이어 왼쪽으로 가로질러 십이지장의 앞을 지나 왼쪽 신장의 앞에서 비장의 아래쪽 끝에 이르고 우결장곡보다 약간 위에 있는 좌결장굴곡(왼창자굴곡, left colic flexure)을 형성하여 하행결장에 이르는 길이는 약 50cm로 결장 중 가장 길고 운동성이 활발한 부위이다.

하행결장[내림(잘록)창자] Descending colon 배 왼쪽에 세로로 위치하며, 위와 비장의 아래에서부터 엉덩뼈능선(장골능, iliac crest)까지 뻗어 있다.

구불결장[구불(잘록)창자] Sigmoid colon 엉덩뼈능선 아래로 내려가는 대장의 일부이다. S자 모양의 곡선을 형성하기 때문에 구불결장으로 불린다.

직장(곧창자) Rectum 구불결장에 이어져 항문(anus)에 이르는 부위로, 길이는 약 20cm이다. 남성은 방광, 전립샘 및 요도구멍 뒤에, 여성은 자궁과 질 뒤에 위치해 있다. 복막은 앞쪽만 덮고 있고 뒤배벽에 고정되어 있다. 직장은 결장과 거의 같은 구조를 하고 있으나 결장끈, 결장팽대, 복막주렁과 같은 결장의 특징적인 구조물은 볼 수 없다. 직장의 위쪽은 단층원주상피로 구성되어 있으나 항문 쪽으로 내려가면서 중층편평상피로 바뀐다. 항문과 경계부위에는 바깥세로근육층은 점차 줄어들고 속돌림근육층이 두껍게 발달해 속항문조임근(internal anal sphincter)을 형성한다.

항문관과 항문 Anal canal & anus

항문관(anal canal)은 직장과 항문 사이에 위치한 길이 3~4cm의 관으로 항문에 개구하는 바로 윗부분을 항문관이라 하고, 그 위쪽에 내용물을 보관하는 볼록한 곳을 직장팽대(rectal ampulla)라 한다.

항문관 아래의 피부와 점막의 이행부위는 민무늬근육층이 두꺼워져 속항문조임근을 형성한다. 이곳의 위쪽에는 세로로 가는 5~8개의 융기가 있는데, 이 기둥 모양의 돌출부를 **항문기둥**(anal column)이라 한다. 항문기둥 사이의 오목한 부분인 **항문굴**(항문동, anal sinus)의 점막 안에는 특히 직장정맥총(곧창자정맥얼기, rectal venous plexus)이 많다(그림 9.14).

9.3 소화관

학습목표 대장(맹장, 결장, 직장)과 항문에 대해 알 수 있다.

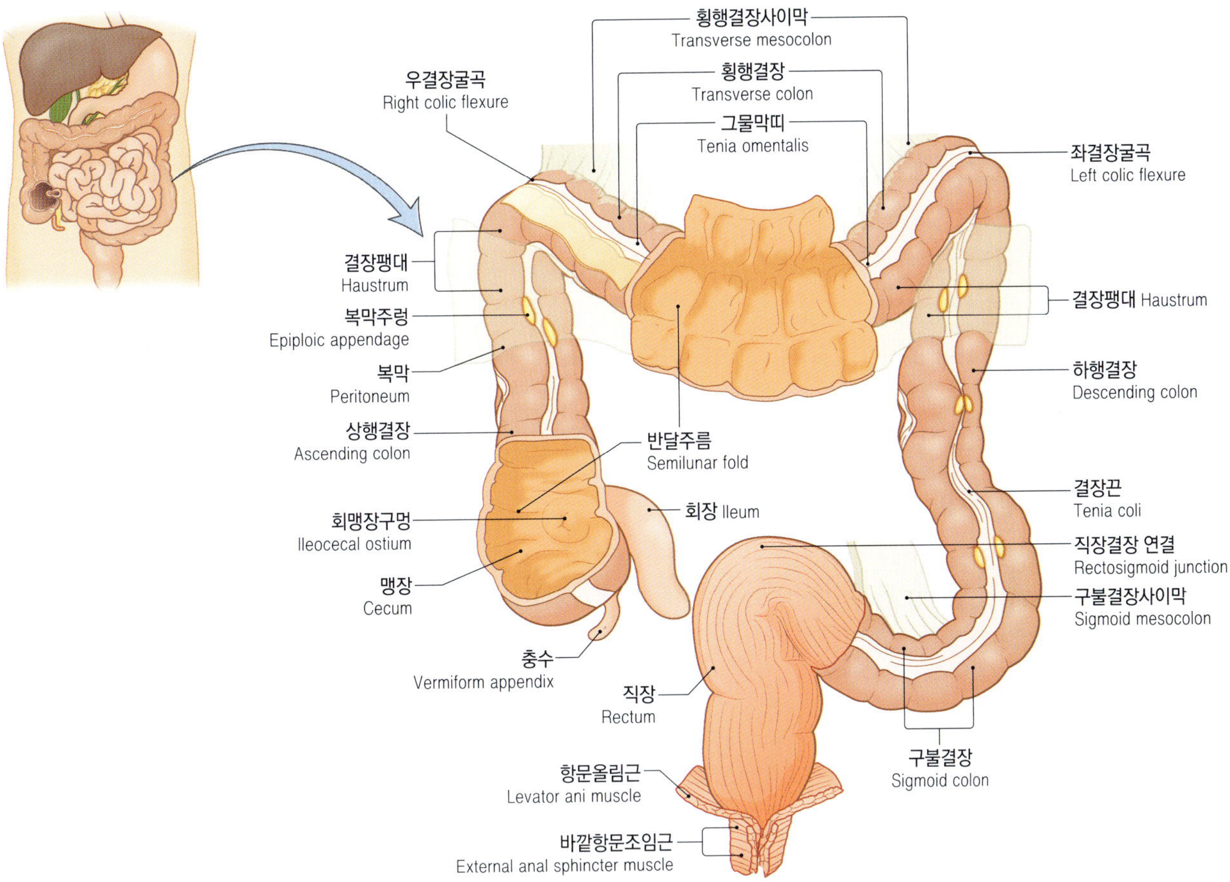

그림 9.13 대장

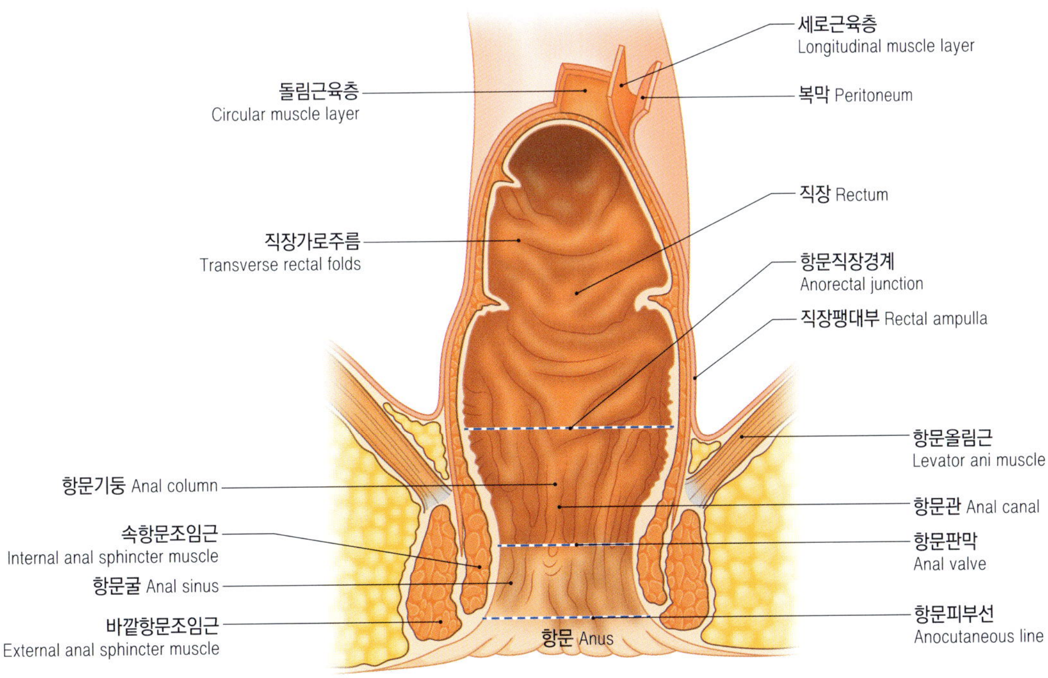

그림 9.14 직장과 항문

9.4 부속기관

학습목표 혀의 유두와 지배신경에 대해 알 수 있다.

혀의 유두 Lingual papilla

혀등에 있는 수많은 혀유두 중에서 **성곽유두**(유곽유두, vallate papilla)는 분계고랑 앞쪽에 성곽처럼 두른 가장 큰 유두이며, 맛을 감지하는 맛봉오리(taste bud)가 가장 발달되어 있다. **잎새유두**(엽상유두, foliate papilla)는 혀의 가쪽면에 분포하는데, 편도나 가슴샘처럼 성인에서는 퇴화하여 흔적만 남아 있다. **실모양유두**(filiform papilla)는 실처럼 가늘고 긴 유두로 가장 많이 분포하며 맛봉오리가 없다. **버섯유두**(심상유두, fungiform papilla)는 버섯 모양으로 약간의 맛봉오리가 있으며, 대부분 혀끝과 혀몸통에 분포한다.

미각 Gustation 미각은 미각수용기(실모양유두 제외)인 유두의 맛봉오리에서 감지하며, 맛봉오리는 미각세포(taste cell)와 지지세포(supporting cell)로 구성된다. 5대 미각은 단맛(sweet), 짠맛(salty), 신맛(sour), 쓴맛(bitter) 그리고 맛좋음(감칠맛, palatability)이 포함된다. 맛을 감지하는 혀의 감지부분이 다른데 단맛은 혀의 끝에서, 짠맛은 혀의 앞가쪽, 신맛은 혀 가쪽중간부, 쓴맛은 성곽유두 앞쪽에 걸쳐 감지된다(그림 9.15).

혀의 지배신경 Nerve innervation of tongue

혀는 일반감각과 특수감각 및 운동까지 하는 제3의 눈이며, 총 다섯 개의 뇌신경이 분포한다. 혀의 앞쪽 2/3의 일반감각은 삼차신경 분지인 **혀신경**(설신경, lingual nerve)이 담당하고, 특수감각은 얼굴신경분지인 **고실끈신경**(chorda tympani nerve)이 담당한다. 혀의 뒤쪽 1/3은 **혀인두신경**이 일반감각과 특수감각을 담당하고, 후두(덮)개 부근은 **미주신경**이 담당한다. 혀의 운동은 **혀밑신경**(hypoglossal nerve)이 담당한다.

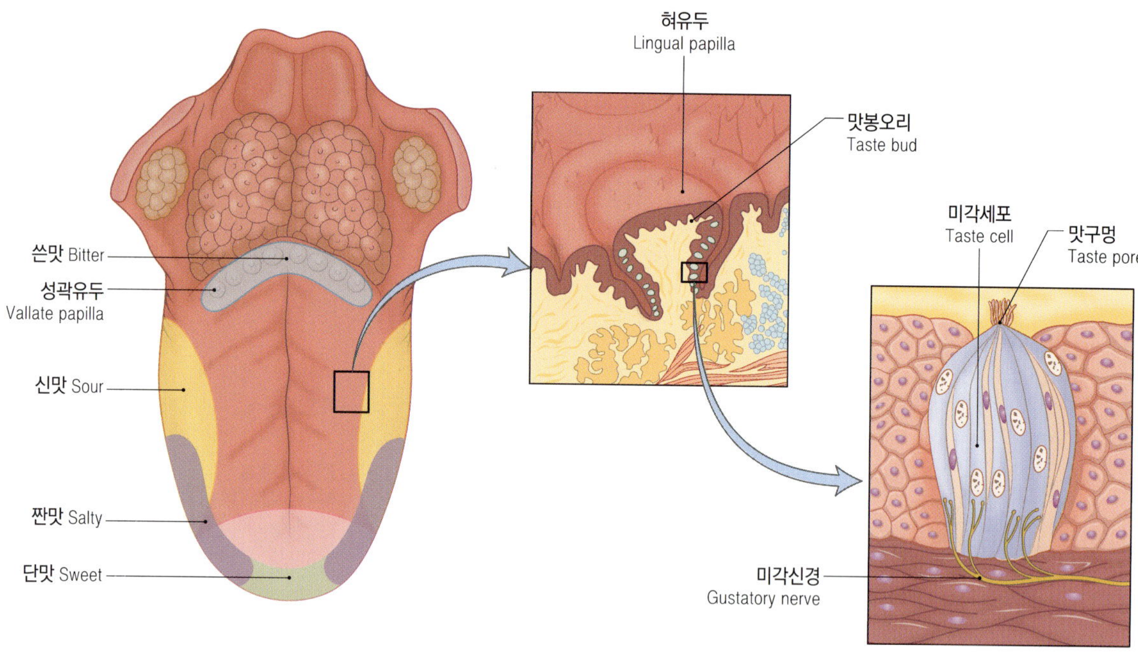

그림 9.15 미각의 분포와 맛봉오리

9.4 부속기관

학습목표 이에 대해 알 수 있다.

이 Teeth

섭취한 음식물을 자르고 찢고 갈아서 음식물을 삼키기 전에 침과 섞일 수 있도록 돕는 소화기관이다.

이의 구조 Structure of teeth 이는 이머리(치관, dental crown), 이목(치경, dental neck), 이뿌리(치근, dental root)의 세 부분으로 나뉜다. **이머리**는 이의 노출된 부분이며 인체에서 가장 단단하고 화학적으로 안정된 조직으로 칼슘이 주성분인 사기질(에나멜질, enamel)로 덮여 있다. **이뿌리**는 이에서 가장 무른 부분으로 시멘트질(cementum)로 덮여 있다. 이목에서 이뿌리로 갈수록 두꺼워지고 치주인대(periodontal ligament)가 부착한다. 이들 밑에는 이의 대부분을 이루는 상아질(dentin)로 안쪽에 위치한다. 이와 같이 이는 사기질, 상아질 및 시멘트질로 구성된다(그림 9.16).

이의 종류와 개수 사람의 이는 출생 후 6~8개월부터 나오기 시작하는 것을 **젖니**(유치, milk tooth), 7세부터 15세 사이에 젖니가 교체되고 평생 남아있는 것을 **간니**(영구치, permanent tooth)라 한다. 젖니는 앞니(절치, incisor) 2개, 송곳니(견치, canine) 1개, 어금니(대구치, molar) 2개 등 5개가 1조가 되어 위 · 아래 · 왼쪽 · 오른쪽 4조로 구성되어 총 20개이다. 간니는 앞니 2개, 송곳니 1개, 작은어금니(소구치, premolar) 2개, 큰어금니(대구치, molar) 3개 등으로 총 32개이다(그림 9.18).

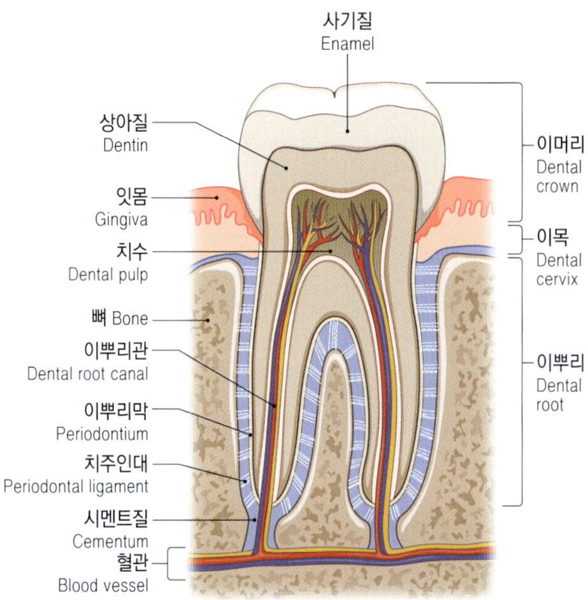

그림 9.16 이

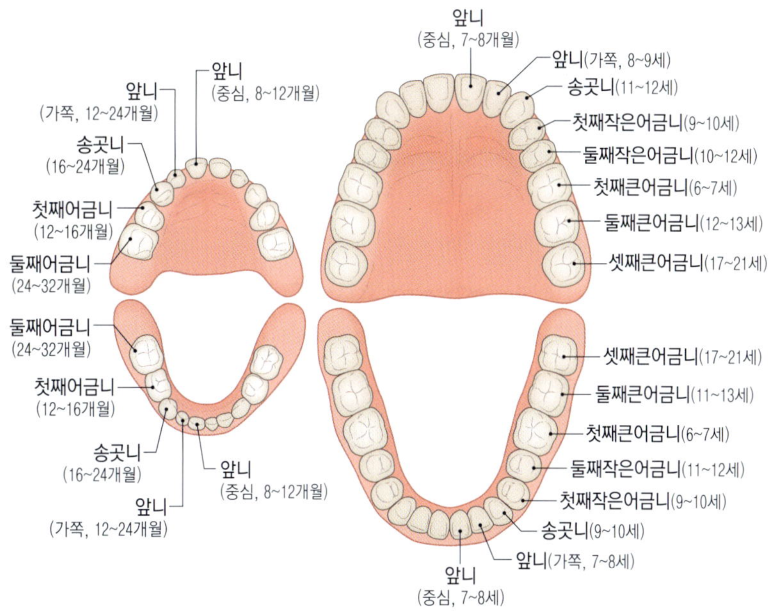

그림 9.17 젖니와 간니

젖니 (한쪽)	앞니(절치)	송곳니(견치)	어금니(유구치)	양쪽
윗니	2	1	2	$\frac{2.1.2}{2.1.2} \times 2 = 20$
아랫니	2	1	2	

간니 (한쪽)	앞니(절치)	송곳니(견치)	작은어금니(소구치)	큰어금니(대구치)	양쪽
윗니	2	1	2	3	$\frac{2.1.2.3}{2.1.2.3} \times 2 = 32$
아랫니	2	1	2	3	

그림 9.18 치식

9.4 부속기관

학습목표 침샘에 대해 알 수 있다.

침샘 Salivary gland

침(saliva)은 하루에 약 1.5L 정도 분비되며, pH는 6.3~6.8이다. 탄수화물 분해효소인 침녹말분해효소(ptyalin)와 녹말분해효소(amylase)가 있으며 세균을 녹이거나 파괴하는 용균효소(lysozyme)와 충치를 예방하는 중탄산완충제가 풍부하다. 침샘은 **큰침샘**(major salivary gland)과 **작은침샘**(minor salivary gland)으로 구성되고 얼굴신경(안면신경, facial nerve)과 혀인두신경(설인신경, glossopharyngeal nerve)의 지배를 받는다(그림 9.19). 큰침샘은 입안 점막에서 떨어진 큰 선체와 침을 입안으로 유도하는 굵은 배설관으로 귀밑샘과 턱밑샘 및 혀밑샘이 있다. 귀밑샘(이하샘, parotid gland)은 가장 크고 귀밑샘관(parotid duct)으로 침이 이동되는 순장액샘이다. 귀밑샘관은 귓불(earlobe)의 끝부위와 입꼬리(oral angle)를 잇는 가상선 상에 있다. 귀밑샘은 소아에서 바이러스 감염을 일으켜 염증이 빈발하는 곳으로, 귀밑샘의 바이러스 감염을 **유행귀밑샘염**(epidemic parotitis) 또는 **볼거리**(mumps)라고 한다. 혀밑샘(설하샘, sublingual gland)과 턱밑샘(악하샘, submandibular gland)은 장액과 점액이 혼합된 혼합샘(mixed gland)이며, 턱끝 정중선과 턱뼈각(angle of mandible) 사이의 1/2지점에 위치한다.

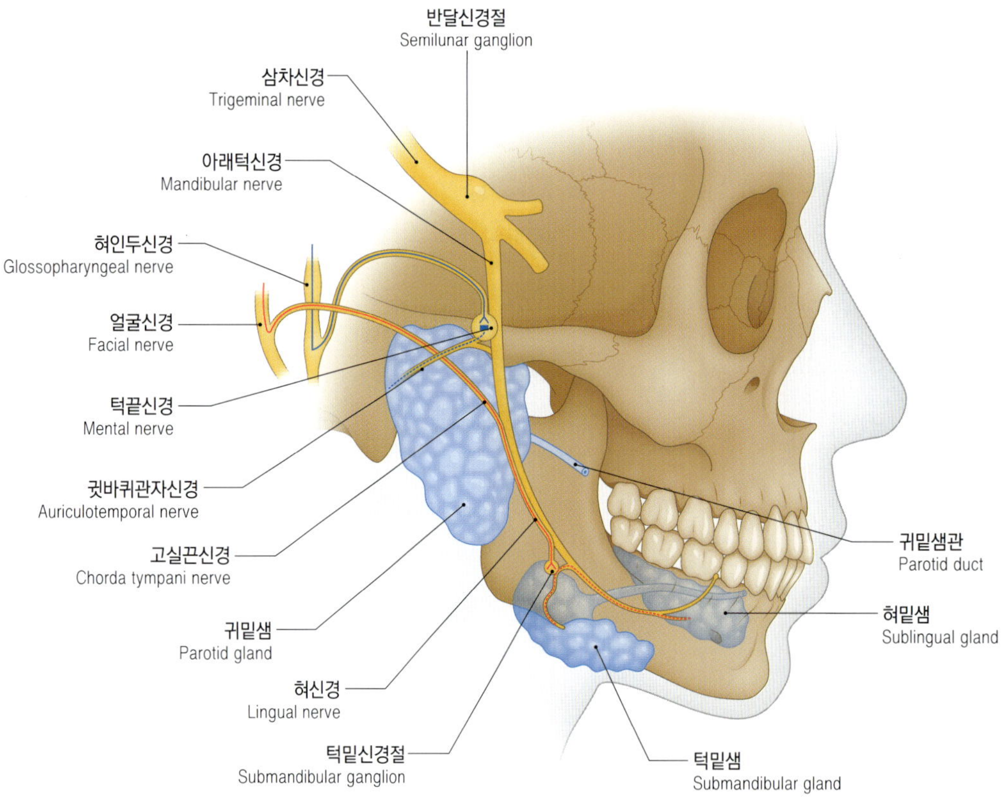

그림 9.19 침샘

9.4 부속기관

학습목표 간에 대해 알 수 있다.

간 Liver

간은 적갈색으로 오른쪽위배부에 위치하며, 소화기계의 부속기관으로 우리 몸에서 가장 큰 기관이다. 윗면은 가로막에 접해 있고, 아랫면은 여러 장기와의 접촉으로 모양이 불규칙하며 무게는 약 1.5kg이다(그림 9.20).

간의 구조와 형태 Structure and form of the liver

간은 해부학적으로 4엽으로 구분된다. 앞뒤에 걸쳐있는 내장 쪽 배막의 주름인 낫인대(겸상인대, falciform ligament)에 의해 왼·오른엽으로 나뉘고, 간 아랫면의 간문(porta hepatis) 앞·뒤로 각각 **네모엽**(사각엽, quadrate lobe)과 **꼬리엽**(미상엽, caudate lobe)이 위치한다. **오른엽**은 간의 대부분을 차지하며, **왼엽**은 정중선을 넘어 왼쪽갈비뼈 아랫부위까지 이르고 오른엽보다 작고 납작하다. 간 아랫면의 오른엽과 네모엽 사이에는 담낭(gallbladder)이 위치한다.

배꼽정맥이 퇴화된 흔적인 **원인대**(round ligament)는 낫인대로 이어지고 관상인대(coronary ligament)가 되어 계속해서 간의 윗면 왼·오른쪽으로 펴져 위의 작은그물막(소망, lesser omentum)과 연결된다.

무장막구역(bare area)은 간의 가로막면에서 복막에 덮여 있지 않는 부분을 말한다.

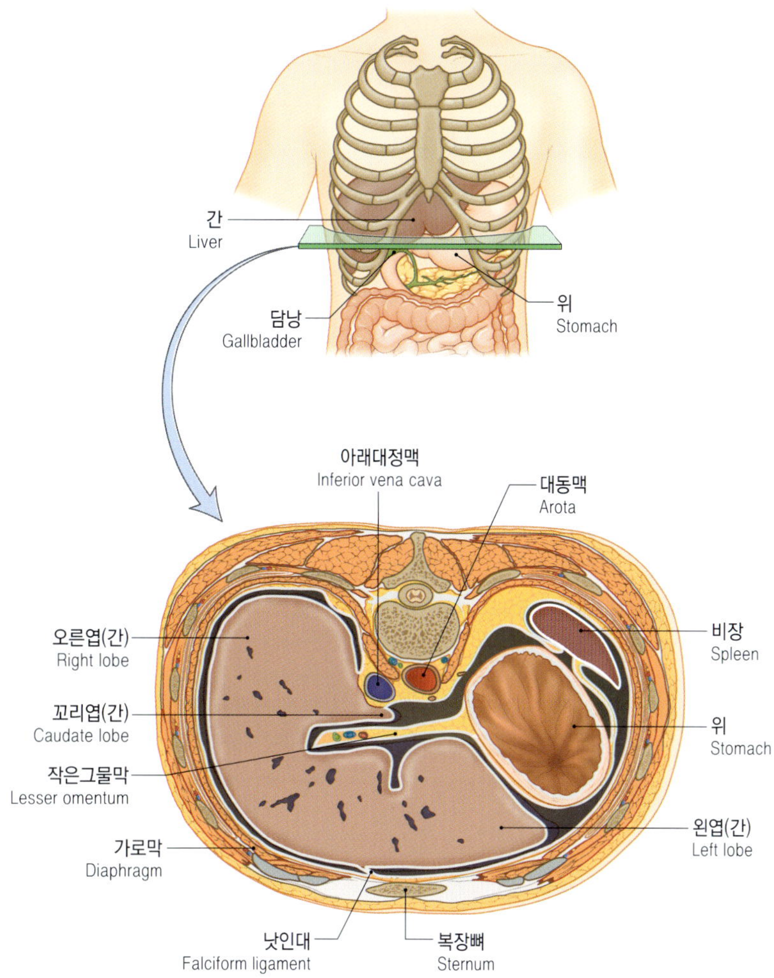

그림 9.20 간(가로단면)

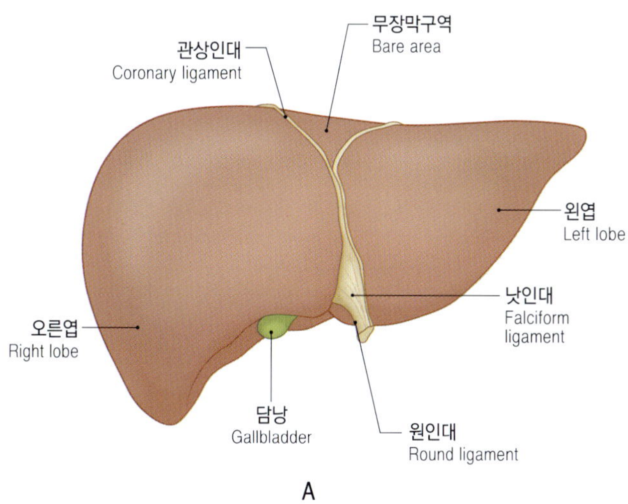

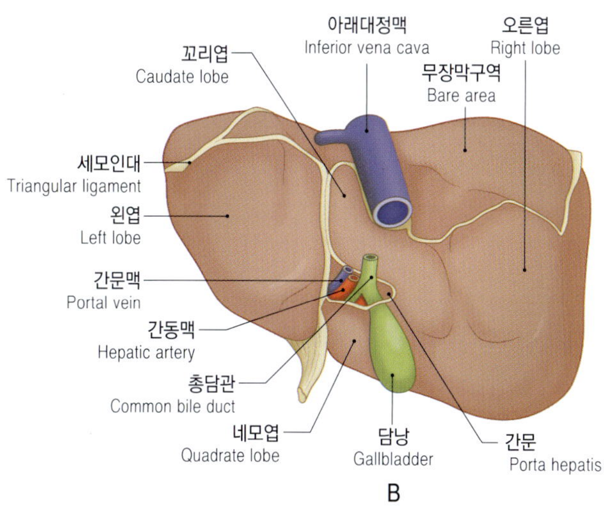

그림 9.21 간. A: 윗면, B: 아랫면

9.4 부속기관

학습목표 간의 미세구조에 대해 알 수 있다.

간의 미세구조 Microscopic structure of liver

간 조직을 이루는 기능적 단위는 육각형 벌집 모양의 **간소엽**(hepatic lobule)이며, 그 가운데 **중심정맥**(central vein)이 관통한다. 영양혈관인 고유간동맥으로부터 풍부한 산소를 공급받고, 기능혈관인 **간문맥**으로부터 소화관의 영양물질, 내분비물질, 혈구분해물질 등을 포함하는 혈액을 공급받는다.

고유간동맥 Proper hepatic artery

간문에서 왼 · 오른 간동맥(left · right hepatic artery)이 된 후 간으로 들어가서 엽사이동맥(interlobar artery) → 소엽사이동맥(interlobular artery)이 되고, 간소엽 내에서 기능혈관인 소엽사이문맥과 합류하여 **굴모세혈관**(sinusoidal capillary)을 형성한다.

간문맥 Portal vein

소화관에서 오는 영양물질을 많이 함유한 정맥혈을 운반하는 **간문맥**(portal vein)은 고유간동맥과 같이 주행하여 같은 형태로 분지한다. 즉, 간문맥 → 엽사이정맥(interlobar portal vein) → 소엽사이정맥(interlobular portal vein)으로 나뉘고, 소엽 안에서 소엽사이동맥과 합류하여 굴모세혈관을 형성하여 위창자관에서 오는 영양물질을 많이 함유한 정맥혈액을 운반한다. 즉 소엽에서 영양혈관인 소엽사이동맥과 기능혈관인 소엽사이정맥이 합류하여 굴모세혈관이 되고, 담관과 합쳐 **간세동이**(hepatic triad)가 된다(그림 9.23).

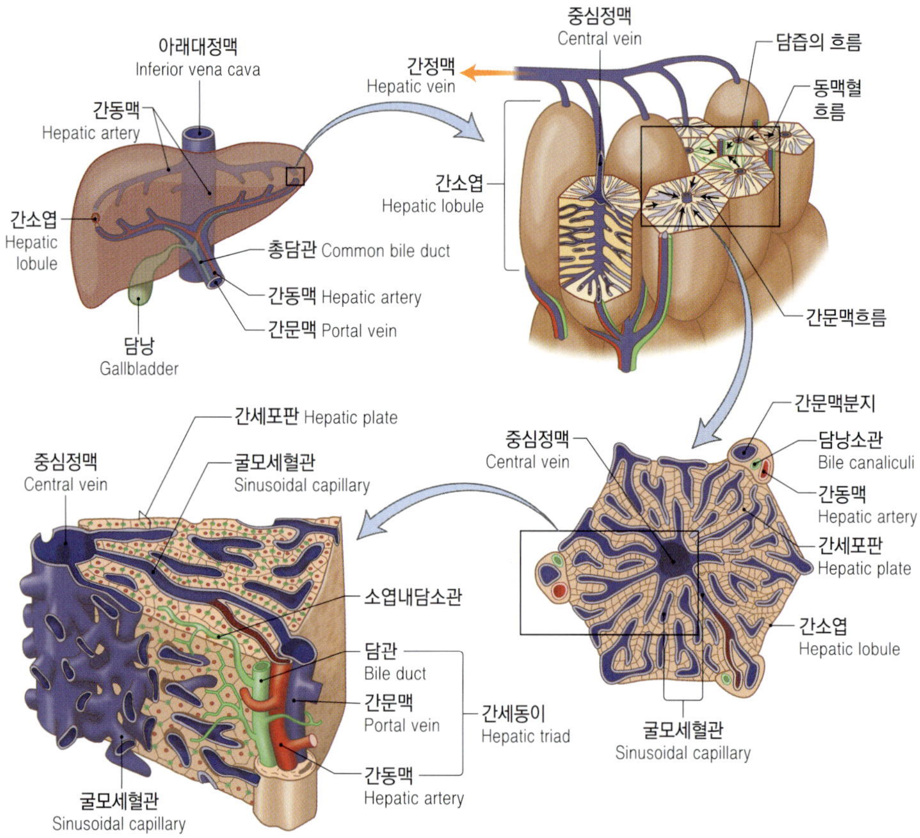

그림 9.22 간의 미세구조

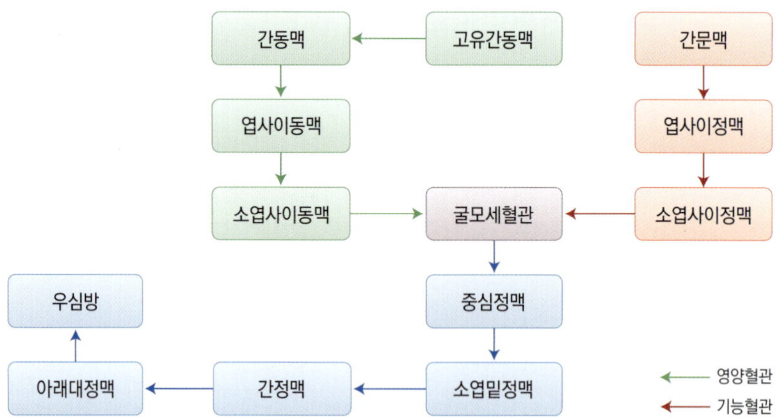

그림 9.23 간의 혈액순환

9.4 부속기관

학습목표 담낭과 담즙에 대해 알 수 있다.

담낭(쓸개) Gallbladder

담낭은 간의 밑면에 위치하는 배 모양의 주머니로 간에서 분비되는 담즙(쓸개즙, bile)을 일시 저장하고 농축하는 주머니이다. 담낭은 담즙을 5~10배 농축시켰다가 이후에 위와 장관에서 소화작용이 일어날 때, 담낭을 수축시켜 농축된 담즙을 십이지장 쪽으로 배출한다. 담즙은 황록색의 액체로 **담즙산염**(bile salt), **담즙색소**(bile pigment), **콜레스테롤**, **전해질** 등으로 구성되며 그중에 담즙산염은 지방소화를 돕는다. 담즙의 구성 비율이 일정하지 않거나 감염이 되면 콜레스테롤이 침전되어 고체의 결정을 형성하여 담석(biliary stone)을 만들어 담즙의 흐름을 막아 통증을 일으키고 **폐쇄황달**(obstructive jaundice)을 유발하기도 한다.

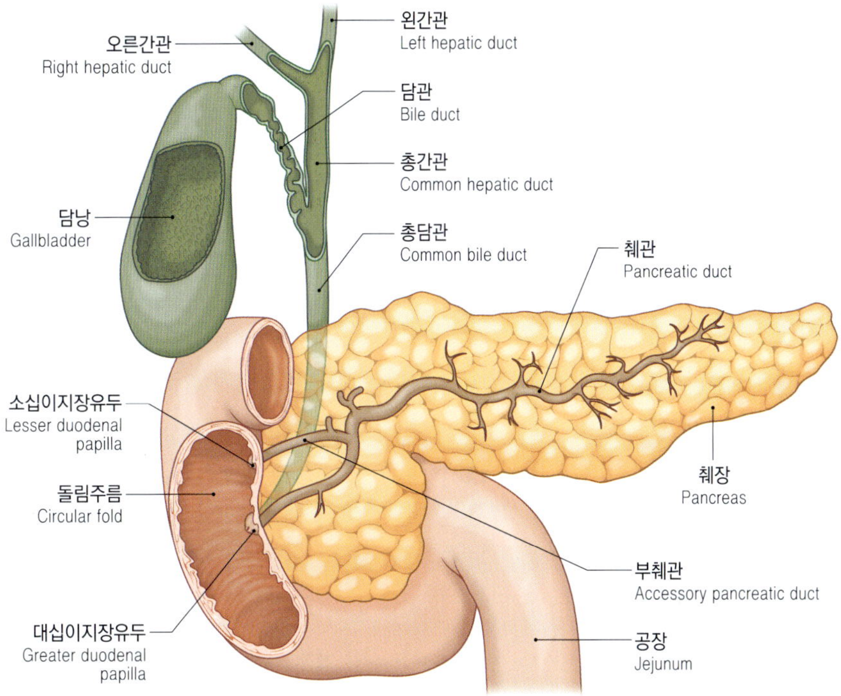

그림 9.24 담낭과 담낭관

담즙(쓸개즙) Bile

간은 하루에 약 1L의 담즙을 생산해 지방의 소화를 돕는다. 담즙은 간세포에서 생성되어 담모세관(쓸개모세관, bile canaliculus)과 소엽사이담관(interlobular bile ducts)을 거쳐 왼·오른 간관을 지나 간문으로 빠져나가 총간관(온간관, common hepatic duct)을 지나면서 담낭관(쓸개주머니관, cystic duct)과 합쳐져 **총담관**(온쓸개관, common bile duct)이 되고 췌관과 합쳐져 **대십이지장유두**(큰샘창자유두, greater duodenal papilla)를 거쳐 십이지장으로 분비된다(그림 9.25).

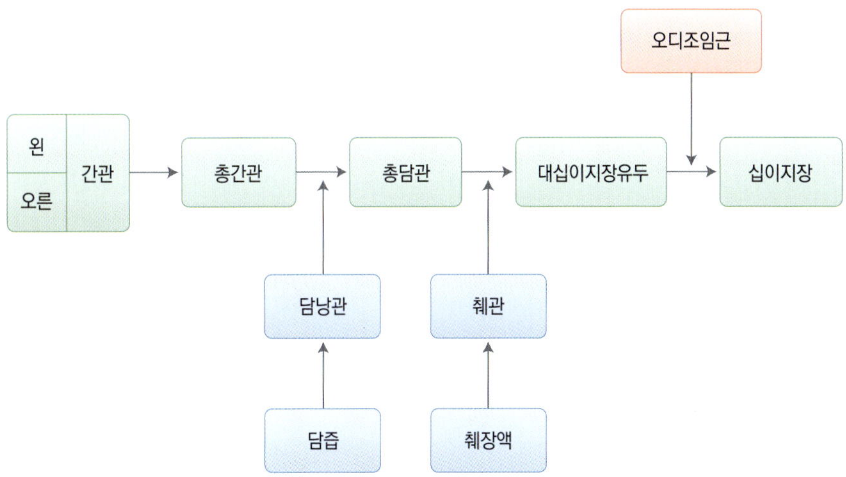

그림 9.25 담즙의 이동

9.4 부속기관

학습목표 췌장에 대해 알 수 있다.

췌장(이자) Pancreas

위의 뒤쪽, 허리뼈 1, 2번 앞쪽에 뒤배벽을 가로질러 수평으로 놓여 있는 길고 약간 납작한 장기이다. 회색빛이 도는 분홍색 샘으로 길이 약 12~15cm, 무게 약 60g이다.

췌장의 구조 Structure of pancreas 췌두, 췌체, 췌미로 나뉜다. 췌두(이자머리, head of pancreas)는 십이지장 하행부(내림부)의 오목한 곳에 C자형의 곡선에 끼여 있고, 췌미(이자꼬리, tail of pancreas)는 비장(지라, spleen)에 닿아 있는 왼쪽 끝의 가늘어진 부분이다. 췌두와 췌미 사이를 췌체(이자몸통, body of pancreas)라고 한다(그림 9.26).

췌장의 기능 Function of pancreas 췌장은 소화액을 분비하는 외분비부분과 호르몬을 분비하는 내분비부분을 동시에 가진 장기이다. **외분비부분**(exocrine part)의 꽈리세포(세엽세포, acinar cell)는 하루 약 1,200mL 정도 **췌장액**(pancreatic juice)을 분비하는데 이 자액은 단백질을 분해하는 트립신(trypsin), 탄수화물을 분해하는 녹말분해효소(amylase), 지방을 분해하는 지방분해효소(lipase)를 포함한다. **내분비부분**(endocrine part)의 **랑게르한스섬**(islands of Langerhans)은 약 100만 개의 세포가 췌장 속에 흩어져 있다. 이들은 탄수화물 대사에 필요한 **인슐린**(insulin, β-cell)과 **글루카곤**(glucagon, α-cell), 가스트린(gastrin)의 분비를 억제하는 **소마토스타틴**(somatostatin, δ-cell) 등이 분비된다. 이들 중 베타세포가 60~80%로 가장 많고, 알파세포가 20%, 나머지 세포는 소수에 불과하다. 인슐린과 글루카곤은 혈당을 길항적으로 조절하는데, 인슐린이 정상적으로 분비되지 못하면 혈당이 높아져서 오줌으로 당이 배출되는 **당뇨병**(diabetes mellitus, DM)을 일으킨다.

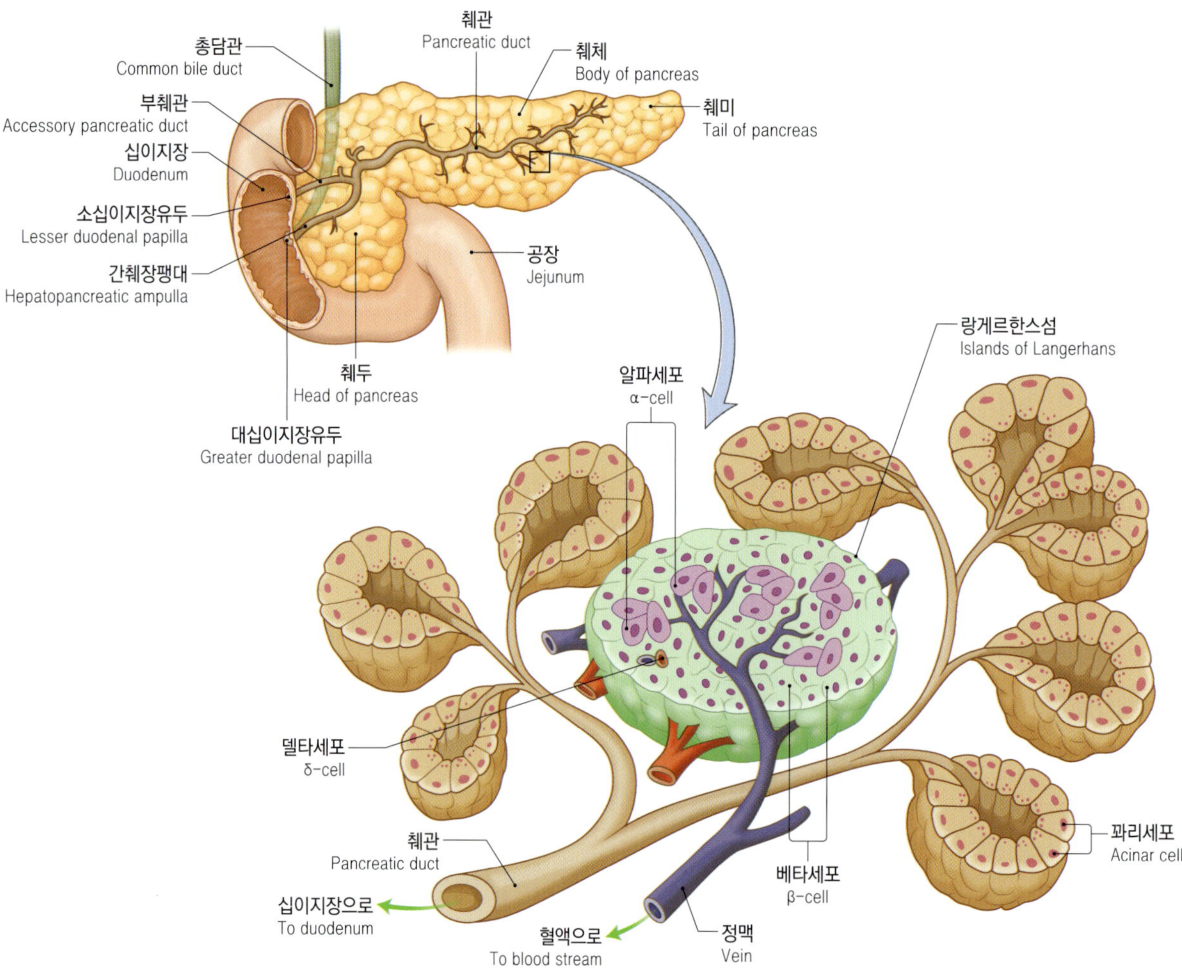

그림 9.26 췌장의 구조와 세포

9.5 복막

학습목표 복막에 대해 알 수 있다.

복막 Peritoneum

복막은 배부 내장 및 배안과 골반안 벽을 덮고 있는 인체에서 가장 큰 장막(serous membrane)이다. 내장의 표면을 싸는 것을 **내장복막**(visceral peritoneum), 배벽을 싸는 것을 **벽복막**(parietal peritoneum)이라 한다. 이 두 막 사이의 좁고 불규칙한 공간을 복막안(peritoneal cavity)이라 하며, 그 속에는 있는 소량의 투명한 **복막액**(peritoneal fluid)은 장기운동에 의한 마찰을 감소시킴으로써 내장활동을 원활하게 한다(그림 9.27).

복막주름 Peritoneal folds 복막주름에 부착되는 장기에 따라 배안의 위에서부터 인접기관으로 연장되는 복막의 주름인 **그물막**(망, omentum), 창자를 체벽에 고정시키는 **장간막**(창자간막, mesentery), **인대**(ligament) 등으로 명명한다. 각 부위의 주요 복막으로 위(stomach)와 간 사이 2겹의 주름을 **작은그물막**(소망, lesser omentum), 위와 횡행결장(가로잘록창자, transverse colon) 사이에 커튼처럼 늘어진 4겹의 주름을 **큰그물막**(대망, greater omentum)이라 한다. 그물막은 배부에 생긴 염증을 에워싸서 염증이 더 이상 확대되지 않도록 염증조직의 확산을 막는 역할을 한다. 여성의 자궁 앞, 뒷벽을 덮는 복막은 자궁넓은인대(자궁광간막, broad ligament of uterus)가 되고, 이어서 자궁사이막과 난소사이막이 되어 자궁과 난소를 에워싼다.

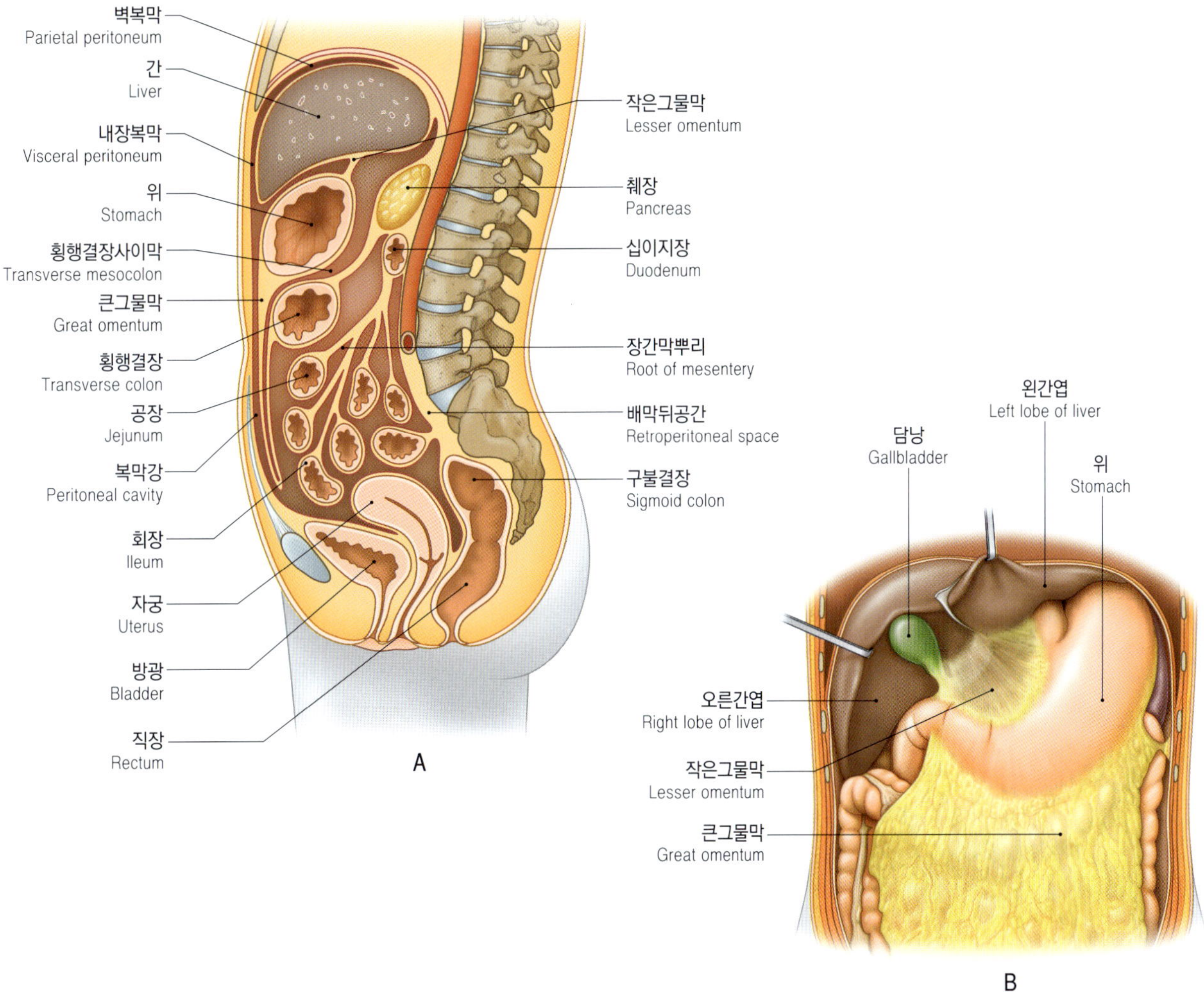

그림 9.27 복막. A: 정중단면, B: 그물막

관련 질환과 중재

식도염 Esophagitis

식도 점막에 염증을 일으키는 것으로 산, 알칼리의 자극, 약물 등에 의해 통증이나 출혈이 동반된다. 원인은 면역억제제 및 항암제 사용 증가와 진균, 바이러스감염 등과 관련 있으며, 역류성식도염과 비 역류성식도염으로 나뉜다.

위궤양 Gastric ulcer

위장 점막이 흡연, 스트레스, 헬리코박터균의 감염, 악성종양 등에 의해 위 표면에 있는 점막층보다 깊이 파여 점막근육층 이상으로 손상이 진행된 상태를 말한다.

간경화증 Liver cirrhosis

간의 만성적인 염증으로 인해 간조직이 섬유화가 진행되어 간의 기능이 저하된 상태를 말한다. 우리나라의 간경변증의 주요 원인은 만성 B형 간염이 70%로 가장 많고, C형 간염과 알코올성 지방간의 순서이다. 임상검사로는 간 기능검사, 빈혈, 황달지수 상승 등이 있으며 배부 촉진 시 간이 작고 단단하게 만져질 수도 있다.

황달 Jaundice

혈액 속의 빌리루빈이 이상적으로 증가되거나 생성된 빌리루빈(담적색소)이 배출기관의 이상으로 인해 몸 밖으로 제대로 배출되지 못해 눈의 흰자위, 피부나 점액에 침착되어 노랗게 염색되는 상태를 말한다. 신생아에게 생기는 황달을 생리적 황달이라고 하며 1~2주 내에 사라진다. 핵황달은 바닥핵에 빌리루빈이 침착하여 뇌성마비가 나타날 수도 있다.

담낭암 Gallbladder cancer

담낭에서 생기는 암세포로 이루어진 덩이(종괴, lump)로, 담낭 세포에서 발생하는 샘암종(adenocarcinoma)이 거의 대부분을 차지하고 있다.

당뇨병 Diabetes mellitus, DM

혈당 조절에 필요한 인슐린의 분비량이 부족하거나 정상적인 기능이 이루어지지 않아 고혈당을 특징으로 하는 대사성 질환의 일종이다. 당뇨병으로 인한 만성 고혈당은 망막, 신경, 동맥경화, 심혈관 및 뇌혈관의 합병증을 유발하여 사망률을 증가시키기도 한다.

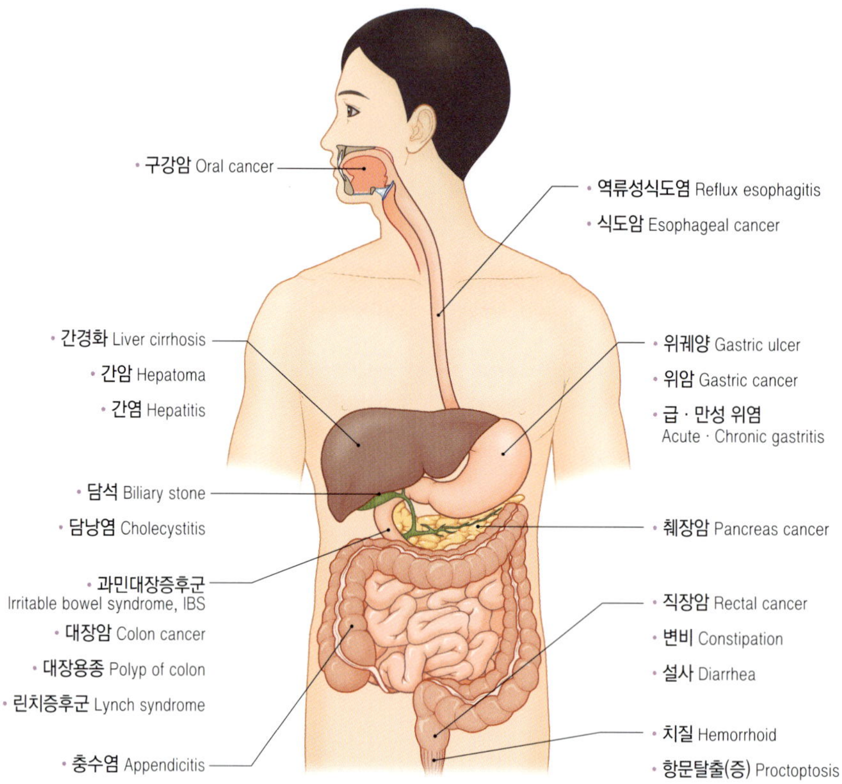

그림 9.28 소화기계의 주요질환

핵심정리 및 문제 CORE ORGANIZATION & PROBLEM

1. 소화관은 입안에서부터 인두, 식도, 위, 소장, 대장, 항문으로 구성되어 있고, 부속기관은 이, 혀, 침샘, 담낭, 간, 췌장 등 수많은 소화샘으로 구성된다.
2. 소화작용은 소화, 흡수, 운동, ___________라는 네 가지 작용에 의해 일어난다.
3. 소화관의 벽은 안쪽에서부터 점막, 점막밑층(혈관, 신경분포), 근육층, 장막으로 구성된다.
4. 인두는 음식물과 공기의 통로로 코인두, 입인두, 후두인두로 구분된다.
5. ___________는 뼈대근육과 민무늬근육을 동시에 볼 수 있는 장기로 기도(respiratory tract) 뒤에 위치한다.
6. 식도가 좁아지는 첫째 잘록부는 갑상연골(C6) 높이, 둘째 잘록부는 복장뼈각(T4~5) 높이, 셋째 잘록부는 식도구멍(T10) 높이인 가로막 관통부이다.
7. 위는 식도와 소장 사이에 위치하며 음식물을 일시적으로 저장하며, 들문(식도와 이어지는 부위), 위바닥(왼쪽 볼록한 부위), 위몸통(오른쪽 넓은부위), 날문(십이지장과 이어지는 부위)으로 나뉜다.
8. 위의 작은굽이는 오른쪽굽이를 말하며, 작은굽이에서 날문으로 이어지는 부위의 ___________은 경사도가 심해 위궤양이 빈발한다.
9. 소장은 십이지장, 공장과 회장으로 구성된다.
10. ___________는 위의 날문에서 시작되고 C자형을 이루며, 하행부의 대십이지장유두와 소십이지장유두가 있다.
11. 공장은 돌림주름이 발달되어 있어 영양분의 흡수가 주로 일어나는 부위이며, 홑림프소절이 있다.
12. 회장은 대장의 맹장과 연결되며, 무리림프소절(파이어반)이 있다.
13. 대장은 맹장, 결장, 직장으로 구성된다. 맹장은 대장이 시작되는 부위로 오른쪽 엉덩뼈오목에 위치하며, 결장은 상행결장, 횡행결장, 하행결장, 구불결장으로 나뉜다.
14. 이는 젖니와 간니로 구분되며 젖니는 20개, 간니는 모두 32개로 구성된다.
15. 이머리는 이의 노출된 부분이며, 인체에서 가장 단단한 ___________로 덮여 있고, 이뿌리는 시멘트질(cementum)로 덮여 있다.
16. 혀유두 중에서 성곽유두는 분계고랑 앞쪽에 위치하며, 맛봉오리가 가장 발달되어 있다.
17. 간의 영양혈관(영양과 산소공급 기능)은 ___________이며, 기능혈관(정화와 해독 기능)은 문맥이다.
18. 간의 기능은 물질을 해독하며, 영양분 대사, 물질 저장, 혈장단백질 생산, 매일 약 1.5L의 담즙을 분비한다.
19. 담낭은 간의 밑면에 위치하며 배 모양의 주머니로 간관과 담낭관을 통해 담낭으로 들어오는 담즙을 저장하며, 담즙의 성분 중 담즙산염은 지방의 유화를 돕는다.
20. 췌장은 췌두, 췌체, 췌미로 구분이 되며 외분비샘과 내분비샘 조직으로 구성된다.
21. 췌장의 외분비샘에서는 분비되는 소화효소로 탄수화물을 분해하는 녹말분해효소, 지방을 분해하는 ___________, 단백질을 분해하는 트립신 등이 있다.
22. 췌장의 내분비샘인 ___________은 글루카곤을 분비하는 알파세포, 인슐린을 분비하는 베타세포, 소마토스타틴을 분비하는 델타세포가 있다.
23. 복막은 배안, 골반안과 그 속에 위치하는 장기들을 둘러싸고 있는 얇고 투명한 막으로 내장의 표면을 싸고 있는 것을 내장복막, 배안의 안쪽 벽을 덮고 있는 것을 벽복막이라 하며, 이들 두 막 사이를 복막강이라 한다.

해답

2. 분비 5. 식도 8. 유문관 10. 십이지장 15. 사기질 17. 고유간동맥 21. 지방분해효소(lipase) 22. 랑게르한스섬

주요 용어 설명 MAJOR TERM EXPLANATION

간니(영구치, permanent teeth) 젖니가 빠진 다음에 이를 대신하여 나는 이로, 영구치 또는 성치라고도 함

간문맥(portal vein) 장관과 간 사이의 혈관으로 간에 영양을 공급해주는 정맥계의 큰 혈관

굴모세혈관(sinusoidal capillary) 모세혈관 가운데 평균 굵기보다 더 굵고 투과성이 매우 큰 혈관. 간소엽, 골수, 뇌하수체앞엽에서 관찰됨

꿈틀운동(연동, peristalsis) 위창자관이나 요관과 같은 대롱 모양의 기관에서 내용물을 내보내기 위하여 대롱벽의 민무늬근육이 율동적이고 연속적으로 수축하여 일어나는 운동

내인(인)자(intrinsic factor) 위의 바닥부에 있는 산 분비샘(oxynthic gland)의 벽세포에서 산과 함께 분비되는 당단백질 중의 하나이며, 소장의 회장에서 비타민 B12(cobalamin)가 흡수될 때 필요함

대사(metabolism) 생명유지에 필요한 복잡한 화학반응 과정으로, 영양소나 열을 에너지로 전환하는 과정

대십이지장유두(큰샘창자유두, greater duodenal papilla) 십이지장의 안쪽 벽에 있는 꼭지 모양의 돌기

맛봉오리(taste bud) 맛을 감지하는 감각세포의 수용기

목젖(uvula) 목구멍의 안쪽 위에서부터 아래로 늘어진 조직

무리림프소절(집합림프소절, aggregated lymphatic nodule) 창자의 벽에 림프조직이 덩어리져 있는 것

미즙(chyme) 섭취한 음식물이 위 운동에 의한 소화작용으로 위액과 섞여 부분적으로 소화된 반 유동상태의 음식물

분절운동(segmentation) 소장의 율동적 수축 운동의 일종이며, 장관 벽 둘레근의 율동적인 수축 이완에 의하여 생기는 것으로, 장 내용물을 작은 덩어리로 나누어 소화액이 잘 섞이게 하여 음식물의 소화와 흡수를 촉진시킴

복막(peritoneum) 배안의 안쪽과 배안 장기를 둘러싸는 얇은 막

악성빈혈(pernicious anemia) 비타민 B12가 체내에 부족하면 생기는 병으로서 거대적혈모구빈혈의 일종

융모(villus) 흡수 면적을 넓히기 위해 소장 점막에 촘촘하게 손가락같이 접혀 있는 구조물

입안안뜰(구강전정, oral vestibule) 입안에서 입술과 볼 그리고 이와 잇몸 사이의 부분

은친화세포(argentaffin cell) 크롬염에 염색되는 세포. 세포 과립이 크롬염과 반응하여 갈색이 됨

파이어반(payer patch) 포유동물의 공장과 회장에 나타나는 장관면역 관련 림프조직의 하나. 일반적으로 장관막 부착부 반대편에 있는 면역기관

후두(덮)개(epiglottis) 후두의 입구를 덮은 뚜껑처럼 된 구조. 혀 근육 바로 뒤에 있는 것으로, 음식물이 들어오면 후두에 들어가는 것을 막고 식도로 가게 하는 역할을 함

비뇨계통

URINARY SYSTEM

CHAPTER 10

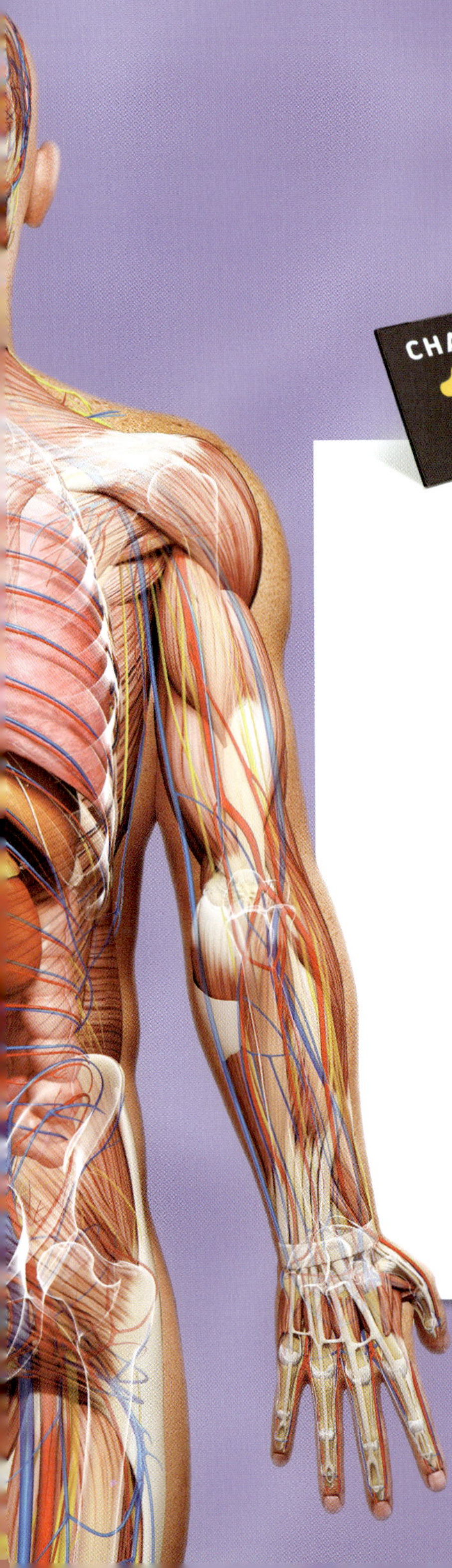

10.1 비뇨계통의 개관

학습목표 비뇨계통의 개관에 대해 알 수 있다.

비뇨계통의 개관 Overview of urinary system

비뇨계통은 오줌을 만들어, 일시적으로 저장하고 마지막으로 체외로 배설하는 4개의 기관으로 1쌍의 신장, 1쌍의 요관, 1개의 방광, 1개의 요도로 구성된다.

신장(콩팥, kidney)은 우리 몸 최고의 배설기관인 동시에 조절기관으로 혈액으로부터 대사작용을 통해 오줌을 생성하고, 혈액 속의 각종 노폐물을 제거하는 동시에 수분과 전해질 함량 및 삼투질 농도를 조절하여 산-염기평형(acid-base balance) 조절과 혈압 조절 등 몸의 항상성(homeostasis) 유지에 중요한 역할을 담당한다. 또한 특정 효소와 레닌(renin), 적혈구형성호르몬(erythropoietin), 칼시트라이올(calcitriol) 등 호르몬성 물질을 분비하는 곳이기도 하다. **요관**(ureter)은 신장에서 방광으로 오줌을 운반하는 관이며, **방광**(bladder)은 오줌의 일시적인 저장소이다. 또한 요관으로부터 오줌을 받아 오줌이 배설될 때까지 저장한다. **요도**(urethra)는 방광에서 오줌을 몸 밖으로 배출시키는 관이다(그림 10.1).

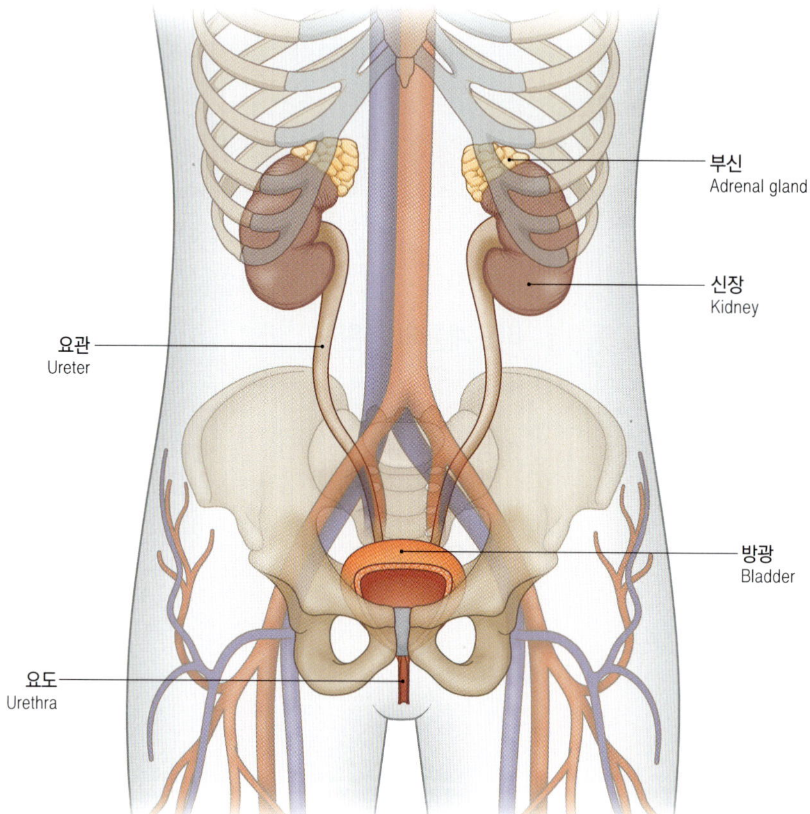

그림 10.1 비뇨계통

10.2 신장

학습목표 신장의 위치와 구조에 대해 알 수 있다.

신장 Kidney

신장의 위치 Location of kidney 신장은 등뼈 11번과 허리뼈 3번 높이의 배안 뒤벽 윗부분에 위치한다. 오른쪽 신장은 왼쪽 신장보다 약간 낮게 위치하는데, 신장 위에 있는 간의 큰 오른엽(right lobe)이 공간을 차지하기 때문이다. 열두째 갈비뼈는 왼쪽 신장의 중심부위를 지나간다(그림 10.2).

신장의 외부구조 External structure of kidney 신장은 단단한 막으로 둘러싸인 적갈색의 강낭콩 모양의 장기이다. 한쪽 신장의 크기는 길이 약 10cm, 폭 5cm, 두께 2.5cm, 무게는 약 150g 정도의 꽉 쥔 주먹 모양으로 3층의 지주조직으로 싸여 있다. 가장 바깥층은 신장을 뒤배벽 등에 부착시키는 치밀결합조직막인 **신장근막**(콩팥근막, renal fascia)이고, 중간층은 주위 기관과의 마찰이나 충격을 완화시켜 주는 **지방피막**(adipose capsule)이며, 속층은 신장을 외상이나 각종 감염으로부터 보호해 주는 얇은 섬유성 결합조직인 **섬유피막**(fibrous capsule)으로 되어 있다. 신장의 움푹 들어간 곳을 **신(장)문**(콩팥문, renal hilum)이라 하며 혈관, 요관, 신경이 신장으로 들어가고 나오는 통로이다. 신(장)문에서 오목하게 들어가 형성된 공간을 **신장동**(콩팥굴, renal sinus)이라 한다.

신장의 내부구조 Internal structure of kidney 좀 더 밝은 바깥쪽 부분이 신장피질, 어두운 삼각형의 구조물은 신장수질 그리고 신우로 구분된다(그림 10.3).

신장피질(콩팥겉질) Renal cortex 신장피질은 좀 더 밝고 과립상으로 나타나는데, 이곳에서 오줌 생산의 주체인 **신소체**(콩팥소체, renal corpuscle)와 **토리쪽곱슬세관**(근위곱슬세관, proximal convoluted tubule)이 밀집되어 있다.

신장수질(콩팥속질) Renal medulla 신장수질은 8~15개의 원뿔 모양의 **신장피라미드**(콩팥피라미드, renal pyramid)로 구성되며, 그 속에 **헨레고리**(콩팥세관고리, Henle loop)와 **집합세관**(collecting tubule) 그리고 많은 혈관이 분포하고 있어서 삼각형의 어두운 줄무늬 같이 나타난다. 신장피라미드의 아래쪽 끝은 신우로 향하고 있다.

신우(콩팥깔때기) Renal pelvis 신우는 신장에 의해 만들어진 오줌이 모이는 곳으로, 요관의 위끝부위를 형성한다. 신우에서 신장피라미드 가까운 쪽 잔 모양의 가장자리를 **신배**(콩팥잔, renal calyx)라고 한다. 신장에서 생성된 오줌은 신배를 통해 신우로 모이고, 요관을 통해 배설된다.

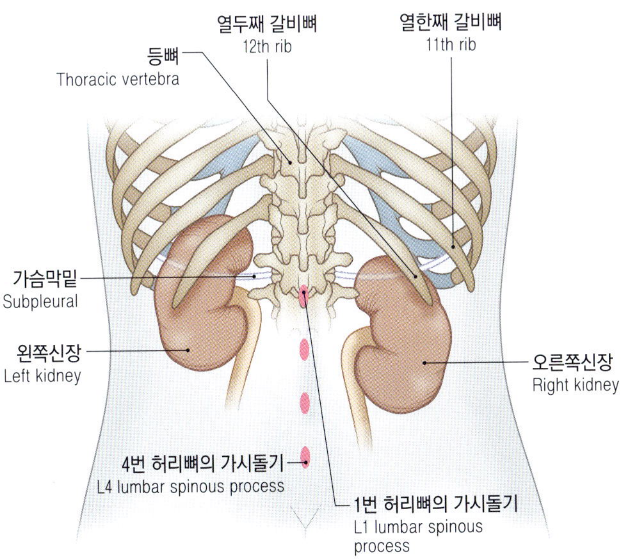

그림 10.2 신장의 위치

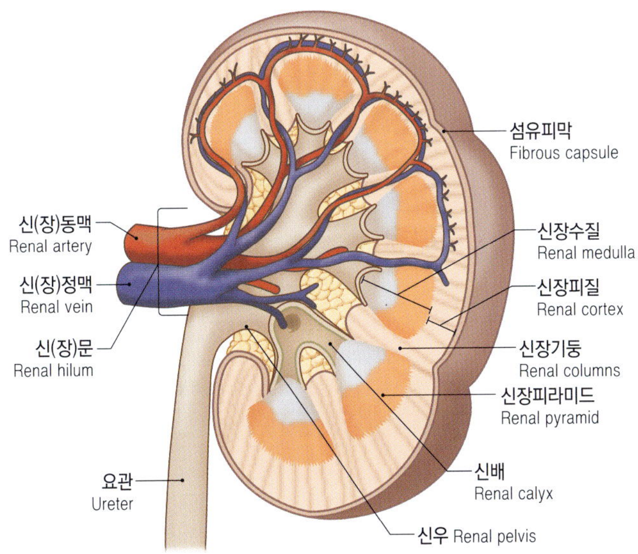

그림 10.3 신장의 내부구조

10.2 신장

학습목표 신장단위에 대해 알 수 있다.

신장단위(콩팥단위) Nephron

신장의 구조 및 기능상의 기본단위를 **신장단위**라 한다. 혈액에서 오줌 성분을 걸러내는 **콩팥소체**(renal corpuscle)와 이를 농축시키고 운반하는 **신세관**(콩팔세관, renal tubule)으로 구성된다(그림 10.4). 신장단위는 한쪽 신장에 약 100만 개가 있으며 위치에 따라 구분할 수 있다. **수질옆신장단위**(속질결콩팥단위, juxtamedullary nephron)는 수질 근처의 깊은 곳에 위치하며 삼투압 조절에 관여한다. **피질신장단위**(겉질콩팥단위, cortical nephron)는 겉질 주변부에 있으며, 주로 재흡수와 분비 기능에 관여한다. 이 둘 사이에 위치하고 있는 것을 **중간신장단위**(중간콩팥단위, intermediate nephron)라고 한다. 일반적으로 수질옆신장단위가 피질신장단위보다 더 크며, 특히 수질옆신장단위의 **헨레고리**(콩팥세관고리, Henle loop)는 수질 깊숙이 내려가 거의 신장유두(콩팥유두, renal papilla) 정점까지 뻗어 있다(그림 10.5).

- 신장단위 Nephron
  - 콩팥소체 Renal corpuscle
    - 사구체 Glomerulus
    - 사구체주머니 Glomerular capsule
  - 신세관 Renal tubule
    - 토리쪽곱슬세관 Proximal convoluted tubule
    - 헨레고리 Henle loop
    - 먼쪽곱슬세관 Distal convoluted tubule

그림 10.4 신장단위

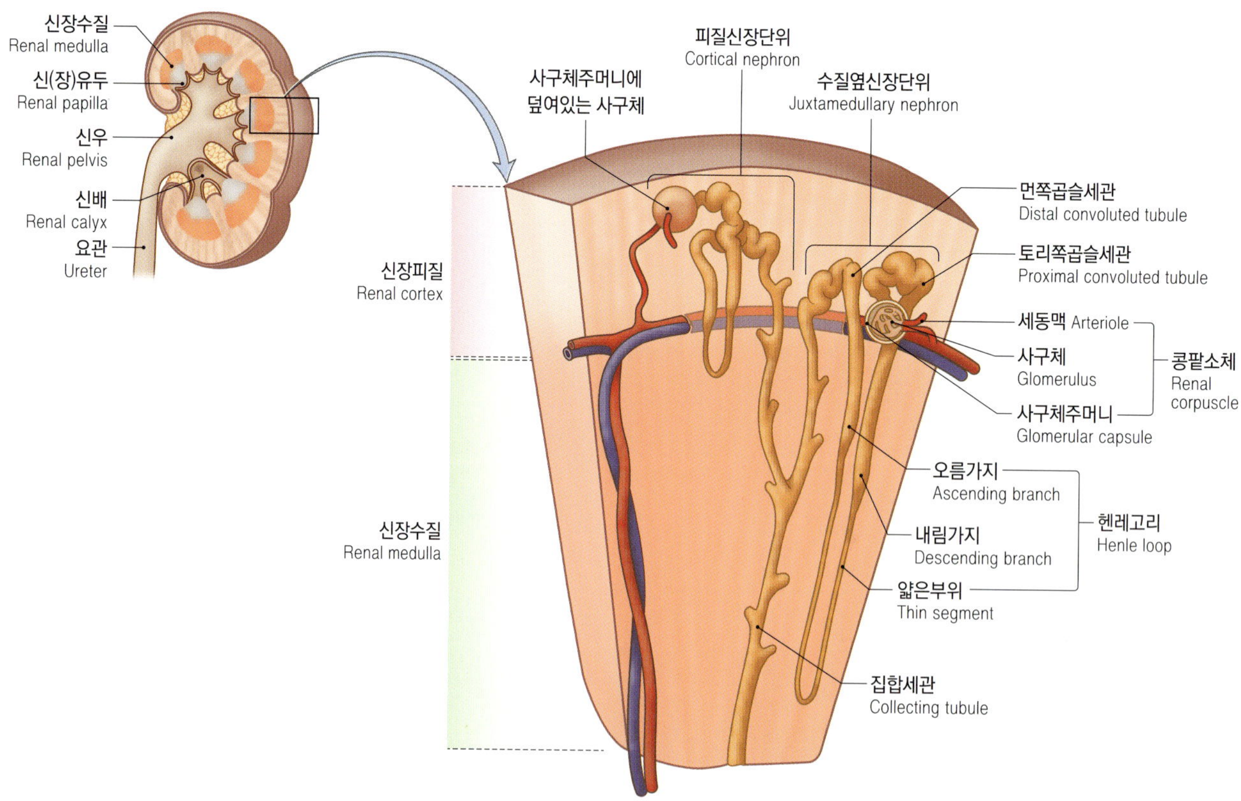

그림 10.5 신장단위의 구분

10.2 신장

학습목표 콩팥소체에 대해 알 수 있다.

콩팥소체 Renal corpuscle

직경 150~250μm의 공 모양 구조물로, 모세혈관 덩어리인 **사구체**(토리, glomerulus)와 컵처럼 사구체를 싸고 있는 2개의 막으로 구성된 **사구체주머니**(토리주머니, glomerular capsule)로 이루어져 있다(그림 10.6).

사구체(토리) Glomerulus 사구체는 들토리세동맥(수입소동맥, afferent glomerular arteriole)이 사구체주머니의 혈관극으로 들어와 20~40개의 모세혈관으로 분지되어 모세혈관 덩어리를 형성하고 있는 상태를 말한다. 이때의 모세혈관은 일반적인 것과 다르게 물질교환이 이루어지지 않고 압력에 의하여 혈액 속의 노폐물이 걸러진다. 사구체는 큰 입구와 작은 출구를 가지고 있어서 비정상적인 높은 혈압을 유지하는데, 이는 혈액을 여과하는 신장 기능에 매우 중요하다.

사구체주머니(토리주머니) Glomerular capsule 사구체주머니는 신(장)세관의 시작부위를 모세혈관 덩어리인 사구체가 밀고 들어오면서 확장된 곳을 말한다. 두 겹의 막 중에 바깥막은 단층편평상피로 되어 있고, 속막은 모세혈관벽을 직접 싸고 있는 층으로 발돌기(세포발, pedicel)라는 세포질 돌기를 가지고 있는 **발세포**(족세포, podocyte)로 구성된다.

사구체옆장치(토리곁장치) Juxtaglomerular apparatus 사구체옆장치 헨레고리의 오름가지가 사구체 가까이에 와서 혈관극과 맞닿는 부분에서 세포들이 특수하게 변형된 구조물을 통틀어 **사구체옆장치**라 한다. 사구체옆장치 중에서 **사구체옆세포**(juxtaglomerular cell)는 들토리세동맥의 민무늬근세포가 특수하게 변형된 구조물이다. 들토리세동맥의 신장혈류가 감소하거나 나트륨의 재흡수가 감소하여 먼쪽곱슬세관 속 공간액에서 나트륨이 많아진 경우, 레닌(renin)이라는 호르몬을 분비한다. 사구체옆장치 중에서 **치밀반**(macula densa)은 먼쪽곱슬세관의 상피세포가 특수하게 변형된 구조물로 신(장)세관액의 나트륨 농도의 변화를 감지하여 **사구체옆세포**에 정보를 전달한다.

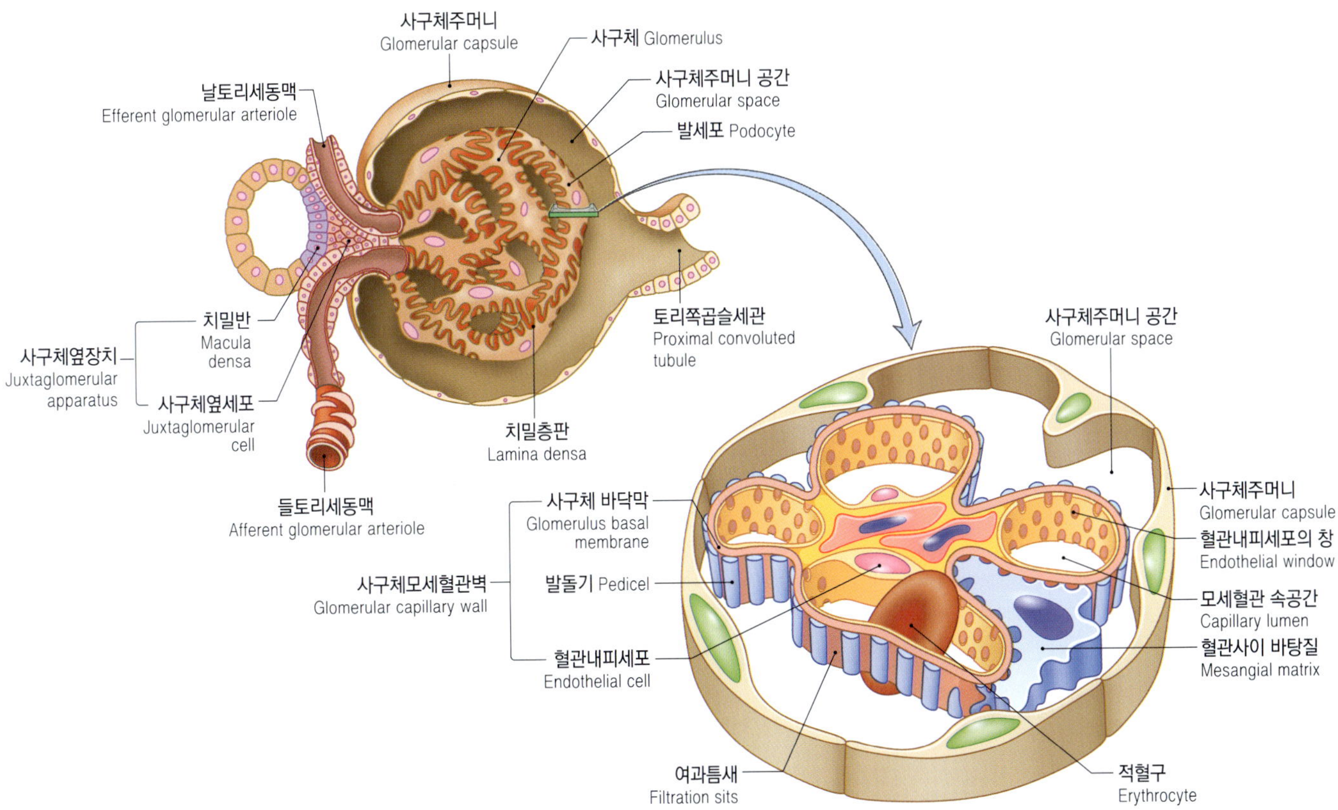

그림 10.6 콩팥소체

10.2 신장

학습목표 신세관에 대해 알 수 있다.

신세관(콩팥세관) Renal tubule

사구체주머니에서 시작하는 직경 20~30μm, 길이 4~7cm인 관을 말하며 토리쪽곱슬세관, 헨레고리, 먼쪽곱슬세관(distal convoluted tubule), 집합세관으로 구분된다.

토리쪽곱슬세관(근위곱슬세관) Proximal convoluted tubule 신세관의 앞 부위를 말하며, 이는 토리쪽곱슬세관이 시작되는 부분인 **곱슬부분**(convoluted part)과 토리쪽곱슬세관 끝부분으로 직선상으로 수질의 신장피라미드 속으로 들어가 헨레고리로 이어지는 **곧은 부분**(straight part)으로 구분된다.

헨레고리(콩팥세관고리) Henle loop 신세관의 중간 부위를 말하며, 이는 토리쪽곱슬세관에서 이어지는 직경이 매우 가는 **내림가지**(하행지, descending branch)와 핀 모양의 고리를 이루는 중간의 **얇은 부위**(가는 부위, thin segment), 먼쪽곱슬세관에 이어지는 **오름가지**(상행지, ascending branch)로 구분된다.

먼쪽곱슬세관(원위곱슬세관) Distal convoluted tubule 헨레고리가 위로 올라가면서 갑자기 직경이 굵어져 오름가지를 이루고, 다시 신장피질로 들어가 구불구불한 형태를 만들게 되는 부위를 말한다. 이곳은 토리쪽곱슬세관보다 직경도 작고 길이도 짧다.

집합세관 Collecting tubule 신장에서 토리쪽곱슬세관과 먼쪽곱슬세관을 거친 배설물이 합쳐져 신우(콩팥깔때기, renal pelvis)로 나가는 관이다. 몸의 체액 상태에 따라 오줌의 희석과 농축을 조절하여 오줌의 농도를 결정한다. 집합세관은 피질의 신장단위에서 수질까지 이어진 후에 모아져 **유두관**(papillary duct)을 형성한다. 10~25개 정도의 유두관이 신장피라미드 꼭지점으로 열려서 소신배(작은콩팥잔, minor calyx)로 오줌을 내보낸다.

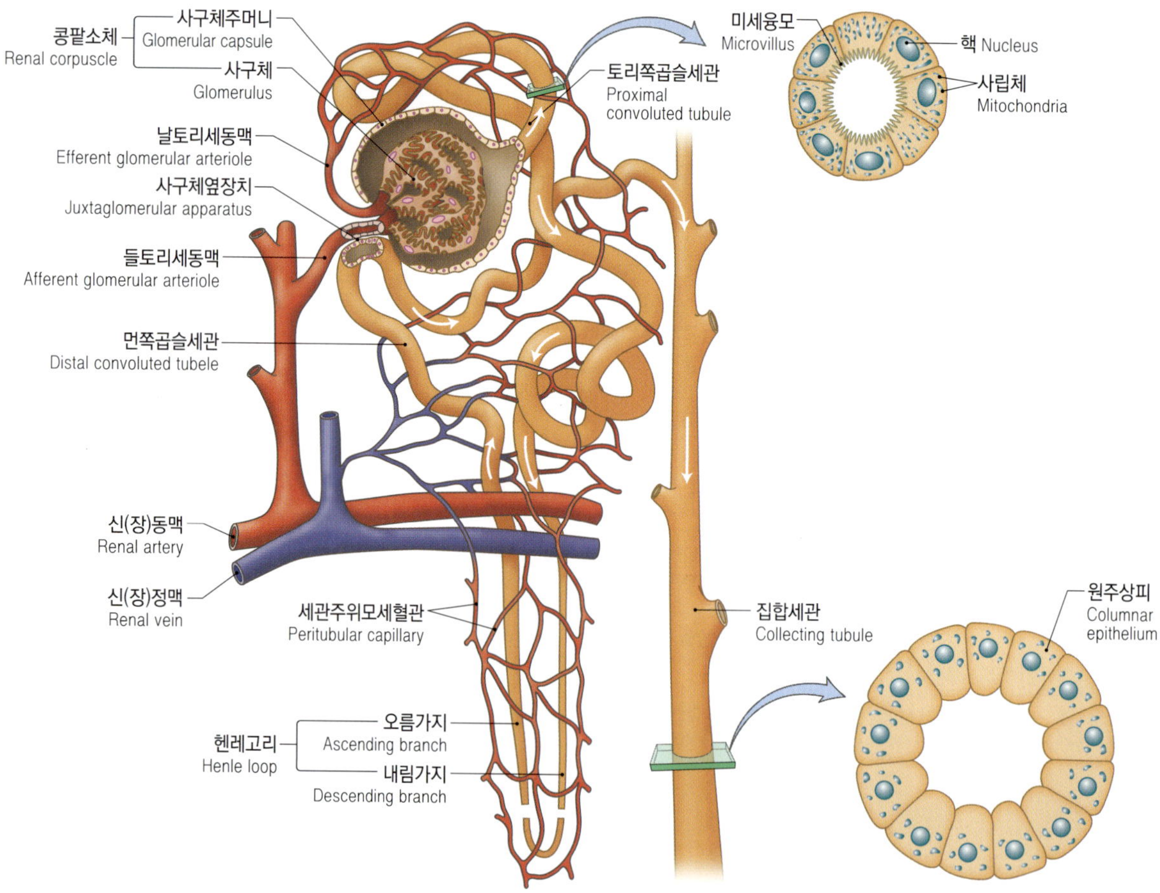

그림 10.7 신세관

10.2 신장

학습목표 신장의 혈관과 혈액공급에 대해 알 수 있다.

신장의 혈관과 혈액공급 Vessel and blood supply of kidney

신장의 혈관은 기능혈관과 영양혈관의 구분 없이 대동맥의 분지인 1쌍의 **신(장)동맥**(콩팥동맥, renal artery)이 오줌의 생산과 신장 조직의 영양분 공급을 담당하고 있다(그림 10.8). 신(장)동맥은 심장박출량의 20~25%를 신장으로 운반한다. 신장으로 들어간 신(장)동맥은 작은 동맥가지로 나뉘어져 신장에서 오줌을 만드는 신장단위와 접하게 되고, 정맥으로 연결되어 신장을 통과하며, 결국에는 신(장)정맥(콩팥정맥, renal vein)으로 합류되어 아래대정맥으로 유입된다. **신(장)문**(콩팥문, renal hilum)으로 들어간 신(장)동맥은 **엽사이동맥**(interlobar artery)으로 나누어지고, 신장피질과 신장수질 사이에서 다시 **활꼴동맥**(arcuate artery)이 되며, 여기서 신장피질로 향하는 **소엽사이동맥**(interlobular artery)이 분지된다. 소엽사이동맥에서 가느다란 들토리세동맥이 분지되어 사구체주머니로 들어간 후, 모세혈관이 되어 사구체를 만들고, 다시 날토리세동맥이 되어 주머니를 나온다. 주머니를 나온 날토리세동맥은 신(장)세관주위에서 모세혈관망을 이루어 주위 조직에 혈액을 공급하는데, 이를 **세관주위모세혈관**(peritubular capillary)이라 한다. 세관주위모세혈관은 이어서 **소엽사이정맥**(interlobular vein)이 되고 **활꼴정맥**(arcuate vein) → **엽사이정맥**(interlobar vein) → **신(장)정맥**이 되어 신장에서 나오게 된다(그림 10.9).

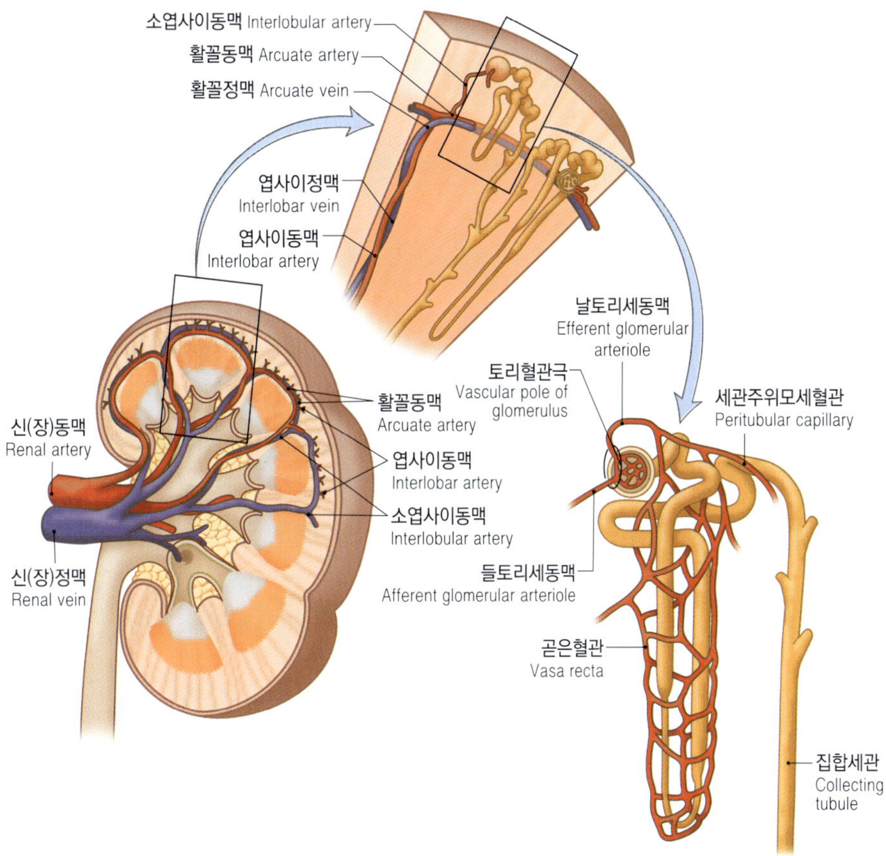

그림 10.8 신장의 혈관

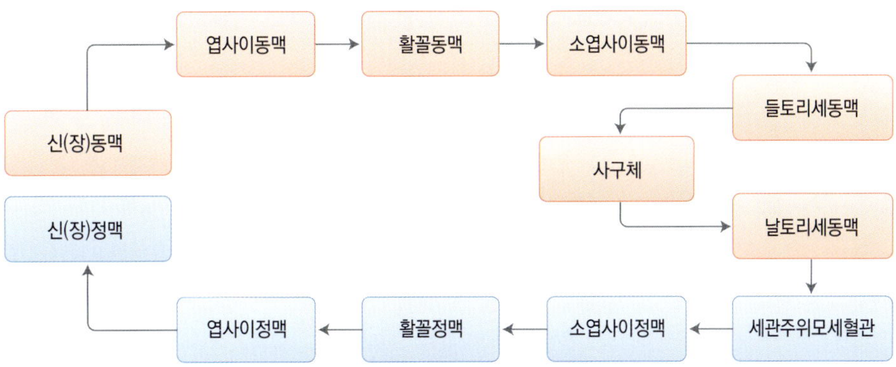

그림 10.9 신장의 혈액순환

10.3 요관 및 방광

학습목표 요관과 방광에 대해 알 수 있다.

요관 Ureter

요관은 신우(콩팥깔때기, renal pelvis)에서 시작하여 방광바닥으로 이어진 길이 약 25cm, 최대 지름 약 1.7cm의 관으로 방광 뒤쪽을 지나 아래쪽으로 진행하여 관의 근육층 벽을 통과하는 복막뒤장기이다. 작은 **점막덮개**(flap)는 방광 입구를 덮고 있어 방광이 수축할 때 요관으로 오줌이 역류되는 것을 방지하는 밸브 역할을 한다. **요관벽**은 점막밑층이 없는 3층 구조로 되어 있는데, **바깥막**은 결합조직으로 이루어져 있으며 **근육층**은 2~3층의 민무늬근육으로 구성되어 있고, **속막**은 이행상피(transitional epithelium)로 구성된 점막으로 이루어져 있다. 오줌이 요관으로 흘러가면 요관이 확장되고, 근육층이 수축하며 꿈틀운동으로 인해 오줌을 신우에서 방광으로 보낸다. 이러한 수축은 몇 초에서 몇 분마다 발생하며 오줌이 요관으로 흘러 들어가는 비율에 비례한다. 요관의 내강(lumen)은 매우 좁고 신(장)결석에 의해 쉽게 폐쇄되며 상처입기 쉽다(그림 10.10).

방광 Bladder

왼쪽과 오른쪽의 요관으로부터 흘러 들어오는 오줌을 일시적으로 저장하였다가 요도를 통하여 배설하는 팽창이 잘되는 복막뒤장기이다. 방광은 복막의 아래, 두덩결합(치골결합, pubic symphysis) 뒤쪽에 위치하는데, 남성에서는 두덩결합과 직장 사이의 바닥에 위치하고, 여성에서는 두덩결합과 자궁 사이에 위치한다. 방광의 안쪽면은 오줌이 차서 확장된 상태에서는 비교적 평탄하지만, 속이 비어 수축된 상태에서는 **점막주름**(mucosal fold)이 발달되어 있다. 그러나 방광의 뒤 아랫부위에는 항상 점막주름이 없는 삼각형 부분을 **방광삼각**(vesical trigone)이라 하며, 이는 오줌이 잘 배설되기 위한 구조이다. 방광삼각의 뒤쪽에는 신장으로부터 내려오는 요관이 열리는 **요관구멍**(ureteral opening)이 양쪽으로 있고, 방광삼각 앞부분에는 요도가 시작되는 속요도구멍(내요도구, internal urethral orifice)이 있다. **방광벽**은 4층으로 구성되어 있는데, 가장 안쪽층은 **점막**으로 두꺼운 이행상피로 구성된다. 점막은 요관과 요도의 점막이 연결된 것이다. 두 번째 층은 **점막밑층**으로 결합조직으로 구성되어 있고 많은 탄력섬유를 포함한다. 세 번째 층은 불수의적 **민무늬근육**으로 배뇨근육(detrusor muscle)이다. 방광 윗부위의 가장 바깥층은 **장막**이다. 방광의 아랫부위는 결합조직으로 덮여 있다.

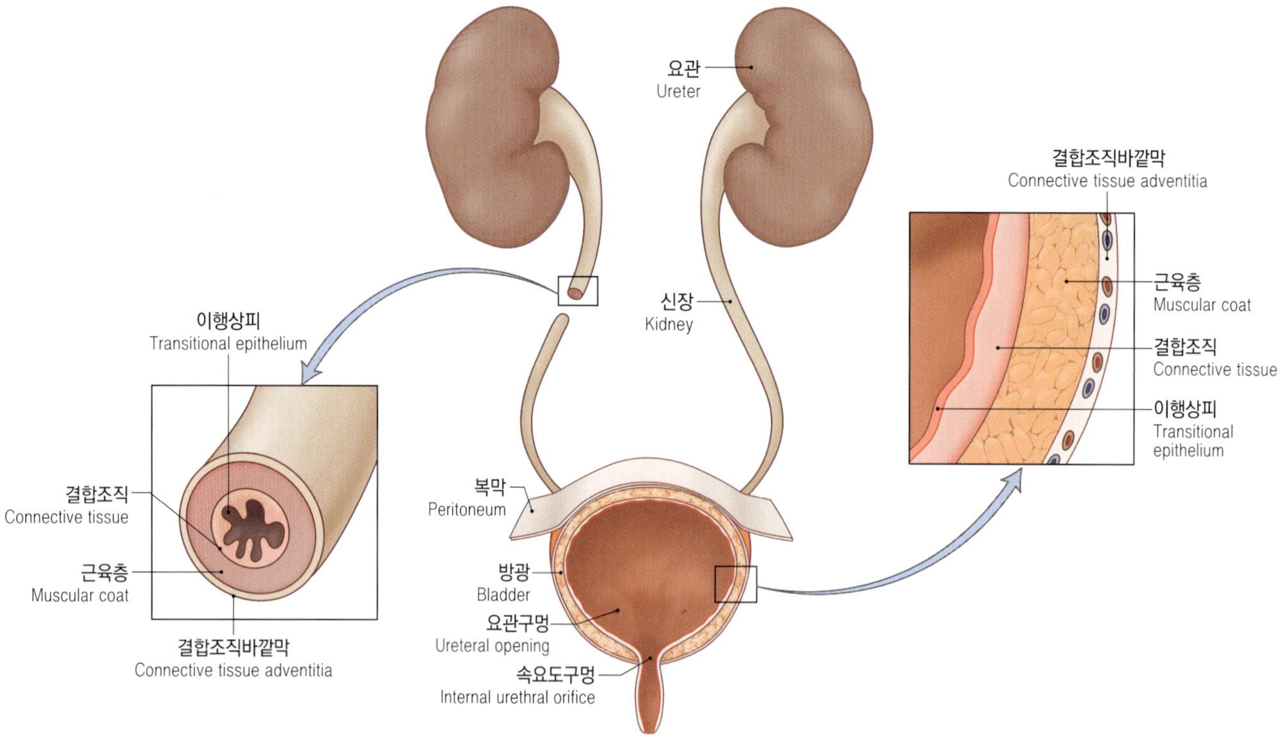

그림 10.10 요관과 방광

10.4 요도

학습목표 요도에 대해 알 수 있다.

요도 Urethra

요도는 방광 아래쪽의 속요도구멍에서 시작하여 오줌을 몸 밖으로 내보내는 통로로 남 · 여 간 많은 차이를 보인다. 요도의 내부는 점막으로 구성되어 있고 수많은 점액을 분비하는 샘을 갖고 있다. 요도의 근육층은 수축하여 배뇨하는 동안 오줌을 배설하도록 돕는다. 요도 근처에서 배뇨근육이 두꺼워져 속요도조임근(internal urethral sphincter)을 형성한다. **속요도조임근**은 민무늬근육으로 불수의적으로 조절이 된다. 요도가 골반바닥(골반저, pelvic floor)을 통과하는 부분은 **바깥요도조임근**(external urethral sphincter)으로 둘러싸여 있어 수의적조절이 가능하다.

남성 요도 Urethra of male 남성 요도 길이는 15~20cm로 전립샘 속의 사정관과 합쳐져 음경 속을 주행하기 때문에 오줌과 정액의 통로로 이용된다. 남성의 요도는 3부분으로 구성되는데, 전립샘요도(prostatic urethra), 막요도(membranous urethra), 해면요도(spongy urethra)로 되어 있다. **전립샘요도**는 방광의 속요도구멍에서 시작하여 거의 수직으로 전립샘을 관통하는 길이 약 2.5cm의 부위로 양쪽 사정관이 합쳐진다. **막요도**는 골반바닥을 통과하는 길이 약 1.0cm의 짧은 부위로 뼈대근육성의 요도조임근이 감겨 있으며, 그 앞쪽은 골반바닥을 나와서 요도해면체(corpus spongiosum penis) 뒤 윗부분에서 요도구멍으로 들어간다. **해면요도**는 음경의 요도해면체 속을 지나 음경귀두에 바깥요도구멍으로 열리는 부위로, 요도 중에서 가장 길다.

여성 요도 Urethra of female 여성 요도의 길이는 3~4cm이고, 섬유결합조직인 질(vagina) 입구의 앞쪽과 경계를 이루고 있다. 바깥요도구멍은 질 구멍(vaginal orifice)과 음핵(clitoris) 사이에 위치한다. 남성에 비하여 매우 짧고 주행도 단순하기 때문에 바깥요도구멍을 통한 요로감염에 의해 방광질환이 발생하기 쉽다. 내강의 점막은 주로 편평상피로 되어 있고, 점막주름 사이에는 요도샘(urethral gland)이 열려 있다.

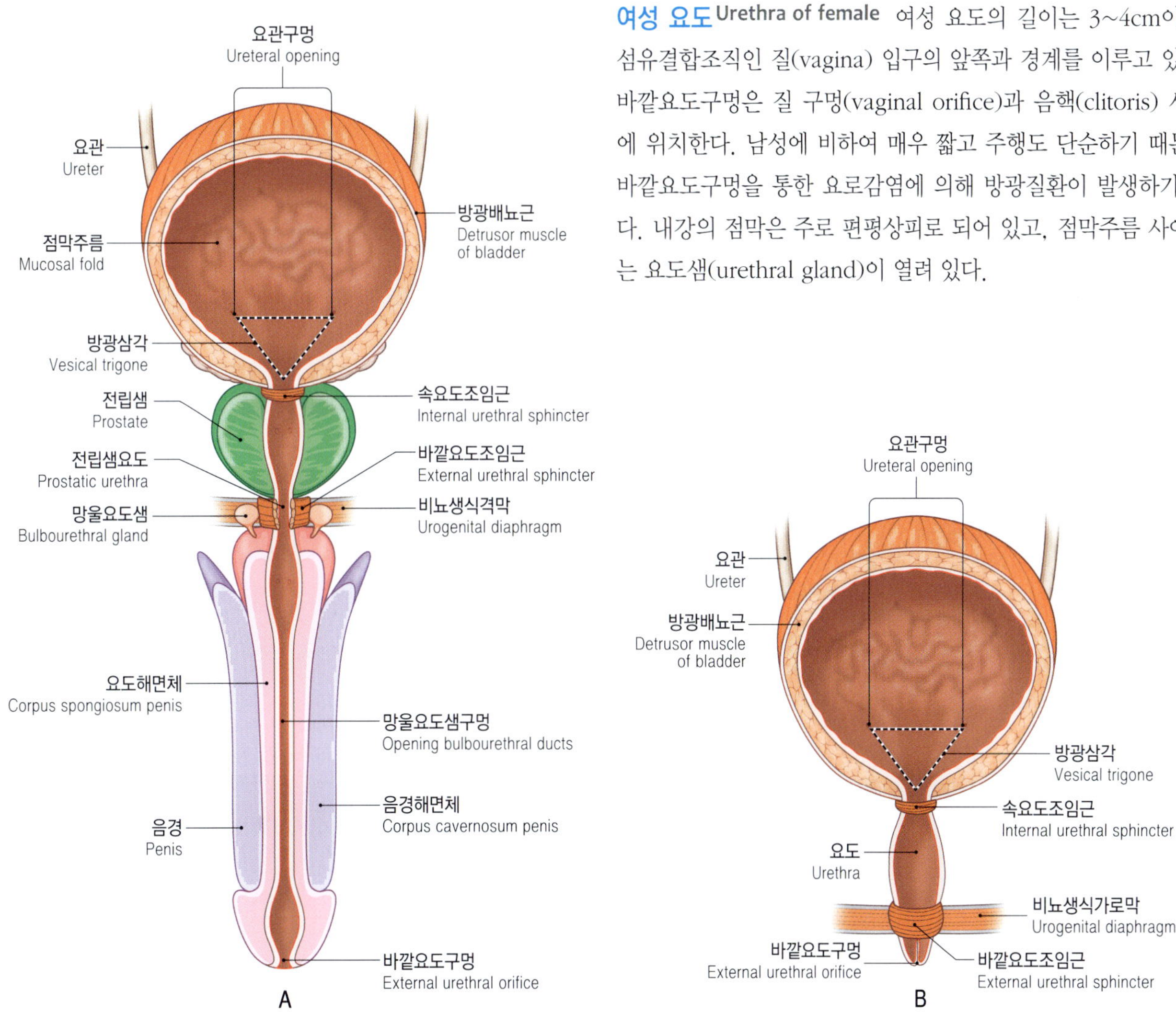

그림 10.11 요도. A: 남성, B: 여성

더 알아보기

배뇨 Micturition

방광에서 오줌을 몸 밖으로 배출하는 과정이다. 오줌을 보는 행위는 자율적인 척수의 **배뇨반사**(micturition reflex)에 의해서 시작된다. 방광이 가득 채워지면 방광 벽의 **늘임수용기**(stretch receptor)를 자극한다. 이 수용기는 척수로 신호를 보내고, 이 신호는 부교감신경을 통해 방광으로 돌아온다. 부교감신경의 자극은 배뇨근육을 수축하고 속요도조임근을 이완시킨다. 방광에 있는 두 개의 조임근(sphincter)에 의해 오줌 배출은 제어된다. 속요도조임근과 바깥요도조임근은 방광입구 바로 아래쪽의 요도 주변에 있다. 방광이 수축할 때 두 개의 조임근은 방광을 막아서 외부로 오줌이 새는 것 없이 모이게 한다. 속요도조임근은 불수의적이며, 바깥요도조임근은 뼈대근육으로 이루어져 수의적으로 조절된다. 방광의 근육층은 증가된 오줌의 양에 따라 방광을 확장시킬 수 있는데, 300~400mL 정도의 오줌이 방광에 찰 때까지 서서히 늘어나고 방광 속의 압력이 증가한다. 방광벽이 확장되면서 부교감신경을 자극하여 엉치분절(천수부, sacral segment) 2~4번에 전달되어 배뇨반사가 시작된다.

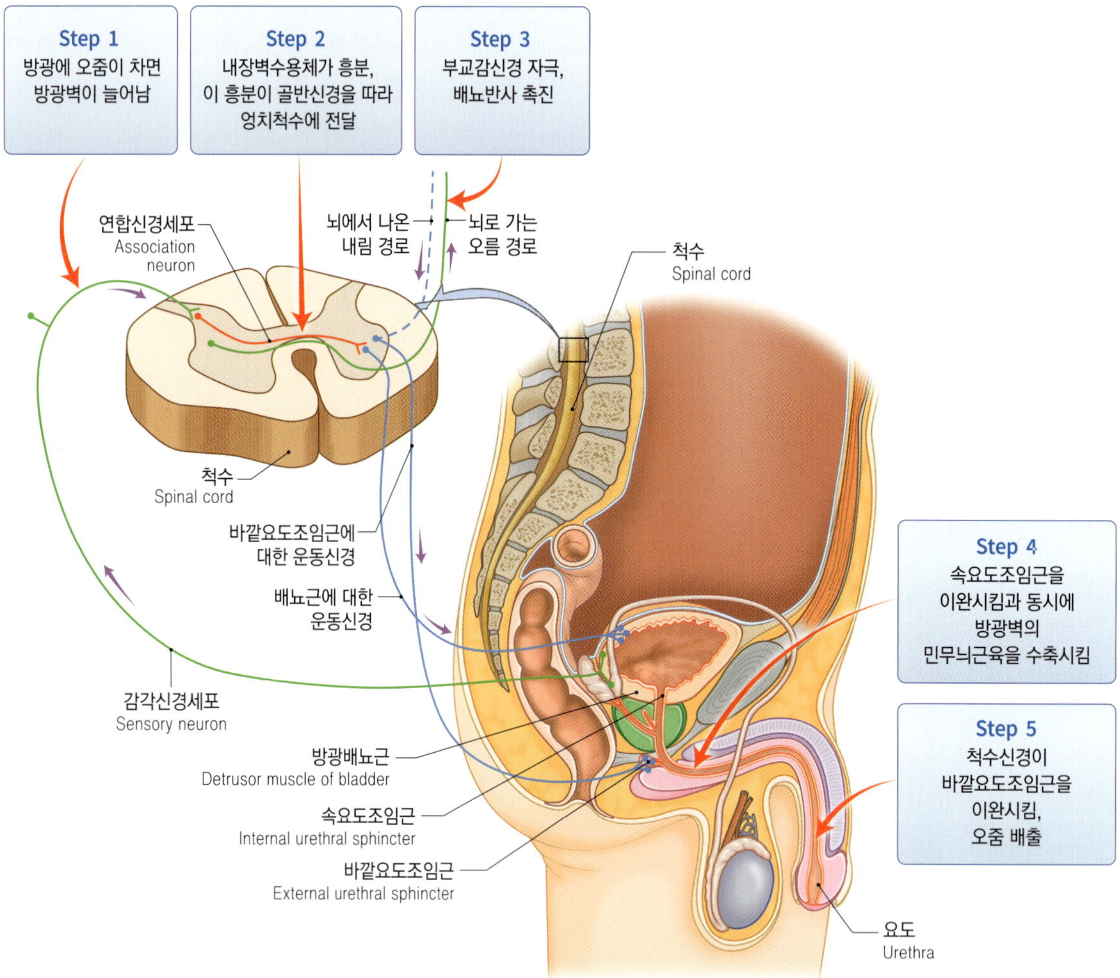

그림 10.12 배뇨반사

관련 질환과 중재

비뇨계통의 주요 질환 Major disease of urinary system

신부전 Renal failure 신장단위(콩팥단위, nephron)의 파괴 때문에 생기며, 신장의 항상성을 유지하지 못하는 상태이다.

요로결석증 Urolith 신(장)결석증(nephrolithiasis), 요관결석증(ureterolithiasis), 방광결석증(cystolithiasis) 등 위치에 따라 구분된다. 대부분 결석은 칼슘으로 구성되어 있다. 누워만 있는 환자들에게 신(장)결석의 위험성이 증가된다.

신우신염 Pyelonephritis 요로감염의 일종으로 신장에 세균 감염이 발생한 것을 말한다. 감염을 일으키는 세균은 대부분 대장균이며 해부학적으로 요도가 짧고 직선 구조이며 항문과 거리가 가까워 남성에 비해 여성에서 더 흔하게 발생한다.

사구체신염 Glomerulonephritis 사구체의 급성 또는 만성 염증이다. 오줌 구성이 변경되도록 사구체 염증에 의해 여과기능이 손상된다. 사구체 자체에서 발생하면 일차적 사구체신염, 자가면역질환 또는 당뇨가 발전되어 나타나는 것은 이차적 사구체신염이라 한다.

신증후군 Nephrotic syndrome 증상은 높은 단백뇨, 고콜레스테롤혈증, 혈청중성지방을 포함한 부종이다. 단백질이 손상된 토리를 통해서 여과되어 단백뇨의 원인이 되고, 저알부민혈증, 부종이 나타난다.

방광암 Bladder cancer 요로계의 가장 흔한 악성 종양은 방광의 이행세포암종이다. 방광암은 60~70세에 가장 흔한 암으로 여성보다 남성에서 3배 이상 더 많이 발생한다.

신장암 Kidney cancer 신장피질이나 신우 및 신배에서 발생한다. 신장피질이나 신우에서 발생한 종양은 양성 또는 악성이나 악성 종양이 더 일반적이다. 신장세포암종(콩팥세포암종, renal cell carcinoma), 샘암종(adenocarcinoma)은 신장암의 가장 흔한 유형이다. 신장암의 3대 증상으로 옆구리통증, 혈뇨, 혹 덩어리가 발견된다. 신장암의 제 1기는 신장 내에 국한되어 있는 직경 7cm 이하의 종양, 제 2기는 신장 내에 국한되어 있는 직경 7cm 초과 종양을 말한다. 제 3기는 주요 정맥이나 신장 주위 조직을 침범하였으나 신장주위근막을 넘지 않은 경우, 국소 림프절 전이가 있는 경우이다. 제 4기는 같은 쪽 부신의 직접 침윤 또는 신장주위근막을 넘어 주위 장기로의 침범이 있거나 원격 전이가 있는 경우이다. 신장과 부신 주위에 있는 결합조직인 신장근막을 제로타근막(Gerota fascia)이라 부른다.

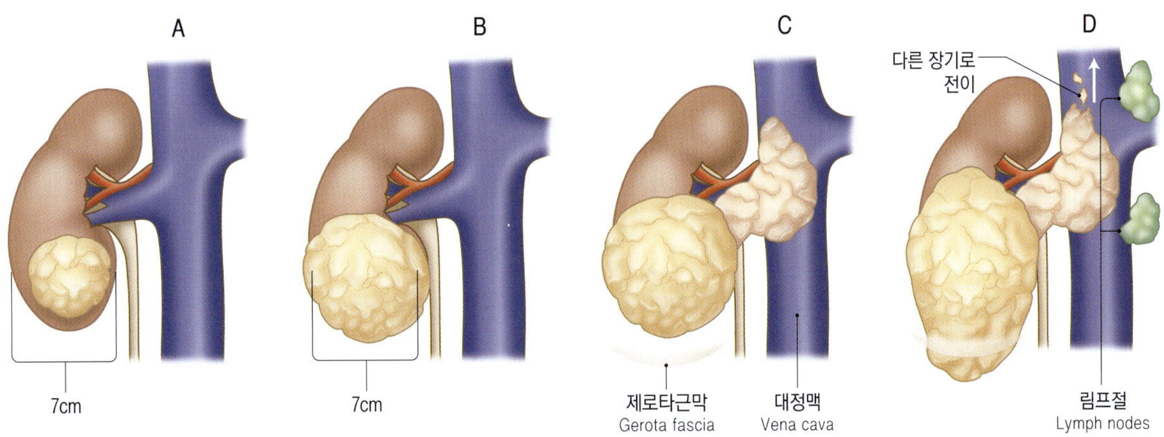

그림 10.13 신장암의 병기. A: 1기, B: 2기, C: 3기, D: 4기

핵심정리 및 문제 CORE ORGANIZATION & PROBLEM

1. 비뇨계통은 오줌을 만들어 일시적으로 저장하고 마지막으로 체외로 배설하는 기관이다.
2. 주요 기관은 1쌍의 신장, 1쌍의 요관, 1개의 방광, 1개의 요도로 구성된다.
3. 신장은 배설기관인 동시에 조절기관으로 혈액 속의 각종 노폐물을 제거하는 동시에 수분과 전해질 함량 및 삼투질 농도, 산-염기평형 조절, 혈압조절 등 몸의 항상성 유지에 중요한 역할을 담당한다.
4. 신장은 등뼈 11번과 허리뼈 3번 높이의 배안 뒤벽 윗부분에 위치한다.
5. 신장의 내부구조는 신장피질, 신장수질, ___________로 구분된다.
6. 신장의 구조 및 기능상의 기본단위는 ___________이며, 혈액에서 오줌 성분을 걸러내는 콩팥소체와 이를 농축시키고 운반하는 신세관으로 구성된다.
7. 콩팥소체는 사구체와 사구체주머니로 구성된다.
8. 신장에서 생성된 오줌은 신배를 통해 신우로 모이고, 요관을 통해 배설된다.
9. 사구체는 큰 입구와 작은 출구를 가지고 있어서 비정상적인 높은 혈압을 유지하며, 이는 혈액을 여과하는 신장 기능에 매우 중요하다.
10. ___________는 먼쪽곱슬세관이 사구체 가까이에 와서 혈관극과 맞닿는 부분에서 세포들이 특수하게 변형된 구조물이다.
11. 신세관은 토리쪽곱슬세관, 헨레고리, 먼쪽곱슬세관, 집합세관으로 구분된다.
12. 신장의 혈관은 대동맥의 분지인 1쌍의 ___________이 오줌의 생산과 신장 조직의 영양분 공급을 담당한다.
13. 신(장)동맥은 심장박출량의 20~25%를 신장으로 운반한다.
14. 요관은 신우에서 시작하여 방광바닥으로 이어진 관으로 방광 뒤쪽을 지나 아래쪽으로 진행하여 요관의 근육층 벽을 통과한다.
15. 방광은 왼쪽과 오른쪽의 요관으로부터 흘러 들어오는 오줌을 일시적으로 저장하였다가 요도를 통하여 배설하는 팽창이 잘되는 복막뒤장기이다.
16. ___________는 방광에서 오줌이 몸 밖으로 배출되는 통로로, 방광 아래쪽 속요도구멍에서 시작된다.
17. 요도 근처에서 배뇨근이 두꺼워져 속요도조임근을 형성하고, 속요도조임근은 민무늬근육으로 되어 있어 불수의적으로 조절된다.
18. 요도가 골반바닥을 통과하는 부분은 바깥요도조임근으로 둘러싸여 있어 수의적조절이 가능하다.
19. 남성의 요도 길이는 15~20cm로 전립샘 속의 사정관과 합쳐져 음경 속을 주행하기 때문에 오줌과 정액의 통로로 이용된다.
20. 여성의 요도 길이는 3~4cm이고, 섬유결합조직인 질 입구의 앞쪽과 경계를 이룬다.
21. 배뇨는 방광에서 오줌을 몸 밖으로 배출하는 과정이다.
22. 방광벽이 확장되면서 부교감신경을 자극하여 엉치분절 2~4번에 전달되어 배뇨반사가 시작된다.

해답

5. 신우 6. 신장단위 10. 사구체옆장치 12. 신(장)동맥 16. 요도

주요 용어 설명 MAJOR TERM EXPLANATION

늘임수용기(stretch receptor) 특히 골지힘줄기관(Golgi tendon organ)과 근육방추(muscle spindle)에서 길이가 늘어나는 것에 민감하게 반응하는 수용체. 위, 소장, 방광에서도 발견됨

삼투질 농도(osmolality) 어떤 용액 내에 삼투작용을 일으킬 수 있는 물질의 농도

사구체옆세포(juxtaglomerular cell) 들토리세동맥의 민무늬근육 세포가 특수하게 변형된 구조물

사구체옆장치(juxtaglomerular apparatus) 사구체옆장치 헨레고리의 오름가지가 사구체 가까이에 와서 혈관극과 맞닿는 부분에서 세포들이 특수하게 변형된 구조물을 통틀어 이르는 말

신배(콩팥잔, calyx) 신우의 가지. 신우는 2~3개의 가지로 나뉘고, 이들이 다시 몇 개의 작은 가지로 나뉘는데 처음 나뉜 것이 대신배, 다시 나뉜 것이 소신배가 됨

신우(콩팥깔때기, renal pelvis) 척추동물의 신장 안에 있는 빈 곳. 오줌이 세관을 통하여 이곳에 모였다가 다시 요관을 통하여 방광으로 빠져나감

신장근막(콩팥근막, renal fascia) 복막 바깥 근막의 섬유층이 신장 가쪽에 밀집되어 막을 이루며 신장을 둘러싼 섬유집

신장단위(nephron) 신장의 피질에 있는 공 모양의 조직에 연결되어 있으며, 오줌을 만드는 기관으로 신장단위에는 신장의 얕은층 근처에 존재하는 피질신장단위(cortical nephron)와 수질과의 경계부 근처에 존재하는 수질옆신장단위(juxtamedullary nephron)가 있음

신(장)문(콩팥문, renal hilum) 신장의 안쪽 가장자리 가운데에 있는 오목한 부분. 이곳으로 혈관, 요관, 신경의 통로가 됨

집합세관(collecting tubule) 신장에서 토리쪽곱슬세관과 먼쪽곱슬세관을 거친 배설물이 합쳐져 신우로 나가는 관

항상성(homeostasis) 다양한 자극에 반응하여 개체 혹은 세포의 상태를 일정하게 유지하려는 성질

해면체(corpus spongiosum) 섬유성 결합조직에 둘러싸인 불규칙한 형태의 혈관강이 연속하고 내부에 혈액이 채워져 팽창되면 그것에 의해 음경, 음핵이 발기함

헨레고리(콩팥세관고리, Henle loop) 토리쪽곱슬세관과 먼쪽곱슬세관을 잇는 고리 형태의 관으로, 내림가지와 오름가지로 구분됨

생식계통

REPRODUCTIVE SYSTEM

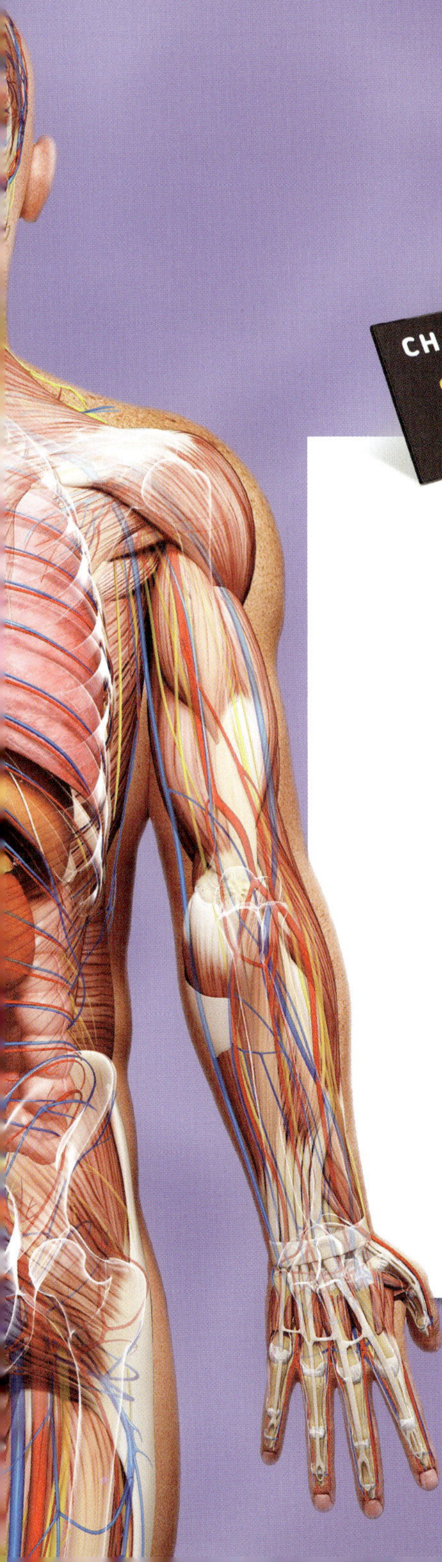

CHAPTER 11

11.1 생식계통의 개관

학습목표 생식계통의 개관에 대해 알 수 있다.

생식계통의 개관 Overview of reproductive system

생식계통은 생식세포를 생산하는 기관과 그 모든 부속물을 합친 것으로 남성과 여성의 구조적 차이가 있다. **남성생식기관**은 정자를 생성하는 일차생식기인 고환(testis)과 생성된 정자를 보존하고 이동통로가 되는 부속기관인 부고환(epididymis), 생식관(정관 또는 사정관, ductus deferens or ejaculatory duct), 음경(penis) 및 부속샘(정낭, 전립샘, 망울요도샘)이 있다. **여성의 생식기관**은 난자를 생성하는 일차생식기인 난소(ovary)와 난자를 보존하고 이동하는 자궁관, 자궁이 있다. 이러한 일차생식기를 생식샘(gonad)이라 하는데, 각각 남성호르몬과 여성호르몬을 생성하여 이차성징에 관여한다.

남성생식기는 여성생식기와 다르게 오줌이 몸 밖으로 나오는 통로와 고환에서 생성된 정자가 배출되는 최종 통로가 같기 때문에 정자가 사출될 때 요도(urethra)에 남아있는 노폐물을 제거하고 성교 시 윤활작용을 위한 부속샘들이 있다(그림 11.1).

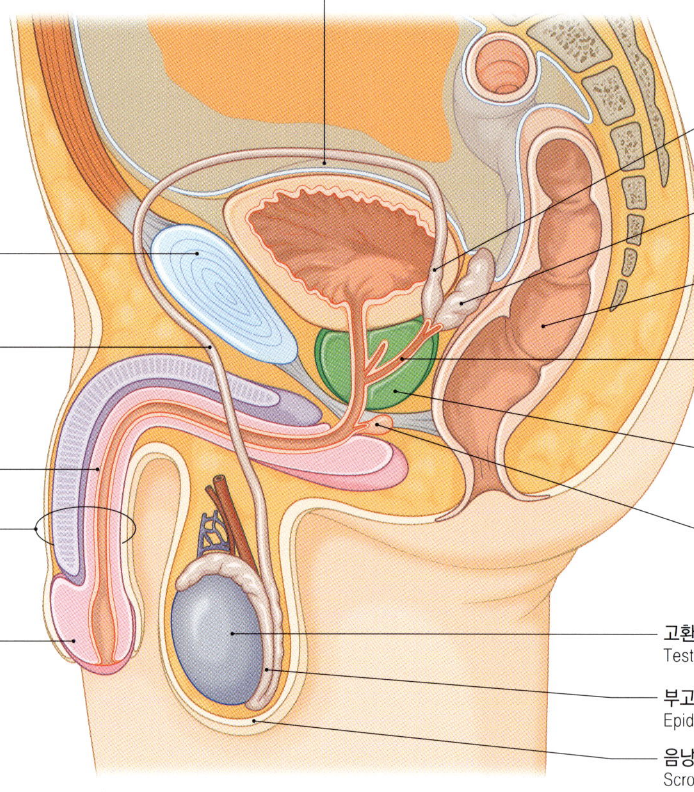

그림 11.1 생식계통(남성)

11.2 남성생식기관

학습목표 고환과 부고환에 대해 알 수 있다.

남성생식기관 Male reproductive system

고환 Testis 정자(sperm)를 생산하여 정소라고도 하는 고환은 배안에서 발생하여 출생 2개월 전부터 하강하여 음낭(scrotum) 내로 들어간다. 길이 약 4~5cm, 무게 약 12g 정도로 성호르몬인 테스토스테론(testosterone)을 생산한다.

고환의 구조는 가장 바깥층은 백(색)막(tunica albuginea)으로 덮여 있고 백(색)막이 뒤 위쪽으로 두꺼워져 고환사이벽(고환중격, septum testis)을 이루며, 250여 개의 방으로 나누어진 고환소엽(testibular lobule)을 형성한다. 각각의 고환소엽 정세관(seminiferous tubule)은 곱슬정세관(convoluted seminiferous tubule)으로 시작되어 각 백(색)막이 이루는 방들을 벗어나 고환그물(rete testis)을 이룬 후 부고환관(epididymal duct)으로 연결되고 정관(ductus deferens)으로 이어져 정삭(spermatic cord)이 되어 배안으로 들어간다. 정세관 바깥쪽의 바닥막에 부착된 정조세포(spermatogonium)는 정모세포(spermatocyte)가 되고 감수분열을 통해 정자세포(spermatid)가 된다. 남성호르몬인 **테스토스테론**은 곱슬정세관 사이의 사이질세포(간질세포, interstitial cell)에서 분비되고, **버팀세포**(세르톨리세포, Sertoli cell)는 정자 생산에 필요한 영양공급과 포식작용 및 호르몬을 운반하는 역할을 한다.

부고환 Epididymis **고환상체**라고도 하는 부고환은 고환 뒷면에 위치하며, 길이는 약 6cm이다. 정자를 일시적으로 보관하고 정액을 분비하여 정자를 성숙시키는 역할을 하며 정관으로 이어진다.

정관 Ductus deferens 부고환의 연속이며 길이 약 40cm의 1쌍의 긴 관으로 고환동맥, 음부신경, 고환올림근, 근막 등으로 이루어진 **정삭**을 형성하고 고샅굴(inguinal canal)을 통과한 뒤 배안으로 주행하다가 방광 뒤면 아래쪽의 전립샘을 통과하면서 왼·오른쪽 정관이 합쳐진다. 정관은 방광 뒤면에 있는 부속샘인 정낭의 분비관과 합쳐서 직경 약 2mm, 길이 약 1.5cm의 관인 **사정관**(ejaculatory duct)을 이룬다.

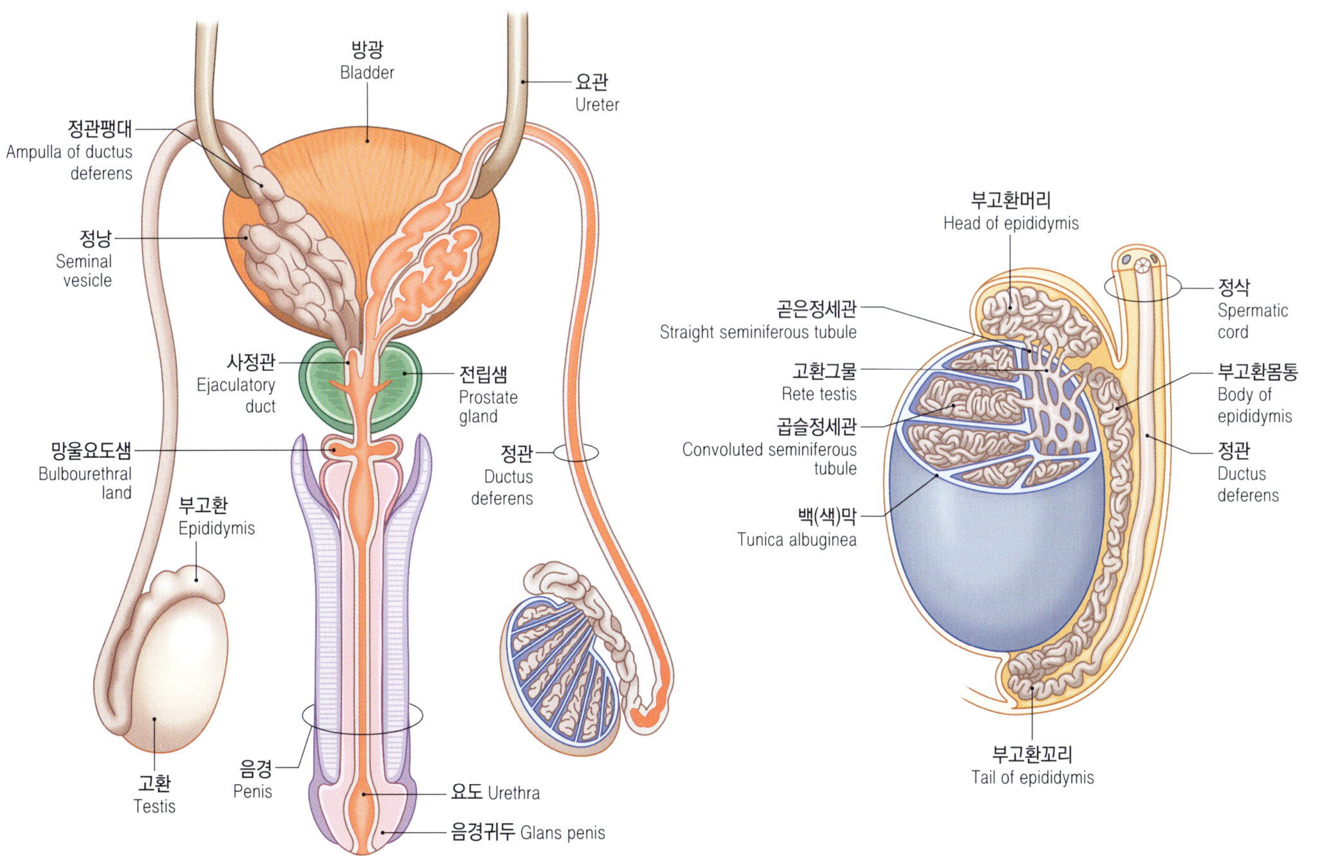

그림 11.2 고환, 부고환, 정관

11.2 남성생식기관

학습목표 음낭과 정자에 대해 알 수 있다.

음낭 Scrotum 고환과 부고환 및 정관의 일부를 싸는 주머니로 피부밑지방이 없는 쭈글쭈글한 음낭근육층(dartos tunic)으로 되어 있고 양쪽 고환을 분리하는 음낭근육층 내부의 음낭사이막이 발달되어 있다.

정자 Sperm 길이 50~60μm이며 머리, 중간부, 꼬리부로 나뉜다. 머리에는 난자의 막을 분해하는 효소를 가진 **첨단체**(acrosome)와 핵이 있다. 중간부는 정자의 편모운동에 필요한 에너지 합성에 관여하는 사립체로 구성되어 있으며, 꼬리쪽은 필라멘트(여러 개의 염색체실)로 되어 정자의 운동을 담당한다. 정자는 편모운동으로 분당 3.6mm를 이동할 수 있다.

정자는 고환의 **버팀세포**(세르톨리세포, Sertoli cell)와 **정자발생세포**(spermatogenic cell)로 구성된 정세관 상피세포에서 발생한다. 정조세포(spermatogona)가 유사분열 및 분화에 의해 46개의 염색체를 지닌 일차정모세포(primary spermatocyte)로 되면서 일차감수분열 후 23개의 염색체를 지닌 이차정모세포(secondary spermatocyte)로 성숙한다. 이차정모세포는 22개의 염색체와 1개의 성염색체를 갖는다. 이차정모세포는 다시 이차감수분열 후 정원세포에서 4개의 성숙 정자세포(spermatid)가 발생한다.

정액 Semen 정낭, 전립샘, 망울요도샘에서 생산 · 분비되는 유백색의 분비액으로 특유의 냄새를 함유하고 있으며, 정자가 여성의 생식기에서 생존할 수 있도록 정자의 활성과 보호에 관여한다. 정액은 pH 7.5로 약알카리성이다.

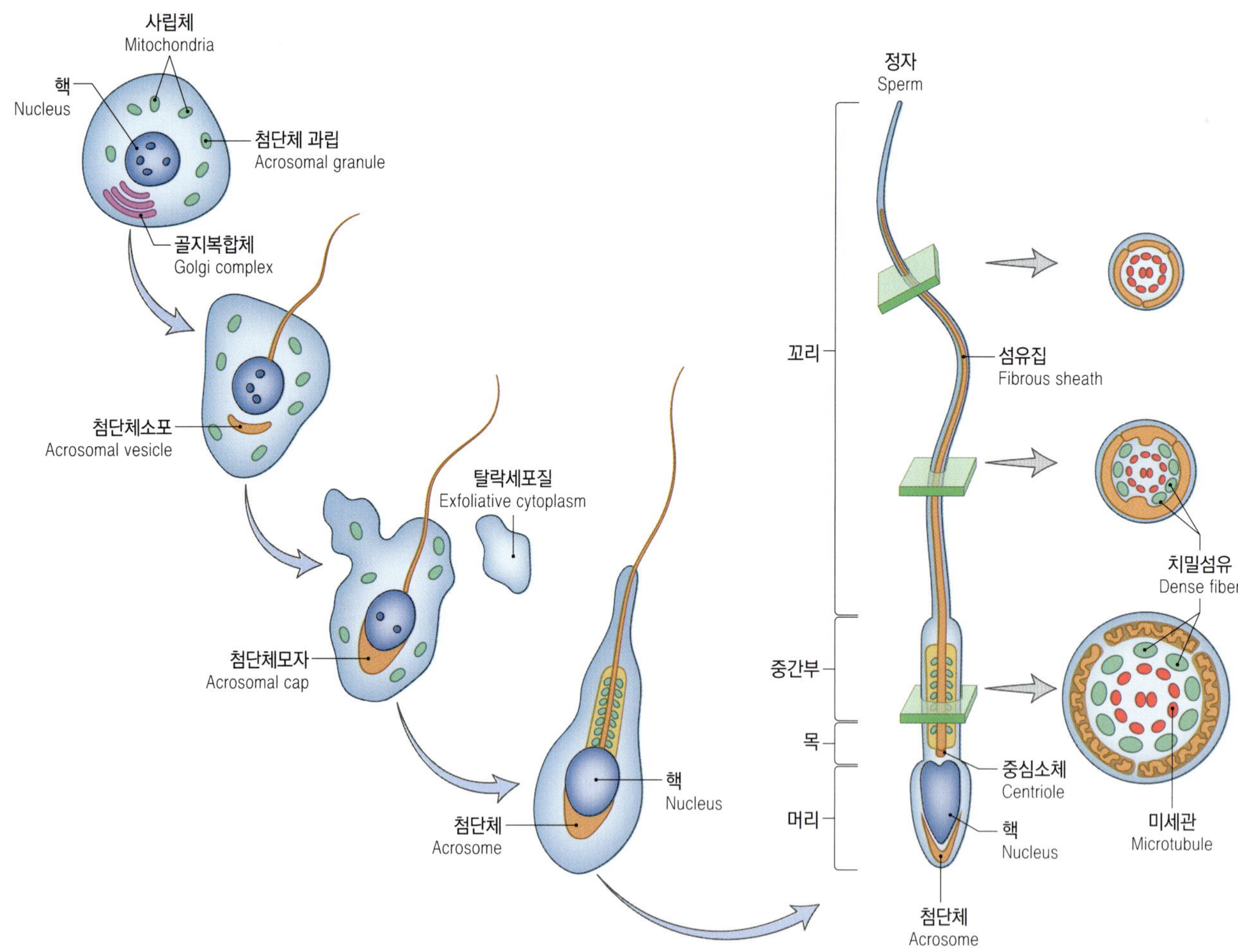

그림 11.3 정자의 발생과 구조

11.2 남성생식기관

학습목표 남성생식기의 부속샘에 대해 알 수 있다.

남성생식기의 부속샘 Accessory gland of male reproductive system

정낭, 전립샘, 망울요도샘은 정자의 운동과 보호 및 윤활작용을 하는 부속샘이다(그림 11.4).

정낭 Seminal vesicle 방광의 뒤쪽과 직장 사이에 위치하는 1쌍의 주머니 모양의 부속샘으로 길이 약 5cm, 넓이 2cm의 복잡하게 꼬인 관이다. 방광 뒤쪽의 정관과 합쳐 사정관을 이루고 과당(fructose)을 함유하고 있어 정자의 운동을 활성화시키는 노란색의 고점도 분비물을 생산하며, 여성생식기관의 수축 유도물질인 프로스타글랜딘(prostaglandin)을 생산하여 사정관으로 내보낸다.

전립샘 Prostate gland 방광 아래부위에 위치하는 1개의 실질성 기관으로 길이 약 3cm, 무게 15g, 넓이 4cm의 작은 샘들이 모인 **복합관상포상샘**이다. 전립샘 중앙으로 요도가 관통하고 왼·오른쪽에 정관의 끝과 정낭의 배출관이 합쳐져 이룬 사정관이 개구하여 요도와 합쳐진다. 전립샘의 유백색 알카리성 점액은 질의 산성분비액을 중화시켜 정자의 운동을 촉진시키고, 오줌의 유해작용으로부터 정액을 보호하며, 요도의 윤활작용을 돕는다.

망울요도샘(구요도샘) Bulbourethral gland 골반바닥의 전립샘밑 요도 옆에 위치하는 근육 속에 묻혀있는 1쌍의 콩알만한 크기로 망울요도샘관을 통해 알카리성 점액을 분비하여 요도와 음경귀두의 윤활작용을 유도하는 작용을 한다. 망울요도샘은 여성의 큰질어귀샘(대전정샘, greater vestibular gland)에 해당된다.

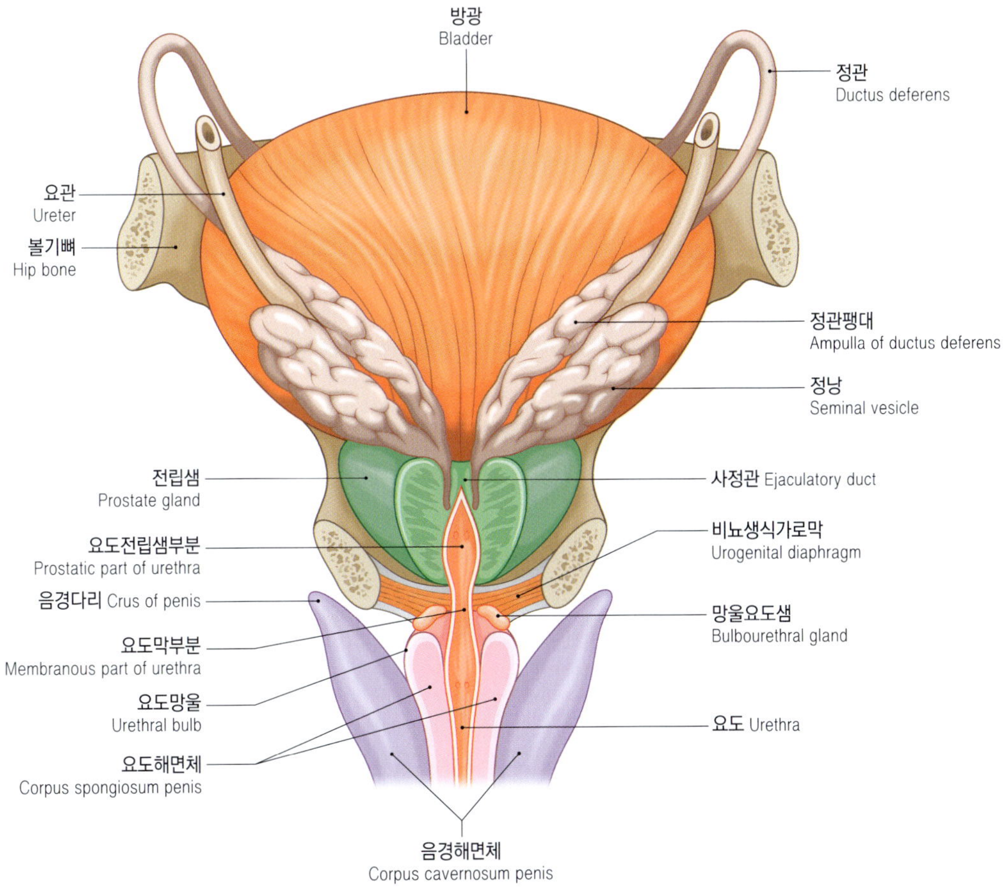

그림 11.4 남성생식기의 부속샘

11.2 남성생식기관

학습목표 음경과 발기에 대해 알 수 있다.

음경 Penis

오줌과 정액의 배출구이며, 교접기(copulatory apparatus) 역할을 위한 발기조직(erectile tissue)으로 위쪽 1쌍의 **음경해면체**(corpus cavernosum penis)와 음경 아래쪽 요도의 음경부분을 둘러싸는 해면조직인 1개의 **요도해면체**(corpus spongiosum penis)로 해면체 외부는 백(색)막으로 덮여 있고, 내부는 스펀지와 같은 잔기둥(trabecula)으로 되어 있어 신축성이 뛰어나다(그림 11.5).

발기와 사정 Erection and ejaculation

발기(erection)는 성적 충동으로 부교감신경에 의해 혈액이 충만해지고, 잔기둥의 긴장상태가 유지되는 것을 발기라고 한다. 속음부동맥(내음부동맥, internal pudendal artery)이 이완되면서 해면체 공간으로 혈액이 유입되어 나타난다. **분비**(secretion)는 전립샘과 정낭벽의 부교감신경절 자극에 의해 정액이 분비되고, **방출**(emission)은 중추의 교감신경로를 통한 정신적 자극에 의해 골반신경절(pelvic ganglia)로 가는 교감신경 자극에 의한 것이다. **사정**(ejaculation)은 정액이 요도로 들어가면 음부신경의 몸신경이 활성화되고 이에 따라 요도해면체근이 수축되면서 일어난다. **발기감퇴**(detumescence)는 중추의 교감신경로를 통한 정신적 자극에 의해 골반신경절로 가는 교감신경 자극에 따른 세동맥 수축에 의해 일어난다.

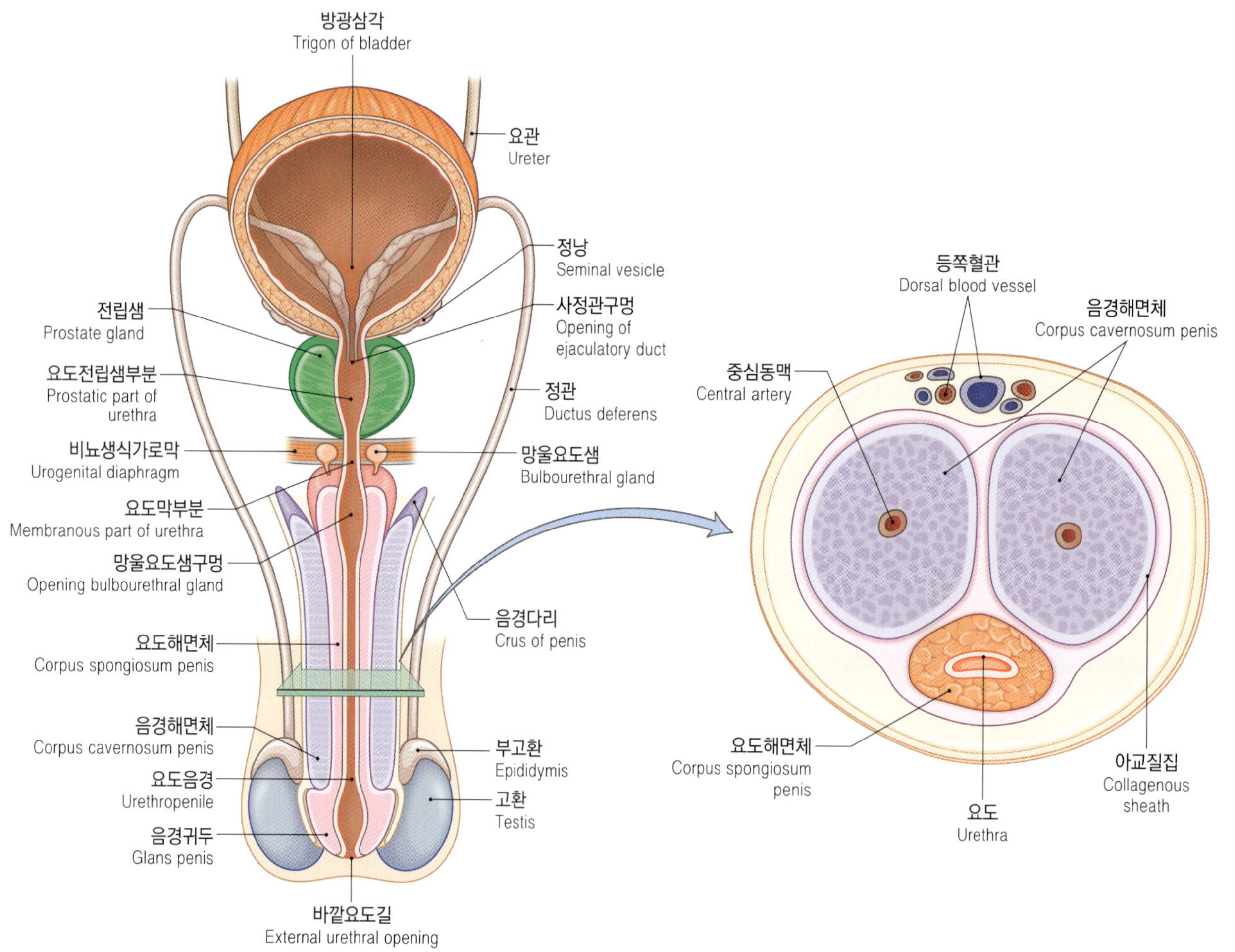

그림 11.5 음경

11.3 여성생식기관

학습목표 여성생식기에 대해 알 수 있다.

여성생식기관 Female reproductive system

여성생식기의 구성은 난자를 생산하고 성숙시키며, 배란을 유도하고 여성호르몬을 분비시키는 **난소**(ovary), 배란된 난자를 운반하고 수정부위로 이용되는 **자궁관**(uterine tube), 수정된 난자를 성숙시키는 **자궁**(uterus), 교접과 분만부위인 **질**(vagina) 및 질주위의 외음부(pudendum)와 점액을 분비하는 부속샘인 **큰질어귀샘**(대전정샘, greater vestibular gland)으로 구성된다(그림 11.6).

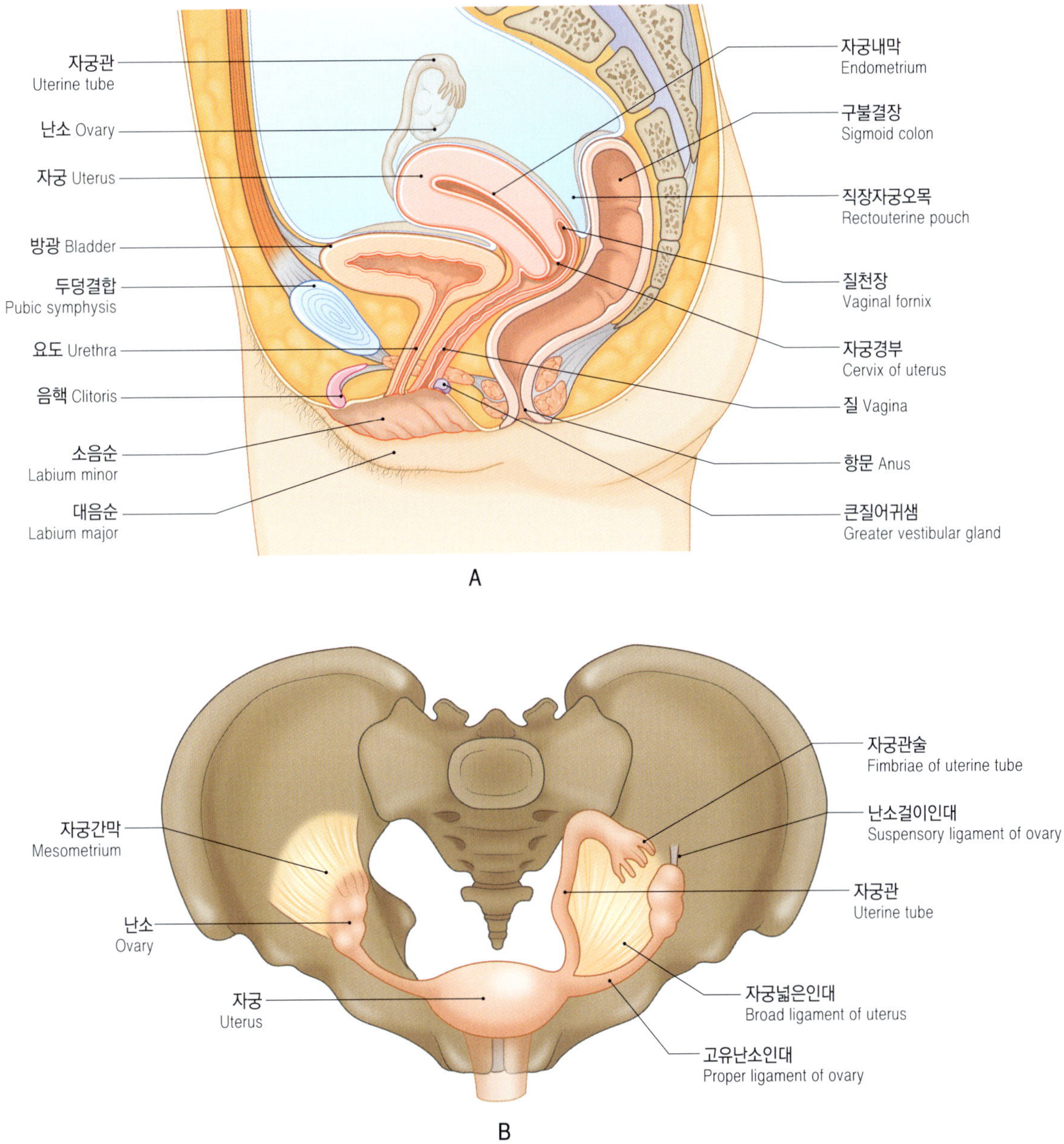

그림 11.6 여성생식기관. A: 여성생식기, B: 자궁과 난소

11.3 여성생식기관

학습목표 난소에 대해 알 수 있다.

난소 Ovary

난소의 구조 Structure of ovary 난소는 남성의 고환과 마찬가지로 배안에서 발생하여 골반안으로 내려오는 실질장기로 길이 3~4cm, 넓이 1~2cm, 무게 약 3g 정도로 고유난소인대에 의해 자궁과 연결되고, 난소걸이인대(난소지지인대, suspensory ligament of ovary)에 의해 골반벽에 부착되어 있다. 난소의 표면은 상피세포층과 백(색)막으로 둘러싸여 있다. 난소는 피질과 수질로 구분된다.

피질(cortex)은 난포(follicle), 황체(corpus luteum), 백(색)체(corpus albicans)로 차 있고, **수질**(medullary)은 민무늬근육, 혈관과 신경, 림프관 등이 분포한다.

난포 Ovarian follicle 난포는 성숙단계에 따라 출생 시에 미성숙 난자인 난조세포와 난포세포로 구성된 일차난포, 초경(menarche)과 완경(menopause) 사이에 원시난포의 발육에 의한 이차난포, 발육난포의 계속적인 성장에 의한 난포방(follicular antrum) 그리고 난포방의 확장으로 생긴 성숙난포로 구분할 수 있다. 이 성숙난포의 파열에 의해 난자의 배란이 가능하며 배란된 난포는 황체가 되고 백(색)체가 된다. 배란된 난자는 24시간 이내에 수정이 가능하다.

난소주기 Ovulation cycles 난소가 뇌하수체앞엽으로부터 호르몬의 작용에 의해 원시난포가 발육하고 성장하여 → 발육난포 → 성숙난포가 되며, 배란과정을 거쳐 → 황체형성이라는 일련의 과정이 약 28일 주기로 반복해서 일어나는데, 이를 **난소주기**라고 한다. 난모세포의 둘레가 편평한 난포상피세포로 싸여진 지름 약 40μm의 둥근 모양의 소체인 원시난포는 사춘기 이후 난포자극호르몬(FSH)에 의해 원시난포가 성숙하는 과정에서 난모세포와 과립세포가 분리되는 **일차난포**(primary follicle)로 성숙한다. 6~12개의 세포층이 형성되면 액체로 가득 찬 여러 개의 불규칙한 공간을 형성하게 되고, 이들이 하나의 난포방을 형성하는데, 이를 **이차난포**(secondary follicle)라 한다. 난포는 10~14일만에 난포액이 고여 난포가 확대되어 형성되는 직경 1~1.5cm의 반투명 낭상체를 형성하는데, 이를 **성숙난포**(mature follicle) 또는 **그라프난포**(Graafian follicle)라 한다. 14일경에는 성숙난포가 파괴되면서 난소에서 난자가 배출되는데, 이를 **배란**(ovulation)이라 하고 배란 후 난자는 섬모운동에 의해 자궁관팽대부에서 정자와 수정이 이루어진 후 자궁관을 통해 자궁에서 **착상**(implantation)이 이루어진다. 수정하지 못한 난자들은 퇴화되어 배출되며, 배출 후 난포에 남아있는 세포들이 **황체**를 이루고 황체는 월경 전후에 퇴화되어 **백(색)체**가 된다(그림 11.7).

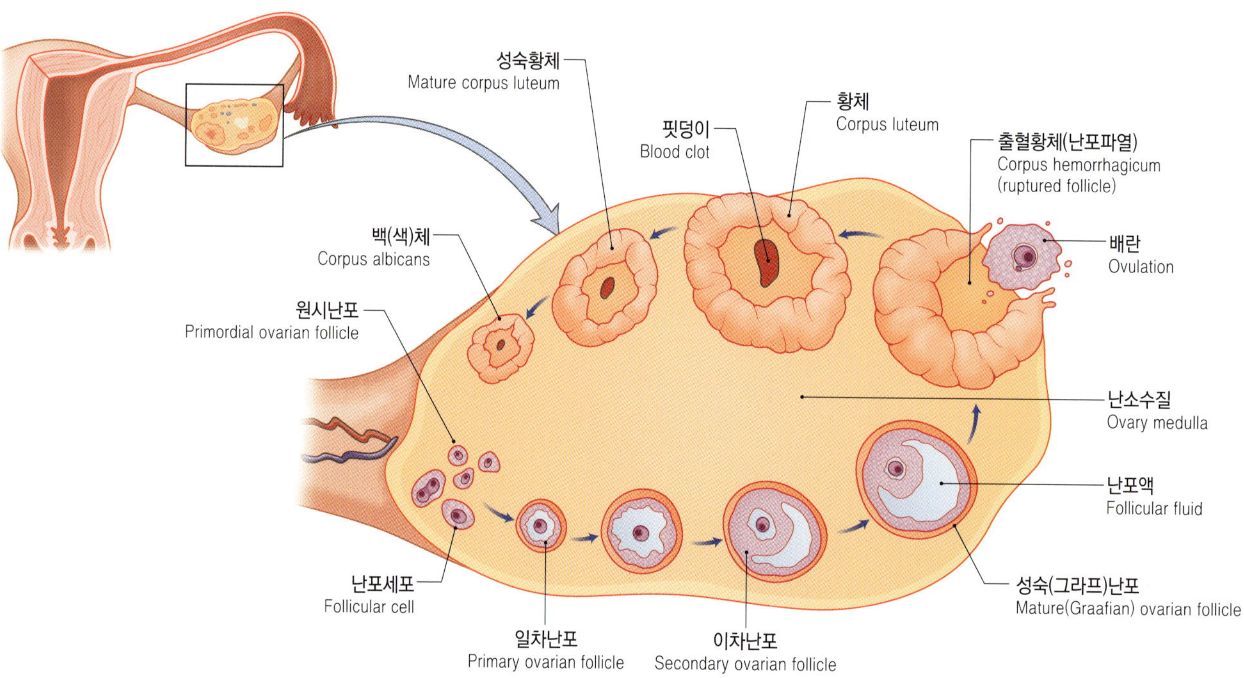

그림 11.7 난소의 주기

11.3 여성생식기관

학습목표 자궁관과 자궁에 대해 알 수 있다.

자궁관(난관) Fallopian tube, oviduct, uterine tube

자궁과 난소를 연결하는 7~15cm의 기관으로 나팔관이라고도 한다. 자궁관의 구성은 자궁관술로 난소와 연결된 **깔때기**(누두, infundibulum)와 가쪽 2/3의 넓은 수정 장소인 **자궁관팽대**(ampulla of uterine tube), 안쪽 1/3의 좁아진 자궁과 연결된 **자궁관잘록**(tubal isthmus)으로 나뉜다. 깔때기부위의 **자궁관술**(fimbriae of uterine tube)은 배안으로 유리된 난자를 섬모운동에 의해 깔때기로 들어가게 한다. 자궁벽의 조직은 점막, 근육층, 장막의 3층 구조를 하고 있으며, 남성의 정관과 마찬가지로 자궁관은 여성의 불임 시술부위로 이용된다.

자궁 Uterus

자궁의 전체적인 모양은 서양 배를 거꾸로 한 것처럼 생긴 근육기관으로 방광과 직장 사이에 위치한다. 주로 섬유근육층으로 구성되어 있으며, 배아가 착상하며 태반이 부착되고 태아가 성장하는 기관으로 길이 약 7cm, 넓이 4~5cm, 두께 약 2.5cm이다. 위끝의 넓은 부분은 자궁관과 자궁원인대가 있는 **자궁바닥**(자궁저, fundus of uterus), 자궁바닥의 연속인 중간부위를 **자궁몸통**(body of uterus), 아래쪽 가는 부위의 **자궁경부**(자궁목, cervix of uterus), 자궁몸통과 자궁경부 사이의 좁은 부분인 **자궁관잘록**(난관협부, tubal isthmus)으로 구성된다.

자궁을 고정하는 인대 Uterine ligament 자궁의 양쪽 끝에 위치하여 자궁의 앞경사앞굽이(전경전굴, anteversion anteflexion)를 유지하는 **자궁원인대**(자궁원삭, round ligament of uterus)와 자궁 옆면에 2층의 복막으로 구성되어 신경과 혈관을 싸고 골반안(골반강, pelvic cavity)을 가로질러 주름을 형성하는 **자궁넓은인대**(자궁광인대, broad ligament of uterus) 및 **고유난소인대**(proper ligament of ovary)가 있다(그림 11.8).

자궁벽 Wall of uterus 배아가 착상하는 가장 안쪽 층인 자궁내막, 민무늬근육으로 구성된 중간층인 자궁근육층, 바깥층인 자궁바깥막의 3층으로 구성된다. 자궁근육층은 중간층인 돌림근과 속·바깥층인 세로근의 **3층 구조**로 되어 있고, 자궁바깥막은 복막의 연속이며 자궁넓은인대가 된다.

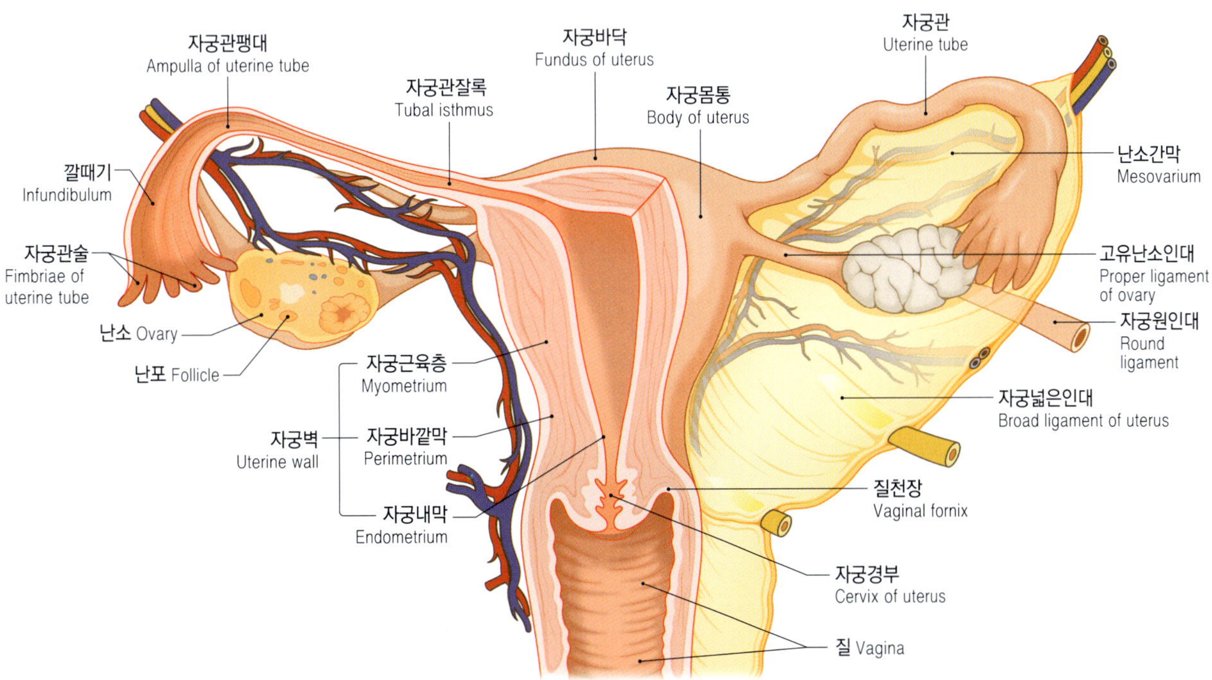

그림 11.8 자궁관과 자궁

11.3 여성생식기관

학습목표 자궁내막의 주기적 변화에 대해 알 수 있다.

자궁내막의 주기 변화 Menstural cycle

점막층인 자궁내막(endometrium)은 상피와 고유층으로 구성되며 생리주기에 따라 증식과 탈락을 반복하는 주기적 변화를 일으킨다. 내강쪽으로부터 **치밀층**(compact layer), **해면층**(sponge layer), 깊은층인 **바닥층**(basal layer)으로 구분된다. 치밀층과 해면층은 월경전기에 비후되거나 충혈되어 월경기에 박리되고 바닥층으로부터 재생이 일어난다.

자궁내막은 약 28일 주기로 심한 변화가 일어나는데, 이를 **월경주기**(menstrual cycle)라 하고 월경기, 증식기, 분비기, 월경전기로 나눈다.

월경기 Menstrual phase 비후된 자궁내막의 표층인 치밀층과 해면층이 탈락되어 배출되는 시기로 배란 후 14일에 시작되어 3~5일간 지속되고, 출혈이 발생하며 얕은층이 탈락한다. 난자가 수정되지 않으면 **황체호르몬**(progesterone)은 난소에서 월경이 시작되기 수일 전까지 분비된다. 황체세포(lutein cell)에서 배란 후 황체호르몬의 생산을 감소시키기 시작하는데, 황체호르몬의 농도가 떨어지면 자궁벽의 비후가 중단되어 자궁벽이 허물어져 월경을 하게 된다.

증식기 Proliferative phase 월경기 후 약 10~11일 동안으로 월경기에 탈락되지 않는 바닥층에서 **에스트로젠**(estrogen)의 영향으로 자궁내막이 재생되는 시기이다(그림 11.9).

분비기 Secretory phase 임신전기(progestation phase)라고도 하며, 증식기 후 약 12일간으로 황체호르몬의 분비량이 증가하고 자궁내막이 두꺼워진다.

월경전기 Premenstrual phase 월경주기 마지막 2~3일간의 기간으로 자궁내막의 국소출혈이 발생한다.

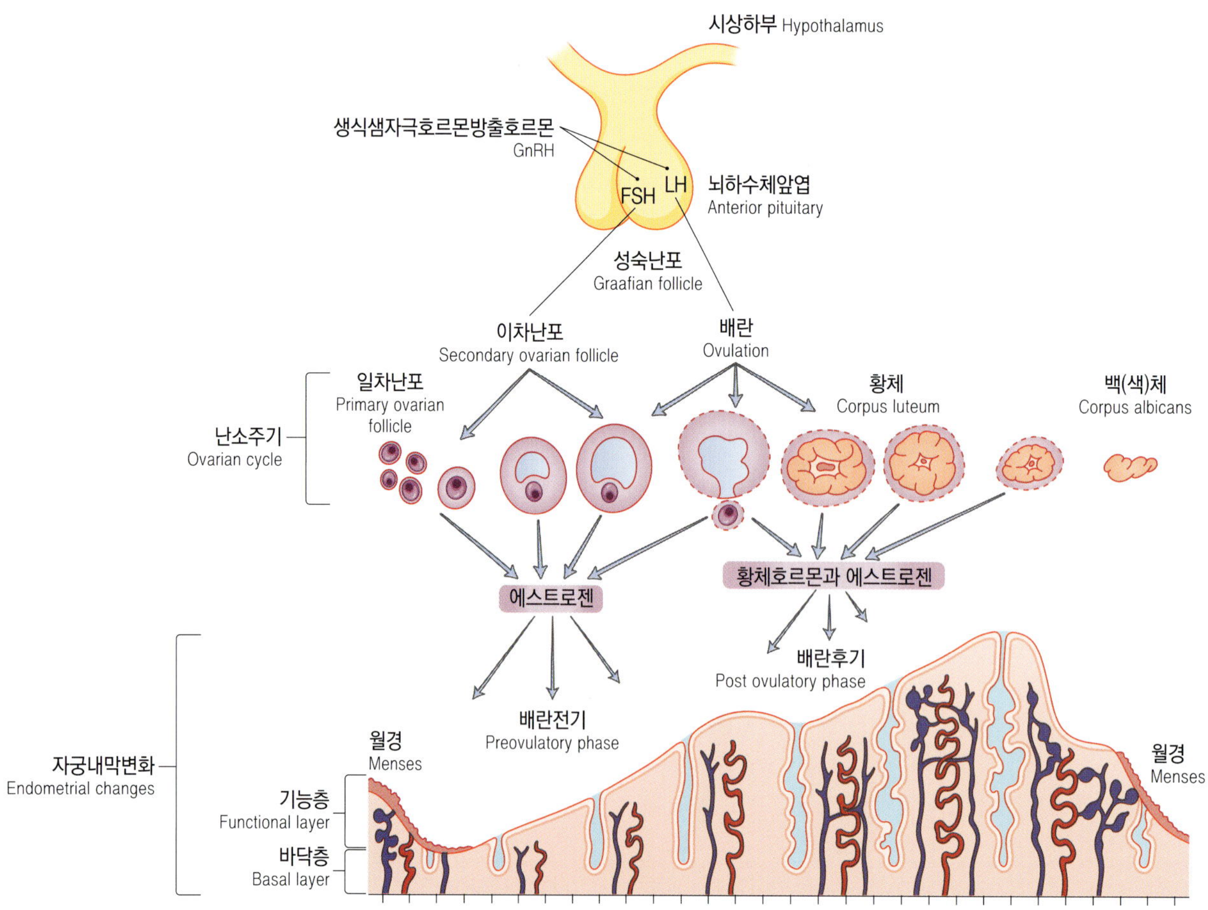

그림 11.9 난소 및 자궁내막의 주기

11.3 여성생식기관

학습목표 질과 외음부에 대해 알 수 있다.

질 Vagina

질은 자궁 아래쪽에 위치하며 길이는 약 7cm로 여성의 교접기와 산도로 이용된다. 질 윗부분의 주름층이 있는 공간을 **질천장**(질원개, vaginal fornix)이라 하며, 질의 아랫부분인 **질구멍**(vaginal orifice)은 반달막인 처녀막(hymen)이 막고 있는데, 질구멍에 의해 바깥요도구멍(외요도공, external urethral meatus)과 질입구의 개구부인 **질어귀**(전정질, vestibuloevagina)에 열린다.

외음부 Pudendum

외음부는 질어귀를 둘러싸고 있는 대음순, 소음순, 음핵, 질어귀와 부속샘인 큰질어귀샘으로 나눌 수 있다. **대음순**(labium major)은 외음부의 왼 · 오른쪽 피부 융기부로 음모(pubic hair)가 나 있고 자궁내막의 바깥주름이다. **소음순**(labium minor)은 안쪽 피부 융기부로 자궁내막의 안쪽주름이며, 질어귀로 둘러싸여 있고 음모가 없다. **음핵**(clitoris)은 소음순의 윗부분 약 2cm에 위치하는 것으로 왼 · 오른쪽의 소음순이 앞쪽에서 합쳐지는 곳이다. 질어귀 양쪽의 **질어귀망울**(전정질팽대, vestibulovaginal bulb)은 발기 장치로 대음순 밑에 위치한 곤봉 모양의 구조물이다. **큰질어귀샘**(대전정샘, greater vestibular gland)은 바르톨린샘(Bartholin gland)이라고도 하며, 질구멍 뒤벽의 양쪽에 위치하고 질구멍과 개구하는 완두콩 크기의 샘으로 질 입구의 윤활작용을 하는 점액을 분비한다(그림 11.10).

회음(샅) Perineum

회음은 넓은 의미로는 골반출구(pelvic outlet)이며, 좁은 의미로는 음부와 항문 사이를 말한다. 여성의 회음은 질어귀의 뒤면과 항문 사이를 말하고, 남성은 음낭과 항문 사이를 가리켜 남 · 여 간의 차이가 크다. 회음부위는 궁둥뼈결절 양쪽을 잇는 가상선을 중심으로 요도와 질을 포함하는 앞쪽의 비뇨생식삼각과 항문을 포함하는 뒤쪽의 항문삼각으로 구분할 수 있다. 회음에 대한 구조와 회음근육은 10장 근육계통을 참조한다. 남성과 여성의 동일한 기능을 하는 상동기관은 표 11.1을 참조한다.

표 11.1 남 · 여 상동기관

남성	여성
음낭	대음순
고환	난소
음경	음핵
망울요도샘	큰질어귀샘
정관	자궁관
전립샘	요도샘
음경요도면	소음순

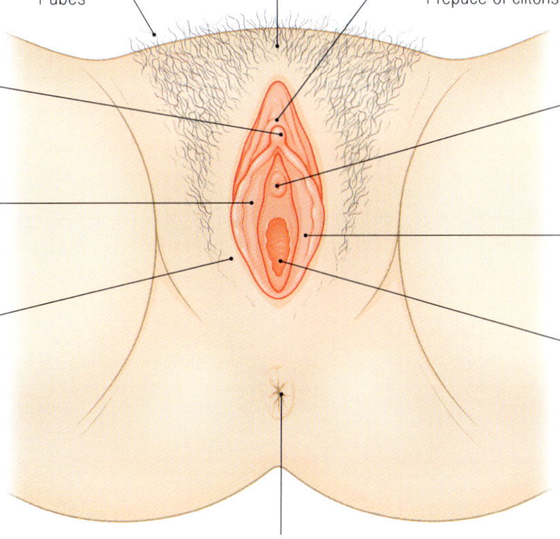

그림 11.10 외음부

더 알아보기

수정에서 태아까지의 발달과정 Process of development from fertilization to the fetus

한 개의 정자가 난자 속으로 들어가면 난자의 투명대가 변하여 다른 정자의 침입을 방지하게 되고, 정자의 핵과 난자의 핵이 합쳐져 수정란이 형성된다. 수정란은 분열하기 시작하여 2세포기 → 4세포기 → 8세포기 → 오디배 → 포배기(낭배기)를 거쳐 자궁벽에 착상하여 세포분열을 통해 외배엽, 내배엽, 중배엽의 배아원반을 형성한다.

외배엽에서는 주로 신경과 표피 등이 발생하고 내배엽에서는 소화계통, 호흡계통 등이 발생하며, 중배엽에서는 결합조직 및 근육과 진피 등이 발생한다. 특히, 중추신경계와 심장은 거의 5주경까지 발달하며, 각 기관은 발생 7주경에는 거의 완성되고, 임신기간인 38주에 거쳐 발달하게 된다.

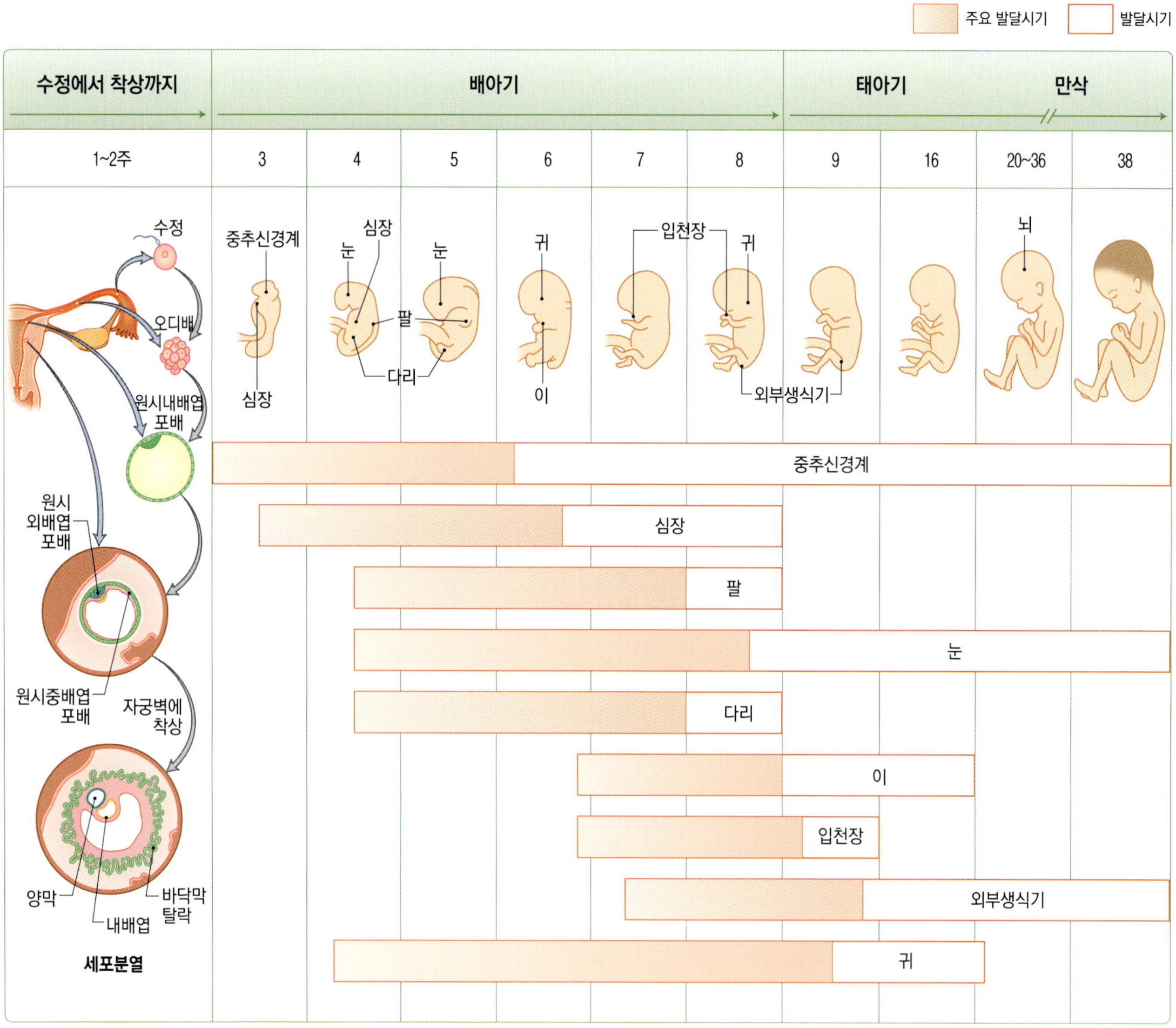

그림 11.11 수정에서 태아까지의 발달과정

관련 질환과 중재

여성생식기의 주요 질환 Major disease in female reproductive systems

자궁경부용종 Cervical polyp 자궁경부 점막이 증식하여 자궁경부에서 벗어나는 형태로 용종(polyp)모양이 되는 증상을 말한다.

자궁내막암종 Endometrial carcinoma 자궁내막의 분비샘에 생긴 샘종이다. 가장 흔한 부인과 악성종양으로 주요 증상은 폐경기 이후의 출혈이다. 진단은 확장(opening the cervical canal)과 긁어냄(소파술, scraping the lining of the uterus)이다.

자궁근종 Uterine leiomyoma 자궁의 민무늬근육에 생기는 양성종양으로 35세 이상의 여성의 40~50%에서 흔히 나타난다. 자궁근종이 생기면 월경량이 증가하고 월경통, 빈뇨, 빈혈을 동반한다.

자궁관임신 Fallopian pregnancy 수정란이 자궁몸통 이외의 장소, 특히 자궁관에 착상하여 발육하는 임신이다. 또한 자궁관자궁외임신(tubal ectopic pregnacy)은 수정란이 자궁관에 착상하여 발육하는 임신을 말한다.

자궁경부암 Cervical cancer 자궁경부의 악성종양으로 폐암, 대장암, 유방암 등과 함께 여성에게 발생빈도가 높은 암이다. 파파니콜로(Papanicolaou) 펴바른표본으로 자궁경부의 상피를 긁어내어 세포를 현미경으로 조사하면 자궁경부의 신생물을 조기에 발견할 수 있다. 자궁경부질세포검사(Papanicolaou test, Pap test) 자궁경부의 표면의 정상 상피세포에서 시작하여 미세한 변화가 발생하는 자궁경부의 상피내이형성증을 거쳐, 상피 내에서만 암세포가 존재하는 자궁경부상피내암(자궁경부암 0기)으로 진행되고 치료되지 못하면 다시 침윤성 자궁경부암으로 진행될 수도 있다(그림 11.12).

자궁관암 Tubal carcinoma 여성의 생식기관련 암 중 발생빈도가 0.3% 정도로 드문 암종이며, 자궁관암의 대부분은 자궁관의 점막으로부터 발생하여 점차 자궁관벽을 뚫고 배안 종양으로 확대되어 골반조직과 대동맥, 림프조직으로 전이될 가능성이 있다.

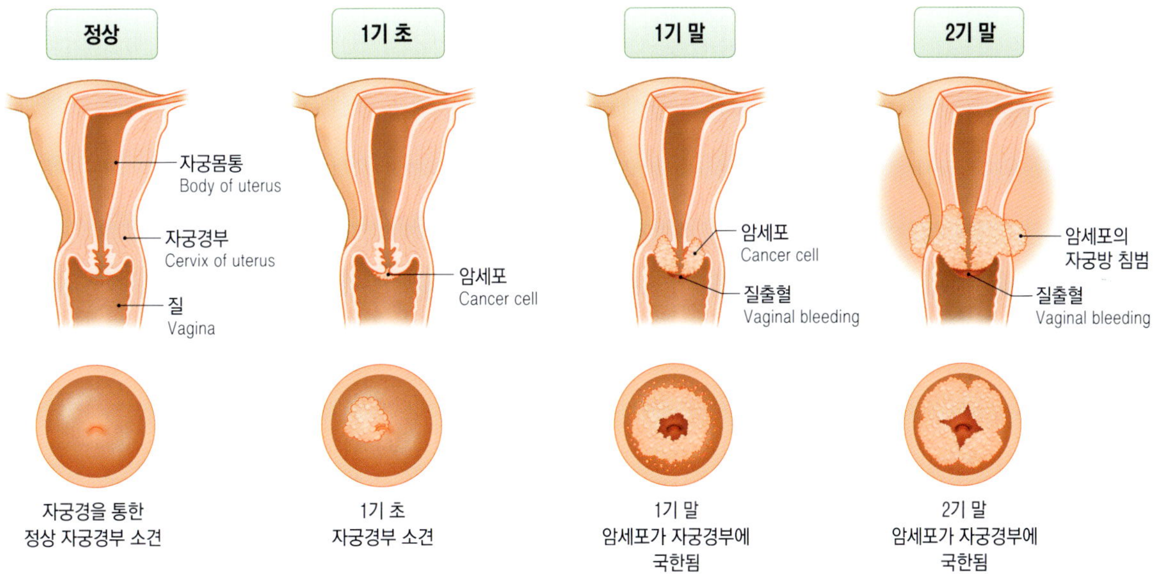

그림 11.12 자궁경부암의 진행과정

핵심정리 및 문제 CORE ORGANIZATION & PROBLEM

1. 정자는 고환에서 생성되어 부고환에 저장되고, 정관을 통해 사정관으로 배출된다.
2. 남성생식기의 부속샘은 윤활작용과 노폐물 제거를 위한 정낭, 전립샘, 망울요도샘이 있다.
3. ___________은 정소라고도 하며 곱슬정세관 사이의 사이질세포에서 테스토스테론을 생산하고, 생후 2개월 전 배안에서 하강하여 음낭에 들어간다.
4. 고환의 겉질은 백(색)막으로 된 고환소엽에 구불구불한 곱슬정세관이 그물망을 이루고 부고환에 연결된다.
5. ___________은 고환올림근과 신경, 혈관으로 구성된 정삭을 이루어 고샅굴을 통과하여 배안으로 들어간다.
6. 정관은 방광 뒤면 아래쪽에서 전립샘을 통과하면서 왼 · 오른쪽 정관이 만난다. 정관은 남성의 불임시술 부위이다.
7. 사정관은 ___________의 배출관과 합쳐서 형성된다.
8. 정낭은 1쌍의 정액 분비기관으로 정자의 운동과 여성생식기관의 수축 유도물질을 생산한다.
9. ___________은 방광 하부에 위치하는 1쌍의 실질장기로 중앙에 요도가 관통하고, 왼 · 오른쪽에 사정관이 개구하여 요도와 합쳐진다.
10. 망울요도샘은 알칼리성 점액을 분비하여 윤활작용을 유도한다.
11. 음경은 1쌍의 음경해면체와 1개의 요도해면체로 되어 있고, 혈액이 충만하게 되어 발기된다.
12. 발기와 정액 분비는___________에 의해 나타나고, 방출은 교감신경에 의해, 사정은 몸신경의 활성화로 나타난다.
13. 난자는 표면상피에서 발생하여 난포세포, 원시난포, 발육난포, 성숙난포(그라프난포)가 되고, 성숙난포의 파열에 의해 난자의 배란이 가능하다.
14. 난자는 난소에서 생성되어 자궁관팽대부에서 수정이 일어나고, 수정된 난자는 자궁에서 성숙된다.
15. 여성생식기의 부속샘은 남성의 망울요도샘과 상동기관인 ___________이다.
16. 난소는 난자를 생산하고 에스트로젠, 프로제스테론을 분비한다.
17. 난소의 주기는 난포성숙 → 포상난포 → 배란 → 적색체 → 황체 → 백(색)체이다.
18. 자궁관은 깔때기부, 팽대부, 잘록부로 나뉘며, 팽대부에서 정자와 난자의 수정이 일어난다.
19. ___________은 방광과 직장 사이에 위치하며, 배아가 착상되고 태반이 부착되는 태아 성장기관이다.
20. 자궁은 위끝의 넓은 부분으로 자궁관, 자궁원인대가 있는 자궁바닥, 자궁몸통, 자궁질부를 형성하는 자궁경부로 구분된다.
21. 자궁벽은 치밀층, 해면층, 바닥층으로 구성된 자궁내막과 자궁근층, 복막의 연속인 자궁바깥막으로 구분한다.
22. 자궁내막의 주기적 변화로 월경기, 증식기, 분비기, 월경전기로 나뉜다.
23. 질은 위쪽의 주름을 형성하는 질천장과 아래부분의 처녀막이 있는 질구멍으로 구분한다.
24. 외음부는 대음순, 소음순, 질어귀 및 부속샘인 큰질어귀샘으로 구분한다.
25. 대음순은 외음부의 피부융기부로 음모가 있다.
26. ___________은 안쪽 피부융기부로 음모가 없으며, 왼 · 오른쪽 소음순이 합쳐져 음핵이 된다.
27. 큰질어귀샘은 일명 바르톨린샘으로 점액이 분비되며, 남성의 망울요도샘과 상동기관이다.

해답

3. 고환 5. 정관 7. 정낭 9. 전립샘 12. 부교감신경 15. 큰질어귀샘 19. 자궁 26. 소음순

주요 용어 설명 MAJOR TERM EXPLANATION

골반신경절(pelvic ganglia) 골반신경얼기에 흩어져 있는 부교감신경절

발기조직(erectile tissue) 음경 및 음핵에서와 같이 동맥이 직접 오고가는 큰 정맥 공간을 포함하는 조직

버팀세포(세르톨리세포, Sertoli cell) 정소의 정세관 속에서 정자가 발생하는 과정에 있는 세포에 영양을 공급하고 그 세포를 물리적으로 지지하는 역할을 하는 세포

백(색)체(corpus albicans) 난소의 황체가 퇴화한 것으로 수정이 성립되지 않을 경우, 퇴화해서 아교질섬유로 채워진 것

사이질세포(interstitial cell) 고환의 정세관 사이에 있으며 남성호르몬을 분비함

잔기둥(trabecula) 어떤 기관을 둘러싸는 피막부터 실질 속으로 들어가 지지 역할을 하는 결합조직

접합자(zygote) 정자와 난모세포의 결합결과 만들어지는 것으로 배아가 되어 발생기간 동안 성숙함

정삭(seprmatic cord) 배로부터 고환까지 내려가는, 수정관의 일부를 포함하는 관으로 정삭의 내용물은 고환동맥, 정관동맥, 고환올림근동맥, 음부넓적다리신경의 음부가지 등임

질천장(질원개, vaginal fornix) 질의 윗부분이 자궁경부의 아래끝 돌출부(질부)를 에워싸는 것에 의하여 생기는 오목한 곳

착상(implantation) 수정된 배아가 자궁내막에 붙어 태아가 모체로부터 산소 및 영양분을 받을 수 있는 상태

테스토스테론(testosterone) 라틴어 testis(고환)와 sterol(스테로이드)의 합성어로 포유류, 척추동물에서 발견되는 안드로젠계열의 대표적인 스테로이드계 성호르몬

프로스타글랜딘(prostaglandin) 체내의 각종 장기에 널리 분포하는 지방산 유도체 생리활성 물질을 통틀어 일컫는 지질의 한 종류로서, 세포막을 구성하는 인지질 일부를 떼어내어 생합성되는 지질의 하나

황체(corpus luteum) 담황색의 색소를 가진 루테인 세포로 된 세포대가 생겨서 파상을 이루며, 난포내강을 채워 난소 표면에 황색 조직 덩어리를 형성함

내분비계통

ENDOCRINE SYSTEM

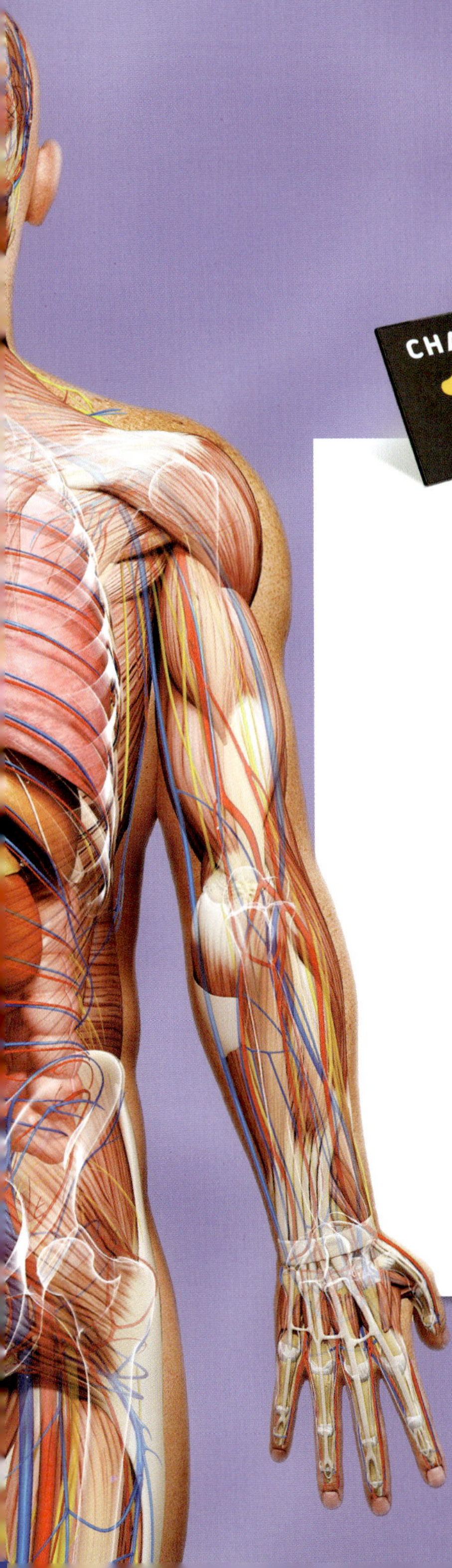

CHAPTER 12

12.1 내분비계통의 개관

학습목표 내분비계통의 개관에 대해 알 수 있다.

내분비계통의 개관 Overview of endocrine system

인체의 내분비샘은 뇌하수체(hypophysis), 갑상샘(thyroid gland), 부갑상샘(parathyroid gland), 부신(adrenal gland), 솔방울샘(송과체, pineal gland), 가슴샘(흉선, thymus), 췌장(이자, pancreas), 정소(testis), 난소(ovary) 등이 있다(그림 12.1).

내분비계통(endocrine system)은 호르몬을 분비하는 내분비샘의 집합체로, 내분비샘은 모세혈관으로 둘러싸인 분비세포들로 구성된다. 땀샘, 침샘, 젖샘 등과 같이 자체도관을 가진 외분비샘과 달리 내분비세포는 호르몬을 생산하여 혈액으로 분비하는 **무선조절 시스템**이다. 즉, 분비물을 분비관 없이 혈관을 통해 몸속을 이동시킨다.

혈액으로 분비된 호르몬은 표적기관이나 세포로 운반되어 유기질대사, 수분, 염류 평형을 통한 일정한 내적 환경을 유지시키거나 스트레스 환경에 대처할 수 있도록 하는 적응성 변화를 유도하며, 생식기능 조절 및 자율신경계와 순환기계, 소화기계의 기능을 조절하는 역할을 한다. 내분비기능의 생리학적 반응을 일으키는 데 있어 다단계 연쇄반응을 일으키기도 하며, 항상성 조절에 있어 상호길항적효과(competitive interaction effect)나 상승효과(synergistic effect)를 나타내거나 표적기관(target organ)에 서로 다른 효과를 나타내기도 한다(그림 12.2).

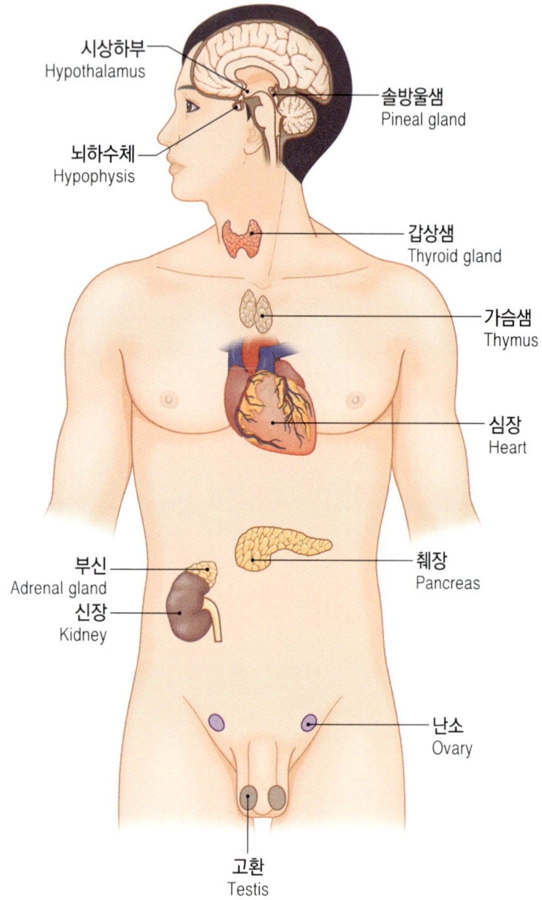

그림 12.1 내분비기관

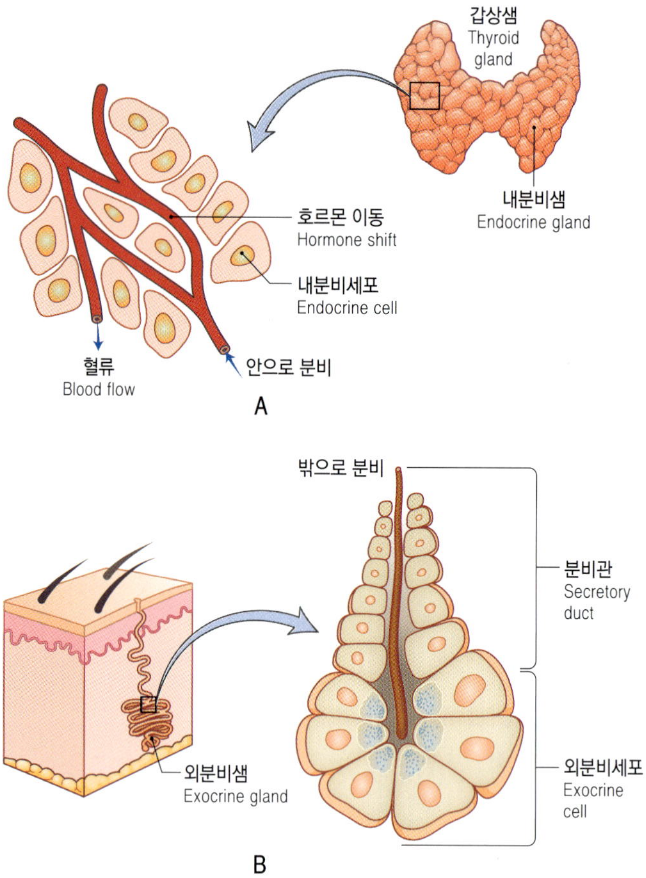

그림 12.2 분비샘. A: 내분비샘, B: 외분비샘

12.2 뇌하수체

학습목표 뇌하수체의 발생과 구성에 대해 알 수 있다.

뇌하수체 Hypophysis

뇌하수체의 발생 Genesis of hypophysis 뇌하수체는 사이뇌(간뇌, diencephalon)의 바닥 부분이 아래쪽으로 내려온 구조와 입천장 상피의 일부분이 위로 올라간 구조가 모여서 이루어진 내분비기관으로 사이뇌에서 유래한 구조를 **신경뇌하수체**(neurohypophysis)라 하고, 입천장상피의 **라트케주머니**(Rathke pouch)에서 유래한 구조를 **샘뇌하수체**(adenohypophysis)라 한다. 입안원기(stomatodeum)의 천장에서 위쪽으로 성장하는 라트케주머니는 시상하부의 깔때기와 만나 뇌하수체를 구성한다(그림 12.3). **깔때기**(누두, infundibulum)는 바닥쪽 일부가 배쪽으로 성장하여 이루어진 구조이다.

뇌하수체의 구성 Component of hypophysis 뇌하수체는 시신경교차의 뒷면 나비뼈의 안장(터키안장, sella turcica)처럼 움푹 들어간 곳에 있으며, 시상하부 밑에 직접 연결되어 있다. 무게 0.5g, 지름 1cm의 콩알 크기만 한 타원형 기관이다. **샘뇌하수체**는 먼쪽부분(원위부, pars distalis), 융기부분(pars tuberalis) 및 중간부분(pars intermediate)으로 구성되고, **신경뇌하수체**는 신경부분(pars nervosa)과 깔때기부분(누두부, pars infundibularis) 및 정중융기(median eminence)로 구성된다. 발생기원과는 상관없이 각 부분이 분포하는 위치에 따라 먼쪽부분과 융기부를 합쳐서 뇌하수체앞엽이라 하고, 신경부분과 중간부분을 합쳐서 뇌하수체뒤엽이라 부르기도 한다. 기능상 앞엽은 샘뇌하수체, 뒤엽은 신경뇌하수체라 한다(그림 12.4).

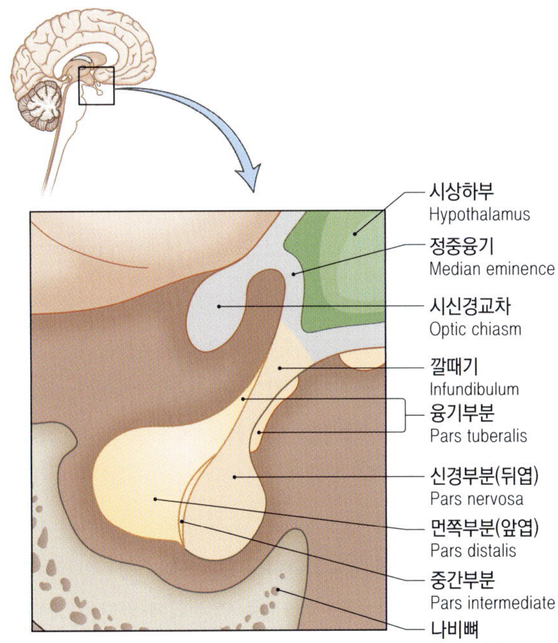

그림 12.4 뇌하수체의 구성

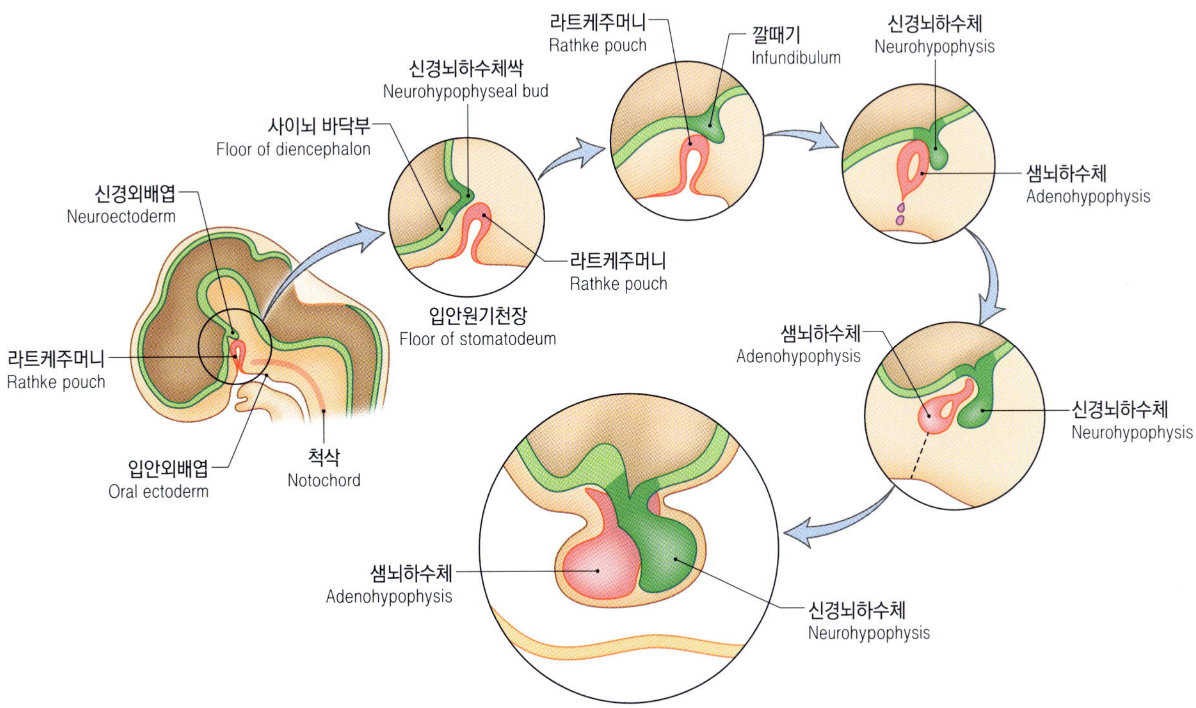

그림 12.3 뇌하수체의 발생

12.2 뇌하수체

학습목표 뇌하수체의 구조에 대해 알 수 있다.

뇌하수체의 구조 Structure of hypophysis

뇌하수체앞엽(샘뇌하수체) Anterior lobe of pituitary gland 일명 **샘뇌하수체**(adenohypophysis)라 하며 뇌하수체의 75%를 차지한다. 태생기 입안 천장에서 파생된 상피조직이다. 앞엽은 불분명한 경계를 가지는 세 개의 지역인 융기부분, 먼쪽부분 및 중간부분으로 나뉜다. **융기부분**(pars tuberalis)은 깔때기 주위에 있으며, 많은 혈관을 가지고 있다. **먼쪽부분**(pars distalis)은 성장호르몬(growth hormone, GH), 젖분비호르몬(prolactin, PRL), 난포자극호르몬(follicle stimulating hormone, FSH), 황체형성호르몬(luteinizing hormone, LH), 갑상샘자극호르몬(thyroid stimulating hormone, TSH), 부신피질자극호르몬(adrenocorticotropic hormone, ACTH)을 방출한다. **중간부분**(pars intermediate)은 먼쪽부분과 뇌하수체뒤엽 사이에 있는 불연속성의 층으로 멜라닌세포자극호르몬(melanocyte stimulating hormone, MSH)을 분비하며, 먼쪽부분의 호염기성 세포와 유사한 형태이다. 왼·오른쪽 위뇌하수체동맥으로부터 받은 동맥혈은 **뇌하수체문맥계**(hypophyseal portal system)로 돌아오며, 뇌하수체문맥은 시상하부와 깔때기의 모세혈관을 거쳐 다시 앞엽의 굴모세혈관(sinusoidal capillary)으로 이어지는 이중적인 모세혈관을 형성하고, 조절물질을 시상하부에서 뇌하수체앞엽으로 운반하기 때문에 뇌하수체 기능에 매우 중요하다.

뇌하수체뒤엽(신경뇌하수체) Posterior lobe of pituitary gland 사이뇌의 밑바닥에서 형성되어 **신경뇌하수체**(neurohypophysis)라 하며, 뇌하수체의 25%를 차지한다. 뒤엽은 깔때기와 신경부분으로 구분된다. **깔때기부분**(누두부, pars infundibularis)은 시상하부의 정중융기에 의해 연결되어 있다. **신경부분**(pars nervosa)은 시상하부 핵에서 나오는 민말이집신경섬유 축삭들로 구성되어 있다. 이 신경원 축삭들이 정중융기로 내려오는 경로를 **시상하부뇌하수체로**(hypothalamohypophyseal tract)라 하며, 깔때기를 거쳐 신경부 모세혈관 가까이에서 끝난다(그림 12.5). 옥시토신(oxytocin, OT)과 항이뇨호르몬(antidiuretic hormone, ADH)은 신경세포체에서 생성되는데, 이 호르몬은 과립 형태로 축삭을 타고 뒤엽의 축삭종말에 저장되어 필요에 따라 순환계로 유리된다. 뇌하수체의 혈액순환은 **뇌하수체문맥로**(hypophyseal portal tract)라고 하는 특수한 경로를 거친다. 시상하부와 뇌하수체의 연결은 앞엽은 혈관성으로 연결되고, 뒤엽은 신경성으로 연결되어 있다.

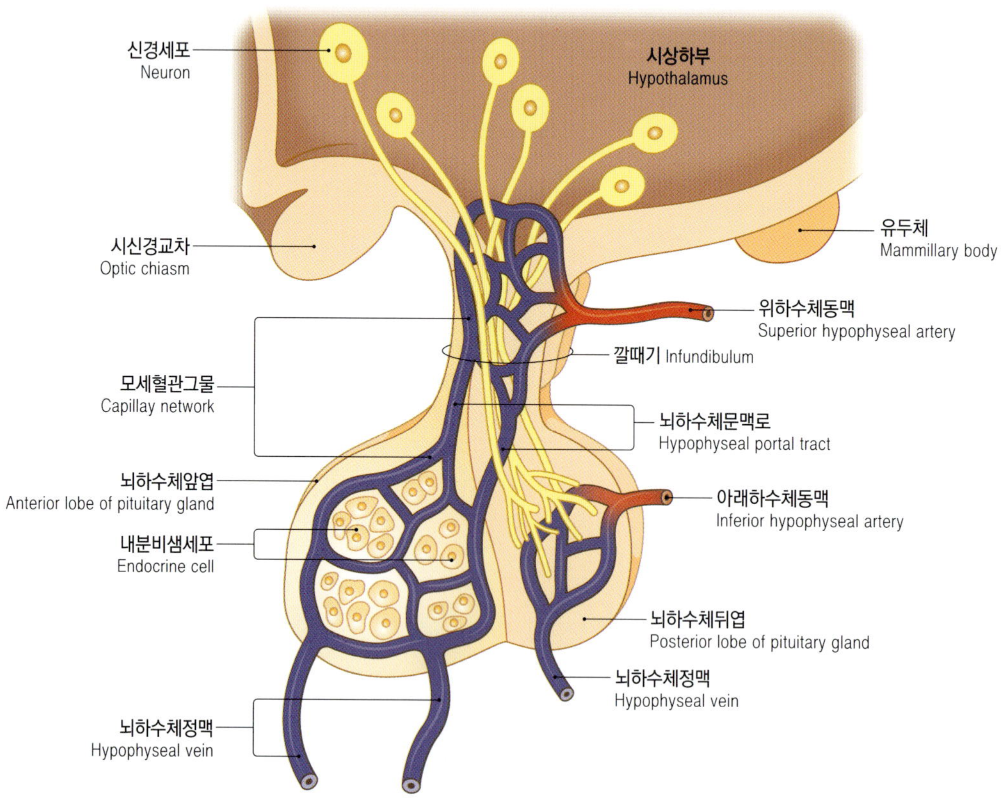

그림 12.5 뇌하수체-문맥계

12.2 뇌하수체

학습목표 뇌하수체호르몬에 대해 알 수 있다.

뇌하수체호르몬 Pituitary gland hormone

뇌하수체앞엽에서 분비되는 각종 자극 호르몬은 표적기관(target organ)을 자극하여 호르몬 분비를 돕고 말초조직에 영향을 미쳐 앞엽과 시상하부의 분비량을 조절한다.

샘뇌하수체 호르몬 Adenohypophysis hormone

성장호르몬(growth hormone, GH/somatotropin)은 몸의 성장과 단백질 지방, 탄수화물의 대사를 촉진하며 뼈의 성장에 관여한다. **갑상샘자극호르몬**(TSH)은 몸의 신진대사와 관련하여 갑상샘을 자극하여 요오드 섭취와 갑상샘호르몬의 합성을 촉진한다. **젖분비호르몬**(prolactin, PRL)은 젖샘을 자극하여 젖을 생산한다. **부신피질자극호르몬**(adrenocorticotropic hormone, ACTH)은 부신을 자극하여 부신피질호르몬을 분비하게 한다. **난포자극호르몬**(follicle stimulating hormone, FSH)은 난포 성장을 촉진한다. **황체형성호르몬**(luteinizing hormone, LH)은 여성에서는 에스트로젠의 분비와 난포의 성숙 및 배란을 촉진하고 남성에서는 사이질세포를 자극하여 테스토스테론(testosterone)의 분비를 촉진한다.

신경뇌하수체 호르몬 Neurohypophysis hormone

항이뇨호르몬(ADH)을 바소프레신(vasopressin)이라고도 하며, 혈압을 높이고 콩팥의 먼쪽곱슬세관과 집합세관의 수분을 흡수하여 배출을 억제한다. **옥시토신**(oxytocin)은 수유 시 젖 분비와 분만 시 자궁근육 수축 작용을 한다.

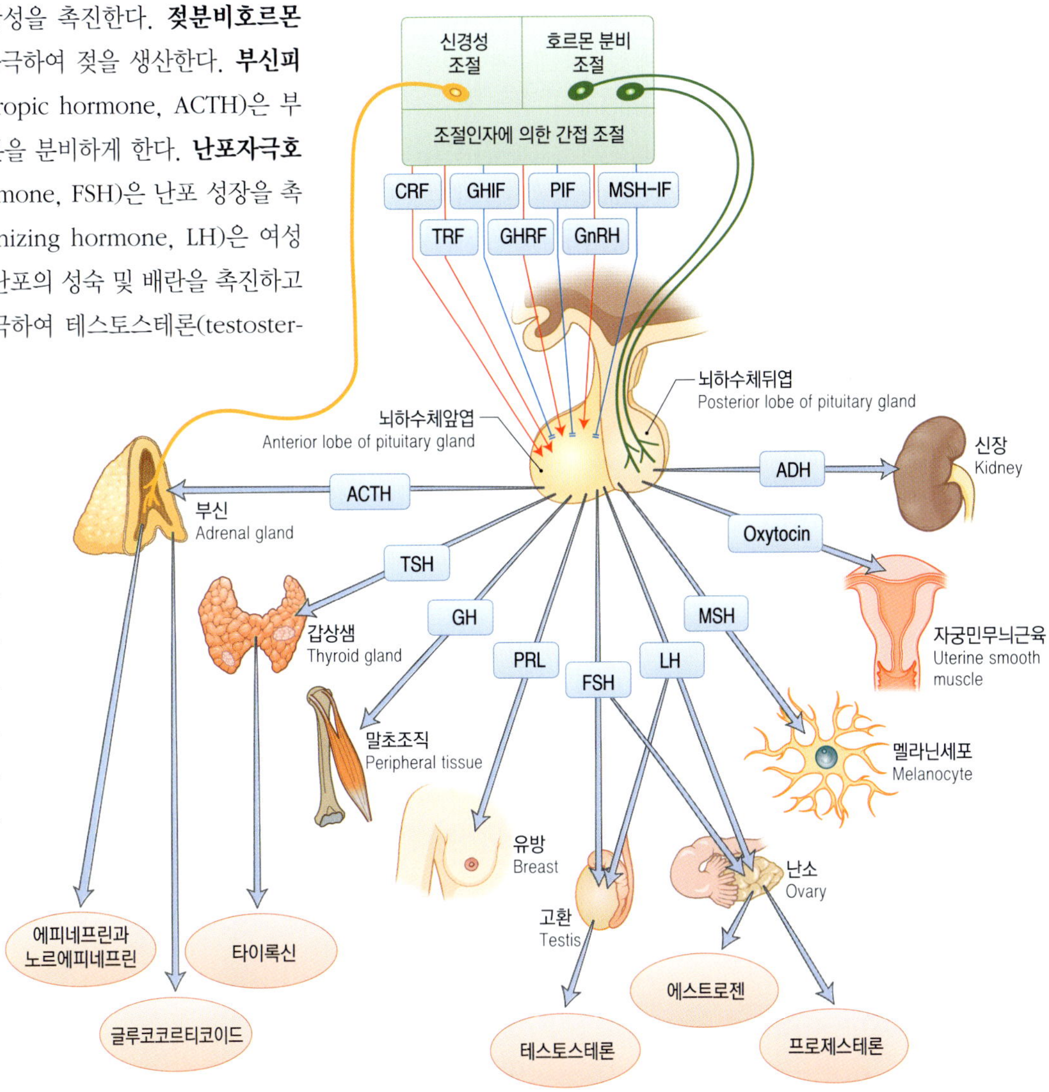

그림 12.6 뇌하수체 호르몬

> **관련 질환**
>
> **성장호르몬 이상 Abnormal growth hormone**
>
> **말단비대증**(acromegaly)은 성장이 끝난 후에 뇌하수체에서 성장호르몬이 과다하게 분비되어 얼굴과 손발이 커지는 질환이다. 성장판이 닫히기 전인 사춘기 전에 성장호르몬 분비가 증가되면 **거인증**(gigantism)으로 나타나고, 성장판이 닫힌 후에 분비가 증가되면 말단비대증 증상이 나타나게 된다.

12.3 가슴샘과 솔방울샘

학습목표 가슴샘과 솔방울샘에 대해 알 수 있다.

가슴샘(흉선) Thymus

가슴샘은 세로칸의 앞부분에 있는 림프 모양의 기관으로 호르몬 물질을 갖고 있는 것으로 알려져 있다. 사춘기에 크기가 가장 발달하며 이후부터 점점 줄어 성인에서는 거의 지방조직으로 대체된다(그림 12.7). 가슴샘에서 분비되는 **타이모신**(thymosin)은 말초 림프조직, 특히 가슴샘 의존 영역의 발육을 촉진하고, T세포의 발달을 촉진시킨다.

솔방울샘(송과선) Pineal gland

셋째뇌실 뒤쪽 천장에 존재하는 내분비기관으로 길이 5~8mm, 폭 3~5mm인 솔방울과 같은 모양이다. 솔방울샘에는 멜라토닌(melatonin)을 분비하는 솔방울샘세포(pinealocyte) 및 신경(아)교세포(neuroglial cell)와 유사한 사이질세포(interstitial cell)가 분포되어 있다. **멜라토닌**은 빛주기(photoperiod)와 일정한 관계를 가지며 생식샘의 활동을 조절한다. 순환하는 멜라토닌의 양은 낮보다는 밤에 더 많은데, 솔방울샘이 시각경로로부터 입력정보를 받아들이기 때문이다.

안구로 들어오는 빛에 의해 활성화되는 망막의 신경세포가 시상과 솔방울샘으로 자극을 보내면 멜라토닌의 분비가 억제된다(그림 12.8). 멜라토닌은 동물의 피부에 있는 멜라닌세포로부터 멜라닌색소가 생성되는 것을 억제하며 **하루주기리듬**(circadian rhythm)에도 영향을 미친다. 멜라토닌은 수면 유도 및 사람이 느끼는 계절적 분위기 변화를 인식하게 하며, 노화 지연에도 관여하는 것으로 알려져 있다.

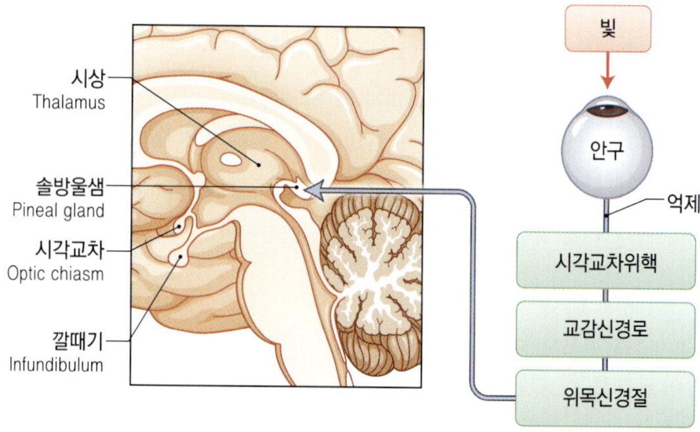

그림 12.8 솔방울샘의 분비양상

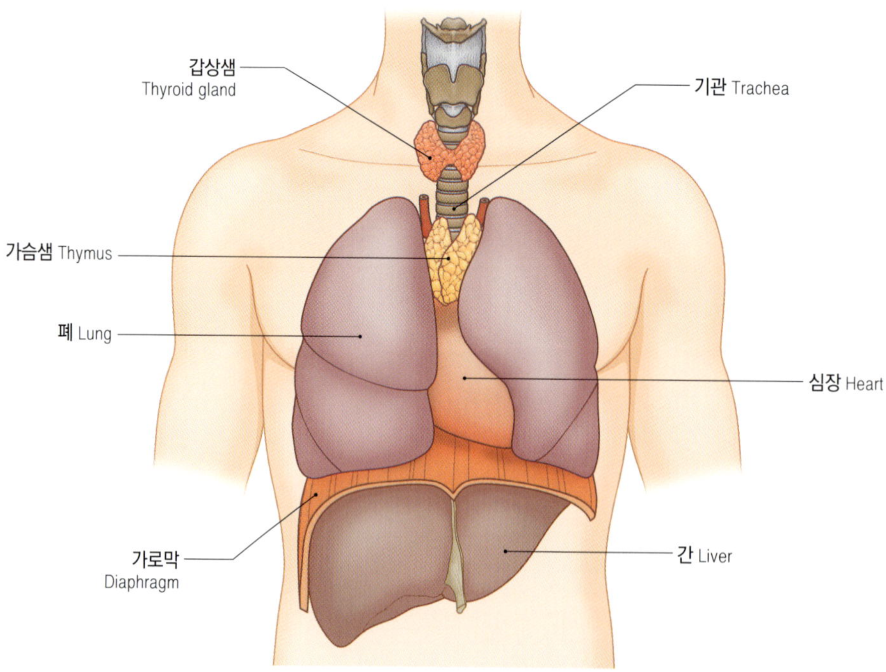

그림 12.7 가슴샘

12.4 갑상샘

학습목표 갑상샘에 대해 알 수 있다.

갑상샘 Thyroid gland

갑상샘의 구조 Structure of thyroid gland 갑상샘은 약 30g 정도로 사람의 내분비샘 중에서 가장 크다. 기관의 위에 마치 나비가 날개를 펴고 있는 모양으로, 목 앞쪽에 있는 갑상연골(방패연골, thyroid cartilage) 부위의 기관을 앞쪽에서 싸고 있는 적갈색 내분비샘이다. 갑상샘은 갑상연골 중앙부에서 다섯번째 기관연골에 위치하고 있으며, 왼 · 오른쪽 2개의 엽과 이것을 연결하는 잘록한 부위인 갑상샘잘록(thyroid isthmus)으로 구성되고, 각 엽은 피라미드 형태로 되어 있다(그림 12.9). 조직학적으로는 다수의 **소포**(follicle)가 있고 소포 속에는 글로불린(globulin)을 함유한 교질(colloid)이 가득 차 있다. 갑상샘 조직은 요오드(iodine; I)의 함유량이 많다. 갑상샘에는 혈관이 풍부하여 혈류량이 크다.

갑상샘 호르몬의 분비 Secretion of thyroid hormone 갑상샘의 소포세포에서 분비되는 호르몬은 주로 **타이록신**(thyroxin, T_4)이며, 일부는 트라이아이오도타이로닌(triiodothyronine, T_3)이다. 타이록신은 몸의 신진대사나 뼈의 발육과 성장을 돕는다. **소포곁세포**(parafollicular cell, C cell)에서는 칼시토닌(calcitonin)이 분비된다(그림 12.10).

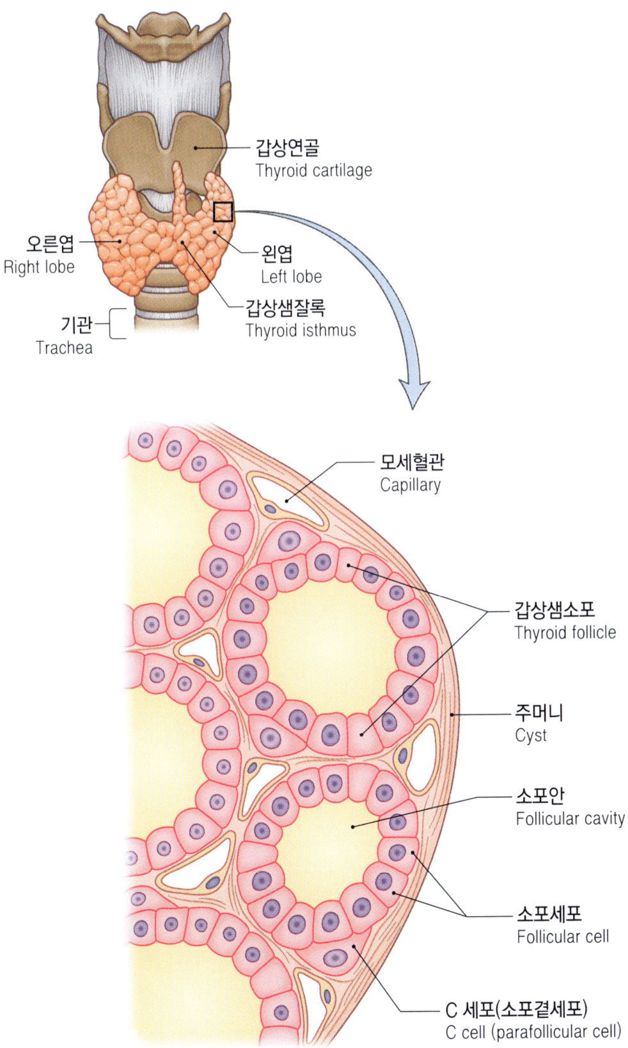

그림 12.9 갑상샘과 조직

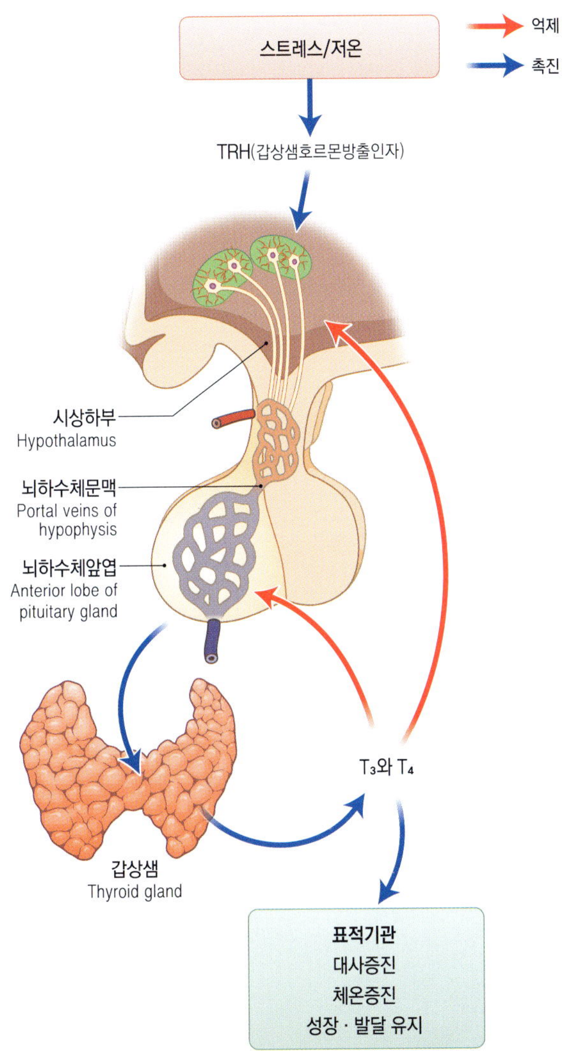

그림 12.10 갑상샘호르몬의 분비조절

관련 질환

갑상샘기능항진(증) Hyperthyroidism

갑상샘호르몬이 증가함으로써 갑상샘 기능의 생리적 작용이 과도하게 나타나는 임상증후군이다. 갑상샘기능항진(증)은 다양한 원인에 의해 생길 수 있는데, 가장 중요한 원인은 **그레이브스병**(Graves disease)이며, 그 외에 중독성 다결절성 갑상샘종, 중독성 갑상샘종, 전이된 기능성 갑상샘암, 난소 갑상샘종 등에 의한 1차성 갑상샘기능항진(증)과 뇌하수체샘종, 융모성 종양에서의 갑상샘자극호르몬 과다분비에 의한 2차성 갑상샘기능항진(증)이 있다.

갑상샘기능저하(증) Hypothyroidism

갑상샘에서 갑상샘호르몬이 잘 생성되지 않아 체내에 갑상샘호르몬 농도가 저하된 또는 결핍된 상태를 뜻한다. 원인은 갑상샘 자체에 문제가 있어서 갑상샘호르몬 생산이 줄어드는 경우와 갑상샘에서 호르몬을 만들도록 하는 신호에 문제가 생겨서 갑상샘호르몬 생산이 줄어드는 경우로 나눌 수 있다. 가장 흔한 원인은 하시모토 갑상샘염(자가면역성 갑상샘염)에 의해 갑상샘 자체에서 갑상샘호르몬의 생산이 줄어드는 경우이다. 뇌하수체기능저하(증)가 있는 경우도 갑상샘자극호르몬(thyroid stimulating hormone, TSH)이 분비되지 않아 갑상샘기능저하(증)가 발생할 수 있다. 또한 갑상샘을 제거한 경우 역시 갑상샘호르몬이 생성되지 못하므로 갑상샘기능저하(증)가 올 수 있다.

크레틴병(cretinism)은 태아기부터 갑상샘의 형성 부전이나 갑상샘호르몬의 합성 장애 등과 같은 다양한 원인에 의해 갑상샘 기능이 저하되는 상태를 말한다. 이는 태아기에 갑상샘이 형성되는 과정에 장애가 발생하여 완전히 형성되지 않은 일부 갑상샘 조직이 제대로 자리 잡지 못한 상태이거나 아예 갑상샘이 없는 상태로, 대부분 유전성이 아닌 산발성으로 발생한다. 출생 시까지는 어머니의 갑상샘호르몬이 공급되므로 생후 2~3개월까지는 특별한 증상이 없는 경우가 많다. 생후 3~4개월경에 나타나는 흔한 증상은 과다수면, 수유에 관심을 보이지 않는 것, 기면병(narcolepsy), 낮고 거친 우는 소리, 장기간 지속되는 황달, 저체온, 두꺼운 혀, 건조하고 두꺼운 찬 피부, 넓고 낮은 코, 심장비대, 뼈 성장 지연 등이다. 영아기 이후에는 키가 작고, 팔다리와 목이 짧으며 상체가 하체보다 큰 비율로 나타날 수 있다. 갑상샘호르몬은 신체적 성장뿐 아니라 뇌신경계 발달에도 반드시 필요한 호르몬이다. 따라서 갑상샘호르몬이 부족하면 지능 저하, 운동장애 등의 신경학적인 증상이 나타날 수 있다.

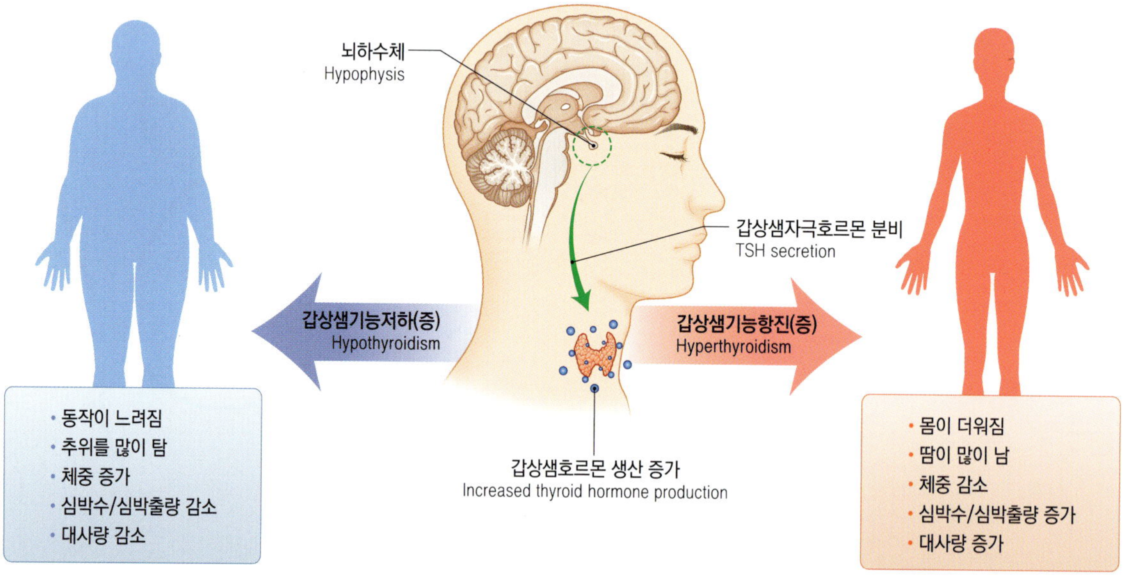

그림 12.11 갑상샘호르몬의 기능과 조절기전

12.5 부갑상샘

학습목표 부갑상샘에 대해 알 수 있다.

부갑상샘 Parathyroid gland

부갑상샘의 구조 Structure of parathyroid gland 부갑상샘은 갑상샘 바깥엽의 위 · 아래에 각각 1쌍씩 모두 4개가 있으며, 쌀알 크기의 내분비샘으로 일명 상피소체라고도 한다. 지름 8mm, 무게 0.2~0.5g 크기의 실질로 얇은 결합조직 피막에 싸여 있다(그림 12.12).

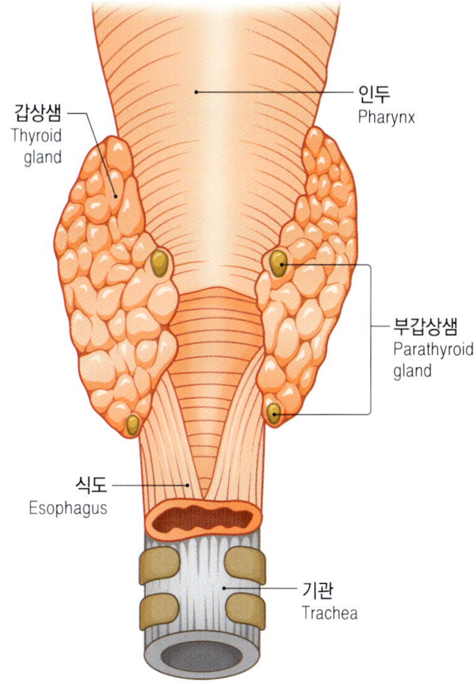

그림 12.12 부갑상샘

부갑상샘 호르몬의 분비 Secretion of parathyroid hormone 으뜸세포(주세포, chief cell)에서 **부갑상샘호르몬**(parathyroid hormone, PTH)이 분비되며 주된 표적기관은 뼈와 신장이다(그림 12.13). 부갑상샘은 칼슘(Ca^{2+})과 인산염의 균형을 이루는 데 매우 중요한데, 혈액 중의 칼슘 농도를 상승시키며 신장에서 칼슘의 유리와 인산염 분비를 조절하고, 음식으로 섭취한 칼슘의 창자 재흡수를 촉진하여 전해질 균형을 유지한다. 따라서 부갑상샘의 기능이 저하되면 혈중 칼슘농도를 저하시켜 결국 근육강축 증상을 일으키는데 이를 **테타니**(tetany)라 한다. 반대로 부갑상샘의 기능이 항진되면 뼈조직의 흡수를 촉진하여 혈액으로 칼슘과 인산 이온을 방출하게 되어 혈중 칼슘 농도가 상승하게 되어 **골다공증**(osteoporosis)이나 **구루병**(rickets) 등을 일으킬 수도 있다.

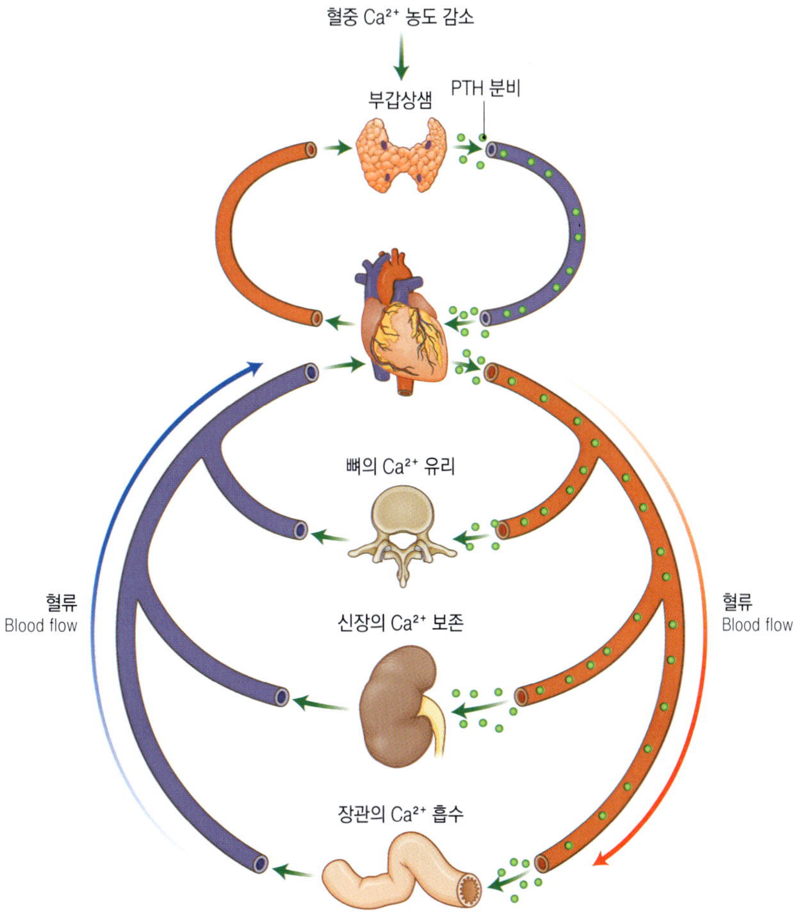

그림 12.13 부갑상샘의 기능

12.6 부신

학습목표 부신에 대해 알 수 있다.

부신 Adrenal gland

부신의 구조 Structure of adrenal gland 양쪽 신장의 위쪽에 놓여 있으며, 길이 3~5cm, 폭 1.9cm, 두께 4~6mm, 무게 3.5~5g 정도이며, 등뼈 11~12번째 높이에 위치한다.

부신은 피질과 수질로 이루어진다. **부신피질**(부신겉질, adrenal cortex)은 황색을 띠고 비교적 단단한 샘 조직이며, 바깥층인 **사구체층**(토리층, zona glomerulosa), 중간층인 **다발층**(zona fasciculata), 안쪽층인 **그물층**(zona reticularis)으로 이루어진다. 이들 중에서 다발층이 가장 두꺼워 전체의 70~80%를 차지하며, 그물층에는 모세혈관이 엉켜있다. **부신수질**(부신속질, adrenal medulla)은 암갈색으로 비교적 연하다. 크롬(chrome)염색을 하면 수질세포만 갈색으로 염색되므로 피질과 경계가 더욱 확실해진다. 이런 이유로 수질세포는 **크롬친화세포**(친크롬세포, chromaffin cell)라 한다. 크롬친화세포에는 교감신경세포가 분포한다. 수질세포는 피질세포보다 약간 크고 이와 같은 세포의 집단은 몸속 곳곳에 산재하는데, 이것을 곁신경절(collateral ganglion)이라 한다.

부신호르몬의 분비 Secretion of adrenal hormone 부신피질의 바깥층인 사구체층은 세포가 가장 크고 약간 어두운 색깔의 원형 또는 단방형 세포가 작은 무리를 이루고 있는 층으로, 이곳에서 수분과 전해질대사와 관계가 깊은 **무기질부신피질호르몬**(미네랄코티코이드, mineralocorticoid)이 분비된다. 대표적인 것은 알도스테론(aldosterone)이다. 다발층은 밝은 세포가 많은 기둥 모양의 구조를 이루고 있는 층이며, 당질대사와 세포 합성, 성장과 관계가 깊은 **당질부신피질호르몬**(글루코코티코이드, glucocorticoid)이 분비된다. 대표적인 것은 코르티솔(cortisol)로 '스트레스호르몬'이라고도 한다. 그물층은 세포가 모여서 그물 모양의 구조를 이루고 갈색세포를 포함하고 있다. 성적 활동과 관계가 깊은 남성호르몬인 **안드로젠**(androgen)이 분비된다. 그물층은 태아나 신생아에게는 거의 없으나 성인이 되면서 발달하며 노인의 경우는 두꺼워진다.

부신수질은 피질에 의해 둘러싸여 있으며, 교감신경계의 신경자극에 의해 혈액으로 스트레스호르몬인 카테콜아민(catecholamine)을 분비한다. 수질세포에서 분비되는 호르몬은 아드레날린(adrenaline)이라고도 하는 **에피네프린**(epinephrine)과 **노르에피네프린**(norepinephrine)이라는 두 종류의 카테콜아민(catecholamine)이다. 카테콜아민 호르몬의 효과는 교감신경계의 신체반응과 매우 비슷하여 심장박동, 호흡 수, 대사기능 등의 증가를 일으킨다.

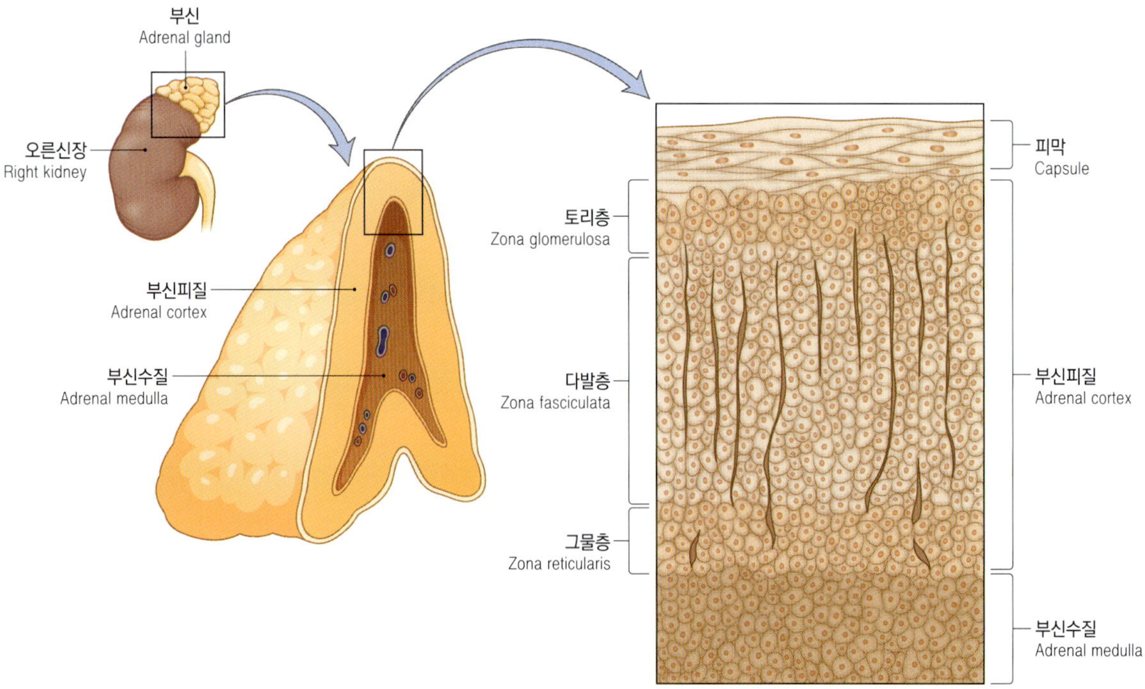

그림 12.14 부신

관련 질환

쿠싱증후군 Cushing syndrome

쿠싱증후군(Cushing syndrome)은 부신피질의 호르몬 중 코티솔(cortisol)의 과다로 인해 발생하는 임상증후군이다. 남성보다 여성에서 8배 정도 더 많이 발생하며, 보통 30~40대에 진단되는 경우가 많다. 부신에서의 당질부신피질호르몬의 생성을 자극하는 부신피질자극호르몬의 과다분비에 의한 경우와 부신피질자극호르몬과 상관없이 당질부신피질호르몬을 많이 생산하는 경우, 그리고 그 외의 외적 요인으로 인해 발생한다.

쿠싱증후군 환자의 얼굴은 달처럼 둥글게 되고, 비정상적으로 목 뒤에 지방이 축적되며(물소 혹), 배에 지방이 축적되어 뚱뚱해지는 반면, 팔다리는 오히려 가늘어지는 중심성 비만을 보인다.

얼굴이 붉고 피부가 얇은 것이 특징이며 혈압의 상승과 혈당의 상승, 골다공증, 골절과 같은 신체 변화가 동반된다. 여성의 경우 월경 장애가 있을 수 있다. 이 외에도 온몸에 잔털이 많이 나는 다모증과 여드름이 생기거나 배에 자주색 줄무늬가 있는 경우가 많다. 근력의 저하, 성욕의 감퇴, 우울증이나 과민성 등의 심리적 증상이 나타날 수 있고, 심한 경우 정신병 증세를 보이기도 한다.

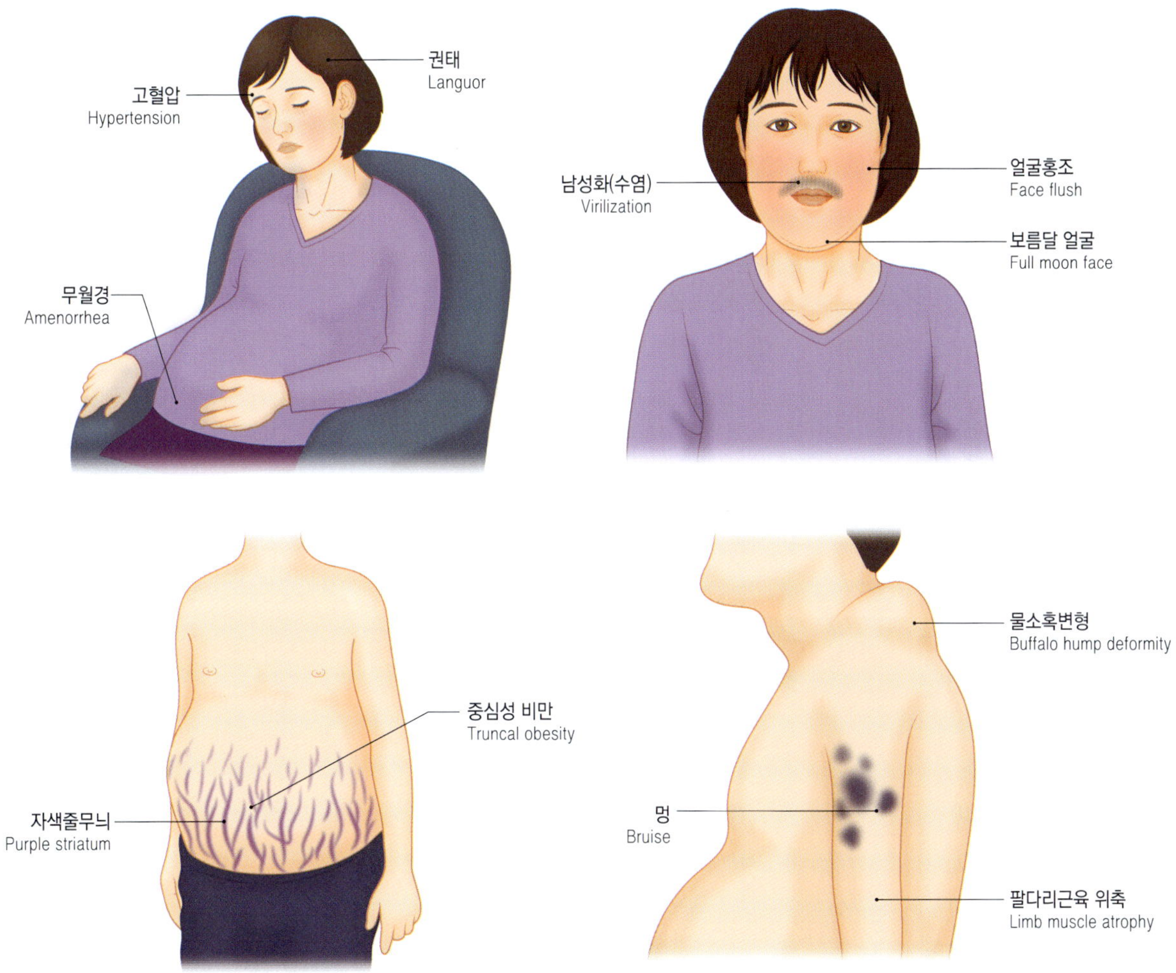

그림 12.15 쿠싱증후군의 증상

12.7 췌장

학습목표 췌장의 구조와 호르몬분비에 대해 알 수 있다.

췌장(이자) Pancreas

췌장의 구조 Structure of pancreas 배안의 십이지장과 비장 사이에 있으며, 위(stomach) 뒤에 놓여 있는 소화샘이다. 길이 14~16cm, 폭 5cm, 무게 약 75g으로 췌두, 췌체, 췌미의 세 부분으로 구분된다(그림 12.16). 췌장의 대부분은 췌장액을 분비하는 **샘꽈리**(샘세엽, acinus)인 외분비샘이며, 그 사이사이에 **랑게르한스섬**(islands of Langerhans)이라는 한 무리의 세포집단이 산재하여 내분비샘을 이루는데 꼬리쪽(caudal)에는 약 100만 개의 구형세포 집단으로 구성된 3종류의 세포, 즉 알파세포(20~30%), 베타세포(60~80%), 델타세포(2~8%)가 있다.

췌장호르몬의 분비 Secretion of pancreas hormone 췌장꽈리세포에서 **인슐린**(insulin), **글루카곤**(glucagon), **소마토스타틴**(somatostatin)을 분비한다. **알파세포**(α-cell)에서 글루카곤을 분비하며, 이는 인슐린의 길항작용을 한다. **베타세포**(β-cell)에서 인슐린을 분비하며, 이는 혈중 포도당과 탄수화물 이용도를 조절한다. **델타세포**(δ-cell)에서는 성장호르몬 억제인자인 소마토스타틴을 분비하며, 이는 글루카곤과 인슐린의 분비를 억제하는 신경전달물질이다.

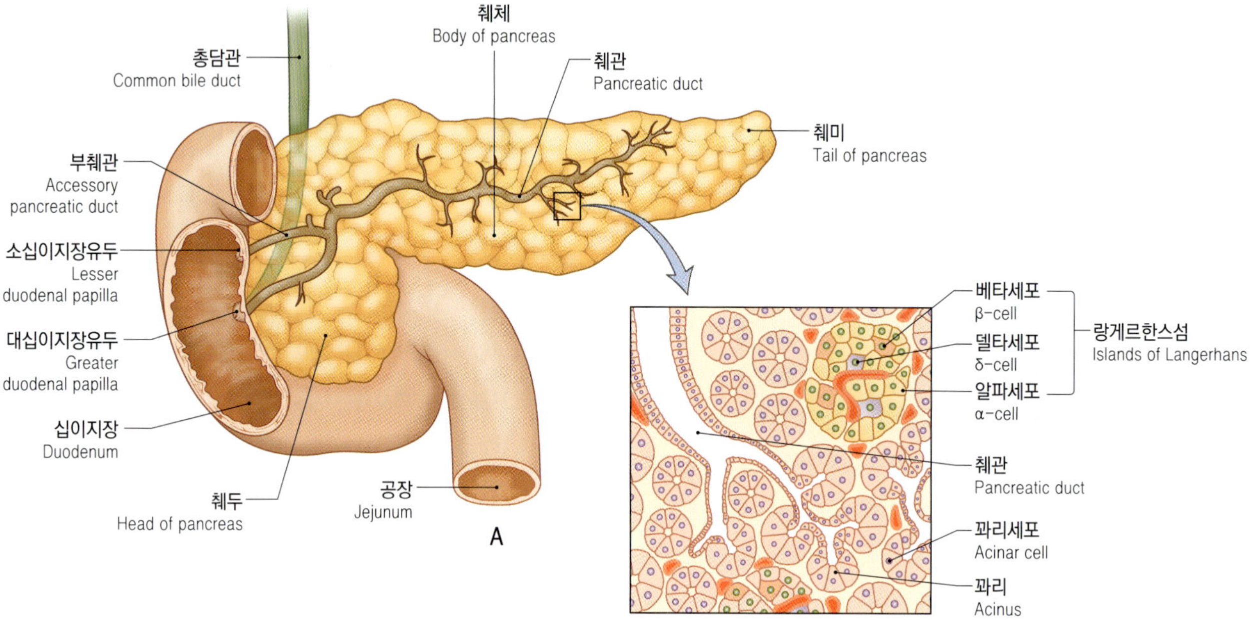

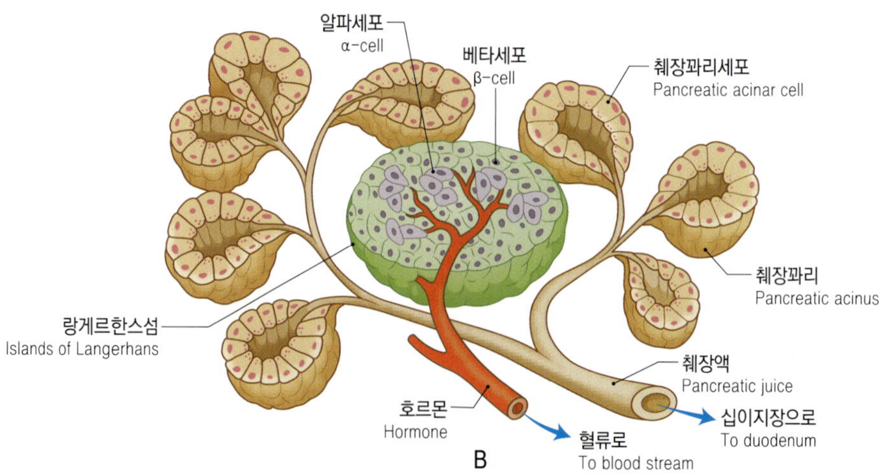

그림 12.16 췌장. A: 구조, B: 랑게르한스섬

관련 질환

당뇨병 Diabete mellitus

당뇨병(diabete mellitus)은 인슐린의 분비량이 부족하거나 정상적인 기능이 이루어지지 않는 등의 대사질환의 일종으로, 혈중 포도당의 농도가 높아지는 고혈당을 특징으로 하며, 고혈당으로 인하여 여러 증상 및 징후를 일으키고 오줌에서 포도당을 배출하게 된다. 당뇨병은 제1형과 제2형으로 구분되는데, **제1형 당뇨병**은 이전에 '소아 당뇨병'이라고 불렸으며, 인슐린을 전혀 생산하지 못하는 것이 원인이 되어 발생하는 질환이다. 인슐린이 상대적으로 부족한 **제2형 당뇨병**은 인슐린 저항성(insulin resistance; 혈당을 낮추는 인슐린 기능이 떨어져 세포가 포도당을 효과적으로 연소하지 못하는 것)을 특징으로 한다. 제2형 당뇨병은 식생활의 서구화에 따른 고열량, 고지방, 고단백의 식단, 운동 부족, 스트레스 등 환경적인 요인이 크게 작용하는 것으로 보이지만, 특정 유전자의 결함이나 췌장 수술, 감염, 약제에 의해서도 생길 수 있다. 약한 고혈당에서는 대부분의 환자들이 증상을 느끼지 못하거나 모호해서 당뇨병이라고 생각하기 어렵다. 혈당이 많이 올라가면 갈증이 나서 물을 많이 마시게 되고, 오줌양이 늘어 화장실을 자주 가게 된다. 또한 체중이 줄어들게 된다. 오랜 기간 고혈당 상태가 유지되면 신체에서 여러 합병증이 발생하는데, 대표적인 것이 망막병증(retinopathy), 신장기능장애(신장기능 저하로 심할 경우 투석이 필요함), 신경병증(저림, 통증)이고, 심혈관계 질환의 위험이 높아지게 된다.

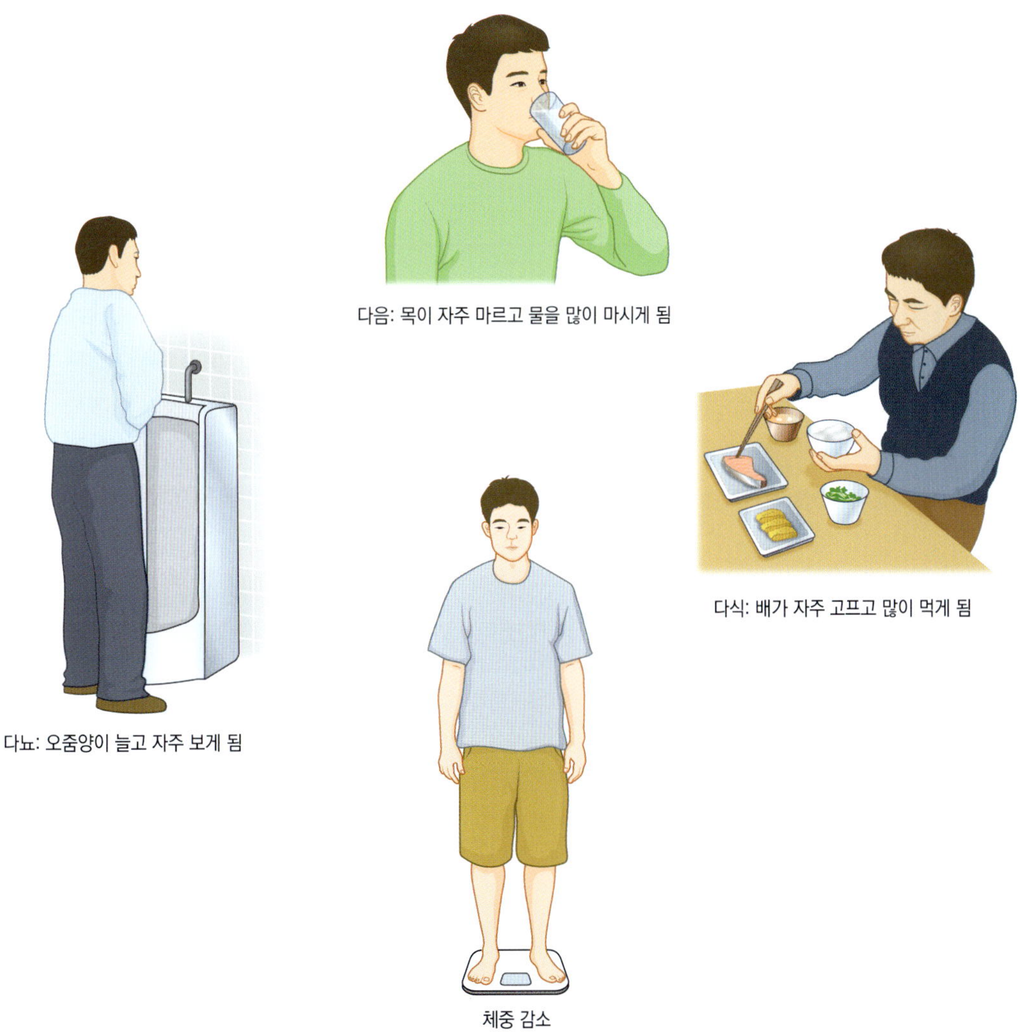

그림 12.17 당뇨병의 증상

12.8 그 밖의 내분비기관

학습목표 그 밖의 내분비기관에 대해 알 수 있다.

생식샘 호르몬 Gonadal hormones 정소와 난소는 각각 남성호르몬과 여성호르몬을 분비한다. 대표적인 남성호르몬은 **테스토스테론**(testosterone)이고, 여성은 난소에서는 에스트로젠(estrogen)을 분비하는데 난포는 난자와 에스트로젠을 분비하는 과립층세포(granulosa cell)를 가지고 있다. 배란을 위한 호르몬은 **에스트로젠**과 **프로제스테론**(progesterone)이다. 뇌하수체앞엽의 황체형성호르몬(luteinizing hormone, LH)에 의해 비어있던 소포는 프로제스테론(progesterone)을 분비하는 황(색)체가 된다.

신장호르몬 Kidney hormones 신장은 항상성 조절 기관으로 크게 세 가지 호르몬을 분비한다. **칼시트라이올**(calcitriol)은 칼슘과 인의 흡수를 촉진시키며, **레닌**(renin)은 혈압이나 염류의 양이 저하되었을 때 안지오텐신계(angiotensin system)를 자극하여 혈압이나 염류의 양을 조절한다. **적혈구형성호르몬**(erythropoietin)은 산소 부족 시 분비되어 골수를 자극하여 적혈구 생성을 유도한다.

태반호르몬 Placenta hormone 태아에 산소와 영양을 공급하며 에스트로젠과 프로제스테론을 분비하는 내분비샘이다. 또한 **사람융모생식샘자극호르몬**(human chorionic gonadotropin, HCG)을 분비한다. 난소 및 고환과 태반호르몬에 대해 표 12.1에 간략히 나타내었다.

위 · 장관호르몬 Gastrointestinal hormones 위와 소장 및 간 등에는 소화 작용 및 성장을 위한 호르몬이 분비된다. 위 · 장관호르몬은 표 12.2에 간략히 나타내었다.

심장호르몬 Cardiac hormone 혈류량 증가에 의해 심장근 섬유가 과도한 장력(tension)을 받게 될 경우 **심방나트륨배설펩타이드**(atrial natriuretic peptide, ANP)를 분비한다. 이 호르몬은 안지오텐신 II(angiotensin II)의 길항작용을 하는 것으로 알려져 있다.

표 12.1 난소, 고환, 태반호르몬

부위		분비호르몬	표적세포	주요작용
난소	난포	Estrogen	대부분의 세포	난자의 발육과 배란, 월경주기 조절, 이차성징(여성)
	황체	Progesterone	자궁, 젖샘	임신, 착상을 위한 자궁의 발육, 젖샘발육
		Relaxin	두덩결합, 자궁, 젖샘	두덩결합 및 자궁경부 근 이완, 젖샘발육
고환		Testosterone	대부분의 세포	정자성숙, 이차성징(남성)
태반		HCG	난소	황체 유지(임신 처음 3개월 동안)

표 12.2 위 · 장관호르몬

호르몬	분비기관	주요작용
가스트린(gastrin)	위	• 위액 분비 촉진 • 위운동 촉진 • 위 및 장점막 성장 촉진
세크레틴(secretin)	십이지장	• 췌장을 자극하여 중탄산나트륨($NaHCO_3^-$) 분비 촉진
가스트린 억제펩티드(GIP)	십이지장, 공장	• 위운동 및 위액 분비 억제 • 췌장의 인슐린 분비 촉진
콜레시스토키닌(cholecystokinin, CCK)	십이지장	• 담낭 축으로 인한 담즙 배출 촉진 • 췌장 자극으로 인한 소화효소 분비 촉진 • 세크레틴 작용 강화
모틸린(motilin)	십이지장, 공장	• 위액 분비 및 위장관 운동 촉진
소마토메딘(somatomedin) 트롬보포이에틴(thrombopoietin)	간	• 연조직의 성장 촉진 • 혈소판 생성 촉진

더 알아보기

레닌-안지오텐신-알도스테론계Renin-Angiotensin-Aldosterone System, RAAS

세포외액량(extracellular fluid, ECF)이 감소되거나 동맥혈압이 떨어지면 가장 먼저 민감하게 반응하는 장기는 신장이다. 신장은 평상 시 전체혈액의 25%를 저장하고 있다가 항상성의 교란이 오면 필요한 기관으로 보내주어 8%까지 떨어지기도 한다. 신장의 호르몬 중 레닌(renin)은 이러한 항상성 교란을 보상하기 위해 방출되고 간에서 생성된 안지오텐시노겐을 안지오텐신 I으로 바꾼다. 폐에서 분비되는 변환효소(converting enzyme)에 의해 안지오텐신 II로 활성화(activation)된다. 안지오텐신 II는 다단계 연쇄반응에 의해 뇌하수체뒤엽의 항이뇨호르몬(anti-diuretic hormone, ADH)인 바소프레신(vasopressin)을 자극하는 동시에 부신피질의 알도스테론(aldosterone)을 자극하여 신장의 수분 흡수를 직·간접적으로 조정한다. 또한 갈증 유발과 세동맥 혈관수축에 의해 혈압을 높이고 물을 보존함으로써 떨어진 세포외액량과 동맥혈압을 보정하는 항상성 조절기관으로써의 역할을 한다.

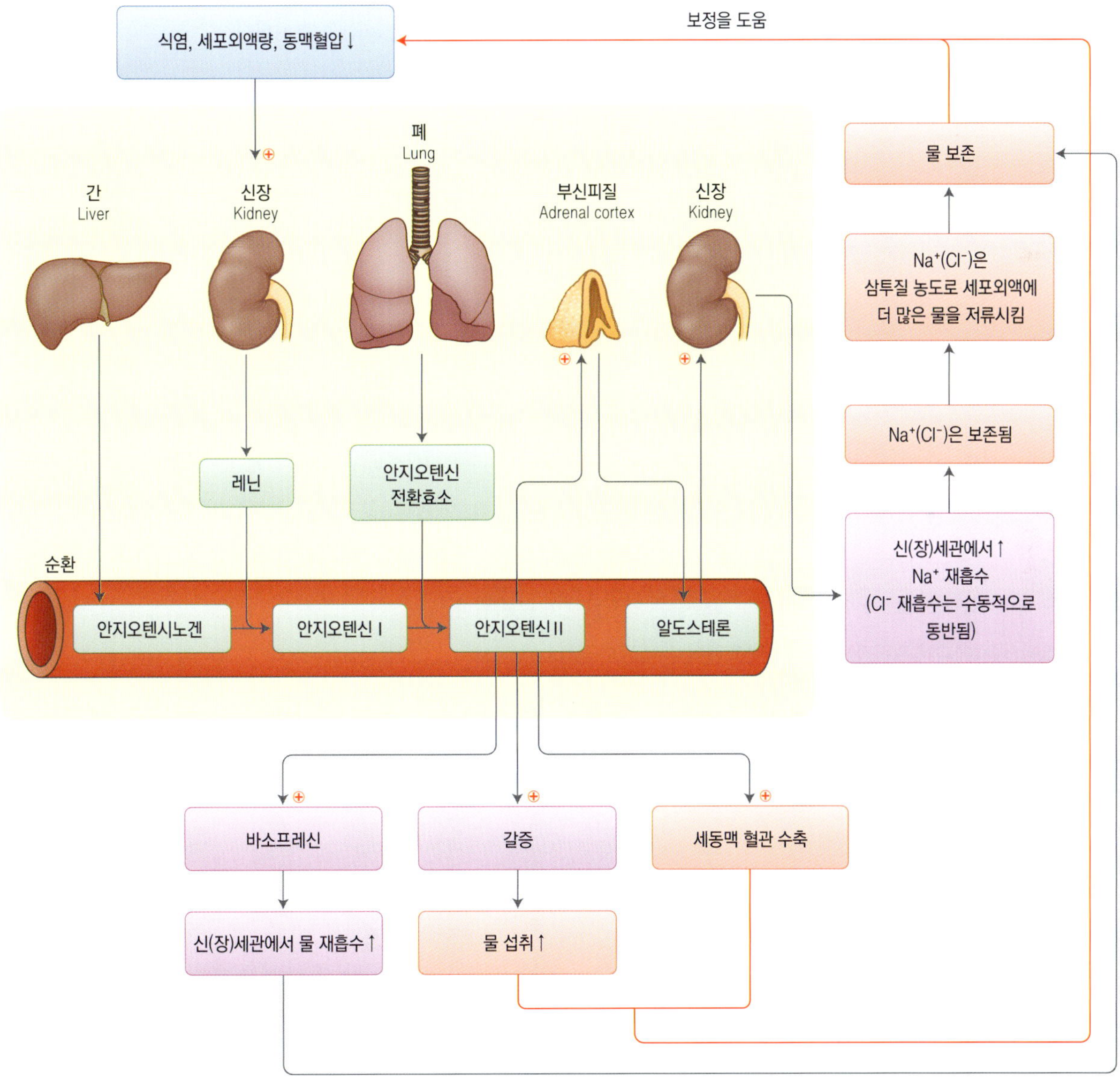

그림 12.18 레닌-안지오텐신-알도스테론계(RAAS)

핵심정리 및 문제 CORE ORGANIZATION & PROBLEM

1. 내분비샘은 자체 분비관이 없이 분비물을 혈액을 통해 몸속을 순환시킨다.
2. 호르몬은 표적기관이나 세포로 운반되어 세포의 성장과 대사에 영향을 미친다.
3. 내분비샘은 뇌하수체, 갑상샘, 부갑상샘, 부신, 솔방울샘, 췌장, 정소, 난소 등이 있다.
4. 뇌하수체는 시신경교차의 뒷면 나비뼈의 안장(sella turcica)처럼 움푹 들어간 곳에 있으며, 시상하부 밑에 직접 연결되어 있다.
5. 뇌하수체는 사이뇌의 바닥부분이 아래쪽으로 내려온 뒤엽과 입천장상피의 일부가 올라간 앞엽이 모여 생긴 분비샘이다.
6. 뇌하수체는 뇌하수체앞엽(샘뇌하수체)과 뇌하수체뒤엽(신경뇌하수체)으로 구분된다.
7. 샘뇌하수체에서는 성장호르몬, 젖분비호르몬(프로락틴), 난포자극호르몬, 황체형성호르몬, 갑상샘자극호르몬, 부신피질자극호르몬을 방출한다.
8. 신경뇌하수체에서 ___________과 항이뇨호르몬(ADH)인 바소프레신(vasopressin)을 분비한다.
9. 뇌하수체 중간엽의 발달은 미약하며 멜라닌색소가 분비된다.
10. 뇌하수체의 기능 이상은 거인증과 말단비대증을 일으킨다.
11. 갑상샘은 목 앞쪽에 있는 갑상연골 부위의 기관을 앞으로 싸고 있는, 무게 20~30g, 적갈색의 내분비샘이다.
12. 갑상샘은 왼 · 오른쪽 2개의 엽과 이것을 연결하는 잘록부로 구성되며, 소포세포에서 타이록신, 소포곁세포에서는 ___________이 분비된다.
13. 갑상샘기능항진에 의해 그레이브스병이 발생하고, 기능이 저하되면 ___________이 발생한다.
14. 부갑상샘은 갑상샘 바깥엽의 위 · 아래에 각각 1쌍씩 모두 4개가 있으며, 쌀알 크기의 내분비샘으로 부갑상샘호르몬(PTH)이 분비되어 뼈에서 칼슘을 유리하여 혈중으로 분비한다.
15. 부갑상샘기능항진은 ___________을 일으키고, 기능저하는 테타니증을 일으킨다.
16. 부신피질은 샘조직이며, 수질은 교감신경세포가 분포한다.
17. 부신은 신장의 위쪽에 놓여 있으며, 11~12번째 등뼈 높이에 위치하며, 피질과 수질로 구분된다.
18. 부신피질은 바깥층인 사구체층, 중간층인 다발층, 안쪽층인 그물층으로 구분된다. 사구체층에서는 무기질부신피질호르몬, 다발층은 당질부신피질호르몬이 분비되며, 그물층은 안드로젠이 분비된다.
19. 부신수질에서는 에피네프린과 노르에피네프린이 분비된다.
20. 부신피질의 이상은 ___________을 일으킨다.
21. 췌장은 배안의 십이지장과 비장 사이에 있으며, 위(stomach)의 뒤에 놓여 있는 소화샘이다.
22. 췌장액을 분비하는 꽈리세포는 외분비샘이며, ___________은 내분비샘이다.
23. 랑게르한스섬은 3종류의 세포, 즉 알파세포, 베타세포(60~80%), 델타세포로 구성된다.
24. 알파세포에서는 글루카곤, 베타세포는 인슐린을 분비하여 혈당을 낮추고, 델타세포에서는 소마토스타틴을 분비한다.
25. 생식샘은 성적 성숙과 생식에 관여하는 호르몬을 만드는 것으로 난소와 고환이 해당된다.
26. 가슴샘은 세로칸의 앞부분에 있는 림프 모양의 기관으로 사춘기에 그 크기가 가장 발달되며, T세포를 만드는 림프기관이다.
27. ___________은 셋째뇌실 뒤쪽 천장에 존재하는 내분비기관으로 일주기리듬을 조절하는 멜라토닌이 분비된다.

해답

8. 옥시토신 12. 칼시토닌 13. 크레틴병 15. 골다공증 20. 쿠싱증후군 22. 랑게르한스섬 27. 솔방울샘

주요 용어 설명 MAJOR TERM EXPLANATION

골다공증(osteoporosis) 뼈의 강도가 약해져서 골절이 일어날 가능성이 높은 상태

구루병(rickets) 비타민 D의 결핍으로 일어나는 뼈의 병으로 비타민 D가 부족하면 뼈에 칼슘이 붙기 어려워 뼈의 변형이나 성장장애 등이 일어남

길항적작용(antagonism) 상반되는 두 가지 요인이 동시에 작용하여 그 효과를 서로 상쇄시키는 작용을 함

뇌하수체문맥(portal veins of hypophysis) 뇌하수체에서 일차 모세혈관그물과 이차 모세혈관그물 사이를 연결하는 혈관

당질부신피질호르몬(glucocorticoid) 뇌에서 나오는 호르몬에 의해 합성되고 분비가 조절되며, 항염증과 면역억제작용, 포도당 합성증가와 지방대사에 영향을 주어 인슐린에 대한 반응을 떨어뜨려 혈당을 상승시킴. 아드레날린을 도와 혈압유지에 도움을 줌

레닌-안지오텐신-알도스테론계(RAAS) 체액량이 감소하거나 동맥 내 혈액량이 감소하면 신(장)동맥의 혈압이 저하하기 때문에 사구체옆세포에서 레닌이 분비되며, 혈압과 세포외액의 부피를 조절하는 내분비계 경로임

무기질부신피질호르몬(mineralocorticoid) 뇌의 변화에 관계없이 혈압변화나 이온변화에 반응하여 분비되어 이온균형을 조절하고 혈압이나 혈액량을 조절함

빛주기(photoperiod) 빛에 노출되는 낮의 길이

심방나트륨배설펩타이드(atrial natriuretic peptide, ANP) 심방으로부터 분비되는 펩타이드호르몬. 혈중 나트륨이온 농도를 낮추고 동맥압을 줄여 체액과 순환계의 항상성 조절에 기여하며, 레닌-안지오텐신-알도스테론계와 길항적으로 작용을 함

요오드(iodine; I) 원자번호 53인 할로겐원소 및 미량 원소로 사람은 15~20mg을 함유하고 있으며, 그 중 70~80%는 갑상샘에 존재함

카테콜아민(catecholamine) 아미노산 타이로신에서 유도되어 호르몬이나 신경전달제로 작용하는 화합물을 통틀어 이르는 말로 도파민, 노르에피네프린, 에피네프린이 있음

테타니(tetany) 혈액 속의 칼슘의 저하로 말초신경과 신경근육접합부의 흥분성이 높아져 가벼운 자극으로 근육, 주로 손 · 발 · 얼굴의 근육이 수축 · 경련을 일으키는 상태

표적기관(target organ) 호르몬이 혈관을 따라 온몸을 순환하다가 작용하게 되는 최종 목표 기관

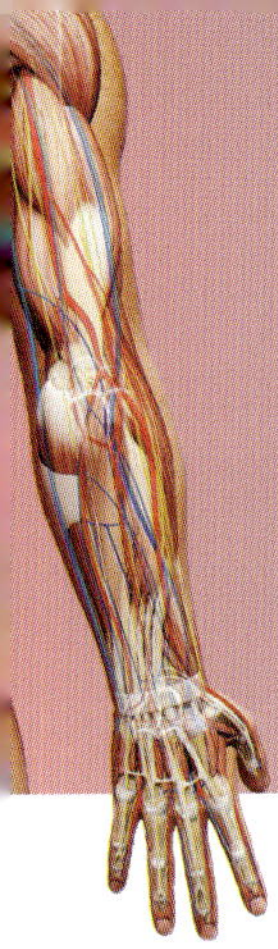

찾아보기

ㄱ

찾아보기

찾아보기

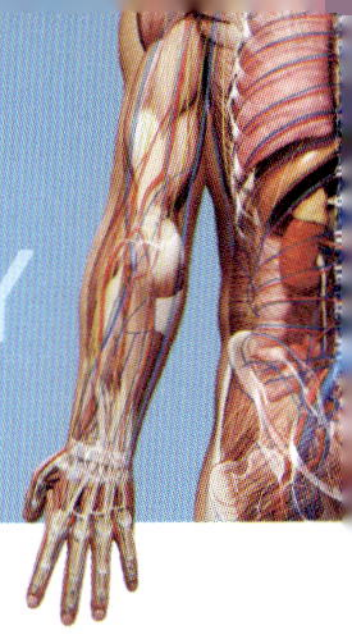

찾아보기

찾아보기

찾아보기

찾아보기

찾아보기

찾아보기

찾아보기

찾아보기

찾아보기

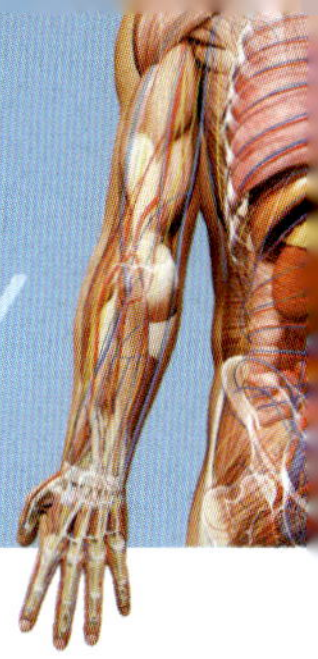

찾아보기

찾아보기

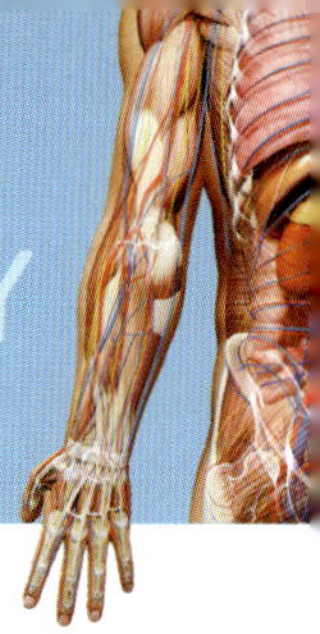

ㅍ

찾아보기

찾아보기

A

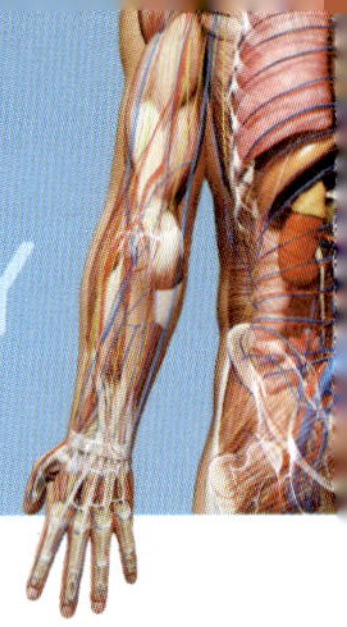

찾아보기

B

C

찾아보기

F

G

찾아보기

H

찾아보기

M

찾아보기

N

O

찾아보기

P

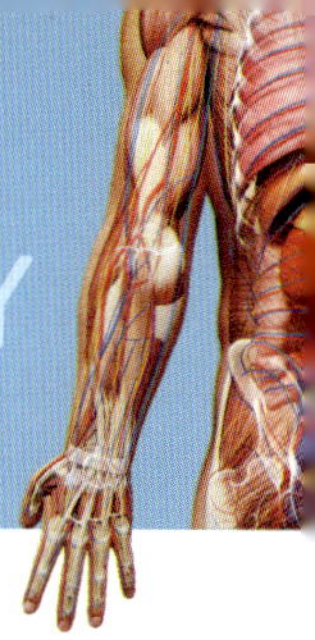

찾아보기

Q

R

S

찾아보기

T

찾아보기

W

X

Z

기호

번호